全国医药类高职高专规划教材

供中医、中药、针灸推拿、骨伤等专业用

中 药 学

主　编　胡小勤　黄丽萍

副主编　宫胜贤　吴立明　王科峰

编　委（以姓氏笔画为序）

王科峰　廊坊卫生职业技术学院

王晓戎　安徽中医药高等专科学校

吴立明　南阳医学高等专科学校

吴秀丽　宁夏医科大学

宋亚芳　首都医科大学燕京医学院

宋修道　山东中医药高等专科学校

周　蓓　广西中医药大学

赵　斐　淄博职业学院

胡小勤　广西中医药大学

宫胜贤　山东中医药高等专科学校

黄丽萍　安徽中医药高等专科学校

薛红莉　河南卫生职工医学院

薛丽君　长沙医学院

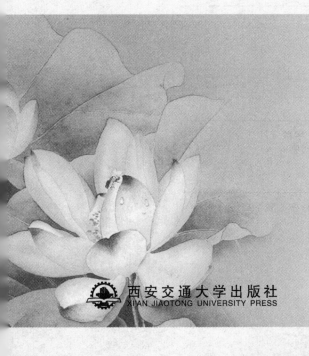

西安交通大学出版社
XI'AN JIAOTONG UNIVERSITY PRESS

图书在版编目(CIP)数据

中药学/胡小勤,黄丽萍主编.—西安:西安交通大学出版社,2013.12
全国医药类高职高专规划教材
ISBN 978-7-5605-5329-0

Ⅰ.①中…　Ⅱ.①胡…②黄…　Ⅲ.①中药学-高等职业教育-教材
Ⅳ.①R28

中国版本图书馆 CIP 数据核字(2013)第 122920 号

书　名	中药学
主　编	胡小勤　黄丽萍
责任编辑	赵　阳　赵丹青

出版发行	西安交通大学出版社
	(西安市兴庆南路 10 号　邮政编码 710049)
网　址	http://www.xjtupress.com
电　话	(029)82668357　82667874(发行中心)
	(029)82668315　82669096(总编办)
传　真	(029)82668280
印　刷	陕西元盛印务有限公司

开　本	787mm×1092mm　1/16　印张 31.5　字数 771 千字
版次印次	2014 年 1 月第 1 版　2014 年 1 月第 1 次印刷
书　号	ISBN 978-7-5605-5329-0/R·299
定　价	62.00 元

读者购书、书店添货,如发现印装质量问题,请与本社发行中心联系、调换。
订购热线:(029)82665248　(029)82665249
投稿热线:(029)82668803　(029)82668804
读者信箱:med_xjup@163.com

前　言

　　中药学是研究中药的基本理论和各种中药的性能及其临床应用的一门学科，是中医药各专业的主要基础课程。本教材的编写根据中医药各专业学生学习专业课程及其他相关课程的需要，在介绍中药基本理论的基础上，系统介绍具体药物的性能特点及其临床应用，帮助学习掌握本专业必须具备的中药学基本知识和基本技能，具有运用这些理论知识和技术的能力，为学习方剂学和临床各科奠定坚实的基础。同时根据教师在使用现行教材教学中所发现的问题以及各学校教师的反馈意见及建议合理组织内容，进一步提炼文字，使教材更加易教、易学、易懂，更能体现当今先进的教学理论。

　　教材编写适应了高职高专的教学特色，遵循"三基""五性""三特定"的原则，为培养应用型人才服务，力求体现实用性和科学性。第一，在选药方面着重于临床常用药物，不求多但求实用，体现了专科层次理论知识以必需和够用为度；在具体药物功效、应用的阐述上，着重突出药物的功用特点和临床配伍运用，符合专科教育以培养临床应用能力为主的目标，体现了实用性；第二，以 2010 版《中华人民共和国药典》为标准，规范药物名称、来源和用量，突出了科学性。

　　在编写体例方面：每味药后附有参考资料，包括文献摘要，化学成分及药理作用和现代应用三项，对于有毒药物，则附有不良反应一项，既拓宽学生的视野，培养创新思维，又反映了学科进展；每章药物附有小结，对本章药物进行综合阐述，使内容更加系统化，便于学生学习和掌握；每章设有复习思考题，便于学生有重点地学习。

　　本教材由全国 10 所医药院校的中药学专家组成编写委员会，团结协作，共同完成。具体分工如下：教学大纲、目录及样稿，宫胜贤；总论，黄丽萍；解表药、消食药，宋修道；清热药，王科峰；泻下药、安神药、平肝息风药，吴秀丽；祛风湿药，胡小勤；化湿药、活血化瘀药，周蓓；利水渗湿药、温里药，宋亚芳；理气药、涌吐药、攻毒杀虫止痒药、拔毒化腐生肌药，薛红莉；止血药、收涩药，王晓戎；化痰止咳平喘药、开窍药，吴立明；补虚药，薛丽君、赵斐。全书统稿由主编胡小勤负责。

　　本教材在编写过程中受到了众多专家的指教和帮助，同时参考了国内外先进研究成果，在此对其作者表示一并感谢！

　　由于编者水平有限，书中不足之处在所难免，敬请广大师生批评指正，提出宝贵意见，以便进一步修订提高！

《中药学》编委会

2013 年 9 月

目 录

上篇 总论

第一章 中药的起源与中药学的发展 …………………………………………… (001)
第一节 中药的起源 …………………………………………………………… (001)
第二节 中药学的发展概况 …………………………………………………… (002)

第二章 中药的产地、采集与炮制 ……………………………………………… (008)
第一节 中药的产地 …………………………………………………………… (008)
第二节 中药的采集 …………………………………………………………… (008)
第三节 中药的炮制 …………………………………………………………… (010)

第三章 中药的作用 ……………………………………………………………… (015)
第一节 中药作用的基本原理 ………………………………………………… (015)
第二节 中药的功效 …………………………………………………………… (015)

第四章 中药的性能 ……………………………………………………………… (017)
第一节 四气 …………………………………………………………………… (017)
第二节 五味 …………………………………………………………………… (017)
第三节 升降浮沉 ……………………………………………………………… (018)
第四节 归经 …………………………………………………………………… (020)
第五节 毒性 …………………………………………………………………… (020)

第五章 中药的应用 ……………………………………………………………… (023)
第一节 配伍 …………………………………………………………………… (023)
第二节 用药禁忌 ……………………………………………………………… (024)
第三节 服药方法 ……………………………………………………………… (027)
第四节 用法 …………………………………………………………………… (027)

下篇 各论

第一章 解表药 …………………………………………………………………… (032)
第一节 发散风寒药 …………………………………………………………… (032)

麻黄 /032　　　　桂枝 /033　　　　紫苏 /035　　　　荆芥 /036
防风 /037　　　　白芷 /038　　　　细辛 /039　　　　生姜 /040
香薷 /041　　　　羌活 /042　　　　藁本 /043　　　　苍耳子 /044
辛夷 /045　　　　葱白 /046　　　　胡荽 /047

第二节　发散风热药……………………………………………………………（047）

薄荷 /048　　　　蝉蜕 /049　　　　桑叶 /050　　　　菊花 /051
葛根 /052　　　　柴胡 /053　　　　升麻 /054　　　　牛蒡子 /056
蔓荆子 /057　　　淡豆豉 /057　　　木贼 /058

第二章　清热药…………………………………………………………………（061）

第一节　清热泻火药……………………………………………………………（061）

石膏 /061　　　　知母 /063　　　　栀子 /064　　　　芦根 /065
天花粉 /066　　　夏枯草 /067　　　决明子 /069　　　竹叶 /070
淡竹叶 /071　　　谷精草 /072　　　密蒙花 /073　　　青葙子 /074

第二节　清热燥湿药……………………………………………………………（074）

黄芩 /075　　　　黄连 /076　　　　黄柏 /078　　　　龙胆 /080
苦参 /081　　　　秦皮 /082　　　　白鲜皮 /083　　　椿皮 /084

第三节　清热解毒药……………………………………………………………（085）

一、主要用于温热病的药物……………………………………………………（085）

金银花 /085　　　连翘 /087　　　　穿心莲 /088　　　大青叶 /090
板蓝根 /091　　　青黛 /092　　　　绵马贯众 /093

二、主要用于热毒疮痈的药物…………………………………………………（095）

紫花地丁 /095　　蒲公英 /096　　　鱼腥草 /097　　　败酱草 /098
大血藤 /099　　　土茯苓 /100　　　白蔹 /101　　　　重楼 /102
半边莲 /104　　　野菊花 /105　　　漏芦 /106　　　　白花蛇舌草 /107
山慈菇 /108　　　熊胆 /110　　　　绿豆 /111　　　　四季青 /112
金荞麦 /113

三、主要用于咽喉肿痛的药物…………………………………………………（114）

射干 /114　　　　山豆根 /115　　　马勃 /116　　　　木蝴蝶 /118
青果 /119

四、主要用于热毒泻痢的药物…………………………………………………（119）

白头翁 /119　　　马齿苋 /120　　　鸦胆子 /122

第四节　清热凉血药……………………………………………………………（123）

地黄 /123　　　　玄参 /125　　　　牡丹皮 /126　　　赤芍 /128
水牛角 /129　　　紫草 /130

第五节　清虚热药………………………………………………………………（131）

青蒿 /132　　　　地骨皮 /133　　　白薇 /134　　　　银柴胡 /136
胡黄连 /137

第三章　泻下药…………………………………………………………………（140）

第一节　攻下药…………………………………………………………………（140）

大黄 /141　　　　芒硝 /142　　　　番泻叶 /143　　　芦荟 /144

第二节　润下药…………………………………………………………………（145）

火麻仁 /145　　　郁李仁 /146　　　松子仁 /147

　第三节　峻下逐水药……………………………………………………………（148）
　　甘遂 /148　　　　京大戟 /149　　　　芫花 /150　　　　巴豆 /151
　　商陆 /152　　　　牵牛子 /153

第四章　祛风湿药…………………………………………………………………（156）
　第一节　祛风湿止痛药…………………………………………………………（156）
　　独活 /156　　　　威灵仙 /157　　　　川乌 /158　　　　防己 /160
　　松节 /161　　　　雷公藤 /162　　　　徐长卿 /163　　　海桐皮 /163
　第二节　祛风湿舒筋活络药……………………………………………………（164）
　　秦艽 /164　　　　豨莶草 /166　　　　臭梧桐 /167　　　络石藤 /167
　　木瓜 /168　　　　蕲蛇 /169　　　　蚕砂 /170　　　　丝瓜络 /171
　　桑枝 /172　　　　伸筋草 /172　　　　老鹳草 /173　　　路路通 /174
　　穿山龙 /175　　　海风藤 /175
　第三节　祛风湿强筋骨药………………………………………………………（176）
　　五加皮 /176　　　桑寄生 /177　　　　狗脊 /178　　　　千年健 /179
　　鹿衔草 /180

第五章　化湿药……………………………………………………………………（183）
　　广藿香 /183　　　佩兰 /184　　　　苍术 /185　　　　厚朴 /186
　　砂仁 /188　　　　豆蔻 /189　　　　草豆蔻 /190　　　草果 /191

第六章　利水渗湿药………………………………………………………………（193）
　第一节　利水消肿药……………………………………………………………（193）
　　茯苓 /193　　　　薏苡仁 /194　　　　泽泻 /195　　　　猪苓 /196
　　香加皮 /196　　　赤小豆 /197　　　　冬瓜皮 /198　　　玉米须 /198
　　葫芦 /199　　　　泽漆 /199　　　　蝼蛄 /200　　　　荠菜 /201
　第二节　利尿通淋药……………………………………………………………（201）
　　车前子 /201　　　滑石 /202　　　　木通 /203　　　　通草 /204
　　萆薢 /205　　　　海金沙 /205　　　　萹蓄 /206　　　　瞿麦 /207
　　石韦 /207　　　　地肤子 /208　　　　冬葵子 /209　　　灯心草 /209
　第三节　利湿退黄药……………………………………………………………（210）
　　茵陈 /210　　　　金钱草 /211　　　　虎杖 /211　　　　垂盆草 /212

第七章　温里药……………………………………………………………………（215）
　　附子 /215　　　　干姜 /216　　　　肉桂 /217　　　　吴茱萸 /218
　　小茴香 /219　　　丁香 /220　　　　花椒 /220　　　　高良姜 /221
　　胡椒 /222　　　　荜茇 /222　　　　荜澄茄 /223

第八章　理气药……………………………………………………………………（225）
　　陈皮 /225　　　　青皮 /226　　　　枳实 /228　　　　木香 /229
　　香附 /230　　　　沉香 /231　　　　乌药 /232　　　　川楝子 /233
　　薤白 /234　　　　檀香 /235　　　　佛手 /235　　　　香橼 /236

大腹皮 /237　　　荔枝核 /238　　　玫瑰花 /238　　　绿萼梅 /239
刀豆 /240　　　　柿蒂 /240　　　　甘松 /241　　　　九香虫 /242

第九章　消食药···(244)
山楂 /244　　　　神曲 /245　　　　麦芽 /246　　　　莱菔子 /246
鸡内金 /247　　　谷芽 /248　　　　鸡矢藤 /248

第十章　驱虫药···(251)
使君子 /251　　　苦楝皮 /252　　　槟榔 /253　　　　南瓜子 /254
鹤草芽 /254　　　雷丸 /255　　　　鹤虱 /256　　　　榧子 /257

第十一章　止血药···(259)
第一节　凉血止血药···(259)
小蓟 /259　　　　大蓟 /260　　　　地榆 /261　　　　槐花 /262
侧柏叶 /263　　　白茅根 /264　　　苎麻根 /265　　　羊蹄 /266
第二节　化瘀止血药···(267)
三七 /267　　　　茜草 /268　　　　蒲黄 /269　　　　花蕊石 /270
降香 /271
第三节　收敛止血药···(271)
白及 /271　　　　仙鹤草 /272　　　棕榈炭 /273　　　血余炭 /274
藕节 /275　　　　紫珠叶 /275　　　刺猬皮 /276
第四节　温经止血药···(277)
艾叶 /277　　　　炮姜 /278　　　　灶心土 /279

第十二章　活血化瘀药···(282)
第一节　活血止痛药···(282)
川芎 /283　　　　延胡索 /284　　　郁金 /285　　　　姜黄 /286
乳香 /287　　　　没药 /288　　　　五灵脂 /289
第二节　活血调经药···(290)
丹参 /291　　　　益母草 /292　　　红花 /293　　　　桃仁 /294
牛膝 /295　　　　鸡血藤 /296　　　王不留行 /297　　泽兰 /298
月季花 /299　　　凌霄花 /300
第三节　活血疗伤药···(300)
土鳖虫 /301　　　骨碎补 /302　　　自然铜 /302　　　苏木 /303
血竭 /304　　　　马钱子 /305　　　儿茶 /306　　　　刘寄奴 /307
第四节　破血消癥药···(307)
莪术 /308　　　　三棱 /308　　　　穿山甲 /309　　　水蛭 /310
蛀虫 /311　　　　斑蝥 /312

第十三章　化痰止咳平喘药···(316)
第一节　温化寒痰药···(316)
半夏 /317　　　　天南星 /318　　　旋覆花 /319　　　白附子 /321

芥子 /322　　　　　白前 /323　　　　　皂荚 /324

第二节　清化热痰药···（325）

桔梗 /325　　　　　川贝母 /326　　　　浙贝母 /327　　　　瓜蒌 /328

竹茹 /329　　　　　竹沥 /330　　　　　天竺黄 /331　　　　前胡 /332

胖大海 /333　　　　礞石 /333　　　　　海藻 /334　　　　　昆布 /335

海蛤壳 /336　　　　海浮石 /337　　　　黄药子 /338　　　　瓦楞子 /339

第三节　止咳平喘药···（339）

苦杏仁 /340　　　　紫苏子 /341　　　　百部 /342　　　　　紫菀 /343

款冬花 /344　　　　马兜铃 /344　　　　枇杷叶 /345　　　　桑白皮 /346

葶苈子 /347　　　　白果 /348　　　　　洋金花 /349　　　　矮地茶 /351

罗汉果 /351

第十四章　安神药···（355）

第一节　重镇安神药···（355）

朱砂 /355　　　　　龙骨 /357　　　　　磁石 /358　　　　　琥珀 /359

珍珠 /360

第二节　滋养安神药···（361）

酸枣仁 /361　　　　柏子仁 /362　　　　远志 /363　　　　　首乌藤 /364

合欢皮 /365

第十五章　平肝息风药···（368）

第一节　平肝潜阳药···（368）

石决明 /368　　　　牡蛎 /370　　　　　珍珠母 /371　　　　代赭石 /372

刺蒺藜 /373　　　　罗布麻 /374

第二节　息风止痉药···（375）

羚羊角 /375　　　　牛黄 /376　　　　　钩藤 /378　　　　　天麻 /379

地龙 /380　　　　　全蝎 /381　　　　　蜈蚣 /383　　　　　僵蚕 /384

第十六章　开窍药···（387）

麝香 /387　　　　　冰片 /389　　　　　苏合香 /390　　　　石菖蒲 /391

安息香 /392

第十七章　补虚药···（394）

第一节　补气药···（394）

人参 /395　　　　　西洋参 /396　　　　太子参 /397　　　　党参 /398

黄芪 /399　　　　　白术 /400　　　　　山药 /401　　　　　甘草 /402

大枣 /404　　　　　白扁豆 /405　　　　蜂蜜 /405　　　　　饴糖 /407

刺五加 /407　　　　灵芝 /408

第二节　补阳药···（409）

鹿茸 /409　　　　　淫羊藿 /411　　　　巴戟天 /412　　　　仙茅 /412

杜仲 /413　　　　　续断 /414　　　　　肉苁蓉 /415　　　　补骨脂 /416

益智仁 /417　　　　菟丝子 /418　　　　沙苑子 /419　　　　蛤蚧 /420

紫河车 /421　　　核桃仁 /422　　　冬虫夏草 /423　　　锁阳 /423

韭菜子 /424　　　海狗肾 /425　　　海马 /426　　　　阳起石 /427

紫石英 /427

第三节　补血药…………………………………………………………（428）

当归 /428　　　　熟地黄 /430　　　白芍 /431　　　　阿胶 /432

何首乌 /433　　　龙眼肉 /434

第四节　补阴药…………………………………………………………（435）

南沙参 /435　　　北沙参 /436　　　麦冬 /437　　　　天冬 /438

百合 /439　　　　石斛 /440　　　　玉竹 /441　　　　黄精 /442

龟甲 /443　　　　鳖甲 /444　　　　枸杞子 /445　　　墨旱莲 /446

女贞子 /447　　　桑椹 /448　　　　黑芝麻 /448

第十八章　收涩药…………………………………………………………（452）

第一节　固表止汗药……………………………………………………（452）

麻黄根 /452　　　浮小麦 /453　　　糯稻根须 /454

第二节　敛肺涩肠药……………………………………………………（454）

五味子 /455　　　乌梅 /456　　　　肉豆蔻 /457　　　赤石脂 /458

罂粟壳 /459　　　诃子 /460　　　　五倍子 /460　　　禹余粮 /461

石榴皮 /462

第三节　固精缩尿止带药………………………………………………（463）

山茱萸 /463　　　莲子 /464　　　　覆盆子 /465　　　桑螵蛸 /466

海螵蛸 /467　　　金樱子 /468　　　芡实 /468　　　　鸡冠花 /469

第十九章　涌吐药…………………………………………………………（472）

常山 /472　　　　瓜蒂 /473　　　　胆矾 /474

第二十章　攻毒杀虫止痒药………………………………………………（476）

雄黄 /476　　　　硫黄 /477　　　　白矾 /478　　　　蛇床子 /479

樟脑 /480　　　　土荆皮 /481　　　大蒜 /482

第二十一章　拔毒化腐生肌药……………………………………………（484）

轻粉 /484　　　　砒石 /485　　　　铅丹 /486　　　　炉甘石 /487

硼砂 /488　　　　蟾酥 /489　　　　木鳖子 /490　　　蜂房 /491

上　篇

总　论

第一章　中药的起源与中药学的发展

中药是在中医药理论指导下认识和使用的药物总称。其大多来源于自然界,包括植物、动物和矿物,少量为化学加工品。"中药"一词,在《辞海》《辞源》中无收载,历代医药书籍也均未提及。中药在我国历代医药学家的著作中被称为药,或称为药物;由于中药的来源是以植物药为主,故称记载中药知识的书籍为"本草"。直至 1840 年鸦片战争以后,西洋医药学不断传入我国,国人便将西洋医药称为西医、西药,而将祖国传统的医药冠以一个"中"字,称为中医、中药,亦有称为国医、国药,以示区分两类不同的医药学体系。我国药材资源丰富,品种繁多,仅古籍所载就有 3000 种以上,发展至今已达 12800 余种。中药的认识和使用是以中医理论为基础,具有独特的理论体系和应用形式,充分反映了中华民族历史、文化、自然资源等方面的特点。

中药学是研究中药基本理论以及各种中药的来源、采制、性能、功效、应用等知识的一门学科。

中药的发现和应用,与中华民族的经济、文化和社会发展同步,是漫长而悠远的历史过程。这个过程大致可分为起源、奠基、充实、成熟、现代发展几个阶段。在这个过程中,古代记载中药的著作——"本草"发挥了重要的作用。

第一节　中药的起源

从远古时期到先秦时期是中药的起源阶段。原始社会生产力低下,人类以采食植物和渔猎为生。在寻找食物的过程中,人们发现有的食物可口,有的苦涩,有的甚至会引起呕吐、麻木等现象,而有的食物可使原来的腹痛、昏迷等病痛得以缓解。经过长期反复的尝试,人们逐渐掌握了一些食物的性能,并开始有意识地避免中毒或用来解除某些病证,药物因此而产生。汉代《淮南子》中"神农尝百草之滋味,水泉之甘苦,令民知所避就,当此之时,一日而遇七十毒",生动形象地反映了人们认识药物的过程。可以说,药物是在人类寻找食物的过程中产生的,而使用药物就是一种医疗活动,即所谓"药食同源"。

据医史学家研究,原始社会时期人类用于充饥的食物大多是植物类,因此最先发现也是植物药。随着社会和文化的演进,生产力的发展,人类开始了渔猎生产和采矿、冶炼,药物的来源由野生药材发展到部分由人工种植和驯养,并由植物药、动物药扩展到矿物药。而火的应用,酒、醋的发现,又丰富和促进了早期药物的加工炮制技术以及汤剂、酒剂等药物剂型的产生。

随着文字的创造和使用,药物知识也由最初的口耳相传发展为文字记载。先秦时期未有本草出现,但已有了药物知识的文字记载。《诗经》记有 50 多种植物名称,为后来本草收载;《山海经》载有中药 120 余种,并明确提出了它们的功用。这个时期有关药物知识的形成与积累,为以后本草时期的出现和中药的发展提供了条件。

第二节　中药学的发展概况

春秋战国至明清时期，随着临床治病实践经验的积累，在文化、经济、哲学等社会因素的影响下，我国的医药学理论体系初步形成，经整理充实而发展成熟。在此时期，涌现出很多的医药学家，出现了大量的专门记载药物的著作"本草"。本草记录着我国人民发明和发展中医药学的宝贵经验与卓越贡献，既是我国人民的智慧结晶，又是研究和发展中药的基础。

一、秦汉时期

秦汉之际，本草学的发展已初具规模。西汉时期已有药学专著出现，从《汉书》中的有关记载可知，西汉晚期不仅已用"本草"一词来指称药物学及药学专著，而且拥有一批通晓本草的学者。汉代本草的代表作为《神农本草经》（简称《本经》），作者不详。该书虽托神农之名，但并非一人一时之作，而是经历了较长时间的补充和完善，成书大约在东汉末年（约公元 2 世纪），原书已佚，现存的各种版本均系后人考订、整理、辑复而成。《本经》序例部分简述了药物的四气五味、有毒无毒、配伍法度、剂型选择等基本原则，初步奠定了中药的理论基础。各论载药 365种，以上、中、下三品分类，每药之下，依次介绍正名、性味、主治功用、生长环境，部分药物之后还有别名、产地等内容。所记药物功用大多朴实有验，如常山截疟、黄连治痢、大黄泻下、麻黄平喘、人参补虚、当归调经等。该书系统总结了汉代以前我国药学发展的成就，是现存最早的药学专著。

二、魏晋南北朝时期

汉末以来医家应用的药物种类日渐增多，本草著作的数量和种类也大大增加。魏晋南北朝时期本草代表作为《本草经集注》，作者陶弘景，成书于南北朝梁代（约公元 500 年）。原书已佚，仅存残卷。序例部分除对《本经》条文逐一注释、发挥外，又补充了大量采收、鉴别、炮制、制剂、合药取量、诸病通用药及服药食忌等内容，大大丰富了药学理论。在各论首创按药物自然属性分类法，将 730 种药物分为玉石、草木、虫兽、果、菜、米食及有名未用七类。该书第一次全面系统地整理、补充了《本经》，反映了魏晋南北朝时期的本草学成就，初步确立了综合性本草著作的编写模式，对本草学的发展影响很大。

南朝刘宋时期雷敩著《雷公炮炙论》，叙述药物经过适宜的炮制，可以提高药效，减轻毒性或烈性，收录了 300 种药物的炮制方法。该书是我国第一部炮制专著，也标志着本草学新分支学科的产生。

三、隋唐时期

隋唐时期，经济文化日渐繁荣，交通、外贸更加发达，从海外输入的药材品种日益增多，医药学有了较大发展。医学教育开始兴盛，太医署内设有主药、药园师等药学类专职。唐代本草代表作为《新修本草》（又称《唐本草》）。该书由政府颁行，李勣、苏敬等主持编纂，成书于唐显庆四年（公元 659 年）。全书共 54 卷，收载药物 844 种。书中增加了药物图谱，并附以文字说明，开创了图文对照法编纂药学专著的先例。该书的完成依靠了国家的行政力量和充分的人力物力，是我国历史上第一部官修本草，比公元 1542 年欧洲纽伦堡政府颁布的药典《科德药方书》早 887 年,被今人誉为世界上第一部药典。该书在内容和形式上都有新的突破,全面总结了唐以前的药学成就,很快流传到国外,对后世医药学的发展影响极大。开元年间(公元 713 年~公元 741 年),陈藏器编写的《本草拾遗》增补了大量民间药物,又将各种药物功用概括为十类,即宣、通、补、泻、轻、重、滑、涩、燥、湿十种,为中药按临床功效分类奠定了基础。后来这种分类方法又用于方剂分类,并不断发展。

唐至五代时期对某些食物和外来药都有专门的研究。孙思邈在《千金方》中已专设食治篇。由孟诜原著,经张鼎改编增补而成的《食疗本草》,全面总结了唐以前的营养学和食治经验。李珣的《海药本草》,则主要介绍了海外输入药物及南药,扩充了本草学的内容。

四、宋金元时期

宋代雕版印刷的应用,为本草学术的发展提供了有利条件。本草书籍的修订,仍以国家规模进行,大型官修本草如《开宝本草》《嘉祐补注本草》《本草图经》等。宋金元时期本草的代表作《经史证类备急本草》(简称《证类本草》),为私人撰述的书籍。作者为北宋名医唐慎微,书稿初成于宋元丰五年(公元 1082 年),定稿不晚于宋大观二年(公元 1108 年)。该书收集了大量宋以前经、史、子、集中有关药学的资料,将《嘉祐本草》和《本草图经》合而为一,并参以民间及自己的经验而撰成。全书共 33 卷,载药 1746 种,附方 3000 余首。该书图文并茂,方药并收,医药结合,体例上严谨有序,保留文献的原来面目,集宋以前本草之大全,具有极高的学术价值和文献价值。在《证类本草》体系诸版本中,张存惠的《重修政和经史证类备急本草》,为现存最完整的早期本草,是学习和研究本草十分宝贵的资料。

北宋时期,国家药局的设立,也是我国乃至世界药学史上的重大事件。1076 年,宋政府在京城开封开设由国家经营的熟药所,之后发展为修合药所(后改名为"医药和剂局")以及出卖药所(后改名为"惠民局")。药局的产生促进了药材检验、成药生产的发展,带动了炮制、制剂技术的提高,并制定了制剂规范,《太平惠民和剂局方》即是这方面的重要文献。

金元时期,医药学界的学术争鸣促进了药学理论的发展。这一时期的本草著作多出自医家之手,具有明显的临床药物学的特征。如刘完素的《素问药注》《本草论》,张元素的《珍珠囊》《脏腑标本药式》,李东垣的《药类法象》《用药心法》,王好古的《汤液本草》,朱丹溪的《本草衍义补遗》等。这些本草著作发展了升降浮沉、归经等药性理论,并注重药物奏效原理的探讨。但其简单、机械的推理方式,又给本草学造成了消极影响。元代忽思慧编著的《饮膳正要》是我国第一部有关食物营养、疗效食品、食物效法的专著。其中记录了不少回、蒙民族的食疗方药,至今仍有较高的参考价值。

五、明清时期

明代,随着医药学的发展,药学知识和技术的进一步积累,沿用已久的《证类本草》已不能满足时代的要求。伟大的医药学家李时珍,其用多学科综合的研究方法,倾毕生精力对本草学进行了全面深入的研究整理,并进行了实地考察及亲身实践,参考文献 800 多种,前后历经 27 年,于明万历六年(公元 1578 年)著成《本草纲目》(简称《纲目》)。全书共 52 卷,约 200 万字,载药 1892 种(新增 374 种),附图 1109 幅,收方 11096 首。其序例部分对本草史和中药基本理论等进行了全面的总结和论述,各论按自然属性分列为水、火、土、金石、草、谷、菜、果、木、服器、虫、鳞、介、禽、兽、人等 16 部,细分为 60 类,每药按正名、释名、集解、正误、修治、气味、主治、发明、附方诸项逐一介绍,纲举目张,为当时世界上最先进完备的分类法。该书是我国 16 世纪以前本草学成就之大全,而且在生物、化学、天文、地理等科学方面有重要的贡献,被誉为"古代中国百科全书",并先后被译成拉丁、法、英、日、俄等多种外文版本传播海外,丰富了世界科学宝库。

清代的本草著作数量众多,代表作为赵学敏的《本草纲目拾遗》(简称《纲目拾遗》)。该书在广泛收集民间草药和外来药的基础上撰成,成书于乾隆三十年(公元 1765 年)。全书共 10 卷,载药 921 种,新增 716 种药中大多疗效确切,创古本草增药之冠,大大丰富了本草学。同时又对《纲目》不详之处加以补充,误处给以订正,不但总结了 16~18 世纪本草学发展的新成就,而且保存了大量今已散佚的方药书籍的部分内容,具有很高的实用价值和文献价值。

明清时期对本草的研究进一步深入。一是专题类本草门类齐全,如明·兰茂的《滇南本草》,是云南地方性草药专著;缪希雍的《炮制大法》是明代影响最大的炮制专著。清·张仲岩的《修事指南》,为清代炮制类专著;郑肖岩的《伪药条辨》为辨药专书;王孟英的《随息居饮食谱》是一部较好的食疗专著。二是清代实用本草的出现,如汪昂的《本草备要》,撷取《本草纲目》中的精粹编撰成节要性本草;吴仪洛的《本草从新》是在《本草备要》的基础上加以重订而成的药物学著作。该书在近代本草学著作中流传较广,有一定学习和临证参考价值。

六、近现代中药学的发展

19 世纪中叶以后,西方医药大量涌入我国,出现了中、西药并存的局面。近两个世纪的研究与发展中药过程中,在遵循传统中医药基本理论的前提下,引入了现代的科学与技术,如生物学、化学、药理学等方法,中药进入了一个新的发展阶段。

民国期间,曾出现过全盘否定传统中医药的思潮,但在医药界有志之士的抗争与努力下,中药仍有所发展。其间,陈存仁主持编写的《中国药学大词典》(1935 年)是中医药发展史上的第一部大型辞典。

新中国成立以后,党和政府非常重视传统中医药的传承与发展,制定了一系列方针与政策,中医药得到了前所未有的发展。国家和各省市中医药研究院所、高等中医药院校相继成立;1978 年以来,先后设立了中医药专业的硕士点、博士点,从而形成了中专、大专、本科、硕士、博士等不同层次的人才培养体系,中药的科研条件逐步完善,运用现代科学技术研究中药,取得了许多令人瞩目的成就。

1953 年起出版《中华人民共和国药典》,至 2010 年已有 9 版。自 1963 年起,《中华人民共和国药典》一部为中药部分。每隔 5 年《中华人民共和国药典》修订颁布新版本,使中药的标准逐步完善和提高。

随着中药事业和学术的发展,新的中药学著作大量涌现,其中影响较大的有:中国中医研究院(现改名为中国中医科学院)药物研究所等编写的《中药志》,原分 4 册,修订后为 6 册;江苏新医学院的《中药大辞典》上册、下册及附编,载药 5767 味;《全国中草药汇编》上册、下册及图谱,载药 3786 种,彩图 1152 幅;《原色中国本草图鉴》25 册,收载彩绘中药 5000 种;原卫生部药品生物制品检定所等编纂的《中国民族药志》,首次介绍多民族药物 1200 种。

1999 年 9 月出版的《中华本草》,由国家中医药管理局主持编纂,南京中医药大学总审定,全国 63 所高等院校和科研院所 507 名专家参加,历时 10 年完成。以继承发扬、整理提高为宗旨,以中医药理论为指导,医药结合、多学科协作,系统总结了我国 2000 多年来本草学成就并反映当代中药学研究的成果，是一部集中国传统药学之大成的巨著。全书共 34 卷。前 30 卷为中药，分为 19 册，收载药物 8980 味，插图 8534 幅，篇幅达 2808 万字；中药部分总论 1 卷、药物 26 卷、附编 1 卷、索引 2 卷；涉及中药品种、栽培、药材、化学、药理、炮制、制剂、药性理论、临床应用等中药学科的各个方面；后 4 卷为民族药，分为藏、蒙、维、傣药各一卷。《中华本草》对中华民族 2000 余年以来的中药学术进行了全面系统的总结研究，既对古代本草文献认真查核、翔实考证、去粗取精、去伪存真，又集中反映了 20 世纪中药学科发展水平，不仅对中医药教学、科研、临床治疗、资源开发及新药研制具有一定的指导作用和实用价值，而且对中药走向世界具有十分重要的历史意义。

第二章 中药的产地、采集与炮制

中药的产地、采收与炮制是否适宜,与药物有效成分含量关系很大,直接影响到药材质量。中药的来源绝大部分是天然植物,其次是动物、矿物及部分加工制品。不同产地的药材,其有效成分的含量有明显差异。不合理的采收会破坏药材资源,降低药材产量;不同的炮制方法,会影响药物的性能,改变药物的疗效。

第一节 中药的产地

我国疆域辽阔,地理环境复杂,水土、气候、日照、生物分布等生态环境也各不相同,甚至差异很大,为天然药材的生长提供了丰厚的自然条件。许多优质药材的生产,无论品种、产量、质量都有一定的地域性,形成了不少带有气候土壤特征的"道地药材"。"道地药材"作为优质药材的专用名词,是指某一产地出产或采用特定工艺技术生产、临床疗效突出、货真质优、炮制考究、有地域性特点的药材,是中药学中控制药材质量的一项独具特色的综合判别标准。如四川的黄连、川芎、川贝、附子、川楝子;江苏的薄荷、苍术;广东的砂仁、陈皮;东北的人参、细辛、五味子;云南的茯苓;河南的地黄、牛膝、菊花、山药;山东的阿胶、瓜蒌、银花、沙参等。然而,自然环境条件的改变,过度采挖,栽培技术的进步,产区经济结构变化等多种因素,皆可导致药材道地的变迁,而药材的品质和疗效始终是确定道地药材的主要标准。

重视中药产地与质量的关系,强调道地药材的开发和应用,对保证中药疗效,起着十分重要的作用。然而,随着医疗事业的发展,中药材需求量日益增加,而很多药材生产周期较长,产量有限,单靠强调道地药材产区扩大生产,已无法满足药材需求。因此,进行药材的引种栽培以及药用动物的驯养,成为解决道地药材不足的重要途径。目前,我国已能对不少名贵或短缺药材进行异地引种以及药用动物的驯养,并不断取得成效。如原依靠进口的西洋参在国内引种成功;天麻原产贵州而今在陕西等地大面积引种;人工培育牛黄;人工养鹿取茸;人工养麝及活麝取香;人工培养虫草菌等。当然同时必须确保该品种原有性能的疗效。为了进一步发展优质药材的生产,我国自 2002 年 6 月 1 日起颁布了《中药材生产质量管理规范(试行)》(GAP),许多地区正在按照规范标准大力推进中药材种植示范基地的建设,这对促进中药资源的开发利用,提高中药材品质以及生态环境的保护都有重要意义。

第二节 中药的采集

中药材所含的有效成分是药物防病治病的物质基础,而有效成分的量和质与采收季节、时间和方法有着十分密切的关系。药材的采集,应该以入药部分有效成分含量最高、质量最好、产量最大时采收为原则。合理的采收对保证药材质量、医疗效果以及扩大和保护资源十分重要。因此,采收药材必须掌握其各药用部分的采收标准、适收标志、采收期、收获年限和采收方法。

一、植物类药物的采收

植物类药材的根、茎、叶、花、果实等各器官的生长成熟期有明显的周期性和季节性,其采收时节和方法应该以入药部位的生长特性为依据,在有效成分含量最高时进行。如人参中的人参皂苷含量,以生长6～7年者最高。丹参的有效成分含量在7月份最高,以此采收最为适宜,疗效也佳。但是,迄今为止,对多数药用植物的有效成分规律,尚未完全研究清楚,多数还只能按照对其营养物质积累规律的认识来指导采收。由于各地土壤、气候、雨量、地势、光照时间等生长条件不同,因此同一药材各地最佳采收期是不同的,应与选择。

(一)全草类

多数在植物充分生长或刚开花时采收。地上部分入药的,只须割取根以上的地上部分,如薄荷、仙鹤草、益母草等;带根全草入药的,则连根拔起全株,如车前草、蒲公英、紫花地丁等。

(二)叶类

通常在花蕾将开放或正盛开的时候进行采收。此时植物生长茂盛,性味完壮,药力雄厚,最适于采收。如大青叶、艾叶、枇杷叶等。但有些特定品种,则应该在特定时节采集,如桑叶须在深秋或初冬经霜后采集。以茎叶同时入药的藤本植物与此相同,如忍冬藤、夜交藤等。

(三)花类

一般在含苞欲放、花刚开放或花正开放时三种时候采收。由于花朵次第开放,所以要分次适时采摘,若采收过迟,则易致花瓣脱落和变色,气味散失,影响质量,如菊花、旋覆花等;有些花要求在含苞欲放时采摘花蕾,如金银花、辛夷等;有的在刚开放时采摘最好,如月季花等;而红花则宜于花冠由黄色变为橙红色时采收;但如蒲公英之类以花粉入药的,则须于花朵盛开时采收。

(四)果实和种子类

除枳实、青皮、乌梅等少数药材要在果实未成熟时采收果实或果皮外,多数都在果实成熟时采收,如瓜蒌、枸杞、马兜铃等。有的在成熟经霜后采摘为佳,如川楝子经霜变黄、山茱萸经霜变红时采收。以种子入药的,如果同一果序的果实成熟期相近,可以割取整个果序,悬挂在干燥通风处,以待果实全部成熟,然后进行脱粒。若同一果序的果实次第成熟,则应分次摘取成熟果实。有些干果成熟后很快脱落,或果壳裂开,种子散失,如小茴香、白豆蔻、牵牛子等,最好在开始成熟时适时采收。容易变质的浆果,如枸杞子、女贞子等,在略熟时于清晨或傍晚采收为好。

(五)根和根茎类

古时以阴历二、八月为佳,认为春初"津润始萌,未充枝叶,势力淳浓""至秋枝叶干枯,津润归流于下",并指出"春宁宜早,秋宁宜晚",这是古人对根类药材采集的经验总结,很有道理。早春二月,新芽未萌,深秋时节,多数植物的地上部分停止生长,其营养物质多贮存于地下部分,有效成分含量高,此时采收质量好、产量高,如天麻、苍术、葛根、桔梗、大黄、玉竹等。天麻在冬季至翌年清明前茎苗未出时采收者名"冬麻",体坚色亮,质量较佳;春季茎苗出土再采者名"春麻",体轻色暗,质量较差。此外,也有少数例外的,如半夏、延胡索等则以夏季采收为宜。

(六)树皮和根皮类

通常在春、夏时节剥取树皮。春、夏时节植物生长旺盛,不仅质量较佳,而且树木枝干内浆汁丰富,形成层细胞分裂迅速,树皮易于剥离,且药效较强,如黄柏、厚朴、杜仲。但肉桂多在十月采收,因此时油多容易剥离。至于根皮类药材,则与根和根茎类似,通常在秋后苗枯,或早春萌发前挖根后剥取,或趁鲜抽去木心,如牡丹皮、地骨皮、苦楝根皮等。

二、动物类、矿物类药物的采收

动物类药材因品种不同,采收各异,具体时间以保证药效及容易获得为原则。一般而言,潜藏在地下的小动物,宜在夏末秋初时捕捉,如全蝎、土鳖虫等。亦有例外,如蝉蜕在夏秋季节黑蚱羽化时采收,蛇蜕多在三、四月份蛇脱皮时采收,桑螵蛸须在秋、冬季采收,并用开水煮烫以杀死虫卵。小昆虫类药物,应在夏秋季节数量较多的活动期捕获。大动物四季可捕捉,但宜在秋季。例外的有,驴皮应在冬至后剥取,其皮厚质佳;鹿茸须在清明后 45～60 天截取,过时则角化。

矿物类药材大多可随时采收。

第三节 中药的炮制

中药炮制是按照中医药理论,根据临床用药和调剂、制剂的不同要求,以及药材自身特性所采取的一项独特的制药技术,古代称为炮炙、修治、修事等。中药炮制是否得当,直接关系到药效,不可太过或不及,"不及则功效难求,太过则性味反失"。而少数毒性和烈性药物的合理炮制,更是确保用药安全的重要措施。

一、炮制目的

炮制的目的大致可以归纳为以下七个方面:

(一)纯净药材,保证用量准确

天然药材在采集中常混有泥沙以及残留的非药用部位等,必须进行严格的分离和洗刷,使其达到规定的净度,保证药材品质和用量准确。如白术须去泥沙,金银花去枝叶,巴戟天去心,枇杷叶刷去毛,蛤蚧去鳞片及头足等。

(二)改变药物的性状,便于制剂和贮存

大多数药材无法直接使用鲜品,皆须干燥处理,使其含水量降低,且能杀死真菌,避免霉烂变质,有利于贮存、制剂、运输。植物类药材,大多用水浸润后便于切片,如伏润槟榔、露润当归等。有些药材还须经特殊处理,如肉苁蓉的肉质茎富含汁液,须加工为盐苁蓉,方可避免腐烂变质;桑螵蛸为螳螂之卵鞘,内有虫卵,应蒸后晒干,杀死虫卵,以防贮存过程中因虫卵孵化而失效。矿物、动物甲壳、贝壳及某些种子类药物的粉碎处理,能使有效成分易于溶出,便于制剂,如煅磁石、煅牡蛎、砂仁等。

(三)降低或消除药物的毒副作用,确保用药安全

具有毒副作用的药物,经过炮制可以明显降低其毒性或副作用,从而保证用药安全。如川

乌、草乌、附子、半夏、天南星等生用内服易于中毒，经水浸泡后，再煮至口尝无麻辣味止，毒性大大降低；巴豆去油取霜，可降低其泻下作用；酒炒常山，可减轻催吐的副作用，姜炙厚朴可以消除生厚朴对咽喉的刺激性。

（四）增强药物功能，提高临床疗效

在炮制过程中，有的药物通过添加辅料炮制，能起到增强疗效的作用。蜜、酒、姜汁、猪胆汁等液体辅料尤具此功能，本身就是药物，具有相应的医疗作用，与被拌和的药物的某些作用之间，存在协同配伍关系。如蜜炙紫菀、枇杷叶，能增强润肺止咳作用；酒炙丹参、川芎，能增强活血作用；醋炙香附、延胡索，能增强止痛作用；姜汁炙半夏、竹茹，可增强止呕作用。不加辅料的其他炮制方法，也能增强药物的作用，如石膏煅用，可增强收敛生肌作用；侧柏叶煅炭，能增强止血作用等。

（五）改变药物性能，扩大应用范围

药物经过某些炮制处理，能在一定程度上改变药物的某些性能和功效，以适应不同的病情和体质的需要。如药性寒凉之生地黄，长于清热凉血，主要用于温病热在血分，但拌以黄酒反复蒸晒后，则变为微温之熟地黄，又以补血见长，主治血虚证；性味辛热燥烈的吴茱萸，本适用于里寒证，但若以黄连水拌炒，或甘草水浸泡，去其温烈之性，对于肝火犯胃之呕吐腹痛，亦常用之。

（六）矫臭矫味，便于服用

采用漂洗、酒炙、醋炙、麸炒等方法处理，能消除某些药物的腥臭和怪味，利于服用。如酒炙乌梢蛇，麸炒僵蚕，醋炙乳香、没药，用水漂去海藻、昆布的咸腥味等。

（七）引药归经，便于定向用药

有的药物经炮制后，可使药物更善于归某经，便于定向用药，并可引导他药直达病所。如香附经醋炙后，有助于归入肝经；知母生用清热泻火，润肺止咳，经盐炙后，则药力下行，功专入肾；酒炙黄芩，则偏清上焦之热等。

二、常用炮制方法

药材凡经净制、切制或炮制等处理后，均称为"饮片"；药材必须净制后方可进行切制或炮制等处理。饮片是供中医临床调剂及中成药生产的配方原料。炮制用水应为饮用水。中药炮制方法有着悠久的历史，内容丰富，方法多样，现行的炮制方法是在前人炮制经验的基础上不断总结、发展而充实起来的，主要分为：

（一）净制

即净选加工。可根据具体情况，分别使用挑选、筛选、风选、水选、剪、切、刮、削、剔除、酶法、剥离、挤压、燀、刷、擦、火燎、烫、撞、碾串等方法，去掉灰屑、杂质及非药用部分，以达到净制要求。如捡去合欢花中的枝、叶；刷除石韦叶、枇杷叶背面的绒毛；刮去厚朴、肉桂的粗皮等。

（二）切制

切制时，除鲜切、干切外，均须进行软化处理，其方法有：喷淋、抢水洗、浸泡、润、漂、蒸、煮等。亦可使用回转式减压浸润罐，气相置换式润药箱等软化设备。软化处理应按照药材的大

小、粗细、质地等分别处理。分别规定温度、水量、时间等条件,应少泡多润,防止有效成分流失。切后应及时干燥,以保证质量。切制品有片、段、块、丝等。其规格厚度通常为:①片:极薄片 0.5mm 以下,薄片 1~2mm,厚片 2~4mm;②段:短段 5~10mm,长段 10~15mm;③块:8~12mm 的方块;④丝:细丝 2~3mm,宽丝 5~10mm。

其他不宜切制者,一般应捣碎或碾碎使用。如天麻、槟榔宜切薄片;白术、泽泻宜切厚片;黄芪、鸡血藤宜切斜片;枇杷叶、桑白皮宜切丝;麻黄、白茅根宜铡成段;茯苓、葛根宜切块;檀香刨成片;苏木劈成块;牡蛎、龙骨捣碎便于煎煮;水牛角、羚羊角锉成粉末;草豆蔻、白芥子等果实种子类药物调剂时须捣碎以便煎煮;三七研粉便于吞服等。

(三)炮制

1. 炒

分为单炒(清炒)和加辅料炒。需炒制者应为干燥品,且大小分档;炒时火力应均匀,不断翻动。应掌握加热温度、炒制时间及程度要求。

(1)单炒(清炒):取待炮制品,置炒制容器内,用文火加热至规定程度时,取出,放凉。如炒莱菔子、炒蔓荆子等。需炒焦者,一般用中火炒至表面焦褐色,断面焦黄色为度,取出,放凉;炒焦时易燃者,可喷淋清水少许,再炒干。如焦山楂、焦栀子等。炒黄、炒焦使药材易于粉碎加工,并缓和药性。种子类药物炒后则煎煮时有效成分易于溶出。

(2)麸炒:先将炒制容器加热,至撒入麸皮即刻烟起,随即投入待炮制品,迅速翻动,炒至表面呈黄色或深黄色时,取出,筛去麸皮,放凉。除另有规定外,每 100kg 待炮制品,用麸皮 10~15kg。如麸炒枳壳。

(3)沙炒:取洁净河沙置炒制容器内,用武火加热至滑利状态时,投入待炮制品,不断翻动,炒至表面鼓起、酥脆或至规定的程度时,取出,筛去河沙,放凉。除另有规定外,河沙以掩埋待炮制品为度。如需醋淬时,筛去辅料后,趁热投入醋液中淬酥。如沙炒穿山甲、醋淬自然铜等。

(4)蛤粉炒:取碾细过筛后的净蛤粉,置锅内,用中火加热至翻动较滑利时,投入待炮制品,翻炒至鼓起或成珠、内部疏松、外表呈黄色时,迅速取出,筛去蛤粉,放凉。除另有规定外,每 100kg 待炮制品,用蛤粉 30~50kg。如蛤粉炒阿胶等。

(5)滑石粉炒:取滑石粉置炒制容器内,用中火加热至灵活状态时,投入待炮制品,翻炒至鼓起、酥脆、表面黄色或至规定程度时,迅速取出,筛滑石粉,放凉。除另有规定外,每 100kg 待炮制品,用滑石粉 40~50kg。如滑石粉炒刺猬皮等。

2. 炙

是待炮制品与液体辅料共同拌润,并炒至一定程度的方法。

(1)酒炙:取待炮制品,加黄酒拌匀,闷透,置炒制容器内,用文火炒至规定的程度时,取出,放凉。除另有规定外,一般用黄酒,每 100kg 待炮制品,用黄酒 10~20kg。如酒炙川芎等。

(2)醋炙:取待炮制品,加醋拌匀,闷透,置炒制容器内,炒至规定的程度时,取出,放凉。醋炙时,用米醋。除另有规定外,每 100kg 待炮制品,用米醋 20kg。如醋炙香附、醋炙甘遂等。

(3)盐炙:取待炮制品,加盐水拌匀,闷透,置炒制容器内,以文火加热,炒至规定的程度时,取出,放凉。盐炙时,用食盐,应先加适量水溶解后,滤过,备用。除另有规定外,每 100kg 待炮制品,用食盐 2kg。如盐水炙杜仲等。

(4)姜炙:姜炙时,应先将生姜洗净,捣烂,加水适量,压榨取汁,姜渣再加水适量重复压榨一次,合并汁液,即为"姜汁"。姜汁与生姜的比例为1：1。取待炮制品,加姜汁拌匀,置锅内,用文火炒至姜汁被吸尽,或至规定的程度时,取出,晾干。除另有规定外,每100kg待炮制品用生姜10kg。如姜炙厚朴等。

(5)蜜炙：蜜炙时,应先将炼蜜加适量沸水稀释后,加入待炮制品中拌匀,闷透,置炒制容器内,用文火炒至规定程度时,取出,放凉。蜜炙时,用炼蜜。除另有规定外,每100kg待炮制品用炼蜜25kg。如蜜炙黄芪、蜜炙款冬花等。

(6)油炙：羊脂油炙时,先将羊脂油置锅内加热溶化后去渣,加入待炮制品拌匀,用文火炒至油被吸尽,表面光亮时,摊开,放凉。如油炙淫羊藿等。

3. 制炭

制炭时应"存性",并防止灰化,更要避免复燃。

(1)炒炭：取待炮制品,置热锅内,用武火炒至表面焦黑色、内部焦褐色或至规定程度时,喷淋清水少许,熄灭火星,取出,晾干。如大黄炭等。

(2)煅炭：取待炮制品,置煅锅内,密封,加热至所需程度,放凉,取出。如煅血余炭、煅棕榈炭。

4. 煅

煅制时应注意煅透,使酥脆易碎。

(1)明煅：取待炮制品,砸成小块,置适宜的容器内,煅至酥脆或红透时,取出,放凉,碾碎。含有结晶水的盐类药材,不要求煅红,但需使结晶水蒸发至尽,或全部形成蜂窝状的块状固体。如煅牡蛎、煅石膏等。

(2)煅淬：将待炮制品煅至红透时,立即投入规定的液体辅料中,淬酥(若不酥,可反复煅淬至酥),取出,干燥,打碎或研粉。

5. 蒸

取待炮制品,大小分档,按各品种炮制项下的规定,加清水或液体辅料拌匀、润透,置适宜的蒸制容器内,用蒸气加热至规定程度,取出,稍晾,拌回蒸液,再晾至六成干,切片或段,干燥。如酒蒸大黄可缓和泻下作用;何首乌经反复蒸、晒后,不再有泻下之功,而具有补肝肾、益精血之力。

6. 煮

取待炮制品大小分档,按各品种炮制项下的规定,加清水或规定的辅料共煮透,至切开内无白心时,取出,晾至六成干,切片,干燥。如醋煮芫花可以减低毒性。甘草汁煮远志可以协同补脾益气,安神益智等。如酒煮黄芩可增强清肺热的功效。

7. 炖

取待炮制品按各品种炮制项下的规定,加入液体辅料,置适宜的容器内,密闭,隔水或用蒸气加热炖透,或炖至辅料完全被吸尽时,放凉,取出,晾至六成干,切片,干燥。蒸、煮、炖时,除另有规定外,一般每100kg待炮制品,用水或规定的辅料20～30kg。如酒炖地黄等。

8. 煨

取待炮制品用面皮或湿纸包裹,或用吸油纸均匀地隔层分放,进行加热处理;或将其与麸皮同置炒制容器内,用文火炒至规定程度取出,放凉。除另有规定外,每100kg待炮制品,用麸皮50kg。如煨生姜、煨肉豆蔻等。

(四)其他

1. 燀

取待炮制品投入沸水中,翻动片刻,捞出。有的种子类药材,燀至种皮由皱缩至舒展、易搓去时,捞出,放入冷水中,除去种皮,晒干。如燀杏仁、桃仁以去皮;燀马齿苋、天门冬以便于贮存。

2. 制霜(去油成霜)

除另有规定外,取待炮制品碾碎如泥,经微热,压榨除去大部分油脂,含油量符合要求后,取残渣研制成符合规定要求的松散粉末。如巴豆霜,以减低其毒副作用。

3. 水飞

取待炮制品,置容器内,加适量水共研成糊状,再加水,搅拌,倾出混悬液。残渣再按上法反复操作数次,合并混悬液,静置,分取沉淀,干燥,研散。如水飞朱砂等。

4. 发芽

取待炮制品,置容器内,加适量水浸泡后,取出,在适宜的湿度和温度下使其发芽至规定程度,晒干或低温干燥。注意避免带入油腻,以防烂芽。一般芽长不超过1cm。如谷芽、麦芽、大豆黄卷等。

5. 发酵

取待炮制品加规定的辅料拌匀后,制成一定形状,置适宜的湿度和温度下,使微生物生长至其中酶含量达到规定程度,晒干或低温干燥。注意发酵过程中,发现有黄曲霉,应禁用。如神曲、淡豆豉等。

第三章　中药的作用

第一节　中药作用的基本原理

中医学理论认为,任何疾病的发生发展过程都是由于致病因素作用于人体,引起机体阴阳偏盛偏衰,脏腑经络机能失调的结果。药物防病治病的基本作用,不外是祛邪去因、扶正固本、协调脏腑经络机能,从而纠正阴阳偏盛偏衰,使机体恢复到阴平阳秘的正常状态。药物之所以能够针对病情,发挥上述基本作用,是由于各种药物各自具有若干特性和作用,前人也称之为药物的偏性。意思是说以药物的偏性纠正疾病所表现的阴阳偏盛或偏衰。如清代医家徐灵胎总结说:"凡药之用,或取其气,或取其味……各以其所偏胜而即资之疗疾,故能补偏救弊,调和脏腑,深求其理,可自得之。"

除了用上述"以偏纠偏"来解释药物作用的基本原理外,古人还对药物作用的物质基础进行了探究。但是,由于历史的局限性,前人不可能对这些精微物质进行深入细致的认识,所以长期以来,仍以药物的偏性来解释药物作用的基本原理。

中药的作用是指中药对机体的影响,或机体对中药的反应。中药的作用包括治疗作用和不良作用(不良反应)。中药的治疗作用又称为中药的功效,中药的不良作用包括副作用和毒性反应。

副作用是指在常用剂量即治疗剂量时出现与治疗需要无关的不适反应,一般都较轻微,对机体危害不大,停药后能消失。副作用的产生固然与药物的偏性有关,更重要的是因为一味中药往往有多种作用,治疗时利用其一种或一部分作用,其他作用便成为副作用。因而中药的治疗作用和副作用是相对的,在一定条件下是可以相互转化的。例如,大黄有清热泻火、泻下攻积等作用。对于热结便秘之证,上述两项作用皆为治疗作用;对于冷积便秘之证,泻下攻积为治疗作用,而清热泻火便成为副作用,可造成寒凉伏遏阳气及苦寒伐胃等不良后果。在这种情况下,常将大黄与温补脾胃的附子、干姜、党参、甘草等同用。吴茱萸有温中、止呕作用,故最宜于胃寒呕吐;对于胃热呕吐或肝火犯胃者,其温中作用便成为副作用,故常与清热之黄连、栀子等同用。

正确利用中药的治疗作用,尽量避免不良反应发生,确保用药安全、有效,这是临床用药的一条基本原则。

第二节　中药的功效

中药功效,是对中药治疗作用高度概括的表述形式,亦称为中药的"功能"。

中药功效的认识和概括,是根据机体的用药反应,即用药前后症状、体征的变化,通过审证求因、辨证论治的方法归纳出来的。因此,中药功效的确定和功效系统的形成,与中医辨证论治体系的形成和发展过程有着密不可分的关系。

一、功效与主治的关系

中药的主治,是指其所主治的病证,又称为"应用"或"适应证"。从认识方法而言,主治是确定功效的依据;从临床运用的角度来看,功效提示中药的适应范围。例如,鱼腥草能治疗肺痈咳吐脓血、肺热咳嗽痰稠及热毒疮疡等病证,因而具有清热解毒、排脓的功效;本品又能治疗热淋小便涩痛之证,故有清热利尿通淋的功效。从另一个角度而言,鱼腥草具有清热解毒、排脓、利尿之功效,提示本品宜用于热性或湿热性,而不宜于虚寒性的疮痈和淋证。苍术能治疗湿阻中焦,运化失司,而见脘腹胀满、食欲不振、恶心呕吐、倦怠乏力、舌苔浊腻之证,故有燥湿健脾功效;苍术又能治疗风寒湿痹、脚膝肿痛、痿软无力之证,故有祛风散寒除湿的功效。而湿为阴邪,易困脾阳,苍术具有燥湿健脾,祛风散寒除湿之功效,提示本品最宜用于寒湿困脾及寒湿偏胜之痹证。

在古代本草著作中,功效和主治是间夹叙述的。例如,《神农本草经》记载:"干姜,味辛温,主胸满咳逆上气,温中,止血,出汗,逐风湿痹,肠澼下利。生者尤良。"近代本草著作都将功效列为专项。例如高等医药院校教材《中药学》,将干姜的功效归纳为"温中,回阳,温肺化饮",生姜的功效归纳为"发汗解表,温中止呕,温肺止咳"。功效的归纳经历了长期的历史发展过程,而功效专项的设立则反映了后世对中药治疗作用认识的不断深入和规范化。

中药功效是联系中药主治(应用)和性味归经的枢纽,因此是学习中药学的重点内容。

二、功效的分类

(一)对因治疗功效

在中医学中,病因的概念除指引起疾病的各种致病因素外,更重要的是指这些因素引起的机体的一系列病理改变和病理产物,这需要从因果链的关系来理解。中药的对因治疗功效包含祛邪、扶正、调理脏腑功能、消除病理产物等方面的内容。祛风、散寒、除湿、清热、泻下、涌吐、解毒、杀虫等属于祛邪功效;益气、助阳、滋阴、补血等属于扶正功效;理气、活血、安神、开窍、潜阳、息风,重在调理脏腑气血功能;消食、利水、祛痰、化瘀等,意在消除病理产物。祛邪、扶正、调理脏腑功能、消除病理产物四者之间有着密切的联系,因此上述划分又是相对的。例如泻下,既有祛除病邪的作用,又有消除病理产物及调理脏腑功能的作用。活血化瘀笼统而言,既指改善血行不畅,血脉瘀滞的病理状态,又指消除瘀血这一病理产物。而活血与化瘀的涵义毕竟有所不同,前者重在调理脏腑功能,后者重在消除病理产物。利水本身在于消除病理产物,同时又与扶正及调理脏腑功能有密切关系,如麻黄宣肺利水、黄芪健脾利水、猪苓通利三焦膀胱水道而利水等。

(二)对症治疗功效

对症治疗功效是指能缓解或消除疾病过程中出现的某些症状,具有减轻痛苦,防止病势恶化的意义。止痛、止血、止呕、止咳平喘、止汗、涩肠止泻、涩精止遗等皆属对症治疗功效。

对因治疗与对症治疗,前者属治本,后者属治标。临床遣方用药时,应根据具体病情,或治其本,或治其标,或标本兼治。

一味中药往往具有多种功效。不少药物往往既具有对因治疗功效,又具有对症治疗功效。临床选药物应尽量利用该味药物多种功效的综合作用,以取得更好的治疗效果。

第四章　中药的性能

中医学认为,任何疾病的发生及其发展过程都是由于致病因素作用于人体,引起机体阴阳偏盛偏衰、脏腑经络功能失常的结果。

药物防治疾病的基本作用主要是:祛邪除因,扶正固本,协调脏腑经络功能。

第一节　四气

一、四气的概念

四气,又称四性,是指中药具有的寒、热、温、凉四种药性。它反映药物影响人体阴阳盛衰和寒热变化的作用特点,是说明药物作用性质的重要概念。

中药药性的确定,是以用药反应为依据,病证寒热为基准,与所治疗疾病的寒热性质相反。能够减轻或消除热证的药物,一般属于寒性或凉性。如黄芩、板蓝根对于口渴、咽痛等热证有清热解毒作用,表明这两种药物为寒凉之性。反之,能够减轻或消除寒证的药物,一般属于热性或温性。如附子、干姜对于腹中冷痛、四肢厥冷等寒证有温中散寒作用,表明这两种药物为温热之性。

二、四气对临床用药的指导意义

临床用药的一般原则是"寒者热之,热者寒之"或"疗寒以热药,疗热以寒药",明确指出了应根据病证的寒热选择相应的药物,阳热证用寒凉药,阴寒证用温热药。反之,则会造成以热益热、以寒增寒的不良后果。对于寒热错杂之证,当以寒药热药并用;真寒假热之证,当以热药治本,必要时反佐以寒药;真热假寒之证,当以寒药治本,必要时反佐以热药。

温热属阳,寒凉属阴。在药性程度上,温次于热,凉次于寒。对于有些中药,通常还标以大热、大寒、微温、微寒等予以程度区别。四气之外,还有平性,是指药物寒热偏性不甚明显。但这只是相对而言,实际上仍有偏温偏凉之别,并未超出四气的范围。

寒凉药大多具有清热、泻火、解毒等作用,主要用来治疗热性病。如黄芩、黄连、黄柏、大黄等。温热药大多具有祛寒、温中、助阳等作用,主要用来治疗寒性病。如附子、干姜、肉桂、吴茱萸等。

第二节　五味

一、五味的概念

五味,是指中药因功效不同而具有辛、甘、酸、苦、咸五味。此外还有淡味和涩味,一般认为

"淡附于甘"和"涩附于酸",所以仍然称为"五味"。五味既是药物作用规律的高度概括,又是部分药物真实滋味的具体表示。

中药五味的确定,一是药物的滋味,二是药物的作用。最初是依据中药的真实滋味,如黄连味苦、甘草味甜、川芎味辛、乌梅味酸、食盐味咸等。后来将中药的滋味与作用相联系,并以味来解释和归纳中药的作用,如功能发表行散的中药多辛味,功能补虚缓急的中药多甘味,功能收敛固涩的中药多酸味,功能降泄燥湿的中药多苦味,功能软坚散结的中药多咸味。当一些中药的作用难以用其滋味来解释时,通过此规律来反推其味。如磁石并无咸味,因其能入肾重镇潜阳,而肾在五行属水与咸相应,因而标以咸味。

五味的中医哲学基础是五行学说。五行归属中则辛入肺、甘入脾、酸入肝、苦入心、咸入肾。

二、五味所示药物的作用

五味中辛、甘、淡属阳,酸、苦、咸属阴。

1. 辛味

能散、能行、能通,有发散、行气、行血等作用。一般解表药、温里药、理气药、活血药多具辛味,如麻黄、薄荷、干姜、香附、红花等。此外,芳香药物具有辛香之气,除上述作用外,还包含避秽、化湿、开窍等作用。

2. 甘味

能补、能缓、能和,有补虚、缓急、和中、调和诸药等作用。一般补虚药多具甘味,如人参、当归、沙参、鹿茸等。此外,甘能解毒,如甘草;甘能滋润,如蜂蜜。

淡味有渗湿利水作用,如茯苓、猪苓、薏苡仁等。

3. 酸味

能收、能固、能止,有收敛、固涩、止血、止泄等作用。一般收涩药、止血药多具酸味,如山茱萸、五味子、五倍子、乌梅等。此外,酸能生津,如乌梅。

涩味有收敛固涩作用,如牡蛎、赤石脂、乌贼骨等。

4. 苦味

能泄、能燥、能坚,有通泄、降泄、清泄、燥湿、坚阴等作用。一般攻下药、清热药多具苦味,如大黄、杏仁、栀子、黄连、苍术、黄柏等。

5. 咸味

能软、能下,有软坚、散结、泻下等作用,多用于瘰疬、瘿瘤、痰核和大便秘结等病证。如海藻、昆布、鳖甲、芒硝等。

第三节 升降浮沉

一、升降浮沉的概念

升降浮沉,反映中药作用的趋向性,是药物作用的定向概念。升表示上升,降表示下降,浮表示发散,沉表示收敛固藏和泄利二便。

二、升降浮沉确定依据

(一)中药的作用

气机的升降出入是人体生命活动的基础,当其发生障碍时,机体便处于疾病状态,产生不同的病势趋向,表现有向上(如呕吐、喘咳)、向下(如泄利、脱肛)、向外(如自汗、盗汗)、向内(如表证不解)。能够针对病情,改善或消除这些病证的中药相对来说也就分别具有升降浮沉的作用趋向。

(二)中药的性味

辛甘温热之品,多主升浮;酸咸苦寒之品,多主沉降。故李时珍言:"酸咸无升,辛甘无降,寒无浮,热无沉。"

(三)中药的质地

花、叶、皮、枝等质轻的药物大多能升浮,如辛夷、荷叶、肉桂、桂枝等。种子、果实、矿物、贝壳等质重的药物大多能沉降,如苏子、枳实、磁石、牡蛎等。然而,上述关系并非绝对,如旋覆花降气消痰、止呕止呃,药性是沉降的;苍耳子祛风解表、宣通鼻窍,药性是升浮的。

三、影响药性升降浮沉的主要因素

通过有目的的炮制和配伍,能一定程度上改变中药的原有作用趋向。如酒炙则升,姜汁炙则散,醋炙则收敛,盐水炙则下行。在复方配伍中,少量升浮药同较多沉降药配伍时,其升浮之性可受到一定程度的制约。反之,少量沉降药同较多升浮药配伍时,其沉降之性也受到一定程度的制约。而在某些情况下,又需要利用升降配合以调节气机,恢复脏腑功能。如血府逐瘀汤中用柴胡、枳壳一升一降,以助气血周行。故李时珍说:"升降在物,亦在人也。"

四、升降浮沉所示药物的作用

升浮属阳,沉降属阴。升浮药能上行向外,具有升阳发表、祛风散寒、涌吐、开窍等作用,主要用来治疗病位在上、在外,病势向下、向内的病证。如外感风寒之证用麻黄、桂枝发汗发表;如久泻、脱肛用黄芪、升麻等益气升阳。沉降药能下行向内,具有泻下、清热、利水渗湿、重镇安神、潜阳息风、消积导滞、降逆止呕、收敛固涩、止咳平喘等作用,主要用来治疗病位在下、在里,病势向上、向外的病证。如里实便秘之证用大黄、芒硝攻下通便;如肝阳上亢之头痛,用牡蛎、石决明等潜阳。

此外,有的中药升降浮沉的特性不明显,如南瓜子的杀虫功效。有些中药则存在二向性,如麻黄向外发汗解表,又能向下利水消肿。

五、升降浮沉理论对临床用药的指导意义

其对临床用药的指导意义主要表现在两个方面:一是逆病势选药,选择与疾病上、下、内、外病理趋向相反的药物;二是顺病位选药,选择与疾病上、下、里、外病变部位相应的药物。

第四节 归 经

一、归经的概念

归是指中药作用的归属,经是指人体的脏腑经络。归经,即药物作用的定位。

二、归经确定的依据

归经是以脏腑经络理论为基础,以所治病证为依据而确定的。人们在用药实践中观察到,一种中药往往主要对某一脏腑经络或几个脏腑经络发生明显作用,而对其他部位作用较小,甚至没有作用,这反映了药物在机体内产生效应的部位各有则重。如同属清热的药物,有的偏于清肺热,有的偏于清心热,有的偏于清胃热,有的偏于清肝热;同属补益药,也有补肺、补脾、补肝、补肾的不同。凡能治疗某经疾病的中药,就归属某经。至于有的中药只归属一经,有的中药则归属数经,这正说明了中药的作用范围有广、狭之分。

三、归经对临床用药的指导意义

归经是中药作用的定位概念,掌握了中药的归经,可增强用药的准确性,有助于提高临床疗效。如头痛的原因很多,疼痛的性质和部位各有不同。羌活善治太阳经头痛;白芷善治阳明经头痛;柴胡善治少阳经头痛;吴茱萸善治厥阴经头痛;细辛善治少阴经头痛。故徐灵胎说:"不知经络而用药,其失也泛。"

运用归经理论,必须考虑到脏腑经络间的关系。由于脏腑经络在生理、病理上相互联系、相互影响,因此,在临床用药时并不单纯使用某一经的药物。如肺病见脾虚者,常兼用补脾药,使肺有所养而病愈;肝阳上亢多因肾阴不足,则平肝潜阳药与滋补肾阴药同用。故徐灵胎又指出:"执经络而用药,其失也泥。"

此外,归经所依据的是用药后的机体效应部位,而不是药物成分在体内的分布,切不可将中医的脏腑经络定位与现代医学的解剖学器官混为一谈。

第五节 毒 性

一、毒性的概念

药物有毒无毒,反映中药作用的安全性。狭义之毒是指药物的毒性,反映药物的安全性。有毒性的药物一般具有毒性作用或作用强烈。广义之毒是指药物的偏性,古人将毒作为一切药物的总称,即药就是毒,毒就是药。如《周礼·天官》:"医师聚毒药以供医事。"《素问·脏气法时论》:"毒药攻邪,五谷为养,五果为助"。这一方面反映了药、食分离的进步,另一方面反映出当时对药物的治疗作用和毒副作用还不能很好地把握。药物之所以能治病,就在于药物有某种偏性,其基本原理就是"以偏纠偏"。但这种偏性用之得当能治疗疾病,用之不当又能毒害人体。如张景岳所说:"药以治病,因毒为能,所谓毒者,是以气味之有偏也。盖气味之正者,谷食之属是也,所以养人之正气,气味之偏者,药饵之属也,所以去人之邪气……是凡可避邪安正者,均可称为毒药,故曰毒药攻邪也。"东汉时代,从《本经》开始提出了有毒、无毒的区分,反映了人们对毒性认识的进步。东汉以后的本草著作都对有毒药物标出其毒性。

前人是以偏性的强弱来解释有毒、无毒及毒性大小的。有毒药物的治疗剂量与中毒剂量比较接近或相当,因而治疗用药时安全度小,易引起中毒反应。无毒药物安全度较大,但并非绝对不会引起中毒反应。如人参、艾叶、知母等标为无毒药物,但都有中毒反应的报道,这与用药剂量过大、服用时间过长和辨证论治不准等有密切关系。毒性药物的偏性强、毒性大,根据以偏纠偏、以毒攻毒的原则,它也有可利用的一面。古今利用某些有毒药物治疗恶疮肿毒、疥癣、麻风、瘰疬瘿瘤、癌症等积累了大量经验,获得肯定疗效。为了确保用药安全,在当今条件下,应结合现代认识,认识中药的毒性,了解其产生的原因,掌握预防、诊断、解救的方法和措施。

二、临床常用的毒性中药材

毒性中药材是指按已经公布的相关法规和法定药材标准中标注为"大毒(剧毒)""有毒"的药材。其中属于大毒的,是国务院《医疗用毒性药品管理办法》(1988年)颁布的28种毒性药材,包括砒石(红砒、白砒)、砒霜、水银、生马钱子、生川乌、生草乌、生白附子、生附子、生半夏、生南星、生巴豆、斑蝥、青娘虫、红娘虫、生甘遂、生狼毒、生藤黄、生千金子、生天仙子、闹羊花、雪上一枝蒿、红升丹、白降丹、蟾酥、洋金花、红粉、轻粉、雄黄。

毒性中药材的品种较多,分布于各科用药中,其中不乏临床常用品种。毒性中药材及其制剂具有较独特的疗效,但若使用不当,就会有致患者中毒的危险。且其中有的毒性中药材的毒性范围广,涉及多个系统、器官,大部分毒性药材可一药引起多系统损伤,应引起重视。

另外,一些历代本草学著作中没有毒性记载的饮片及其制剂,近年来有研究报道其具有严重不良反应,如马兜铃、关木通、广防己、青木香、天仙藤等含马兜铃酸,若长期服用,可能造成马兜铃酸的蓄积,导致肾间质纤维化,引起肾衰竭等不良反应,亦应引起重视。

三、引起中毒的原因

引起中药中毒的原因主要有药物、诊疗和患者等三个因素。常见原因有:

1. 品种混乱

误将混淆品种当正品使用而致中毒。如将有毒的香加皮当五加皮入药。

2. 炮制不当

有毒药物因炮制不当,并未降低或消除毒性而致中毒。如雄黄有毒,火煅后生成砒霜使之更毒。

3. 管理不当

对有毒药物管理不规范,造成药物混杂,或错发毒药而致中毒。如将砒石误当花蕊石发给患者。或对无毒药物保管不善而致生虫霉变或有效成分的损失。

4. 辨证不准

因临床辨证失准,寒热错投,攻补倒置而致中毒。如疗寒以寒药,疗热以热药,实则补之,虚则泻之。

5. 配伍不当

因违反配伍禁忌产生毒性或增强毒性而致中毒。如违背十八反、十九畏等。

6. 个体差异

个体因年龄、性别、体质、遗传和病理状态的不同,对某些药物作用的敏感度和耐受性也不同,如熟地、牡蛎本为无毒之品,但个别患者服用后过敏。

7. 用法不当

因药物的煎煮、服用方法和用药的剂量、时间不当而致中毒。如乌头类中药应先下久煎,热药应热服,大剂量、长时间地服用可引起或增强药物的毒性作用。

8. 误服毒药

因迷信传说或文献错载,误服有毒中药而致中毒。如误信马钱子能避孕,乱加服用而毙命。

四、使用有毒药物的注意事项

中药的采集、加工、流通、应用等过程不仅影响药物质量和临床疗效,同时也直接影响到药物的毒性作用。严格控制这些环节是避免中药中毒、减轻毒性作用的关键。

1. 严格采购与炮制

药材收购部门应严格把关药材的品种、质量,严禁购销伪劣品。严格按照国家制定的《中药炮制规范》科学加工,逐步实现全面使用具有生产批文的标准饮片。

2. 安全性试验

除经长期临床应用证明安全无毒外,无论中药或中成药在临床应用之前,都必须进行安全性试验,使药品的安全性具有初步保障。通过安全性试验了解药物的毒性反应、毒性程度、毒性发展过程及毒性作用是否可逆。根据给药时间长短和目的,毒理研究通常分为:急性毒性试验、长期毒性试验和特殊毒性试验。

3. 合理用药

中药的毒性及其所引起的不良反应多与非合理用药有关,因此,必须根据疾病的性质、药物的性质、患者的状况,因时、因地、因人治宜,选择合理的药物、配伍、剂型、剂量、疗程、煎煮方法、服用方法,减轻或消除药物的毒性和不良反应。

第五章 中药的应用

第一节 配伍

配伍，是指根据病情需要和药性特点，有目的地选择两种或多种药物配合使用。药物的配伍应用是中医用药的主要形式。

一、配伍目的

1. 适应复杂的病情

如选用麻黄、桂枝、杏仁、甘草四药，组成麻黄汤。可适应治疗症见恶寒发热，无汗，头痛，脉浮紧等的外感风寒表实证。

2. 提高药物的疗效

如石膏与知母配合，能明显提高清热泻火的疗效。

3. 佐制药物的毒副作用

如生姜能减轻或消除生半夏的毒副作用。

4. 扩大药物的治疗范围

如金银花配连翘、薄荷等治外感风热，配黄连、生地等治热入营血。

二、配伍应用

对于配伍应用前人概括为"药物七情"。"药物七情"是指单行、相须、相使、相畏、相杀、相恶、相反等七种情况，其论述首见于《神农本草经》。

1. 单行

即单味药治病。此法针对性强、简便易行，主要用于病情比较单纯者。如清金散单用黄芩，治轻度肺热咳血。如独参汤单用大剂量人参，补气救脱以应急。

2. 相须

两种性能功效相类似的药物合用，可以提高原有疗效。如大黄配伍芒硝，能使攻下泻热作用增强。

3. 相使

两种性能功效有共性的药物合用，一药为主，一药为辅，辅药能增强主药的疗效。如补气利水的黄芪配伍利水健脾的茯苓，茯苓能增强黄芪补气利水的疗效。

4. 相畏

两药合用，一种药物的毒副作用能被另一种药物减轻或消除。如生南星畏生姜，因生南星的毒性能被生姜减轻或消除。

5. 相杀

两药合用，一种药物能减轻或消除另一种药物的毒副作用。如生姜杀生南星，因生姜能减轻或消除生南星的毒性。

6. 相恶

两药合用,一种药物能使另一种药物原有功效降低或消除。如人参畏莱菔子,因莱菔子能削弱人参的补气功效。

7. 相反

两药合用,能产生或增强毒副作用。如"十八反""十九畏"中的若干药物(详见用药禁忌)。

"七情"之中,除单行之外,其余配伍关系可归纳为:

1. 产生协同作用

相须、相使属于此类,药物配伍后可产生相互协同,增强原有疗效,临床用药时应充分利用。

2. 减轻不良反应

相畏、相杀属于此类,药物配伍后能减轻或消除原有的毒副作用,临床应用毒性药或烈性药时必须考虑选用。相畏、相杀常用于中药炮制时的解毒。

3. 产生拮抗作用

相恶属于此类,药物配伍后可产生相互拮抗,降低或消除原有功效,临床用药时应加以注意。

4. 产生毒性反应

相反属于此类,药物配伍后可产生或增强毒副作用,属于配伍禁忌,临床用药时应禁止使用。

第二节 用药禁忌

用药禁忌,是指在用药时或用药期间,为了保证用药的安全有效,必须注意的相关避忌。包括配伍禁忌、妊娠用药禁忌、服药食忌、病证药忌等内容。

一、配伍禁忌

配伍禁忌,是指在一般情况下不宜相互配合使用的药物。因此类药物配伍后可降低或消除原有功效,甚至产生或增强毒副作用。包括十八反、十九畏。

(一)十八反

列述了三组相反药:甘草反甘遂、大戟、芫花、海藻;乌头反半夏、贝母、瓜蒌、白及、白蔹;藜芦反人参、丹参、玄参、沙参、细辛、芍药。

十八反歌诀:本草明言十八反,半蒌贝蔹及攻乌,藻戟遂芫俱战草,诸参辛芍叛藜芦。

(二)十九畏

列述了九组十九味相反药:硫黄畏朴硝,水银畏砒霜,狼毒畏密陀僧,巴豆畏牵牛,丁香畏郁金,牙硝畏三棱,川乌、草乌畏犀角,人参畏五灵脂,肉桂畏石脂。文中的"畏"与"七情"中相畏的含义不同,应与相恶或相反之义相同。

十九畏歌诀:硫黄原是火中精,朴硝一见便相争。水银莫与砒霜见,狼毒最怕密陀僧。

巴豆性烈最为上,偏与牵牛不顺情。丁香莫与郁金见,牙硝难合京三棱。

川乌草乌不顺犀,人参最怕五灵脂。官桂善能调冷气,石脂一遇便相欺。

关于十八反、十九畏作为配伍禁忌,历代医药学家虽然遵信者居多,但也有不少的争议。在古今方剂中应用"相恶""相反"之药也颇不少见。如甘遂半夏汤中甘草与甘遂同用,感应丸中巴豆与牵牛同用,散肿溃坚汤、海藻玉壶汤中甘草与海藻同用,十香返魂丹中丁香与郁金同用,大活络丹中乌头与犀角同用。但是,在作用机制没有弄清楚之前,凡属十八反、十九畏的药对一般不得使用。

二、妊娠用药禁忌

妊娠禁忌药,又称孕妇药忌或产前药忌,是指能影响胎儿正常生长发育,导致胎儿畸形、死亡或堕胎的药物。主要包括禁用药和慎用药两类。

(一)禁用药

多为毒性较强和药性峻猛之品。

(1)毒性中药:水银、砒霜、雄黄、轻粉、斑蝥、蟾酥、马钱子、川乌、草乌。

(2)催吐药:胆矾、藜芦、瓜蒂。

(3)峻下逐水药:巴豆、甘遂、大戟、芫花、牵牛子、商陆。

(4)破血逐瘀药:麝香、干漆、水蛭、虻虫、三棱、莪术。

(二)慎用药

(1)活血祛瘀药:牛膝、川芎、红花、桃仁、姜黄、牡丹皮。

(2)行气药:枳实。

(3)攻下药:大黄、芒硝、番泻叶、芦荟。

(4)温里药:附子、肉桂。

随着对妊娠禁忌药的认识逐渐深入,妊娠禁忌的理由归纳起来,主要有:一是对母体不利,二是对胎儿不利,三是对产程不利,四是对小儿不利。无论是从用药安全的角度,还是从优生优育的角度,都是应当给予高度的重视。

总之,对于妊娠禁忌药,在一般情况下,应尽量避免使用。如果孕妇患病非用不可,则应注意辨证准确,掌握好剂量和疗程,并通过恰当的炮制与配伍,尽量减轻药物对妊娠的危害,做到临床用药的安全、有效。

三、服药食忌

服药饮食禁忌,是指服药期间,对某些食物的禁忌,简称服药食忌,俗称忌口。其目的是避免降低疗效,引发不良反应,导致病情恶化,影响患者康复。

一般而言,在服药期间,应忌食生冷、辛辣、油腻、腥膻、有刺激性的食物。此外,根据病情的不同,饮食禁忌也有所区别。

(1)热性病应忌食辛辣、油腻、煎炸类食物;

(2)寒性病应忌食生冷类食物;

(3)胸痹患者应忌食肥肉、脂肪、动物内脏及烟酒等;

(4)肝阳上亢,头晕目眩,烦躁易怒者应忌食胡椒、辣椒、大蒜、烟酒等;

(5)脾胃虚弱者应忌食油炸黏腻、寒冷坚硬、不易消化类食物;

(6)疮疡、皮肤病患者应忌食鱼、虾、蟹等腥膻发物和辛辣刺激性的食物;

（7）气滞腹胀者应忌食红薯、芋头等胀气食物。

四、中西药配伍禁忌

中药之间存在配伍禁忌，中药与西药也存在着配伍禁忌，现举例介绍如下：

（一）物理性配伍禁忌

酸性较强的中药如乌梅、山楂、五味子等不可与磺胺类抗生素配伍，中药中的有机酸成分经体内代谢后酸化尿液，不仅降低抗生素的作用，而且酸性环境使乙酰化磺胺类成分溶解度降低，在肾小管中析出形成结晶，引起肾损害。

（二）化学性配伍禁忌

含鞣质的某些中药如虎杖、地榆、五倍子、石榴皮、仙鹤草、侧柏叶等与硫酸亚铁合用易产生鞣质铁沉淀，影响硫酸亚铁的吸收。与酶类药物合用，因酶中主要成分为蛋白质，蛋白质是由氨基酸通过酰胺键连接起来的高分子化合物，鞣质可与酰胺键结合形成牢固的氨键缔合物使酶降低疗效或失效。含酸性成分的中药五味子、乌梅、山楂及中成药如六味地黄丸、保和丸与碱性西药，如氨茶碱联用，煅牡蛎、煅龙骨、硼砂等碱性中药与胃蛋白酶合剂、乙酰水杨酸等酸性西药合用，都可发生酸碱中和反应，而使药效下降或消失。

（三）药理性配伍禁忌

氨基苷类抗生素与碱性中药，如硼砂、海螵蛸等同用，药物分布到脑组织中的浓度增加，其毒性也随之增加。苯巴比妥、胰岛素若与酒精同用可因酶诱导作用，肝脏酶活性增强，使这些药物代谢加快，半衰期缩短，药效下降。维生素 B_1，不宜与含大量鞣质的中药合用，如石榴皮、大黄、槟榔、虎杖、侧柏叶、仙鹤草、五倍子。因两者结合而使其从体内排出，造成维生素 B_1 缺乏。含大黄的中药不宜与维生素 B_2、烟酸、维生素 B_1、维生素 B_6 合用，因其可使大黄的抑菌作用降低。甘草具有肾上腺皮质样作用，长期应用可造成水钠潴留和钾排出而引起水肿，若与洋地黄合用，易发生强心苷中毒和低血钾。黄芩、木香等对肠道有明显抑制作用，可使地高辛、维生素 B_{12} 等药物吸收增加，排泄减慢。含阿托品类生物碱的中药，如华山参、洋地黄、天仙子、莨菪根及叶等，和含石膏、钟乳石的中药不宜与强心苷合用。因阿托品类中药能抑制胃肠蠕动，增加机体对强心苷类药物的吸收和蓄积引起中毒。相反，含钾多的中药，如昆布、旱莲草、青蒿、益母草、五味子、茵陈、牛膝等及其制剂与洋地黄竞争心肌细胞膜受体，导致洋地黄类药效下降。三七及其制剂，活血止痛药可激活血小板缩短凝血酶原时间，可对抗肝素的抗凝作用，仙鹤草含有少量的维生素 K，具有止血作用，也可降低抗凝作用。

（四）药剂性配伍禁忌

中药注射剂常加用增溶剂聚山梨酯80，若其因为药中的鞣质没有除尽，相互作用，往往产生混浊沉淀，含聚山梨酯80的中药注射液中若加有止痛剂苯甲醇、等渗调节剂氯化钠，可降低聚山梨酯80的昙点，影响药剂配制。

（五）诱发药源性疾病的配伍禁忌

含有氰苷的中药，如桃仁、杏仁不宜与安定类镇静催眠药及麻醉性镇咳药合用，而引起呼吸中枢抑制，进而损害肝脏，影响肝功能，甚至死亡。含鞣质中药与四环素、利福平、磺胺类药物合用，可影响西药代谢速度，增加肾小管重吸收，从而损伤肝脏，有可能发生中毒性肝病。

第三节　服药方法

口服,是中医临床主要的给药途径。口服给药的效果除受到剂型、煎煮方法等因素的影响外,还与服药次数、冷热和时间等服药方法有关。

一、服药次数

一般疾病多采用每日一剂,每剂分 2 次或 3 次服用。病情急重者,可每隔 4 小时左右服药 1 次,昼夜不停,使药力持续,顿挫病势;病情缓轻者,亦可间日服或煎汤代茶,以图缓治。

应用发汗药、泻下药时,如药力较强,一般以得汗、得下为度,不必尽剂,以免损伤正气。呕吐患者宜小量频服,以免因量大致吐。

二、服药冷热

一般汤药多宜温服。但寒证用热药宜热服;热证用寒药宜冷服;解表发汗药,不仅宜热服,服药后还需温覆取汗。真寒假热用热药宜凉服;真热假寒用寒药宜温服。

此外,对于丸、散等固体药剂,除特别规定外,一般宜用温开水送服。

三、服药时间

具体服药时间应根据胃肠状况、病情需要、药物特性来决定。

1. 饭前服

因饭前胃肠中空虚,有利于药物的消化吸收。多数药物和补益药、胃肠药等宜在饭前 1 小时左右服用。

2. 饭后服

因饭后胃肠中存有较多食物,可减少药物对胃肠的刺激。消食健胃药和对胃肠有刺激的药物宜在饭后 1 小时左右服用。

3. 空腹服

清晨胃肠中空虚,药物能迅速进入胃肠之中,充分发挥药效。驱虫药、泻下药等宜用。

4. 睡前服

顺应人体生理节律,并发挥药物疗效。安神药、缓下药、涩精止遗药等宜用。

5. 定时服

有些药物应在疾病定时发作前服用才能见效。如截疟药应在疟发前 2 小时服用。

6. 随时服

病情急险,则当不拘时服。

第四节　用　量

用量,即药剂的用药量,又称剂量,一般是指单味中药的成人内服一日用量,也有指在方剂中药物之间的比例分量,即相对剂量。单味中药的成人每日内服常用剂量,一般干品 5～10g,部分为 15～30g。

一、古今计量单位及换算

明清以来，普遍采用 16 进位制，即 1 斤＝16 两＝160 钱＝1600 分＝16000 厘。现在我国对中药的计量采用公制，即 1kg＝1000g。为了方便处方和配药，特别是古方剂量的换算，通常按规定以近似值进行换算：

一两（16 进位制）＝30g

一钱（16 进位制）＝3g

一分（16 进位制）＝0.3g

一厘（16 进位制）＝0.03g

二、用量确定依据

剂量是确保用药安全、有效、合理的重要因素之一。临床上剂量的确定依据主要有药物因素、用药方法、患者情况和环境气候等诸因素。

(一)药物因素

1. 药材质量

质优力强药用量宜小；质次力弱药用量可大。

2. 药材质地

花叶类质轻药用量宜小；金石、贝壳类质重药用量可大；干品用量宜小，鲜品用量可大。

3. 药物性味

药性较强，作用强烈，药味较浓药用量宜小；药性较弱、作用温和、药味较淡药用量可大。

4. 有毒无毒

有毒药，应将剂量严格控制在安全范围内；无毒药变化幅度可稍大。

(二)用药方法

1. 方药配伍

单味应用时用量可大，复方应用时用量宜小；在复方中作主药时用量可大，作辅药时用量宜小。

2. 剂型变化

入汤剂时用量可大，入丸、散时用量宜小。

3. 使用目的

由于用药目的不同，同一药物的用量不同。如槟榔，行气消积时用量 6～15g，驱除绦虫时须用 60～120g。

(三)患者情况

1. 年龄

小儿发育未全、老人气血渐衰，对药物耐受力较弱，用量较之青壮年宜小。小儿五岁以下通常为成人用量的四分之一；六岁以上可按成人用量减半。

2. 性别

一般说男女用量差别不大，但在妇女月经期、妊娠期、用活血祛瘀通经药时宜减少。

3. 体质

体质强壮者用量可大,体质虚弱者用量宜小。

4. 病程

新病患者用量可大,久病多体虚,用量宜小。

5. 病势

病急危重者用量可大,病缓轻微者用量宜小。

6. 职业及生活习惯

使用发汗解表药时,体力劳动者用量可大,脑力劳动者用量宜小。

(四)环境气候

在确定药物剂量时,还应考虑居住的自然环境和季节气候等方面的因素,做到"因地制宜"和"因时制宜"以增减用量。

 学习小结

1. 学习内容　中药、中药学的含义;中药学发展过程中不同时期的代表著作;道地药材的含义及相关知识;炮制的目的;中药性能中有关四气、五味、升降浮沉、归经、毒性等主要内容;中药配伍的含义及配伍关系;用药禁忌的主要内容;确定剂量的原则以及中药煎煮和服药要求。

2. 学习方法　结合总论对中药的采制、性能、功效、配伍、使用注意等概述,理解学习中药的基础理论知识,学会运用中药的基本知识指导中药认识和使用的基本技能。

 目标检测

1. 简述清以前重要本草学著作及其作者、成书朝代和学术价值。

2. 试述对道地药材的理解。

3. 举例说明中药炮制的主要目的。

4. 简述中药性能的主要内容。

5. 试述中药"七情"的含义、内容及应用原则。

6. 试述中药禁忌的主要内容及其临床意义。

7. 确定中药剂量的主要因素。

8. 简述中药汤剂的煎服方法。

下 篇

各 论

第一章 解表药

凡以发散表邪为主要作用,治疗表证的药物,称为解表药,又称发表药。

解表药大多具有辛味,主入肺、膀胱经,性能发散,善行肌表,能促使机体发汗,使表邪随汗而解,故具有发汗解表的作用。

解表药主要用于表证。部分解表药兼有利尿消肿、止咳平喘、透疹、止痛、消疮等作用,亦可用于水肿、咳喘、疹发不畅、风湿痹痛、疮疡初起等兼表证者。

表证有风寒和风热之不同,药物有偏温或偏凉之区别,解表药相应分为发散风寒药和发散风热药两类,或称为辛温解表药和辛凉解表药。

使用解表药时,首先要辨清表证的寒热性质,选择相应的药物。风寒表证宜选用发散风寒药;风热表证或温病初起,宜选用发散风热药。其次要根据四季气候的特点,进行适当的配伍。冬季多风寒,春季多风热,夏季多夹暑湿,秋季多兼燥邪,应分别配伍温里散寒药、清热药、祛暑化湿药和润燥药。使用时还要注意患者体质的差异。体虚之人易于感邪,应根据辨证,分别配伍补气药、助阳药、养血药、滋阴药,以扶正驱邪。

应用解表药时,要掌握汗出的程度,以遍身微汗为佳,避免汗出太过和汗出不彻。汗出太过易耗气伤阴,甚至出现"亡阳"或"亡阴"的危证;汗出不彻则表邪不解,表证不除。发汗力较强的解表药用量过大,久病体虚、老幼及妇女胎前产后使用大剂解表药,均易导致汗出太过。解表药易耗气伤阴,故表虚自汗、阴虚盗汗、热病伤津、久患疮痈、淋病、失血等患者,虽有表证,亦应慎用。解表药的用量也应因时因地而适当变化。解表药多为辛散轻扬之品,入汤剂不宜久煎,以免有效成分挥发而降低疗效。

第一节 发散风寒药

发散风寒药味辛性温,辛能发散,温可祛寒,故以发散风寒为主要作用,发汗力较强。主要用于风寒表证。部分药物兼有宣肺平喘、利水消肿、胜湿止痛等作用,尚可用于咳喘、水肿、痹证等兼风寒表证者。

麻 黄 Máhuáng

《神农本草经》

为麻黄科植物草麻黄 *Ephedra sinica* Stapf、中麻黄 *Ephedra intermedia* Schrenk et C. A. Mey. 和木贼麻黄 *Ephedra equisetina* Bge. 的干燥草质茎。主产于河北、内蒙古、甘肃、山西等地,习惯以山西产者质量最佳。秋末采收。阴干切段。生用、蜜炙或捣绒用。

【性味归经】辛、微苦,温。归肺、膀胱经。

【功效】发汗解表,宣肺平喘,利水消肿。

【应用】

1. 风寒表实证　治疗风寒表实证,见有发热恶寒、无汗头痛、脉浮紧者,每与桂枝相须为用,如麻黄汤;若阳虚外感,见有发热恶寒、头痛无汗、脉沉者,常与附子、细辛同用,即麻黄附子细辛汤。

2. 咳喘实证　治风寒外束,肺气失宣者,常配杏仁以增平喘之效。风寒外束,肺气壅遏者,杏仁、甘草,如三拗汤;风寒外束,寒饮停肺,症见喘咳、痰多清稀者,常与细辛、干姜等同用,如小青龙汤;热邪壅肺,高热喘急者,多与石膏、杏仁配伍,如麻杏石甘汤。

3. 风水水肿　善治风水水肿。治风水证,见有水肿、小便不利、脉浮者,配甘草,即甘草麻黄汤;兼脾虚有热者,配白术、石膏等,如越婢加术汤。

此外,本品尚有散寒通滞的作用,可用于风寒痹痛、阴疽、痰核等。

【按语】本品辛散温通,善开腠理,透毛窍以发汗,为辛温发汗之峻品,“发汗解表第一药”,风寒表实证之首选药物;又能宣发肺气以平喘,为治疗肺气壅遏所致咳喘的要药,无论寒、热、痰、饮,有无表证均可应用,尤宜于风寒外束,肺气失宣者;还能上宣肺气,通调水道,下输膀胱以利水消肿,善治风水水肿。

【常用配伍】

1. 麻黄配桂枝　麻黄能发汗解表,桂枝能解肌发表,二者相须为用,发卫气之闭以开腠理,透营分之郁以和营卫,发汗解表之力倍增,是辛温解表峻剂的基本组合,常用于外感风寒,表实无汗者。

2. 麻黄配杏仁　麻黄能宣肺平喘,杏仁能降肺平喘,二者配伍,宣降相使,平喘之效显著,是止咳平喘的基本组合,常用于肺失宣降之咳喘证。

【用法用量】煎服,3～10g。生用发汗、利水力较强;蜜炙后发汗力较缓,长于平喘;捣绒后作用更缓和。故解表宜生用,止咳平喘宜蜜炙用,小儿及年老体弱者宜蜜炙用或捣绒后用。

【使用注意】本品发汗力强,表虚自汗及阴虚盗汗者慎用;虚证咳喘慎用;失眠及高血压患者不宜用。

【参考资料】

1. 文献摘要

《名医别录》:“麻黄疗伤寒,解肌第一药。”

《本草纲目》:“麻黄乃肺经专药,故肺病多用之。张仲景治伤寒,无汗用麻黄,有汗用桂枝。”

2. 化学成分及药理作用　麻黄的主要成分为麻黄碱,并含少量的伪麻黄碱、挥发油等。挥发油有发汗、解热的作用,并能抑制流感病毒。麻黄碱和伪麻黄碱都能显著缓解支气管平滑肌的痉挛。麻黄碱有兴奋心脏,收缩血管,升高血压,兴奋中枢神经系统等作用。伪麻黄碱有较强的利尿作用。

3. 现代应用　现代常单用本品或入复方治疗感冒、流行性感冒、过敏性鼻炎、偏头痛、皮肤瘙痒、冻疮、睡眠呼吸暂停综合征、窦性心动过缓、呃逆、上消化道出血、肾衰、腰扭伤、坐骨神经痛、雷诺氏病、感染性化脓性炎症、慢性咽炎及牙痛等。

桂　枝 Guìzhī

（《神农本草经》）

为樟科植物肉桂 *Cinnamomum cassia* Presl. 的干燥嫩枝。主产于广东、广西及云南等地。

春夏采收。晒干或阴干,切片,生用。

【性味归经】辛、甘,温。归肺、心、膀胱经。

【功效】发汗解肌,温通经脉,助阳化气。

【应用】

1.风寒表证　治疗风寒感冒,属表实无汗者,常与麻黄相须为用,以增发汗之功,如麻黄汤;属表虚有汗者,常配白芍以调和营卫,如桂枝汤;兼见阳虚者,可配附子、细辛以助阳散寒。

2.寒凝血瘀诸痛证　可治胸阳不振,心脉瘀阻所致胸痹心痛,配伍枳实、薤白等,如枳实薤白桂枝汤;可治中焦虚寒,脘腹冷痛,配伍饴糖、生姜等,如小建中汤;可治妇女寒凝血瘀,月经不调,经闭痛经,配伍当归、吴茱萸等,如温经汤;治风寒湿痹,尤善疗上肢肩臂寒湿痹痛,每与附子同用,如桂枝附子汤。

3.痰饮病,蓄水证　治疗脾阳不运,水湿内停所致痰饮病,症见眩晕、心悸、咳嗽者,常配茯苓、白术同用,如苓桂术甘汤;治疗膀胱气化不行,水肿、小便不利者,每与茯苓、猪苓、泽泻等配伍,如五苓散。

4.脉结代、心动悸　治疗心阳不振,心脉瘀阻,脉结代、心动悸者,常配伍炙甘草、人参等,如炙甘草汤;若属阴寒内盛,引动下焦冲气,上凌心胸所致奔豚者,重用本品,有平冲降逆之效,如桂枝加桂汤。

【按语】本品辛甘温煦,能温通扶阳、助卫实表而发汗解肌,外感风寒,无论实证、虚证皆可应用;又能温通经脉,散寒止痛,可上治胸痹、痹痛,中疗虚寒腹痛,下治经闭痛经;还能温通心阳,化气行水,用治水湿内停及心阳不振、血脉不利之证。

【常用配伍】

1.桂枝配白芍　桂枝辛温解肌发表,甘温助阳实卫,以"调卫"为主,白芍酸甘敛阴养血,以"和营"为主,二者配伍,一散一收,调和营卫,发汗而不伤阴,止汗而不恋邪,是辛温解表和剂的基本组合,既可用于外感风寒,表虚有汗者;又可用于内伤杂病而见营卫不和者。

2.桂枝配茯苓　桂枝能助阳以行水湿痰饮,茯苓能健脾利水,二者相伍,行水湿、消痰饮之功显著,是治疗水湿痰饮证的常用药对。

【用法用量】煎服,3~10g。蜜炙桂枝偏补中助阳,多用于虚寒腹痛。

【使用注意】辛温助阳,易伤阴耗血,故外感热病、阴虚火旺、血热妄行之出血证忌用。孕妇及月经过多者慎用。

【参考资料】

1.文献摘要

《本经疏证》:"其用之道有六:曰和营、曰通阳、曰利水、曰下气、曰行瘀、曰补中。"

《本草经疏》:"实表祛邪。主利肝肺气,头痛,风痹骨节疼痛。"

2.化学成分及药理作用　本品含挥发油,其主要成分为桂皮醛等。其水煎剂及桂皮醛有降温、解热作用。其煎剂及乙醇浸液对金黄色葡萄球菌、白色葡萄球菌、伤寒杆菌、常见致病皮肤真菌、痢疾杆菌、肠炎沙门氏菌、霍乱弧菌、流感病毒等均有抑制作用。桂皮油、桂皮醛对结核杆菌有抑制作用,桂皮油有健胃、缓解胃肠道痉挛及利尿、强心等作用。桂皮醛有镇痛、镇静、抗惊厥作用。挥发油有止咳、祛痰作用。

3.现代应用　现代常单用本品或入复方治疗感冒、流行性感冒、房室传导阻滞、肺心病、原发性低血压、支气管哮喘、慢性乙型肝炎、肝硬化、颈椎病、脑梗死、血管神经性头痛、小儿厌食、子宫内膜异位症、产后身痛、囊性不孕症、慢性盆腔炎、更年期综合征、术后肠粘连、前列腺肥大、冻疮、雷诺氏病、坐骨神经痛、急性痛风、过敏性鼻炎、荨麻疹及黄褐斑等。

紫 苏 Zǐsū
《名医别录》

为唇形科植物紫苏 *Perilla frutescens* (L.) Britt. 的叶。我国南北均产。夏秋季采收。除去杂质,晒干,生用。

【性味归经】辛,温。归肺、脾经。

【功效】解表散寒,行气宽中,解鱼蟹毒。

【应用】

1.风寒感冒 因其外能解表散寒,内能行气宽中,且略兼化痰止咳之功,故风寒表证而兼气滞,胸脘满闷、恶心呕逆,或咳喘痰多者,较为适宜。治疗前者,常配伍香附、陈皮等药,如香苏散;治疗后者,每与杏仁、桔梗等药同用,如杏苏散。

2.脾胃气滞,胸闷呕吐 治中焦气机郁滞之胸脘胀满、恶心呕吐,偏寒者,常与砂仁、丁香等温中止呕药同用;偏热者,常与黄连、芦根等清胃止呕药同用;若胎气上逆,胸闷呕吐,胎动不安者,常与砂仁、陈皮等理气安胎药配伍。用治七情郁结,痰凝气滞之梅核气证,常与半夏、厚朴、茯苓等同用,如半夏厚朴汤。

3.鱼蟹中毒,吐泻腹痛 可单用本品煎汤服,或配伍生姜、陈皮、藿香等药。

【按语】本品质轻辛温发散而芳香气烈,入脾肺经。既能发汗解表,外治外感风寒表证;又善行气宽中而止呕、安胎,治脾肺气滞、咳嗽胸闷、恶心呕吐、妊娠恶阻。尤其宜于治外感风寒兼脾胃气滞者。

【常用配伍】

1.紫苏配香附 紫苏叶外能解表散寒,内能行气宽中;香附行气解郁。两者配伍宜于风寒表证而兼气滞,胸脘满闷者。

2.紫苏配生姜 紫苏叶能和中解毒,生姜辛、微温,有健胃消食和解鱼蟹中毒之功,故二者相合对进食鱼蟹中毒而引起的腹痛、呕吐有效。

【用法用量】煎服,5~9g,不宜久煎。

【参考资料】

1.文献摘要

《名医别录》:"主下气,除寒中。"

《滇南本草》:"发汗,解伤风头痛,消痰,定吼喘。"

《本草纲目》:"行气宽中,消痰利肺,和血,温中,止痛,定喘,安胎。"

2.化学成分及药理作用 本品含挥发油,其中主要为紫苏醛、左旋柠檬烯及少量 α-蒎烯等。苏叶煎剂有缓和的解热作用;有促进消化液分泌,增进胃肠蠕动的作用;能减少支气管分泌,缓解支气管痉挛。本品水煎剂对大肠杆菌、痢疾杆菌、葡萄球菌均有抑制作用。紫苏能缩短血凝时间、血浆复钙时间和凝血活酶时间。紫苏油可使血糖上升。

3.现代应用 治疗支气管炎、小儿咳嗽、功能性消化不良、慢性肾衰。此外,紫苏还可用治胃神经官能症、慢性胆囊炎、胆道蛔虫症、婴幼儿秋季腹泻、寻常疣等病。

【附药】紫苏梗 为紫苏的茎。性味辛、甘,微温。归肺、脾、胃经。功能宽胸利膈,顺气安胎。适用于胸腹气滞、痞闷作胀及胎动不安、胸胁胀痛等症。

荆 芥 Jīngjiè

《神农本草经》

为唇形科植物荆芥 *Schizonepeta tenuifolia* Briq. 的干燥地上部分。主产于江苏、浙江、河南、河北、山东等地。多为栽培。夏、秋二季花开到顶、穗绿时采割,除去杂质,晒干,切段。生用或炒炭用。

【性味归经】辛,微温。归肺、肝经。

【功效】祛风解表,透疹消疮,止血。

【应用】

1. 外感表证 本品为发散风寒药中药性最为平和之品。治风寒感冒,恶寒发热、头痛无汗者,常与防风、羌活、独活等药同用,如荆防败毒散;治疗风热感冒,发热头痛者,每与辛凉解表药金银花、连翘、薄荷等配伍,如银翘散。

2. 麻疹不透,风疹瘙痒 用治表邪外束,麻疹初起、疹出不畅,常与蝉蜕、薄荷、紫草等药同用;若配伍苦参、防风、白蒺藜等药,又治风疹瘙痒。

3. 疮疡初起兼有表证 可用于疮疡初起而有表证者,偏于风寒者,常配伍羌活、川芎、独活等药;偏于风热者,每与金银花、连翘、柴胡等药配伍。

4. 吐衄下血 治血热妄行之吐血、衄血,常配伍生地黄、白茅根、侧柏叶等药;治血热便血、痔血,每与地榆、槐花、黄芩炭等药同用;治妇女崩漏下血,可配伍棕榈炭、莲房炭等固崩止血药。

【按语】本品芳香透散,微温而不燥,药性和缓,入肺、肝经,善祛风解表,用治外感表证,不论寒热,皆可应用。且能宣散疹毒、祛风止痒、消散疮疡,常用于麻疹透发不畅、风疹瘙痒及疮疡初起有表证者。此外本品炒炭止血,治多种出血证。

【常用配伍】荆芥配防风 荆芥辛散气香,长于发表散风,且微温不烈,药性和缓;防风辛温发散,气味俱升,以辛散祛风解表为主,虽不长于散寒,但又能胜湿、止痛,且甘缓微温不峻烈。两药配伍多用于外感表证,无论风寒、风热或寒热不明显者。

【用法用量】煎服,4.5~9g,不宜久煎。发表透疹消疮宜生用;止血宜炒用。荆芥穗更长于祛风。

【参考资料】

1. 文献摘要

《神农本草经》:"主寒热,鼠瘘,瘰疬生疮,破结聚气,下瘀血,除湿痹。"

《药性论》:"治恶风贼风,口面㖞邪,遍身顽痹,心虚忘事,益力添精。主辟邪毒气,除劳,治丁肿。"

《滇南本草》:"荆芥穗,上清头目诸风,止头痛,明目,解肺、肝、咽喉热痛,消肿,除诸毒,发散疮痛。治便血,止女子暴崩,消风热,通肺气鼻窍塞闭。"

2. 化学成分及药理作用 本品含挥发油,其主要成分为右旋薄荷酮、消旋薄荷酮、胡椒酮及少量右旋柠檬烯。另含荆芥苷、荆芥醇、黄酮类化合物等。荆芥水煎剂可增强皮肤血液循环,增加汗腺分泌,有微弱解热作用;对金黄色葡萄球菌、白喉杆菌有较强的抑菌作用,对伤寒杆菌、痢疾杆菌、绿脓杆菌和人型结核杆菌均有一定抑制作用。生品不能明显缩短出血时间,而荆芥炭则能使出血时间缩短。荆芥甲醇及醋酸乙酯提取物均有一定的镇痛作用。荆芥对醋酸引起的炎症有明显的抗炎作用,荆芥穗有明显的抗补体作用。

3.现代应用　现代用于治疗小儿外感咳嗽、局限性湿疹、阴痒。此外,荆芥还可用治产后血晕、牛皮癣、骨性膝关节炎、扁平疣、破伤风等病。

防　风　Fángfēng
(《神农本草经》)

为伞形科植物防风 *Saposhnikovia divaricata* (Turcz.) Schischk. 的干燥根。主产于东北及内蒙古东部。春、秋二季采挖未抽花茎植株的根,除去须根及泥沙,晒干。切片,生用或炒炭用。

【性味归经】辛、甘,微温。归膀胱、肝、脾经。

【功效】祛风解表,胜湿止痛,止痉。

【应用】

1.**外感表证**　治风寒表证,头痛身痛、恶风寒者,常配以荆芥、羌活、独活等药同用,如荆防败毒散;治外感风湿,头痛如裹、身重肢痛者,每与羌活、藁本、川芎等药同用,如羌活胜湿汤;治风热表证,发热恶风、咽痛口渴者,常配伍薄荷、蝉蜕、连翘等辛凉解表药。又因其发散作用温和,对卫气不足,肌表不固,而感受风邪者,本品与黄芪、白术等益卫固表药同用,相反相成,祛邪而不伤正,固表而不留邪,共奏扶正祛邪之效,如玉屏风散。

2.**风疹瘙痒**　风寒、风热所致之瘾疹瘙痒皆可配伍使用。治疗风寒者,常与麻黄、白芷、苍耳子等配伍,如消风散;治疗风热者,常配伍薄荷、蝉蜕、僵蚕等药;治疗湿热者,可与土茯苓、白鲜皮、赤小豆等同用;若血虚风燥者,常与当归、地黄等配伍,如消风散;若兼里实热结者,常配伍大黄、芒硝、黄芩等药,如防风通圣散。

3.**风湿痹痛**　治疗风寒湿痹,肢节疼痛、筋脉挛急者,可配伍羌活、独活、桂枝、姜黄等祛风湿、止痹痛药,如蠲痹汤。若风寒湿邪郁而化热,关节红肿热痛,成为热痹者,可与地龙、薏苡仁、乌梢蛇等药同用。

4.**破伤风证**　用治风毒内侵,贯于经络,引动内风而致肌肉痉挛,四肢抽搐,项背强急,角弓反张的破伤风证,常与天麻、天南星、白附子等祛风止痉药同用,如玉真散。

此外,以其升清燥湿之性,亦可用于脾虚湿盛,清阳不升所致的泄泻,可与人参、黄芪、白术等药配伍,如升阳益胃汤。若用于土虚木乘,肝郁乘脾,肝脾不和,腹泻而痛者,常与白术、白芍、陈皮同用,如痛泻要方。

【按语】本品辛甘微温而不燥,甘缓而不峻,入膀胱、肝、脾经。其性升散,善行全身,以祛风为主,为治风通用之品。且微温不燥,甘缓不峻,药力缓和,有"风中之润剂"之称,治疗表证,不论风寒、风热,或皮肤瘙痒均可应用。又能胜湿止痛,常用于风寒湿痹证。

【用法用量】煎服,4.5～9g。

【使用注意】本品药性偏温,阴血亏虚、热病动风者不宜使用。

【参考资料】

1.文献摘要

《神农本草经》:"主大风头眩痛,恶风,风邪,目盲无所见,风行周身,骨节疼痹,烦满。"

《名医别录》:"胁痛,胁风头面去来,四肢挛急,字乳金疮内痉。"

《药类法象》:"治风通用。泻肺实,散头目中滞气,除上焦风邪。"

2.化学成分及药理作用 本品含挥发油、甘露醇、β-谷甾醇、苦味苷、酚类、多糖类及有机酸等。本品有解热、抗炎、镇静、镇痛、抗惊厥、抗过敏作用。防风新鲜汁对绿脓杆菌和金黄色葡萄球菌有一定抗菌作用,煎剂对痢疾杆菌、溶血性链球菌等有不同程度的抑制作用。并有增强小鼠腹腔巨噬细胞吞噬功能的作用。

3.现代应用 现代用于治疗肠易激综合征、单纯疱疹性角膜炎、面神经炎、眩晕。此外,防风还可用治过敏性哮喘、产后阴肿、扁平疣、霉菌性阴道炎、雷诺氏病、脱疽、脑震荡、过敏性紫癜、砷中毒等病。

白 芷 Báizhǐ
《神农本草经》

为伞形科植物白芷 Angelica dahurica (Fisch. ex Hoffm.) Benth. et Hook. f. 或杭白芷 Angelica dahuriea (Fisch. ex Hoffm.) Benth. et Hook. f. var. formosana (Boiss.) Shan et Yuan 的干燥根。白芷产于河南长葛、禹县者习称"禹白芷",产于河北安国者习称"祁白芷"。此外陕西和东北亦产。杭白芷产于浙江、福建、四川等省,习称"杭白芷"和"川白芷"。夏、秋间叶黄时采挖,除去须根及泥沙,晒干或低温干燥。切片,生用。

【性味归经】辛,温。归肺、胃、大肠经。

【功效】解表散寒,祛风止痛,通鼻窍,燥湿止带,消肿排脓。

【应用】

1.**风寒感冒** 治外感风寒,头身疼痛、鼻塞流涕之证,常与防风、羌活、川芎等祛风散寒止痛药同用,如九味羌活汤。

2.**头痛,牙痛,痹痛等多种疼痛证** 治疗阳明头痛,眉棱骨痛,头风痛等症,属外感风寒者,可单用,即都梁丸;或与防风、细辛、川芎等祛风止痛药同用,如川芎茶调散;属外感风热者,可配伍薄荷、菊花、蔓荆子等药。治疗风冷牙痛,可与配伍细辛、全蝎、川芎等同用,如一捻金散;治疗风热牙痛,可配伍石膏、荆芥穗等药,如风热散。若风寒湿痹,关节疼痛,屈伸不利者,可与苍术、草乌、川芎等药同用,如神仙飞步丹。

3.**鼻渊** 治鼻渊,鼻塞不通,浊涕不止,前额疼痛,每与苍耳子、辛夷等散风寒、通鼻窍药同用,如苍耳子散。

4.**带下证** 治疗寒湿下注,白带过多者,可与鹿角霜、白术、山药等温阳散寒、健脾除湿药同用;若湿热下注,带下黄赤者,宜与车前子、黄柏等清热利湿、燥湿药同用。

5.**疮痈肿毒** 治疮痈初起,红肿热痛者,每与金银花、当归、穿山甲等药配伍,如仙方活命饮;若脓成难溃者,常与益气补血药同用,共奏托毒排脓之功,如托里消毒散、托里透脓散,其均与人参、黄芪、当归等药同用。

此外,本品祛风止痒,可用治皮肤风湿瘙痒。

【按语】本品辛温,芳香气烈,入肺、胃经。辛能行散,温能祛寒,性燥除湿,芳香走窜上达,既善散阳明经风寒湿邪,又善通鼻窍、止痛;为治风寒表证、头痛、牙痛、鼻塞、鼻渊等常用之品,对邪入阳明经头痛、牙痛尤为多用。

【用法用量】煎服,3～9g。外用适量。

【使用注意】本品辛香温燥,阴虚血热者忌服。

【参考资料】

1. 文献摘要

《神农本草经》:"主女人漏下赤白,血闭阴肿,寒热,风头侵目泪出,长肌肤,润泽。"

《滇南本草》:"祛皮肤游走之风,止胃冷腹痛寒痛,周身寒湿疼痛。"

《本草纲目》:"治鼻渊、鼻衄、齿痛、眉棱骨痛,大肠风秘,小便出血,妇人血风眩运,翻胃吐食;解砒毒,蛇伤,刀箭金疮。"

2. 化学成分及药理作用　白芷与杭白芷的化学成分相似,主要含挥发油,并含欧前胡素、白当归素等多种香豆素类化合物,另含白芷毒素、花椒毒素、甾醇、硬脂酸等。小量白芷毒素有兴奋中枢神经、升高血压作用,并能引起流涎呕吐;大量白芷毒素能引起强直性痉挛,继以全身麻痹。白芷能对抗蛇毒所致的中枢神经系统抑制。异欧前胡素等成分有降血压作用。呋喃香豆素类化合物为"光活性物质",可用以治疗白癜风及银屑病。

3. 现代应用　临床治疗慢性肠炎、痔疮、卵巢囊肿、跟骨骨刺。此外,白芷还可用治关节积水、带状疱疹、偏瘫、肝炎、周围性面神经麻痹、非脓性肋软骨炎、浅表性霉菌病、麻痹性肠梗阻、局限型及节段型白癜风等病。

细 辛 Xìxīn

《神农本草经》

为马兜铃科植物北细辛 *Asarum heterotropoides* Fr. Schmidt var. *mandshuricum*(Maxim.)Kitag.、汉城细辛 *Asarum sieboldii* Miq. var. *seoulense* Nakai 或华细辛 *Asarum sieboldii* Miq. 的干燥全草。前两种习称"辽细辛",主产于东北地区;华细辛主产于陕西、河南、山东、浙江等省。夏季果熟期或初秋采挖,除去泥沙,阴干。切段,生用。

【性味归经】辛,温;有小毒。归肺、肾、心经。

【功效】解表散寒,祛风止痛,通窍,温肺化饮。

【应用】

1. 风寒感冒　治外感风寒,头身疼痛较甚者,常与羌活、防风、白芷等祛风止痛药同用,如九味羌活汤;因其既能散风寒,又能通鼻窍,并宜于风寒感冒而见鼻塞流涕者,常配伍白芷、苍耳子等药。且细辛既入肺经散在表之风寒,又入肾经而除在里之寒邪,配麻黄、附子,可治阳虚外感,恶寒发热、无汗、脉反沉者,如麻黄附子细辛汤。

2. 头痛,牙痛,风湿痹痛　治疗少阴头痛,足寒气逆,脉象沉细者,常配伍独活、川芎等药,如独活细辛汤;用治外感风邪,偏正头痛,常与川芎、白芷、羌活同用,如川芎茶调散;若治痛则如破,脉微弦而紧的风冷头痛,又当配伍川芎、麻黄、附子,如细辛散。治疗风冷牙痛,可单用细辛或与白芷、荜茇煎汤含漱;若胃火牙痛者,又当配伍生石膏、黄连、升麻等清胃泻火药;若龋齿牙痛者,可配杀虫止痛之蜂房煎汤含漱;细辛既散少阴肾经在里之寒邪以通阳散结,又搜筋骨间的风湿而蠲痹止痛,故常配伍独活、桑寄生、防风等以治风寒湿痹,腰膝冷痛,如独活寄生汤。

3. 鼻渊　治鼻渊等鼻科疾病之鼻塞、流涕、头痛者,为治鼻渊之良药,宜与白芷、苍耳子、辛夷等散风寒、通鼻窍药配伍。

4. 肺寒咳喘　治疗外感风寒,水饮内停之恶寒发热、无汗、喘咳、痰多清稀者,常与麻黄、桂枝、干姜等同用,如小青龙汤;若纯系寒痰停饮射肺,咳嗽胸满、气逆喘急者,可配伍茯苓、干姜、五味子等药,如苓甘五味姜辛汤。

【按语】本品辛散温通，入肺、肾、心经。芳香走串，通彻表里上下，散寒力胜。能外散风寒而解表邪，内化寒饮而止咳喘，散寒通脉而善止痛，升发辛散而通诸窍。为治风寒在表，阳虚外感，寒饮咳喘，痹痛，头痛，尤其少阴头痛，牙痛常用之品。唯有小毒，应用宜慎。

【用法用量】煎服，1～3g；散剂每次服 0.5～1g。

【使用注意】阴虚阳亢头痛，肺燥伤阴干咳者忌用。不宜与藜芦同用。

【参考资料】

1. 文献摘要

《神农本草经》："主咳逆，头痛脑动，百节拘挛，风湿痹痛，死肌。明目，利九窍。"

《本草别说》："细辛若单用末，不可过半钱匕，多则气闷塞，不通者死。"

《本草汇言》："细辛，佐姜、桂能驱脏腑之寒，佐附子能散诸疾之冷，佐独活能除少阴头痛，佐荆、防能散诸经之风，佐芩、连、菊薄，又能治风火齿痛而散解诸郁热最验也。"

2. 化学成分及药理作用　本品含挥发油，其主要成分为甲基丁香油酚、细辛醚、黄樟醚等多种成分。另含 N-异丁基十二碳四烯胺、消旋去甲乌药碱、谷甾醇、豆甾醇等。细辛挥发油、水及醇提取物分别具有解热、抗炎、镇静、抗惊厥及局麻作用；大剂量挥发油可使中枢神经系统先兴奋后抑制，显示一定毒副作用。所含消旋去甲乌药碱有强心、扩张血管、松弛平滑肌、增强脂代谢及升高血糖等作用。所含黄樟醚毒性较强，系致癌物质，高温易破坏。

3. 现代应用　临床治疗复发性口腔溃疡、中风后遗，用于牙科麻醉。另有用细辛等治疗心动过缓、癫痫、梅尼埃病、不射精、睾丸肿痛、女性不孕、荨麻疹等。

4. 不良反应　大剂量细辛挥发油可使中枢神经系统先兴奋后抑制，使随意运动和呼吸减慢，反射消失，最后因呼吸麻痹而死亡。另外，细辛对于心肌有直接抑制作用，过量使用可引起心律失常。中毒时主要表现为头痛、呕吐、烦躁、出汗、颈项强直、口渴、体温及血压升高、瞳孔轻度散大、面色潮红等，如不及时治疗，可迅速转入痉挛状态，牙关紧闭，角弓反张，意识不清，四肢抽搐，尿闭，最后死于呼吸麻痹。细辛中毒的主要原因：一是直接吞服单方的散剂用量过大，二是较大剂量入汤剂煎煮时间过短。所以必须严格按照规定的用法用量使用，方能保证用药安全。细辛中毒救治的一般疗法为：早期催吐、洗胃；有痉挛、狂燥等症状时，可用安定或巴比妥钠；尿闭时导尿或口服双氢克尿塞。

生 姜 Shēngjiāng
《名医别录》

为姜科植物姜 Zingiber officinale Rosc. 的新鲜根茎。各地均产。秋冬二季采挖，除去须根及泥沙，切片，生用。

【性味归经】辛，温。归肺、脾、胃经。

【功效】解表散寒，温中止呕，温肺止咳。

【应用】

1. **风寒感冒**　治风寒感冒轻证，可单煎或配红糖、葱白煎服。本品更多是作为辅助之品，与桂枝、羌活等辛温解表药同用，以增强发汗解表之力。

2. **脾胃寒证**　治寒犯中焦或脾胃虚寒之胃脘冷痛、食少、呕吐者，宜与高良姜、胡椒等温里药同用。若脾胃气虚者，宜与人参、白术等补脾益气药同用。

3. **胃寒呕吐**　本品素有"呕家圣药"之称，随症配伍可治疗多种呕吐。因其本为温胃之品，故对胃寒呕吐最为适合,可配伍高良姜、白豆蔻等温胃止呕药。若痰饮呕吐者,常配伍半夏,即小半夏汤;若胃热呕吐者,可配黄连、竹茹、枇杷叶等清胃止呕药。某些止呕药用姜汁制过,能增强止呕作用,如姜半夏、姜竹茹等。

4.肺寒咳嗽　治疗风寒客肺,痰多咳嗽,恶寒头痛者,每与麻黄、杏仁同用,如三拗汤。外无表邪而痰多者,常与陈皮、半夏等药同用,如二陈汤。

此外,生姜对生半夏、生南星等药物之毒,以及鱼蟹等食物中毒,均有一定的解毒作用。

【按语】本品辛微温,入肺、脾、胃经。既能发汗解表,治外感风寒轻证;又善温胃散寒、和中降逆而止呕,为"呕家圣药",适用于多种呕吐证,尤以胃寒呕吐最宜;且能温肺散寒、化痰止咳,用治风寒咳嗽。此外,尚有解毒之功。

【用法用量】煎服,3～9g,或捣汁服。

【使用注意】本品助火伤阴,故热盛及阴虚内热者忌服。

【参考资料】

1.文献摘要

《名医别录》:"主伤寒头痛鼻塞,咳逆上气。"

《药性论》:"主痰水气满,下气;生与干并治嗽,疗时疾,止呕吐不下食。"

《医学启源》:"温中去湿。制厚朴、半夏毒。"

2.化学成分及药理作用　本品含挥发油,油中主要为姜醇、α-姜烯、β-水芹烯、柠檬醛、芳香醇、甲基庚烯酮、壬醛、α-龙脑等,尚含辣味成分姜辣素。生姜能促进消化液分泌,保护胃黏膜,具有抗溃疡、保肝、利胆、抗炎、解热、抗菌、镇痛、镇吐作用。正常人咀嚼生姜,可升高血压。生姜水浸液对伤寒杆菌、霍乱弧菌、堇色毛癣菌、阴道滴虫均有不同程度的抑杀作用,并有防止血吸虫卵孵化及杀灭血吸虫作用。

3.现代应用　临床治疗小儿遗尿、晕车、水火烫伤。此外,生姜还可用治急性细菌性痢疾、蛔虫病、面瘫、牙痛、关节炎、脂溢性皮炎、白癜风、腰麻和硬膜外麻醉术后尿潴留、损伤性腹胀等病。

【附药】

1.生姜皮　为生姜根茎切下的外表皮。性味辛、凉。功能和脾行水消肿,主要用于水肿、小便不利。煎服,3～10g。

2.生姜汁　用生姜捣汁入药。功同生姜,但偏于开痰止呕,便于临床应急服用。如遇天南星、半夏中毒的喉舌麻木肿痛,或呕逆不止、难以下食者,可取汁冲服,易于入喉;也可配竹沥,冲服或鼻饲给药,治中风卒然昏厥者。用量3～10滴,冲服。

香　薷 Xiāngrú

(《名医别录》)

为唇形科植物石香薷 *Mosla chinensis* Maxim. 及江香薷 *Mosla chinensis* Maxim. cv. jiang xiangru. 的干燥地上部分。前者称"青香薷",后者称"江香薷"。青香薷主产于广西、湖南、湖北等地,系野生,多自产自销;江香薷主产于江西宜分县,为栽培品,产量大而质量佳,行销全国。夏、秋二季茎叶茂盛、果实成熟时采割,除去杂质,晒干,切段,生用。

【性味归经】辛,微温。归肺、脾、胃经。

【功效】发汗解表,化湿和中,利水消肿。

【应用】

1. **风寒感冒** 治风寒感冒而兼脾胃湿困,该证多见于暑天贪凉饮冷之人,故前人称"香薷乃夏月解表之药",常配伍厚朴、扁豆,如香薷散。

2. **水肿脚气** 治疗水肿、小便不利以及脚气浮肿者,可单用或配伍健脾利水的白术,如深师薷术丸。

【按语】本品辛温芳香,归肺、脾、胃经,外能发汗解表,内能化湿和中,最适宜于夏季外感风寒,内伤湿邪之阴暑证,素有"夏月麻黄"之称。

【常用配伍】香薷配厚朴 香薷既能入肺经发汗解表而散寒;又能入脾胃经,化湿和中而祛暑。厚朴功善燥湿、行气,为消除湿滞痞满要药。故两者合用多用于风寒感冒而兼脾胃湿困。

【用法用量】煎服,3～9g。用于发表,量不宜过大,且不宜久煎;用于利水消肿,量宜稍大,且须浓煎。

【使用注意】本品辛温发汗之力较强,表虚有汗及暑热证当忌用。

【参考资料】

1. 文献摘要

《名医别录》:"主霍乱腹痛,吐下,散水肿。"

《滇南本草》:"解表除邪,治中暑头疼,暑泻肚肠疼痛,暑热咳嗽,发汗,温胃,和中。"

《本草纲目》:"世医治暑病,以香薷饮为首药。然暑有乘凉饮冷,致阳气为阴邪所遏,遂病头痛,发热恶寒,烦躁口渴,或吐或泻、或霍乱者,宜用此药,以发越阳气,散水和脾……盖香薷乃夏月解表之药,如冬月之用麻黄。气虚者尤不可多服,而今人不知暑伤元气,不拘有病无病,概用代茶,谓能辟暑,真痴人说梦也。"

2. 化学成分及药理作用 本品含挥发油,油中主要有香荆芥酚、百里香酚等成分;另含甾醇、黄酮苷等。挥发油有发汗解热作用,能刺激消化腺分泌及胃肠蠕动。挥发油对金黄色葡萄球菌、伤寒杆菌、脑膜炎双球菌等有较强的抑制作用。此外,香薷酊剂能刺激肾血管而使肾小球充血,滤过性增大而有利尿作用。

3. 现代应用 临床治疗急性细菌性痢疾等胃肠道疾患。

羌 活 Qiānghuó

《神农本草经》

为伞形科植物羌活 *Notopterygium incisum* Tncisum Ting ex H. T. Chang 或宽叶羌活 *Notopterygium forbesii* Boiss. 的干燥根茎及根。羌活主产于四川、云南、青海、甘肃等省。宽叶羌活主产于四川、青海、陕西、河南等省。春、秋二季采挖,除去须根及泥沙,晒干。切片,生用。

【性味归经】辛、苦,温。归膀胱、肾经。

【功效】解表散寒,祛风胜湿,止痛。

【应用】

1. **风寒感冒** 治外感风寒夹湿,恶寒发热、肌表无汗、头痛项强、肢体酸痛较重者,尤为适宜,常与防风、细辛、川芎等祛风解表止痛药同用,如九味羌活汤;若风湿在表,头项强痛、腰背酸重、一身尽痛者,可配伍独活、藁本、防风等药,如羌活胜湿汤。

2. **风寒湿痹** 上半身风寒湿痹、肩背肢节疼痛者尤为多用,常与防风、姜黄、当归等药同用,如蠲痹汤。若风寒、风湿所致的头风痛,可与川芎、白芷、藁本等药配伍,如羌活芎藁汤。

【按语】本品辛散苦燥温通,气味雄烈,入膀胱、肾经。其性升散通行,既善发散表邪,为祛风散寒发表常用药,以治外感风寒夹湿表证见头痛身疼者疗效最佳;又长于祛风湿、散寒邪、通利关节而止痛,善治腰以上风寒湿痹,尤以肩背肢节疼痛为佳。

【常用配伍】

1.羌活配防风 羌活辛温发散,善于升散发表有较强的解表散寒,祛风胜湿的作用;防风以辛散祛风解表为主,虽不长于散寒,但又能胜湿、止痛,且甘缓微温不峻烈,故两者相伍尤为适宜于外感风寒夹湿,恶寒发热、肌表无汗、头痛项强、肢体酸痛较重者。

2.羌活配独活 羌活善入足太阳膀胱经,以除头项肩背之痛见长,故上半身风寒湿痹、肩背肢节疼痛者尤为多用;独活善祛风湿、散寒而通痹止痛,尤以下部寒湿之腰膝酸痛为佳。故两者配伍多用于风寒湿痹邪一身上下疼痛。

【用法用量】煎服,3~9g。

【使用注意】本品辛香温燥之性较烈,故阴血亏虚者慎用。用量过多,易致呕吐,脾胃虚弱者不宜服。

【参考资料】

1. 文献摘要

《药性论》:"治贼风,失音不语,多痒血癞,手足不遂,口面喎邪,遍身顽痹。"

《珍珠囊》:"太阳经头痛,去诸骨节疼痛。"

《本草品汇精要》:"主遍身百节疼痛,肌表八风贼邪,除新旧风湿,排腐肉疽疮。"

2. 化学成分及药理作用 本品含挥发油、β-谷甾醇、香豆素类化合物、酚类化合物、胡萝卜苷、欧芹属素乙、有机酸及生物碱等。羌活注射液有镇痛及解热作用,并对皮肤真菌、布氏杆菌有抑制作用。羌活水溶部分有抗实验性心律失常作用。挥发油亦有抗炎、镇痛、解热作用,并能对抗脑垂体后叶素引起的心肌缺血和增加心肌营养性血流量。

3. 现代应用 临床治疗白癜风、顽固性痛经、丛集性头痛、霉菌性阴道炎(外阴炎)。此外,羌活还可用治早搏、支气管哮喘、慢性胃炎、肾炎水肿、癫痫、颈椎病、白带过多、产后阴肿等病。

藁 本 Gǎoběn
(《神农本草经》)

为伞形科植物藁本 *Ligusticum sinensis* Oliv. 或辽藁本 *Ligusticum jeholense* Nakai et Kitag. 的干燥根茎及根。藁本主产于陕西、甘肃、河南、四川、湖北、湖南等省。辽藁本主产于辽宁、吉林、河北等省。秋季茎叶枯萎或次春出苗时采挖,除去泥沙,晒干或烘干。切片,生用。

【性味归经】辛,温。归膀胱经。

【功效】祛风散寒,除湿止痛。

【应用】

1.风寒感冒,巅顶疼痛 治太阳风寒,循经上犯,每与羌活、苍术、川芎等祛风湿、止痛药同用,如神术散;若外感风寒夹湿,头身疼痛明显者,常羌活、独活、防风等药,以祛风散寒、除湿止痛,如羌活胜湿汤。

2.风寒湿痹 治疗风湿相搏,一身尽痛,每与羌活、防风、苍术等祛风湿药同用,如除风湿羌活汤。

【按语】本品辛温香燥,能升能散,药势雄壮,善于走窜,上达颠顶,入膀胱、肝经,以散太阳经风寒湿邪见长,善祛风散寒、胜湿止痛,常治风寒夹湿表证及风寒湿痹痛证,尤以颠顶剧痛为首选。

【用法用量】煎服,3～9g。

【使用注意】本品辛温香燥,凡阴血亏虚、肝阳上亢、火热内盛之头痛者忌服。

【参考资料】

1. 文献摘要

《神农本草经》:"主妇人疝瘕,阴中寒,肿痛,腹中急,除风头痛。"

《医学启源》:"治头痛,胸痛,齿痛。"

《本草正义》:"藁本味辛气温,上行升散,专主太阳太阴之寒风寒湿,而能疏达厥阴郁滞,功用与细辛、川芎、羌活近似。"

2. 化学成分及药理作用　本品含挥发油,其中主要成分是3-丁基苯肽,蛇床肽内脂,辽藁本根含挥发油1.5%。另含生物碱、棕榈酸等成分。藁本中性油有镇静、镇痛、解热及抗炎作用。醇提取物有降压作用,对常见致病性皮肤癣菌有抗菌作用。

3. 现代应用　临床局部外用治疗宫颈糜烂并阴道炎,治疗面部色斑有效。

苍耳子 Cāng'ěrzǐ
(《神农本草经》)

为菊科植物苍耳 *Xanthium sibiricum* Patr. 的干燥成熟带总苞的果实。产于全国各地,多自产自销。秋季果实成熟时采收,干燥,除去梗、叶等杂质。炒去硬刺用。

【性味归经】辛、苦,温;有小毒。归肺经。

【功效】发散风寒,宣通鼻窍,除湿止痛。

【应用】

1. **风寒表证及鼻渊**　治外感风寒,恶寒无汗,头痛鼻塞,配白芷、防风、羌活等辛温解表药同用;治风寒犯鼻而致鼻渊,流浊涕,不闻香臭,常配伍辛夷、白芷等祛风解表、宣通鼻窍药,如苍耳子散;治肺有郁热鼻渊,浊涕腥臭,配黄芩、石膏等清泻肺火药同用。

2. **风湿痹痛**　治风湿痹证,关节疼痛,四肢拘挛,可单用,或与羌活、威灵仙、木瓜等药同用。

此外,本品与地肤子、白鲜皮、白蒺藜等药同用,治风疹瘙痒。又本品研末,用大风子油为丸,还治疥癣麻风,皆取散风除湿的作用。

【按语】本品辛散温通,透达肌表,上行头面,散风寒,开闭塞,功能祛风解表、通窍止痛,既为治风寒头痛之常品,又为治鼻渊之要药。且能祛风除湿、止痛止痒,以治风湿痹痛、风疹瘙痒等证。唯有小毒,用之当慎。

【用法用量】煎服,3～9g。或入丸、散。

【使用注意】血虚头痛不宜服用。过量服用易致中毒。

【参考资料】

1. 文献摘要

《神农本草经》:"主风头寒痛,风湿周痹,四肢拘挛痛,恶肉死肌。"

《本草备要》:"善发汗,散风湿,上通脑顶,下行足膝,外达皮肤。治头痛,目暗,齿痛,鼻渊,去刺。"

《玉楸药解》:"消肿开痹,泄风去湿。治疥疠风瘙瘾疹。"

2.化学成分及药理作用 本品含苍耳苷、脂肪油、生物碱、苍耳醇、蛋白质、维生素 C 等。苍耳苷对正常大鼠、兔和犬有显著的降血糖作用。煎剂有镇咳作用。小剂量有呼吸兴奋作用,大剂量则抑制。本品对心脏有抑制作用,使心率减慢,收缩力减弱。对金黄色葡萄球菌、乙型链球菌、肺炎双球菌有一定抑制作用,并有抗真菌作用。

3.现代应用 临床治疗伤寒、扁平疣。此外,苍耳子还可用治支气管哮喘、慢性支气管炎、慢性肾炎蛋白尿、疟疾、急性菌痢、牙痛、疮疖、神经性皮炎、结膜炎等疾病。

4.不良反应 本品有一定毒性。中毒主要为肾脏损害,引起氮质血症,使肝脏充血、脂肪变性,肝功能急剧损害,继发脑水肿,引起强直性痉挛,最后导致死亡。早期症状有头晕头痛、全身不适,恶心、呕吐咖啡色物、轻度腹胀,伴腹泻或便秘;重者烦躁、躁动,或倦怠萎靡,嗜睡、口渴,尿少,昏迷,全身强直性痉挛,黄疸、肝脾肿大、肝功障碍,尿中出现蛋白、红细胞、管型,以及呼吸、循环、肾功能衰竭而死亡。苍耳子中毒的主要原因是用量过大(一次超过 30g)和炮制不当。因此要严格控制剂量,入汤剂以 3~9g 为宜,并严格炮制规范,遵循去刺的原则。苍耳子中毒救治的一般疗法是:早期静脉补液解毒;在 12 小时内予以 1:2000 高锰酸钾液洗胃,温盐水高位结肠灌肠,催吐,导泻;防止心衰,在葡萄糖液中加入氢化考的松 100mg,每日 1 次,血压低者可在液体中加去甲肾上腺素;口服或注射维生素 B_1 保肝。

【附药】苍耳草 为苍耳的茎叶。性味苦、辛、微寒;有小毒。功能祛风,清热,解毒。主要用治风湿痹痛,四肢拘急等症。也可用于麻风、疔毒、皮肤瘙痒诸证。本品有毒,内服不宜过量,亦不能持续服用。用量 6~15g,水煎或熬膏及入丸、散。外用适量。本品散气耗血,体虚者慎用。

辛 夷 Xīnyí
(《神农本草经》)

为木兰科植物望春花 *Magnolia biondii* Pamp.、玉兰 *Magnolia denudata* Desr. 或武当玉兰 *Magnolia sprengeri* Pamp. 的干燥花蕾。主产于河南、安徽、湖北、四川、陕西等省。玉兰多为庭园栽培。冬末春初花未开放时采收,除去枝梗,阴干入药用。

【性味归经】辛,温。归肺、胃经。

【功效】发散风寒,通鼻窍。

【应用】

1.风寒感冒 治外感风寒,肺窍郁闭,恶寒发热,头痛鼻塞者,可配伍防风、白芷、细辛等发散风寒药。若风热感冒而鼻塞头痛者,亦可于薄荷、金银花、菊花等疏散风热药中,酌加本品,以增强通鼻窍、散风邪之力。

2.鼻渊 偏风寒者,常与白芷、细辛、苍耳子等散风寒、通鼻窍药同用,如苍耳子散;偏风热者,多与薄荷、连翘、黄芩等疏风热、清肺热药同用。若肺胃郁热发为鼻疮者,可与黄连、连翘、野菊花等清热泻火解毒药配伍。

【按语】本品辛温发散,芳香通窍,其性上达,升达清气,发散风寒之中尤善宣通鼻窍,既为治鼻渊头痛之要药,又为治风寒头痛、鼻塞之佳品。

【用法用量】煎服,3~9g;本品有毛,易刺激咽喉,入汤剂宜用纱布包煎。

【使用注意】鼻病因于阴虚火旺者忌服。

【参考资料】

1. 文献摘要

《神农本草经》:"主五脏身体寒热风,头脑痛。"

《名医别录》:"温中解肌,利九窍,通鼻窍、涕出,治面肿引齿痛,眩冒、身几几如在车船之上者。生须发,去白虫。"

《本草纲目》:"鼻渊,鼻鼽,鼻窒,鼻疮及痘后鼻疮。""辛夷之辛温,走气而入肺,能助胃中清阳上行通于天,所以能温中、治头面目鼻之病。"

2. 化学成分及药理作用　望春花花蕾含挥发油,油中含有望春花素、α-蒎烯、桉叶素等,并含生物碱、木脂素;玉兰花蕾含挥发油,油中含柠檬醛、丁香油酚、桉叶素生物碱等。武当玉兰花蕾含挥发油、柳叶木兰碱、武当玉兰碱等成分。辛夷有收缩鼻黏膜血管的作用,能保护鼻黏膜,并促进黏膜分泌物的吸收,减轻炎症,乃至鼻腔通畅。挥发油有镇静、镇痛、抗过敏、降血压作用。

3. 现代应用　临床治疗各型慢性支气管炎、雷头风、鼻炎等。

葱　白 Cōngbái
(《神农本草经》)

为百合科植物葱 *Allium fistulosum* L. 近根部的鳞茎。我国各地均有种植,随时可采。采挖后,切去须根及叶,剥去外膜,鲜用。

【性味归经】辛,温。归肺、胃经。

【功效】发汗解表,散寒通阳。

【应用】

1. 风寒感冒　治风寒感冒,恶寒发热之轻证,可以单用,亦可与淡豆豉等其他较温和的解表药同用,如葱豉汤;风寒感冒较甚者,可作为麻黄、桂枝、羌活等的辅佐药,以增强发汗解表之功。

2. 阴盛格阳　治疗阴盛格阳,厥逆脉微、面赤、下利、腹痛,常与附子、干姜同用,以通阳回厥,如白通汤。单用捣烂,外敷脐部,再施温熨,治阴寒腹痛及寒凝气阻,膀胱气化不行的小便不通,亦取其通阳散寒之功。

此外,葱白外敷有散结通络下乳之功,可治乳汁郁滞不下,乳房胀痛;治疮痈肿毒,兼有解毒散结之功。

【按语】本品辛温,入肺、胃经,辛散温通,能达表入里。外能发汗解表,以治外感风寒轻证;内能散寒通阳,可疗阴盛格阳之疾。

【用法用量】煎服,3～9g。外用适量。

【参考资料】

1. 文献摘要

《神农本草经》:"主伤寒,寒热,出汗,中风,面目肿。"

《用药心法》:"通阳气,发散风邪。"

《本草纲目》:"除风湿,身痛麻痹,虫积心痛,止大人阳脱,阴毒腹痛,小儿盘肠内钓,妇人妊娠溺血,通奶汁,散乳痈。"

2.化学成分及药理作用 本品含挥发油,油中主要成分为蒜素,还含有二烯丙基硫醚、苹果酸、维生素 B_1、维生素 B_2、维生素 C、维生素 A 类物质、烟酸、黏液质、草酸钙、铁盐等成分。对白喉杆菌、结核杆菌、痢疾杆菌、链球菌有抑制作用,对皮肤真菌也有抑制作用。此外还有发汗解热、利尿、健胃、祛痰作用。

3.现代应用 临床治疗各种尿潴留、痉挛性咳嗽、小儿中毒性肠麻痹、鸡眼。此外,葱白还可用治蛲虫病、麻疹并发哮喘、小儿蛔虫性肠梗阻、慢性湿疹、面神经麻痹、神经性皮炎、秋季腹泻、急性皮肤化脓性炎症、荨麻疹等病。

胡 荽 Húsuī
(《食疗本草》)

为伞形科植物芫荽 *Coriandrum sativum* L. 的全草。我国各地均有种植。八月果实成熟时连根挖起,去净泥土。鲜用或晒干切段生用。

【性味归经】辛,温。归肺、胃经。

【功效】发表透疹,开胃消食。

【应用】

1.**麻疹不透** 治风寒束表,疹发不畅,或疹出而又复隐者,可单用煎汤局部熏洗,或与荆芥、薄荷等解表透疹药同用。亦可用于风寒感冒,恶寒发热者,因其发汗解表之力较弱,故临床少用。

2.**饮食不消,纳食不佳** 治疗饮食积滞,胃纳不佳者,可与健脾消食药、行气和中药同用。

【按语】本品辛温,入肺、胃经,气香走窜,内通肺胃,外达四肢,既能发表透疹,以治麻疹透发不畅;又善开胃消食,为药食两用之佳品。

【用法用量】煎服,3～6g。外用适量。

【使用注意】热毒壅盛而疹出不畅者忌服。

【参考资料】

1.文献摘要

《日用本草》:“消谷化气,通大小肠结气。治头疼齿病,解鱼肉毒。”

《医林纂要》:“升散阴气,辟邪气,发汗,托疹。”

2.化学成分及药理作用 本品含挥发油、苹果酸钾、维生素 C、正癸醛、芳樟醇等。胡荽有促进外周血液循环的作用。胡荽子能增进胃肠腺体分泌和胆汁分泌。挥发油有抗真菌作用。

3.现代应用 临床治疗新生儿硬肿症、治疗化脓性感染等。

第二节 发散风热药

本类药物性味多辛苦而偏寒凉,辛以发散,凉可祛热,故以发散风热为主要作用,发汗解表作用较发散风寒药缓和。主要适用于风热感冒以及温病初起邪在卫分,症见发热、微恶风寒、咽干口渴、头痛目赤、舌边尖红、苔薄黄、脉浮数等。部分发散风热药分别兼有清头目、利咽喉、透疹、止痒、止咳的作用,又可用治风热所致目赤多泪、咽喉肿痛、麻疹不透、风疹瘙痒以及风热咳嗽等证。

薄 荷 Bóhè

（《新修本草》）

为唇形科植物薄荷 *Mentha haplocalyx* Briq. 的干燥地上部分。主产于江苏的太仓以及浙江、湖南等省。夏、秋二季茎叶茂盛或花开至三轮时，选晴天，分次采割，晒干或阴干。切段，生用。

【性味归经】辛，凉。归肺、肝经。

【功效】疏散风热，清利头目，利咽透疹，疏肝行气。

【应用】

1. 风热感冒，温病初起　用治风热感冒或温病初起、邪在卫分，发热、微恶风寒、头痛等症，常与金银花、连翘、牛蒡子、荆芥等配伍，如银翘散。

2. 头痛眩晕，目赤多泪，咽喉肿痛　治风热上攻，头痛眩晕，宜与川芎、石膏、白芷等祛风、清热、止痛药配伍，如上清散。治疗风热上攻之目赤多泪，可与桑叶、菊花、蔓荆子等同用；用治风热壅盛，咽喉肿痛，常配伍桔梗、生甘草、僵蚕，如六味汤。

3. 麻疹不透，风疹瘙痒　治风热束表，麻疹不透，常配伍蝉蜕、牛蒡子、柽柳等药，如竹叶柳蒡汤；治疗风疹瘙痒，可与荆芥、防风、僵蚕等祛风止痒药同用。

4. 肝郁气滞，胸闷胁痛　治疗肝郁气滞，胸胁胀痛，月经不调，常配伍柴胡、白芍、当归等疏肝理气调经之品，如逍遥散。

此外，本品芳香辟秽，兼能化湿和中，还可用治夏令感受暑湿秽浊之气，脘腹胀痛，呕吐泄泻，常与香薷、厚朴、金银花等同用，如薄荷汤。

【按语】本品辛凉，入肺、肝经。辛能发散，凉以清热，清扬升浮，芳香通窍，功善疏散上焦风热、清利头目、利咽喉、透疹解毒，为治外感风热，发热头痛，咽痛目赤，麻疹不透或皮肤疮疹之常品。且能疏肝气、辟秽恶，以治肝气郁滞之胸胁闷痛及暑邪内郁之痧胀、腹痛或吐泻等证。

【常用配伍】

1. 薄荷配金银花　薄荷发散，凉以清热，清轻凉散，其辛散之性较强；金银花甘寒，既善清肺经之邪以疏风透热，又泄心胃之热以清解热毒。两者配伍常用于风热感冒和温病卫分证。

2. 薄荷配蝉蜕　薄荷质轻宣散，有疏散风热，宣毒透疹，祛风止痒之功；蝉蜕宣散透发，疏散风热，透疹止痒。两者配伍尤宜于风热束表，麻疹不透，风疹瘙痒。

【用法用量】煎服，3～6g；宜后下。薄荷叶长于发汗解表，薄荷梗偏于行气和中。

【使用注意】本品芳香辛散，发汗耗气，故体虚多汗者不宜使用。

【参考资料】

1. 文献摘要

《新修本草》："主贼风伤寒，发汗。治恶气腹胀满，霍乱，宿食不消，下气。"

《滇南本草》："上清头目诸风，止头痛、眩晕、发热。去风痰，治伤风咳嗽，脑漏，鼻流臭涕。退虚痨发热。"

《本草纲目》："利咽喉，口齿诸病。治瘰疬，疮疥，风瘙瘾疹。"

2. 化学成分及药理作用　本品主含挥发油。油中主要成分为薄荷醇、薄荷酮、异薄荷酮、薄荷脑、薄荷酯类等多种成分。另含异端叶灵、薄荷糖苷及多种游离氨基酸等。薄荷油内服通过兴奋中枢神经系统，使皮肤毛细血管扩张，促进汗腺分泌，增加散热，而起到发汗解热作用。

薄荷油能抑制胃肠平滑肌收缩,能对抗乙酰胆碱而呈现解痉作用。薄荷醇等多种成分有明显的利胆作用。薄荷脑有抗刺激作用,可使气管产生新的分泌物,而使稠厚的黏液易于排出,故有祛痰作用,并有良好的止咳作用。

3.现代应用 临床治疗胃痛、口臭、牙痛、急性结膜炎、慢性荨麻疹等。

蝉 蜕 Chántuì
(《名医别录》)

为蝉科昆虫黑蚱 *Cryptotympana pustulata* Fabricius 若虫羽化时脱落的皮壳。主产于山东、河北、河南、江苏等省。全国大部分地区亦产。夏、秋二季采集,除去泥土、杂质,晒干。生用。

【性味归经】甘,寒。归肺、肝经。

【功效】疏散风热,利咽开音,透疹,明目退翳,息风止痉。

【应用】

1.风热感冒,温病初起,咽痛音哑 用治风热感冒或温病初起,发热恶风,头痛口渴者,常配伍薄荷、牛蒡子、前胡等药,如辛凉解表法。治疗风热火毒上攻之咽喉红肿疼痛、声音嘶哑,与薄荷、牛蒡子、金银花、连翘等药同用,如蝉薄饮。

2.麻疹不透,风疹瘙痒 用治风热外束,麻疹不透,可与麻黄、牛蒡子、升麻等同用,如麻黄散;用治风湿浸淫肌肤血脉,皮肤瘙痒,常配荆芥、防风、苦参等同用,如消风散。

3.目赤翳障 用治风热上攻或肝火上炎之目赤肿痛,翳膜遮睛,常与菊花、白蒺藜、决明子、车前子等同用,如蝉花散。

4.急慢惊风,破伤风证 治疗小儿急惊风,可与天竺黄、栀子、僵蚕等药配伍,如天竺黄散。治疗小儿慢惊风,以本品配伍全蝎、天南星等,如蝉蝎散。用治破伤风证牙关紧闭,手足抽搐,角弓反张,常与天麻、僵蚕、全蝎、天南星同用,如五虎追风散。

此外,本品还常用以治疗小儿夜啼不安。现代研究证明,该药能镇静安神,故用之有效。

【按语】本品甘寒清热,轻浮宣散,主入肺经,既善开宣肺气而疏散风热、利咽开音、透疹止痒,为治外感风热、咽痛音哑、麻疹不透、风疹瘙痒等证之品;又入肝善凉散肝经风热而解痉、退翳明目,用治小儿惊痫夜啼、破伤风、目赤翳障等证。

【用法用量】煎服,3～10g,或单味研末冲服。一般病证用量宜小;止痉则需大量。

【使用注意】《名医别录》有"主妇人生子不下"的记载,故孕妇当慎用。

【参考资料】

1.文献摘要

《药性论》:"治小儿浑身壮热惊痫。"

《本草衍义》:"治目昏翳。又水煎壳汁,治小儿疮疹出不快。"

《本草纲目》:"治头风眩运,皮肤风热,痘疹作痒,破伤风及疔肿毒疮,大人失音,小儿噤风天吊,惊哭夜啼,阴肿。"

2.化学成分及药理作用 本品含大量甲壳质,并含异黄质蝶呤、赤蝶呤、蛋白质、氨基酸、有机酸、酚类化合物等成分。蝉蜕具有抗惊厥、镇静作用;蝉蜕尚有解热作用,其中蝉蜕头足较身部的解热作用强。

3.现代应用 临床治疗产后急性尿潴留、百日咳。此外,蝉蜕还可用治急性肾炎、糖尿病肾病、臌胀、疟疾、经行头痛、子宫脱垂、婴儿腹泻、喉源性咳嗽、顽固性眼睑跳动、角膜炎、面神经麻痹、脱肛、缠腰火丹、鞘膜积液、冻疮等病。

桑 叶 Sāngyè

《神农本草经》

为桑科植物桑 *Morus alba* L. 的干燥叶。我国各地大都有野生或栽培。初霜后采收，除去杂质，晒干。生用或蜜炙用。

【性味归经】 甘、苦，寒。归肺、肝经。

【功效】 疏散风热，清肺润燥，平抑肝阳，清肝明目。

【应用】

1.风热感冒，温病初起 用于风热感冒，或温病初起，温热犯肺，发热、咽痒、咳嗽等症，常与菊花相须为用，并配伍连翘、薄荷、桔梗等药，如桑菊饮。

2.肺热咳嗽、燥热咳嗽 用于肺热或燥热伤肺，咳嗽痰少、色黄而黏稠，或干咳少痰、咽痒等症。轻者可配杏仁、沙参、贝母等同用，如桑杏汤；重者可配生石膏、麦冬、阿胶等同用，如清燥救肺汤。

3.肝阳上亢 用治肝阳上亢、头痛眩晕、头重脚轻、烦躁易怒者，常与菊花、石决明、白芍等平抑肝阳药同用。

4.目赤昏花 用治风热上攻、肝火上炎所致的目赤、涩痛、多泪，可配伍菊花、蝉蜕、夏枯草、决明子等疏散风热、清肝明目之品。若肝肾精血不足，目失所养，眼目昏花、视物不清，常配伍滋补精血之黑芝麻，如扶桑至宝丹。若肝热引起的头昏、头痛，本品亦可与菊花、石决明、夏枯草等清肝药同用。

此外，本品尚能凉血止血，还可用治血热妄行之咳血、吐血、衄血，宜与其他凉血止血药同用。

【按语】 本品轻清宣散，甘寒清润。入肺经，能透毛窍、散风热、宣肺气、清肺热、润肺燥、止咳嗽，常治风热、肺热、燥热所致诸症。入肝经，能清肝热、平肝阳、凉血明目，每治肝阳上亢之头晕目眩及肝热目赤涩痛，或肝虚眼目昏花等证。

【常用配伍】桑叶配菊花 桑叶甘寒质轻，轻清疏散，虽疏散风热作用较为缓和，但又能清肺热、润肺燥；菊花味辛疏散，体轻达表，气清上浮，微寒清热，功能疏散肺经风热。两药常配伍应用于风热感冒，或温病初起，温热犯肺，发热、咽痒、咳嗽等症。此外两药均有平抑肝阳之功，故亦常配伍用于治疗肝阳上亢之证。

【用法用量】 煎服，5～9g；或入丸、散。外用煎水洗眼。桑叶蜜制能增强润肺止咳的作用，故肺燥咳嗽多用蜜制桑叶。

【参考资料】

1.文献摘要

《神农本草经》："除寒热，出汗。"

《本草纲目》："治劳热咳嗽，明目，长发。"

《本草从新》："滋燥，凉血，止血。"

2.化学成分及药理作用 本品含脱皮固酮、芸香苷、桑苷、槲皮素、异槲皮素、东莨菪素、东莨菪苷等。鲜桑叶煎剂体外试验对金黄色葡萄球菌、乙型溶血性链球菌等多种致病菌有抑制作用,煎剂有抑制钩端螺旋体的作用。对人体能促进蛋白质合成,排除体内胆固醇,降低血脂。

3.现代应用 临床共治疗肺脓肿、褐色斑、红斑类皮肤病。此外,桑叶还可用治水肿、下肢象皮肿、脑萎缩、喉源性咳嗽、螫伤、化脓性中耳炎等病。

菊 花 Júhuā
(《神农本草经》)

为菊科植物菊 *Chrysanthemum morifolium* Ramat. 的干燥头状花序。主产于浙江、安徽、河南等省。四川、河北、山东等省亦产。多栽培。9～11月花盛开时分批采收,阴干或焙干,或熏、蒸后晒干。生用。药材按产地和加工方法的不同,分为"亳菊""滁菊""贡菊""杭菊"等,以亳菊和滁菊品质最优。由于花的颜色不同,又有黄菊花和白菊花之分。

【性味归经】辛、甘,苦,微寒。归肺、肝经。

【功效】疏散风热,平抑肝阳,清肝明目,清热解毒。

【应用】

1.风热感冒,温病初起 用治风热感冒,或温病初起,温邪犯肺,发热、头痛、咳嗽等症,每与性能功用相似的桑叶相须为用,并常配伍连翘、薄荷、桔梗等,如桑菊饮。

2.肝阳上亢 用治肝阳上亢,头痛眩晕,每与石决明、珍珠母、白芍等平肝潜阳药同用。若肝火上攻而眩晕、头痛,以及肝经热盛、热极动风者,可与羚羊角、钩藤、桑叶等清肝热、息肝风药同用,如羚角钩藤汤。

3.目赤昏花 用治肝经风热,或肝火上攻所致目赤肿痛。治疗前者常与蝉蜕、木贼、白僵蚕等疏散风热明目药配伍,治疗后者可与石决明、决明子、夏枯草等清肝明目药同用。若肝肾精血不足,目失所养,眼目昏花,视物不清,又常配伍枸杞子、熟地黄、山茱萸等滋补肝肾、益阴明目药,如杞菊地黄丸。

4.疮痈肿毒 用治疮痈肿毒,常与金银花、生甘草同用,如甘菊汤。因其清热解毒、消散痈肿之力不及野菊花,故临床较野菊花少用。

【按语】本品辛甘苦微寒,芳香疏泄,甘寒益阴,苦寒降泄,入肺、肝经。既善透肌表、散风热、清头目、止头痛,为疏散风热之要药,治风热、肝火所致诸疾。又善平抑肝阳,治肝阳上亢。还能清热解毒,治疗疮肿毒。

【用法用量】煎服,5～9g。疏散风热宜用黄菊花,平肝、清肝明目宜用白菊花。

【参考资料】

1.文献摘要

《神农本草经》:"主诸风头眩、肿痛,目欲脱,泪出,皮肤死肌,恶风湿痹,利血气。"

《用药心法》:"去翳膜,明目。"

《本草纲目拾遗》:"专入阳分。治诸风头眩,解酒毒疔肿。""黄茶菊:明目祛风,搜肝气,治头晕目眩,益血润容,入血分;白茶菊,通肺气,止咳逆,清三焦郁火,疗肌热,入气分。"

2.化学成分及药理作用 本品含挥发油,油中为龙脑、樟脑、菊油环酮等,此外,尚含有菊苷、腺嘌呤、胆碱、黄酮、水苏碱、微量维生素 A、维生素 B_1、维生素 E、氨基酸及刺槐素等。菊花水浸剂或煎剂,对金黄色葡萄球菌、多种致病性杆菌及皮肤真菌均有一定抗菌作用。本品对流感病毒 PR3 株和钩端螺旋体也有抑制作用。菊花制剂有扩张冠状动脉,增加冠脉血流量,提高心肌耗氧量的作用。并具有降压、缩短凝血时间、解热、抗炎、镇静作用。

3.现代应用 临床治疗慢性咽炎、新生儿黄疸、炎性外痔。此外,菊花还可用治冠心病心绞痛、脑梗死、慢性肾功能衰竭、溃疡性结肠炎、慢性肝炎、神经官能症、血脂异常症、顽固性荨麻疹、扁平疣、三叉神经痛等病。

葛 根 Gégēn
(《神农本草经》)

为豆科植物野葛 *Pueraria lobata* (Willd.) Ohwi 或甘葛藤 *Pueraria thomsonii* Benth. 的干燥根。野葛主产于湖南、河南、广东、浙江、四川等省;甘葛藤多为栽培,主产于广西、广东等省,四川、云南地区亦产。秋、冬二季采挖,野葛多趁鲜切成厚片或小块,干燥;甘葛藤习称"粉葛",多除去外皮,用硫黄熏后,稍干,截段或再纵切两半,干燥。生用,或煨用。

【性味归经】甘、辛,凉。归脾、胃经。

【功效】解肌退热,透疹,生津止渴,升阳止泻。

【应用】

1.表证发热,项背强痛 治疗风热感冒,发热、头痛等症,可与薄荷、菊花、蔓荆子等辛凉解表药同用;若风寒感冒,邪郁化热,发热重,恶寒轻,头痛无汗,目疼鼻干,口微渴,苔薄黄等症,常配伍柴胡、黄芩、白芷、羌活等药,如柴葛解肌汤。治风寒感冒,表实无汗、恶寒、项背强痛者,常与麻黄、桂枝等同用,如葛根汤;若表虚汗出、恶风、项背强痛者,常与桂枝、白芍等配伍,如桂枝加葛根汤。

2.麻疹不透 用治麻疹初起,表邪外束,疹出不畅,常与升麻、芍药、甘草等同用,如升麻葛根汤。若麻疹初起,已现麻疹,但疹出不畅,见发热咳嗽,或乍冷乍热者,可配伍牛蒡子、荆芥、蝉蜕、前胡等药,如葛根解肌汤。

3.热病口渴,消渴证 用治热病津伤口渴,常与芦根、天花粉、知母等同用。治疗消渴证属阴津不足者,可与天花粉、鲜地黄、麦门冬等清热养阴生津药配伍,如天花散;若内热消渴,口渴多饮、体瘦乏力、气阴不足者,又多配伍乌梅、天花粉、麦冬、党参、黄芪等药,如玉泉丸。

4.热泄热痢,脾虚泄泻 可用治表证未解,邪热入里,身热,下利臭秽,肛门有灼热感,苔黄脉数,或湿热泻痢,热重于湿者,常与黄芩、黄连、甘草同用,如葛根芩连汤。若脾虚泄泻,常配伍人参、白术、木香等药,如七味白术散。

此外,葛根能直接扩张血管,使外周阻力下降,而有明显降压作用,能较好缓解高血压病人的"项紧"症状,故临床常用治高血压病颈项强痛。

【按语】本品甘辛凉,入脾、胃经,清扬升散。功能发散表邪、解肌退热、透发麻疹,既为治表证发热无汗、头痛、项强之主药,亦为治麻疹不透之常品。且善升发清阳,鼓舞脾胃清阳之气上升而生津止渴、止泻止痢,生用治热病口渴、阴虚消渴以及热泄热痢,煨用治脾虚泄泻之佳品。

【常用配伍】

1.葛根配柴胡 葛根甘辛性凉,轻扬升散,具有发汗解表,解肌退热之功;柴胡辛散苦泄,微寒退热,善于祛邪解表退热和疏散少阳半表半里之邪。两药配伍用于表证发热,项背强痛。

2.葛根配升麻 葛根有发表散邪,解肌退热,透发麻疹的作用;升麻辛甘微寒,性能升散,有发表退热之功。两药配伍可用治麻疹初起,表邪外束,疹出不畅。

3.葛根配天花粉 葛根甘凉,于清热之中,又能鼓舞脾胃清阳之气上升,而有生津止渴之功;天花粉甘、微苦,微寒,善清胃热、养胃阴而生津止渴。多配伍用于治疗治疗消渴证属阴津不足者。

【用法用量】煎服,9～15g。解肌退热、透疹、生津宜生用,升阳止泻宜煨用。

【参考资料】

1. 文献摘要

《神农本草经》:"主消渴,身大热,呕吐,诸痹,起阴气,解诸毒。"

《名医别录》:"疗伤寒中风头痛,解肌发表,出汗,开腠理,疗金疮,止痛,胁风痛。""生根汁,疗消渴,伤寒壮热。"

《药性论》:"治天行上气,呕逆,开胃下食,主解酒毒,止烦渴。熬屑治金疮,治时疾解热。"

2. 化学成分及药理作用 本品主要含黄酮类物质如大豆苷、大豆苷元、葛根素等,还有大豆素-4,7-二葡萄糖苷、葛根素-7-木糖苷,葛根醇、葛根藤素及异黄酮苷和淀粉。葛根煎剂、醇浸剂、总黄酮、大豆苷、葛根素均能对抗垂体后叶素引起的急性心肌缺血。葛根总黄酮能扩张冠脉血管和脑血管,增加冠脉血流量和脑血流量,降低心肌耗氧量,增加氧供应。葛根能直接扩张血管,使外周阻力下降,而有明显降压作用,能较好缓解高血压病人的"项紧"症状。葛根素能改善微循环,提高局部微血流量,抑制血小板凝集。葛根有广泛的β-受体阻滞作用。葛根还具有明显解热作用,并有轻微降血糖作用。

3. 现代应用 临床治疗脑梗死、神经性耳聋耳鸣。此外,葛根还可用治血管神经性头痛、颈椎病、肩周炎、痛风性关节炎、急性风湿热、中暑、抽动-秽语综合征、痛经、变态反应性疾病、迟发性运动障碍、β-受体功能亢进症、内痔、慢性鼻窦炎等病。

【附药】葛花 为葛的未开放的花蕾。性味甘,平。功能解酒毒,醒脾和胃。主要用于饮酒过度、头痛头昏、烦渴、呕吐、胸膈饱胀等症。常用量3～15g。

柴 胡 Cháihú

（《神农本草经》）

为伞形科植物柴胡 *Bupleurum chinensis* DC. 或狭叶柴胡 *Bupleurum scorzonerifolium* Willd. 的干燥根。按性状不同,分别习称"北柴胡"及"南柴胡"。北柴胡主产于河北、河南、辽宁、湖北、陕西等省;南柴胡主产于湖北、四川、安徽、黑龙江、吉林等省。春、秋二季采挖,除去茎叶及泥沙,干燥。切段,生用或醋炙用。

【性味归经】苦、辛,微寒。归肝、胆经。

【功效】解表退热,疏肝解郁,升举阳气。

【应用】

1. 表证发热及少阳证 治疗风寒感冒,恶寒发热,头身疼痛,常与防风、生姜等药配伍,如正柴胡饮。若外感风寒,寒邪入里化热,恶寒渐轻,身热增盛者,柴胡多与葛根、羌活、黄芩、石膏等同用,以解表清里,如柴葛解肌汤。治疗风热感冒,发热、头痛等症,可与菊花、薄荷、升麻等辛凉解表药同用。现代用柴胡制成的单味或复方注射液,对于外感发热,有较好的解表退热作用。若伤寒邪在少阳,寒热往来、胸胁苦满、口苦咽干、目眩,本品用之最宜,为治少阳证之要药,常与黄芩同用,以清半表半里之热,共收和解少阳之功,如小柴胡汤。

2. 肝郁气滞 治疗肝失疏泄,气机郁阻所致的胸胁或少腹胀痛、情志抑郁、妇女月经失调、痛经等症,常与香附、川芎、白芍同用,如柴胡疏肝散。若肝郁血虚,脾失健运,妇女月经不调、乳房胀痛、胁肋作痛、神疲食少、脉弦而虚者,常配伍当归、白芍、白术、茯苓等,如逍遥散。

3.气虚下陷,脏器脱垂 用治中气不足,气虚下陷所致的脘腹重坠作胀,食少倦怠,久泻脱肛,子宫下垂,肾下垂等脏器脱垂,常与人参、黄芪、升麻等同用,以补气升阳,如补中益气汤。

此外,本品还可退热截疟,又为治疗疟疾寒热的常用药,常与黄芩、常山、草果等同用。

【按语】本品味苦辛,性微寒,轻清升散,宣透疏达,入肝胆经。既长于疏散少阳半表半里之邪,为治少阳证的主药;又善疏泄肝气而解郁结,为治肝气郁结之要药;且可升举清阳之气而举陷,以治气虚下陷、久泻脱肛。此外亦常用于外感发热之证,具良好的疏散退热作用。

【常用配伍】柴胡配白芍 柴胡辛行苦泄,性善条达肝气,疏肝解郁;白芍酸、苦、甘、微寒,有养肝阴、调肝气、平肝阳、缓急止痛之效。两药配伍多用于肝郁气滞、肝郁血虚等证。

【用法用量】煎服,3～9g。解表退热宜生用,且用量宜稍重;疏肝解郁宜醋炙,升阳可生用或酒炙,其用量均宜稍轻。

【使用注意】柴胡其性升散,古人有"柴胡劫肝阴"之说,阴虚阳亢,肝风内动,阴虚火旺及气机上逆者忌用或慎用。

【参考资料】

1.文献摘要

《神农本草经》:"主心腹肠胃结气,饮食积聚,寒热邪气,推陈致新。"

《滇南本草》:"伤寒发汗解表要药,退六经邪热往来,痹痿,除肝家邪热、痨热,行肝经逆结之气,止左胁肝气疼痛,治妇人血热烧经,能调月经。"

《本草纲目》:"治阳气下陷,平肝、胆、三焦、包络相火,及头痛、眩晕,目昏、赤痛障翳,耳聋鸣,诸疟,及肥气寒热,妇人热入血室,经水不调,小儿痘疹余热,五疳羸热。"

2.化学成分及药理作用 柴胡根含α-菠菜甾醇、春福寿草醇及柴胡皂苷a、c、d,另含挥发油等。狭叶柴胡根含柴胡皂苷a、c、d,挥发油、柴胡醇、春福寿草醇、α-菠菜甾醇等。柴胡具有镇静、安定、镇痛、解热、镇咳等广泛的中枢抑制作用。柴胡及其有效成分柴胡皂苷有抗炎作用,其抗炎作用与促进肾上腺皮质系统功能等有关。柴胡皂苷又有降低血浆胆固醇作用。柴胡有较好的抗脂肪肝、抗肝损伤、利胆、降转氨酶、兴奋肠平滑肌、抑制胃酸分泌、抗溃疡、抑制胰蛋白酶等作用。柴胡煎剂对结核杆菌有抑制作用。此外,柴胡还有抗感冒病毒、增加蛋白质生物合成、抗肿瘤、抗辐肘及增强免疫功能等作用。

3.现代应用 临床治疗冠心病、无症状性高脂血症、梅尼埃病。此外,柴胡还可用治功能性水肿、消化性溃疡、病毒性肝炎、乙醇性脂肪肝、急性和慢性胆囊炎、胰腺炎、癫痫、慢性疲劳综合征、精神分裂症、经期哮喘、扁平疣、寻常疣、单疱病毒性角膜炎、流行性腮腺炎、链霉素副反应、晚期癌症发热等多种病证。

升 麻 Shēngmá
(《神农本草经》)

为毛茛科植物大三叶升麻 *Cimicifuga heracleifolia* Kom.、兴安升麻 *Cimicifuga dahurica* (Turcz.) Maxim. 或升麻 *Cimicifuga foetida* L. 的干燥根茎。主产于辽宁、吉林、黑龙江,河北、山西、陕西、四川、青海等省亦产。秋季采挖,除去泥沙,晒至须根干时,燎去或除去须根,晒干。切片,生用或蜜制用。

【性味归经】辛、微甘,微寒。归肺、脾、胃、大肠经。

【功效】解表透疹,清热解毒,升举阳气。

【应用】

1. 外感表证　治疗风热感冒,温病初起,发热、头痛等症,可与桑叶、菊花、薄荷、连翘等同用。治疗风寒感冒,恶寒发热,无汗,头痛,咳嗽者,常配伍麻黄、紫苏、白芷、川芎等药,如十神汤。若外感风热夹湿之阳明经头痛,额前作痛,呕逆,心烦痞满者,可与苍术、葛根、鲜荷叶等配伍,如清震汤。

2. 麻疹不透　用治麻疹初起,透发不畅,常与葛根、白芍、甘草等同用,如升麻葛根汤。若麻疹欲出不出、身热无汗、咳嗽咽痛、烦渴尿赤者,常配伍葛根、薄荷、牛蒡子、荆芥等药,如宣毒发表汤。

3. 齿痛口疮,咽喉肿痛,温毒发斑　治疗牙龈肿痛、口舌生疮,多与生石膏、黄连等同用,如清胃散。治疗风热疫毒上攻之大头瘟,头面红肿、咽喉肿痛,常与黄芩、黄连、玄参、板蓝根等药配伍,如普济消毒饮。治疗痄腮肿痛,可与黄连、连翘、牛蒡子等药配伍,如升麻黄连汤。用治温毒发斑,常与生石膏、大青叶、紫草等同用。

4. 气虚下陷,脏器脱垂,崩漏下血　用治中气不足,气虚下陷所致的脘腹重坠作胀,食少倦怠,久泻脱肛,子宫下垂,肾下垂等脏器脱垂,多与黄芪、人参、柴胡等同用,以补气升阳,如补中益气汤;若胸中大气下陷,气短不足以息,又常以本品配柴胡、黄芪、桔梗等同用,如升陷汤。治疗气虚下陷,月经量多或崩漏者,则以本品配伍人参、黄芪、白术等补中益气药,如举元煎。

【按语】本品辛苦寒,入脾、胃、肺、大肠经,轻浮上行,既升散,又清泄,功善升散发表、解毒透疹,每治风热头痛,胃火之齿痛口疮、咽喉肿痛及麻疹不透、温毒发斑诸证。又善引清阳之气上升,常治气虚下陷、久泻脱肛、内脏下垂等证,为升阳举陷要药。

【常用配伍】

1. 升麻配石膏　升麻甘寒,以清热解毒功效见长,为清热解毒之良药,尤善清解阳明热毒;石膏辛、甘,大寒,能清胃火。两药配伍用于治疗胃火炽盛成毒的牙龈肿痛、口舌生疮、咽肿喉痛等症。

2. 升麻配黄芪　升麻入脾胃经,善引脾胃清阳之气上升,其升提之力强于柴胡;黄芪甘,微温,既擅补中益气,又善升阳举陷,为补气升阳要药。两药配伍常用治中气不足,气虚下陷所致的脘腹重坠作胀,食少倦怠,久泻脱肛,子宫下垂,肾下垂等脏器脱垂。

【用法用量】煎服,3～9g。发表透疹、清热解毒宜生用,升阳举陷宜炙用。

【使用注意】麻疹已透,阴虚火旺,以及阴虚阳亢者,均当忌用。

【参考资料】

1. 文献摘要

《神农本草经》:"主解百毒,辟温疾、障邪。"

《名医别录》:"主中恶腹痛,时气毒疠,头痛寒热,风肿诸毒,喉痛口疮。"

《滇南本草》:"表小儿痘疹,解疮毒,咽喉(肿),喘咳音哑,肺热,止齿痛,乳蛾,痄腮。"

2. 化学成分及药理作用　本品含升麻碱、水杨酸、咖啡酸、阿魏酸、鞣质等;兴安升麻含升麻苦味素、升麻醇、升麻醇木糖苷、北升麻醇、异阿魏酸、齿阿米素、齿阿米醇、升麻素、皂苷等。升麻对结核杆菌、金黄色葡萄球菌和卡他球菌有中度抗菌作用。北升麻提取物具有解热、抗炎、镇痛、抗惊厥、升高白细胞、抑制血小板聚集及释放等作用。升麻对氯化乙酰胆碱、组织胺和氯化钡所致的肠管痉挛均有一定的抑制作用,还具有抑制心脏、减慢心率、降低血压、抑制肠管和妊娠子宫痉挛等作用。其生药与炭药均能缩短凝血时间。

3.现代应用 临床治疗化脓性感染、多型渗出性红斑、神经性皮炎。此外,升麻还可用治产后尿潴留、莨菪类药物中毒、副鼻窦炎、多发性皮肌炎、系统性红斑狼疮、婴幼儿秋季腹泻、痔疮、帕金森氏综合征等多种病证。

牛蒡子 Niúbàngzǐ
《《名医别录》》

为菊科植物牛蒡 *Arctium lappa* L. 的干燥成熟果实。主产于东北及浙江省。此外,四川、湖北、河北、河南、陕西等省亦产。秋季果实成熟时采收果序,晒干,打下果实,除去杂质,再晒干。生用或炒用,用时捣碎。

【性味归经】辛、苦,寒。归肺、胃经。

【功效】疏散风热,宣肺祛痰,利咽透疹,解毒消肿。

【应用】

1.风热感冒,温病初起 用治风热感冒,或温病初起,发热、咽喉肿痛等症,常配金银花、连翘、荆芥、桔梗等同用,如银翘散。若风热咳嗽,痰多不畅者,常与桑叶、桔梗、前胡等药配伍。

2.麻疹不透,风疹瘙痒 用治麻疹不透或透而复隐,常配薄荷、柽柳、竹叶等同用,如竹叶柳蒡汤。用治风湿浸淫血脉而致的疮疥瘙痒,常配伍荆芥、蝉蜕、苍术等药,如消风散。

3.痈肿疮毒,丹毒,痄腮喉痹 用治风热外袭,火毒内结,痈肿疮毒,兼有便秘者,常与大黄、芒硝、栀子、边翘、薄荷等同用。治疗乳痈肿痛,尚未成脓者,可与金银花、连翘、栀子、瓜蒌等药同用,如牛蒡子汤。本品配伍玄参、黄芩、黄连、板蓝根等清热泻火解毒药,还可用治瘟毒发颐、痄腮喉痹等热毒之证,如普济消毒饮。

【按语】本品辛苦寒,入肺、胃经,能散能泄,能升能降,既可疏散风热、宣肺祛痰利咽、透疹解毒消肿,用治风热表证、肺热咳嗽、咽喉肿痛、斑疹不透及痈疮肿毒等证。且性滑利,兼能滑肠通便,故上述诸证兼大便秘结者,用之尤宜。

【用法用量】煎服,6~12g。炒用可使其苦寒及滑肠之性略减。

【使用注意】本品性寒,滑肠通便,气虚便溏者慎用。

【参考资料】

1.文献摘要

《药性论》:"除诸风,利腰脚,又散诸结节筋骨烦热毒。"

《药品化义》:"牛蒡子能升能降,力解热毒。味苦能清火,带辛能疏风,主治上部风痰,面目浮肿,咽喉不利,诸毒热壅,马刀瘰疬,颈项痰核,血热痘,时行疹子,皮肤瘾疹。凡肺经风热,悉宜用此。"

《本草正义》:"牛蒡之用,能疏散风热,起发痘疹,而善通大便,苟非热盛,或脾气不坚实者,投之辄有泄泻,则辛泄苦降,下行之力为多。"

2.化学成分及药理作用 本品含牛蒡子苷、脂肪油、拉帕酚、维生素 A、维生素 B_1 及生物碱等。牛蒡子煎剂对肺炎双球菌有显著抗菌作用。水浸剂对多种致病性皮肤真菌有不同程度的抑制作用。牛蒡子有解热、利尿、降低血糖、抗肿瘤作用。牛蒡子苷有抗肾病变作用,对实验性肾病大鼠可抑制尿蛋白排泄增加,并能改善血清生化指标。

3.现代应用 临床治疗习惯性便秘、扁平疣、高脂血症。此外,牛蒡子还可用治肾性蛋白尿、急性肾小球肾炎、淋菌性尿道炎、糖尿病、慢性支气管炎急性发作、百日咳、三叉神经痛、周围性面神经麻痹、银屑病等。

蔓荆子 Mànjīngzǐ
《神农本草经》

为马鞭草科植物单叶蔓荆 *Vitex trifolia* L. var. *simplicifolia* Cham. 或蔓荆 *Vitex trifolia* L. 的干燥成熟果实。单叶蔓荆主产于山东、江西、浙江、福建等省；蔓荆主产于广东、广西等省区。秋季果实成熟时采收，除去杂质，晒干。生用或炒用。

【性味归经】辛、苦，微寒。归膀胱、肝、胃经。

【功效】疏散风热，清利头目。

【应用】

1.风热感冒，头昏头痛 故风热感冒而头昏头痛者，较为多用，常与薄荷、菊花等疏散风热、清利头目药同用。若风邪上攻之偏头痛，常配伍川芎、白芷、细辛等祛风止痛药。

2.目赤肿痛 可用治风热上攻，目赤肿痛，目昏多泪，常与菊花、蝉蜕、白蒺藜等祛风明目药同用。与黄芪、人参、升麻、葛根等补气升阳药同用，还治疗中气不足，清阳不升，耳鸣耳聋，如益气聪明汤。

此外，取本品祛风止痛之功，也可用治风湿痹痛，每与羌活、独活、川芎、防风等同用，如羌活胜湿汤。

【按语】本品辛能散风，寒能清热，轻浮上行，主散头面之邪，因而散风热、清头目、止头痛，善治风热所致头面诸证。

【用法用量】煎服，5～9g。

【参考资料】

1.文献摘要

《神农本草经》："主筋骨间寒热，湿痹拘挛，明目，坚齿，利九窍，去白虫。"

《名医别录》："去长虫，主风头痛，脑鸣，目泪出。益气，令人光泽脂致。"

《医林纂要》："散热，祛风，兼能燥湿。"

2.化学成分及药理作用 本品含挥发油，主要成分为莰烯、蒎烯，并含蔓荆子黄素、脂肪油、生物碱和维生素 A 等。蔓荆子有一定的镇静、止痛、退热作用。蔓荆子黄素有抗菌、抗病毒作用。蔓荆叶蒸馏提取物具有增进外周和内脏微循环的作用。

3.现代应用 临床治疗三叉神经痛、急性鼻窦炎、牙周炎、初中期急性乳腺炎等。

淡豆豉 Dàndòuchǐ
《名医别录》

为豆科植物大豆 *Glycine max*（L.）Merr. 的成熟种子发酵加工品。全国各地均产。晒干，生用。

【性味归经】苦、辛，凉。归肺、胃经。

【功效】解表，除烦，宣发郁热。

【应用】

1.外感表证 用治风热感冒，或温病初起，发热、微恶风寒，头痛口渴，咽痛等症，常与金银花、连翘、薄荷、牛蒡子等药同用,如银翘散;若风寒感冒初起,恶寒发热、无汗、头痛、鼻塞等症,常配葱白,如葱豉汤。

2.热病烦闷 治疗外感热病,常与清热泻火除烦的栀子同用,邪热内郁胸中,心中懊恼,烦热不眠,如栀子豉汤。

【按语】 本品甘辛凉,入肝、胃经。具疏散宣透之性,既能透散表邪,又能宣散郁热,发汗之力较为平稳。无论外感发热、头痛、无汗之证,还是治邪热郁于胸中之心胸烦闷、虚烦失眠,皆可选用。但只有宣散之力,而无清热作用,故多做辅助品用。

【用法用量】 煎服,6~12g。

【参考资料】

1.文献摘要

《名医别录》:"主伤寒头痛,寒热,瘴气恶毒,烦躁满闷,虚劳喘急,两脚疼冷。"

《珍珠囊》:"去心中懊恼,伤寒头痛,烦躁。"

《本草纲目》:"下气,调中。治伤寒温毒发斑,呕逆。"

2.化学成分及药理作用 本品含脂肪、蛋白质和酶类等成分。有微弱的发汗作用,并有健胃、助消化作用。

3.现代应用 临床治疗流行性感冒高热、癌性发热、小儿泄泻等症。

【附药】大豆黄卷 本品系采用大豆浸水湿润发芽,晒干而成。性味甘、淡,平;归脾、胃经。功效解表祛暑,清热利湿。适用于暑湿、湿温初起,湿热内蕴所致发热汗少,恶寒身重,胸闷苔腻等症。

木 贼 Mùzéi
(《嘉祐本草》)

为木贼科植物木贼 *Equisetum hiemale* L.的干燥地上部分。主产于黑龙江、吉林、辽宁等省区。夏、秋二季采割,除去杂质,晒干或阴干。切段,生用。

【性味归经】 甘、苦,平。归肺、肝经。

【功效】 疏散风热,明目退翳。

【应用】

1.风热目赤,迎风流泪,目生翳障 用于风热上攻于目,目赤肿痛,多泪,目生翳障,常与蝉蜕、谷精草、菊花等疏散风热、明目退翳药同用。若肝热目赤,可与决明子、夏枯草、菊花等清肝明目药配伍。

2.出血证 治疗肠风下血,可与槐角、荆芥等配伍,如木贼散。用本品配伍黄柏、益母草、五倍子等,研末,外用或内服,治疗外伤出血、消化道出血、妇科出血等。

【按语】 本品甘苦平,入肺肝经,功能疏散风热,退目翳,且兼发汗之功,故对目疾而兼表证者,用之尤宜。又能止血,以治便血、痔血等证。

【用法用量】 煎服,3~9g。

【参考资料】

1.文献摘要

《嘉祐本草》:"主目疾,退翳膜。又消积块,益肝胆,明目,疗肠风,止痢及妇人月水不断。"

《本草纲目》:"解肌,止泪,止血,去风湿,疝痛,大肠肛脱。"

《本经逢原》："专主眼目风热，暴翳，止泪，取发散肝肺风邪也。"

2.化学成分及药理作用　本品含挥发油、黄酮及犬问荆碱、二甲砜、果糖等成分。浮萍醇提物有较明显的扩张血管、降压作用，并能增加冠状动脉血流量，使心率减慢。此外，还有抑制中枢神经、抗炎、收敛及利尿等作用。

3.现代应用　临床常用于治疗扁平疣及扁平丘疹。

 学习小结

1.学习内容

(1)学习层次分类表

学习层次	具体药物	学习要求
掌握	麻黄、桂枝、紫苏、荆芥、防风、白芷、细辛、薄荷、桑叶、葛根、柴胡	学习药物的性能、功效、主治病证、用量用法和使用注意
熟悉	生姜、香薷、羌活、藁本、蝉蜕、菊花、升麻、牛蒡子、蔓荆子	学习药物的功效、主治病证、用量用法和使用注意
了解	苍耳子、辛夷、葱白、胡荽、紫苏梗、生姜汁、生姜皮、苍耳草、葛花、淡豆豉、大豆黄卷、木贼	学习药物的功效、用量用法和使用注意

(2)相似药物功用比较

◎麻黄、桂枝　均散太阳经风寒，其发汗力麻黄大于桂枝，故麻黄唯风寒表实无汗者适用，而桂枝不论表实表虚、无汗有汉，皆可应用。此外，麻黄味兼苦，善开宣肺郁而平喘止咳，通调水道、下输膀胱而利水消肿，以治肺气不宣之咳喘证及风水水肿证。然桂枝又善温通经脉、助阳化气，每治寒凝血滞之风寒湿痹、脘腹冷痛、痛经经闭，以及阳气不振、气化失司之胸痹心痛、痰饮水肿或心悸、脉结代等证。

◎紫苏、生姜　发汗解表之中兼能止咳，常用治外感风寒客肺之咳嗽痰多；且均能解鱼蟹毒，用于食鱼蟹中毒，腹痛吐泻。然紫苏发汗力较强，宣肺以止咳，又善理气醒脾以宽中、止呕、安胎，既多用治外感风寒兼气滞胸闷者，又常治脾胃气滞、胸闷呕吐及胎气上逆、胎动不安。而生姜发汗解表力较弱，温肺以止咳，适用于外感风寒轻证或作辛温解表剂中的辅助药，但善温中止呕，有"呕家圣药"之美称，随证配伍可治多种呕吐证，以胃寒呕吐尤宜。尚可解半夏、天南星之毒。

◎荆芥、防风　均微温不燥，药性和缓，表寒表热用之皆宜；且能消散疮痈，每相须为用，以治疮痈初起有表证者，或风疹瘙痒。但荆芥轻透力强，并能宣透疹毒，以治麻疹不透；炒炭又能止血，用治吐衄下血。而防风辛散祛风力强，善祛风而胜湿止痛、止痉，为治风通用之品，常用治外感风寒夹湿之头痛身疼，风寒湿痹痛及破伤风等证；炒用又能止泻，用治肝郁侮脾之腹痛泄泻。

◎羌活、藁本　均善散太阳经风寒湿邪，具发散风寒、胜湿止痛之效，治风寒表证或表证夹湿、风寒湿痹及头风痛等。然羌活苦燥胜湿、通利关节止痛力强，且作用部位偏上，善治上半身风寒湿痹，尤以肩背肢节疼痛为佳。藁本虽亦主散太阳经风寒湿邪，但兼入肝经而善治巅顶头痛，亦治寒滞肝脉之脘腹痛等。

◎白芷、细辛、辛夷、苍耳子　同为辛温发散、芳香通窍之品，均有散风寒、痛鼻窍、止疼痛之功，为治风寒表证或鼻渊之鼻塞头痛的要药。然白芷主入阳明经而善治眉棱骨痛、牙痛；还善燥湿止带、消肿排脓，常用治风寒湿痹痛、带下过多、风湿痒疹及疮痈肿毒。而细辛则性温走窜，归肺肾经，祛风止痛力强，善治少阴伏风头痛、齿痛及阳虚外感、风寒湿痹痛等；还能温肺化饮，治寒饮咳喘。辛夷虽发散风寒力弱，但善宣通鼻窍，为治鼻渊头痛之专药。苍耳子则兼能祛湿、止痒，治表证夹湿、风寒湿痹、风湿疹瘙痒及疥癣瘙痒等。

2. 学习方法　结合本类药物多具辛味，性能发散的特点，理解药物的性能功用；对于相似药物，如麻黄与桂枝、荆芥与防风、羌活与藁本等，采用对比、归纳的方法，学会鉴别应用，并指导临床辨证选药；对有毒性或有特殊用法和使用注意的药物，如麻黄、细辛、辛夷、苍耳子等，应加以注意。

 目标检测

1. 试述解表药的含义、药性特点、功效、主治、配伍原则及使用时注意事项。

2. 试比较下列各组药物性味、功效及主治之异同：麻黄与桂枝、荆芥与防风、细辛与白芷、桑叶与菊花、柴胡与升麻、葛根、薄荷与牛蒡子、蝉蜕。

3. 试述羌活、藁本、细辛、辛夷、薄荷、蝉蜕、牛蒡子性味、功效、主治病证、用法用量及使用注意。

第二章　清热药

凡以清解里热为主要作用,治疗里热证为主的药物,称为清热药。

本类药物多具苦味,次为甘寒之味,药性寒凉,沉降入里,通过清热泻火、凉血、解毒及清退虚热等不同作用,使里热得以清解。

清热药主要用于治疗温热病高热烦渴、湿热泻痢、温毒发斑、痈肿疮毒及阴虚发热等里热证。此外部分清热药还具有利尿、止血、祛风湿等作用,亦可用于热淋涩痛、吐血以及风湿痹痛兼有里热者。

根据清热药的功效及其主治证候的差异,可将其分为五类:

清热泻火药;清热燥湿药;清热解毒药;清热凉血药;清退虚热药。

使用清热药时,首先应辨明热证的虚实之分及气分血分之别。里实热证有气分热、血分热及气血两燔之别,应分别予以清热泻火药、清热凉血药、气血两清药等;里虚热证又有邪热伤阴、阴虚发热及肝阴虚、肾阴虚之异,则须清热养阴或滋阴凉血、滋阴疏肝或滋阴补肾等。若里热兼有表证,治宜先解表后清里,或与表药同用,以达到表里双解的作用;若里热证兼有积滞便秘,则配合泻下药同用,以达到泻热除积的作用;若患者素体虚弱,则酌加补虚之品,以达到清热补虚之效果。

本类药物药性多寒凉,易伤脾胃,故脾胃气虚,食少便溏者慎用;苦寒药物易化燥伤阴,热证伤阴或阴虚患者慎用;甘寒药物易助湿,故湿热者慎用甘寒之品;清热药禁用于阴盛格阳或真寒假热之证。

第一节　清热泻火药

本类药物多属苦寒或甘寒之品,以清热泻火为主要作用,适用于热邪入气分而见高热、面赤、口渴、汗出、烦躁,或神昏谵语、舌红苔黄、脉洪大等症者,以及肺热咳嗽、喘息,胃热口渴、消谷善饥,心火亢盛的烦躁、失眠,肝火亢盛的头晕目赤等脏腑火热证。使用清热泻火药时,若里热炽盛而正气已虚,则宜配补虚药,以扶正祛邪。

石　膏 Shígāo
《神农本草经》

石膏 cypsum 为硫酸盐类矿物硬石膏族石膏,主要含水硫酸钙($CaSO_4 \cdot 2H_2O$)。主产于湖北、安徽、甘肃、四川等地,以湖北应城产者最佳,其表面细腻如膏脂。全年可采。采挖后,除去泥沙及杂石,研细生用或煅用。

【性味归经】甘、辛,大寒。归肺、胃经。

【功效】清热泻火,除烦止渴,敛疮生肌,收湿,止血。

【应用】

1. **气分实热证**　用治温热病气分实热证，常与知母相须为用，如白虎汤。治疗温热病邪热内闭热盛动风者，可加用犀角、麝香、朱砂、磁石等清热息风开窍之品，如紫雪丹。配以清热凉血之玄参等，可治温病热入营血，气血两燔，如化斑汤、清瘟败毒饮。配人参、麦冬等，可用治暑热初起，伤气耗阴或热病后期，余热未尽，气津两亏，如竹叶石膏汤。

2. **肺热喘咳证**　配麻黄、杏仁、甘草等，治疗热邪伤肺之高热喘咳、气急鼻扇、口渴者，如麻杏石甘汤。

3. **胃火牙痛，头痛，消渴证**　治胃火上冲之牙龈肿痛，常配黄连、升麻、生地、丹皮等，如清胃散；如果治疗胃火头痛，可配伍川芎等药物，如石膏川芎汤；本品与知母、生地、麦冬等同用，可用治胃热上蒸、耗伤津液之消渴证，如玉女煎。

4. **疮疡溃后不敛，湿疹，水火烫伤，外伤出血**　用治疮疡溃后不敛，可与升药配伍研末置患处，如九一丹；治湿疹瘙痒，常与黄柏、枯矾同用，如二味隔纸膏；用治湿疮肿痒，可配伍黄柏研末外掺，如石黄散；若治水火烫伤，可配青黛、黄柏同用。

【按语】本品辛甘大寒，性沉降，善清热泻火，解肌透热，为清热泻火、除烦止渴之要药，温病气分实热证非此不能除；另本品主入肺胃二经，为清泻肺胃气分实热之要药，为治疗肺热喘咳，胃火牙痛、头痛、消渴之良药；本品火煅后外用又能够敛疮生肌，收湿，止血常用于疮疡溃后不敛、湿疹、湿疮、水火烫伤、外伤出血等。

【常用配伍】

1. **石膏配知母**　石膏能清热泻火，除烦止渴，知母亦能清热泻火，滋阴润燥，二者相须为用，清气分之实热，清泻肺胃二经之火，清热泻火之力倍增，是清热泻火之常用组合，常用于气分实热证及肺胃经之实火，症见高热、面赤、口渴等。

2. **石膏配玄参**　石膏能清热泻火，玄参能清热凉血，二者常共用清热凉血，用于温热病热入营血或气血两燔，症见高热不退、神昏谵语、身发斑疹等。

【用法用量】生石膏煎服，15～60g，宜打碎先煎。煅石膏适量外用，研末撒敷患处。清热泻火、除烦止渴宜生用，敛疮生肌、收湿、止血宜煅用。

【使用注意】脾胃虚寒及阴虚内热者忌用。

【参考资料】

1. 文献摘要

《神农本草经》："主中风寒热，心下逆气，惊喘，口干舌焦，不能息……产乳，金疮。"

《名医别录》："除时气头痛身热，三焦大热，皮肤热，肠胃中膈热，解肌发汗；止消渴烦逆，腹胀暴气喘息，咽热。"

《医学衷中参西录》："石膏，凉而能散，有透表解肌之力。外感有实热者，放胆用之，直胜金丹……是以愚用生石膏以治外感实热，轻症亦必至两许；若实热炽盛，又恒用至四、五两或七、八两，或单用，或与他药同用，必煎汤三、四杯，徐徐温饮下，热退不必尽剂。"

《疫疹一得》："石膏性寒，大清胃热；味淡气薄，能解肌热；体沉性降，能泄实热。"

2. 化学成分及药理作用　石膏的主要成分为含水硫酸钙（$CaSO_4 \cdot 2H_2O$），含量不少于95%。白虎汤有明显的解热作用；石膏浸液对离体蟾蜍心及兔心小剂量时兴奋，大剂量时抑制；石膏有提高肌肉和外周神经兴奋性的作用；对家兔离体小肠和子宫，小剂量石膏使之振幅增大，大计量则紧张度降低，振幅减小；石膏在 Hands 液中能明显增强兔肺泡巨噬细胞对白色葡萄球菌死菌及胶体金的吞噬能力，并能促进吞噬细胞的成熟；石膏有缩短血凝时间、利尿、增加胆汁排泄等作用。

3.现代应用　现在以本品研粉内服,治疗大骨节病;以生石膏配桐油外用,治疗单纯性阑尾炎;在中医辨证的基础上,重用生石膏(60～90g),治疗癌症多汗。均有良效。

【附药】寒水石　为硫酸盐类矿物芒硝的天然晶体。研碎生用,或煅用。味辛、咸,寒。归心、胃、肾经。有清热泻火的作用。适用于热病烦渴、癫狂以及热毒疮肿、丹毒烫伤等证。本品煎服,10～15g。外用适量。脾胃虚寒者忌服。

知 母 Zhīmǔ
《神农本草经》

为百合科多年生草本植物知母 *Anemarrhena asphodeloides* Bge. 的干燥根茎。主产于河北、山西、陕西、内蒙古及山东等地。春、秋二季采挖,除去须根及泥沙,晒干,习称"毛知母"。或除去外皮,晒干,习称"知母肉"。切片入药,生用,或盐水炙用。

【性味归经】苦、甘,寒。归肺、胃、肾经。

【功效】清热泻火,滋阴润燥。

【应用】

1.气分实热证　治外感热病热在气分者,常与石膏相须为用,如白虎汤。

2.肺热燥咳　治疗肺热咳嗽,咳痰色黄,常配贝母、黄芩、桑白皮同用,如二母宁嗽丸;若配杏仁、莱菔子,可治肺燥久嗽气急,如宁嗽煎。

3.骨蒸潮热　用治肾阴亏虚所致骨蒸潮热、盗汗、遗精、心烦者,常与黄柏、生地黄、丹皮、茯苓等药同用,如知柏地黄丸。如果阴虚火旺,真阴耗竭,见骨蒸潮热、面红升火、遗精盗汗等症状者,与龟板、黄柏、熟地等滋阴药同用,如大补阴丸。

4.阴虚消渴　用治阴虚内热之消渴证,症见皮肤干燥、口渴引饮,常配天花粉、葛根、五味子等药以增强药力,如玉液汤。

【按语】本品苦甘寒,入肺、胃、肾经。上能清肺泻火,润肺生津;中能清胃泻火,益胃养阴;下能滋肾养阴,退热除蒸;既能清实热,又能退虚热。不仅能治疗温热病热在气分之实热证,还是治疗肺阴亏虚之燥咳、胃阴亏虚之消渴、肾阴不足之骨蒸潮热的良药。

【常用配伍】知母配黄柏　知母甘寒质润,入肾经,黄柏苦寒,亦入肾经,二者都具有清热泻火之功,但知母清热之中又兼润燥,既清实热,又退虚热;而黄柏功善清热燥湿,清退虚热,二者共用能增强清退肾经虚热之功。一般用于肾阴不足之骨蒸潮热者。

【用法用量】煎服,6～12g。清热泻火宜生用;滋阴润燥宜盐水炙用。

【使用注意】本品性寒质润,有滑肠作用,故脾虚便溏者慎用。

【参考资料】

1.文献摘要

《神农本草经》:"主消渴热中,除邪气,肢体浮肿,下水,补不足益气。"

《用药法象》:"知母,其用有四:泻无根之肾火,疗有汗之骨蒸,止虚劳之热,滋化源之阴。"

《本草纲目》:"知母之辛苦寒凉,下则润肾燥而滋阴,上则清肺金而泻火,乃二经气分药也。"

2.化学成分及药理作用　本品含多种知母皂苷、知母多糖;此外,尚含芒果苷、异芒果苷等黄酮类及多种金属元素、生物碱、黏液质、还原糖等。本品浸膏动物实验有防治大肠杆菌所致高热的作用且持久；体外实验表明，知母煎剂对痢疾杆菌、伤寒杆菌、副伤寒杆菌、霍乱弧菌、大肠杆菌、变形杆菌、白喉杆菌、葡萄球菌、肺炎双球菌、β-溶血性链球菌、白色念珠菌及某些致病性皮肤癣菌等有不同程度的抑制作用；此外还有降血糖、抗肿瘤、抑制血小板聚集、抗炎、利尿等作用。

栀 子 Zhīzǐ

《神农本草经》

为茜草科常绿灌木栀子 *Gardenia jasminoides* Ellis 的干燥成熟果实。产于浙江、湖北、湖南等长江以南各省。9～11月果实成熟显红黄色时采收。蒸制至上气或置沸水中略烫，取出，干燥。生用、炒焦或炒炭用。

【性味归经】苦，寒。归心、肝、肺、胃、三焦经。

【功效】泻火除烦，清热利湿，凉血解毒，凉血止血。

【应用】

1. **热病烦闷** 治疗外感热病发热、心烦，可与淡豆豉同用，如栀子豉汤；若配黄芩、黄连、黄柏等，可用治热病火毒炽盛，见高热烦躁、神昏谵语者，如黄连解毒汤，本品与黄连、黄芩、石膏、知母等清热药同用可治疗瘟疫热毒，充斥内外而导致的大热烦渴、头痛如劈、干呕狂躁、神昏谵语等症，如清瘟败毒饮。

2. **湿热黄疸** 用治肝胆湿热郁蒸之黄疸、小便短赤者，常配茵陈、大黄等药用，如茵陈蒿汤；或配黄柏、甘草同用，如栀子柏皮汤。另本品清热利湿，配厚朴、黄连、芦根等治疗湿热霍乱，如连朴饮。

3. **血淋涩痛** 可治血淋涩痛或热淋证，常配木通、车前子、滑石等药用，如八正散；或配伍淡竹叶、蒲黄、小蓟等以泻火利水通淋，如小蓟饮子。

4. **血热出血** 用治血热妄行之吐血、衄血、尿血等证，常配白茅根、大黄、侧柏叶等药用，如十灰散；本品若配黄芩、黄连、黄柏用，可治三焦火盛迫血妄行之吐血、衄血，如黄连解毒汤；治疗肝火犯肺之咳血证，本品配伍瓜蒌、青黛、诃子等同用，如咳血方。

5. **目赤肿痛** 治肝胆火热上攻之目赤肿痛，常配大黄用，如栀子汤。

6. **热毒疮疡** 治热毒疮疡、红肿热痛者，常配金银花、连翘、蒲公英用；或配白芷以助消肿，如缩毒散。

此外，本品还具有发散热毒，消肿止痛的作用，生栀子粉用黄酒调成糊状，外敷，治疗跌打损伤之肿痛。

【按语】本品苦寒降泻，归心、肝、肺、胃、三焦经。善清上、中、下三焦之火；尤善清心火，为治疗热病烦闷之要药。其性清利，导湿热之邪从小便出，故又为治疗湿热黄疸、淋证之常用药。本品既入气分而清三焦之火热，又入血分而凉血止血，以治疗热毒疮疡及血热出血。此外本品外用还有发散热毒、消肿止痛之功，治疗跌打损伤之肿痛。

【常用配伍】**栀子配黄柏** 栀子黄柏均苦寒降泻，栀子能清泻三焦之火热，黄柏能清下焦之热，二者同用，清泻下焦火热及湿热之力倍增，故二者合用常用于下焦湿热之黄疸。

【用法用量】煎服，5～10g。外用生品适量，研末调敷。

【使用注意】本品苦寒伤胃，脾虚便溏者不宜用；本品苦燥伤阴，口渴汗出者慎用。

【参考资料】

1.文献摘要

《神农本草经》："主五内邪气,胃中热气,面赤酒疱?鼻,白癞赤癞疮疡。"

《本草正》："栀子,若用佐使,治有不同:加茵陈除湿热黄疸,加豆豉除心火烦躁,加厚朴、枳实可除烦满,加生姜、陈皮可除呕秽,同元胡破热滞瘀血腹痛。"

《本草纲目》："治吐血衄血,血痢下血,血淋,损伤瘀血。"

2.化学成分及药理作用 本品主要含异栀子苷、去羟栀子苷、栀子酮苷、山栀子苷、京尼平苷酸及黄酮类栀子素、三萜类化合物藏红花素和藏红花酸、熊果酸等。栀子提取物对结扎总胆管动物的GOT升高有明显的降低作用;栀子及其所含环烯醚萜有利胆作用;其提取物及藏红花苷、藏红花酸、格尼泊素等可使胆汁分泌量增加;栀子及其提取物有利胰及降胰酶作用,京尼平苷降低胰淀粉酶的作用最显著;栀子煎剂及醇提取物有降压作用,其所含成分藏红花酸有减少动脉硬化发生率的作用;栀子的醇提取物有镇静作用;本品对金黄色葡萄球菌、脑膜炎双球菌、卡他球菌等有抑制作用;其水浸液在体外对多种皮肤真菌有抑制作用。

3.现代应用 现代常用本品入复方治疗感冒、高血压病、胆囊炎、牙龈出血、咳血、口疮等。

芦 根 Lúgēn

（《神农本草经》）

为禾本科多年生草本芦苇 *Phragmites communis* Trin. 的新鲜或干燥根茎。全国各地均有分布。全年均可采挖,除去芽、须根及膜状叶。鲜用或切后晒干用。

【性味归经】甘,寒。归肺、胃经。

【功效】清热泻火,生津止渴,除烦止呕,利尿。

【应用】

1.**热病烦渴** 用治热病伤津,烦热口渴者,常配麦门冬、天花粉、石膏等药用;或以其鲜汁配麦冬汁、梨汁、荸荠汁、藕汁服,如五汁饮;本品配合竹叶、连翘、薄荷、桔梗等同用,在温病初起有生津止渴的作用,如银翘散。

2.**胃热呕吐** 可用单味煎汁饮用,或以鲜品配青竹茹、生姜等煎服,如芦根饮子。

3.**肺热咳嗽,肺痈吐脓血** 用治肺热咳嗽,痰稠色黄,常配黄芩、浙贝母、瓜蒌等药用以加强清肺化痰止咳的作用。若治风热咳嗽,可配桑叶、菊花、苦杏仁等药用,如桑菊饮。若治肺痈吐脓血,则多配薏苡仁、桃仁、冬瓜仁等用,如苇茎汤。

4.**热淋涩痛** 用治热淋涩痛,尿频、尿急、小便短赤,常配白茅根、车前子等用。

【按语】本品甘寒,入肺、胃二经。具有清热泻火,生津止渴,除烦止呕,利尿等作用。本品味甘却不滋腻,生津止渴而不恋邪,因此凡是温热病有津伤之口渴、烦躁者皆可用。本品善清肺胃之热,除烦止呕,可治疗肺热咳嗽,肺痈咳吐脓血,胃热呕吐等证。尚清热利尿,用治热淋涩痛。

【常用配伍】

1.**芦根配竹茹** 芦根味甘性寒,入肺、胃经,功能清热生津,开胃止呕;竹茹甘而微寒,入肺、胃、胆三经,入肺能清热化痰以治咳嗽,入胃可清胃腑之热而降逆、止呕呃,入胆而清泄胆火。二药皆能清胃止呕,然芦根兼能生津,竹茹可化痰,相配治因热呕吐,其效甚佳。

2.**芦根配白茅根** 茅根与芦根皆为甘寒凉润之品,均能入肺胃二经而具清热之功。茅根偏清伏热,凉血止血,又能益胃止渴,清热利水,且味甘而不腻膈,性寒而不碍胃,利水而不伤阴,为治疗因热所致上、下诸失血之良药。芦根中空,偏清气分之热,既善养阴清肺、宁嗽止咳,又能清胃生津、止渴止呕。二药同用,相须相辅,清热生津力强,其清热不伤阴,生津不恋邪,性平缓而不黏腻,故为甘寒清热之妙对,可广泛应用于多种热证,诸如温病高热烦渴,肺热阴亏,咳嗽咽干,胃热滓伤,气逆呕哕,以及下焦伏热、热淋尿血等,二者鲜晶入药,疗效更佳。

3.芦根配地骨皮 芦根和地骨皮同为甘寒之品,皆能入肺而除肺热,平喘咳。然芦根生津润燥,偏入气分,主去肺中邪热;地骨皮质轻而性寒,轻以去实,寒能胜热,善入血分,主泻肺中伏火。二药相伍,相须为用,一气一血,具有清肺而不伤阴、护阴液而不致恋邪之特色,用治肺热阴伤、肺失清肃之喘咳,尤宜于正气稍弱、伏火不盛者。

【用法用量】煎服,干品 15~30g;鲜品加倍,或捣汁用。

【使用注意】脾胃虚寒者忌服。

【参考资料】

1. 文献摘要

《神农本草经》:"主消渴客热。"

《玉楸药解》:"消降肺胃,消荡郁烦,生津止渴,除呕下食,治噎嗝懊憹。"

2. 化学成分及药理作用 本品所含碳水化合物中有木聚糖等多种具免疫活性的多聚糖类化合物,并含有多聚醇、甜菜碱、薏苡素、游离脯氨基酸、天门冬酰胺及黄酮类化合物苜蓿素等。本品有解热、镇静、镇痛、镇吐、降血压、降血糖、抗氧化及雌性激素样作用,对β-溶血链球菌有抑制作用,所含薏苡素对骨骼肌有抑制作用,苜蓿素对肠管有松弛作用。

3. 现代应用 现代单用本品或组成复方用于治疗肺热、肺叶生疮、大叶性肺炎、肾结石、泌尿系感染等。

天花粉 Tiānhuāfěn
(《神农本草经》)

为葫芦科多年生草质藤本栝楼 Trichosanthes kirilowii Maxim. 或双边栝楼 Trosthornii Harms 的干燥根。主产于河南、山东、江苏、安徽一带。秋、冬二季采挖,洗净,除去外皮,切厚片。鲜用或干燥用。

【性味归经】甘、微苦,微寒。归肺、胃经。

【功效】清热泻火,生津止渴,消肿排脓。

【应用】

1.热病烦渴 治热病烦渴,常配芦根、麦门冬等同用;或配生地黄、五味子用,如天花散;配沙参、麦门冬、玉竹等用,可治燥伤肺胃,咽干口渴,如沙参麦冬汤。

2.肺热咳嗽或燥咳 用治咳嗽,咳痰黄稠,常配伍射干、马兜铃等,如射干兜铃汤。若治燥邪伤肺导致的干咳少痰、痰中带血等肺热燥咳证,可配天门冬、麦门冬、生地黄等药用,如滋燥饮;配人参用治燥热伤肺,气阴两伤之咳喘咯血,如参花散。

3.内热消渴 用治积热内蕴,化燥伤津之消渴证,常配麦门冬、芦根、白茅根等药用;若配伍葛根、知母、五味子等同用,可治疗阴虚内热之消渴多饮,如玉液汤;若配人参,则治内热消渴,气阴两伤者,如玉壶丸。

4.疮疡肿毒 用治疮疡初起,热毒炽盛,未成脓者可使消散,脓已成者可溃疮排脓,常与金银花、白芷、穿山甲等同用,以增强消肿排脓之功,如仙方活命饮;取本品清热、消肿作用,配薄荷等分为末,西瓜汁送服,可治风热上攻,咽喉肿痛,如银锁匙。

【按语】本品甘苦寒,入肺胃经。既善清肺胃之实热,又善养阴生津而除烦止渴。为治疗热病烦渴之良药,又为治疗肺胃阴虚导致的燥咳、消渴之证。此外本品还能消肿排脓,善于治疗疮疡肿毒。

【常用配伍】

1. 天花粉配贝母　天花粉清热养阴;贝母清热化痰。二者伍用,有清热生津化痰之功,可用以治疗肺热津伤、炼液成痰而出现的发热、咳吐黄痰等症。

2. 天花粉配桔梗、桑叶　天花粉清热生津;桔梗宣肺祛痰;桑叶解表除热。三者伍用,有解表清里生津、宣肺祛痰之功,可用以治疗风热袭肺引起的发热口渴、咽喉疼痛、咳痰黄稠等症。

【用法用量】煎服,10～15g。

【使用注意】脾胃虚寒大便溏泻者慎用。不宜于乌头类药材同用。

【参考资料】

1. 文献摘要

《神农本草经》:"主消渴,身热,烦满大热,补虚,安中,续绝伤。"

《日华子本草》:"通小肠,排脓,消肿毒,生肌长肉,消扑损瘀血。治热狂时疾,乳痈,发背,痔瘘疮疖。"

《本草汇言》:"天花粉,退五脏郁热,如心火盛而舌干口燥,肺火盛而咽肿喉痹,脾火盛而口舌齿肿,痰火盛而咳嗽不宁。若肝火之胁胀走注,肾火之骨蒸烦热,或痈疽已溃未溃,而热毒不散,或五疸身目俱黄,而小水若淋若涩,是皆火热郁结所致,惟此剂能开郁结,降痰火,并能治之。又其性甘寒,善能治渴,从补药而治虚渴,从凉药而治火渴,从气药而治郁渴,从血药而治烦渴,乃治渴之要药也。"

2. 化学成分及药理作用　本品主要含淀粉、皂苷、多糖类、氨基酸类、酶类和天花粉蛋白等。皮下或肌内注射天花粉蛋白,有引产和中止妊娠的作用;天花粉蛋白有免疫刺激和免疫抑制两种作用;体外实验证明,天花粉蛋白可抑制艾滋病病毒(HIV)在感染的免疫细胞内的复制繁衍,减少免疫细胞中受病毒感染的活细胞数,能抑制 HIV 的 DNA 复制和蛋白质合成;天花粉水提物的非渗透部位有降低血糖活性。天花粉煎剂对溶血性链球菌、肺炎双球菌、白喉杆菌有一定的抑制作用。

3. 现代应用　用天花粉蛋白肌内注射,治疗葡萄胎;用天皂合剂,阴道塞药,治疗恶性滋养细胞肿瘤;此外,临床还用天花粉治疗糖尿病、急性支气管炎、肺炎、乳腺炎、流行性腮腺炎等感染性疾病及用于中期妊娠引产、抗早孕、过期流产死胎、宫外孕、肠腺化生等。

夏枯草 Xiàkūcǎo

（《神农本草经》）

为唇形科多年生草本夏枯草 *Prunella vulgaris* L. 的干燥果穗。全国各地均产,主产于江苏、浙江、安徽、河南、湖北等地。夏季果穗呈棕红色时采收,除去杂质,晒干。生用。

【性味归经】辛、苦,寒。归肝、胆经。

【功效】清热泻火,明目,散结消肿。

【应用】

1. 目赤肿痛,头痛眩晕,目珠疼痛　用治肝火上炎,目赤肿痛,头痛眩晕,可配桑叶、菊花、决明子等药用。配当归、枸杞子，可用于肝阴不足，目珠疼痛，至夜尤甚者；亦可配香附、甘草用，如夏枯草散。

2. 瘰疬，瘿瘤 用以治肝郁化火，痰火凝聚之瘰疬，常配贝母、香附等药，如夏枯草汤；用治瘿瘤，则常配昆布、玄参等用，如夏枯草膏。

3. 乳痈肿痛 治乳痈肿痛，常与蒲公英同用。

【按语】本品辛苦寒，主入肝胆经。善于清热泻火，明目，主要治疗肝火上炎导致的目赤肿痛、头痛眩晕、目珠疼痛等症，为治疗肝火目珠疼痛之要药。此外本品还善清热散结消肿，常用于治疗痰火凝聚之瘰疬、瘿瘤，乳痈肿痛等证。

【常用配伍】

1. 夏枯草配当归、白芍 夏枯草清肝散瘀；当归、白芍养血补血。三者伍用，有解肝郁、养肝血之功效，用于治疗肝郁血虚所致诸症。

2. 夏枯草配菊花 夏枯草清肝火、平肝阳；菊花清热凉肝。二者合用，有清肝、凉肝、平肝之功，用于治疗肝火上炎、肝经风热引起目赤肿痛；或肝阳上亢导致之头痛、眩晕。

3. 夏枯草配昆布、海藻 夏枯草清肝火散郁结；昆布、海藻均消痰软坚而利水。三药合用，有清火散结、消痰软坚之功效，用于治疗肝火痰结所致之瘰疬。

【用法用量】煎服，9～15g。或熬膏服。

【使用注意】脾胃寒弱者慎用。

【参考资料】

1. 文献摘要

《神农本草经》："主寒热、瘰疬、鼠瘘、头疮，破癥。散瘿结气，脚肿湿痹。"

《本草纲目》："夏枯草治目疼，用砂糖水浸一夜用，取其能解内热，缓肝火也。楼全善云，夏枯草治目珠疼至夜则甚者，神效，或用苦寒药点之反甚者，亦神效。盖目珠连目本，肝系也，属厥阴之经。夜甚及点苦寒药反甚者，夜与寒亦阴故也。夏枯禀纯阳之气，补厥阴血脉，故治此如神，以阳治阴也。"

《重庆堂笔记》："夏枯草，微辛而甘，故散结之中，兼有和阳养阴之功，失血后不寐者服之即寐，其性可见矣。陈久者尤甘，入药为胜。"

2. 化学成分及药理作用 本品含三萜皂苷、芸香苷、金丝桃苷等苷类物质及熊果酸、咖啡酸、游离齐敦果酸等有机酸；花穗中含飞燕草素、矢车菊素的花色苷、d-樟脑、d-小茴香酮等。本品煎剂、水浸出液、乙醇-水浸出液及乙醇浸出液均可明显降低实验动物血压，茎、叶、穗及全草均有降压作用，但穗的作用较明显；本品水煎醇沉液小鼠腹腔注射，有明显的抗炎作用；本品煎剂在体外对痢疾杆菌、伤寒杆菌、霍乱弧菌、大肠杆菌、变形杆菌、葡萄球菌及人型结核杆菌均有一定的抑制作用。

3. 现代应用 结合传统上用于治疗头痛、眩晕，药理研究有降血压作用，现代临床用以治疗高血压病，有助降压；取其散结消肿而常用治甲状腺肿大、淋巴结肿大、乳腺增生、高血压等属于肝热者；用夏枯草、白花蛇舌草、白茅根、甘草、板蓝根、山豆根，水煎服，治疗慢性乙型肝炎；用夏枯草、白及，共研细末，猪油调膏敷患处，治手足皲裂；用夏枯草100g，水煎2次，泡洗双手，治疗手脱皮证。

决明子 Juémíngzǐ

（《神农本草经》）

为豆科一年生草本植物决明 *Cassia obtusifolia* L. 或小决明 *C. tora* L. 的干燥成熟种子。全国各地均有栽培，主产于安徽、广西、四川、浙江、广东等地，秋季采收成熟果实，晒干，打下种子，除去杂质。生用，或炒用。用时捣碎。

【性味归经】甘、苦、咸，微寒。归肝、肾、大肠经。

【功效】清肝明目，润肠通便。

【应用】

1. 目赤肿痛，羞明多泪，目暗不明 治肝热目赤肿痛、羞明多泪，常配黄芩、赤芍、木贼用，如决明子散；若配菊花、青葙子、茺蔚子等，可用治风热上攻头痛目赤，如决明子丸；本品有补肝肾阴之功，配山茱萸、枸杞子、生地黄等药，可用治肝肾阴亏，视物昏花、目暗不明，如决明散。

2. 头痛，眩晕 可用治肝火上炎或肝阳上亢之头痛、眩晕，常配菊花、钩藤、夏枯草等药用，也可单味略炒，水煎代茶饮用。

3. 肠燥便秘 用于内热肠燥，大便秘结，可与火麻仁、瓜蒌仁、郁李仁等同用。

【按语】本品甘苦咸寒，主入肝、肾、大肠经。既能清肝热，又能滋肾阴，是治疗肝火上炎或肝肾阴虚导致的目赤肿痛、目暗不明的常用药；本品清肝热的同时还能平肝阳，常用以治疗肝火上炎或肝阳上亢导致的头痛、眩晕；此外，本品甘寒质润，主入大肠经，可用来治疗肠燥便秘。

【常用配伍】

1. 决明子配决明 二者皆入肝、肾经，均有清肝明目之功。但决明子苦甘性凉，长于清肝、补肝；石决明味咸性平，功擅平肝、潜阳。二者合用，有清肝泄热、平肝潜阳之功效，用于治疗肝火上炎之头胀头痛、目赤肿痛、羞明多泪；肝阴不足、肝阳上亢之头晕目眩、视物不清、目睛干涩等症。

2. 决明子配夏枯草 决明子甘苦性凉，入肝、肾经，清肝明目，兼益肝肾之阴；夏枯草苦辛性寒，入肝、胆经，清肝火、散郁结、平肝明目。二者伍用，其清肝泄热、平肝明目之功效更著，用于治疗肝阳上亢之乌珠胀痛、入夜尤甚；肝火上炎之目赤肿痛、羞明多泪、头痛眩晕等症。

【用法用量】捣碎，煎服，10～15g；用于润肠通便，不宜久煎，亦可用沸水冲泡代茶饮用。

【使用注意】气虚便溏者不宜用。

【参考资料】

1. 文献摘要

《神农本草经》："治青盲，目淫肤赤白膜，眼赤痛泪出，久服益精光。"

《本草求真》："决明子，除风散热。凡人目泪不收，眼痛不止，多属风热内淫，以致血不上行，治当即为驱逐；按此苦能泄热，咸能软坚，甘能补血，力薄气浮，又能升散风邪，故为治目收泪止痛要药。并可作枕以治头风。"

《本草正义》："决明子明目，乃滋益肝肾，以镇潜补阴之义，是培本之正治，非如温辛散风，寒凉降热之止为标病立法者可比，最为有利无弊。"

2. 化学成分及药理作用 本品主含大黄酸、大黄素、芦荟大黄素、决明子素、橙黄决明子素、决明素等蒽醌类物质，以及决明苷、决明酮、决明内酯等萘并吡咯酮类物质；此外，尚含甾醇、脂肪酸、糖类、蛋白质等。本品的水浸出液、醇水浸出液及乙醇浸出液都有降低血压作用；

本品有降低血浆总胆固醇和甘油三脂的作用;其注射液可使小鼠胸腺萎缩,对吞噬细胞吞噬功能有增强作用;其所含蒽醌类物质有缓和的泻下作用;其醇浸出液除去醇后,对金黄色葡萄球菌、白色葡萄球菌、桔色葡萄球菌、白喉杆菌、巨大芽孢杆菌、伤寒杆菌、副伤寒杆菌、乙型副伤寒杆菌及大肠杆菌均有抑制作用;其水浸液对皮肤真菌有不同程度的抑制作用。

3. 现代应用 用决明子开水泡,代茶饮,可治疗高脂血症;用本品加水煮沸后熏洗外阴及阴道,可治疗霉菌性阴道炎;本品单用内服,治疗男性乳房发育。

竹 叶 Zhúyè
《名医别录》

为禾本科多年生常绿灌木或乔木植物淡竹 *Phyllostachys nigra*(Lodd.)Munro var. *henonis*(Mitf.)Stapf ex Rendle 的干燥叶。其卷而未放的幼叶,称竹叶卷心。产于长江流域各省。全年可采,宜用鲜品,或晒干生用。

【性味归经】甘、辛、淡,寒。归心、胃、小肠经。

【功效】清热泻火,除烦,生津,利尿。

【应用】

1. 热病烦渴 可用治热病伤津之烦热口渴,常配石膏、知母、玄参等药用,如清瘟败毒饮。若配人参、麦门冬等用,可治热病后期,气津两伤之证,如竹叶石膏汤。本品配伍生地、玄参、黄连、丹参等清热凉血药一起可用于治疗温热病热入营分证,见身热入夜为甚,神烦少寐,斑疹隐隐等;配金银花、连翘、薄荷等,可用治外感风热,烦热口渴,如银翘散;配大黄、芒硝、栀子、薄荷、连翘等,治疗上中二焦邪郁生热见身热口渴、面赤唇焦、大便不通等症,如凉膈散。

2. 口疮,尿赤 本品上可治心火上炎之口舌生疮,下可疗心热移于小肠之小便短赤涩痛,常配木通、生地黄、甘草等药用,如导赤散。

【按语】本品甘辛淡寒,主入心、胃、小肠经。长于清心火,除烦止渴,是治疗热病烦渴的常用药。此外本品还具有利尿的作用,既能治疗心火上炎之口舌生疮,又可以治疗心火下移小肠之小便短赤涩痛。

【常用配伍】

1. 竹叶配荷梗 竹叶体轻气薄,味甘而淡,气寒而凉,轻能走上,辛能散郁,甘能缓脾,凉能清心,寒能清热;荷梗味苦气平,中空体轻,生于水土之下、污秽之中,挺然独立,富有长养生发之气,故能祛暑清热,理气宽胸,升发清阳(升发脾胃之气)。竹叶以清利为主,导热下行,令其从小便而解;荷梗以升清为要,理气宽中,消胀除满,醒脾开胃。二药伍用,一升一降,相互为用,清心火、利小便、祛暑湿、快胸膈、消胀除满、肝胃增食之力增强。主治夏日中暑诸证;热性病由卫分转入气分,症见烦热口渴、小便不利等;小儿发热,小便短赤等症;心火下移小肠,症见小便涩痛等。

2. 竹叶配生石膏 竹叶甘淡性寒,轻浮上达,能解散上焦风热,清心肺之火热,导小肠膀胱湿热下行,清上导下,可升可降;生石膏清泻肺胃火热,除烦止渴。二药合用,辛凉甘寒,清解阳明,清肺胃热,主治肺热咳嗽、气逆不得平卧,口舌生疮,口干口渴等。

3. 竹叶配陈皮 竹叶甘寒,归肺经,其气味俱清,轻清解上,善清上焦邪热,清肺热,用治肺热咳嗽;陈皮苦温,亦归肺经,能行能降,既能理气,又能燥湿,用治肺气上逆之咳喘。二药配用,一升一降,相辅相成,可用治寒热错杂、肺气上逆之咳喘。

【用法用量】煎服,6~15g;鲜品 15~30g。

【使用注意】阴虚火旺,骨蒸潮热者忌用。

【参考资料】

1. 文献摘要

《名医别录》:"主胸中痰热,咳逆上气。"

《药品化义》:"竹叶,清香透心,微苦凉热,气味俱清。经曰:治温以清,专清心气,味淡利窍,使心经热血分解。主治暑热消渴,胸中热痰,伤寒虚烦,咳逆喘促,皆为良剂也。"

2. 化学成分及药理作用 本品含氨基酸、涩味质、酚性成分等。本品煎剂对金黄色葡萄球菌、绿脓杆菌有抑制作用。

淡竹叶 Dànzhúyè

《神农本草经》

为禾本科多年生草本植物淡竹叶 *Lophatherum gracile* Brongn. 的干燥茎叶。主产于长江流域至华南各地,以浙江产量最大,质量最好。夏季末抽花穗前采割,晒干切段,生用。

【性味归经】甘、淡,寒。归心、胃、小肠经。

【功效】清热泻火,除烦,利尿。

【应用】

1. 热病烦渴 用治热病伤津,心烦口渴,常配石膏、芦根等药用;或配黄芩、知母、麦门冬等药用,如淡竹叶汤。

2. 口疮尿赤,热淋涩痛 用治心、胃火盛,口舌生疮或移热小肠之热淋涩痛,可配木通、生地、滑石、白茅根、灯心草等药用;对于湿热蕴结膀胱之淋浊涩痛,本品多与车前子、栀子、海金沙等利尿通淋之品同用。

【按语】本品甘寒,主入心、胃、小肠经。本品善清心火除烦,可用治热病伤津之心烦口渴。且在清心火的同时还入小肠经,具有利尿的作用,用治心火上炎之口舌生疮或心火下移于小肠之热淋涩痛等症。

【常用配伍】

1. 淡竹叶配木通 淡竹叶上能直清心火而除烦,下能利小便而渗湿;木通上能通心清肺清降心火,下能泻小肠湿热,通利二便。因心与小肠相表里,泻小肠即泻心火。二药合用,清心利水,寓有治腑以治脏之意,可治心移热于小肠之热盛心烦、口疮舌红、尿赤涩痛、赤白带下等。

2. 淡竹叶配栀子 二者均能清热除烦而利湿。相伍为用,可使清热除烦之功效加强,且能使热从利小便出,用于治疗热邪客于胸中引起之懊憹或热淋。

【用法用量】煎服,6~9g。

【参考资料】

1. 文献摘要

《本草纲目》:"去烦热,利小便,清心。"

《生草药性备要》:"消痰止渴,除上焦火,明眼目,利小便,治白浊,退热,散痔疮毒。"

《现代实用中药》:"为清凉解热利尿药,用于热病口渴,小便涩痛,烦热不寐等症。"

2. 化学成分及药理作用 本品含三萜类化合物,如芦竹素、白茅素、蒲公英赛醇及甾类物质如 β-谷甾醇、豆甾醇、菜油甾醇、蒲公英甾醇等。本品水浸膏有退热作用;本品利尿作用较弱而增加尿中氯化物的排出量则较强;其粗提物有抗肿瘤作用;其水煎剂对金黄色葡萄球菌、溶血性链球菌有抑制作用。此外,还有升高血糖作用。

3.现代应用　用淡竹叶配生地黄、木通、甘草等制成导赤散,随证加减,治病毒性心肌炎;用竹叶石膏汤治疗顽固性呕吐、呃逆。

谷精草 Gǔjīngcǎo
《开宝本草》

为谷精草科一年生草本植物谷精草 *Eriocaulon buergerianum* Koern. 的干燥带花蕾的头状花序。主产于浙江、江苏、安徽等地。秋季采收,将花序连同花蕾拔出,晒干,切段。生用。

【性味归经】辛、甘,凉。归肝、肺经。

【功效】疏散风热,明目,退翳。

【应用】

1.风热目赤肿痛,羞明,眼生翳膜　用治风热上攻所致目赤肿痛、羞明多泪、眼生翳膜者,可与荆芥、决明子、龙胆草等配伍,如谷精草汤;治疗肝火上炎导致的目赤肿痛,常配伍决明子、青葙子等清肝明目药同用。

2.风热头痛,齿痛　治风热头痛,常配薄荷、菊花、牛蒡子等药用;治疗风火牙痛常配伍清热泻火药同用。

【按语】本品辛、甘升散,性凉,归肝、肺经。善疏散头面风热,可治疗风热上攻所致目赤肿痛、羞明多泪、眼生翳膜等症,此外本品还可治疗风火头痛、牙痛等症。

【常用配伍】

1.谷精草配密蒙花　谷精草甘辛走行上焦,直达巅顶,善于疏散头部风热,而无寒凉遏抑之弊,其明目退翳之功优于菊花,长于治风热外袭、风重于热之目不明实证;密蒙花甘以补血、寒以清热,养血明目,专在治本,与谷精草之偏治风热不同,二者合用,标本同治,明目退翳。

2.谷精草配防风　二药都可祛风,但谷精草善疏风热而明目退翳止痒,防风表散而化湿,同用有疏风明目止痒的功效,可治生翳膜、视物不清,并能止风邪客于肌表的瘙痒。

3.谷精草配龙胆草　谷精草散风热退翳,龙胆草清泄肝火,合用有疏风泄热退翳的功效,可用于肝火目赤、目生翳膜及头痛、齿痛。

【用法用量】煎服,5～15g。

【使用注意】阴虚血亏之眼疾者不宜用。

【参考资料】

1.文献摘要

《开宝本草》:"主疗喉痹,齿风痛及诸疮疥。"

《本草纲目》:"谷精草体轻性浮,能上行阳明分野。凡治目中诸病,加而用之,甚良。明目退翳之功,似在菊花之上也。"

《本草正义》:"谷精草,其质轻清,故专行上焦直达巅顶,能疏散头部风热,治目疾头风,并疗风气痹痛者,亦以轻清之性,善于外达也。"

2.化学成分及药理作用　本品含谷精草素。本品水浸剂体外试验对某些皮肤真菌有抑制作用;其煎剂对绿脓杆菌、肺炎双球菌、大肠杆菌有抑制作用。

密蒙花 Mìměnghuā

（《开宝本草》）

为马钱科落叶灌木植物密蒙花Buddleja officinalis Maxim.的干燥花蕾及花序。主产于湖北、四川、陕西等地。春季花未开放时采收，晒干。生用。

【性味归经】甘，微寒。归肝经。

【功效】清热泻火，养肝明目，退翳。

【应用】

1.**目赤肿痛，羞明多泪，眼生翳膜**　用治肝火上炎之目赤肿痛，常配菊花、防风、甘草等药物同用；若治风火上攻，羞明多泪，多配木贼、石决明、羌活等药物同用。本品配蝉蜕、白蒺藜、川芎等，可治肝火郁滞，眼生翳膜。

2.**肝虚目暗，视物昏花**　用治肝肾虚有热所致目暗干涩、视物昏花者，多配菟丝子、山药、肉苁蓉等药用。

【按语】本品甘、微寒，主入肝经。功能清肝养肝，明目退翳。治疗眼生翳膜，视物昏花，无论是肝火上炎，风火上攻，还是肝肾阴虚，虚热上扰均可应用。

【常用配伍】

1.**密蒙花配谷精草**　谷精草甘平走行上焦，直达巅顶，善于疏散头部风热，而无寒凉遏抑之弊，其明目退翳之功优于菊花，长于治风热外袭、风重于热之目不明实证；密蒙花甘以补血，寒以清热，养血明目，专在治本，目得血能视，与谷精草之偏治风热不同，两者合用，标本同治，明目退翳，主治肝血不足，风热上壅，目生翳膜，视物不清，迎风流泪。

2.**密蒙花配石决明**　石决明味咸性寒，归肝经，善清肝热，又补肝阴，为明目良药；密蒙花味甘以补益，性寒能清热，两药合用，可加强明目退翳之功效，可治疗目赤羞明、翳障、青盲、雀目等症。

3.**密蒙花配青葙子**　青葙子苦寒沉降，功专清肝凉血，明目退翳；密蒙花甘寒清养，能养血清热，又可除肝热退翳膜，两药同用，可加强清肝明目之功，治疗肝热目赤翳障、视物昏暗等疾，又可用于血虚肝旺所致目盲翳障等症。

【用法用量】煎服，9～15g。

【参考资料】

1.文献摘要

《开宝本草》："主青盲肤翳，赤涩多眵泪，消目中赤脉，小儿麸痘及疳气攻眼。"

《本草经疏》："密蒙花为厥阴肝家正药，所主无非肝虚有热所致。盖肝开窍于目，目得血而能视，肝血虚则为青盲肤翳，肝热甚则为赤肿眵泪，赤脉，及小儿痘疮余毒，疳气攻眼。此药甘以补血，寒以除热，肝血足而诸证无不愈矣。"

2.化学成分及药理作用　本品含刺槐苷、密蒙皂苷A、B，对甲氧基桂皮酰梓醇、梓苷、梓醇，刺槐苷水解后得刺槐素等。本品所含刺槐素有维生素P样作用，能减轻甲醛性炎症，能降低皮肤、小肠血管的通透性及脆性，有解痉及轻度利胆、利尿作用。

3.现代应用　用密蒙花、木贼、石决明、菊花，研末，水煎服，治疗结膜炎、角膜云翳、白内障等眼疾有效。

青葙子 Qingxiāngzǐ

《神农本草经》

为苋科一年生草本植物青葙 *Celosia argentea* L. 的干燥成熟种子。产于我国中部及南部各省。秋季果实成熟时采收,晒干,去除杂质。生用。

【性味归经】苦,微寒。归肝、脾经。

【功效】清热泻火,明目退翳。

【应用】

1. **肝热目赤,眼生翳膜** 用治肝火上炎所致目赤肿痛、眼生翳膜等,可配决明子、茺蔚子、羚羊角等用,如青葙丸;若配生地黄、玄参、车前子,可治肝虚血热之视物昏花等症;若配菟丝子、肉苁蓉、山药等,可治肝肾亏损,目昏干涩,如绿风还晴丸。

2. **肝火眩晕** 用治肝阳化火所致头痛、眩晕、烦躁不寐,常配石决明、栀子、夏枯草等其他清热泻火药同用。

【按语】本品苦寒清降,主入肝经,善于清肝火而明目退翳,治疗肝经火热之目赤,眼生翳膜等证。与其他清热泻火药同用可治疗肝火导致的眩晕、头痛等证。

【常用配伍】

1. **青葙子配决明子** 二药皆苦寒,入肝经,清肝明目。二药相伍,共增药效,用于治疗慢性葡萄膜炎,视物模糊、眼前有暗影浮动者。

2. **青葙子配桑叶、菊花** 三药均入肝经,清肝明目,桑叶和菊花又具疏风之长,三药合用疏风清热,外疏内清,大增清肝明目之效,汉肝经风热之目赤肿痛、羞明多泪等有奇效。

3. **青葙子配夏枯草、栀子** 青葙子与夏枯草皆入肝经,清肝火,栀子清泻三焦之火是其所长。三药相伍,清上至下,清肝热之功倍增,用治肝热所致的目赤肿痛、羞明多泪最宜。

【用法用量】煎服,10~15g。

【使用注意】本品有扩瞳作用,青光眼患者禁用。

【参考资料】

1. 文献摘要

《药性论》:"治肝脏热毒冲眼,赤障青盲翳肿。"

《本经逢原》:"青葙子,治风热目疾,与决明子功同……其治风瘙身痒,皮肤中热,以能散厥阴经中血脉之风热也。"

《本草正义》:"青葙,即鸡冠花之同类。其子苦寒滑利,善涤郁热,故目科风热肝火诸症统以治之。"

2. 化学成分及药理作用 本品含对羟基苯甲酸、棕榈酸胆甾烯酯、菸酸、β-谷甾醇、脂肪油及丰富的硝酸钾等。本品有降低血压作用,其所含油脂有扩瞳作用;其水煎液对绿脓杆菌有较强的抑制作用。

3. 现代应用 用青葙子治疗高血压患者,有良效。

第二节 清热燥湿药

本类药物性味苦寒,寒能清热,苦能燥湿,本类药物清热之中,燥湿力强,故称为清热燥湿药,主要用于湿热证。因湿热所侵肌体部位的不同,临床症状各有所异。如湿温或暑温夹湿,症见身热不扬、胸脘痞闷、小便短赤、舌苔黄腻;若湿热蕴结脾胃,则症见脘腹胀满、呕吐、恶心等;若湿热壅滞大肠,则症见泄泻、痢疾、痔疮肿痛;若湿热蕴蒸肝胆,则症见黄疸尿赤、胁肋胀痛、耳肿流脓;若湿热下注或湿热蕴结膀胱,则症见带下色黄,或热淋灼痛;若湿热流注关节,则症见关节红肿热痛;若湿热浸淫肌肤,则可见湿疹、湿疮等。上述湿热所致诸病证均属本类药物主治范围。又因其苦降泄热力大,故本类药物还能清热泻火解毒,可用治脏腑热毒证。

本类药物苦寒性大,燥湿力强,过服易伐胃伤阴,故一般用量不宜过大。凡脾胃虚寒,津伤阴损者应慎用,或与健胃药或养阴药同用。

黄芩 Huángqín
(《神农本草经》)

为唇形科多年生草本植物黄芩 *Scutellaria baicalensis* Georgi 的干燥根。主产于河北、山西、内蒙古、河南、陕西等地。以山西产量多,河北质量好。春、秋两季采挖,去除须根及泥沙,晒后撞去粗皮,蒸透或开水润透切片,晒干。生用、酒炙或炒炭用。

【性味归经】苦,寒。归肺、胆、脾、胃、大肠经。

【功效】清热燥湿,泻火解毒,止血,安胎。

【应用】

1.湿温、暑湿,黄疸泻痢,热淋涩痛 治湿温、暑湿,湿热阻遏气机而致胸闷脘痞、恶心呕吐、身热不扬、舌苔黄腻者,常配滑石、白豆蔻、通草等同用,如黄芩滑石汤;治疗少阳经湿热引起的寒热如疟、口苦胸闷等,常配青蒿、半夏、茯苓等药,如蒿芩清胆汤;若配黄连、干姜、半夏等,可治湿热中阻,痞满呕吐,如半夏泻心汤;若配黄连、葛根等药用,可治大肠湿热之泄泻、痢疾见腹痛、里急后重等症,如葛根黄芩黄连汤;若配伍龙胆草、栀子、泽泻、木通等清热利湿药同用可治疗肝经湿热下注导致的阴肿、阴痒,小便淋浊,妇女带下黄臭等症,如龙胆泻肝汤;若配茵陈、栀子等利湿退黄药,可治湿热黄疸;配木通、白茅根、车前子等同用,可治疗湿热下注膀胱导致的热淋涩痛。

2.肺热咳嗽 用治肺热咳嗽痰稠,可单用,如清金丸;也可以配伍杏仁、瓜蒌、茯苓、胆南星等清热化痰药同用,以增强清热化痰止咳之功,如清气化痰丸;若配苦杏仁、桑白皮、苏子,可治肺热咳嗽气喘,如清肺汤;若配法半夏,可治肺热咳嗽痰多,如黄芩半夏丸。

3.高热烦渴 配薄荷、栀子、大黄等,可用治外感热病,中上焦热盛所致之高热烦渴、面赤唇燥、尿赤便秘、苔黄脉数者,如凉膈散;若配伍石膏、犀角、川连、栀子、竹叶等清热泻火药,可用治瘟疫热毒充斥内外导致的大热渴饮、干呕狂躁、谵语神昏等症,如清瘟败毒饮。

4.血热出血 用治火毒炽盛迫血妄行之吐血、衄血等症,常配大黄用,如大黄汤。本品经配伍,也可用治其他出血证,如配地榆、槐花,用治血热便血;配当归,用治崩漏,如子芩丸。

5.痈肿疮毒 用治火毒炽盛之痈肿疮毒,常与黄连、黄柏、栀子配伍,如黄连解毒汤。若治热毒壅滞痔疮热痛,则常配黄连、大黄、槐花等药用。

6.胎动不安 用治血热胎动不安,可配生地黄、黄柏等药用,如保阴煎;若配白术用,可治气虚血热胎动不安,如芩术汤;若配熟地黄、续断、人参等药用,可治肾虚有热胎动不安,如泰山磐石散。

【按语】本品苦寒,归肺、胆、脾、胃、大肠经。在清热燥湿之中,尤其善于清中上二焦之湿热,为治疗湿温、暑湿,湿热黄疸及热淋涩痛的良药。本品入肺经,善于清肺经之实火而止咳,是治疗肺热咳嗽的要药。此外本品善于清中上二焦之实火,是治疗高热烦渴、血热出血的常用药。本品泻火之中,还有消肿止痛的作用,可用于治疗热毒壅滞导致的痈肿疮毒。另本品还具有安胎之功,是治疗血热胎动不安之圣药。

【常用配伍】

1. 黄芩配柴胡 柴胡疏木,使半表之邪得以外宣;黄芩清火,使半里之邪得从内彻。二药合用,通调表里,和解少阳,清泄少阳之热邪。

2. 黄芩配白术 白术甘温味厚,阳中之阴,可升可降,补脾安胎;黄芩苦寒而降,清热燥湿,去热安胎。二药相伍,一补一泻,一温一寒,相互制约,相互促进,共奏清热安胎之功效。

3. 黄芩配半夏 黄芩苦寒清热,半夏辛散降逆,二药参合,一寒一温,苦降辛开,从而使阴阳和、升降顺、痞气消。

【用法用量】 煎服,3~10g。清热多生用,安胎多炒用,清上焦热可酒炙用,止血可炒炭用。

【使用注意】 本品苦寒伤胃,脾胃虚寒,食少便溏者不宜使用。

【参考资料】

1. 文献摘要

《神农本草经》:"主诸热黄疸,肠澼,泄痢,逐水,下血闭。恶疮,疽蚀,火疡。"

《滇南本草》:"上行泻肺火,下行泻膀胱火,男子五淋,女子暴崩,调经清热,胎有火热不安,清胎热,除六经实火实热。"

《本草正》:"枯者清上焦之火,消痰利气,定喘咳,止失血,退往来寒热,风热湿热,头痛,解瘟疫,清咽,疗肺痿、乳痈发背,尤祛肌表之热,故治斑疹、鼠瘘、疮疡、赤眼;实者凉下焦之热,能除赤痢,热蓄膀胱,五淋涩痛,大肠闭结,便血,漏血。"

2. 化学成分及药理作用 本品含黄芩苷元、黄芩苷、汉黄芩素、汉黄芩苷、黄芩新素、苯乙酮、棕榈酸、油酸、脯氨酸、苯甲酸、黄芩酶、β-谷甾醇等。黄芩煎剂在体外对痢疾杆菌、白喉杆菌、绿脓杆菌、伤寒杆菌、副伤寒杆菌、变形杆菌、金黄色葡萄球菌、溶血性链球菌、肺炎双球菌、脑膜炎球菌、霍乱弧菌等有不同程度的抑制作用;黄芩苷、黄芩苷元对豚鼠离体气管过敏性收缩及整体动物过敏性气喘,均有缓解作用,并与麻黄碱有协同作用,能降低小鼠耳毛细血管通透性;本品还有解热、降压、镇静、保肝、利胆、抑制肠管蠕动、降血脂、抗氧化、调节 cAMP 水平、抗肿瘤等作用;黄芩水提物对前列腺素生物合成有抑制作用。

3. 现代应用 结合传统用本品治疗肺热咳嗽,现代临床常用以治疗小儿肺炎、支气管炎等及麦粒肿;用本品提取合成物加入生理盐水中缓慢静脉滴注,治疗男性非淋菌性尿道炎;用以黄芩为主药,配玄参、麦冬、石斛、三棱制成的口服液口服,治疗带状疱疹;此外,临床上还用黄芩等制剂治疗高血压、病毒性肝炎、流脑带菌者、沙眼等。

黄 连 Huánglián
(《神农本草经》)

为毛茛科多年生草本植物黄连 Coptis chinensis Franch. 、三角叶黄连 C. deltoidea C. Y. Cheng et Hsiao 或云连 C. teetoides C. Y. Cheng 的干燥根茎。以上三种分别可称为"味连""雅连""云连"。多系栽培,主产于四川、云南、湖北等地。秋季采挖,除去须根及泥沙,干燥。生用或清炒、姜汁炙、酒炙、吴茱萸水炙用。

【性味归经】苦，寒。归心、脾、胃、胆、大肠经。

【功效】清热燥湿，泻火解毒。

【应用】

1. **湿热痞满，呕吐吞酸**　治湿热阻滞中焦，气机不畅所致脘腹痞满、恶心呕吐，常配苏叶用，如苏叶黄连汤；或配黄芩、干姜、半夏、人参用，以增强祛湿清热、和胃消痞之功，如半夏泻心汤；若配石膏用，可治胃热呕吐，如石连散；若配吴茱萸，可治肝火犯胃所致胁肋胀痛、呕吐吞酸，如左金丸；若配人参、白术、干姜等药用，可治脾胃虚寒，呕吐酸水，如连理汤。

2. **湿热泻痢**　本品为治湿热泻痢之要药，单用有效。若配木香，可治湿热泻痢，腹痛里急后重，如香连丸；若配葛根、黄芩等药用，可治湿热泻痢兼表证发热，如葛根黄芩黄连汤；若配大黄、槟榔、官桂等同用，可治湿热泻痢，大便脓血、赤白相间、里急后重、肛门灼热等；若配乌梅，可治湿热下痢脓血日久，如黄连丸。

3. **高热神昏，心烦不寐，血热吐衄**　若配黄芩、黄柏、栀子，可治三焦热盛，高热烦燥，如黄连解毒汤；若配石膏、知母、玄参、丹皮等药用，可治高热神昏，如清瘟败毒饮；若配黄芩、白芍、阿胶等药用，可治热盛伤阴，心烦不寐，如黄连阿胶汤；若配肉桂，可治心火亢旺，心肾不交之怔忡不寐，如交泰丸；若配大黄、黄芩，可治邪火内炽，迫血妄行之吐衄，如泻心汤；若配伍犀角、生地、玄参、麦冬等清热凉血药同用，可治疗热入营分导致的身热夜甚、神烦少寐等症，如清营汤。

4. **痈肿疔疮，目赤牙痛**　用治痈肿疔毒，多与黄芩、黄柏、栀子同用，如黄连解毒汤；若配淡竹叶，可治目赤肿痛，赤脉胬肉，如黄连汤；若配生地黄、升麻、丹皮等药用，可治胃火上攻，牙痛难忍，如清胃散。

5. **消渴**　用治胃火炽盛，消谷善饥之消渴证，常配麦冬用，如治消渴丸；或配黄柏用，以增强泻火之力，如黄柏丸；若配生地黄，可用治肾阴不足，心胃火旺之消渴，如黄连丸。

6. **外治湿疹，湿疮，耳道流脓**　制为软膏外敷，可治皮肤湿疹、湿疮。取之浸汁涂患处，可治耳道流脓；煎汁滴眼，可治眼目红肿。

【按语】本品大苦大寒，主入心、脾、胃、胆、大肠经。清热燥湿力强，善清中焦之湿热，主治中焦湿热阻滞之痞满、呕吐、吞酸等症；尤为治疗湿热泻痢之要药；本品又善于清心火，治疗心火亢盛之烦躁；本品入胃经，善于清胃火，治疗胃火牙痛、消渴等证；本品苦寒，清热燥湿之中长于泻火解毒，可治疗痈肿疔疮等证；本品外用清热燥湿，是治疗湿疹、湿疮、耳道流脓常用药。

【常用配伍】

1. **黄连配吴茱萸**　黄连苦寒泻火，直折上炎之火势；吴茱萸辛散温通，开郁散结，降逆止呕。二药相伍，以黄连之苦寒，泻肝经横逆之火，以和胃降逆，少佐辛热之吴茱萸，既能疏肝解郁，又能降逆止呕，并制黄连之过于寒凉，一寒一热，寒者正治，热者从治，故能相济。

2. **黄连配肉桂**　肉桂温热，擅长和心血，补命门；黄连苦寒，善于清心热、泻心火。二药相伍，寒热并用，相辅相成，并有泻南补北、交通心肾之妙用。心不交于肾，则日不能寐，肾不交于心，则夜不能寐矣，黄连与肉桂同用，则心肾交于顷刻，又何梦不安乎。

3. **黄连配木香**　木香辛温芳香，健胃消食，行气消胀，行气止痛；黄连苦寒，气薄味厚，清热燥湿，泻火解毒，厚肠止泻，二药相伍，一温一寒，一散一下，调节升降，调理寒热，共奏调气行滞、厚肠止泻、止痢之效。木香、黄连伍用之经典方为香连丸。

【用法用量】煎服，2～5g。外用适量。

【使用注意】本品大苦大寒，过服久服易伤脾胃，脾胃虚寒者忌用；苦燥易伤阴津，阴虚津伤者慎用。

【参考资料】

1. 文献摘要

《神农本草经》:"主热气目痛,眦伤泣出,肠澼腹痛下痢,妇人阴中肿痛。"

《珍珠囊》:"其用有六:泻心火,一也;去中焦湿热,二也;诸疮必用,三也;去风湿,四也;治赤眼暴发,五也;止中部见血,六也。"

《本草正义》:"黄连大苦大寒,苦燥湿,寒胜热,能泄降一切有余之湿火,而心、脾、肝、肾之热,胆、胃、大小肠之火,无不治之。上以清风火之目病,中以平肝胃之呕吐,下以通腹痛之滞下,皆燥湿清热之效也。又苦先入心,清涤血热,故血家诸病,如吐衄溲血,便血淋浊,痔漏崩带等证,及痈疡斑疹丹毒,并皆仰给于此。"

2. 化学成分及药理作用 本品主含小檗碱(黄连素),黄连碱,甲基黄连碱,掌叶防己碱,非洲防己碱,吐根碱等多种生物碱;并含黄柏酮,黄柏内酯等。本品对葡萄球菌、链球菌、肺炎球菌、霍乱弧菌、炭疽杆菌及除宋内氏以外的痢疾杆菌均有较强的抗菌作用;对肺炎杆菌、白喉杆菌、枯草杆菌、百日咳杆菌、鼠疫杆菌、布氏杆菌、结核杆菌也有抗菌作用;对大肠杆菌、变形杆菌、伤寒杆菌作用较差;所含小檗碱小剂量时能兴奋心脏,增强其收缩力,增加冠状动脉血流量,大剂量时抑制心脏,减弱其收缩;小檗碱可减少蟾蜍心率,对兔、豚鼠、大鼠离体心房有兴奋作用并有抗心率失常的作用,有利胆、抑制胃液分泌、抗腹泻等作用,小剂量对小鼠大脑皮层的兴奋过程有加强作用,大剂量则对抑制过程有加强作用,有抗急性炎症、抗癌、抑制组织代谢等作用;小檗碱和四氢小檗碱能降低心肌的耗氧量;黄连及其提取成分有抗溃疡作用。

3. 现代应用 结合传统上用本品治疗湿热泻痢,现代临床常用以治疗细菌性痢疾、非特异性溃疡性结肠炎、轮状病毒性结肠炎、急性胃肠炎等疾病;用黄连、食醋、白糖、山楂片,加水浸泡7天,饭后服,可治疗萎缩性胃炎;用葛根芩连汤加减可治疗慢性鼻炎;用加味黄连解毒汤可治疗急性脑梗死;此外,用黄连或其制剂或以其为主配其他药物,临床上还广泛用于治疗慢性胆囊炎、肺结核、肺脓肿、呼吸道感染、白喉、百日咳、心率失常、高血压、糖尿病、宫颈糜烂、萎缩性鼻炎、急性结膜炎、沙眼、单疱病毒角膜炎、化脓性中耳炎、烧伤等疾病。

黄 柏 Huángbò
《神农本草经》

为芸香科落叶乔木黄皮树 *Phellodendron chinense* Schneid. 或黄檗 *P. amurense* Rupr. 的干燥树皮。前者习称"川黄柏",后者习称"关黄柏"。川黄柏主产于四川、贵州、湖北、云南等地,关黄柏主产于辽宁、吉林、河北等地。3~6月剥取树皮,除去粗皮、晒干压平;润透,切片或切丝。生用或盐水炙、炒炭用。

【性味归经】苦,寒。归肾、膀胱、大肠经。

【功效】清热燥湿,泻火除蒸,解毒疗疮。

【应用】

1. **湿热带下,热淋** 用治湿热下注之带下黄浊臭秽,常配山药、芡实、车前子等药用,如易黄汤;若治湿热下注膀胱,小便短赤热痛,常配萆薢、茯苓、车前子等药用,如萆薢分清饮。

2. **湿热泻痢,黄疸** 治泻痢,常配白头翁、黄连、秦皮等药用,如白头翁汤;若配栀子用,可治湿热郁蒸之黄疸,如栀子柏皮汤;若配大黄、枳实等消积除痞药同用,可治疗湿热积滞之食积证,如枳实导滞丸。

3.湿热脚气,痿证　用治湿热下注所致脚气肿痛、痿证,常配苍术、牛膝用,如三妙丸;若配知母、熟地、龟甲等药用,可治阴虚火旺之痿证,如虎潜丸。

4.骨蒸劳热,盗汗,遗精　治阴虚火旺,潮热盗汗、腰酸遗精,常与知母相须为用,并配生地黄、山药等滋肾养阴除热药同用,如知柏地黄丸;或配熟地黄、龟甲用,如大补阴丸。

5.疮疡肿毒,湿疹瘙痒　用治疮疡肿毒,内服外用均可,如黄连解毒汤;以本品配黄芩、黄连、栀子煎服,又如二黄散;以本品配大黄为末,醋调外搽;或将本品研细末,加猪胆汁调搽;治湿疹瘙痒,可配荆芥、苦参、白鲜皮等煎服;亦可配煅石膏等分为末,外撒或油调搽患处,如石黄散;或取本品煎汤外洗。

【按语】本品苦,寒。归肾、膀胱、大肠经。功能清热燥湿,尤善清下焦湿热,可治疗下焦湿热诸证。常用于治疗下焦湿热之带下黄臭、热淋、脚气肿痛、痿证等。本品还可除大肠经之湿热,常用于治疗湿热泻痢、黄疸。本品清热燥湿之中还可泻火解毒,可用于治疗疮疡肿毒、湿疹瘙痒等症。本品入肾经,清热燥湿之中善于清虚热,退骨蒸,是治疗骨蒸潮热的常用药。

【常用配伍】

1.黄柏配知母　知母甘寒,滋肾润燥,苦寒清热泻火;黄柏苦寒坚阴,清热燥湿,泻火解毒,善清虚热。李时珍云:"知母之辛苦寒凉,下则润肾燥而滋阴,上则清肺金泻火,乃二经气分药也,黄柏则是肾经血分药,故二药必相须而行。"二药相配,则滋阴清热退烧、泻火解毒除湿作用更强。

2.黄柏配苍术　苍术辛烈温燥,可升可降,功善祛风胜湿、健脾止泻;黄柏苦寒沉降,能清热燥湿、泻火解毒,善清下焦湿热。二药伍用,一温一寒,相互为用,并走于下,共奏清热燥湿、消肿止痛、除湿止带之功。

【用法用量】煎服,3~12g。外用适量。清热燥湿泻火宜生用;退虚热宜盐水炙用。

【使用注意】本品性寒,脾胃虚寒者慎用。

【参考资料】

1.文献摘要

《神农本草经》:"主五脏肠胃中结热,黄疸,肠痔,止泄利,女子漏下赤白,阴伤蚀疮。"

《珍珠囊》:"黄柏之用有六:泻膀胱龙火,一也;利小便结,二也;除下焦湿肿,三也;痢疾先见血,四也;脐中痛,五也;补肾不足,壮骨髓,六也。"

《长沙药解》:"黄柏,泄己土之湿热,清乙木之郁蒸,调热利下重,理黄疸、腹满、伤寒。"《医学启源》:"《主治秘要》云:其用有六:泻膀胱龙火一也;利小便热结二也;除下焦湿肿三也;治痢先见血四也;去脐下痛五也;补肾气不足,壮骨髓六也。"

2.化学成分及药理作用　黄柏树皮含有小檗碱、黄柏碱、木兰花碱、药根碱、掌叶防己碱等多种生物碱,并含黄柏内酯、黄柏酮、黄柏酮酸及7-脱氢豆甾醇、β-谷甾醇、菜油甾醇等;黄皮树树皮含小檗碱、木兰花碱、黄柏碱、掌叶防己碱等多种生物碱及内酯、甾醇等。本品具有与黄连相似的抗病原微生物作用,对痢疾杆菌、伤寒杆菌、结核杆菌、金黄色葡萄球菌、溶血性链球菌等多种致病细菌均有抑制作用;对某些皮肤真菌、钩端螺旋体、乙肝表面抗原也有抑制作用;所含药根碱具有与小檗碱相似的正性肌力和抗心律失常作用;黄柏提取物有降压、抗溃疡、镇静、肌松、降血糖及促进小鼠抗体生成等作用。

3.现代应用　结合传统用本品治疗湿热泻痢的经验,现代临床常用以治疗急、慢性细菌性痢疾、慢性结肠炎等疾病;在疮面用双氧水及生理盐水清洗后,以开水调二黄粉(黄柏、大黄各等分为末)敷患处,至红肿消散,新肉长平后,撒上珍珠散,可治疗下肢溃疡;用黄柏、玄明粉、煎水,温敷局部,治脸部隐翅虫皮炎;重用黄柏配伍苍术、木防己、土茯苓、王不留行等药的加味二妙散治疗难治性淋球菌性慢性前列腺炎;此外,本品及其制剂或以其为主配合其他药物,还广泛用于治疗前列腺炎、支气管炎、脓疱疮、带状疱疹、咽炎、中耳炎、流行性脑脊髓膜炎等疾病。

龙 胆 Lóngdǎn
(《神农本草经》)

为龙胆科多年生草本植物条叶龙胆 *Gentiana manshurica* Kitag.、龙胆 *G. scabra* Bge.、三叶龙胆 *G. triflora* Pall. 或坚龙胆 *G. rigescens* Franch. 的干燥根及根茎。前三种习称"龙胆",后一种习称"坚龙胆"。各地均有分布。以东北产量最大,故习称"关龙胆"。春、秋二季采挖,洗净,晒干,切段。生用。

【性味归经】苦,寒。归肝、胆经。

【功效】清热燥湿,泻肝胆火。

【应用】

1. 湿热黄疸,阴肿阴痒,带下,湿疹瘙痒　治湿热黄疸,可配苦参用,如苦参丸,或配栀子、大黄、白茅根等药用,如龙胆散;若治湿热下注,阴肿阴痒、湿疹瘙痒、带下黄臭,常配泽泻、木通、车前子等药用,如龙胆泻肝汤。

2. 肝火头痛,目赤耳聋,胁痛口苦　治上述诸症,多配柴胡、黄芩、栀子等药用,如龙胆泻肝汤。

3. 惊风抽搐　用治肝经热盛,热极生风所致之高热惊风抽搐,常配牛黄、青黛、黄连等药用,如凉惊丸,或配黄柏、大黄、芦荟等药用,如当归芦荟丸。

此外本品还有祛风杀虫的作用,用于各种皮肤病的治疗,如治疗皮肤瘙痒可配伍荆芥、防风等祛风药同用,内服;或配伍川椒、百部煎汤外洗。

【按语】本品苦寒,主入肝胆经。既能清肝胆及下焦之湿热,又能泻肝胆之实火,常用于湿热壅滞下焦及肝胆经所致的黄疸、阴肿阴痒、带下、湿疹瘙痒等证及肝胆经实热所致诸证。尤可用治肝经热盛所致的惊风抽搐。此外本品还具有祛风杀虫的作用,常用于治疗皮肤瘙痒。

【常用配伍】

1. 龙胆配黄连　二药皆苦寒之味,黄连解毒作用颇著,善清心火;龙胆善泻肝胆实火,肝经热邪用之神妙。二药相须为为用力宏效著,善泻肝胆之火,主治目赤肿痛、耳聋耳鸣。

2. 龙胆配大黄　两者均属至阴之品,苦寒之味,二者合用,泻火解毒力强而猛,龙胆专人肝、胆,清泄肝胆有余之火,得大黄之助,沉下阴行,疏通下焦湿热之结,所谓"抑其怒、折之使之下"义,此外,大黄尚可行肝之滞,破血中之瘀,二者相使为用,对于肝郁火盛、湿热内炽所致胁痛耳聋、口苦目赤、黄疸热痢、阴囊湿肿、便秘燥结、甚或吐衄惊狂等证,均可应用。

3. 龙胆配石决明　龙胆味大苦、性大寒,纯阴之品,入肝胆二经,其气味厚而沉下,能导热下行,为降泻肝胆实火之要药;石决明味咸微寒,人足厥阴肝经,其质重沉降,故能重镇平肝、镇潜浮阳,为凉肝镇肝之品。二药本沉降之性,平肝阳、清肝火,相使为用,则善治肝火上炎、肝阳上亢之头痛、目赤肿痛等证。

【用法用量】煎服,3～6g。外用适量。

【使用注意】脾胃寒者不宜用,阴虚津伤者慎用。

【参考资料】

1.文献摘要

《神农本草经》:"主骨间寒热,惊痫邪气,续绝伤,定五脏,杀蛊毒。"

《珍珠囊》:"去目中黄及晴赤肿胀,瘀肉高起,痛不可忍。"

《药品化义》:"胆草专泻肝胆之火,主治目痛颈痛,两胁疼痛,惊痫邪气,小儿疳积,凡属肝经热邪为患,用之神妙。其气味厚重而沉下,善清下焦湿热,若囊痈、便毒、下疳,及小便涩滞,男子阳挺肿胀,或光亮出脓,或茎中痒痛,女人因癓作痛,或发痒生疮,以此入龙胆泻肝汤治之,皆苦寒胜热之力也。"

2.化学成分及药理作用 本品含龙胆苦苷、獐牙菜苦苷、三叶苷、苦龙苷、苦樟苷、龙胆黄碱、龙胆碱、秦艽乙素、秦艽丙素、龙胆三糖等。龙胆水浸剂对石膏样毛癣菌、星形奴卡氏菌等皮肤真菌有不同程度的抑制作用,对钩端螺旋体、绿脓杆菌、变形杆菌、伤寒杆菌也有抑制作用;所含龙胆苦苷有抗炎、保肝及抗疟原虫作用;龙胆碱有镇静、肌松作用,大剂量龙胆碱有降压作用,并能抑制心脏、减缓心率;龙胆有抑制抗体生成及健胃作用。

3.现代应用 结合传统用本品治疗湿热黄疸、目赤等证,现代临床用以治疗急性黄疸型肝炎、急性卡他性结膜炎等病;用龙胆草、丹参、川芎,水煎服,大便秘结者加大黄,治疗带状疱疹;用龙胆泻肝汤加减治疗带状疱疹后遗神经痛;用加味龙胆泻肝汤治疗肛肠病包括肛门湿疹、炎症外痔、肛裂、内痔嵌顿、初期肛周脓肿等。

苦 参 Kǔshēn

（《神农本草经》）

为豆科灌木植物苦参 *Sophora flavescens* Ait. 的干燥根。我国各地均产。春、秋二季采挖,除去根头及小须根,洗净,干燥;或趁鲜切片,干燥。生用。

【性味归经】苦,寒。归心、肝、胃、大肠、膀胱经。

【功效】清热燥湿,杀虫,利尿。

【应用】

1.**湿热泻痢,便血,黄疸** 治胃肠湿热所致泄泻、痢疾、里急后重,可单用本品制丸服;或配木香、甘草等同用,如香参丸;治湿热壅滞大肠之便血、痔漏出血,可配生地黄用,如苦参地黄丸;若治湿热蕴蒸之黄疸,可配茵陈蒿、栀子、龙胆、牛胆汁等用。

2.**湿热带下,阴肿阴痒** 用治湿热壅滞下焦导致的带下黄臭,阴肿阴痒等症,可与黄柏、椿皮、蛇床子等配伍,内服或外洗均可。

3.**湿疹湿疮,皮肤瘙痒,疥癣** 若治湿疹、湿疮,单用煎水外洗有效,或配黄柏、蛇床子煎水外洗;治皮肤瘙痒,可配皂角、荆芥等药用,如参角丸,或配川椒、百部煎汤外洗;若配防风、蝉蜕、荆芥等药用,可治风疹瘙痒,如消风散;若治疥癣,单用苦参煎洗,或可配花椒煎汤外搽,如参椒汤,或配硫黄、枯矾制成软膏外涂。

4.**湿热小便不利** 用治湿热蕴结之小便不利、灼热涩痛,常配石韦、车前子、栀子等清热利尿通淋药同用;治疗妊娠小便不利,配当归、贝母同用,如当归贝母苦参丸。

【按语】本品苦、寒,归心、肝、胃、大肠、膀胱经。功能清热燥湿,尤善清下焦湿热,常用于治疗湿热壅滞下焦及大肠经所致的诸证。本品清热燥湿之中兼能利尿,可治疗湿热小便不利等症。另本品善于祛风杀虫止痒,常用于治疗湿疹湿疮、皮肤瘙痒等多种顽固性皮肤病。

【常用配伍】

1.苦参配荆芥 荆芥之辛能散风,二药相伍,祛风燥湿,治皮肤疥癞瘙痒难忍、时出黄水,及麻风手足烂坏、眉毛脱落并一切疾风等症。

2.苦参配茯苓 茯苓甘淡,入脾经,利水渗湿且健脾,能防苦参之苦寒损伤脾胃之气,利水而不伤正气是其特长,而苦参则以清湿热而利小便为其特长,二药相伍,清热利尿而不伤正气,用治小便不利、水肿而湿热甚者最宜。

3.苦参配槐花 槐花甘凉,入血分,凉血止血;苦参甘寒,入气分,清热燥湿。二药相伍,共奏清热燥湿、凉血止血之功,用治肠风下血及热痢后重为宜。

【用法用量】煎服,5～10g。外用适量。

【使用注意】脾胃虚寒者忌用,阴虚津伤者慎用,反藜芦。

【参考资料】

1. 文献摘要

《神农本草经》:"主心腹气结,癥瘕积聚,黄疸,溺有余沥,逐水,除痈肿。"

《本草纲目》:"治肠风泻血,并热痢。"

《本草正义》:"苦参,大苦大寒,退热泄降,荡涤湿火,其功效与芩、连、龙胆皆相近,而苦参之苦愈甚,其燥尤烈,故能杀湿热所生之虫,较之芩、连力量益烈。近人乃不敢以入煎剂,盖不特畏其苦味难服,亦嫌其峻厉而避之也。然毒风恶癞,非此不除,今人但以为洗疮之用,恐未免因噎而废食耳。"

《本草汇言》:"祛风泻火,燥湿杀虫之药也。"

2. 化学成分及药理作用 本品含苦参碱、氧化苦参碱、异苦参碱、槐果碱、异槐果碱、槐胺碱、氧化槐果碱等生物碱,此外还含苦醇C、苦醇G、异苦参酮、苦参醇、新苦参醇等黄酮类化合物。本品对心脏有明显的抑制作用,可使心率减慢,心肌收缩力减弱,心输出量减少;苦参、苦参碱、苦参黄酮均有抗心率失常作用;苦参注射液对乌头碱所致心率失常,作用较快而持久,并有降压作用;其煎剂对结核杆菌、痢疾杆菌、金黄色葡萄球菌、大肠杆菌均有抑制作用,对多种皮肤真菌也有抑制作用。还有利尿、抗炎、抗过敏、镇静、平喘、祛痰、升高白细胞、抗肿瘤等作用。

3. 现代应用 传统用本品治疗湿热黄疸,现代临床用以治疗急性黄疸性肝炎;取苦参、槐花,水煎,滤液浓缩,用时加锡类散、奴夫卡因作直肠内点滴或灌肠,治疗慢性直肠炎;用苦参、丹参、炙甘草,为基本方加减,治疗病毒性心肌炎;此外,临床上应用苦参的各种制剂广泛用于治疗急性细菌性痢疾、霉菌性肠炎、慢性溃疡性结肠炎、食道炎、扁桃体炎、宫颈炎、盆腔炎、阴道炎、神经性皮炎、湿疹、烫伤、淋病、心率失常、失眠、哮喘等多种疾病。

秦 皮 Qínpí

(《神农本草经》)

为木犀科落叶乔木植物苦枥白蜡树 *Fraxinus rhynchophylla* Hance、白蜡树 *F. chinensis* Roxb.、尖叶白蜡树 *F. szaboana* Lingelsh.或宿柱白蜡树 *F. stylosa* Lingelsh.的干燥枝皮干皮。产于吉林、辽宁、河南等地。春、秋二季剥取,晒干。切丝,生用。

【性味归经】苦、涩,寒。归肝、胆、大肠经。

【功效】清热燥湿,收涩止痢,止带,明目。

【应用】

1.湿热泻痢,带下　用治湿热泻痢,里急后重,常配白头翁、黄连、黄柏等药用,如白头翁汤;若治湿热下注之带下,可配牡丹皮、黄柏、当归等同用。

2.肝热目赤肿痛,目生翳膜　用治肝经郁火所致目赤肿痛、目生翳膜,可单用煎水洗眼;或配栀子、淡竹叶煎服,如秦皮汤,或配决明子、菊花、夏枯草等同用。若配秦艽、防风等用,可治肝经风热、目赤生翳等。

【按语】本品苦涩寒,归肝、胆、大肠经。功能清热燥湿,收涩止痢,止带;本品尚能清肝明目,治疗肝热目赤肿痛、目生翳膜常用。

【常用配伍】

1.秦皮配白头翁　白头翁味苦性寒,入胃及大肠经,主血分之病,功能清热解毒,专于凉血止痢;秦皮苦寒,主气分病,善清大肠之热,燥湿止痢,一治血,一治气,相辅相成,清热燥湿,凉血解毒,止痢尤功,又能凉血止血,治疗崩漏。

2.秦皮配菊花　菊花甘苦寒,清芳疏泄,善于祛风清热,清肝明目;秦皮苦涩寒,沉降燥湿,善于清热散风,清肝明目。二药合用,皆能清肝经火,且菊花之疏散、秦皮之清涩,相反相成,疏风散热,治疗肝经风热、目赤肿痛。

3.秦皮配钩藤　钩藤甘寒,入手足厥阴经,善清二经火热,息风定惊,秦皮清肝明目,二药合用,清肝泄火,用于肝热动风、惊痫抽搐。

【用法用量】煎服,6～12g。外用适量,煎洗患处。

【使用注意】脾胃虚寒者忌用。

【参考资料】

1.文献摘要

《神农本草经》:"除热,目中青翳白膜。"

《本草纲目》:"秦皮,色清气寒,味苦性涩,乃是厥阴肝、少阳胆经药也。故治目病、惊痫,取其平木也;治下痢、崩带,取其收涩也;又能治男子少精、益精有子,皆取其涩而有补也。"

《药性论》:"主明目,去肝中久热,两目赤肿疼痛,风泪不止;治小儿身热,作汤浴差。"

2.化学成分及药理作用　苦枥白蜡树树皮含七叶素、七叶苷等香豆精类及鞣质。白蜡树树皮含七叶素、秦皮素。尖叶白蜡树树皮含七叶素、七叶苷、秦皮苷、莨菪亭等。宿柱白蜡树树皮含七叶素、七叶苷、秦皮苷、丁香苷、宿柱白蜡苷。本品煎剂对金黄色葡萄球菌、大肠杆菌、福氏痢疾杆菌、宋内氏痢疾杆菌均有抑制作用;七叶苷对金黄色葡萄球菌、卡他球菌、链球菌、奈瑟氏双球菌有抑制作用;秦皮乙素对卡他双球菌、金黄色葡萄球菌、大肠杆菌、福氏痢疾杆菌也有抑制作用;所含秦皮乙素、七叶苷及秦皮苷均有抗炎作用;秦皮乙素有镇静、镇咳、祛痰和平喘作用;秦皮苷有利尿、促进尿酸排泄等作用;七叶树苷亦有镇静、祛痰、促进尿酸排泄等作用。

3.现代应用　用秦皮煎剂治疗小儿细菌性痢疾。此外,还有用本品治疗慢性气管炎、百日咳者。

白鲜皮 Báixiānpí
（《神农本草经》）

为芸香科多年生草本植物白鲜 *Dictamnus dasycarpus* Turcz. 的干燥根皮。主产于辽宁、河北、山东、山西等地。春、秋二季采挖根部,剥取根皮,切片,干燥。生用。

【性味归经】苦,寒。归脾、胃、膀胱经。

【功效】清热燥湿,解毒祛风。

【应用】

1.湿热疮毒、湿疹,疥癣 用治湿热疮毒、肌肤溃烂、黄水淋漓者,可配苍术、苦参、连翘等清热燥湿消疮药同用;治湿疹、风疹、疥癣,又配苦参、黄柏、防风、地肤子等药用,煎汤内服或外洗。

2.湿热黄疸 治湿热蕴蒸之黄疸,尿赤,常配茵陈、栀子等药用,如茵陈汤。

3.风湿热痹 治风湿热痹,关节红肿热痛者,常配苍术、黄柏、薏苡仁等药用。

【按语】本品苦寒,主归脾胃经。功能燥湿清热,解毒祛风。善于治疗湿热疮毒、湿疹、疥癣等多种皮肤病;又能清热燥湿,用于治疗湿热黄疸;此外本品还能祛风通痹,为治疗风湿热痹所常用。

【常用配伍】

1.白鲜皮配白蔹 白鲜皮苦寒,解毒清热之力强,并能止痒;白蔹苦辛,能消肿敛疮,并具生肌之效。两药合用,解毒敛疮、生肌止痒作用增强。

2.白鲜皮配苦参 白鲜皮、苦参均味苦性寒,都具清热、解毒、燥湿之功,但苦参有显著的利尿作用,故两药合用解毒清热、利水除湿作用大增。

3.白鲜皮配土茯苓 清热解毒,利关节。白鲜皮味苦性寒,长于清热解毒。土茯苓味甘性平,长于除湿,利关节。两药合用,可治梅毒或或因梅毒服汞剂而致肢体拘挛者。

【用法用量】煎服,5～10g。外用适量。

【使用注意】脾胃虚寒者慎用。

【参考资料】

1.文献摘要

《神农本草经》:"主头风,黄疸,咳逆,淋沥。女子阴中肿痛,湿痹死肌,不可屈伸起止行步。"

《药性论》:"治一切热毒风、恶风,风疮疥癣赤烂……主解热黄、酒黄、急黄、谷黄、劳黄等良。"

《本草纲目》:"白鲜皮,气寒善行,味苦性燥,足太阴、阳明经,去湿热药也。兼入手太阴、阳明,为诸黄风痹要药。世医止施之疮科,浅矣!"

2.化学成分及药理作用 本品含白鲜碱,白鲜内酯,葫芦巴碱、胆碱、谷甾醇、白鲜脑交酯、黄柏酮、黄柏酮酸等。本品水浸剂对堇色毛癣菌、同心性毛癣菌、许兰氏黄癣菌、铁锈色小芽孢癣菌、羊毛状小芽孢癣菌、腹股沟表皮癣菌、星形奴卡氏菌等多种致病性真菌有不同程度的抑制作用,并有解热作用;白鲜碱对家兔和豚鼠子宫平滑肌有强力的收缩作用,小剂量白鲜碱对离体蛙心有兴奋作用,对离体兔耳血管有明显的收缩作用;本品挥发油在体外有抗癌作用。

3.现代应用 用白鲜皮粉内服,治疗胃及十二指肠溃疡;用白鲜皮、地骨皮、苦参、甘草,水煎趁热滤出药液,先熏洗患处,待温度适宜时浸泡患处,平时患处外涂甘草油。治疗手足皲裂。

椿 皮 Chūnpí

（《新修本草》）

为苦木科落叶乔木臭椿 *Ailanthus altissima*（Mill.）Swingle 的干燥根皮或干皮。主产于浙江、江苏、湖北、安徽等地。全年均可剥取。晒干。生用或麸炒用。

【性味归经】苦,涩,寒。归肝、大肠经。

【功效】清热燥湿，涩肠止泻，止血，止带。

【应用】

1.湿热泻痢 治疗湿热泻痢，里急后重等症，常配伍枳壳、甘草同用；若泻痢日久，则取本品配伍诃子、丁香等收涩药同用，以增强收敛止泻之功。

2.崩漏，便血，痔疮出血 治疗妇女阴虚血热之崩漏，本品常与龟板、白芍、黄芩等同用，如固经丸；治疗便血有热者，常配伍地榆等同用，如地榆散；治疗痔疮出血，可单用本品。

3.湿热带下 治疗湿热下注之带下量多，赤白相间，可配伍苦参、黄柏等清热燥湿药同用；若带下量多兼有脾虚者，则配伍党参、白术、茯苓等健脾利水药同用。

【按语】本品苦涩寒，主归肝、大肠经。功能清热燥湿，收敛固涩，止泻、止血、止带。常用于治疗湿热导致的泻痢，里急后重；还用于治疗湿热及脾虚带下及便血、崩漏、痔疮出血等。

【用法用量】煎服，5～10g。外用适量。

【使用注意】脾胃虚寒者慎用。用量过大容易导致恶心呕吐。

【参考资料】

1. 文献摘要

《药性论》："治赤白痢，肠滑，痔疾，泻血不住。"

《本草药性大全》："止女人月信过度，久痢，带漏崩中，禁男子夜梦遗精滑泄，肠风痔瘘。"

2. 化学成分及药理作用 本品根皮含苦楝素、鞣质、赭扑吩等。树皮含有臭椿苦酮、苦木素、新苦木素等。本品干皮所含苦木素、臭椿酮均有抗肿瘤作用。对人鼻咽癌 KB 细胞有细胞毒活性；对淋巴细胞白血病亦有一定作用。

第三节 清热解毒药

本类药物性味多苦寒，清热之中更长于解毒，具有清解火热毒邪的作用。主要适用于痈肿疮毒、丹毒、瘟毒发斑、痄腮、咽喉肿痛、热毒下痢、虫蛇咬伤、癌肿、水火烫伤以及其他急性热病等。各种药物性味归经不同，其功效主治也不尽相同，虽都具有清热解毒之功，然某些药物功专退热，常用于治疗温热病，如金银花、连翘等；某些药物功专解毒消痈，常用于治疗热毒疮痈，如紫花地丁、鱼腥草等；某些药物功专利咽消肿，常用于治疗咽喉肿痛，如山豆根、射干等；某些药物功专解毒止痢，常用于治疗热毒下痢，如白头翁、马齿苋等。因此在临床用药时，应根据各种证候的不同表现及兼证，结合具体药物的特点，有针对性的选择应用。并应根据病情的需要给以相应的配伍。如热毒在血分者，可配伍清热凉血药；火热炽盛者，可配伍清热泻火药；夹有湿邪者，可配伍利湿、燥湿、化湿药；疮痈肿毒、咽喉肿痛者，可配伍活血消肿药或软坚散结药；热毒血痢、里急后重者，可配伍活血行气药等。

本类药物大多药性寒凉，极易伤脾胃，故临床应用应中病即止，不可过服。

一、主要用于温热病药物

金银花 Jīnyínhuā

（《新修本草》）

为忍冬科多年生半常绿木质藤本植物忍冬 *Lonicera japonica* Thunb.、红腺忍冬 *L. hy-*

poglauca Miq.、山银花 *L. confusa* DC. 或毛花柱忍冬 *L. dasystyla* Rehd. 的干燥花蕾或带初开的花。我国南北各地均有分布,主产于河南、山东等省。夏初花开放前采摘,阴干。生用,炒用或制成露剂使用。

【性味归经】甘,寒。归肺、心、胃经。

【功效】清热解毒,疏散风热。

【应用】

1. **痈肿疔疮**　治疗痈疮初起,红肿热痛者,可单用本品煎服,并用渣敷患处,亦可与皂角刺、穿山甲、白芷、防风等配伍,如仙方活命饮;用治疗疮肿毒,坚硬根深者,常与紫花地丁、蒲公英、野菊花等同用,如五味消毒饮;用治肠痈腹痛者,常与当归、地榆、黄芩配伍,如清肠饮;用治肺痈咳吐脓血者,常与鱼腥草、芦根、桃仁等同用,以清肺排脓;用治脱疽热毒内蕴,溃烂后脓水淋漓者,常与玄参、当归等同用,如四妙勇安汤。

2. **外感风热,温病初起**　与连翘、薄荷、牛蒡子等同用,治疗外感风热或温病初起,热在卫分之身热头痛,咽痛口渴,如银翘散;如热邪进入气分,则用本品配伍石膏、知母等清热泻火药同用,如银翘白虎汤;配伍水牛角、生地、黄连等药,可治热入营血,舌绛神昏,心烦少寐,如清营汤;若与香薷、厚朴、连翘同用,又可治疗暑温,发热烦渴,头痛无汗,如新加香薷饮。

3. **热毒血痢**　用治热毒痢疾,下利脓血,单用浓煎口服即可奏效;亦可与黄芩、黄连、白头翁等清热燥湿,解毒止痢药同用,以增强止痢效果。

此外,本品经过蒸馏制成金银花露,亦有清解暑热的作用,可用治小儿热疮及痱子。

【按语】本品甘寒,入肺、心、胃经。功能清热解毒,疏散风热。善于治疗痈肿疔疮,为治一切内痈、外痈之要药。还可用治外感风热,温病初起之邪在卫分证。此外本品还有凉血止痢的作用,用于治疗热毒血痢。本品蒸馏制成金银花露外用还可治疗小儿热疮及痱子。

【常用配伍】

1. **金银花配连翘**　金银花性寒味甘,气味芳香,既可清风温之热,又可解血中之毒,偏于透上半身之热;连翘味苦性凉,轻清而浮,善清心而去上焦诸热,偏于透达全身躯壳之热,散结消肿,为治疮之要药。二药伍用,并走于上,轻清升浮宣散,清气凉血、清热解毒的力量增强。二药参合,还能流通气血、宣导十二经脉气滞血凝,以消肿散结止痛。

2. **金银花配紫花地丁**　金银花两清气血热毒,紫花地丁清热解毒、消散痈肿,配合使用,其清解之力尤强,并能凉血散结以消肿痛,可用治火毒结聚的痈疮疔肿。

3. **金银花配当归**　金银花清热解毒,当归活血散瘀,二药相配,共收清热解毒、活血通脉之功,使毒解血行、肿消痛止,用治热毒炽盛之脱疽等症。

【用法用量】煎服,6～15g。疏散风热、清泄里热以生品为佳;炒炭宜用于热毒血痢;露剂多用于暑热烦渴。

【使用注意】脾胃虚寒及气虚疮疡脓清者忌用。

【参考资料】

1. 文献摘要

《本草拾遗》:"主热毒、血痢、水痢,浓煎服之。"

《本草纲目》:"一切风湿气,及诸肿毒、痈疽疥癣、杨梅诸恶疮。散热解毒。"

《本经逢原》:"金银花,解毒去脓,泻中有补,痈疽溃后之圣药。但气虚脓清,食少便泻者勿用。"

《滇南本草》:"清热,解诸疮、痈疽发背、无名肿毒、丹瘤、瘰疬。"

2.化学成分及药理作用 本品含有挥发油、木犀草素、环己六醇、黄酮类、肌醇、皂苷、鞣质等。分离出的绿原酸和异绿原酸是本品抗菌的主要成分。本品具有广谱抗菌作用,对金黄色葡萄球菌、痢疾杆菌等致病菌有较强的抑制作用,对钩端螺旋体、流感病毒及致病霉菌等多种病原微生物亦有抑制作用;金银花煎剂能促进白细胞的吞噬作用;有明显的抗炎及解热作用。本品有一定降低胆固醇作用。其水及酒浸液对肉瘤180及艾氏腹水瘤有明显的细胞毒作用。此外大量口服对实验性胃溃疡有预防作用。对中枢神经有一定的兴奋作用。

3.现代应用 以金银花为主制成注射剂、气雾剂或粉针剂,临床常用于上呼吸道感染、肺炎、急慢性咽喉炎、急性细菌性痢疾,急性肠炎、慢性前列腺炎及阴道炎等疾病。据报道,金银花尚可用于其他多种疾病。如以金银花为主适当配伍,可治疗肝癌、白血病、淋巴肉瘤、肺癌、鼻咽癌等多种癌症,可使症状缓解、肿块缩小、疼痛减轻;口服金银花露还可用于肿瘤放、化疗后口干症;用金银花水煎服,治疗急性肾盂肾炎;用金银花花蕾干燥为末,于每日早晚餐前口服,用于螺旋杆菌(HP)感染相关性消化性溃疡。此外,金银花尚可用于防治钩端螺旋体病、复发性口疮、牙周炎、荨麻疹、银屑病及高脂血症等,还可用于烧伤免疫功能低下的患者控制感染。

4.不良反应 本品所含的绿原酸有致敏原作用,可引起变态反应,但口服一般无此反应。

【附药】忍冬藤 为忍冬科植物忍冬 *Lonicera japonica* Thund. 的干燥茎枝,又名银花藤。秋冬割取带叶的嫩枝,晒干,生用。味甘,性寒,归肺、胃经,其功效与金银花相似。本品解毒作用不及金银花,但有清热疏风,通络止痛的作用,故常用于温病发热,风湿热痹,关节红肿热痛,屈伸不利等症。煎服,9~30g。

连 翘 Liánqiáo
《神农本草经》

为木犀科落叶灌木植物连翘 *Forsythia suspensa* (Thunb.) Vahl 的干燥果实。产于我国东北、华北、长江流域至云南。秋季果实初熟尚带绿色时采收,除去杂质,蒸熟,晒干,习称"青翘";果实熟透时采收,晒干,除去杂质,习称"老翘"或"黄翘"。青翘采得后即蒸熟晒干,筛取籽实作"连翘心"用。生用。

【性味归经】苦,微寒。归肺、心、小肠经。

【功效】清热解毒,消肿散结,疏散风热。

【应用】

1.痈肿疮毒,瘰疬痰核 用治痈肿疮毒,常与金银花、蒲公英、野菊花等解毒消肿之品同用,若疮痈初起,红肿未溃,常与穿山甲、皂角刺等清热透脓之品配伍,以增强清热透脓外出的作用,如加减消毒饮;若疮痈脓出、红肿溃烂,常与牡丹皮、天花粉等清热排脓之品同用,以增强排脓的作用,如连翘解毒汤;用治痰火郁结,瘰疬痰核,常与夏枯草、浙贝母、玄参、牡蛎等软坚散结药同用,共奏清肝散结、化痰消肿之效。

2.外感风热,温病初起 与金银花、薄荷、牛蒡子、荆芥等同用,治疗风热外感或温病初起,头痛发热、口渴咽痛,如银翘散,或与桑叶、菊花、杏仁等同用,治疗风温初起之咳嗽、口渴等轻症,如桑菊饮。若用连翘心与麦冬、莲子心、元参等配伍,尚可用治温热病热入心包,高热神昏、烦躁等,如清宫汤;本品又有透热转气之功,与水牛角、生地、金银花等同用,还可治疗热入营血之舌绛神昏,烦热斑疹,如清营汤。

3.热淋涩痛 与车前子、白茅根、竹叶、木通等药配伍,治疗湿热壅滞之小便不利或淋沥涩痛,如如圣散。

【按语】本品苦微寒,主入肺、心、小肠经。功善清热解毒,消肿散结,常用于治疗痈肿疮毒,瘰疬痰核。被誉为"疮家圣药"。此外本品还能疏散风热,常用于治疗外感风热,温病初起。本品善清心火,具有清心利尿之功,用于热淋涩痛。

【**常用配伍**】

1.连翘配赤小豆 赤小豆清热利水、散血消肿;连翘泻心经客热,去上焦诸热,并有解毒散结之效,二药合用,既解心经之火,又利湿热而解毒,可用治湿热内蕴之黄疸、湿热下注之淋证,以及妇科盆腔炎急性发作和产后高烧。

2.连翘配牛蒡子 连翘清热解毒,善散温邪,能清散上焦心肺热邪,又能清散血郁火邪壅结;牛蒡子散风除热、宣肺透疹、解毒利咽,因具有滑利之性,故能通导大便。二药合用,治疮疡肿毒,并能促进痈结的部分消散,对咽喉肿痛者也有效。

3.连翘配栀子 连翘味苦微寒,质轻而浮,书虽载泻六经郁火,然其轻清气浮,实为泻心要剂,心为火主,心清则诸脏与之皆清;栀子苦寒泄降,善能泻火泄热,又有凉血解毒之功,统治三焦诸经之郁火。二药合用,既可清心除烦,又能凉血解毒,尤宜用于温病热入心包之证,还可用于口舌生疮、尿赤短涩、疮疡肿毒。

【**用法用量**】煎服,6~15g。

【**使用注意**】脾胃虚寒及气虚脓清者不宜用。

【**参考资料**】

1.文献摘要

《神农本草经》:"主寒热,鼠瘘、瘰疬、痈肿、恶疮、瘿瘤、结热、蛊毒。"

《日华子本草》:"治疮疖止痛。"

《珍珠囊》:"连翘之用有三:泻心经客热,一也;去上焦诸热,二也;为疮家圣药,三也。"

《医学衷中参西录》:"连翘,具升浮宣散之力,流通气血,治十二经血凝气聚,为疮家要药。能透肌解表,清热逐风,又为治风热要药。"

2.化学成分及药理作用 本品含三萜皂苷,果皮含甾醇、连翘酚、生物碱、皂苷、齐墩果酸、香豆精类,还有丰富的维生素P及少量挥发油。连翘有广谱抗菌作用,抗菌主要成分为连翘酚及挥发油,对金黄色葡萄球菌、痢疾杆菌有很强的抑制作用,对其他致病菌、流感病毒以及钩端螺旋体也均有一定的抑制作用;本品有抗炎、解热作用。所含齐墩果酸有强心、利尿及降血压作用;所含维生素P可降低血管通透性及脆性,防止溶血。其煎剂有镇吐和抗肝损伤作用。

3.现代应用 据报道,连翘除常用于急性呼吸道感染和急性皮肤化脓性感染外,还可用于其他多种疾病。如以连翘配合黄芩、延胡索、冰片、紫草等药混合研末,撒吹于溃疡面,治疗小儿口腔溃疡;用连翘为主配伍黄芩、大青叶,制成注射液,肌注,治疗银屑病;用连翘水煎于饭前口服,每日3次,治疗视网膜动静脉血栓阻塞。此外,连翘尚可用治颈淋巴结核、急性传染性肝炎、过敏性紫癜、急性肾炎以及呕吐、便秘等。

穿心莲 Chuānxīnlián
(《岭南采药录》)

为爵床科一年生草本植物穿心莲 *Andrographis paniculata* (Burm. F.) Nees 的干燥地

上部分。主产于广东、广西、福建,现云南、四川、江西、江苏、浙江、上海、山东、北京等地均有栽培。秋初茎叶茂盛时采收,除去杂质,洗净,切段,晒干生用,或鲜用。

【性味归经】苦,寒。归心、肺、大肠、膀胱经。

【功效】清热解毒,凉血,消肿,燥湿。

【应用】

1.外感风热,温病初起 治外感风热或温病初起,发热头痛,可单用,如穿心莲片;亦常与金银花、连翘、薄荷等同用。

2.肺热咳喘,肺痈吐脓,咽喉肿痛 治咽喉肿痛,常单味应用,或与玄参、牛蒡子、板蓝根等药同用;治疗肺热咳嗽气喘,常与黄芩、桑白皮、地骨皮合用;与鱼腥草、桔梗、冬瓜仁等药同用,则治肺痈咳吐脓痰。

3.湿热泻痢,热淋涩痛,湿疹瘙痒 用治湿热泄泻,下痢脓血者,可单用,或与苦参、木香、马齿苋等同用;用治膀胱湿热,小便淋沥涩痛,多与车前子、白茅根、黄柏等药合用;治湿疹瘙痒,可以本品为末,甘油调涂患处。此外本品亦可用于湿热黄疸,湿热带下等证。

4.痈肿疮毒,蛇虫咬伤 用治热毒壅聚,痈肿疮毒者,可单用或配金银花、野菊花、蚤休等同用,并用鲜品捣烂外敷;若治蛇虫咬伤者,亦可用本品捣烂外敷,或与墨旱莲同用。

【按语】本品苦寒降泄,主入肺经,功善清热解毒,尤善于清肺热,常用于治疗外感风热、温病初起各症及肺热咳喘、肺痈吐脓,咽喉肿痛等症。本品苦燥性寒,清热之中善于燥湿止痢,故凡湿热证均可应用,如湿热泻痢、热淋涩痛、湿疹瘙痒等。此外本品还可凉血消痈,可用治火热毒邪等,如痈肿疮毒、蛇虫咬伤等。

【常用配伍】

1.穿心莲配薄荷 薄荷善散上焦风热,穿心莲清热解毒,得薄荷辛散之助,外疏风温之邪,内清肺经之火,治疗风温犯肺之证。

2.穿心莲配桔梗 桔梗善于升提肺气、去痰排脓,二药配伍,桔梗借穿心莲苦寒清热之力,穿心莲得桔梗去痰之助,共治痰热咳喘、肺痈脓肿,相须为用。

3.穿心莲配茯苓 茯苓甘淡补脾利湿,且性味平和,与穿心莲配伍,一清热,一利湿,湿去则热除,热清则湿去,相须为用,用于湿热之证。

【用法用量】煎服,6～9g。煎剂易致呕吐,故多作丸、散、片剂。外用适量。

【使用注意】不宜多服久服;脾胃虚寒者不宜用。

【参考资料】

1.文献摘要

《岭南采药录》:"能解蛇毒,又理内伤咳嗽。"

《泉州本草》:"清热解毒,消炎退肿。治咽喉炎症,痢疾,高热。"

2.化学成分及药理作用 本品叶含穿心莲内酯、去氧穿心莲内酯、新穿心莲内酯、穿心莲烷、穿心莲酮、穿心莲甾醇等,根还含多种黄酮类成分。穿心莲煎剂对金黄色葡萄球菌、绿脓杆菌、变形杆菌、肺炎双球菌、溶血性链球菌、痢疾杆菌、伤寒杆菌均有不同程度的抑制作用;有增强人体白细胞对细菌的吞噬能力;有解热,抗炎,抗肿瘤,利胆保肝,抗蛇毒及毒蕈碱样作用;并有终止妊娠等作用。

3.现代应用 据报道,穿心莲及其制剂在临床上广泛用于多种感染性疾病,其中以肠道及呼吸道感染者疗效为佳,还可用于其他疾病。如用穿心莲总内酯片及穿心莲甲、乙、丙素片治疗钩端螺旋体病;用穿心莲注射治疗绒毛膜上皮癌及恶性葡萄胎;用穿心莲水煎液加入食醋熏洗坐浴,治疗肛门肿痛,疗效满意。此外,穿心莲尚可用于血栓闭塞性脉管炎、急性肾盂肾炎、传染性结膜炎、急性黄疸型肝炎以及神经性皮炎、湿疹等。

4.不良反应　穿心莲及其多种制剂口服较大剂量可致胃肠不适,食欲减退。有报道,穿心莲片、穿心莲注射液可引起药疹、上腹痛、过敏性休克,严重者可致死亡。临床用药应当注意用量,出现不良反应应当及时给予对症治疗。

大青叶 Dàqīngyè
《名医别录》

为十字花科二年生草本植物菘蓝 *Isatis indigotica* Fort. 的干燥叶片。主产于江苏、安徽、河北、河南、浙江等地。冬季栽培,夏、秋二季分 2～3 次采收,略洗,切碎,鲜用或晒干生用。

【性味归经】苦,大寒。归心、肺、胃经。

【功效】清热解毒,凉血消斑。

【应用】

1.热入营血,高热发斑　用治温热病热入营血,气血两燔,高热神昏,发斑发疹,常与水牛角、玄参、栀子等同用,如犀角大青汤。

2.风热表证,温病初起　用于风热表证或温病初起,发热头痛,口渴咽痛等,如清温解毒丸。

3.喉痹口疮,痄腮丹毒　用治心胃火盛,咽喉肿痛,口舌生疮者,常与生地、大黄、升麻同用,如大青汤;治疗热毒壅盛,咽喉肿痛者,可单用鲜品捣汁内服。若瘟毒上攻,发热头痛,痄腮,喉痹者,可与金银花、大黄、玄参同用;用治血热毒盛,丹毒红肿者,可用鲜品捣烂外敷,或与蒲公英、紫花地丁、蚤休等药配伍使用。

【按语】本品苦,大寒。主入心、肺、胃经。功能清热解毒,凉血消斑。是治疗热入营血,高热发斑常用药;此外本品还可用治风热表证及温病初起。本品善清心胃实火,清热解毒,用治喉痹口疮,痄腮丹毒等亦常用。

【常用配伍】

1.大青叶配金银花　金银花味甘性寒,清热解毒,有轻宣疏散之效;大青叶苦寒,清热解毒,凉血消斑,二药伍用,共奏清热解毒、凉血消斑之功。

2.大青叶配荆芥　大青叶为清热解毒之上品,且能凉血消斑、利咽消痈;荆芥味辛性温,入肺肝二经,以辛为用,以散为功,炒黑入血,可发散血分郁热,止血祛风。二药伍用,相辅相成,共奏清热透散、解毒消痈之效。

【用法用量】煎服,9～15g,鲜品 30～60g。外用适量。

【使用注意】脾胃虚寒者忌用。

【参考资料】

1.文献摘要

《名医别录》:"疗时气头痛,大热,口疮。"

《本草纲目》:"主热毒痢,黄疸,喉痹,丹毒。"

《本草正》:"治瘟疫热毒发斑,风热斑疹,痈疡肿痛,除烦渴,止鼻衄,吐血……凡以热兼毒者,皆宜蓝叶捣汁用之。"

《本经逢原》："大青,泻肝胆实火,正以祛心胃之邪热,所以小儿疳热、丹毒为要药。"

2.化学成分及药理作用 菘蓝叶含色氨酸、靛玉红B、葡萄糖芸苔素、新葡萄糖芸苔素、葡萄糖芸苔素-1-磺酸盐及靛蓝。菘蓝叶对金黄色葡萄球菌、溶血性链球菌均有一定抑制作用;大青叶对乙肝表面抗原以及流感病毒亚甲型均有抑制作用。靛玉红有显著的抗白血病作用。

3.现代应用 据报道,大青叶在临床上多用于流行性感冒持续高热、上呼吸道感染、流行性乙型脑炎、急性传染性肝炎等病毒性疾病,对急性菌痢、肠炎、牙周炎、宫颈炎等也有较好的疗效,此外尚可用于其他疾病。如用大青叶所含有效成分靛玉红制成片剂或用靛玉红合成产品,治疗慢性粒细胞性白血病;用大青叶、板蓝根、金钱草、大黄水煎液,口服、熏洗及湿热外敷患处,治疗男性尖锐湿疣;用大青叶、板蓝根、白花蛇舌草等药水煎服,治疗掌跖脓疱病。

4.不良反应 大青叶的大剂量长期毒性实验,可使肝脏发生肝窦扩张瘀血、肝细胞普遍萎缩和肝细胞肿胀变性的两种形式的变化。

板蓝根 Bǎnlángēn
(《新修本草》)

为十字花科二年生草本植物菘蓝 *Isatis indigotica* Fort. 的干燥根。主产于内蒙古、陕西、甘肃、河北、山东、江苏、浙江、安徽、贵州等地。秋季采挖,除去泥沙,晒干。切片,生用。

【性味归经】苦,寒。归心、胃经。

【功效】清热解毒,凉血,利咽。

【应用】

1.温病发热,咽喉肿痛 用治外感风热或温病初起,发热头痛咽痛,可单味使用,或与金银花、连翘、荆芥等疏散风热药同用;若风热上攻,咽喉肿痛,常与玄参、马勃、牛蒡子等同用。

2.温毒发斑,痄腮,丹毒,痈肿疮毒 用治时行温病,温毒发斑,舌绛紫暗者,常与生地、紫草、黄芩同用,如神犀丹;若用治丹毒、痄腮、大头瘟疫,头面红肿,咽喉不利者,常配伍玄参、连翘、牛蒡子等,如普济消毒饮。

【按语】本品苦寒,主入心、胃经。功能清热解毒,凉血消斑,尤善于利咽散结。常用于治疗温病发热,咽喉肿痛。或温毒进入营血导致的身热斑疹,痈肿疮毒及痄腮、丹毒等。

【常用配伍】

1.板蓝根配金银花、连翘 三药皆是清热解毒圣药,但金银花甘寒,又有益阴之长,发热伤阴之人用之更宜,三药合用,清热解毒之功大增,且有益阴之效,用治温病初起及外感风热的发热头痛有效。

2.板蓝根配玄参 板蓝根味苦性寒,功专清热解毒,清热凉血,利咽消肿;玄参甘苦而寒,质润多液,功擅泻火滋阴,清热凉血,养阴润燥,除烦止渴。二药均为苦寒之品,故协同为用,以增强清热解毒,滋阴降火,清利咽喉,消肿止痛之功,用治阴虚火旺、虚火上炎所引起的咽喉肿痛、口干舌红、脉细数等症。

3.板蓝根配白茅根 二药皆有清热凉血而止血之功。板蓝根清热解毒力强,白茅根凉血止血之效胜过板蓝根,且白茅根甘寒益阴。故凉血止血而又宜于补血。二药合用凉血止血之效倍增,对于衄血、呕吐等血热迫血妄行的出血证为宜。

【用法用量】煎服,9~15g。

【使用注意】体虚而无实火热毒者忌服,脾胃虚寒者慎用。

【参考资料】

1. 文献摘要

《日华子本草》:"治天行热毒。"

《本草便读》:"板蓝根即靛青根,其功用性味与靛青叶同,能入肝胃血分,不过清热、解毒、辟疫、杀虫四者而已。但叶主散,根主降,此又同中之异耳。"

《分类草药性》:"解诸毒恶疮,散毒去火,捣汁或服或涂。"

2. 化学成分及药理作用 菘蓝根含靛蓝、靛玉红、β-谷甾醇、棕榈酸、尿苷、次黄嘌呤、尿嘧啶、青黛酮和胡萝卜苷等。本品对多种革兰氏阳性菌、革兰氏阴性菌及流感病毒、虫媒病毒、腮腺病毒均有抑制作用。可增强免疫功能;有明显的解热效果。本品所含靛玉红有显著的抗白血病作用;板蓝根多糖能降低实验动物血清胆固醇和甘油三酯的含量,并降低MDA含量,从而证明本品有抗氧化作用。

3. 现代应用 据报道,板蓝根在临床上是治疗急性喉炎、上呼吸道感染以及急性肝炎的常用药物,对其他疾病也有较好的疗效。如用板蓝根注射液肌内注射,治疗大疱性鼓膜炎;用板蓝根、大青叶、马齿苋、薏苡仁等药研末,水调糊状外敷,治疗扁平疣;用板蓝根水煎剂或用其注射液静滴,治疗流行性乙型脑炎等。此外,以板蓝根为主的多种制剂,尚可用于治疗尖锐湿疣、传染性单核细胞增多症、急性结膜炎及角膜炎等。

青 黛 Qīngdài

(《药性论》)

为爵床科多年生草本植物马蓝 *Baphicacanthus cusia* (Nees) Bremek.、蓼科一年生草本植物蓼蓝 *Polygonum tinctorium* Ait 或十字花科二年生草本植物菘蓝 *Isatis indigotica* Fort. 的叶或茎叶经加工制得的干燥粉末或团块。主产于福建、云南、江苏、安徽、河北等地。福建所产品质最优,称"建青黛"。夏、秋季采收落叶,加水浸泡,至叶腐烂,叶落脱皮时,捞去落叶,加适量石灰乳,充分搅拌至浸液由乌绿色转为深红色时,捞取液面泡沫,晒干而成。研细用。

【性味归经】咸,寒。归肝、肺经。

【功效】清热解毒,凉血消斑,清肝泻火,定惊。

【应用】

1. **温毒发斑,血热吐衄** 善治温毒发斑,常与生地、生石膏、栀子、升麻等药同用,如青黛石膏汤;若治血热妄行的吐血、衄血,或单用,水调口服,或与生地、牡丹皮、白茅根等药同用。

2. **咽痛口疮,喉痹疮疡** 用治热毒炽盛,咽喉肿痛,喉痹者,常与板蓝根、甘草同用;若口舌生疮,多与冰片同用,外敷患处或单用本品水调外敷;用治火毒疮疡,痄腮肿痛,可与寒水石共研为末,外敷患处,如青金散。

3. **咳嗽胸痛,痰中带血** 主治肝火犯肺,咳嗽胸痛,痰中带血,常与海蛤粉同用,如黛蛤散。若肺热咳嗽,痰黄而稠者,可配海浮石、瓜蒌仁、川贝母等同用,如青黛海石丸。

4. **肝热惊痫,惊风抽搐** 用治暑热惊痫,常与甘草、滑石同用,如碧玉散;用治小儿肝热生风,惊风抽搐,多与钩藤、牛黄等同用,如凉惊丸。

【按语】本品咸寒,主入肝、肺经。功能清热解毒,凉血消斑,善于治疗温毒发斑,血热吐血衄血。取本品凉血消肿之功,用于咽痛口疮,喉痹疮疡。本品入肝、肺经,善于清肝火,泻肺热。治疗咳嗽胸痛,痰中带血有良效。另外本品还有息风定惊的作用,用于治疗肝热惊痫,惊风抽搐。

【常用配伍】青黛配海蛤壳 青黛清热解毒凉血,擅清肝经郁火、消膈上热痰;海蛤壳清肺泄热、降气化痰。二者伍用,共奏清肝泻肺、凉血解毒、化痰止咳之功效,用于治疗肝火犯肺之头眩、目赤、口苦、咳嗽痰稠、痰中带血、咯吐鲜血等症。

【用法用量】内服 1.5～3g,本品难溶于水,一般作散剂冲服,或入丸剂服用。外用适量。

【使用注意】胃寒者慎用。

【参考资料】

1. 文献摘要

《开宝本草》:"主解诸药毒,小儿诸热,惊痫发热,天行头痛寒热,煎水研服之。亦摩敷热疮、恶肿、金疮、下血、蛇犬等毒。"

《本经逢原》:"青黛,泻肝胆,散郁火,治温毒发斑及产后热痢下重……"

2. 化学成分及药理作用 本品含靛蓝,靛玉红,靛棕,靛黄,鞣酸,β-谷甾醇,蛋白质和大量无机盐。本品具有抗癌作用,其有效成分靛玉红,对动物移植性肿瘤有中等强度的抑制作用。对金黄色葡萄球菌、炭疽杆菌、志贺氏痢疾杆菌、霍乱弧菌均有抗菌作用。靛蓝尚有一定的保肝作用。

3. 现代应用 据报道,青黛可用于多种疾病。如用青黛粉 15g,以大黄水煎液冲洗后保留灌肠,治疗急性盆腔炎;用青黛、冰片、沉香等研末混合,蜂蜜调匀,置舌根部以唾液徐徐咽下,缓解食道贲门癌梗阻;用青黛与白矾以 6:1 之比例组方,炼蜜为丸,口服,治疗急性黄疸型肝炎。此外,青黛尚可治疗间接胆红素增高症、慢性粒细胞白血病、癫痫、鼻前庭炎、消化道出血、褥疮、睾丸炎、肛门湿疹以及老年性阴道炎等。

绵马贯众 Miánmǎguànzhòng
(《神农本草经》)

为鳞毛蕨科多年生草本植物粗茎鳞毛蕨 *Dryopteris crassirhizoma* Nakai 的带叶柄基部的干燥根茎。主产于黑龙江、吉林、辽宁三省山区,习称"东北贯众"或"绵马贯众"。秋季采挖,洗净,除去叶柄及须根,晒干。切片生用或炒炭用。

【性味归经】苦,微寒;有小毒。归肝、脾经。

【功效】清热解毒,凉血止血,杀虫。

【应用】

1. 风热感冒,温毒发斑,痄腮 凡温热毒邪所致之症皆可用之,常与黄连、甘草等同用,如贯众散。单用本品或配桑叶、金银花、板蓝根等可防治风热感冒;若与板蓝根、大青叶、紫草等药配伍,又可用于痄腮、温毒发斑、发疹等病证。

2. 血热出血 治衄血,可单味药研末调服;若与黄连为伍,研末糯米饮调服,可治吐血,如贯众散;治便血可配伍侧柏叶;治崩漏下血可与五灵脂、乌贼骨等同用。

3. 多种寄生虫病 可与槟榔、雷丸、使君子等驱虫药配伍使用;治疗蛲虫,可单用本品煎汁外洗肛周。

【按语】本品苦微寒,有小毒,主入肝、脾经。功能清热解毒,凉血消斑,既能清气分之实热,又能解血分之热毒,是治疗温毒发斑的良药,常用于治疗风热感冒、温毒斑疹、痄腮等证。本品清热凉血之中善于止血,可用于血热之各种出血证。另外本品还具有杀虫的作用,用于各种寄生虫病。

【常用配伍】

1.绵马贯众配苦楝皮 苦楝皮苦寒有毒,能驱蛔虫、钩虫,二药相配,用于蛔虫及蛔厥、虫积腹痛之证。

2.绵马贯众配黄连 黄连苦寒,燥湿清热,为治湿火郁结主药,二药相合,用于血热出血、湿热痢疾、温热斑疹及疮腮、带下、喉痹诸证。

3.绵马贯众配大青叶 大青叶咸苦性寒,清热解毒,凉血消斑,二药配伍,治疗疮腮温毒、咽喉肿痛,主邪入营血、高热神昏、温热发斑。

【用法用量】煎服,4.5～9g。杀虫及清热解毒宜生用;止血宜炒炭用。外用适量。

【使用注意】本品有小毒,用量不宜过大。服用本品时忌油腻。脾胃虚寒者及孕妇慎用。

【参考资料】

1.文献摘要

《神农本草经》:"主腹中邪热气,诸毒,杀三虫。"

《名医别录》:"去寸白,破癥瘕,除头风、止金疮。"

《本草纲目》:"治下血、崩中、带下,产后血气胀痛,斑疹、漆毒、骨哽。"

2.化学成分及药理作用 本品主要含绵马素、三叉蕨酚、黄三叉蕨酸、绵马次酸、挥发油、绵马鞣质等。本品所含绵马酸、黄绵马酸有较强的驱虫作用,对绦虫有强烈毒性,可使绦虫麻痹而排出,也有驱除绦虫、蛔虫等寄生虫的作用。实验证明本品可强烈抑制流感病毒,对腺病毒、脊髓灰质炎病毒、乙脑病毒等亦有较强的抗病毒作用。外用有止血、镇痛、消炎作用。其煎剂及提取物对家兔子宫有显著的兴奋作用。绵马素有毒,能麻痹随意肌,对胃肠道有刺激,引起视网膜血管痉挛及伤害视神经,中毒时引起中枢神经系统障碍,见震颤、惊厥乃至延脑麻痹。绵马素一般在肠道不吸收,但肠中有过多脂肪时,可促进吸收而至中毒。

3.现代应用 据临床报道,贯众对多种病毒感染性疾病有较好疗效,广泛用于感冒、流行性感冒及上呼吸道感染的预防及治疗。贯众又用于其他多种疾病。如用贯众、玉米须、白茅根各30g,水煎服治疗乳糜尿;用贯众30g,穿山甲12g,珍珠末6g,冰片3g等共研细末,外用撒于患处,治疗婴幼儿脐炎;用贯众为主配伍草薢、党参、鸡血藤水煎服,治疗慢性铅中毒。此外,还可用于胆道蛔虫症、急性睾丸炎,上消化道出血、药物性肝炎及妇科出血等。

4.不良反应 粗茎鳞毛蕨根茎所含多种间苯三酚衍生物有一定毒性。绵马酸主要作用于消化系统和中枢神经系统,大剂量时可损害视神经,引起失明,大脑白质也可受损。中毒的主要表现为:轻者头痛、头晕、腹泻、腹痛、呼吸困难、黄视或短暂失明,重者有谵妄、昏迷、黄疸、肾功能损伤;最后四肢强直,阵发性惊厥,终因呼吸衰竭而死亡。中毒后恢复缓慢,可造成永久性失明。本品中毒原因主要是用量过大,其次是临床用药前未经品种鉴定,误用毒性大的贯众,或没有掌握应用宜忌等。本品中毒救治的主要方法是对症治疗。如服用盐类泻药,以促进肠道内的毒物排出;但禁用油类泻剂,如蓖麻油等;发生惊厥时,可静脉注射巴比妥盐类控制;出现呼吸困难时,可给氧,用呼吸兴奋剂,或采用人工呼吸;输液以补偿因呕吐或腹泻而丢失的体液和电解质;服通用解毒剂也有一定效果。预防中毒应注意剂量,尤其小儿用于驱虫时,应按千克体重计算;孕妇、体质虚弱、肝肾功能不全、消化道溃疡者禁用;因其品种复杂,毒性不一,故应进行品种鉴定以防中毒;另外脂肪可加速有毒成分的吸收而使毒性增大,服本品时忌油腻。

二、主要用于热毒疮痈的药物

紫花地丁 Zǐhuādìdīng
《本草纲目》

为堇菜科多年生草本植物紫花地丁 *Viola yedoensis* Makino 的干燥全草。产于我国长江下游及南方各省,如江苏、浙江、江西、福建等。春、秋二季采收,除去杂质,洗净,切碎,鲜用或干燥生用。

【性味归经】苦,寒。归心、肝经。

【功效】清热解毒,消肿散结。

【应用】

1. 疗疮肿毒,乳痈肠痈 用治痈肿、疗疮、丹毒等,可单用鲜品捣汁内服,或外敷;也可配金银花、蒲公英、野菊花等清热解毒之品,如五味消毒饮;用治乳痈,常与蒲公英同用,内服或外敷,或熬膏摊贴患处;用治肠痈,常与大黄、红藤、白花蛇舌草等同用。

2. 毒蛇咬伤 可用鲜品捣汁内服,亦可配雄黄少许,捣烂外敷。

【按语】本品苦寒,主入心、肝经。功能清热解毒,消肿散结。是治疗血热壅滞之痈肿疮毒、红肿热痛常用药。此外本品还可以解蛇毒,常用于毒蛇咬伤。

【常用配伍】

1. 紫花地丁配蒲公英 清热解毒,消散痈肿。蒲公英、地丁同为清热解毒要药,地丁凉血解毒之功强于公英,善治疗毒;公英散结消肿作用大于地丁,长于治乳痈。二药相配,相互促进,清热解毒、散结消肿力量增强,用于治疗血热壅毒、痈肿疮疡、红肿热痛及尿路感染诸证。

2. 紫花地丁配金银花 清热解毒。金银花甘寒,芳香疏散,为散热解毒之良药;地丁清热解毒,凉血消肿。二药相合,银花得地丁,则解毒之力增强,又具凉血消肿之功;地丁得金银花,其散热消肿之功又增。二药相须为用,治疗痈肿疗疮实为佳品。

【用法用量】煎服,15～30g。外用鲜品适量。

【使用注意】体质虚寒者忌服。

【参考资料】

1. 文献摘要

《本草纲目》:"治一切痈疽发背,疗疮瘰疬,无名肿毒,恶疮。"

《本草正义》:"地丁专为痈肿疗毒通用之药。""然辛凉散肿,长于退热,惟血热壅滞,红肿焮发之外疡宜之,若谓通治阴疽发背寒凝之证,殊是不妥。"

2. 化学成分及药理作用 本品含苷类、黄酮类。全草含棕榈酸、反式对羟基桂皮酸、丁二酸、二十四酰对羟基苯乙胺、山柰酚-3-O-鼠李吡喃糖苷和蜡,蜡中含饱和酸、不饱和酸、醇类及烃。本品有明显的抗菌作用。对结核杆菌、痢疾杆菌、金黄色葡萄球菌、肺炎球菌、皮肤真菌及钩端螺旋体有抑制作用。有确切的抗病毒作用。实验证明,其提取液对内毒素有直接摧毁作用。本品尚有解热、消炎、消肿等作用。

3. 现代应用 据报道,紫花地丁临床多与其他清热解毒药同用,水煎内服治疗急性扁桃体炎、急性肺炎、肺心病肺部感染以及外科化脓性炎症。如有用紫花地丁配以野菊花、金银花、皂刺等药,水煎内服,治疗化脓性腱鞘炎。

蒲公英 Púgōngyīng

(《新修本草》)

为菊科多年生草本植物蒲公英 *Taraxacum mongolicum* Hand. Mazz.、碱地蒲公英 *T. sinicum* Kitag. 或同属数种植物的干燥全草。全国各地均有分布。夏至秋季花初开时采挖,除去杂质,洗净,切段,晒干。鲜用或生用。

【性味归经】苦、甘,寒。归肝、胃经。

【功效】清热解毒,消肿散结,利湿通淋。

【应用】

1. 痈肿疔毒,乳痈内痈 用治疗毒肿痛,常与野菊花、紫花地丁、金银花等药同用,如五味消毒饮。用治乳痈肿痛,可单用本品浓煎内服;或以鲜品捣汁内服,渣敷患处;也可与全瓜蒌、金银花、牛蒡子、连翘等药同用;用治肠痈腹痛,常与大黄、牡丹皮、桃仁等同用;用治肺痈吐脓,常与鱼腥草、冬瓜仁、芦根、桔梗等同用。本品解毒消肿散结,与板蓝根、玄参等配伍,还可用治咽喉肿痛;鲜品外敷还可用治毒蛇咬伤、痄腮等。

2. 热淋涩痛,湿热黄疸 用治热淋涩痛,常与白茅根、金钱草、车前子等同用,以加强利尿通淋的效果;治疗湿热黄疸,常与茵陈、栀子、大黄等同用。

此外,本品还有清肝明目的作用,以治肝火上炎引起的目赤肿痛,可单用取汁点眼,或浓煎内服;亦可与菊花、夏枯草、黄芩等配伍使用。

【按语】本品苦、甘,寒,归肝、胃经。功能清热解毒,消肿散结,利湿通淋。本品既能清热毒,又能降滞气,是清热解毒、消痈散结之佳品。常用于治疗内外热毒疮痈诸证。此外本品还可通乳,是治疗乳痈之要药。本品具有利湿通淋的作用,常用于治疗热淋涩痛,湿热黄疸。此外本品还具有清肝明目的作用,常用于治疗目赤肿痛。

【常用配伍】**蒲公英配夏枯草** 二药皆能清热,均入厥阴肝经。夏枯草辛苦寒,善长清热泄火、疏通郁滞;蒲公英苦甘寒,清热解毒,兼有散瘀消肿之功,二者相须为用,清热泻火、解毒消肿、通滞散结之力倍增,尤宜用于乳痈。

【用法用量】煎服,9~15g。外用鲜品适量捣敷或煎汤熏洗患处。

【使用注意】用量过大,可致缓泻。阳虚外寒、脾胃虚弱及无实热的痈肿者忌用。

【参考资料】

1. 文献摘要

《新修本草》:"主妇人乳痈肿。"

《本草备要》:"专治痈肿、疔毒,亦为通淋妙品。"

2. 化学成分及药理作用 本品含蒲公英固醇、蒲公英素、蒲公英苦素、肌醇和莴苣醇、蒲公英赛醇、咖啡酸及树脂等。本品煎剂或浸剂,对金黄色葡萄球菌、溶血性链球菌及卡他球菌有较强的抑制作用,对肺炎双球菌、脑膜炎双球菌、白喉杆菌、福氏痢疾杆菌、绿脓杆菌及钩端螺旋体等也有一定的抑制作用,和 TMP(磺胺增效剂)之间有增效作用。尚有利胆、保肝、抗内毒素及利尿作用,其利胆效果较茵陈煎剂更为显著。蒲公英地上部分水提取物能活化巨噬细胞,有抗肿瘤作用。体外试验提示本品能激发机体的免疫功能。

3. 现代应用 据报道,蒲公英尚可用于其他疾病。如用蒲公英与山楂、桑寄生、黄芪、五味子同用,可治疗血脂异常症;另用蒲公英配伍乌梅、大黄、五味子等药水煎服,治疗乙型肝炎;用蒲公英与大黄、茯苓、砂仁水煎服,治疗表浅性胃炎。此外,蒲公英还可用于急性黄疸型肝炎、胆囊炎、胃及十二指肠溃疡、盆腔炎、泌尿系结石、小儿热性便秘以及多种感染性炎症。

鱼腥草 Yúxīngcǎo
《名医别录》

为三白草科多年生草本植物蕺菜 *Houttuynia cordata* Thunb. 的干燥地上部分。分布于长江流域及以南各省。夏季茎叶茂盛花穗多时采割,除去杂质,迅速洗净,切段,晒干。生用。

【性味归经】辛,微寒。归肺经。

【功效】清热解毒,消痈排脓,利尿通淋。

【应用】

1.肺痈吐脓,肺热咳嗽 用治痰热壅肺,胸痛,咳吐脓血,常与桔梗、芦根、瓜蒌等药同用;若用治肺热咳嗽,痰黄黏稠,常与黄芩、贝母、知母、桑白皮等药同用。

2.热毒疮痈 常与野菊花、蒲公英、金银花、连翘等清热解毒之品同用;亦可单用鲜品捣烂外敷。

3.湿热淋证 治疗湿热淋证,小便涩痛,常与车前草、白茅根、海金沙等药同用。

此外本品又能清热止痢,还可用治湿热泻痢。

【按语】本品辛,微寒,主入肺经。功能清热解毒,消痈排脓。常用于治疗肺痈,肺热咳嗽以及热毒疮痈等,尤善于治疗肺痈吐脓,是治疗肺痈之要药。此外本品还具有利尿通淋的作用,常用于治疗湿热淋证。此外本品尚能清热止痢,用于湿热泻痢。

【常用配伍】

1.鱼腥草配桑白皮 鱼腥草清肺热而消痈;桑白皮泻肺热而止咳平喘。二者合用,有清泻肺热、止咳平喘之功效,用于治疗邪热壅肺、宣降失职之咳喘气急、身热不退者。

2.鱼腥草配桔梗 本品清热解毒作用颇强,长于解毒排脓而消痈;桔梗长于宣通肺气、祛痰、排脓、消肿以治痈。二药配对,相使为用,同奏宣肺祛痰、消热排脓、解毒疗痈之功。

3.鱼腥草配车前草 本品功能清热利湿,又能利尿消肿;车前草既能利水道、消水肿,又能别清浊、导湿热。二药合用,清热利湿、利尿消肿力强。

【用法用量】煎服,15～25g。鲜品用量加倍,水煎或捣汁服。外用适量,捣敷或煎汤熏洗患处。

【使用注意】本品气味芳香,含挥发油,常用鲜品或生用,入汤剂不宜久煎。虚寒证及阴性疮疡忌服。

【参考资料】

1.文献摘要

《本草纲目》:"散热毒痈肿。"

《本草经疏》:"治痰热壅肺,发为肺痈吐脓血之要药。"

《分类草药性》:"治五淋,消水肿,去食积,补虚弱,消臌胀。"

2.化学成分及药理作用 本品含鱼腥草素、挥发油、蕺菜碱、槲皮苷、氯化钾等。鱼腥草素对金黄色葡萄球菌、肺炎双球菌、甲型链球菌、流感杆菌、卡他球菌、伤寒杆菌以及结核杆菌等多种革兰氏阳性及阴性细菌,均有不同程度的抑制作用;其用乙醚提取的非挥发物,还有抗病毒作用。本品能增强白细胞吞噬能力,提高机体免疫力,并有抗炎作用。所含槲皮素及钾盐能扩张肾动脉,增加肾动脉血流量,因而有较强的利尿作用。此外,还有镇痛、止血、促进组织再生和伤口愈合以及镇咳等作用。

3.现代应用 临床可用鱼腥草鲜品煎服,或捣泥外敷,或入复方,或制成注射液供治疗选用。对上呼吸道感染、急慢性支气管炎、支气管肺炎、大叶性肺炎及肺脓疡等呼吸道感染,疗效显著;对五官科的化脓性炎症和皮肤科感染性炎症以及多种急性感染性疾病,也均有较好疗效。据报道,鱼腥草注射液还可用于多种疾病。如用其冷喷治疗面部激素依赖性皮炎;用其静脉滴注,配合抗组胺药治疗小儿急性荨麻疹;将其与生理盐水混合,在150mmHg压力下缓慢注射入宫腔及输卵管内,治疗输卵管阻塞性不孕症;用其进行尿道冲洗,保留灌注,治疗淋菌性尿道炎。此外,鱼腥草及其制剂还可用于百日咳、急性流行性角膜炎,急性化脓性睾丸炎,急慢性盆腔炎,肛乳头炎、肛周脓肿等肛肠疾病,带状疱疹,前列腺炎,红斑狼疮以及预防钩端螺旋体病等。

败酱草 Bàijiàngcǎo
《神农本草经》

为败酱科多年生草本植物黄花败酱 *Patrinia scabiosaefolia* Fisch. ex Link. 、白花败酱 *P. villose* Juss. 的干燥全草。主产于四川、河北、河南、东北三省等地。夏季采收,全株拔起,除去泥沙,洗净,阴干或晒干。切段,生用。

【性味归经】辛、苦,微寒。归胃、大肠、肝经。

【功效】清热解毒,消痈排脓,祛瘀止痛。

【应用】

1.肠痈肺痈,痈肿疮毒 用治肠痈初起,腹痛便秘、未化脓者,常与金银花、蒲公英、牡丹皮、桃仁等同用;若治肠痈脓已成者,常与薏苡仁、附子同用,如薏苡附子败酱散。本品还可用治肺痈咳吐脓血者,常与鱼腥草、芦根、桔梗等同用。若治痈肿疮毒,无论已溃未溃皆可用之,可单味煎汤内服,或常与金银花、连翘等药配伍,并可以鲜品捣烂外敷。

2.产后瘀阻腹痛 单用本品煎服,或与五灵脂、香附、当归等药配伍,用于治疗产后瘀阻,腹中刺痛。

【按语】本品辛苦微寒,归胃、大肠、肝经。功能清热解毒,消痈排脓。常用于肠痈、肺痈、痈肿疮毒。尤其善于治疗肠痈,是治疗肠痈腹痛之要药。此外本品还能祛瘀止痛,常用于治疗产后瘀阻腹痛。

【常用配伍】

1.败酱草配蒲公英 二药均为清热解毒药。蒲公英善于散结消肿,败酱草长于化瘀、消肿、排脓,二药配用,对毒热血瘀之腹痛、腹胀、腹部有硬块等症均可应用。

2.败酱草配赤芍 本品清热散结祛瘀,赤芍活血化瘀止痛,二药合用,有清热祛瘀、活血止痛之功效,可用于产后血瘀有热的腹痛及心肠痈初起触之有块而尚未成脓者。

3.败酱草配金银花 二药都能清热解毒,但败酱草善疗内痈、祛瘀排脓,金银花善散风热、凉血解毒,二药合用,有清热解毒、祛瘀排脓之功,可用于痈脓证。

【用法用量】煎服,6～15g。外用适量。

【使用注意】脾胃虚弱,食少泄泻者慎用。

【参考资料】

1. 文献摘要

《名医别录》："除痈肿，浮肿，结热，风痹不足，产后疾痛。"

《本草纲目》："败酱，善排脓破血，故仲景治痈，及古方妇人科皆用之。"

《本草正义》："此草有陈腐气，故以败酱得名。能清热泄结，利水消肿，破瘀排脓。惟宜于实热之体。"

《药性论》："治毒风顽痹，主破多年瘀血，能化脓为水及产后诸病。"

2. 化学成分及药理作用　黄花败酱根和根茎含齐墩果酸，常春藤皂苷元，黄花龙芽苷、胡萝卜苷及多种皂苷；含挥发油，其中以败酱烯和异败酱烯含量最高；亦含生物碱、鞣质等。白花败酱含有挥发油，干燥果枝含黑芥子苷等；根和根茎中含莫罗念冬苷、番木鳖苷、白花败酱苷等。黄花败酱草对金黄色葡萄球菌、痢疾杆菌、伤寒杆菌、绿脓杆菌、大肠杆菌有抑制作用；并有抗肝炎病毒作用，能促进肝细胞再生，防止肝细胞变性，改善肝功能。尚有抗肿瘤作用。其乙醇浸膏或挥发油均有明显镇静作用。

3. 现代应用　败酱草常用于多种急性感染性疾病，对感冒、流行性感冒、流行性腮腺炎以及急性化脓性扁桃体炎、肺炎、急性阑尾炎、急慢性盆腔炎、急性胰腺炎、慢性结肠炎等均有较好疗效。据报道，本品尚可用于其他疾病。如用败酱草鲜品大剂量水煎服，或水煎熏洗坐浴，或以鲜品捣烂外敷，治疗肛周脓肿、嵌顿痔、肛裂、肛瘘炎性期、痔出血、血栓痔炎、术后肛门水肿等肛肠疾患均获满意疗效；另用本品水煎液洗浴治疗痱毒及化脓性皮炎；也有以鲜败酱草叶捣烂成糊状外敷或取汁涂擦患处，或将鲜叶中乳白色汁涂擦患处，治疗扁平疣，1～2周疣体即可消退。此外败酱草还可用于克山病，急性黄疸型传染性肝炎，肾积水，肾绞痛等。

大血藤 Dàxuèténg
（《本草图经》）

为木通科木质藤本植物大血藤 *Sargentodoxa cuneata*（oliv.）Rehd. et wils. 的干燥藤茎。又称红藤。主产江西、湖北、湖南等地区。秋、冬二季采收，除去侧枝，截段，晒干。切厚片，生用。

【性味归经】苦，平。归大肠、肝经。

【功效】清热解毒，活血，祛风，止痛。

【应用】

1. **肠痈腹痛，热毒疮疡**　用治肠痈腹痛，常与金银花、连翘、牡丹皮等药同用，如红藤煎；用治热毒疮疡，常与连翘、金银花、贝母等药同用，如连翘金贝煎。

2. **跌打损伤，经闭痛经**　用治跌打损伤，瘀血肿痛，常与骨碎补、续断、赤芍等药同用；用治经闭痛经，常与当归、香附、益母草等药同用。

3. **风湿痹痛**　常与独活、牛膝、防风、络石藤、威灵仙等药同用。

【按语】本品性苦，归大肠、肝经。功能清热解毒，消痈止痛，善于散肠中瘀滞，为治疗肠痈要药。此外还用于各种热毒疮疡的治疗。本品具有活血通络，消肿止痛的作用，常用于治疗跌打损伤，经闭痛经。此外本品还具有祛风活络的作用，长于治疗风湿痹痛。

【常用配伍】**大血藤配败酱草**　大血藤清热解毒，活血止痛。败酱草清热解毒，消痈排脓，祛瘀止痛，临床配伍相须而用，为治肠痈之要药。

【用法用量】煎服，9～15g，大剂量可用 15～30g。外用适量。

【使用注意】孕妇慎服。

【参考资料】

1. 文献摘要

《本草图经》："攻血,治血块。"

《简易草药》："治筋骨疼痛,追风,健腰膝,壮阳事。"

2. 化学成分及药理作用　本品含大黄素、大黄素甲醚、β-谷甾醇、胡萝卜苷、硬脂酸、毛柳苷、右旋丁香树脂酚二葡萄糖苷,右旋二氢愈创木脂酸,大黄酚,香草酸以及对香豆酸-对羟基苯乙醇酯和红藤多糖、鞣质。本品煎剂对金黄色葡萄球菌及乙型链球菌均有较强的抑制作用,对大肠杆菌、白色葡萄球菌、卡他球菌、甲型链球菌及绿脓杆菌,亦有一定的抑制作用。本品水溶提取物能抑制血小板聚集,增加冠脉流量,抑制血栓形成,提高血浆 cAMP 水平,提高实验动物耐缺氧能力,扩张冠状动脉,缩小心肌梗死范围。

3. 现代应用　据报道,本品及其制剂广泛用于急性单纯性、早期化脓性阑尾炎、阑尾脓肿以及粘连性肠梗阻,有较好疗效。红藤尚可用于其他多种疾病。如用红藤 20g 与活血化瘀药同用,内服并结合灌肠治疗盆腔炎;用红藤合剂(红藤、败酱草、紫草为主药)治疗子宫内膜异位症;以红藤为主药配合枳实、大黄、生山楂等药治疗急性胰腺炎,疗效可靠。此外,红藤还可用于输卵管炎性阻塞性不孕、卵巢囊肿、慢性化脓性骨髓炎、胆道蛔虫、风湿性关节炎等。

土茯苓 Tǔfúlíng

(《本草纲目》)

为百合科多年生攀援藤本植物光叶菝葜 Smilax glabra Roxb. 的干燥根茎。长江流域及南部各省均有分布。夏、秋二季采收,除去残茎和须根,洗净,晒干;或趁鲜切成薄片,干燥,生用。

【性味归经】甘、淡,平。归肝、胃经。

【功效】解毒,除湿,通利关节。

【应用】

1. 杨梅毒疮,肢体拘挛　可单用大剂量本品水煎服,如土萆薢汤;也可与金银花、白鲜皮、威灵仙、甘草同用;若因服汞剂中毒而致肢体拘挛者,常与薏苡仁、防风、木瓜等配伍治之,如搜风解毒汤。

2. 淋浊带下,湿疹湿疮　常与木通、萹蓄、蒲公英、车前子同用,治疗热淋;单用本品水煎服,或配伍黄柏、苦参等清热燥湿药,治疗湿热阴痒带下;若与生地、赤芍、地肤子、白鲜皮、茵陈等配伍,又可用于湿热皮肤湿疹湿疮所致瘙痒等。

3. 痈肿疮毒　本品研为细末,加醋调敷,治疗痈疮红肿溃烂;若将本品切片或为末,水煎服或入粥内食之,治疗瘰疬溃烂;亦常与苍术、黄柏、苦参等药配伍同用。

【按语】本品甘、淡,具有解毒利湿的作用,常用于杨梅毒疮,及因服用汞剂中毒导致的肢体拘挛,为治疗梅毒之要药。此外本品还可以治疗淋浊带下,湿疹湿疮等。

【常用配伍】

1. 土茯苓配萆薢　两药均有淡渗利湿、利关节、祛风湿之功,但土茯苓偏于解毒;萆薢长于利尿。二者配伍,有解毒除湿、通利关节之功效,用于治疗湿毒郁结之关节肿痛、小便混浊不利等症。

2.土茯苓配金银花 土茯苓清热解毒以除湿;金银花清热解毒以消肿。二者配伍,可增强解毒之效,用于治疗火热毒邪所致之阳性疮疡。

3.土茯苓配薏苡仁 土茯苓解毒祛湿治筋骨挛痛;薏苡仁祛风湿除痹痛。二者伍用,除湿蠲痹止痛,用于治疗湿热毒邪滞留经络、关节所致之关节疼痛等。

【用法用量】煎服,15~60g。外用适量。

【使用注意】肝肾阴虚者慎服。服药时忌茶。

【参考资料】

1.文献摘要

《本草纲目》:"健脾胃,强筋骨,去风湿,利关节,止泄泻。治拘挛骨痛,恶疮痈肿。解汞粉、银朱毒。"

《本草备要》:"治杨梅疮毒,瘰疬疮肿。"

《本草正义》:"土茯苓,利湿去热,能入络,搜剔湿热之蕴毒。其解水银、轻粉毒者,彼以升提收毒上行,而此以渗利下导为务,故专治杨梅毒疮,深入百络,关节疼痛,甚至腐烂,又毒火上行,咽喉痛溃,一切恶症。"

2.化学成分及药理作用 本品含落新妇苷、异黄杞苷、胡萝卜苷、3,5,4′-三羟基芪、(一)表儿茶精L、琥珀酸、β-谷甾醇等皂苷、鞣质、黄酮、树脂类等,还含有挥发油、多糖、淀粉等。本品所含落新妇苷有明显的利尿、镇痛作用;对金黄色葡萄球菌、溶血性链球菌、大肠杆菌、绿脓杆菌、伤寒杆菌、福氏痢疾杆菌、白喉杆菌和炭疽杆菌均有抑制作用;对大鼠肝癌及移植性肿瘤有一定抑制作用;经动物试验推断:本品可通过影响T淋巴细胞释放淋巴因子的炎症过程而选择性地抑制细胞免疫反应;此外尚能缓解汞中毒;明显拮抗棉酚毒性。

3.现代应用 土茯苓及其制剂,在临床上常用于梅毒和淋病,无论是改善临床症状或血清变化均取得了较好的疗效。近年土茯苓又用于治疗多种疾病。如用土茯苓30g,配伍野菊花、忍冬藤、虎杖、透骨草,水煎浸泡熏洗患处,治疗类丹毒(从事鱼、肉类加工人员由于猪丹毒杆菌经皮损侵入所引起的如丹毒样皮肤急性感染性疾病);用土茯苓研末与仙人掌按2:1比例捣烂加少许鸡蛋清混匀为膏状敷患处,用于急性睾丸炎红、肿、热、痛而无脓液者;用土茯苓合剂(土茯苓、薏苡仁、麦芽、谷芽、乌梅、瓜蒌等),治疗食道贲门癌,能改善症状延长存活期,疗效显著。此外,土茯苓尚可用于心律失常、痛风症、银屑病、扁平疣、滴虫性阴道炎、肾盂肾炎、乙型肝炎、急性扁桃体炎、钩端螺旋体病以及治疗慢性铅中毒,缓解激素撤减困难和鸦片依赖症状等。

白 蔹 Báiliǎn
《神农本草经》

为葡萄科攀援藤本植物白蔹 *Ampelopsis japonica* (Thunb.) Makino 的干燥块根。产于华北、华东及中南各省区,广西、广东也有生产。春、秋二季采挖,除去泥沙及细根,洗净,切成纵瓣或斜片,晒干。切厚片,生用。

【性味归经】苦、辛,微寒。归心、胃经。

【功效】清热解毒,消痈散结,敛疮生肌。

【应用】

1.疮痈肿毒,瘰疬痰核 用治热毒壅聚,痈疮初起,红肿硬痛者,可单用为末水调涂敷患处,或与金银花、连翘、蒲公英等同煎内服,以消肿散结;若疮痈脓成不溃者,亦可与苦参、天南星、皂角等制作膏药外贴,可促使其溃破排脓;若疮疡溃后不敛,可与白及、络石藤共研细末,干撒疮口,以生肌敛疮,如白蔹散。若用治痰火郁结,痰核瘰疬,常与玄参、赤芍、大黄等研末醋调,外敷患处;或与黄连、胡粉研末,油脂调敷患处。

2.水火烫伤,手足皲裂 用治水火烫伤,可单用本品研末外敷;亦可与地榆等份为末外用。若与白及、大黄、冰片配伍,还可用于手足皲裂。

【按语】本品苦、辛,微寒。功能清热解毒,消痈散结,敛疮生肌。故本品适用于疮痈肿毒的各个阶段,被称为治疗疮痈的要药。此外本品还可以治疗痰核瘰疬及水火烫伤,手足皲裂等证。

【常用配伍】白蔹配连翘 二者均可清热解毒,相伍为用,可加强清热解毒散结之功效,用于治疗热毒引起的阳证疮疡诸症。

【用法用量】煎服,4.5～9g。外用适量,煎汤外洗或研成极细粉末敷于患处。

【使用注意】脾胃虚寒者不宜服。不宜与乌头类药材同用。

【参考资料】

1.文献摘要

《神农本草经》:"主痈肿疽疮,散结气,止痛,除热,目中赤,小儿惊痫,温疟,女子阴中肿痛。"

《本草经疏》:"白蔹,苦则泄,辛则散,甘则缓,寒则除热,故主痈肿疽疮,散结止痛……总之为疗肿痈疽家要药,乃确论也。"

2.化学成分及药理作用 本品含有黏液质和淀粉,酒石酸,龙脑酸,24-乙基甾醇及其糖苷,脂肪酸和酚性化合物。白蔹有很强的抑菌作用,并有很强的抗真菌效果。所含多种多酚化合物具有较强的抗肝毒素作用及很强的抗脂质过氧化活性。

3.现代应用 据报道,用白蔹研末装入胶囊,每粒0.3g,每次服6粒,每日3次,治疗急、慢性菌痢;用白蔹、白及各30g,大黄50g,焙黄研粉加入冰片3g,蜂蜜调匀,外用,治疗手足皮肤皲裂。此外,白蔹外用,对扭挫伤和皮肤化脓性感染,效果均较好。

重 楼 Chónglóu
(《神农本草经》)

为百合科多年生草本植物云南重楼 *Paris polyphylla* Smith Var. *yunnanensis* (Franch.) Hand. - Mazz 或七叶一枝花 P. p. S. Var. *chinensis* (F.) Hara 的干燥根茎。又名蚤休、七叶一枝花、草河车、白甘遂。主产于长江流域及南方各省。秋季采挖,除去须根,洗净,晒干。切片生用。

【性味归经】苦,微寒;有小毒。归肝经。

【功效】清热解毒,消肿止痛,凉肝定惊。

【应用】

1.痈肿疔疮,咽喉肿痛,毒蛇咬伤 用治痈肿疔毒,可单用为末,醋调外敷,亦可与黄连、赤芍、金银花等同用,如夺命汤;用治咽喉肿痛,痄腮,喉痹,常与牛蒡子、连翘、板蓝根等同用;若治瘰疬痰核,可与夏枯草、牡蛎、大贝母等同用;单用本品研末冲服,另用其鲜根捣烂外敷患处,治疗毒蛇咬伤,红肿疼痛,也常与半边莲配伍使用。

2. 惊风抽搐 单用本品研末冲服,或与钩藤、菊花、蝉蜕等配伍,用于小儿热极生风,手足抽搐等证。

3. 跌打损伤 单用研末冲服,治疗外伤出血,跌打损伤,瘀血肿痛,也可配三七、血竭、自然铜等同用。

【按语】本品苦寒,归肝经。功能清热解毒,消肿止痛,凉肝定惊。主要治疗痈肿疔疮,咽喉肿痛,毒蛇咬伤。本品为治疗痈肿疔毒,毒蛇咬伤的常用药。另外本品还用于治疗跌打损伤及小儿热极生风之惊风抽搐。

【常用配伍】

1. 重楼配赤芍 赤芍清热凉血、散瘀消肿,清肝泄火,二药合用,清热解毒力强,且赤芍散瘀消肿,重楼解毒消肿,有助于痈肿消散。

2. 重楼配牛蒡子 牛蒡子疏散风热,宣肺祛痰,清利咽喉,解毒消肿,二药合用,清热解毒、祛痰消肿功用增强。牛蒡子更长于疏散风热,用于肺热咳喘、咽喉肿痛、乳蛾等。

【用法用量】煎服,3～9g。外用适量,捣敷或研末调涂患处。

【使用注意】本品有小毒,用量不宜过大。体虚、无实火热毒者、孕妇及患阴证疮疡者均忌服。

【参考资料】

1. 文献摘要

《神农本草经》:"主惊痫,摇头弄舌,热气在腹中,癫疾,痈疮,阴蚀,下三虫,去蛇毒。"

《本草汇言》:"蚤休,凉血去风,解痈毒之药也。但气味苦寒,虽为凉血,不过为痈疽疮疡血热致疾者宜用,中病即止。又不可多服久服。"

2. 化学成分及药理作用 本品含蚤休苷,薯蓣皂苷,单宁酸及18种氨基酸,肌酸酐,生物碱,黄酮,甾酮,蜕皮激素,胡萝卜苷等。蚤休有广谱抗菌作用,对痢疾杆菌、伤寒杆菌、大肠杆菌、肠炎杆菌、绿脓杆菌、金黄色葡萄球菌、溶血性链球菌、脑膜炎双球菌等均有不同程度的抑制作用,尤其对化脓性球菌的抑制作用优于黄连;对亚洲甲型流感病毒有较强的抑制作用;所含甾体皂苷和氨基酸有抗蛇毒作用;蚤休苷有镇静、镇痛作用;本品的水煎剂或乙醇提取物有明显的镇咳、平喘作用;蚤休粉有明显的止血作用;此外,还有抗肿瘤作用。

3. 现代应用 据报道,本品解毒消肿力强,现在临床上常配伍相应的药物广泛用于多种癌症,如食道癌、喉癌、直肠癌、肺癌、肝癌、脑瘤、宫颈癌、急性白血病等,均有一定疗效。蚤休尚可用于其他疾病。如用蚤休、瓜蒌炒黄研末内服,白糖水冲服,同时又用上药以白糖水调敷神阙穴,治疗小儿癫痫;有用蚤休虎杖丸(蚤休70g,虎杖70g,配伍皂刺、连翘、当归等药及雷米封片0.1g×100片)炼蜜为丸,治疗卵巢囊肿;另有用蚤休、青黛,配以石膏、黄芩等药,治疗婴幼儿疱疹性口腔炎。此外,蚤休尚能治疗腮腺炎、咽喉炎、牙痛、虫咬皮炎、宫颈糜烂以及皮肤感染性炎症等。

4. 不良反应 ①中毒反应:本品根茎含甾体皂苷(蚤休苷)(pariphyllin)及薯蓣皂苷元(diosgenin),过量应用,容易引起中毒反应,中毒量是60～90g,潜伏期为1～3小时,中毒症状为烦躁不安、恶心、呕吐、腹泻、头晕头痛,严重者可致痉挛抽搐、面色苍白、呼吸困难、口唇发绀等症状。②循环系统:临床有报道,服用本品煎剂后,出现心律不齐、心音低钝、房型期前收缩等。因此,本品对心脏传导系统具有一定的毒副作用。③过敏反应:接触本品,有的患者脸部出现轻度瘙痒、鼻腔瘙痒、流清鼻涕,继则面部麻木、水肿等症状。

半边莲 Bànbiānlián

(《本草纲目》)

为桔梗科多年生草本植物半边莲 *Lobelia chinensis* Lour. 的干燥全草。各地均有分布,主产于湖北、湖南、江苏、江西、广东、广西、福建、台湾等地。夏季采收,拔起全草,除去杂质,切段,晒干。鲜用或生用。

【性味归经】甘、淡,寒。归心、小肠、肺经。

【功效】清热解毒,利水消肿。

【应用】

1.疮痈肿毒,蛇虫咬伤 如单用鲜品捣烂,加酒外敷患处,治疗疔疮肿毒;亦用鲜品捣烂外敷,治疗乳痈肿痛;若用于毒蛇咬伤、蜂蝎螫伤,常与白花蛇舌草、虎杖、茜草等同用。

2.腹胀水肿 常以本品与金钱草、大黄、枳实相配,治疗水湿停蓄,大腹水肿。

3.湿疮湿疹 可单味水煎,局部湿敷或外搽患处。

【按语】本品甘、淡,寒。功能清热解毒,利水消肿。常用于治疗疮痈肿毒及蛇虫咬伤,大腹水肿等证。此外取本品利水祛湿之功,用于湿疮湿疹。

【常用配伍】

1.半边莲配白茅根 半边莲善于下行通利水道,使水湿下泻而消肿,并能清热解毒;白茅根能清血分之热,有利水通淋、导热下行之功,且清而不过,利而不猛,二药合用,能起协同作用,在增强利水消肿作用的同时,还有一定的凉血通淋之功,本药对药力和缓,在治疗水肿、脚气浮肿、小便不利、淋闭尿血证中可起辅助作用。

2.半边莲配金钱草 半边莲、金钱草,同具利水之功。半边莲利水消肿且解毒,金钱草为利水排石之要药,二药合用,既能利尿解毒,又能排石,故常用于淋证之砂淋、石淋。

3.半边莲配牛蒡子 本品具解毒消肿之功,牛蒡子解毒消肿,兼疏风清热,二药合用,解毒力强,还能清散风热毒邪,用于治疗外感风热、热毒上炎的咽喉肿痛,如急性咽炎、扁桃体炎等。

【用法用量】煎服,干品 10～15g,鲜品 30～60g。外用适量。

【使用注意】虚证水肿忌用。

【参考资料】

1. 文献摘要

《本草纲目》:"蛇虺伤,捣汁饮,以滓围涂之。"

《生草药性备要》:"敷疮消肿毒。"

《陆川本草》:"解毒消炎,利尿,止血生肌。治腹水,小儿惊风,双单乳蛾,漆疮,外伤出血,皮肤疥癣,蛇蜂蝎伤。"

2. 化学成分及药理作用 本品全草含生物碱、黄酮苷、皂苷、氨基酸、延胡索酸、琥珀酸、对羟基苯甲酸、葡萄糖和果糖等成分。生物碱中主要有山梗菜碱或半边莲碱,山梗菜酮碱或去氢半边莲碱、山梗菜醇碱或氧化半边莲碱和异山梗菜酮碱,去甲山梗菜酮碱等。还含有治疗毒蛇咬伤的有效成分,如延胡索酸钠、琥珀酸钠、对羟基苯甲酸钠等。根茎含半边莲果聚糖。半边莲总生物碱及粉剂和浸剂,口服均有显著而持久的利尿作用,其尿量、氯化物和钠排出量均显著增加;其浸剂静脉注射,对麻醉犬有显著而持久的降血压作用;其煎剂及其生物碱制剂,对麻醉犬有显著的呼吸兴奋作用,同时伴有心率减慢,血压升高,大剂量时则心率加快,血压明显下降;半边莲碱吸入有扩张支气管作用、肌注有催吐作用、对神经系统有先兴奋后抑制的作用;本品煎剂有抗蛇毒作用,口服有轻泻作用,体外试验对金黄色葡萄球菌、大肠杆菌、痢疾杆菌及常见致病真菌均有抑制作用,腹腔注射对小鼠剪尾之出血有止血作用;其水煮醇沉制剂有利胆作用。

3.现代应用　据报道,半边莲及其制剂可用于多种疾病。如用鲜半边莲捣烂如泥,涂敷患处,或将鲜品绞汁,不时外搽患处,治疗带状疱疹;用半边莲30g配伍青木香、大黄、法夏、白芷、菊花等药,在患者被毒蛇咬伤后急煎1~2剂内服,治疗蝮蛇咬伤;用半边莲单味鲜品150~250g(12岁前为50~150g)水煎,加白糖适量,不拘时服,治疗急性肾小球肾炎。此外,半边莲尚可治疗晚期血吸虫病、痢疾、急性蜂窝组织炎、百日咳等。

野菊花 Yějúhuā
(《本草正》)

为菊科多年生草本植物野菊 *Chrysanthemum indicum* L. 的干燥头状花序。全国各地均有分布,主产于江苏、四川、安徽、广东、山东等地。秋、冬二季花初开时采摘,晒干或者蒸后晒干,生用。

【性味归经】苦、辛,微寒。归肝、肺经。

【功效】清热解毒。

【应用】

1.痈疽疔疖,咽喉肿痛　用治热毒蕴结,疔疖丹毒,痈疽疮疡,咽喉肿痛,均可与蒲公英、紫花地丁、金银花等同用,如五味消毒饮。

2.目赤肿痛,头痛眩晕　与金银花、密蒙花、夏枯草等同用,治疗风火上攻之目赤肿痛;若与决明子同用,可用治肝火上炎之头痛眩晕。

【按语】本品苦、辛,微寒,归肝、肺经。功能清热解毒。常用于外科痈疽疔疖的治疗,是治外科疗痈之良药。本品清热解毒之中还可消肿散结,故可用治咽喉肿痛。本品入肝、肺二经。长于清肝、肺之火,用于外感风热或肝火上炎所致的目赤肿痛,头痛眩晕。

【常用配伍】

1.**野菊花配桑叶**　桑叶、野菊花,皆具轻清发散、甘寒清润、清泄肺肝之性。然野菊花平肝清肝之力较桑叶显优,且可补益肝阴,治肝阳肝火、肝阴不足较桑叶为胜;桑叶,清肺热力较强,用治燥热伤肺、干咳无痰之症较野菊花为优。二药相须为用,既能疏散在表之风热,也可清肝平肝而制肝阳肝火之证。

2.**野菊花配细辛**　细辛辛香走窜,气温能通,最善祛风止痛、发表散寒、温肺化痰;野菊花质轻气凉,能祛风除热,消肿解毒,养肝明目。二药配用,细辛取其辛散温通之性,助野菊花散风热之邪。二药其气皆升,一寒一热,参合应用,相辅相成,共收祛风散热、通经活络、消肿止痛之功,尤善治风邪所致头目诸病。

3.**野菊花配防风**　防风辛甘性温,为祛风之专药,偏于疏散风寒;野菊花甘苦微寒,虽为疏散风热,但疏风较弱,而清热之力为胜。野菊花得防风而疏风之力增强,防风得野菊花之性而温为寒用。二药相伍,有助有制,既可起相辅作用,又能起相制作用,疏散风热之力更佳,善治外感风热,头痛目痒。

【用法用量】煎服,10~15g。外用适量。

【使用注意】脾虚便溏者慎用。

【参考资料】

1. 文献摘要

《本草纲目》:"治痈肿疔毒,瘰疬眼瘜。"

《本草汇言》:"破血疏肝,解疔散毒。主妇人腹内宿血,解天行火毒丹疔。洗疮疥,又能去风杀虫。"

《本草求真》:"凡痈毒疔肿,瘰疬,眼目热痛,妇人瘀血等证,无不得此则治。"

2. 化学成分及药理作用　本品含刺槐素-7-鼠李糖葡萄糖苷、野菊花内脂、苦味素、挥发油、维生素 A 及维生素 B_1 等。本品有抗病原微生物作用,对金黄色葡萄球菌、白喉杆菌、痢疾杆菌、流感病毒、疱疹病毒以及钩端螺旋体均有抑制作用。研究表明野菊花有显著的抗炎作用,但其所含抗炎成分及机理不同,其挥发油对化学性致炎因子引起的炎症作用强,而其水提物则对异性蛋白致炎因子引起的炎症作用较好。此外尚有明显的降血压作用。

3. 现代应用　据报道,用野菊花水溶液经直肠离子透入,并辅以甘草锌口服,治疗慢性前列腺炎;另用野菊花、白花蛇舌草、柳叶等份水煎浓缩为片剂,治疗肺结核。此外,野菊花尚可用于高血压病、丹毒以及多种细菌感染性疾病。

漏　芦 Lòulú
(《神农本草经》)

为菊科多年生草本植物祁州漏芦 *Rhaponticum uniflorum* (L.) DC. 的干燥根。在我国北方各省多有分布,主产东北、华北、西北。春、秋二季采挖,除去泥沙、残茎及须根,洗净,晒干。切片生用。

【性味归经】苦,寒。归胃经。

【功效】清热解毒,消痈散结,通经下乳,舒筋通脉。

【应用】

1. 乳痈肿痛,瘰疬疮毒　常与瓜蒌、蛇蜕同用,主治乳痈肿痛,如漏芦散;若用治热毒壅聚,痈肿疮毒,常与大黄、连翘、紫花地丁等药同用,如漏芦汤;若用治痰火郁结,瘰疬欲破者,可与海藻、玄参、连翘等药同用;以漏芦与荆芥、苦参、白鲜皮、当归等浸酒蒸饮,治疗湿疹湿疮、皮肤瘙痒等。

2. 乳汁不下,乳房胀痛　多用于乳络塞滞,乳汁不下,乳房胀痛,欲作乳痈者,常与穿山甲、王不留行等药同用;若为气血亏虚,乳少清稀者,当与黄芪、鹿角胶等同用。

3. 湿痹拘挛　常与地龙配伍,治疗湿痹,筋脉拘挛,骨节疼痛,如古圣散。

【按语】本品苦寒,主归胃经。功善清热解毒,消痈散结。常用于治疗乳痈肿痛,瘰疬疮毒。是治疗乳痈之要药。此外本品性善通利,具有通经下乳的作用,为产后乳汁不通的常用药。取本品舒筋通脉的特点,常用于治疗湿痹拘挛。

【常用配伍】

1. 漏芦配瓜蒌　瓜蒌甘寒润肺,上能清肺胃之热,消肿散结;漏芦苦寒下泄,清热解毒,通经下乳。两药配伍应用,可加强清热解毒、通经下乳之效,可用于治疗乳痈、乳汁不行等证。

2. 漏芦配蒲公英　两药均能清热解毒,而漏芦凉血通乳、蒲公英消肿散结,为治疗乳痈之要药,两药配伍应用,共奏清热凉血、消肿散结之功,可治疗乳痈疼痛。

3.**漏芦配大黄**　两药均能清热解毒疗疮,且均为泻脏腑实火之品,可相配入清热凉血解毒剂,凉血解毒之效更佳,用于治疗时疫所致的头面红肿、痈毒肿痛。

【用法用量】煎服,5～10g。外用,研末调敷或煎水洗。

【使用注意】气虚、疮疡平塌者及孕妇忌服。

【参考资料】

1.文献摘要

《神农本草经》:"主皮肤热,恶疮疽痔,湿痹,下乳汁。"

《本经逢原》:"漏芦,《神农本草经》治热毒恶疮,下乳汁,以其能利窍也,为消毒排脓杀虫要药。"

《本草正义》:"漏芦,滑利泄热,与王不留行功用最近,而寒苦直泄,尤其过之。苟非实热,不可轻用。不独耗阴,尤损正气。"

2.化学成分及药理作用　祁州漏芦根中含挥发油,根的脂溶性部分含牛蒡子醛、牛蒡子醇、棕榈酸、β-谷甾醇、硬脂酸乙酯、蜕皮甾酮、土克甾酮、漏芦甾酮。祁州漏芦水煎剂,在体内、外实验均能抑制动物血清及肝、脑等脏器过氧化脂质的生成,故有显著的抗氧化作用;并可降低血胆固醇和血浆过氧化脂质(LPO)含量,能恢复前列环素/血栓素 A2 的平衡,减少白细胞在动脉壁的浸润,抑制平滑肌细胞增生,具有抗动脉粥样硬化的作用;其乙醇提取物及水提取物均能显著增强小鼠血浆中超氧化物歧化酶(SOD)的活性;能显著抑制单胺氧化酶(MAO－B)的活性,具有明显的抗衰老作用。漏芦蜕皮甾醇,能显著增强巨噬细胞的吞噬作用,提高细胞的免疫功能。

3.现代应用　据报道,漏芦尚可用于其他疾病。如用漏芦、决明子、泽泻、荷叶、汉防己各15g 等,水煎浓缩至 100ml,每日分 2 次口服,治疗肥胖症;用漏芦制成复方制剂,治疗乳腺囊性增生病;有漏芦、黄柏、白茅根、山楂、甘草各20g,水煎服,治疗多种原因引起的蛋白尿,效果良好。

白花蛇舌草 Báihuāshéshécǎo

(《广西中药志》)

为茜草科一年生草本植物白花蛇舌草*Oldenlandia diffusa*(willd.)Roxb. 的干燥或新鲜全草。产于福建、广西、广东、云南、浙江、江苏、安徽等省。夏、秋二季采收,洗净。或晒干,切段,生用。

【性味归经】微苦、甘,寒。归胃、大肠、小肠经。

【功效】清热解毒,消肿散结,利湿通淋。

【应用】

1.**痈肿疮毒,咽喉肿痛,毒蛇咬伤**　单用鲜品捣烂外敷,治疗痈肿疮毒,毒蛇咬伤,也可以本品与金银花、连翘、野菊花、紫花地丁等药同用;用治肠痈腹痛,常与红藤、败酱草、牡丹皮等药同用;若治咽喉肿痛,多与黄芩、玄参、板蓝根等药同用。

2.**热淋涩痛**　单用本品治疗膀胱湿热,小便淋沥涩痛,亦常与白茅根、车前草、石韦等同用。

【按语】本品苦、甘,寒。归胃、大肠、小肠经。功善清热解毒,消肿散结。常用于治疗热毒所致诸证。尤其用于各种痈肿疮毒及毒蛇咬伤。此外本品还有利湿通淋之功,常用于治疗热淋涩痛。

【常用配伍】

1.白花蛇舌草配败酱草 白花蛇舌草、败酱草同具清热、解毒、消痈之功效。白花蛇舌草还长于燥湿、解蛇毒;败酱草味辛,能行血、祛瘀、止痛。故二药合用,清热解毒、消痈、燥湿、止痛之力更强,可用于痈肿、湿疹、蛇伤、疔疮、热淋、癌肿等。

2.白花蛇舌草配车前子 白花蛇舌草苦寒能解毒利尿,车前子甘寒滑利能利水通淋,二药配伍应用,利尿作用更强,并能清热、解毒、祛湿,可用于热淋、湿热淋、水肿、小便不利等证。

3.白花蛇舌草配白茅根 白花蛇舌草、白茅根均性寒之品,白茅根长于凉血止血,白花蛇舌草长于清热解毒,二药配伍,可用于各种血热妄行之出血证,及痈疽疮毒等。

【用法用量】煎服,15~60g。外用适量。

【使用注意】阴疽及脾胃虚寒者忌用。

【参考资料】

1.文献摘要

《广西中药志》:"治小儿疳积,毒蛇咬伤,癌肿,外治白泡疮,蛇癞疮。"

《广西中草药》:"清热解毒,活血利尿。治扁桃体炎,咽喉炎,阑尾炎,肝炎,痢疾,尿路感染,小儿疳积。"

2.化学成分及药理作用 本品全草含三十一烷、豆甾醇、熊果酸、齐墩果酸、β-谷甾醇、β-谷甾醇-D-葡萄糖苷、对香豆酸等。本品在体外对金黄色葡萄球菌和痢疾杆菌有微弱抑制作用;在体内能刺激网状内皮系统增生,促进抗体形成,使网状细胞、白细胞的吞噬能力增强,从而达到抗菌、抗炎的目的;本品对兔实验性阑尾炎的治疗效果显著,可使体温及白细胞下降,炎症吸收;其粗制剂体外实验,在高浓度下对艾氏腹水癌、吉田肉瘤和多种白血病癌细胞均有抑制作用,但实验性治疗无明显抗癌作用;给小鼠腹腔注射白花蛇舌草液可以出现镇痛、镇静及催眠作用;尚有抑制生精能力和保肝利胆的作用。

3.现代应用 据报道,白花蛇舌草尚可用于多种疾病。如以本品与西洋参、菌灵芝、黄芪、蛇莓等药组方,治疗慢性乙肝;另用本品与虎杖、板蓝根、黄精、黄芪并配合西药,治疗慢性乙肝;如用本品提取物(主要成分为黄酮类化合物)制成针剂静滴,配合化疗治疗非淋巴细胞白血病;以本品为主随临床症状辨证用药,水煎,在上午9~10时、下午3~4时之间服用,治疗慢性萎缩性胃炎癌前病变,也可用本品当茶水饮用,长期服用无毒副作用;用本品注射液4ml肌注,1日2次,治疗肺炎、胆囊炎、单纯性阑尾炎、盆腔炎等感染性疾病;近代以本品解毒消肿之功,单用或制成各种制剂广泛用于食管癌、胃癌、直肠癌、肝癌、宫颈癌、绒毛膜癌、膀胱癌、鼻咽癌、肺癌、淋巴肉瘤以及白血病等多种癌症,均可使临床症状得到改善或基本消失。此外据记载,本品尚可用于类风湿性关节炎、慢性肾炎、复发性口腔炎、副睾郁积症以及痤疮等。

山慈菇 Shāncígū
(《本草拾遗》)

为兰科多年生草本植物杜鹃兰 *Cremastra appendiculata* (D. Don) Makino、独蒜兰 *Pleione bulbocodioides* (Franch.) Rolfe 或云南独蒜兰 *P. yunnanens* Rolfe 的干燥假鳞茎。前者习称"毛慈菇",后二者习称"冰球子"。主产于四川、贵州等地。夏、秋二季采挖,除去地上部分及泥沙,分开大小,置沸水锅中蒸煮至透心,干燥。切片或捣碎,生用。

【性味归经】甘、辛,寒;有小毒。归肝、脾经。

【功效】清热解毒,消痈散结。

【应用】

1. 痈疽疔毒,瘰疬痰核 常与雄黄、朱砂、麝香等解毒疗疮药合用,治疗痈疽发背,疔疮肿毒,瘰疬痰核,蛇虫咬伤,如紫金锭,内服外用均可。

2. 癥瘕痞块 本品有解毒散结消肿之功,近年来本品广泛地用于癥瘕痞块和多种肿瘤,如胃癌、妇科多种癌症,与莪术同用,可以治疗宫颈癌。如以本品配伍土鳖虫、穿山甲、蝼蛄等同用,治疗肝硬化,对软化肝脾,恢复肝功,有明显效果;若与蚤休、丹参、栀子、浙贝母、柴胡、夏枯草等制成复方,对甲状腺瘤有较好疗效。

此外,本品尚有很好的化痰作用,如以山慈菇与茶同研调服,治疗由风痰所致的癫痫等证。

【按语】本品甘、辛,寒,归肝、脾经。功能清热解毒,消痈散结。常用于治疗痈疽疔毒,瘰疬痰核。此外,本品还有抗肿瘤的作用,常用于治疗各种癥瘕痞块及癌症,尤其善于治疗宫颈癌。另本品还有化痰作用,常用于治疗风痰所致的癫痫等证。

【常用配伍】

1. 山慈菇配苍耳草 山慈菇功能解毒消肿、散瘀化痰,苍耳草发汗,散风祛湿,二药配伍,一偏于走里,一偏于走表,功能清热祛湿,化痰解毒,宜治风热咳嗽,湿热郁肺等证。

2. 山慈菇配青黛 山慈菇能解毒消肿、散瘀化痰,为治咽喉肿痛之要药,青黛清热解毒、凉血止血,又能消肿。青黛偏于清热解毒,山慈菇偏于散瘀消肿,两药相配,功可清热解毒、消肿止痛,主治上焦毒盛、咽喉肿痛。

【用法用量】煎服,3～6g。外用适量。

【使用注意】正虚体弱者慎用。

【参考资料】

1. 文献摘要

《本草拾遗》:"主痈肿疮瘘,瘰疬结核等,醋磨敷之。"

《本草纲目》:"主疔肿,攻毒破皮。解诸毒,蛇虫、狂犬伤。"

《本草新编》:"山慈菇,玉枢丹中为君,可治怪病。大约怪病多起于痰,山慈菇正消痰之药,治痰而怪病自除也。或疑山慈菇非消痰之药,乃散毒之药也。不知毒之未成者为痰,而痰之已结者为毒,是痰与毒,正未可二视也。"

2. 化学成分及药理作用 山慈菇杜鹃兰根茎含黏液质、葡配甘露聚糖及甘露糖等。

3. 现代应用 据报道,用鲜山慈菇25g洗净捣烂,米醋调敷,可治疗化脓性指头炎;用山慈菇、大戟、朱砂、麝香、千金子霜共研细末,外敷阴道中,治疗老年性阴道炎,疗效显著,且无毒副作用;另有用山慈菇与猫爪草、海藻、黄药子、木蝴蝶同用,治疗甲状腺囊肿。此外还多用于急性扁桃体炎、口腔炎、淋巴结核及蛇虫咬伤等。

4. 不良反应 山慈菇有毒,主要含秋水仙碱。内服吸收后,秋水仙碱在体内氧化成二秋水仙碱,侵犯消化道、泌尿系,可产生严重的刺激症状,造成严重的电解质紊乱。抑制神经系统,使中枢神经麻痹,触觉不敏感,降低体温。抑制呼吸中枢,引起呼吸运动障碍,增强对拟交感神经药物的反应。收缩血管和通过血管运动中枢的兴奋作用,引起高血压。兴奋神经元,改变神经肌肉的功能。一定剂量的秋水仙碱可抑制正常的细胞分裂,抑制骨髓。秋水仙碱的作用与亚砷酸相似。临床表现为流涎、咽喉烧灼感、恶心、频繁呕吐、剧烈腹痛、腹泻、消化道出血、便血、脱水、休克、烦躁不安、昏迷、少尿、血尿,严重时可致急性肾小管坏死。神经系统表现为眩晕、疲乏、全身肌肉及关节疼痛,并可出现上升性麻痹导致呼吸衰竭而死亡,肌肉明显松弛,瞳孔散大,血压升高,脉快而弱,以后可出现心力衰竭和发绀等。

熊 胆 Xióngdǎn

《新修本草》

为脊椎动物熊科棕熊 *Ursus arctos* Linnaeus、黑熊 *Selenarctos thibetanus* Cuvier 的干燥胆汁。棕熊胆主产于东北、华北地区,陕西、四川、云南、青海、新疆、甘肃等省亦有分布;产于云南者称"云胆",品质最优;产于黑龙江、吉林者称"东胆",产量最大。黑熊胆主产于东北及华北地区。夏秋季猎取为宜,迅速取出胆囊,干燥。去净胆囊皮膜,研细用。现多以活熊导管引流的熊胆汁干燥后入药,称为"熊胆粉",用法相同。

【性味归经】苦,寒。归肝、胆、心经。

【功效】清热解毒,息风止痉,清肝明目。

【应用】

1.热极生风,惊痫抽搐 如单用本品和乳汁及竹沥化服,治疗小儿痰热惊痫;若用治子痫,可单用本品温开水化服。

2.热毒疮痈 用于热毒蕴结所致之疮疡痈疽、痔疮肿痛、咽喉肿痛等,可单用,如外涂熊胆,治疗久痔不瘥;也可用水调化或加入少许冰片,涂于患部,治疗热毒疮痈等。

3.目赤翳障 用治肝热目赤肿痛、羞明流泪及目生障翳等症,如以本品少许,蒸水外洗,用治新生儿胎热目闭多眵;或常以本品与冰片化水,外用点眼,如熊胆丸。

此外,还可用于黄疸,小儿疳积,蛔心痛,风虫牙痛,小儿府疮蚀鼻等。

【按语】本品苦寒,归肝、胆、心经。功能清热解毒,息风止痉。常用于热极生风,惊痫抽搐。尤其用于小儿惊风抽搐。另外本品还可消散痈肿,常用于治疗热毒疮痈。本品入肝经,有清热明目的作用,用于目赤翳障。此外,本品还可用于黄疸,小儿疳积,蛔心痛,风虫牙痛,小儿府疮蚀鼻等的治疗。

【用法用量】内服,0.25～0.5g,入丸、散,由于本品有腥苦味,口服易引起呕吐,故宜用胶囊剂。外用适量,调涂患处。

【使用注意】脾胃虚寒者忌服。虚寒证当禁用。

【参考资料】

1.文献摘要

《本草蒙筌》:"治男、女时气热蒸,变为黄疸;疗小儿风痰壅塞,发为惊痫;驱五疳,杀虫,敷恶疮散毒;痔病久发不愈,涂之立见奇功。"

《本草纲目》:"退热,清心,平肝,明目去翳,杀蛔、蛲虫。"

《本草从新》:"凉心,平肝,明目,杀虫,治惊痫五痔。实热则宜,虚家当戒。"

2.化学成分及药理作用 本品主含熊去氧胆酸、次为鹅去氧胆酸、去氧胆酸、牛黄熊脱氧胆酸、牛黄鹅脱氧胆酸、牛黄胆酸、胆固醇、胆红素、无机盐、脂肪、磷质及 4 到 12 种氨基酸等。引流熊胆化学成分与天然熊胆基本一致。本品所含胆汁酸盐有利胆作用,可显著增加胆汁分泌量,对总胆管、括约肌有松弛作用;鹅去氧胆酸有溶解胆结石作用。其所含熊去氧胆酸能降低血中胆固醇和甘油三酯;并有很强的解痉作用;还可明显地降低糖尿病患者的血糖和尿糖,无论单独使用或与胰岛素合用均有效。本品所含的鹅去氧胆酸、胆酸及去氧胆酸有解毒、抑菌、抗炎的作用,尤其对金黄色葡萄球菌、链球菌、肺炎双球菌、流感嗜血杆菌等均有明显的抑制作用;同时还具有抗过敏、镇咳、祛痰、平喘、降血压等作用。所含的胆汁酸盐能促进脂肪、类脂质及脂溶性维生素的消化吸收,故有助消化作用。此外,本品尚能降低心肌耗氧量并具有一定的抗心律失常作用;其复方制剂又有促进角膜翳处的角膜上皮细胞的新陈代谢,加快其更新的作用。

3. 现代应用　据报道,熊胆尚可用于多种疾病。如用熊胆、牛黄各2g,配伍茵陈、栀子等药,水煎服,治疗亚急性重症肝炎;用熊胆有效成分熊去氧胆酸和牛黄酸,口服,治疗胆结石,能显著缓解症状;现用熊胆口服液治疗冠心病心绞痛,可以使纤维蛋白原下降,缩短凝血酶原时间;用熊胆粉组成复方熊胆开明片治疗急性虹膜睫状体炎;用熊胆液(熊胆1g加生理盐水50ml)外涂患处,治疗头面部带状疱疹。此外,熊胆还可用于治疗百日咳、化脓性中耳炎、胆道炎、黄疸以及烧伤等。

绿　豆 Lǜdòu
《日华子本草》

为豆科一年生草本植物绿豆 *Phaseolus radiatus* L. 的干燥成熟种子。全国大部分地区均有生产。秋后种子成熟时采收,簸净杂质,洗净,晒干。打碎入药或研粉用。

【性味归经】甘,寒。归心、胃经。

【功效】清热解毒,消暑,利水。

【应用】

1. **痈肿疮毒**　用于热毒疮痈肿痛,单用煎服有效,或生研加冷开水浸泡滤汁服;或以本品与大黄为末加薄荷汁、蜂蜜调敷患处以解毒消肿。若与赤小豆、黑豆、甘草同用,又可预防痘疮及麻疹,如三豆饮。

2. **暑热烦渴**　夏季常用本品煮汤冷饮,以治暑热烦渴尿赤等症,如绿豆饮;亦可与西瓜翠衣、荷叶、青蒿等同用,以增强疗效。

3. **药食中毒**　可用生品研末加冷开水滤汁顿服,或浓煎频服,或配伍黄连、葛根、甘草同用,如绿豆饮。

4. **水肿,小便不利**　与陈皮、冬麻子同用煮食,用治小便不通、淋沥不畅、水肿等。

【按语】本品甘寒,主归心、胃经。功能清热解毒,消暑,利水。常用于治疗热毒所致的疮痈肿痛;暑热烦渴;水肿,小便不利等证。此外,本品还可以解多种药物及食物中毒,是药物及食物中毒的解毒良药。

【常用配伍】

1. **绿豆配甘草**　甘草味甘性平,诸本草视为解毒药、食物中毒之要药,绿豆甘寒,能清热解毒、消暑除烦,古云绿豆肉平、皮寒,解金石、草木一切诸毒,甘草清热解毒,前人云"甘草解百毒",二药相须为用,则能增强解毒作用,谓有"解百毒"之楞,旧时多用治附子、乌头或巴豆等药物中毒,现多作清暑饮料,以预防中暑,也作中暑伤热、疮疡肿毒的辅助治疗之剂。

2. **绿豆配藿香**　藿香清芬微温,为常用的暑湿时令要药,芳香而不嫌其猛烈,温煦而不偏于燥热,醒脾快胃、化湿疏表功佳;绿豆甘寒,消暑止渴、利湿除烦。二药合用,清热解暑除烦之功倍增,又能利湿化浊,是夏季解暑的良药。

3. **绿豆配茯苓** 茯苓甘淡而性平,甘以益脾培土,淡以利水渗湿,补而不峻,利而不猛,以治生湿之源;水湿阴霾之邪,以健脾除湿为佳,绿豆甘寒,有清热除湿、利尿消肿之功。二药相配应用,除湿利尿之力增强,又能健脾化浊,凡小便不利、热淋、水肿、中暑,均可选用此药,疗效满意。

【用法用量】煎服,15～30g。外用适量。

【使用注意】脾胃虚寒,肠滑泄泻者慎用。

【参考资料】

1. 文献摘要

《开宝本草》:"主丹毒烦热,风疹,热气奔豚,生研绞汁服。亦煮食,消肿下气,压热解毒。"

《本经逢原》:"明目。解附子、砒石、诸石药毒。"

《随息居饮食谱》:"绿豆甘凉,煮食清胆养胃,解暑止渴,利小便,已泻痢。"

2. 化学成分及药理作用 本品含蛋白质、脂肪、糖类、胡萝卜素、维生素A、B、尼克酸和磷脂以及钙、磷、铁等。本品提取液能降低正常及实验性高胆固醇血症家兔的血清胆固醇含量;可防治实验性动脉粥样硬化。

3. 现代应用 据报道,绿豆100g与鲤鱼煮汤,吃肉豆喝汤,连服3～5天,治疗顽固性疖疮;绿豆适量浸泡后煮沸,以汤冲鸡蛋,每日早晚各1次,治疗复发性口疮;用绿豆100～300g、生甘草10～20g加水浸泡30分钟后煎煮半小时,取汁代茶频饮,治疗蕈中毒致幻能消除幻觉、谵妄症状。

四季青 Sìjìqīng
《本草拾遗》

为冬青科常绿乔木冬青 *Ilex chinensis* Sims 的干燥叶。主产于江苏、浙江、广西、广东和西南各省。秋、冬季采收,除去杂质,鲜用或晒干,生用。

【性味归经】苦、涩,寒。归肺、心经。

【功效】清热解毒,凉血止血,敛疮。

【应用】

1. **水火烫伤,下肢溃疡,湿疹,疮疡** 单用本品制成搽剂外涂患处;亦可用本品干叶研粉,麻油调敷,或用鲜叶捣烂,外敷患处。

2. **肺热咳嗽,咽喉肿痛,热淋,泻痢** 用于肺火上壅,咳嗽、咽痛以及风热感冒;或热毒下侵,小便淋沥涩痛,泄泻痢疾者,单用本品即效。

3. **外伤出血** 用于外伤出血,可单用鲜叶捣敷伤口;也可用干叶研细,撒敷在伤口,外加包扎。

【按语】本品苦、涩、寒,归肺、心经。功能清热解毒,凉血止血,收湿敛疮。常用于治疗水火烫伤,下肢溃疡,湿疹及疮疡等。尤长于治疗水火烫伤,是治疗水火烫伤的常用药。本品入肺经而清肺热,常用于肺热咳嗽,咽喉肿痛,治疗热毒下侵所致热淋、泻痢。此外本品还具有收敛止血之功,常用于外伤出血。

【用法用量】煎服,15～30g。外用适量。

【使用注意】脾胃虚寒,肠滑泄泻者慎用。

【参考资料】

1. 文献摘要

《本草图经》:"烧灰,面膏涂之,治靥瘰殊效,兼灭瘢疵。"

《江西草药》:"凉血止血。治外伤出血,鲜叶捣敷。"

2. 化学成分及药理作用 四季青主要含原儿茶酸,原儿茶醛,马索酸,缩合型鞣质,黄酮类化合物及挥发油等。四季青煎剂、注射液、四季青钠及分离出的原儿茶酸、原儿茶醛等均具有广谱抗菌作用,尤其对金黄色葡萄球菌的抑菌作用最强;对控制烧伤创面感染有一定作用,对实验性烫伤用四季青涂布后形成的痂膜较为牢固,有一定抗感染能力和吸附能力,且有一定的通透性和不会增加创面深度等优点,明显减少创面渗出及水肿,并促进肿胀的消退。本品还能降低冠状血管阻力,增加冠脉流量;所含原儿茶酸能在轻度改善心脏功能的情况下增强心肌的耐缺氧能力。本品尚具有显著的抗炎及抗肿瘤作用。

3. 现代应用 据报道,本品尚可用于其他疾病。如四季青所含原儿茶醛静脉滴注,用于治疗冠心病心绞痛;以四季青配伍土大黄、紫草、金银花、冰片制成凡士林药纱,治疗烧伤。此外还可用于血栓闭塞性脉管炎,皮肤黏膜溃疡和多种感染性疾病。

金荞麦 Jīnqiáomài
《《新修本草》》

为蓼科多年生草本植物金荞麦 *Fagopyrum dibotrys* (D. Don) Hara 的干燥根茎或者块根。产于陕西、江苏、江西、浙江、湖南、河南、湖北、广西、广东、四川、云南等地。冬季采挖,除去茎及须根,洗净、晒干。切成厚片,生用。

【性味归经】 微辛、苦,凉。归肺、脾、胃经。

【功效】 清热解毒,消痈排脓,利咽祛痰,祛风除湿。

【应用】

1. **肺痈吐脓,肺热咳嗽** 治疗肺痈咯痰浓稠腥臭或咳吐脓血,可单用本品隔水炖汁服用,或与鱼腥草、金银花、芦根等配伍应用;若治肺热咳嗽,咳痰黄稠,可与天花粉、矮地茶、射干等同用。

2. **瘰疬疮疖,咽喉肿痛** 与何首乌等药配伍,可用治瘰疬痰核;若配蒲公英、紫花地丁等药,可用治疮痈疖肿或毒蛇咬伤;若与射干、山豆根同用,可用治咽喉肿痛。

3. **风湿痹证** 单用,亦可与桑枝、防己等同用。

此外,本品尚有健脾消食之功,与茯苓、麦芽等同用,可用于治疗腹胀食少、疳积消瘦等症。

【按语】 本品辛、苦,凉,主归肺经。功能清热解毒,消痈排脓,利咽祛痰。常用于治疗肺痈吐脓,肺热咳嗽以及瘰疬疮疖,咽喉肿痛。本品还可以祛风除湿,常用于治疗风湿痹证。此外本品归脾胃经,尚有健脾消食之功,常用于治疗腹胀食少,疳积消瘦等证。

【用法用量】 煎服,15~45g。亦可用水或黄酒隔水密闭炖服。

【参考资料】

1. 文献摘要

《新修本草》:"赤白冷热诸痢,断血破血,带下赤白,生肌肉。"

《本草纲目拾遗》:"治喉闭,喉风喉毒,用醋磨漱喉。治白浊,捣汁冲酒服。"

《本草拾遗》:"主痈疽恶疮毒肿,赤白游疹,虫、蚕、蛇、犬咬,并醋摩敷疮上,亦捣茎叶敷之;恐毒入腹,煮汁饮。"

2.化学成分及药理作用　根茎含香豆酸、阿魏酸等。有祛痰、解热、抗炎、抗肿瘤等作用。体外实验虽无明显抗菌作用,但对金黄色葡萄球菌的凝固酶、溶血素及绿脓杆菌内毒素有对抗作用。

3.现代应用　金荞麦及其制剂主要用于治疗肺炎、支气管炎、肺脓肿、胸膜炎等疾病,对于疖肿、皮肤外伤感染、急性乳腺炎、蜂窝组织炎、深部脓肿等化脓性感染性疾病,水煎内服或鲜品捣敷患处,均有较好疗效。另据报道,用本品治疗妇科疾患疗效显著,如用金荞麦大剂量(40～50g)与益母草、鸡血藤配伍治疗闭经;一般剂量(20～30g)与仙鹤草、乌梅、旱莲草等同用治疗子宫肌瘤、行经量多;若与木香、香附子配伍,则可用于痛经;与土茯苓、败酱草同用,又可治疗急、慢性阴道炎,盆腔炎等。此外,金荞麦具有较强的抗癌活性,用其乙醇提取物制口服胶囊,治疗肺癌,并能缓解放疗、化疗的副作用;外用可治疗宫颈癌。

三、主要用于咽喉肿痛的药物

射 干 Shègān
《神农本草经》

为鸢尾科多年生草本植物射干 *Belamcanda chinensis*（L.）DC,的干燥根茎。主产于湖北、河南、江苏、安徽等地。春初刚发芽或秋末茎叶枯萎时采挖。除去苗茎、须根及泥沙,洗净,晒干。切片,生用。

【性味归经】苦,寒。归肺经。

【功效】清热解毒,消痰利咽。

【应用】

1.咽喉肿痛　主治热毒痰火郁结,咽喉肿痛,可单用,如射干汤;或与升麻、玄参、甘草等同用。若治外感风热,咽痛音哑,常与荆芥、连翘、牛蒡子同用。

2.痰盛咳喘　常与桑白皮、马兜铃、桔梗等药同用,治疗肺热咳喘,痰多而黄,如射干兜铃汤;若与麻黄、细辛、生姜、半夏等药配伍,则可治疗寒痰咳喘,痰多清稀,如射干麻黄汤。

【按语】本品苦寒降泄,主入肺经。功善清热解毒,利咽消肿。常用于治疗肺经热毒痰火郁结之咽喉肿痛,为治疗咽喉肿痛之要药;此外本品还可以消痰降气,常用治痰盛之咳喘等证。

【常用配伍】

1.射干配麻黄　本品苦寒,降火消痰,利咽平喘;麻黄辛温,温肺散寒,开宣肺气。二药配伍应用,治痰饮郁肺之证甚效。

2.射干配黄芩　黄芩性味苦寒,清热泻火,善走上焦,入肺经,清肺热,泄肺火;射干性味亦为苦寒,但除具清热解毒之功外,尚有化痰利咽之长。二药合用,宣泻肺火,通利咽喉,治肺痈咽喉不利、声音嘶哑。

3.射干配桔梗　桔梗味辛、苦,气平和,辛散苦泄,开宣肺气而利胸膈咽喉;射干味苦性寒,清热解毒,祛痰利咽。二药合用,清利咽喉之效更捷,用于各种原因引起的咽喉肿痛,效果甚佳。

【用法用量】煎服,3～10g。

【使用注意】本品苦寒,脾虚便溏者不宜使用。孕妇忌用或慎用。

【参考资料】

1. 文献摘要

《神农本草经》:"主咳逆上气,喉痹咽痛,不得消息,散结气,腹中邪逆,食饮大热。"

《滇南本草》:"治咽喉肿痛,咽闭喉风,乳蛾,疟腮红肿,牙根肿烂,攻散疮痈一切热毒等症。"

《本草纲目》:"射干,能降火,故古方治喉痹咽痛为要药。"

2. 化学成分及药理作用 本品含射干定、鸢尾苷、鸢尾黄酮苷、鸢尾黄酮、射干酮、紫檀素、草夹竹桃苷及多种二环三萜及其衍生物和苯酚类化合物等。射干对常见致病性真菌有较强的抑制作用;对外感及咽喉疾患中的某些病毒(腺病毒、ECHO11)也有抑制作用;有抗炎、解热及止痛作用;尚有明显的利尿作用。

3. 现代应用 据报道,射干临床常用于支气管炎、哮喘、肺炎、咽喉炎等多种急性感染,均有良好疗效。也可用于其他疾病。如用射干、山豆根,配伍辛夷、细辛等药水煎服,治疗慢性鼻窦炎;另用射干水煎加糖适量口服,治疗乳糜尿;用射干、甘松各3g研末以白酒冲服,治疗阳痿效果好。此外,射干还可治疗稻田性皮炎、咽喉癌、胃痛等。

山豆根 Shāndòugēn
(《开宝本草》)

为豆科小灌木越南槐 *Sophora tonkinensis* Gapnep. 的干燥根及根茎。本品又名广豆根。主产于广西、广东、江西、贵州等地。秋季采挖。除去杂质,洗净,干燥。切片生用。

【性味归经】苦,寒;有毒。归肺、胃经。

【功效】清热解毒,利咽消肿。

【应用】

1. 咽喉肿痛 轻者可单用,煎服或磨汁含咽;重者常与桔梗、栀子、连翘等药同用,如清凉散;若治疗热毒壅盛者,常配伍升麻、黄芩等清解热毒药使用;若治乳蛾喉痹,可配伍射干、花粉、麦冬等药,如山豆根汤。

2. 牙龈肿痛 可单用煎汤漱口,或与石膏、黄连、升麻、牡丹皮等同用。

此外,本品还可用于湿热黄疸、肺热咳嗽、痈肿疮毒等证。

【按语】本品大苦大寒,主入肺、胃经。长于清二经实火,功能清热解毒、利咽消肿。常用于治疗肺经热毒之咽喉肿痛,为治疗咽喉肿痛之要药;胃经火热上炎之牙龈肿痛;此外本品还可以用于湿热黄疸,肺热咳嗽以及痈肿疮毒等证。

【常用配伍】

1. 山豆根配射干 射干与山豆根皆有清火解毒、清利咽喉的功效,可治咽喉病喉痹。射干苦降下行、破结汇热、降逆消痰之力颇强;而山豆根苦寒较甚,泻火解毒之力显著,二药伍用,既加强了清热利咽之效,又有祛痰散结之功,为痰热交结、壅滞咽喉所致的咽喉肿痛、痰不易咯出、喉中痰声如行锯者所宜。

2. 山豆根配板蓝根 板蓝根苦寒,消热解毒,凉血利咽;山豆根大苦大寒,清热解毒,消肿止痛,专治咽喉。二药伍用,相互促进,清热解毒、清利咽喉的力量增加,主治热毒蕴结、咽喉肿痛、牙龈肿痛。

3. 山豆根配牛蒡子 二者皆有清热解毒、利咽消肿之功。然牛蒡子辛苦性寒,能疏散风热,用于治疗外感风热所致的咽喉肿痛;山豆根苦寒降泄、清热解毒而利咽喉,主要用于热毒蕴

中药学

结、咽喉肿痛。二药配伍，相须配对，解毒清热、利咽消肿之功倍增。

【用法用量】 煎服，3～6g。外用适量。

【使用注意】 本品有毒，过量服用易引起呕吐、腹泻、胸闷、心悸等副作用，故用量不宜过大。脾胃虚寒者慎用。

【参考资料】

1. 文献摘要

《开宝本草》："解诸药毒，止痛，消疮肿毒，人及马急黄发热，咳嗽，杀小虫。"

《本草图经》："采根用，今人寸截含之，以解咽喉肿痛极妙。"

《本草备要》："泻热解毒，去肺大肠风热，含之咽汁，止喉痛、齿肿、齿痛。"

2. 化学成分及药理作用　本品主要生物碱及黄酮化合物。生物碱有苦参碱、氧化苦参碱、臭豆碱和甲基金雀花碱等；黄酮类化合物包括柔枝槐酮、柔枝槐素、柔枝槐酮色烯、柔枝槐素色烯。其他尚含紫檀素、山槐素、红车轴草根苷等。本品有抗癌作用，所含苦参碱、氧化苦参碱对实验性肿瘤均呈抑制作用。有抗溃疡作用，能抑制胃酸分泌、对实验性溃疡有明显的修复作用；对金黄色葡萄球菌、痢疾杆菌、大肠杆菌、结核杆菌、霍乱弧菌、麻风杆菌、絮状表皮癣菌、白色念珠菌以及钩端螺旋体均有抑制作用；本品所含臭豆碱、金雀花碱能反射性地兴奋呼吸，氧化苦参碱和槐果碱有较强的平喘作用；此外，本品还有升高白血球、抗心律失常作用、抗炎作用及保肝作用。

3. 现代应用　据报道，山豆根在临床上尚可用于治疗多种疾病。如用山豆根、桔梗各4.5g，生甘草3g，治疗小儿寻常型银屑病；用肝炎注射液（山豆根提取物）治疗慢性迁延性肝炎（CPH）和慢性活动性肝炎（CAH）；此外，还可用于钩端螺旋体病、白细胞减少症、痢疾、心律失常、宫颈糜烂以及绒毛膜上皮癌等。

4. 不良反应　大剂量广豆根总碱对心脏呈负性频率、负性传导作用和心肌复极化障碍，对呼吸中枢先兴奋后抑制。中毒成分可能是苦参碱和氧化苦参碱以及槐果碱。中毒时主要症状为：不同程度的头痛，头晕，恶心，呕吐，腹痛（或腹泻），四肢无力，心悸，胸闷；重者表现为面色苍白、四肢颤抖、麻木、大汗淋漓、心跳加快、血压升高、步态不稳等；继则呼吸急促、浅表、四肢抽搐，面唇青紫，瞳孔散大，最终因呼吸衰竭而死亡。山豆根中毒的主要原因是超剂量用药（大于10g）。因此，应用时应严格掌握剂量，一般以3～6g为宜。中毒救治的一般疗法为：早期催吐、洗胃；服药超过4小时，可导泻，并服活性炭。重度中毒者须用维生素C和654-2静脉滴注，或用维生素B$_6$静脉注射。若抽搐痉挛者用氯丙嗪；腹痛剧烈者注射阿托品；昏迷者给氯酯醒，吸氧；合并血压下降、肺水肿、呼吸衰竭者则用升压、利尿和呼吸兴奋药，同时加用抗生素预防感染。

【附药】北豆根　为防己科多年生藤本植物蝙蝠葛 *Menispermum dauricum* DC. 的干燥根茎。切片生用，为北方地区所习用。本品性味苦寒，有小毒。功能清热解毒，祛风止痛。用于热毒壅盛之咽喉肿痛，泄泻痢疾及风湿痹痛等。煎服，3～10g。脾胃虚寒者不宜使用。

马 勃 Mǎbó
《名医别录》

为灰包科真菌脱皮马勃 *Lasiosphaera fenzlii* Reich.、大马勃 *Calvatia gigantea*（Batsch ex Pers.）Lloyd 或紫色马勃 *Calvatia lilacina*（Mont. et Berk.）Lloyd 的干燥子实体。脱皮

马勃主产于辽宁、甘肃、江苏、湖南、广西、安徽;大马勃主产于内蒙古、河北、青海、吉林等地;紫色马勃主产于广东、广西、湖北、江苏、安徽等地。夏、秋二季子实体成熟时及时采收,除去泥沙,干燥。除去外层硬皮,切成方块,或研成粉,生用。

【性味归经】辛,平。归肺经。

【功效】清热解毒,利咽,止血。

【应用】

1.咽喉肿痛,咳嗽失音 治疗咽喉肿痛,轻者可单用本品研末含服,重者可配伍板蓝根、连翘等清热解毒药物同用;本品又能止血敛疮,故对喉证有出血和溃烂者尤为适宜。用治风热及肺火所致咽喉肿痛、咳嗽、失音,常与牛蒡子、玄参、板蓝根等同用,如普济消毒饮。

2.吐血衄血,外伤出血 用治血热妄行引起的吐血、衄血等症,可单用,或与其他凉血止血药配伍使用;用治外伤出血,可用马勃粉撒敷伤口。

【按语】本品辛平,归肺经。功能清热解毒,利咽,止血。常用于肺经实火及肺经风热导致的咽喉肿痛,咳嗽失音以及血热之吐血衄血,外伤出血。

【常用配伍】

1.马勃配玄参 马勃轻虚上浮,善解散上焦风热,玄参壮水制火,能泻无根浮游之火,清咽利膈,又兼达肺经,除上焦之烦热,且可消除斑毒,退时气之温邪,二药配伍,具清上澈下之功,有清热利咽、滋阴止痛之效,主治风热壅阻之项肿咽痛等症。

2.马勃配青黛 马勃能轻宣肺之郁热,又能散血中热毒,为治咽喉肿痛之佳品,亦宜治肺受风热之咳嗽失音;青黛清热解毒,凉血止血且消肿。二药伍用,并走上焦,清热解毒、消肿止痛、清利咽喉之力增强,主治热邪火毒聚于上焦所致咽喉肿痛等症。

3.马勃配连翘 二药皆可清热解毒,疏散表邪。马勃偏解毒止血,清热消肿;连翘既能散热利肺,又可清火宁心、透表清里,为疮毒痈肿之要药,偏于消肿散结、透达肌表之热。二药配伍,相须为用,清热解毒、消肿散结力增,主治疮疡肿毒,消痈散疽,亦宜咽喉肿痛属外感风热者。

【用法用量】煎服,1.5~6g,布包煎;或入丸、散。外用适量,研末撒,或调敷患处,或作吹药。

【使用注意】风寒伏肺咳嗽失音者禁服。

【参考资料】

1.文献摘要

《名医别录》:"主恶疮,马疥。"

《本草纲目》:"清肺,散血热,解毒。""马勃轻虚,上焦肺经药也。故能清肺热咳嗽,喉痹,衄血,失音诸病。"

《本草衍义》:"治喉痹咽痛。"

2.化学成分及药理作用 本品含紫颓马勃酸、马勃素、马勃素葡萄糖苷、尿素、麦角甾醇、亮氨酸、酪氨酸、磷酸钠、砷及α-直链淀粉酶。脱皮马勃有止血作用,对口腔及鼻出血有明显的止血效果。其煎剂对金黄色葡萄球菌、绿脓杆菌、变形杆菌及肺炎双球菌均有抑制作用,对少数致病真菌也有抑制作用。

3.现代应用 据报道,马勃在临床上主要用于上呼吸道感染、鼻出血、外伤性出血、上消化道出血以及外科手术止血等,均有较好效果。马勃尚可用于其他疾病。如另有用马勃适量敷盖或填塞清疮后的患处,治疗糖尿病坏疽;用干燥马勃撕成 1～3cm 块状,高压消毒,直接覆盖于清疮消毒后的外伤疮面,加压包扎,治疗外伤性创面;用马勃粉高压消毒后,撒于患处,治疗溃破的冻疮;用马勃配黄连、明矾等,煎汤保留灌肠,治疗非特异性溃疡性直肠炎。

木蝴蝶 Mùhúdié
《本草纲目拾遗》

为紫葳科小乔木木蝴蝶 *Oroxylum indicum*（L.）Vent. 的干燥成熟种子。又名为千张纸,玉蝴蝶,云故纸。主产于云南、广西、贵州等地。秋、冬二季采收成熟果实,曝晒至果实开裂,取出种子,晒干。生用。

【性味归经】 苦、甘、凉。归肺、肝、胃经。

【功效】 清肺利咽,疏肝和胃。

【应用】

1. 咽喉肿痛,肺热咳嗽 多与玄参、麦冬、冰片等配伍,治疗邪热伤阴,咽喉肿痛,声音嘶哑。常与桔梗、桑白皮、款冬花等配伍,用治肺热咳嗽,或小儿百日咳,如止咳糖浆。

2. 肝胃气痛 单用本品研末,酒调送服,治疗肝气郁滞,肝胃气痛,脘腹、胁肋胀痛等。

【按语】 本品苦、甘、凉。主归肺经。功能清肺热,利咽消肿,化痰止咳,常用于肺热导致的咽喉肿痛,咳嗽等证。本品还归肝、胃经,具有疏肝和胃止痛之功,常用于肝气郁滞,肝胃气痛。

【常用配伍】

1. 木蝴蝶配百部 木蝴蝶与百部,均有润肺止咳之功,而百部又有灭虱杀虫之长,两药相伍,润肺止咳之功倍增,并能杀虫,可用治新久肺燥咳嗽及百日咳、肺痨咳嗽为最宜。

2. 木蝴蝶配紫菀 紫菀为化痰止咳要药,质温润苦泄,善治咳嗽气逆、咯痰不爽以及肺虚久咳、痰中带血等多种类型的咳嗽,而木蝴蝶寒润苦泄,润肺止咳并清热是其所长,善治燥热之邪所致的咳嗽。两药相伍,共奏润肺止咳化痰之功,寒证、热证皆可调整使用,用治肺虚久咳、劳咳最宜。

3. 木蝴蝶配陈皮 木蝴蝶功长疏肝和胃,陈皮则善理气和中,两药相伍,疏肝、理气、和中,用治肝气犯胃的胃痛最宜。

【用法用量】 煎服,1.5～3g。

【参考资料】

1. 文献摘要

《本草纲目拾遗》:"治心气痛,肝气痛,下部湿热。又项秋子云,凡痈毒不收口,以此贴之。"

《药材资料汇编》:"治咽喉失音。"

2. 化学成分及药理作用 木蝴蝶的种子含木蝴蝶甲素、乙素,脂肪油,黄芩苷元,特土苷,木蝴蝶苷 A、B,白杨素及苯甲酸等。本品对大鼠半乳糖性白内障的预防和治疗作用,对其白内障形成过程中的代谢紊乱有阻止和纠正作用。木蝴蝶对离体胃壁黏膜有基因毒性和细胞增殖活性作用。

3. 现代应用 据报道,木蝴蝶尚可治疗其他疾病。如用木蝴蝶、蒲黄、五灵脂、乌贼骨水煎服,治疗胃、十二指肠球部溃疡;用木蝴蝶、黑木耳为主药治疗多种精神、神经性疾病,疗效满意;以木蝴蝶为主,随证加味,分别配伍天花粉、金银花、苏子、竹茹等药,治疗不同证型的慢性咽炎。此外,另有报道用木蝴蝶治疗声带息肉、癔球症、百日咳等,均获良效。

青 果 Qīngguǒ

（《日华子本草》）

为橄榄科常绿乔木橄榄 *Canarium album* Raeusch. 的干燥成熟果实。又名橄榄。主产于广东、广西、福建、云南、四川等地。秋季果实成熟时采收，洗净。鲜用或晒干，打碎生用。

【性味归经】甘、酸，平。归肺经。

【功效】清热解毒，利咽，生津。

【应用】

1. 咽喉肿痛，咳嗽烦渴　用治风热上袭或热毒蕴结而致咽喉肿痛，可单用，或常与硼砂、冰片、青黛等同用；若用治咽干口燥，烦渴音哑，咳嗽痰黏，可单用鲜品熬膏服用，亦可与金银花、桔梗、芦根等同用；若兼有肺热，咳嗽有痰，可与胖大海、桔梗、芦根等同用。

2. 鱼蟹中毒及酒毒　单用鲜品榨汁或煎浓汤饮用，可解河豚之毒；本品又有解毒醒酒之效，单用青果十枚，煎汤饮服，用于饮酒过度。

【按语】本品味甘性平，主归肺经。功能清热解毒，利咽生津。常用于治疗各种类型的咽喉肿痛。本品还有化痰止咳之功，用于咳嗽烦渴。此外本品还能解毒，常用于鱼蟹中毒及酒毒。

【用法用量】煎服，4.5～9g；鲜品尤佳，可用至30～50g。

【参考资料】

1. 文献摘要

《本草纲目》："生津液，止烦渴，治咽喉痛。咀嚼咽汁，能解一切鱼、鳖毒。"

《日华子本草》："开胃，下气，止泻。"

《滇南本草》："治一切喉火上炎，大头瘟症。能解湿热、春温，生津止渴，利痰，解鱼毒、酒、积滞。"

2. 化学成分及药理作用　本品果实含蛋白质，脂肪，碳水化合物，钙，磷，铁，抗坏血酸等；种子含挥发油以及香树脂醇等。青果提取物对半乳糖胺引起的肝细胞中毒有保护作用；亦能缓解四氯化碳对肝脏的损害。本品又能兴奋唾液腺，使唾液分泌增加，故有助消化作用。

3. 现代应用　据报道，青果还可治疗其他疾病。如用青果液湿敷治疗急性炎症性皮肤病，有收敛、消炎及减少渗出的作用；用30%的清咽雾化液（青果、大黄、牛蒡子、玄参等）行超声雾化吸入治疗咽喉炎，疗效明显。此外，青果还可治疗口疮、癫痫等。

四、主要用于热毒泻痢的药物

白头翁 Báitóuwēng

（《神农本草经》）

为毛茛科多年生草本植物白头翁 *Pulsatilla chinensis* (Bge.) Regel 的干燥根。主产于吉林、黑龙江、辽宁等地。春、秋二季采挖，除去叶及残留的花茎和须根，保留根头白绒毛，晒干。切薄片，生用。

【性味归经】苦，寒。归胃、大肠经。

【功效】清热解毒，凉血止痢。

【应用】

1.热毒血痢　用治热痢腹痛，里急后重，下痢脓血，可单用，或配伍黄连、黄柏、秦皮同用，如白头翁汤；若为赤痢下血，日久不愈，腹内冷痛，则以本品与阿胶、干姜、赤石脂等药同用。

2.疮痈肿毒　可与蒲公英、连翘等清热解毒、消痈散结药同用，以治疗痄腮、瘰疬、疮痈肿痛等证。

本品若与秦皮等配伍，煎汤外洗，又可治疗阴痒带下。此外尚可用于血热出血以及温疟发热烦躁等证。

【按语】本品苦寒，主入大肠经。功能清热解毒，凉血止痢。尤善于清胃肠湿热及血分热毒，故为治热毒血痢之良药。此外本品还可凉血消肿，常用于治疗痄腮、瘰疬以及疮痈肿毒等。本品与秦皮配伍煎汤外洗，还可以治疗阴痒带下。

【常用配伍】

1.白头翁配黄柏　白头翁清热燥湿、凉血解毒；黄柏清热燥湿、泻火解毒，善清下焦湿热，二药合用，有清热燥湿、凉血解毒、止痢的功效。

2.白头翁配秦皮　白头翁味苦性寒，主血分病，功能解毒清热，专于凉血止痢；秦皮性味苦寒，主气分之痛，善清大肠之热，并能燥湿止痢。二药配对，一以治血，一以治气，相辅相成，具有较好的清热燥湿、凉血解毒作用，治痢之效尤为显著。

【用法用量】煎服，9～15g，鲜品 15～30g。外用适量。

【使用注意】虚寒泄痢忌服。

【参考资料】

1. 文献摘要

《神农本草经》："主温疟狂易寒热，癥痕积聚，瘿气，逐血止痛，金疮。"

《药性论》："止腹痛及赤毒痢，治齿痛，主项下瘤疬。"

《本草汇言》："凉血，消瘀，解湿毒。"

2. 化学成分及药理作用　本品主要含皂苷，水解产生三萜皂苷、葡萄糖、鼠李糖等，并含白头翁素、23-羟基白桦酸、胡萝卜素等。白头翁鲜汁、煎剂、乙醇提取物在体外对金黄色葡萄球菌、绿脓杆菌、痢疾杆菌、枯草杆菌、伤寒杆菌、沙门氏杆菌以及一些皮肤真菌等，均具有明显的抑制作用。本品煎剂及所含皂苷有明显的抗阿米巴原虫作用。本品对阴道滴虫有明显的杀灭作用；对流感病毒也有轻度抑制作用。另外，尚具有一定的镇静、镇痛及抗惊厥作用，其地上部分具有强心作用。

3. 现代应用　据报道，本品常用于细菌性痢疾和阿米巴痢疾，对阿米巴性肝脓肿也有一定疗效，但需多法配合和随证加减。近年来白头翁尚可用于其他多种疾病。如用白头翁水煎，沉淀过滤浓缩口服，治疗久治不愈、尚未溃破的淋巴结核；用白头翁、夏枯草、玄参、生大黄水煎取汁，做超声雾化，治疗绿脓杆菌性肺炎；以白头翁为主，随证加减治疗盆腔炎。此外，以原白头翁素静脉注射，对肺部鳞癌、未分化癌及黑色素瘤等有一定效果；本品尚可用治消化性溃疡、神经性皮炎、急性肾盂肾炎、坏死性肠炎、功能性子宫出血等。

马齿苋 Mǎchǐxiàn

（《本草经集注》）

为马齿苋科一年生肉质草本植物马齿苋 *Portolaca oleracea* L. 的干燥全草。全国大部地区均产。夏、秋二季采收，除去残根和杂质，洗净，鲜用；或略蒸或烫后晒干后，生用。

【性味归经】酸,寒。归肝、大肠经。

【功效】清热解毒,凉血止血,止痢。

【应用】

1.热毒血痢 单用水煎服即效,亦常与粳米煮粥,空腹服食,治疗热毒血痢,如马齿粥;单用鲜品捣汁入蜜调服,治疗产后血痢;若与黄芩、黄连等药配伍可治疗大肠湿热,腹痛泄泻,或下利脓血,里急后重者。

2.疮疡肿毒 用治血热毒盛,痈肿疮疡,丹毒肿痛,可单用本品煎汤内服并外洗,或以鲜品捣烂外敷,如马齿苋膏;也可与其他清热解毒药配伍使用。

3.崩漏,便血 用治血热妄行,崩漏下血,可单味药捣汁内服,或者与郁金、血余炭等配伍使用;若用治大肠湿热,便血痔血,可单用,或可与地榆、槐角、凤尾草等同用。

此外,本品还可用于湿热淋证、带下等。

【按语】本品酸寒,主入大肠经。功能清热解毒。常用于治疗热毒血痢,为治疗痢疾的常用药物。本品清热之中还善于凉血消肿,常用于治疗疮疡肿毒。本品入肝经,具有清热凉血、收敛止血之功。常用于治疗血热妄行之崩漏,便血。此外本品还可用于湿热淋证、带下等。

【常用配伍】

1.马齿苋配白头翁 白头翁清热凉血解毒,长于除肠胃热毒蕴结,治赤痢功效尤佳;马齿苋以清热解毒、凉血消肿、清肠去垢为长,善治痢疾,对里急后重者效佳。二药相伍,相辅相成,使清热解毒、凉血止痢作用增强。

2.马齿苋配地丁 地丁清热解毒,凉血消肿,治一切痈疽发背、疔疮瘰疬、无名肿毒、恶疮;马齿苋清热解毒、凉血消肿,可用治热毒痈肿疮疡。二药伍用,相使相助,清热解毒、凉血消肿作用增强。

3.马齿苋配桔梗 清热解毒,宣肺止咳。桔梗具有开宣肺气、利胸咽、化痰浊、导肠滞、启癃闭之功;马齿苋具有清热解毒、凉血消肿、清肠去垢止痢之效。二药相伍,相须为用,清热解毒、宣肺止咳作用增强,用于肺热咳嗽、咯吐脓痰、百日咳等。

【用法用量】煎服,9~15g,鲜品30~60g。外用适量,捣敷患处。

【使用注意】孕妇慎用,脾胃虚寒,肠滑作泄者忌服。

【参考资料】

1.文献摘要

《新修本草》:"主诸肿瘘疣目,捣揩之;饮汁主反胃,诸淋,金疮血流,破血癖癥瘕,小儿尤良……"

《本草纲目》:"散血消肿,利肠滑胎,解毒通淋,治产后虚汗。"

2.化学成分及药理作用 本品含三萜醇类,黄酮类,氨基酸,有机酸及其盐,还有钙、磷、铁、硒、硝酸钾、硫酸钾等微量元素及其无机盐,以及硫胺素、核黄素,维生素 B_1、A、β-胡萝卜素、蔗糖、葡萄糖、果糖等。本品尚含有大量的 L-去甲基肾上腺素和多巴胺及少量的多巴。本品乙醇提取物及水煎液对痢疾杆菌有显著的抑制作用,对大肠杆菌、伤寒杆菌、金黄色葡萄球菌、杜盎氏小芽孢癣菌也均有一定抑制作用。本品鲜汁和沸水提取物可增加动物离体回肠的紧张度,增强肠蠕动,又可剂量依赖地松弛结肠、十二指肠;口服或腹腔注射其水提物,可使骨胳肌松弛。本品提取液具有较明显的抗氧化、延缓衰老和润肤美容的功效。其注射液对子宫平滑肌有明显的兴奋作用。本品能升高血钾浓度;尚对心肌收缩力呈剂量依赖性的双向调节。此外,还有利尿和降低胆固醇等作用。

3. **现代应用**　据报道,马齿苋是治疗细菌性痢疾、急性胃肠炎、腹泻的常用药,对多种化脓性皮肤病和外科感染,如乳痈、疖肿、丹毒、蜂窝组织炎、足癣感染等也有较好的疗效。近年来马齿苋还广泛用于治疗其他多种疾病。如用鲜马齿苋为主,配伍苦参、紫草、土茯苓等药,随证加减,水煎服,再用鲜马齿苋煎水洗患处,治疗银屑病;用马齿苋、砂仁、枳实、白术等治疗慢性萎缩性胃炎合并有肠上皮化生、不典型增生患者;用鲜马齿苋捣取鲜汁加蜂蜜兑服,治疗胆道蛔虫所导致的剧烈腹痛、恶心、呕吐等,服药后约10余分钟缓解。此外,马齿苋还可治疗钩虫病、泌尿系感染、带状疱疹等。

鸦胆子 Yādǎnzǐ
《本草纲目拾遗》

为苦木科常绿灌木鸦胆子 Brucea javanica (L.) Merr. 的干燥成熟果实。主产于广西、广东、云南等省。秋季果实成熟时采收,除去杂质,晒干。去壳取仁,生用。

【**性味归经**】苦,寒;有小毒。归大肠、肝经。

【**功效**】清热解毒,止痢,截疟,腐蚀赘疣。

【**应用**】

1. **热毒血痢,冷积久痢**　用治热毒血痢,便下脓血,里急后重等症,可单用本品去皮25～50粒,白糖水送服。用治冷积久痢,采取口服与灌肠并用的方法;若用治久痢久泻,迁延不愈者,可与诃子肉、乌梅肉、木香等同用。

2. **各型疟疾**　对各种类型的疟疾均可应用,尤以间日疟及三日疟效果较好,可单用本品以龙眼肉包裹口服;本品对恶性疟疾也有效。

3. **鸡眼赘疣**　用治鸡眼、寻常疣等,可取鸦胆子仁捣烂涂敷患处,或用鸦胆子油局部涂敷。

【**按语**】本品苦寒,主入大肠经。功能清热解毒,凉血止痢。善于治疗大肠经湿热泻痢或热毒血痢。本品还有燥湿杀虫止痢之功,常用于治疗冷积久痢。此外本品入肝经,功能截疟,常用于治疗各种疟疾。本品外用又可腐蚀赘疣,常用于治疗鸡眼赘疣。

【**常用配伍**】

1. **鸦胆子配龙眼肉**　鸦胆子腐蚀作用较强,内服易于刺激胃肠,引起恶心呕吐、胸闷腹痛等症,故用龙眼肉之甘缓补中,以减少胃肠刺激症状,以展其治疗作用,常用于治疗阿米巴痢疾、热性赤痢。

2. **鸦胆子配木香**　木香善行气导滞、除脘腹胀痛、泻痢后重,二药相配,一寒一温,一入血分,一入气分,气血并治,治痢疾、除后重效捷佳。

【**用法用量**】内服,0.5～2g,以干龙眼肉包裹或装入胶囊包裹吞服,亦可压去油制成丸剂、片剂服,不宜入煎剂。外用适量。

【**使用注意**】本品有毒,对胃肠道及肝肾均有损害,内服需严格控制剂量,不宜多用久服。外用注意用胶布保护好周围正常皮肤,以防止对正常皮肤的刺激。孕妇及小儿慎用。胃肠出血及肝肾病患者,应忌用或慎用。

【**参考资料**】

1. 文献摘要

《本草纲目拾遗》:"治冷痢久泻……外无烦热燥扰,内无肚腹急痛,有赤白相兼,无里急后重,大便流利,小便清长。"

《医学衷中参西录》:"味极苦,性凉,为凉血解毒之要药。善治热痢赤痢,二便因热下血,最能清血中之热及肠中之热,防腐生肌,诚有奇效。""捣烂醋调敷疔毒。善治疣。"

2.化学成分及药理作用 本品主要含苦木苦味素类,生物碱(鸦胆子碱、鸦胆宁等),苷类(鸦胆灵、鸦胆子苷等),酚性成分,黄酮类成分,香草酸,鸦胆子甲素以及鸦胆子油等。鸦胆子仁及其有效成分对阿米巴原虫有杀灭作用;对其他寄生虫如鞭虫、蛔虫、绦虫及阴道滴虫等也有驱杀作用;所含苦木苦味素有显著的抗疟作用;并具有抗肿瘤作用;本品对流感病毒有抑制作用;对赘疣细胞可使细胞核固缩,细胞坏死、脱落。

3.现代应用 据报道,用本品连皮带仁共研细末,加入65%乙醇100ml内,浸泡10天,用治传染性软疣,在局部消毒后,剥开软疣表皮,将鸦胆子酊点滴于软疣表面,每日1次,多数在4～9天软疣自行干枯脱落;另用鸦胆子复方煎剂保留灌肠,治疗溃疡性结肠炎;近年来用鸦胆子油乳制剂,口服或局部注射可广泛用于治疗肺癌、食管癌、胃癌、脑瘤、肝癌、宫颈癌、前列腺癌、大肠癌以及五官科肿瘤等多种癌症。根据患者情况选择给药途径,对中晚期癌可明显改善症状,延长生存期,且未见明显毒副作用。此外,尚有用鸦胆子油口服乳液治疗银屑病,亦收到良好效果。

4.不良反应 鸦胆子壳及种子均有毒,临床的毒性反应发生率较高。其毒性成分主要存在于水溶性的苦味成分中,为剧烈的细胞原浆毒,对中枢神经有抑制作用,对肝肾实质有损害作用,并能使内脏动脉显著扩张,引起出血。其挥发油对皮肤和黏膜有强烈的刺激性。据临床报道,成人服12粒即有中毒危险。中毒时主要表现为恶心,呕吐,食欲不振,头昏,乏力,腹痛,便血,胃肠道充血,尿量减少,体温增高,眼结膜充血,四肢麻木或瘫痪,昏迷,抽搐等。局部应用对皮肤和黏膜有强烈的刺激性,个别人发生过敏反应。鸦胆子中毒的主要原因:一是用量过大;二是口服时直接吞服或嚼服。因此,应用鸦胆子必须严格掌握好用量,且按正确方法服用,以保证用药安全。中毒救治的一般疗法为:早期催吐、洗胃,口服牛奶或蛋清,酌用泻药;静脉点滴葡萄糖、盐水及注射维生素;在昏睡、呼吸困难时,酌情给予中枢兴奋剂,必要时可行人工呼吸。

第四节 清热凉血药

本类药物性味多为甘寒、苦寒或咸寒,偏入营血分以清解营血分之热毒,多归心、肝经。因心主血,营气通于心,肝藏血,故本类药物主要用于营分、血分等实热证,如温热病热入营分,热灼营阴,心神被扰,症见身热夜甚、心烦不寐、神昏谵语、舌绛、脉细数,甚则斑疹隐隐;若热邪进入血分,耗血动血,扰乱心神可见吐血衄血、尿血便血、身发斑疹、躁狂不安、舌色深绛等。若热陷心包,则神昏谵语、舌蹇肢厥、舌质红绛。此外,亦可用于其他疾病引起的血热出血证。若气血两燔,可配清热泻火药同用,使气血两清;若热病伤阴,可配伍滋阴清热药同用,使阴津补充,热毒自清。

地 黄 Dìhuáng

《神农本草经》

为玄参科多年生草本植物地黄 *Rehmannia glutinosa* Libosch. 的新鲜或干燥块根。主产于河南,为"四大怀药"之一,此外河北、内蒙古及东北等地也有分布。秋季采挖,去除芦头、须根及泥沙。鲜用,或干燥生用,前者习称"鲜地黄",后者习称"生地黄"或"干地黄"。

【性味归经】 甘、苦,寒。归心、肝、肾经。

【功效】 清热凉血,养阴生津。

【应用】

1.温热病热入营血 用治温热病热入营血,壮热烦渴、神昏舌绛者,多配玄参、连翘、丹参、金银花等药用,如清营汤;若治血热吐衄,常与大黄同用,如大黄散;若治血热便血、尿血,常与地榆同用,如两地丹;若治血热崩漏或产后下血不止、心神烦乱,可配益母草用,如地黄酒;若治太阳病蓄血,症见吐血衄血、身发斑疹、神昏发狂、舌绛,可配伍犀角、芍药等药同用,如犀角地黄汤;此外,本品配伍石膏、栀子、竹叶等清热解毒药同用,常用于疫证初起,恶寒发热,头痛如劈,烦躁谵妄,身热肢冷,舌刺唇焦,上呕下泻,六脉沉细而数,如清瘟败毒饮。

2.阴虚内热,骨蒸劳热 治阴虚内热,潮热骨蒸,可配知母、地骨皮用,如地黄膏;若配青蒿、鳖甲、知母等用,可治温病后期,余热未尽,阴津已伤,邪伏阴分,症见夜热早凉、舌红脉数者,如青蒿鳖甲汤。

3.津伤口渴,内热消渴,肠燥便秘 治热病伤阴,烦渴多饮,舌红口干,常配麦冬、沙参、玉竹等药用,如益胃汤;治阴虚内热之消渴证,可配山药、黄芪、山茱萸同用,或可配葛根、天花粉、五味子等同用,如玉泉散;若治温病津伤,肠燥便秘,可配玄参、麦冬用,如增液汤。

【按语】 本品甘苦寒,归心、肝、肾经。功能清热凉血,养阴生津。主要治疗温热病热入营血所致诸证,为清热凉血之要药。此外本品甘寒养阴,常用于治疗阴虚内热,骨蒸劳热以及津伤口渴,内热消渴,肠燥便秘等证。

【常用配伍】

1.生地黄配大黄 生地甘寒之品,主清主润,清热凉血之中有滋阴生津之功;大黄苦寒之味,主通主降,通下热结之中有降火凉血之力。二者配伍应用,清热凉血止血之功大为增强,且大黄通下热结,生地滋阴生津,二者合用攻补兼施,可奏滋阴增液、通便泄热之功,此又称为"增水行舟"之法。

2.生地黄配熟地 熟地甘而微温,气味俱厚,补血填精,生地甘而寒凉,性润滋阴,凉血生津恒以为用。二药相配,补血而凉血,滋阴而生津,适用于血虚兼血热者及阴亏而津亡者。

3.生地黄配乌梅 乌梅属敛涩之品,味酸性平,能敛虚火、生津液;生地味甘苦而性寒,具清热养阴之功。二药配伍,酸甘化阴,有较强的养阴生津作用,且二者一清一敛,清其内热,敛其虚火,相辅相成,适用于阴虚内热所致的口渴多汗等症。

【用法用量】 煎服,10~30g。鲜品用量加倍,或以鲜品捣汁入药。鲜品养阴力较弱而清热凉血之力较强。

【使用注意】 脾虚湿滞,腹满便溏者不宜使用。

【参考资料】

1.文献摘要

《神农本草经》:"主折跌绝筋,伤中,逐血痹,填骨髓,长肌肉,作汤除寒热积聚,除痹。生者尤良。"

《珍珠囊》:"凉血,生血,补肾水真阴。"

《本经逢原》:"干地黄,内专凉血滋阴,外润皮肤荣泽,病人虚而有热者宜加用之。戴元礼曰,阴微阳盛,相火炽强,来乘阴位,日渐煎熬,阴虚火旺之症,宜生地黄以滋阴退阳。浙产者,专于凉血润燥,病人元气本亏,因热邪闭结,而舌干焦黑,大小便秘,不胜攻下者,用此于清热药中,通其秘结最佳,以其有润燥之功,而无滋腻之患也。"

2.化学成分及药理作用 本品含梓醇、二氢梓醇、单密力特苷、乙酰梓醇、桃叶珊瑚苷、密力特苷、地黄苷、去羟栀子苷、筋骨草苷、辛酸、苯甲酸、苯乙酸、葡萄糖、蔗糖、果糖及铁、锌、锰、铬等20多种微量元素、β-谷甾醇等。鲜地黄含20多种氨基酸,其中精氨酸含量最高。干地黄中含有15种氨基酸,其中丙氨酸含量最高。本品水提液有降压、镇静、抗炎、抗过敏作用;其流浸膏有强心、利尿作用;其乙醇提取物有缩短凝血时间的作用;以其为主药的六味地黄丸有降血压、改善肾功能、抗肿瘤作用;地黄有对抗连续服用地塞米松后血浆皮质酮浓度的下降,并能防止肾上腺皮质萎缩的作用,具有促进机体淋巴母细胞的转化、增加T淋巴细胞数量的作用,并能增强网状内皮细胞的吞噬功能,特别对免疫功能低下者作用更明显。

3.现代应用 结合传统上用本品治疗血热出血证,现代临床用以治疗原发性血小板减少性紫癜、功能性子宫出血等疾病;用生地黄120g,黄芩60g,苦参30g,水煎服,治疗红斑狼疮性肢痛;用生地黄、黄柏、知母、玄参等药制成浓缩合剂内服,治疗女性特发性性早熟;重用生地黄配黄芪、太子参、麦冬、丹皮、茯苓,水煎服,治疗病毒性心肌炎;此外,临床还用生地黄治疗风湿及风湿性关节炎、席汉综合征、湿疹、神经性皮炎、荨麻疹、便秘等疾病。生地注射液可用于传染性肝炎、糖尿病神经病变患者。

玄 参 Xuánshēn
《神农本草经》

为玄参科多年生草本植物玄参 *Scrophularia ningpoensis* Hemsl. 的干燥根。主产于浙江、四川、陕西、福建等地,野生、家种均有。冬季茎叶枯萎时采挖。除去根茎、幼芽、须根及泥沙,晒或烘至半干,堆放3~6天,反复数次至干燥。切片、生用。

【性味归经】甘、苦、咸、微寒。归肺、胃、肾经。

【功效】清热凉血,泻火解毒,滋阴。

【应用】

1.温热病热入营血 治温病热入营分,身热夜甚、心烦口渴、舌绛脉数者,常配生地黄、丹参、连翘等药用,如清营汤;若治温病邪陷心包,神昏谵语,可配麦冬、竹叶卷心、连翘心等药用,如清宫汤;若治温热病,气血两燔,发斑发疹,可配石膏、知母等药用,如化斑汤;本品配伍石膏、栀子、竹叶等清热解毒药同用,常用于疫证初起,恶寒发热,头痛如劈,烦躁谵妄,身热肢冷,舌刺唇焦,上呕下泻,六脉沉细而数,如清瘟败毒饮。

2.热病伤阴,津伤便秘,骨蒸劳嗽 治热病伤阴,津伤便秘,常配生地黄、麦冬用,如增液汤;治肺肾阴虚,骨蒸劳嗽,可配百合、生地黄、贝母等药用,如百合固金汤;治阴虚血少不能奉养心神,心神不安证,常配伍柏子仁、酸枣仁、生地等同用,如天王补心丹。

3.目赤咽痛,瘰疬,白喉,痈肿疮毒 用治肝经热盛,目赤肿痛,可配栀子、大黄、羚羊角等药用,如玄参饮;若治瘟毒热盛,咽喉肿痛、白喉,可配黄芩、连翘、板蓝根等药用,如普济消毒饮;取本品咸寒,有泻火解毒、软坚散结之功,配浙贝母、牡蛎,可治痰火郁结之瘰疬,如消瘰丸;若治痈肿疮毒,可以本品配银花、连翘、蒲公英等药用;若治脱疽,可配银花、当归、甘草用,如四妙勇安汤。

【按语】本品甘、苦、咸,微寒。归肺、胃、肾经。功能清热凉血,泻火解毒,滋阴。故常用于温热病热入营血所致诸证以及热病阴伤所致津伤便秘,骨蒸劳嗽等证。本品入肝经,常用于治疗肝经热盛之目赤肿痛以及热毒壅滞之瘰疬、白喉、痈肿疮毒。

【常用配伍】

1. 玄参配麦冬 玄参咸寒,滋阴降火,清热解毒,利咽散结;麦冬甘寒,清心润肺,养胃生津,止渴除烦。二药配伍,玄参入肾偏清,麦冬入肺偏滋,一清一滋,金水相生,养阴润肺,生津止渴甚效。

2. 玄参配马勃 清热利咽止痛,主治风热壅肺,项肿咽痛。玄参壮水制火,能除无根浮游之火,清咽利膈,又兼达肺经,除上焦之烦热,且可消除斑毒,退时气之温邪;马勃轻虚上浮,善能解散上焦风热。二药配伍,具清上澈下之功,有清热利咽、滋阴止痛之效。

3. 玄参配生地 二者都为凉血清热类药物,也是养阴生津的良剂。二者相须配伍,既可用于实证,也可用于虚证。生地功偏凉血止血,玄参功偏凉血解毒,二者同入血分,使清热凉血解毒作用大为增强,常用于狂乱谵语、斑疹显露或吐血、衄血、舌绛苔少等热入血分证。生地与玄参又有较强的养阴生津作用,用于热病后期,津液损伤,心烦口渴,大便秘结或肾阴亏损,虚火上炎之咽喉痛肿、口干舌燥等症,也有较好疗效。

【用法用量】煎服,10~15g。

【使用注意】脾胃虚寒,食少便溏者不宜服用。反藜芦。

【参考资料】

1. 文献摘要

《神农本草经》:"主腹中寒热积聚,女人产乳余疾,补肾气,令人目明。"

《名医别录》:"下水,止烦渴,散颈下核,痈肿。"

《本草纲目》:"滋阴降火,解斑毒,利咽喉,通小便血滞。"

2. 化学成分及药理作用 本品含哈巴苷、哈巴苷元、桃叶珊瑚苷、6-对甲基梓醇,渐玄参苷甲、乙等环烯醚萜类化合物及生物碱、植物甾醇、油酸、硬脂酸、葡萄糖、天冬酰胺、微量挥发油等。本品水浸剂、醇浸剂和煎剂均有降血压作用;其醇浸膏水溶液能增加小鼠心肌营养血流量,并可对抗垂体后叶素所致的冠脉收缩;本品对金黄色葡萄球菌、白喉杆菌、伤寒杆菌、乙型溶血性链球菌、绿脓杆菌、福氏痢疾杆菌、大肠杆菌、须发癣菌、絮状表皮癣菌、羊毛状小芽孢菌和星形奴卡氏菌均有抑制作用。此外,本品还有抗炎、镇静、抗惊厥作用。

3. 现代应用 用玄参、麦冬、草决明,开水泡服,治疗慢性咽炎;用玄参、当归、天花粉、莱菔子,制为散剂内服,治习惯性便秘。此外,本品配相应药物,还用于治疗小儿高热、慢性前列腺炎、淋巴结肿大、乳腺增生等病证。

牡丹皮 Mǔdānpí
(《神农本草经》)

为毛茛科落叶小灌木牡丹 Paeonia suffruticosa Andr. 干燥根皮。主产于安徽凤阳,河南、山东、四川等地也有分布。秋季采挖根部,除去细根,剥取根皮,晒干。生用、酒炙用或炒用。

【性味归经】苦、辛,微寒。归心、肝、肾经。

【功效】清热凉血,活血祛瘀。

【应用】

1. **温毒发斑，血热吐衄**　治温病热入营血，迫血妄行所致发斑、吐血、衄血，可配水牛角、生地黄、赤芍等药用；治温毒发斑，可配栀子、大黄、黄芩等药用，如牡丹汤；若治血热吐衄，可配大黄、大蓟、茜草根等药用，如十灰散；若治阴虚血热吐衄，可配生地黄、栀子等药用，如滋水清肝饮。

2. **温病伤阴，阴虚发热，无汗骨蒸**　治疗温病伤阴，阴虚发热，夜热早凉，热退无汗，常配鳖甲、知母、生地黄等药用，如青蒿鳖甲汤。若与养阴药如熟地黄、山萸肉、山药等同用，亦可治疗阴虚内热，骨蒸潮热等证，如六味地黄丸。

3. **经闭痛经，癥瘕积聚，跌打伤痛**　治血滞之经闭、痛经、癥瘕积聚，可配桃仁、川芎、桂枝等药用，如桂枝茯苓丸；治跌打伤痛，可与红花、乳香、没药等配伍，如牡丹皮散。

4. **痈肿疮毒**　治火毒炽盛，痈肿疮毒，可配大黄、白芷、甘草等药用，如将军散；若配大黄、桃仁、芒硝等药用，可治瘀热互结之肠痈初起，如大黄牡丹皮汤。

【按语】本品苦辛微寒，主归心肝肾经。功能清热凉血。常用于治疗温毒发斑，血热吐衄；本品主入心肝二经，长于清透阴分伏热，为治疗无汗骨蒸之要药，常用于治疗温病伤阴，阴虚发热，无汗骨蒸；此外本品功能活血祛瘀，常用于治疗经闭痛经，癥瘕积聚，跌打伤痛等。此外，本品清热凉血之中还善于散瘀消痈，常用于治疗痈肿疮毒。

【常用配伍】

1. **丹皮配地骨皮**　丹皮性寒，味苦而兼辛，善透泄血中伏热，凉血而除无汗之骨蒸；地骨皮性寒，味甘而淡，善清阴中虚热，益阴而退有汗之骨蒸，二药合用，可加强退热除蒸作用，故凡阴虚血热所致的午后潮热、两颧发红、手足心热、骨蒸烦躁等，无论有汗无汗，皆可用之。

2. **丹皮配生地**　丹皮辛苦微寒，清热中有散血之功；生地甘寒多汁，凉中又具养阴之力，二药相须合用，发挥协同作用以加强药力，提高疗效，使凉血而兼散瘀，清热又可宁络，并有一定的养阴之力。临床主要用于温热之邪入于营血，出现高热、舌绛口渴、身发斑疹以及血热妄行、吐血、衄血等。

3. **丹皮配栀子**　丹皮味苦而微辛，为血中气药；栀子性味苦寒，为气中之血药，善清气分郁火，并有一定的凉血作用，辛以散结，寒以清热，入血分而泄血中伏火。二药合用，一走气分，一入血分，有气血两清之功。临床多用其清泄肝热，对于肝郁火旺而致的发热、盗汗或自汗、头痛目涩、颊赤口干、月经不调等最为适宜。

【用法用量】煎服，6～12g。清热凉血宜生用，活血祛瘀宜酒炙用，止血宜炒炭用。

【使用注意】血虚有寒、月经过多及孕妇不宜用。

【参考资料】

1. 文献摘要

《神农本草经》："主寒热，中风瘛疭、痉、惊痫邪气，除坚癥瘀血留舍肠间，安五脏，疗痈疮。"

《名医别录》："下水，止烦渴，散颈下核，痈肿。"

《本草纲目》："滋阴降火，解斑毒，利咽喉，通小便血滞。"

2. 化学成分及药理作用　本品含牡丹酚、牡丹酚苷、牡丹酚原苷、牡丹酚新苷，并含芍药苷、氧化芍药苷、苯甲酰芍药苷、没食子酸、挥发油、植物甾醇、苯甲酸、蔗糖、葡萄糖等。所含牡丹酚及其以外的糖苷类成分均有抗炎作用；牡丹皮的甲醇提取物有抑制血小板作用；牡丹酚有镇静、降温、解热、镇痛、解痉等中枢抑制作用及抗动脉粥样硬化、利尿、抗溃疡、促使动物子宫内膜充血等作用；牡丹皮能显著降低心输出量；其乙醇提取物、水煎液能增加冠脉血流量；牡丹皮水煎剂及牡丹酚和除去牡丹酚的水煎液均有降低血压的作用。所含牡丹酚及芍药苷、苯甲酰芍药苷、苯甲酰氧化芍药苷等,均有抗血小板凝聚作用;牡丹皮水煎剂对痢疾杆菌、伤寒杆菌等多种致病菌及致病性皮肤真菌均有抑制作用。

3.现代应用　用重用牡丹皮组成的复方,治疗原发性血小板减少性紫癜,效果尚佳;单用牡丹皮水煎服,治疗高血压,近期疗效较好;用牡丹皮清水浸泡后的蒸馏液滴鼻,治疗过敏性鼻炎;用3.5%丹皮酚霜外涂皮损处,治疗急性湿疹。

赤 芍 Chìsháo
《开宝本草》

为芍药科多年生草本植物赤芍 *Paeonia lactiflora* Pall. 或川赤芍 *P. veitchii* Lynch 的干燥根。全国大部分地区均产。春、秋二季采挖,除去根茎、须根及泥沙,晒干,切片。生用,或炒用。

【性味归经】苦,微寒。归肝经。

【功效】清热凉血,散瘀止痛。

【应用】

1.**温毒发斑,血热吐衄**　治温毒发斑,可配水牛角、牡丹皮、生地黄等药用;治血热吐衄,可配生地黄、大黄、白茅根等药用。

2.**目赤肿痛,痈肿疮疡**　用治肝经风热目赤肿痛、羞明多眵,如芍药清肝散;取本品清热凉血、散瘀消肿之功,治热毒壅盛,痈肿疮疡,可配金银花、天花粉、乳香等药用,如仙方活命饮,或配连翘、栀子、玄参等药用,如连翘败毒散。

3.**肝郁胁痛,经闭痛经,癥瘕积聚,跌打损伤**　治肝郁血滞之胁痛,可配柴胡、牡丹皮等药用,如赤芍药散;治血滞经闭、痛经、癥瘕积聚,可配当归、川芎、延胡索等药用,如少腹逐瘀汤;治跌打损伤,瘀肿疼痛,可配虎杖用,如虎杖散,或配桃仁、红花、当归等药用。

【按语】本品苦微寒,归肝经。功能清热凉血,常用于治疗肝经血分郁热之温毒发斑,血热吐衄。本品凉血之中善于散瘀消肿,常用于治疗目赤肿痛,痈肿疮疡。本品入肝经,清热凉血之中还可散瘀止痛,常用于肝郁胁痛,经闭痛经,癥瘕积聚,跌打损伤等。

【常用配伍】

1.**赤芍配白芍**　赤芍偏于清热凉血、行血散瘀,用于血热、血滞之证;白芍偏于养血益阴、柔肝止痛,用于血虚肝旺之证。赤芍散而不补,白芍补而不散,赤芍泻肝火以凉血,白芍养肝阴以平肝。二药合用,一散一敛,一泻一补,对阴虚夹瘀有热之证最为适合。

2.**赤芍配丹皮**　赤芍与丹皮相近,唯丹皮清热凉血的作用较佳,既能清血分实热,又能治阴虚发热,而赤芍只用于血分实热,以活血散瘀见长。二药配伍,清营凉血、活血散瘀,用于热入营血及血热妄行等证。

3.**赤芍配川芎**　二药都能活血祛瘀止痛。赤芍苦寒泄血中瘀热,川芎辛温行血中气滞,相配则寒温相济,活血消瘀止痛功效更强,常用于妇女血瘀癥瘕、经闭腹痛及外伤瘀血疼痛、痈疽等证。

【用法用量】煎服,6~12g。

【使用注意】血寒经闭不宜用。反藜芦。

【参考资料】

1. 文献摘要

《神农本草经》:"主邪气腹痛,除血痹,破坚积,寒热疝瘕,止痛,利小便。"

《本草求真》:"赤芍与白芍主治略同,但白则有敛阴益营之力,赤则止有散邪行血之意;白则能于土中泻木,赤则能于血中活滞。故凡腹痛坚积,血瘕疝痹,经闭目赤,因于积热而成者,用此则能凉血逐瘀,与白芍主补无泻,大相远耳。"

2. 化学成分及药理作用 本品含芍药苷、芍药内酯苷、氧化芍药苷、苯甲酰芍药苷、芍药吉酮、芍药新苷、没食子鞣质、苯甲酸、挥发油、脂肪油、树脂等。本品能扩张冠状动脉、增加冠脉血流量;赤芍水提液、赤芍苷、赤芍成分及其衍生物有抑制血小板聚集作用;其水煎剂能延长体外血栓形成时间,减轻血栓干重;所含芍药苷有镇静、抗炎止痛作用;芍药流浸膏、芍药苷有抗惊厥作用;赤芍、芍药苷有解痉作用;赤芍对肝细胞DNA的合成有明显的增强作用,对多种病原微生物有较强的抑制作用。

3. 现代应用 单用赤芍煎汤内服,治疗冠心病;用赤芍有效成分没食子丙酯加入5%或10%葡萄糖中静滴,治急性脑血栓形成;重用赤芍(每剂100g)配大黄、虎杖、丹参、当归、栀子等,根据退黄、消炎利胆的需要及出血、肝性脑病、肝肾综合征等病情变化加味水煎服,并结合西医支持疗法,治疗重症肝炎。此外,本品还可用治肝曲综合征、小儿腹痛、色素性紫癜性苔藓样皮炎等疾病。

水牛角 Shuǐniújiǎo
(《名医别录》)

为牛科动物水牛 *Bubalus bubalis* Linnaeus 的角。主产于华南、华东地区。取角后,水煮,除去角塞,干燥,镑片或锉成粗粉。生用,或制为浓缩粉用。

【性味归经】苦、咸,寒。归心、肝、脾、胃经。

【功效】清热凉血,解毒定惊,止血消肿。

【应用】

1. 温病热入营血之高热,神昏谵语,惊风,癫狂 治温热病热入血分,高热神昏谵语,惊风抽搐,可以水牛角浓缩粉配石膏、玄参、羚羊角等药用,如紫雪。若配牛黄、珍珠母、黄芩等药用,可治热病神昏,或中风偏瘫,神志不清,如清开灵注射液(口服液);若治血热癫狂,可配石菖蒲、玄参、连翘等药用,如抗热解痉丸。

2. 血热妄行之斑疹,吐衄 配生地黄、牡丹皮、赤芍等药用,治疗血热妄行之身发斑疹、吐血衄血,如清热地黄丸。若治疗外伤性出血,常用本品锉末外敷。

3. 痈肿疮疡,咽喉肿痛 配黄连、黄芩、连翘等药用,治疗痈肿疮疡、咽喉肿痛,如水牛角解毒丸。

【按语】本品苦咸寒,归心、肝、脾、胃经。功能清热凉血,解毒定惊。常用于温热病热入营血之高热,神昏谵语,惊风,癫狂等证。本品凉血之中善于止血,常用于身发斑疹及血热吐衄。此外本品还具有解毒消肿之功,常用于痈肿疮疡,咽喉肿痛等证。

【常用配伍】

1. 水牛角配大青叶 清热解毒,凉血化斑。性味都是苦咸而寒,皆入心、胃等经,二药相伍,相须为用,均能入血并清心胃二经实热火毒以凉血化斑,对外感温病邪入营血、时毒喉痹、血热发斑等,每多伍用而立效。

2. **水牛角配羚羊角**　息风定惊,清热凉血。羚羊角善泻肝火,水牛角主凉心血,二药合用,相辅相成,能清心、凉血、泻肝、降火,为治热盛火炽、内灼心肝、风动惊痛、神昏谵语等证的常用对药。

3. **水牛角配生地黄**　滋阴清热,凉血解毒。生地黄甘寒以滋阴为胜,水牛角苦寒以泻火为长,二药皆走血分,合用则补泻兼施,既滋阴凉血,又清热解毒,用于热病伤阴、烦躁口干、斑疹舌绛等,甚为相宜。

【用法用量】镑片或粗粉煎服,15～30g,宜先煎 3 小时以上。水牛角浓缩粉冲服,每次1.5～3g,每日 2 次。

【使用注意】脾胃虚寒者忌用。

【参考资料】

1. 文献摘要

《名医别录》:"疗时气寒热头痛。"

《日华子本草》:"治热毒风并壮热。"

《陆川本草》:"凉血,解毒,止衄。治热病昏迷,麻痘斑疹,吐血衄血,血热尿赤。"

2. 化学成分及药理作用　本品含胆甾醇、肽类及多种氨基酸、多种微量元素。本品提取物及水煎剂有强心作用;其注射液有降血压作用;本品有增加血小板计数、缩短凝血时间、降低毛细血管通透性、抗炎等作用;其煎剂有镇惊、解热作用;本品对被大肠杆菌、乙型溶血性链球菌攻击的小鼠有明显的保护作用,对垂体-肾上腺皮质系统有兴奋作用。

3. 现代应用　用水牛角、生地黄、赤芍、牡丹皮,水煎服,水牛角先煎半小时以上,每日 1 剂,重者两剂,治疗过敏性紫癜,效果显著;用由水牛角粉、人工牛黄、三七、血竭组成的牛黄清络散治疗血栓闭塞性脉管炎;用水牛角为主配大黄组成的黄角汤内服,治疗急性期脑梗死;在西医对症疗法的基础上加用清开灵注射液静脉滴注,治疗重型、极重型乙型脑炎,疗效显著。

紫 草 Zǐcǎo
(《神农本草经》)

为紫草科多年生草本植物新疆紫草 *Arnebia euchroma*(Royle)Johnst.、紫草 *Lithospermum erythrorhizon* Sieb. et Zucc. 或内蒙紫草 *A. guttata* Bunge 的干燥根,分别被称为"软紫草""硬紫草""内蒙紫草"。主产于新疆、西藏、东北、河北、内蒙古、甘肃等地。春、秋二季采挖,除去泥沙,干燥。切片,生用。

【性味归经】甘、咸,寒。归心、肝经。

【功效】清热凉血,活血,解毒透疹。

【应用】

1. **温病血热毒盛,斑疹紫黑,麻疹不透**　治温毒发斑,血热毒盛,斑疹紫黑者,常配赤芍、蝉蜕、甘草等药用,如紫草快斑汤;若配牛蒡子、山豆根、连翘等药用,可治麻疹不透,疹色紫暗,兼咽喉肿痛者,如紫草消毒饮;若配黄芪、升麻、荆芥等,可治麻疹气虚,疹出不畅,如紫草解肌汤;本品配伍甘草,水煎内服,常用于麻疹的预防。

2. **疮疡,湿疹,水火烫伤**　治痈肿疮疡,可配银花、连翘、蒲公英等药用;若配当归、白芷、血竭等药,可治疮疡久溃不敛,如生肌玉红膏。治湿疹,可配黄连、黄柏、漏芦等药用,如紫草膏。若治水火烫伤,可用本品以植物油浸泡,滤取油液,外涂患处,或配黄柏、丹皮、大黄等药,麻油熬膏外搽。

【按语】本品甘咸寒,主归心肝二经。功能清热凉血,活血,解毒透疹。常用于治疗温病血热毒盛之斑疹紫黑,麻疹不透。本品凉血之中善于活血消肿,常用于治疗疮疡,湿疹,水火烫伤。

【常用配伍】

1.**紫草配茵陈**　茵陈味苦而凉,善于清利脾胃之湿热,为疗黄疸之专药;紫草苦寒,入心、肝经,有清热泄火、解毒燥湿之功。茵陈配紫草,既能清利脾胃之热,又能清肝胆湿热,润肠退黄,湿热性黄疸用之最佳。

2.**紫草配生地黄**　生地黄为甘寒之品,主清主润,凉血清热之中有滋阴生津之功;紫草苦寒之品,有清热降火、凉血止血之力。二者配伍应用,产生协同作用,使清热凉血止血之功大为增强,常用于心胃火炽、气火升腾、挟血上逆之吐血、衄血,可收火降血宁之功。

3.**紫草配火麻仁**　火麻仁为阳明正药,性平和,富含油质,并有一定的滋养补虚作用,专治大肠便秘,滑肠润燥、利便除风之功较佳;紫草苦寒,含有油质,有清热泄火、润肠通便之功。二药相配,一补一泻,养血润燥,泄火通便,血热便秘和老人肠燥大便秘结,用此对药最佳。

【用法用量】煎服,5～10g。外用适量,熬膏或用植物油浸泡涂搽。

【使用注意】脾虚便溏者忌服。

【参考资料】

1.文献摘要

《神农本草经》:"主心腹邪气,五疸,补中益气,利九窍,通水道。"

《本草纲目》:"紫草,其功长于凉血活血,利大小肠。故痘疹欲出未出,血热毒盛,大便闭涩者用之,已出而紫黑便闭者亦可用。若已出而红活,及白陷大便利者,切宜忌之。"

2.化学成分及药理作用　本品含紫草素(紫草醌)、紫草烷、乙酰紫草素、去氧紫草素、异丁酰紫草素、二甲基戊烯酰紫草素、β,β-二甲基丙烯酰紫草素等。本品煎剂、紫草素、二甲基戊烯酰紫草素、二甲基丙烯酰紫草素对金黄色葡萄球菌、大肠杆菌、枯草杆菌等具有抑制作用;紫草素对大肠杆菌、伤寒杆菌、痢疾杆菌、绿脓杆菌及金黄色葡萄球菌均有明显抑制作用;其乙醚、水、乙醇提取物均有一定的抗炎作用;新疆产紫草根煎剂对心脏有明显的兴奋作用;新疆紫草中提取的紫草素及石油醚部分有抗肿瘤作用;本品有抗生育、解热等作用。

3.现代应用　用紫草、甘草水煎服,治疗玫瑰糠疹;用紫草200g,入香油750g中,炸枯过滤,外涂宫颈及阴道上端,治疗子宫颈糜烂;用紫草20～30g,水煎服,每日3次,治疗淋病尿道狭窄患者,效果显著。此外,用本品制剂或配伍其他药物还可治疗烧伤、肝炎、扁平疣、口腔黏膜病、银屑病、静脉炎、过敏性紫癜、顽固性溃疡、化脓性中耳炎、阴道炎等疾病。

第五节　清虚热药

本类药物药性寒凉,多归肝、肾经。主入阴分,以清虚热、退骨蒸为主要功效。主要用于肝肾阴虚所致的骨蒸潮热、午后发热、手足心热、虚烦不寐、盗汗遗精、舌红少苔、脉细而数以及温热病后期,邪热未尽,伤阴劫液,而致夜热早凉、热退无汗、舌质红绛、脉象细数等虚热证。本类药物亦可用于实热证。使用本类药常配伍清热凉血及清热养阴之品,以标本兼顾。

青 蒿 Qinghāo

《《神农本草经》》

为菊科一年生草本植物黄花蒿 *Artemisia annua* L. 和青蒿 *Artemisia apiacea* Hance 的干燥地上部分。全国大部地区均有分布。夏秋季花将开时采割,除去老茎。鲜用或阴干,切段生用。

【性味归经】苦、辛,寒。归肝、胆、肾经。

【功效】清透虚热,凉血除蒸,解暑,截疟。

【应用】

1. **温邪伤阴,夜热早凉**　用治温病后期,余热未清,邪伏阴分,伤阴劫液,夜热早凉,热退无汗,或热病后低热不退等,常与鳖甲、知母、丹皮、生地等同用,如青蒿鳖甲汤。

2. **阴虚发热,劳热骨蒸**　用治阴虚发热,骨蒸劳热,潮热盗汗,五心烦热,舌红少苔者,常与银柴胡、胡黄连、知母、鳖甲等同用,如清骨散。

3. **暑热外感**　用治外感暑热,头昏头痛,发热口渴等症,常与连翘、滑石、西瓜翠衣等同用,如清凉涤暑汤。

4. **疟疾寒热**　如单用较大剂量鲜品捣汁服,或随证配伍黄芩、滑石、青黛、通草等同用。可与黄芩、滑石、半夏等药同用,治疗湿热郁遏少阳三焦,气机不利,寒热如疟,胸痞作呕之证,如蒿芩清胆汤。

【按语】本品苦辛寒。归肝、胆、肾经。本品长于清透虚热,凉血除蒸,常用于治疗温邪伤阴之夜热早凉以及阴虚发热,劳热骨蒸。本品辛散芳香,善解暑热,为治疗暑热外感之要药。此外,本品还具有截疟的作用,常用于治疗疟疾发作,为治疗疟疾寒热之要药。

【常用配伍】

1. **青蒿配鳖甲**　青蒿气味芬芳,性寒而不伤胃,既能达于表,透发肌间郁热,以清热去暑,又能入于里,升发疏脾,泄热杀虫;鳖甲为介虫之类,咸寒属阴,功专滋阴潜阳、软坚散结,清骨间之邪热。二药伍用,相互促进,青蒿得鳖甲可潜入阴分,以清伏邪;鳖甲得青蒿,可使阴分之邪达于肌表,具有较理想的滋阴透邪清热之效,清虚热伏邪之力增强,用治阴虚发热、骨蒸潮热、盗汗、咳嗽等症,及疟疾(包括恶性疟)兼见发热、脾脏肿大者以及温热病恢复期邪热伤阴、阴分余邪未清所致的暮热早凉、口干口渴、舌红少苔等,及不明原因的低热。

2. **青蒿配地骨皮**　青蒿入血分,清透邪热,退无汗骨蒸;地骨皮凉血退虚热,治有汗骨蒸。二药合用,清热除蒸,一清肝胆虚热,一清肺中伏火。

3. **青蒿配黄芩**　黄芩清泄胆腑邪热,青蒿芳香清透少阳邪热,合用相辅相成,清胆利湿,用治暑热成疟、寒热如疟、寒轻热重,如蒿芩清胆汤。

【用法用量】煎服,6～12g,不宜久煎;或鲜用绞汁服。

【使用注意】脾胃虚弱,肠滑泄泻者忌服。

【参考资料】

1. 文献摘要

《本草纲目》:"治疟疾寒热。"

《本草新编》:"退暑热。"

《医林纂要》:"清血中湿热,治黄疸及郁火不舒之证。"

2. 化学成分及药理作用 本品主要含有倍半萜类、黄酮类、香豆素类、挥发性成分及其他 β-半乳糖苷酶、β-葡萄糖苷酶、β-谷甾醇等。倍半萜类有青蒿素、青蒿酸、青蒿醇、青蒿酸甲酯等。黄酮类有 3,4-二羟基-6,7,3′,4′-四甲氧基黄酮醇、猫眼草黄素、猫眼草酚等。香豆素类有香豆素、6-甲氧基-7-羟基香豆素、东莨菪内酯等。挥发性成分中以茨烯、β-茨烯、异蒿酮、左旋樟脑、β-丁香烯、β-菠烯为主,另含 α-菠烯、蒿酮、樟脑等。本品乙醚提取中性部分和其稀醇浸膏有显著抗疟作用,青蒿素及衍生物具有抗动物血吸虫的作用。青蒿素、青蒿醚、青蒿琥酯均能促进机体细胞的免疫作用。青蒿素可减慢心率、抑制心肌收缩力、降低冠脉流量以及降低血压。青蒿对多种细菌、病毒具有杀伤作用。有较好的解热、镇痛作用,与金银花有协同作用,退热迅速而持久。蒿甲醚有辐射防护作用。青蒿素对实验性矽肺有明显疗效。研究表明青蒿琥酯在体外对人肝癌细胞有明显的细胞毒作用,口服体内实验对小鼠肝癌有抗肝肿瘤作用,并与 5-氟尿密啶有协同抗癌作用。此外,青蒿的特殊毒性实验结果提示,青蒿素可能有遗传毒性,青蒿酯钠有明显的胚胎毒作用,妊娠早期给药,可致胚胎骨髓发育迟缓。

3. 现代应用 据报道,青蒿及其制剂是治疗疟疾的常用药,其所含青蒿素是抗虐的主要成分,对各型疟疾均疗效突出,且速效、低毒。同时还可用于其他多种疾病。如用青蒿水溶部分制成片剂,每片相当生药 1.5g,治疗感冒、流行性感冒、急慢性支气管炎、肺炎、尿道感染等所致高热;民间常用鲜青蒿搓烂塞鼻,或用蒸馏法将鲜青蒿制成滴鼻剂,治疗鼻出血;或将青蒿研末炼蜜为丸 36~54g(生药量)或直接服用青蒿素 0.3~0.6g,治疗盘形红斑狼疮;也有报道用青蒿或青蒿醚治疗口腔黏膜扁平苔癣。此外,青蒿及其制剂尚可用于神经性皮炎、癌症发热、日本血吸虫病以及急性黄疸型肝炎等。

地骨皮 Dìgǔpí
(《神农本草经》)

为茄科灌木枸杞 Lycium chinense Mill. 或宁夏枸杞 L. barbarum L. 的干燥根皮。主要分布于河南、山西、江苏、浙江、宁夏、甘肃等地。初春或秋后采挖根部,洗净,剥取根皮,晒干,切段入药。

【性味归经】甘,寒。归肺、肝、肾经。

【功效】凉血,除蒸,清肺降火。

【应用】

1. **阴虚发热,盗汗骨蒸** 与知母、鳖甲、银柴胡等配伍,治疗阴虚发热,如地骨皮汤;用治盗汗骨蒸、肌瘦潮热,常与秦艽、鳖甲配伍,如秦艽鳖甲散。

2. **肺热咳嗽** 用治肺火郁结,气逆不降,咳嗽气喘,皮肤蒸热等症,常与桑白皮、甘草等同用,如泻白散;若肺热咳嗽痰多者,则取本品加用清热化痰药如瓜蒌、桔梗、竹茹等同用。

3. **血热出血证** 用治血热妄行的吐血、衄血、尿血等。单用本品加酒煎服,亦可配白茅根、侧柏叶等凉血止血药同用。

此外,本品于清热除蒸泄火之中,而能生津止渴,与生地黄、天花粉、五味子等清热养阴药同用,可治内热消渴。

【按语】本品甘寒,主入肝肾二经。功善清虚热,退热除蒸,为退虚热、疗骨蒸之佳品,常用于治疗阴虚发热,盗汗骨蒸。本品凉血之中还可止血,常用于各种血热出血证。本品入肺经,还可清肺降火,常用于肺热咳嗽。此外,本品清热之中还可生津止渴,常用于内热消渴。

【常用配伍】

1.地骨皮配丹皮 二者皆为疗骨蒸劳热之要药。丹皮性寒,味苦而兼辛,善透泄血中伏热,凉血而除无汗之骨蒸;地骨皮性寒,味甘而淡,善清阴中之虚热,益阴而退有汗之骨蒸。从临床上看,阴虚与血热常可同见并存,丹皮与地骨皮配对同用,可加强退热除蒸作用,故凡阴虚血热所致的午后潮热、两颧发红、手足心热、骨蒸烦躁等,无论有汗无汗,皆可应用。

2.地骨皮配浮小麦 地骨皮性辛寒,善入血分、阴分,清热在下焦、肝肾阴虚、虚火上炎,治有汗之骨蒸劳热;"汗为心之液",浮小麦去心经康热而止汗。二药配用,一滋肾阴,一泻心火,使心肾相交,"水火既济",相辅相成,相互为用,心肾双补,养阴敛汗,对大病久病之后,津亏液耗之阴虚火旺、心烦盗汗等证,均可选用。

3.地骨皮配桑白皮 二者同为甘寒之品,皆可入肺而除肺热、平咳喘。桑白皮质润以润燥,辛以泻肺,偏入气分,主去肺中邪热;地骨皮质轻而性寒,质轻以去实,寒以胜热,善入血分,主泻肺中伏火。二药相伍,相须为用,一气一血,具有清肺热而不伤阴,护阴液而不致恋邪的特点。

【用法用量】 煎服,9~15g。

【使用注意】 外感风寒发热及脾虚便溏者不宜用。

【参考资料】

1. 文献摘要

《神农本草经》:"主五内邪气,热中消渴,周痹。"

《珍珠囊》:"解骨蒸肌热,消渴,风湿痹,坚筋骨,凉血。"

《汤液本草》:"泻肾火,降肺中伏火,去胞中火,退热,补正气。"

2. 化学成分及药理作用 本品含桂皮酸和多量酚类物质,甜菜碱,尚分离到 β-谷甾醇、亚油酸、亚麻酸和卅一酸等。此外,又从地骨皮中分得降压生物碱苦柯碱A(又名地骨皮甲素)以及枸杞素A和B。地骨皮的乙醇提取物、水提取物及乙醚残渣水提取物、甜菜碱等均有较强的解热作用。地骨皮煎剂及浸膏具有降血糖和降血脂作用。地骨皮浸剂、煎剂、酊剂及注射剂均有明显降压作用且能伴有心率减慢。地骨皮水煎剂有免疫调节作用,又有抗微生物作用,其对伤寒杆菌、甲型副伤寒杆菌及福氏痢疾杆菌有较强的抑制作用,对流感亚洲甲型京科 68-1 病毒株有抑制其致细胞病变作用。此外,100%地骨皮注射液对离体子宫有显著兴奋作用。地骨皮的70%乙醇渗漉法提取物,可明显提高痛阈,对物理性、化学性疼痛有明显的抑制作用。

3. 现代应用 据报道,地骨皮在临床上尚可用于多种疾病。如用本品与红花等量研粉,以植物油调匀,敷贴患处,胶带固定,治疗鸡眼及胼胝,效果良好,孕妇忌用;用生、熟地骨皮各100g,分别研末,高压消毒,外撒患处,用于化脓性溃疡,视脓液多少,溃疡深浅,选择生、熟品用药,手术切开引流者亦可使用;用地骨皮 60g 作煎剂,治疗原发性高血压。此外,尚可用于治疗荨麻疹、皮炎等皮肤过敏性疾病。

白 薇 Báiwēi
《神农本草经》

为萝藦科多年生草本植物白薇 *Cynanchum atratum* Bge. 或蔓生白薇 *C. versicolor* Bge. 的干燥根及根茎。我国南北各省均有分布。春、秋二季采挖,洗净,干燥。切段,生用。

【性味归经】 苦、咸,寒。归胃、肝、肾经。

【功效】清虚热,凉血,利尿通淋,解毒疗疮。

【应用】

1.阴虚发热,产后虚热　若治热病后期,余邪未尽,夜热早凉,或阴虚发热,骨蒸潮热,常与地骨皮、知母、青蒿等滋阴清热药同用;若治产后血虚发热,低热不退及昏厥等症,可与当归、人参、甘草等益气养血药同用,如白薇汤。本品既能退虚热,又能清实热,与生地黄、玄参等清热凉血药同用,还可用治温邪入营,高热烦渴,神昏舌绛等。

2.热淋,血淋　用于膀胱湿热,血淋涩痛,常与木通、滑石及石韦等清热利尿通淋药同用。

3.疮痈肿毒,毒蛇咬伤,咽喉肿痛　常与天花粉、赤芍、甘草等同用,治疗血热毒盛的疮痈肿毒、毒蛇咬伤,如白薇散,也可配其他清热解毒药同用;若治咽喉红肿疼痛,常与金银花、桔梗、射干、山豆根等同用。

4.阴虚外感　常与玉竹、豆豉、薄荷同用,治疗阴虚外感,发热咽干、口渴心烦等症,如加减葳蕤汤。

【按语】本品苦寒,主归肝肾二经,功能清虚热,清热凉血,常用于阴虚发热及产后虚热。本品功能清热凉血,利尿通淋,常用于治疗热淋、血淋等证。本品味咸,清热凉血的同时还可以解毒疗疮,常用于治疗疮痈肿毒,毒蛇咬伤,咽喉肿痛等证。此外本品还能泻肺热而透邪,常用于阴虚外感发热。

【常用配伍】

1.白薇配白僵蚕　白薇苦咸性寒,入血分,凉血退热,透邪外出,并能凉肝安神;白僵蚕祛风解痉,清热止痛。二药合用,清热平肝、凉血安神、祛风止痛效强。

2.白薇配地骨皮　白薇味苦咸,性大寒,清热凉血之功较佳,可用于清实热,更用于清虚热,所主之证多为热淫于内之候;地骨皮味甘淡而性寒,长于清虚热、退骨蒸。二药皆主入血分,然白薇善走阳明经,兼入冲、任,偏清肠胃之热,能透邪外达,地骨皮善走肺、肾二经,偏清肺热,能除热于内;白薇走而不守,地骨皮守而不走。二药相伍,相辅相成,透邪与清里并用,加强退热之效。

【用法用量】煎服,4.5～9g。外用适量。

【使用注意】脾胃虚寒、食少便溏者不宜服用。

【参考资料】

1.文献摘要

《名医别录》:"疗伤中淋露,下水气,利阴气。"

《本草纲目》:"风温灼热多眠,及热淋、遗尿、金疮出血。"

《本草正义》:"凡苦寒之药多偏于燥,惟白薇则虽亦属寒而不伤阴液精血,故其主治各病,多属血分之热邪,而不及湿热诸证……凡阴虚有热者,自汗盗汗者,久疟伤津者,病后阴液未复而余热未清者,皆为必不可少之药,而妇女血热,又为恒用之品矣。"

2.化学成分及药理作用　本品含挥发油、强心苷等。其中强心苷中主要为甾体多糖苷,挥发油的主要成分为白薇素。本品所含白薇苷有加强心肌收缩的作用,可使心率减慢。对肺炎球菌有抑制作用,并有解热、利尿等作用。

3.现代应用　据报道,白薇又可治疗其他疾病。如用白薇、党参(或人参)、当归、炙甘草,水煎服,随证加减,治疗血管抑制性眩晕;有用白薇、泽兰、银花、玄参、白芍等,水煎服,治疗红斑性肢痛。

银柴胡 Yincháihú

《本草纲目拾遗》

为石竹科植物银柴胡 *Stellaria dichotoma* L. var. *lanceolata* Bge. 的干燥根。产于我国西北部及内蒙古等地。春、夏间植株萌发或秋后茎叶枯萎时采挖,除去残茎、须根及泥沙,晒干。切片,生用。

【性味归经】甘,微寒。归肝、胃经。

【功效】清虚热,除疳热。

【应用】

1. 阴虚发热　用于阴虚发热,骨蒸劳热,潮热盗汗,多与地骨皮、青蒿、鳖甲同用,如清骨散。

2. 疳积发热　用治小儿食滞或虫积所致的疳积发热,腹部膨大,口渴消瘦,毛发焦枯等症,常与胡黄连、鸡内金、使君子等药同用,以共奏消积杀虫、健脾疗疳之效;亦可与栀子、人参、薄荷等同用,如柴胡清肝汤。

【按语】本品甘寒,归肝、胃二经。功能清虚热,除疳热。为退虚热除骨蒸之常用药。常用于治疗阴虚发热及小儿食滞或虫积所致的疳积发热。

【常用配伍】

1. 银柴胡配胡黄连　胡黄连苦寒,独入血分而清阴分伏热,小儿疳热积气在所必用;银柴胡甘苦而凉,善入肝胆凉血,有除虚热骨蒸之功。胡黄连得银柴胡之甘,退热而不甚苦泄,银柴胡得胡黄连之苦,理阴而不嫌升腾。二者相须配对,互济共用,合为退虚热良剂,临床多用于小儿疳症、潮热盗汗、或往来寒热、或夜热早凉等证。

2. 银柴胡配鳖甲　银柴胡甘而微寒,功能清退虚热,善于潜入阴分,使虚劳肌热、骨蒸羸热由内出外;鳖甲咸平,善理肝肾之阴,也可退热除蒸。二药相使配伍,清中寓补、补中寓清,清补同用,合为清退虚热之良剂,故无论有汗之骨蒸或无汗之劳热,均可选用。

3. 银柴胡配青蒿　青蒿性寒,味苦微辛,气芳香,善清热透络,可引胃中之火出于肌表;银柴胡甘而微寒,专清退虚热,善于潜入阴分,使虚劳肌热、骨蒸羸热由内出外,两药合用,可加强清虚热、退骨蒸之功效。

【用法用量】煎服,3～9g。

【使用注意】外感风寒,血虚无热者忌用。

【参考资料】

1. 文献摘要

《本草从新》:"治虚劳肌热骨蒸,劳虐热从髓出,小儿五疳羸热。"

《本草便读》:"银柴胡,无解表之性。从来注《本草》者,皆言其能治小儿疳热,大人劳热,大抵有入肝胆凉血之功。"

《本草正义》:"退热而不苦泄,理阴而不升腾,固虚热之良药。"

2. 化学成分及药理作用　本品含甾体类、黄酮类、挥发性成分及其他物质。本品有解热作用;还能降低主动脉类脂质的含量,有抗动脉粥样硬化作用。此外,本品还有杀精子作用。

胡黄连 Húhuánglián

（《新修本草》）

为玄参科多年生草本胡黄连 *Picrorhiza serophulariiflora* Pennell 的干燥根茎。主产云南、西藏。秋季采挖，除去须根及泥沙，晒干。切薄片或用时捣碎。

【性味归经】苦，寒。归心、肝、胃、大肠经。

【功效】退虚热，除疳热，清湿热。

【应用】

1. 阴虚发热，骨蒸潮热 治阴虚劳热骨蒸，常与银柴胡、地骨皮等同用，如清骨散。

2. 小儿疳热 用于小儿疳积发热，消化不良，腹胀体瘦，低热不退等症，常与党参、白术、山楂等同用，如肥儿丸。

3. 湿热泻痢 常与黄芩、黄柏、白头翁等同用。

此外，本品能清大肠湿火蕴结，还可用治痔疮肿痛、痔漏成管，常配刺猬皮、麝香为丸，如胡连追毒丸；亦可研末，以鹅胆汁调外敷局部。

【按语】本品苦寒，主归心、肝二经，功善清退虚热，除骨蒸，常用于治疗阴虚发热，骨蒸潮热。本品还入胃、大肠经，功能除疳热，清湿热，常用于治疗小儿疳积发热及湿热泻痢。此外本品能清大肠湿热，可治疗痔疮肿痛，痔漏成管。

【常用配伍】

1. 胡黄连配乌梅 胡黄连苦寒，功效清热燥湿，可用治湿热泻痢；乌梅酸平，生津敛阴。二药配伍同用，一苦一酸，一泻一敛，相反相成，用治慢性泄痢、血痢、肛门灼热、心烦口渴、小便短赤等证，有泄不伤正、敛不留邪的特点。

2. 胡黄连配生地黄 生地黄为甘寒之品，主清主润，凉血清热之中有滋阴生津之功；胡黄连苦寒之味，主通主降，凉血止血、泄火清热，清降为主，临床常用治虚火内扰而致的吐血、衄血，既能泄火，亦可生津。

3. 胡黄连配秦艽 秦艽苦辛而平，是一味常用的去风湿药，且祛风而不燥，为"风药中之润剂"，又有退热除蒸的作用，所以既可用以祛风除湿而疗风湿痹痛，又可用治退解虚热而治骨蒸潮热；胡黄连禀至阴之性，独入血分而善清阴分伏热，二药配对起协同作用，有良好的透肌退热之功，善治虚劳潮热尤其对骨蒸劳热、肌瘦颊赤、困倦盗汗之风劳病者所宜。

【用法用量】煎服，1.5～9g。

【使用注意】脾胃虚寒者慎用。

【参考资料】

1. 文献摘要

《本经逢原》："胡黄连，苦寒而降，大伐脏腑骨髓邪热，除妇人胎蒸、小儿疳热积气之峻药。"

《本草正义》："凡热痢脱肛，痔漏疮疡，血痢血淋，溲血泻血及梅毒疳疮等证，湿火结聚，非此不能直达病所，而小儿疳积腹膨之实证，亦可用之。"

2. 化学成分及药理作用 本品主要含有环烯醚萜苷及少量生物碱，酚酸及其糖苷，少量甾醇等。本品的根提取物有明显的利胆作用，能明显增加胆汁盐、胆酸和脱氧胆酸的排泌，具有抗肝损伤的作用。胡黄连中所含有的香荚兰乙酮对平滑肌有收缩作用，对各种痉挛剂引起的平滑肌痉挛又具有拮抗作用。胡黄连水浸剂在试管内对多种皮肤真菌有不同程度抑制作用。

此外,胡黄连苷Ⅰ、Ⅱ,香草酸、香英兰乙酮对酵母多糖引起的 PMN 白细胞的化学反应发生和自由基的产生有抑制作用。

 ## 学习小结

1. 学习内容

(1) 学习层次分类表

学习层次	具体药物	学习要求
掌握	石膏、知母、栀子、夏枯草、黄芩、黄连、黄柏、龙胆、水牛角、金银花、连翘、大青叶、紫花地丁、蒲公英、野菊花、鱼腥草、败酱草、射干、马齿苋、白头翁、地黄、玄参、牡丹皮、青蒿、地骨皮	学习药物的性能、功效、主治病证、特殊的用量用法和使用注意
熟悉	芦根、天花粉、淡竹叶、决明子、苦参、漏芦、白鲜皮、赤芍、板蓝根、山豆根、青黛、穿心莲、大血藤、秦皮、土茯苓、白花蛇舌草、马勃、绿豆、白薇	学习药物的功效、主治病证、特殊的用量用法和使用注意
了解	竹叶、谷精草、密蒙花、青葙子、椿皮、绵马贯众、白蔹、重楼、半边莲、山慈菇、熊胆、四季青、金荞麦、木蝴蝶、青果、鸦胆子、紫草、银柴胡、胡黄连	学习药物的功效、特殊的用量用法和使用注意

(2) 相似药物功用比较

◎石膏、知母　均为甘寒之品,归肺胃经,均能清热泻火,治疗气分实热证,肺胃有热之证。常相须为用。然石膏辛而大寒,重在清解,长于清泻肺胃实火。煅后外用能清热收敛。知母味苦而寒,重在清润,偏于滋润肺胃火燥,长于滋肾泻火,又能润燥通便。

◎黄芩、黄连、黄柏　均为苦寒之品,能清热燥湿、清热泻火解毒。然黄芩偏清中上焦湿热,长于清泻肺及少阳胆火,兼凉血止血,清热安胎。黄连偏清中下焦湿热。长于清心、胃、肝经实火,为湿热泻痢要药。黄柏偏清下焦湿热,长于泻相火,骨蒸劳热多用。

◎金银花、连翘　均能清热解毒、疏散风热。常相须为用,用于治疗热毒疮痈、风热感冒、温病初期等。然金银花疏散风热之力优于连翘,兼凉血止痢,治疗热毒血痢;连翘又入心经,能清心开窍,治疗温病热陷心包之高热神昏,尚可散结、利尿,治疗瘰疬、痰核以及热淋尿少等。

◎大青叶、板蓝根、青黛　三药同出一源,且都具清热解毒凉血之功效,用于治疗痄腮喉痹,痈肿疮毒,丹毒和热入营血,身热发斑,吐血衄血。但大青叶长于凉血消斑,血热毒盛之斑疹吐衄多用。板蓝根长于解毒利咽散结,常用于瘟毒发斑等证。青黛味咸而具消痰散肿之长,清肝定惊之功更胜一筹,常用治肝火犯肺及肝热惊痫抽搐。

◎鱼腥草、金荞麦　皆归肺经,具有清热解毒、消痈排脓之功效。主治肺痈及肺热咳嗽。然鱼腥草为治肺痈要药,兼能利尿通淋治疗湿热淋证。金荞麦可用治瘰疬、咽喉肿痛等证。

◎大血藤、败酱草　两药均有清热解毒止痛之效,为治疗肠痈腹痛之要药。但大血藤又活血祛风,常用治疗跌打损伤、风湿痹痛、经闭痛经。败酱草消痈排脓之力较强,又能祛瘀常用治疗产后瘀阻腹痛。

◎射干、山豆根、马勃 三者皆能清热解毒,而长于清利咽喉,主治咽喉肿痛,为喉科常用药。然射干又能消痰可用于痰盛喘咳证。山豆根泻火解毒消肿之力较强,为治咽喉肿痛之要药。马勃又能止血,内服、外敷均可。

◎生地、玄参 均为甘寒之品,能清热凉血、养阴生津治疗温热病热入营血证和阴虚火旺,津伤口渴等。然生地养阴生津之力佳,又善凉血止血可用于血热妄行之出血。玄参泻火解毒之力强,兼利咽散结常用治疗咽喉肿痛、瘰疬痰核、痈肿疮毒,脱疽。

◎牡丹皮、赤芍 两药均能清热凉血、活血化瘀。用于治疗温热病热入营血,瘀热互结者等。但丹皮清热凉血力强,兼能退虚热,善治无汗骨蒸及肠痈。赤芍活血化瘀力胜,又能止痛。兼泻肝火。

2.学习方法 结合本类药物多具苦味,次为甘寒之味,药性寒凉,沉降入里的特点,理解药物的性能功用、分类和注意事项;对于相似药物,如石膏与知母,黄芩、黄连和黄柏,金银花与连翘,大青叶、板蓝根与青黛,射干、山豆根与马勃,牡丹皮与赤芍等,采用对比、归纳的方法,学会鉴别应用,并指导临床辨证选药。

 目标检测

1.试述清热药药的含义、药性特点、功效、主治及使用时注意事项。
2.结合石膏的药性,试用中医药理论阐述石膏的功效与主治病证。
3.试比较金银花与连翘的功效、主治证的共同点与不同点。
4.试比较黄芩、黄连、黄柏的药性、功效及主治证的共同点与不同点。
5.板蓝根、大青叶、青黛三者同出一源,其功效与主治特点有何异同?
6.简述黄连酒炙、姜汁炙,吴茱萸水炙的区别。

第三章　泻下药

以泻下通便为主要功效,用于治疗里实积滞证的药物,称为泻下药。

本类药为沉降之品,主归大肠经。主要功效为泻下通便,或清热泻火,或逐水退肿。主要适用于大便秘结,胃肠积滞,实热内盛及水饮停蓄等里实证。通过泻下大便,以排除胃肠积滞和燥屎等。正如《素问·灵兰秘典论》所云:"大肠者,传导之官,变化出焉。"或有清热泻火,使实热壅滞之邪通过泻下而清解,起到"上病治下""釜底抽薪"的作用;或有逐水退肿,使水湿停饮随大小便排除,达到祛除停饮,消退水肿的目的。部分药还兼有解毒,活血祛瘀等作用。

泻下药主要适用于大便秘结,胃肠积滞,实热内结及水肿停饮等里实证。部分药还可用于疮痈肿毒及瘀血证。

根据泻下药作用特点及适应证的不同,可分为攻下药、润下药及峻下逐水药三类。

使用泻下药应根据里实证的兼证及病人的体质,进行适当配伍。使用本类药亦常配伍行气药,因里实积滞,容易壅塞气机,故常需配伍行气药,以消除气滞胀满,增强泻下通便作用。里实兼表邪者,当先解表后攻里,必要时可与解表药同用,表里双解,以免表邪内陷;里实而正虚者,应与补益药同用,攻补兼施,使攻邪而不伤正。若属热积者还应配伍清热药;属寒积者应与温里药同用。

使用泻下药中的攻下药、峻下逐水药时,因其作用峻猛,或具有毒性,易伤正气及脾胃,故年老体虚、脾胃虚弱者当慎用;妇女胎前产后及月经期应当忌用。应用作用较强的泻下药时,当奏效即止,切勿过剂,以免损伤胃气。应用作用峻猛而有毒性的泻下药时,一定要严格炮制法度,控制用量,避免中毒现象发生,确保用药安全。

第一节　攻下药

本类药大多苦寒沉降,主入胃、大肠经。既有较强的攻下通便作用,又有清热泻火之效。主要适用于肠胃积滞,里热炽盛,大便秘结,燥屎坚结及实热积滞之证。应用时常辅以行气药,以加强泻下及消除胀满作用。若治冷积便秘者,须配用温里药。

具有较强清热泻火作用的攻下药,又可用于热病高热神昏,谵语发狂;火热上炎所致的头痛、目赤、咽喉肿痛、牙龈肿痛以及火热炽盛所致的吐血、衄血、咯血等上部出血证。上述病证,无论有无便秘,应用本类药物,以清除实热,或导热下行,起到"釜底抽薪"的作用。

此外,对痢疾初起,下痢后重,或饮食积滞,泻而不畅之证,可适当配用本类药物,以攻逐积滞,消除病因。对肠道寄生虫病,本类药与驱虫药同用,可促进虫体的排出。

根据"六腑以通为用""不通则痛""通则不痛"的理论,以攻下药为主,配伍清热解毒药、活血化瘀药等,用于治疗胆石症、胆道蛔虫症、胆囊炎、急性胰腺炎、肠梗阻等急腹症,取得了较好的效果。

大 黄 Dàhuáng

《神农本草经》

为蓼科植物掌叶大黄 *Rheum palmatum* L.、唐古特大黄 *R. tanguticum* Maxim. ex Balf. 或药用大黄 *R. officinale* Baill. 的干燥根及根茎。掌叶大黄和唐古特大黄药材称北大黄,主产于青海、甘肃等地。药用大黄药材称南大黄,主产于四川。于秋末茎叶枯萎或次春发芽前采挖。除去须根,刮去外皮切块干燥,生用,或酒炒,酒蒸,炒炭用。

【性味归经】苦,寒。归脾、胃、大肠、肝、心包经。

【功效】泻下攻积,清热泻火,凉血解毒,逐瘀通经。

【应用】

1. **积滞便秘** 常与芒硝、厚朴、枳实配伍,以增强泻下攻积之力,为急下之剂,用治阳明腑实证,如大承气汤;若大黄用量较轻,与麻仁、杏仁、蜂蜜等润肠药同用,则泻下力缓和,如麻子仁丸。若里实热结而正气虚者,当与补虚药配伍,以攻补兼施,标本并顾。如热结而气血不足者,配人参、当归等药,如黄龙汤;如热结津伤者,配麦冬、生地、玄参等,如增液承气汤;若脾阳不足,冷积便秘,须与附子、干姜等配伍,如温脾汤。

2. **血热吐衄,目赤咽肿** 常与黄连、黄芩同用,治血热妄行之吐血、衄血、咯血,如泻心汤。现代临床单用大黄粉治疗上消化道出血,有较好疗效。若与黄芩、栀子等药同用,还可治火邪上炎所致的目赤、咽喉肿痛、牙龈肿痛等证,如凉膈散。

3. **热毒疮疡,烧烫伤** 治热毒痈肿疔疮,常与金银花、蒲公英、连翘等同用;治疗肠痈腹痛,可与牡丹皮、桃仁、芒硝等同用,如大黄牡丹汤。用治乳痈,可与粉草共研末,酒熬成膏的金黄散;用治口疮糜烂,多与枯矾等份为末擦患处。治烧烫伤,可单用粉,或配地榆粉,用麻油调敷患处。

4. **瘀血证** 治妇女产后瘀阻腹痛、恶露不尽者,常与桃仁、土鳖虫等同用,如下瘀血汤;治妇女瘀血经闭,可与桃核、桂枝等配伍,如桃核承气汤;治跌打损伤,瘀血肿痛,常与当归、红花、穿山甲等同用,如复元活血汤。

5. **湿热痢疾,黄疸,淋证** 治肠道湿热积滞的痢疾,单用一味大黄即可见效,或与黄连、黄芩、白芍等同用;治湿热黄疸,常配茵陈、栀子,如茵陈蒿汤;治湿热淋证者,常配木通、车前子、栀子等,如八正散。

此外,大黄可"破痰实",通脏腑,降湿浊,用于老痰壅塞,喘逆不得平卧,大便秘结者,如礞石滚痰丸。

【按语】本品荡涤肠胃,推陈致新,力猛善行,走而不守,斩关夺门,有"将军"之称,为治大便秘结、胃肠积滞之要药,苦寒沉降,尤善治热结便秘;又能使上炎之火下泄,上病下治,"釜底抽薪",有较好的清热泻火、凉血解毒之功,对目赤咽肿、血热吐衄、热痈肿疮每有良效;并善活血祛瘀,又为治血瘀经闭、产后瘀阻腹痛及跌打损伤肿痛之佳品。此外,尚可清泄湿热,常用治湿热黄疸、淋证等。

【常用配伍】

1. **大黄配西洋参** 大黄泻下、活血化瘀,西洋参性凉、味甘微苦。有补肺气、降虚火、生津液的功效。西洋参益气养阴,与大黄相伍通补结合,一方面补益正气,气行则血行,有助于大黄通行十二经络,打通人体的排毒管道。另一方面,大黄在通的过程中,往往容易耗伤气阴,以西洋参益气养阴,则无伤正之虑,这样大黄与西洋参相伍则形成通补结合,通不致虚、补不留邪的特点。

2.大黄配白芷 大黄清热解毒、通便泄热;白芷消痈止痛。二者配伍,有清热解毒、消肿止痛之功效,用于治疗背疽初起、红肿疼痛、大便秘结者。

3.大黄配丹皮 大黄逐瘀通经、凉血解毒;丹皮清热凉血、活血化瘀。二者相使为用,共奏泄热散瘀、凉血解毒之功效,用于治疗肠痈初起,少腹疼痛等症。

【用法用量】煎服,5～15g;入汤剂应后下,或用开水泡服。外用适量。生大黄泻下力强,久煎则泻下力减弱。酒制大黄泻下力较弱,活血作用较好,宜用于瘀血证。大黄炭则多用于出血证。

【使用注意】本品为峻烈攻下之品,易伤正气,如非实证,不宜妄用;本品苦寒,易伤胃气,脾胃虚弱者慎用;其性沉降,且善活血祛瘀,故妇女怀孕、月经期、哺乳期应忌用。

【参考资料】

1.文献摘要

《神农本草经》:"下瘀血,血闭,寒热,破癥瘕积聚,留饮宿食,荡涤肠胃,推陈致新,通利水谷,调中化食,安和五脏。"

《药性论》:"主寒热,消食,炼五脏,通女子经候,利水肿,破痰实,冷热积聚,宿食,利大小肠,贴热毒肿,主小儿寒热时疾,烦热,蚀脓,破留血。"

《本草纲目》:"下痢赤白,里急腹痛,小便淋沥,实热燥结,潮热谵语,黄疸,诸火疮。"

《药品化义》:"大黄气味重浊,直降下行,走而不守,有斩关夺门之力,故号将军。专攻心腹胀满,胸胃蓄热,积聚痰实,便结瘀血,女人经闭。"

2.化学成分及药理作用 大黄中主要成分为蒽醌衍生物,主要包括蒽醌苷和双蒽醌苷。双蒽醌苷中有番泻苷 A、B、C、D、E、F;游离型的苷元有大黄酸、大黄酚、大黄素、芦荟大黄素、大黄素甲醚等。另含鞣质类物质、有机酸和雌激素样物质等。大黄能增加肠蠕动,抑制肠内水分吸收,促进排便;大黄有抗感染作用,对多种革兰氏阳性和阴性细菌均有抑制作用,其中最敏感的为葡萄球菌和链球菌,其次为白喉杆菌、伤寒和副伤寒杆菌、肺炎双球菌、痢疾杆菌等;对流感病毒也有抑制作用;由于鞣质所致,故泻后又有便秘现象;有利胆和健胃作用;此外,还有止血、保肝、降压、降低血清胆固醇等作用。

3.现代应用 现代常单用本品或入复方治疗胆绞痛、急性胰腺炎、上消化道出血、小儿急性肾炎、冻伤、脂溢性皮炎、带状疱疹及高脂血症、肥胖症等。

芒 硝 Mángxiāo
《名医别录》

为含硫酸钠的天然矿物经精制而成的结晶体,首载于《名医别录》。主含含水硫酸钠($Na_2SO_4 \cdot 10H_2O$)。主产于河北、河南、山东、江苏、安徽等地。将天然产品用热水溶解,滤过,放冷析出结晶,通称"皮硝"。再取萝卜洗净切片,置锅内加水与皮硝共煮,取上层液,放冷析出结晶,即芒硝。以青白色、透明块状结晶、清洁无杂质者为佳。芒硝经风化失去结晶水而成白色粉末称玄明粉(元明粉)。

【性味归经】咸、苦,寒。归胃、大肠经。

【功效】泻下攻积,润燥软坚,清热消肿。

【应用】

1.积滞便秘 常与大黄相须为用,以增强泻下通便作用,如大承气汤、调胃承气汤。近年来临床亦常用于胆石症腹痛便秘者。

2.咽痛,口疮,目赤及痈疮肿痛 治咽喉肿痛、口舌生疮,可与硼砂、冰片、朱砂同用,如冰硼散,或以芒硝置西瓜中制成的西瓜霜外用;治目赤肿痛,可用芒硝置豆腐上化水或用玄明粉配制眼药水,外用滴眼;治乳痈初起,可用本品化水或用纱布包裹外敷;治肠痈初起,可与大黄、大蒜同用,捣烂外敷;治痔疮肿痛,可单用本品煎汤外洗。

【按语】本品咸以软坚,苦寒泄热,入胃与大肠经,长于荡涤肠胃实热、润燥软坚而除燥屎,为治疗实热积滞、大便燥结之要药,每与大黄相须为用,协同增效。外用有良好的清火消肿作用,为外科、五官科常用之品,可治咽喉肿痛、口舌生疮、目赤肿痛、乳痈及痔疮肿痛等多种火热毒盛病证。

【常用配伍】

1.芒硝配大黄 芒硝味咸苦而性大寒,功能润燥通便而泻实热,故对实热积滞、大便秘结之症,常与苦寒的大黄相须为用,可增强泻火通便的功效,用治燥热内结的证候,如成方大承气汤、调味承气汤均硝、黄同用,即是此意。芒硝润燥软坚而通便,又能泻火消肿以除痛;大黄的作用除泻火、攻下外,尚能解毒、行瘀。

2.芒硝配瓜蒌 芒硝咸寒,清热通便、润燥软坚;瓜蒌甘寒,润肺化痰、散结滑肠。二药相伍为用,共奏清热润燥、通便泻下之功效,用于治疗习惯性便秘以及各种原因引起的大便秘结。

【用法用量】10～15g,冲入药汁内或开水溶化后服。外用适量。

【使用注意】孕妇及哺乳期妇女忌用或慎用。

【参考资料】

1.文献摘要

《神农本草经》:"除寒热邪气,逐六腑积聚、结固、留癖,能化七十二种石。"

《珍珠囊》:"其用有三:去实热,一也;涤肠中宿垢,二也;破坚积热块,三也。"

《药品化义》:"味咸软坚,故能通燥结;性寒降下,故能去火烁。主治时行热狂,六腑邪热,或上焦膈热,或下部便坚。"

2.化学成分及药理作用 芒硝中主要含硫酸钠,尚含少量氯化钠、硫酸镁、硫酸钙等无机盐。芒硝中的主成分硫酸钠,其硫酸根离子不易被肠壁吸收,存留肠内形成高渗溶液,阻止肠内水分的吸收,使肠内容积增大,引起机械刺激,促进肠蠕动而致泻。

3.现代应用 现代常单用本品或入复方治疗大骨节病、腮腺炎、胆道蛔虫症、顽固性皮肤瘙痒等。

番泻叶 Fānxièyè

(《饮片新参》)

为豆科植物狭叶番泻 *Cassia angustifolia* Vah、或尖叶番泻 *C. acutifolia* Delile 的干燥小叶。前者主产于印度、埃及和苏丹,后者主产于埃及,我国广东、广西及云南亦有栽培。通常于9月采收。晒干。生用。

【性味归经】甘、苦,寒。归大肠经。

【功效】泻下通便。

【应用】

1.热结便秘 适用于热结便秘,亦可用于习惯性便秘及老年便秘。大多单味泡服,小剂量可起缓泻作用,大剂量则可攻下;若热结便秘,腹满胀痛者,可与枳实、厚朴配伍,以增强泻下导滞作用。

2.腹水肿胀 单味泡服,或与牵牛子、大腹皮同用。

此外,临床上以番泻叶小剂量,每日3克,代茶饮,用于中风昏迷者,可通肠腑,缓解症状,以利康复。

【按语】本品苦寒降泄,入大肠经,质黏而润滑,长于泻积热,通大便,善治热结便秘,腹部胀满。小剂量可缓下,大剂量则峻下,其泻下作用强于大黄,且起效比较迅速。少用又能助消化,除积滞,善治食积便秘;兼能行水消胀,又可治腹水胀满等证。

【常用配伍】

1.番泻叶配陈皮 番泻叶甘苦而性寒,入大肠可泻积热、润肠燥、通大便,常用于热结便秘之症,但是易引起恶心、腹痛;陈皮燥湿化痰、理气健脾,能防止番泻叶之大寒伤胃,并使其恶心、腹痛减轻。两者相须为用,其泻积导滞之功效显著,用于治疗热结便秘、腹胀少食以及习惯性便秘。

2.番泻叶配牵牛子、大腹皮 番泻叶配牵牛子泻下逐水;大腹皮行气利水。三药同用,有逐水消肿行气之功效,用于治疗水肿膨胀、大小便不利、腹部胀满等症。

【用法用量】温开水泡服,1.5～3g;煎服,2～6g,宜后下。

【使用注意】妇女哺乳期、月经期及孕妇忌用。

【参考资料】

1.文献摘要 《饮片新参》:"泄热,利肠腑,通大便。"

2.化学成分及药理作用 狭叶番泻叶和尖叶番泻叶均含番泻苷、芦荟大黄素葡萄糖苷、大黄酸葡萄糖苷以及芦荟大黄素、大黄酸、山奈酚、植物甾醇及其苷等。番泻叶中含蒽醌衍生物,其泻下作用及刺激性比含蒽醌类之其他泻药更强,因而泻下时可伴有腹痛。其有效成分主要为番泻苷A、B,经胃、小肠吸收后,在肝中分解,分解产物经血行而兴奋骨盆神经节以收缩大肠,引起腹泻。蒽醌类对多种细菌(葡萄球菌、大肠杆菌等)及皮肤真菌有抑制作用。

3.现代应用 据报道,以番泻叶用沸水浸泡后饮服还可用于治疗其他多种疾病。如肠梗阻、胆道蛔虫、慢性肾功能衰竭、流行性出血热以及促进术后肠功能早期恢复。但是大剂量服用,有恶心、呕吐、腹痛等副作用。

芦荟 Lúhuì

(《药性论》)

为百合科多年生肉质草本植物库拉索芦荟 *Aloe barbadensis* Miller 叶的汁液浓缩干燥物。习称"老芦荟"。主产于南美州北崖的库拉索及我国广东、广西、云南等地。全年可采,割取叶片,将叶汁浓缩干燥,砸成小块,生用。

【性味归经】苦,寒。归肝、胃、大肠经。

【功效】泻下通便,清肝,杀虫。

【应用】

1.热结便秘 治热结便秘,兼见心、肝火旺,烦躁失眠之证,常与朱砂同用,如更衣丸。

2.烦燥惊痫　用治肝经火盛的便秘溲赤、头晕头痛、烦燥易怒、惊痫抽搐等症,常与龙胆草、栀子、青黛等同用,如当归芦荟丸。

3.小儿疳积　用治虫积腹痛、面色萎黄、形瘦体弱的小儿疳积证,以芦荟与使君子等份为末,米饮调服;或配人参、白术等益气健脾之品,如肥儿丸。

此外,取其杀虫之效,可外用治疗癣疮。

【按语】本品苦寒沉降,入胃、大肠经,能清胃肠之热而泻热通便,可用于胃肠积热,热结便秘。又入肝经,长于清肝经实火,"凡属肝脏为病有热者,用之必无疑"(《本草汇言》),适用于肝经火盛之便秘溲赤,烦躁易怒、惊风抽搐等。其苦寒之性,还能杀虫疗疳,用于小儿疳积,外治癣疮等。

【常用配伍】**芦荟配朱砂**　芦荟泻热导滞;朱砂镇惊安神清热。二药伍用,有泻热通便安神之功效,用于治疗热结便秘而见烦躁不安、失眠易惊者。

【用法用量】入丸、散服,每次 1～2g。外用适量。

【使用注意】脾胃虚弱,食少便溏及孕妇忌用。

【参考资料】

1.文献摘要

《药性论》:"杀小儿疳蛔。主吹鼻杀脑疳,除鼻痒。"

《开宝本草》:"主热风烦闷,胸膈间热气,明目镇心,小儿癫痫惊风,疗五疳,杀三虫及痔病疮瘘,解巴豆毒。"

《本草汇言》:"卢会,凉肝杀虫之药也。凡属肝脏为病,有热者,用之必无疑也。但味极苦,气极寒,诸苦寒药无出其右者。其功力主消不主补,因内热气强者可用,如内虚泄泻食少者禁之。"

2.化学成分及药理作用　芦荟中主要含芦荟大黄素苷、对香豆酸、少量 α-葡萄糖、多种氨基酸等。并含微量挥发油。芦荟蒽醌衍生物具有刺激性泻下作用,伴有显著腹痛和盆腔充血,严重时可引起肾炎。其提取物有抑制 S180 肉瘤和艾氏腹水癌的生长,并对离体蟾蜍心脏有抑制作用。水浸剂对多种皮肤真菌和人型结核杆菌有抑制作用。

3.现代应用　以芦荟研粉或制成浸膏可治疗多种肠胃疾病,用于多种细菌感染性疾病,可改善心血管系统功能,治疗糖尿病,并对痤疮有较好疗效。国外报道,美国以芦荟为原料做成的食品为健身补品,饮用芦荟汁可以预防感冒及扁桃腺炎;日本、美国有人以芦荟制成芦荟膏对皮肤粗糙、雀斑、肿疮都有疗效。

第二节　润下药

本类药物多为植物种子和种仁,富含油脂,味甘质润,多入脾、大肠经,能润滑大肠,促使排便而不致峻泻。适用于年老津枯、产后血虚、热病伤津及失血等所致的肠燥津枯便秘。使用时还应根据不同病情,配伍其他药物。若热盛津伤而便秘者,配清热养阴药;兼气滞者,配伍行气药;因血虚引起便秘者,可配伍补血药。

火麻仁 Huǒmárén
(《神农本草经》)

为桑科植物大麻 *Cannabis sativa* L. 的干燥成熟果实。全国各地均有栽培。主产于山东、河北、黑龙江、吉林、辽宁、江苏等地。秋季果实成熟时采收,除去杂质,晒干。生用,用时打碎。

【性味归经】甘,平。归脾、胃、大肠经。

【功效】润肠通便。

【应用】肠燥便秘　本品适用于老人、产妇及体弱津血不足的肠燥便秘证。单用有效,如用本品研碎,以米杂之煮粥服。临床亦常与郁李仁、瓜蒌仁、苏子、杏仁等润肠通便药同用,或与大黄、厚朴等配伍,以加强通便作用,如麻子仁丸。

【按语】本品甘平,质润多脂,既善润肠通便,又兼滋养补虚,最宜用于老年、体弱、产妇津血不足之肠燥便秘者。

【常用配伍】

1. **火麻仁配瓜蒌仁**　瓜蒌仁可上清肺热、下润大肠。肺与大肠相表里,此为表里同治;火麻仁能润肠通便、滋阴补虚,两者相配,则润肠通便作用更显著,可用于肠燥有热、肺热咳嗽而便秘者。

2. **火麻仁配杏仁**　杏仁质润多油,有润肠通便之功,火麻仁润燥滑肠,杏仁偏走气分,火麻仁偏走血分,气血同治,用于肠燥气滞便秘之证。

【用法用量】煎服,10～15g。

【参考资料】

1. 文献摘要

《神农本草经》:"补中益气,久服肥健。"

《药品化义》:"麻仁,能润肠,体润能去燥,专利大肠气结便秘。凡年老血液枯燥,产后气血不顺,病后元气未复,或禀弱不能运行者皆治。"

2. 化学成分及药理作用　本品主要含脂肪油约 30%,油中含有大麻酚、植酸钙镁。有润滑肠通的作用,同时在肠中遇碱性肠液后产生脂肪酸,刺激肠壁,使蠕动增强,从而达到通便作用。本品还能降低血压以及阻止血脂上升。

3. 现代应用　现代常单用本品或入复方治疗神经性皮炎、慢性湿疹、口眼㖞斜。

郁李仁 Yùlǐrén
《神农本草经》

为蔷薇科植物欧李 *Prunus humilis* Bge.、郁李 *P. japonica* Thunb. 或长柄扁桃 *P. pedunculata* Maxim. 的干燥成熟种子。前两种习称"小李仁",后一种习称"大李仁"。主产于内蒙古、河北、辽宁等地。夏、秋二季采收成熟果实,除去果肉及核壳,取出种子,干燥。生用,去皮捣碎用。

【性味归经】辛、苦、甘,平。归脾、大肠、小肠经。

【功效】润肠通便,利水消肿。

【应用】

1. **肠燥便秘**　治气滞腹胀,肠燥便秘,与柏子仁、杏仁等配伍,以降气润肠通便,如五仁丸;治血虚肠燥便秘,可配伍当归、何首乌等,以养血润肠,如郁李仁饮。

2. **水肿胀满及脚气浮肿**　与桑白皮、赤小豆等利水消肿药同用,如郁李仁汤。

【按语】本品辛散苦降,性平质润,能润肠通便,类似火麻仁,而无补虚之功,且润中兼行大肠气滞,多用于肠燥便秘而有大肠气滞之实证。本品辛开苦泻,甘淡利水,又能下气利水消肿,用治水肿胀满,脚气浮肿或癃闭便秘,二便不通之阳实水肿之证。

【常用配伍】郁李仁配火麻仁　郁李仁质润苦降,其泻下作用较火麻仁强,但下后使人津液亏损,燥结更甚;火麻仁润肠通便,急下而不伤津。两药相合,既可增加泻下作用,又能制其伤津耗液,一刚一柔,相互为用,用于津枯肠燥、大便秘结、习惯性便秘等证。

【用法用量】煎服,6～12g。

【使用注意】孕妇慎用。

【参考资料】

1. 文献摘要

《神农本草经》:"主大腹水肿,面目四肢浮肿,利小便水道。"

《用药法象》:"专治大肠气滞,燥湿润不通。"

《本草纲目》:"郁李甘苦而润,其性降,故能下气利水。"

2. 化学成分及药理作用　含苦杏仁苷、脂肪油、挥发性有机酸、皂苷、植物甾醇等。具润滑性缓泻作用。并对实验动物有显著降压作用。

松子仁 Sōngzǐrén
(《开宝本草》)

为松科植物红松 *Pinus koraiensis* Sieb. et Zucc. 等的种仁。主产于东北。于果实成熟后采收,晒干,去硬壳取出种子。

【性味归经】甘,温。归肺、肝、大肠经。

【功效】润肠通便,润肺止咳。

【应用】

1. **肠燥便秘**　用治老人虚秘,可以本品配火麻仁、柏子仁等份同研,溶白醋为丸,黄芪汤送服。

2. **肺燥干咳**　用治肺燥咳嗽,可与胡桃仁共捣成膏状,加熟蜜,饭后米汤送服。

【按语】本品甘温,内服润肠通便,主治津少便秘、痔疮等,适用于大便干燥难解以及痔疾便难者。

【用法用量】煎服,5～10g。或入膏、丸。

【使用注意】脾虚便溏,湿痰者禁用。

【参考资料】

1. 文献摘要

《开宝本草》:"主骨节风,头眩,去死肌……润五脏,不饥。"

《本草纲目》:"润肺,治燥结咳嗽。"

《玉楸药解》:"松子仁与柏子仁相同,收涩不及而滋润过之,润肺止咳,滑肠通秘,开关逐痹,泽肤荣毛,亦佳善之品。"

2. 化学成分及药理作用　主要含脂肪油74%,主要为油酸脂、亚油酸脂。另尚含掌叶防已碱、蛋白质、挥发油等。

第三节　峻下逐水药

本类药物大多苦寒有毒,药力峻猛,服药后能引起剧烈腹泻,有的兼能利尿,能使体内潴留的水饮通过二便排出体外,消除肿胀。适用于全身水肿,大腹胀满,以及停饮等正气未衰之证。

本类药攻伐力强,副作用大,易伤正气,临床应用当"中病即止",不可久服,使用时常配伍补益药以保护正气。体虚者慎用,孕妇忌用。还要注意本类药物的炮制、剂量、用法及禁忌等,以确保用药安全、有效。

甘　遂 Gānsuí
《神农本草经》

为大戟科植物甘遂 *Euphorbia kansui* T. N. Liou ex T. P. Wang 的干燥块根。春季开花前或秋末茎叶枯萎后采挖,除去外皮,晒干。生用或醋炙用。

【性味归经】苦,寒;有毒。归肺、肾、大肠经。

【功效】泻水逐饮,消肿散结。

【应用】

1.水肿,臌胀,胸胁停饮　凡水肿、大腹臌胀、胸胁停饮,正气未衰者,均可用之。可单用研末服,或与牵牛子同用,如二气汤;或与大戟、芫花为末,枣汤送服,如十枣汤。另可与大黄、阿胶配伍治疗妇人少腹满如墩状,小便微难而不渴,如大黄甘遂汤。

2.风痰癫痫　以甘遂为末,入猪心煨后,与朱砂末为丸服,可用于风痰癫痫之证,如遂心丹。

3.疮痈肿毒　治疮痈肿毒,可用甘遂末水调外敷。现代临床用化瘀膏(青核桃枝、参三七、甘遂、生甘草)外贴,治疗乳腺肿瘤。

【按语】本品苦寒降泄有毒,入肺、肾、大肠经,为泻水逐饮之峻剂,善行经隧之水湿,使体内潴留之水饮从二便排出,主治水肿胀满、胸胁停饮及风痰癫痫;外用能消肿散结,治疗疮痈肿毒。

【常用配伍】

1.甘遂配牵牛子　甘遂泻水逐饮;牵牛子逐水消肿。二者合用,可加强逐水消肿之功效,用于治疗水肿腹满、二便不利等。

2.甘遂配芒硝　甘遂功专泻水逐饮、消肿散结,使潴留水饮从二便分消,排出体外;芒硝软坚散结、泻热通便。二药相配,相须为用,相互补充,共奏泄热逐水破积之功,常用于治疗结胸证。

【用法用量】入丸、散服,每次 0.5～1g。外用适量,生用。内服醋炙用,以减低毒性。

【使用注意】虚弱者及孕妇忌用。不宜与甘草同用。

【参考资料】

1.文献摘要

《神农本草经》:"主大腹疝瘕,腹满,面目浮肿,留饮宿食,破癥积聚,利水谷道。"

《本草衍义》:"专于行水,攻决为用。"

《珍珠囊》:"味苦气寒,苦性泄,寒胜热,直达水热所结之处,乃泄水之圣药。水结胸中,非此不能除,故仲景大陷胸汤用之,但有毒,不可轻用。"

2. 化学成分及药理作用 含四环三萜类化合物 α-和 γ-大戟醇、甘遂醇、大戟二烯醇；此外，尚含棕榈酸、柠檬酸、鞣质、树脂等。甘遂能刺激肠管，增加肠蠕动，造成峻泻。生甘遂作用较强，毒性亦较大，醋制后其泻下作用和毒性均有减轻。甘遂萜酯 A、B 有镇痛作用。甘遂的乙醇提取物给妊娠豚鼠腹腔或肌内注射，均有引产作用。甘遂的粗制剂对小鼠免疫系统的功能表现为明显的抑制作用。所含甘遂素 A、B 有抗白血病的作用。

3. 现代应用 现代常单用本品或入复方治疗肝硬化腹水、结核性渗出性胸膜炎、小儿睾丸鞘膜积液。另外，尚可用治关节肿大型类风湿性关节炎、肠梗阻及多型性红斑。

4. 不良反应 甘遂的毒性作用较强，连续静脉给药 7 天，可见心、肝、肾的中毒性组织学改变。甘遂注射液有很强的溶血作用。本品内服过量，其中毒反应为腹痛，剧烈腹泻水样便，呈里急后重感；如服量较多，可出现霍乱样米汤状大便，并有恶心、呕吐、头晕、头痛、心悸、血压下降、脱水、呼吸困难、脉搏细弱、体温下降、谵语、发绀等症状；可因呼吸循环衰竭致死。

京大戟 Jīngdàjǐ
《神农本草经》

为大戟科植物大戟 *Euphorbia pekinensis* Rupr. 的干燥根。主产于江苏、四川、江西、广西等地。秋、冬二季采挖，洗净，晒干。生用或醋炙用。

【性味归经】苦，寒；有毒。归肺、脾、肾经。

【功效】泻水逐饮，消肿散结。

【应用】

1. 水肿，臌胀，胸胁停饮 治水肿，臌胀，正气未衰者。《活法机要》治水肿腹水，用大戟与大枣同煮，去大戟不用，食枣。又如十枣汤、舟车丸等方，均与甘遂、芫花等逐水药同用，以治上述病证。

2. 痈肿疮毒，瘰疬痰核 治热毒痈肿疮毒，可鲜用捣烂外敷；治颈项间痈疽，配当归、白术、生半夏为丸服；治痰火凝聚的瘰疬痰核，可用大戟与鸡蛋同煮，食鸡蛋。

【按语】本品苦寒有毒，药力较猛，入肺、脾、肾经。善泻水逐饮，消肿散结，主治水肿胀满、胸腹积水、痰饮积聚、痈疮肿毒及瘰疬痰核等。

【常用配伍】京大戟配广木香 大戟泻水饮、利二便；广木香行气宽中。二者伍用，有逐水行气、消胀除满之功效，用于治疗水湿停留引起的喘息、全身肿满、小便不利等。

【用法用量】煎服，1.5～3g；入丸、散服，每次 1g。外用适量，生用。内服醋炙用，以减低毒性。

【使用注意】虚弱者及孕妇忌用。不宜与甘草同用。

【参考资料】

1. 文献摘要

《神农本草经》："主十二水，腹满急痛，积聚，中风皮肤疼痛，吐逆。"

《名医别录》："主颈腋痈肿，头痛，发汗，利大小肠。"

《本草正》："性峻烈，善逐水邪痰涎，泻湿热胀满。"

2. 化学成分及药理作用 含大戟苷、生物碱、树胶、树脂等。本品乙醚和热水提取物有刺激肠管而导泻的作用；对妊娠离体子宫有兴奋作用；能扩张毛细血管，对抗肾上腺素的升压作用。

3. 现代应用 以大戟为主还可用治急慢性肾炎水肿、晚期血吸虫病腹水等。

4. 不良反应 全株有大毒，尤其是根部为重。有强烈的泻下作用，主要是毒素刺激肠黏膜引起肠管蠕动增强所致。还有强烈刺激性，本品接触皮肤或黏膜后能引起炎症，如眼及鼻出现结膜炎、鼻炎。内服对口腔黏膜、咽喉部和胃肠黏膜能引起肿胀、充血、腹痛和腹泻等。中毒后可产生心悸、剧烈呕吐、吐血、急性便血、血压下降，严重时导致脱水、电解质紊乱、虚脱、肾衰竭，侵犯到中枢神经时可致眩晕、昏迷痉挛、瞳孔散大，最后呼吸麻痹而死。

【附药】红大戟 为茜草科植多年生草本植物红大戟 *Knoxia valerianoides* Thorel et Pitard 的干燥块根。性味苦，寒；有小毒。归肺、脾、肾经。功能泻水逐饮，消肿散结。用于治疗水肿胀满，胸腹积水，痰饮积聚，气逆咳喘，二便不利，痈肿疮毒，瘰疬痰核。煎服，1.5～3g，入丸、散服，每次 1g，内服醋炙以减轻毒性。外用适量，生用。体虚孕妇禁用。与京大戟作用相似，但京大戟偏于泻水逐饮，红大戟偏于消肿散结。

芫 花 Yuánhuā
（《神农本草经》）

为瑞香科植物芫花 *Daphne genkwa* Sieb. et Zucc. 的干燥花蕾。主产于安徽、江苏、浙江、四川、山东等地。春季花未开放前采摘，晒干。生用或醋炙用。

【性味归经】苦、辛，温；有毒。归肺、脾、肾经。

【功效】泻水逐饮，祛痰止咳，杀虫疗疮。

【应用】

1. 胸胁停饮，水肿，臌胀 用于胸胁停饮所致的喘咳、胸胁引痛、心下痞鞕及水肿、臌胀等证，常与甘遂、京大戟等同用，如十枣汤、舟车丸等。

2. 咳嗽痰喘 可单用或与大枣煎服。近代有用醋炙芫花的粉剂及苯制芫花制成的胶囊或水泛丸，以防治慢性支气管炎，有良效。

3. 头疮，白秃，顽癣及痈肿 用治头疮、白秃、顽癣等皮肤病及痈肿。治皮肤病可单用研末，或配雄黄用猪脂调敷。治痈肿，用本品研末，胶和如粥敷之。

【按语】本品苦辛温而有毒，入肺、脾、肾经。内服泻下作用强烈，善泻胸腹停饮，主治水肿、臌胀及寒痰喘咳等证。外用杀虫疗疮，治疥癣秃疮、痈肿、冻疮。

【常用配伍】芫花配大枣 芫花祛痰止咳；大枣益气和胃、缓和药性。二者伍用，既祛痰镇咳，又不伤正气，用于治疗慢性支气管炎属于寒湿型者。

【用法用量】煎服，1.5～3g；入丸、散服，每次 0.6g。外用适量。内服醋炙用，以降低毒性。

【使用注意】虚弱者及孕妇忌用。不宜与甘草同用。

【参考资料】

1. 文献摘要

《神农本草经》："主咳逆上气，喉鸣喘，咽肿短气……疝瘕，痈肿，杀虫鱼。"

《名医别录》："消胸中痰水，喜唾，水肿，五水在五藏皮肤及腰痛，下寒毒、肉毒。"

《本草纲目》："治水饮痰澼，胁下痛。""芫花留数年陈久者良。用时以好醋煮数十沸，去醋，以水浸一宿，晒干用，则毒灭也。或以醋炒者次之。"

2. 化学成分及药理作用 本品含芫花酯甲、乙、丙、丁、戊，芫花素，羟基芫花素，芹菜素及谷甾醇；另含苯甲酸及刺激性油状物。芫花素能刺激肠黏膜引起剧烈的水泻和腹痛。口服芫花煎剂可引起尿量增加,排钠量亦有增加。醋炙芫花的醇水提取物,对肺炎杆菌、溶血性链球菌、流行性感冒杆菌有抑制作用,水浸液对黄癣菌、大芽孢菌、铁锈色小芽孢菌、星状皮癣菌等皮肤真菌有抑制作用,芫花素能引起狗的子宫收缩;芫花还有镇静、镇咳、祛痰作用。

3. 不良反应 服药后可出现一些神经系统症状(如头痛、头晕、耳鸣与四肢疼痛等)与消化系统症状(如口干、胃部的烧灼感、恶心、呕吐与腹泻等)。芫花根的油和醇溶性提取物,可引起用药部位不同程度的腐蚀现象,不宜作肌肉注射用。芫花萜中期引产中,少数病例出现发热、寒战或宫腔撕裂,故宫颈发育差者宜慎用。

巴 豆 Bādòu
(《神农本草经》)

为大戟科植物巴豆 *Croton tiglium* L. 的干燥成熟果实。主产于四川、广西、云南、贵州等省。秋季果实成熟时采收。用仁或制霜。

【性味归经】辛,热;有大毒。归胃、大肠经。

【功效】峻下冷积,逐水退肿,祛痰利咽,外用蚀疮。

【应用】

1. 寒积便秘 单用巴豆霜装入胶囊服,或配大黄、干姜制丸服,适用于寒邪食积,阻结肠道,大便不通,腹满胀痛,病起急骤,气血未衰者,如三物备急丸。

2. 腹水臌胀 用治腹水臌胀,可用巴豆配杏仁为丸服。近代用本品配绛矾、神曲为丸,即含巴绛矾丸,用治晚期血吸虫病肝硬化腹水。

3. 喉痹痰阻 治喉痹痰涎壅塞气道,呼吸困难,甚则窒息欲死者,可单用巴豆,去皮,线穿纳入喉中,牵出即苏;近代用于白喉及喉炎引起喉梗阻,用巴豆霜吹入喉部,引起呕吐,排出痰涎,使梗阻症状得以缓解。治痰涎壅塞、胸膈窒闷、肢冷汗出之寒实结胸者,常与贝母、桔梗同用,如三物小白散。此外,小儿痰壅、乳食停积甚则惊悸者,可用本品峻药轻投,可祛痰、消积,常与胆南星、朱砂、六神曲等同用,如万应保赤散。

4. 痈肿未溃,疥癣恶疮 治痈肿成脓未溃者,常与乳香、没药、木鳖子等熬膏外敷,以蚀腐皮肤,促进破溃排脓;治恶疮,单用本品炸油,以油调雄黄、轻粉末,外涂疮面即可。

【按语】本品辛热大毒,入胃、大肠经,峻下寒积,荡涤胃肠沉寒痼冷,有"斩关夺门之功",主治寒邪食积阻结肠道的寒积便秘急症。其荡涤肠胃,又能攻痰逐湿,具有很强的峻下逐水作用,对大腹水肿,臌胀且二便不通有良效。本品入肺经,又善祛痰利咽以利呼吸,对喉痹痰阻及寒实结胸证亦常用之。小儿痰壅咽喉,气逆喘促、乳食停积甚则惊痫者,可"峻药轻投",以祛痰消积。本品外用又可疗疮毒,蚀腐肉,用于痈肿脓成未溃及疥癣恶疮。

【常用配伍】

1. 巴豆配绛矾 巴豆逐水消肿;绛矾燥湿利小便。二者配伍,有消水除满之功效,用于治疗晚期血吸虫病腹水症。

2. 巴豆配杏仁 巴豆逐水消肿;杏仁宣肺降气。二者伍用,有宣肺逐水消肿之功效,用于治疗水臌腹大、动摇有水声者。

【用法用量】入丸、散服,每次 0.1～0.3g。大多数制成巴豆霜用,以减低毒性。外用适量。

【使用注意】孕妇及体弱者忌用。不宜与牵牛子同用。

【参考资料】

1. 文献摘要

《神农本草经》:"破癥瘕结聚,坚积,留饮痰癖,大腹水胀,荡涤五脏六腑,开通闭塞,利水谷道,去恶肉。"

《本草通玄》:"巴豆禀阳刚雄猛之性,有斩关夺门之功,气血未衰,积邪坚固者,诚有神功,老羸衰弱之人,轻妄投之,祸不旋踵。巴豆、大黄,同为攻下之剂,但大黄性冷,腑病多热者宜之;巴豆性热,脏病多寒者宜之。故仲景治伤寒传里恶热者,多用大黄。东垣治五积属脏者,多用巴豆。

2. 化学成分及药理作用 含巴豆油 34%～57%,其中含巴豆油酸和甘油脂。油中尚含巴豆醇二脂和多种巴豆醇三脂。此外,还含巴豆毒素、巴豆苷、生物碱、β-谷甾醇等。巴豆油外用,对皮肤有强烈刺激作用。口服半滴至 1 滴,即能产生口腔、咽及胃黏膜的烧灼感及呕吐,短时期内可有多次大量水泻,伴有剧烈腹痛和里急后重;巴豆煎剂对金黄色葡萄球菌、白喉杆菌、流感杆菌、绿脓杆菌均有不同程度的抑制作用;巴豆油有镇痛及促血小板凝集作用。巴豆提取物对小鼠腹水型与艾氏腹水癌有明显抑制作用;巴豆油、巴豆树脂和巴豆醇脂类有弱性致癌活性。

3. 现代应用 现代常单用本品或入复方治疗胆囊炎、胆石症、急慢性化脓性骨髓炎、鼻窦炎、甲状腺癌、痹证、面神经麻痹、急性肠梗阻及小儿鹅口疮等。

4. 不良反应 本品具有强烈的毒性,其含巴豆毒蛋白及巴豆油。巴豆毒蛋白是一种细胞原浆毒,能溶解红细胞,并使局部细胞坏死;巴豆油系一种峻泻剂,对胃肠道黏膜具有强烈的刺激和腐蚀作用,可引起恶心、呕吐与腹痛,重则发生出血性胃肠炎,大便内可带血和黏膜。对肾亦有刺激作用。皮肤接触巴豆油后,能引起急性皮炎。中毒表现:症状为咽喉肿痛、呕吐、肠绞痛、腹泻,甚则腐蚀肠壁,出现霍乱样米汤样大便,头痛,眩晕,皮肤冷湿,脱水,呼吸或循环衰竭而死亡。外用巴豆霜可产生接触性皮炎,局部烧灼成脓疱状红疹,水疱等症状。

商 陆 Shānglù
(《神农本草经》)

为商陆科植物商陆 *Phytolacca acinosa* Roxb. 或垂序商陆 *P. americana* L. 的干燥根。我国大部分地区均产,主产于河南、安徽、湖北等地。秋季至次春采挖。切片,晒干或阴干。生用或醋制用。

【性味归经】苦,寒;有毒。归肺、脾、肾、大肠经。

【功效】泻下逐水,消肿散结。

【应用】

1. 水肿,臌胀 用治水肿臌胀,大便秘结,小便不利的水湿肿满实证。单用有效,或与鲤鱼、赤小豆煮食,或与泽泻、茯苓皮等利水药同用,如疏凿饮子。亦可将本品捣烂,入麝香少许,贴于脐上,以利水消肿。

2. 疮痈肿毒 治疮痈肿毒,痈肿初起者,可用鲜商陆根,酌加食盐,捣烂外敷。

【按语】本品苦寒有毒,入肺、脾、肾、大肠经。泻下作用较强,既善通利二便主治水肿、臌胀等证,兼二便不利者尤佳;又能消肿散结,治疮痈肿毒。

【常用配伍】商陆配芫花 二者均有泻下利水、消痈肿之功效。相伍为用,效果更著,内服用于治疗湿热所致之水肿;外敷用于治疗痈肿等证。

【用法用量】煎服,5~10g。醋制以降低毒性。外用适量。

【使用注意】孕妇忌用。

【参考资料】

1.文献摘要

《神农本草经》:"主水胀,疝瘕,痹。熨除痈肿。"

《日华子本草》:"通大小肠,泻蛊毒,坠胎,肿毒,敷恶疮。"

《本草纲目》:"其性下行,专于行水,与大戟、甘遂盖异性而同功。"

2.化学成分及药理作用 含商陆碱、三萜皂苷、加利果酸、甾族化合物、生物碱和大量硝酸钾。本品有明显的祛痰作用;生物碱部分有镇咳作用;其根提取物有利尿作用,有研究表明,本品的利尿作用与其剂量有关,小剂量利尿,而大剂量反使尿量减少;对痢疾杆菌、流感杆菌、肺炎双球菌及部分皮肤真菌有不同程度的抑制作用。

3.现代应用 现代常单用本品或入复方治疗乳腺增生、消化道出血、血小板减少性紫癜、慢性气管炎、银屑病及毒蛇咬伤等。

4.不良反应 本品有毒,过量可引起中毒,出现恶心呕吐、腹泻、头痛、语言不清、躁动,肌肉抽搐等症状;严重者血压下降,昏迷,瞳孔散大,心脏和呼吸中枢麻痹而死亡。

牵牛子 Qiānniúzi
(《名医别录》)

为旋花科植物裂叶牵牛 *Pharbitis nil* (L.) Choisy 或圆叶牵牛 *Pharbitis purpurea* (L.) Voigt 的干燥成熟种子。全国大部分地区均产。秋末果实成熟、果壳未开裂时采收,晒干。生用或炒用,用时捣碎。

【性味归经】苦,寒;有毒。归肺、肾大肠经。

【功效】泻水通便,消痰涤饮,杀虫攻积。

【应用】

1.水肿,臌胀 治水肿臌胀,二便不利者,可单用研末服;或与茴香为末,姜汁调服;病情较重者,可与甘遂、京大戟等同用,以增强泻水逐饮之力,如舟车丸。

2.痰饮喘咳 用治肺气壅滞,痰饮咳喘,面目浮肿者,可与大黄、槟榔为末服,如牛黄夺命散。

3.虫积腹痛 治蛔虫、绦虫及虫积腹痛者,可与槟榔、使君子同用,研末送服,以增强去积杀虫之功。

【按语】本品苦寒峻下,入肺、肾、大肠经,既善泻水通便,消痰涤饮,又善杀虫攻积。泻下逐水作用虽较甘遂、京大戟稍缓,但仍属有毒峻下之品,主治水肿胀满,二便不通,痰饮积聚,气逆喘咳,虫积腹痛。

【常用配伍】

1.牵牛子配槟榔 牵牛子泻下逐水、杀虫驱虫;槟榔杀虫、消积、行气。二者配伍,有较好的驱杀寄生虫作用,用于治疗蛔虫、绦虫等多种寄生虫。

2.牵牛子配小茴香 牵牛子逐水消肿;小茴香温阳行气。二者伍用,有温阳行气利水之功效,用于治疗停饮肿满及寒湿水疝,囊肿如水晶,大小便不利等。

【用法用量】煎服,3~9g。入丸、散服,每次1.5~3g。本品炒用药性减缓。

【使用注意】 孕妇忌用。不宜与巴豆、巴豆霜同用。

【参考资料】

1. 文献摘要

《名医别录》:"主下气,疗脚满水肿,除风毒,利小便。"

《本草纲目》:"逐痰消饮,通大肠气秘风秘,杀虫。"

《本草正》:"牵牛,古方多为散丸,若用救急,亦可佐群药煎服,然大泄元气,凡虚弱之人须忌之。"

2. 化学成分及药理作用　含牵牛子苷、牵牛子酸甲、没食子酸及生物碱麦角醇、裸麦角碱、喷尼棒麦角碱、异喷尼棒麦角碱、野麦碱。牵牛子苷在肠内遇胆汁及肠液分解出牵牛子素,刺激肠道,增进蠕动,导致强烈的泻下;其黑丑、白丑泻下作用无区别。在体外实验,黑丑、白丑对猪蛔虫尚有一定驱虫效果。

3. 现代应用　现代常单用本品或入复方治疗淋巴结核、肝硬化腹水、蛲虫,癫痫等病证。

4. 不良反应　本品对人体有毒性,大量使用除直接引起呕吐、腹痛、腹泻及黏液血便外,还可刺激肾脏,引起血尿,严重者可损及神经系统,发生语言障碍、昏迷等。

 学习小结

1. 学习内容

(1)学习层次分类表

学习层次	具体药物	学习要求
掌握	大黄、芒硝、火麻仁、郁李仁、甘遂、京大戟、芫花	学习药物的性能、功效、主治病证、特殊的用量用法和使用注意
熟悉	番泻叶、松子仁、巴豆、商陆	学习药物的功效、主治病证、特殊的用量用法和使用注意
了解	芦荟、牵牛子	学习药物的功效、特殊的用量用法和使用注意

(2)相似药物功用比较

◎大黄、芒硝　均具有苦寒泄热通便之功,能峻下热结,泻火消肿,治实热积滞,大便燥结之阳明腑实证多相须为用。然大黄苦寒清降较甚,既善泻胃肠实热积滞,又善治湿热积滞泻痢初起里急后重者;且能泻血分实热,兼可破血行瘀,清泻湿热,用治血热吐衄、瘀血内停、黄疸、热淋等;对痈肿疮毒,水火烫伤,内服外用均可。而芒硝咸寒软坚泻下,尤宜于燥屎坚结难下或热结旁流者,外用可治痈肿、疮毒、目赤肿痛、喉痹口疮及回乳。

◎番泻叶、芦荟　均性寒而善泻下通便,治热结便秘。然番泻叶力较强而效速,主治热结便秘,少量还可助消化,治食积腹胀;又能行水消胀以治腹水臌胀。而芦荟善清泻肝火,杀虫疗癣,为热结便秘、肝火眩晕、惊痫抽搐及小儿疳积常用之品。

◎火麻仁、郁李仁、松子仁　均为植物种仁,富含油脂,善于润肠通便,凡年老、体弱、久病及妇女经期、胎前产后血虚津枯肠燥便秘均为适用。然火麻仁甘润兼能补虚,津血不足肠燥便秘用之效佳。而郁李仁质润苦降,且可下气利尿,长于治气滞津少肠燥便秘,又治水肿、脚气,兼便秘者尤佳。松子仁质润气香,除治津枯血少便秘外,又能润肺止咳,对肺燥干咳痰少黏稠者多用,为药食两用之佳品。

◎甘遂、京大戟、芫花 均为峻下逐水药,具有泻水逐饮之效,作用峻猛,常同用治疗水肿、臌胀、胸胁停饮之证。但甘遂作用最强,其次为京大戟,最弱者为芫花。其中甘遂善行经隧之水湿,大戟偏行脏腑水湿,芫花以泻胸胁水饮,并祛痰止咳见长。另外,三者均有毒,且不宜与甘草同用;内服时,多醋炙,可降低其毒性。

◎巴豆、大黄 同为攻下药。但巴豆性热,脏腑多寒者用之。大黄性寒,脏腑多热者用之。对于胃肠实积阻塞不通者,寒实相结用巴豆,热实相结用大黄。二者有一寒,一热之不同。

◎牵牛子、商陆 均苦寒有毒,善泻下逐水,使水湿之邪从二便而出,治水肿,臌胀,二便不利。其泻下逐水之力虽较甘遂、京大戟、芫花为缓,但仍属峻下之剂。然牵牛子又泻肺气逐痰饮,治痰饮咳喘;且去积杀虫,治胃肠湿热积滞、大便秘结、虫积腹痛。而商陆又能消肿散结,治疮痈肿痛。

2.学习方法 结合各类泻下药的特点,理解药物的性能功用;对于相似药物,如大黄与芒硝、火麻仁与郁李仁等,采取对比、归纳方法,学会鉴别应用,并指导临床辨证选药;对有毒性或特殊用法和使用注意的药物,如甘遂、京大戟、芫花、巴豆、牵牛子、商陆等,应加以注意。

 目标检测

1.试述泻下药的含义、性能主治及使用注意事项。

2.试述泻下药的分类及各类药的性味功用。

3.试比较大黄与芒硝、火麻仁和郁李仁、甘遂和京大戟的性能、功效及应用之异同。

第四章　祛风湿药

以祛除风湿、解除痹痛为主要功效，主治痹证的药物，称为祛风湿药。

本类药物大多辛香苦燥，部分药物兼有甘味，性有寒、温之别，少数药物有毒。功善祛除肌表、经络、肌肉、筋骨及关节的风湿邪气，其中部分药物还分别具有散寒或清热、止痹痛、通经络、补肝肾、强筋骨等作用。

本类药物主要适用于风湿痹证，症见肢体痹痛、筋脉拘挛、麻木不仁、半身不遂、腰膝酸痛、下肢痿弱等；兼治外感表证挟湿、头风头痛等证。

根据兼有功效及适应证的不同，本类药物可分为祛风湿止痛药、祛风湿舒筋活络药及祛风湿强筋骨药三类。

使用本类药物时，宜根据痹证的性质、部位、症状及病程长短的不同，选择适当的药物并作相应的配伍。如证属风邪偏盛的行痹，宜选散风邪力强的祛风湿药，辅以祛风湿通经络之品；湿邪偏重的着痹，宜选除湿力强的祛风湿药，佐以燥湿、利湿、健脾药；寒邪偏重的痛痹，宜选温通止痛力强的祛风湿药，配以散寒温阳通络之品；关节红肿热痛的热痹，宜选寒凉而能清除热邪的祛风湿药，伍以清热凉血解毒药；兼肝肾虚损而见腰痛脚弱者，当选兼有强筋骨功效的祛风湿药，并配补肝肾强腰膝之品；病邪在表或疼痛偏上者，当配散风发表药；病邪入络而见血瘀者，当配活血通络药；久病气血不足者，当配益气补血药；久病入络，经络气血运行不利，以致痹证迁延难愈者，当配活血行滞之品，或加入全蝎、蜈蚣等虫类通经络的药物。

痹证多属慢性疾患，需较长时间治疗，为服用方便，本类药可制成酒剂或丸、散剂常服。本类药物中的部分药物辛温香燥，易伤阴耗血，故阴亏血虚者应慎用。对于有毒的祛风湿药，还应注意其炮制、配伍、剂量、剂型、煎法及给药途径等，以确保用药的安全。

第一节　祛风湿止痛药

本类药物味多辛苦，温性居多，主归肝、脾、肾经。辛则行散祛风，苦则燥湿疏泄，既能祛风除湿，并有良好的止痛作用。适用于风湿痹证，尤以肢体或关节疼痛较剧者为宜。部分药物也可用于外伤疼痛，头风痛，牙痛，脘腹疼痛，跌打损伤、瘀肿疼痛等多种疼痛证。

使用本类药物时，应结合疾病的性质，相应地配伍散寒药或配清热药，并适当增入活血、通经之品，以期获得较好的疗效。

独　活 Dúhuó
（《神农本草经》）

为伞形科多年生草本重齿毛当归 *Angelica pubescens* Maxim. f. *biserrata* Shan et Yuan 的干燥根。主产于四川、湖北、安徽等地。春初或秋末采挖，烘干。切片生用。

【性味归经】辛、苦，微温。归肾、膀胱经。

【功效】祛风湿,止痛,解表。

【应用】

1.痹证 与羌活相对而言,又因其性善下行,主入肝肾经,"专理下焦风湿",故对于下部之痹痛尤为适宜,常与威灵仙、徐长卿等同用。若痹证日久,肝肾亏损,气血不足,腰膝酸软,筋骨无力者,常与补肝肾、益气血药配伍,如《千金方》独活寄生汤,本品与桑寄生、人参、当归等同用。

2.风寒夹湿表证 用治风寒夹湿之表证,头重身痛,或腰脊疼痛,难以转侧者,常配伍其他祛风胜湿止痛之品,如《内外伤辨惑论》羌活胜湿汤,本品与羌活、防风等同用。

此外,本品止痛之功,亦可用于头风痛、牙痛等症。本品还兼有祛风止痒之功,可用治皮肤瘙痒,内服或外洗皆可。

【按语】本品辛散苦燥温通,功善祛风湿,止痹痛,为治风湿痹痛要药,凡风寒湿邪所致之痹证,无论新久,均可应用;因其主入肾经,性善下行,主散在下在里之伏风及寒湿而止痹痛,尤以腰膝、腿足关节疼痛属下部寒湿者为宜;因独活无补虚作用,且痹证又宜佐血药,治痹证日久正虚者,须配补益肝肾、养血活血之品。并入膀胱经,能散风寒湿而解表,又善治少阴伏风头痛、风寒及风寒挟湿之表证。

【常用配伍】

1.独活配羌活 羌活性温,功能散寒祛风、胜湿止痛、发表,善散肌表游风与寒湿,治腰以上风寒湿痹;独活温性较弱,功效与羌活相似,善散在里伏风与寒湿,治腰以下风寒湿痹。两药相合,走里达表,散风寒湿力强,治风湿痹痛无论上下均可。

2.独活配桑枝 独活搜风散寒止痛而通痹;桑枝祛风湿而通经络横行四肢。二者合用,治疗风寒湿痹功能增强,尤其是上肢疼痛、肩关节周围炎。

【用法用量】煎服,3~10g。外用适量。

【使用注意】阴虚及血燥者慎用。

【参考资料】

1.文献摘要

《神农本草经》:"主风寒所袭,金创止痛。"

《名医别录》:"疗诸贼风,百节痛风无新久者。"

《本草求真》:"独活,辛苦微温,比之羌活,其性稍缓,凡因风干足少阴肾经,伏而不出,发为头痛,则能善搜而治矣,以故两足湿痹,不能动履,非此莫痊,风毒齿痛,头眩目晕,非此莫攻……"

2.化学成分及药理作用 本品含若干香豆精类化合物、二氢山芹醇及其乙酸酯,欧芹酚甲醚,异欧前胡内酯,香柑内酯,花椒毒素,毛当归醇,当归醇 D、G、B 等,还含有 γ-氨基丁酸及挥发油等。本品有镇痛、镇静、解痉及抗炎、抑菌作用,能抗心律失常、降血压,抑制血小板聚集及抗血栓形成,并有光敏感及抗肿瘤作用。

3.现代应用 本品与桑寄生、牛膝、杜仲等配伍,用治腰椎骨质增生、腰肌劳损、腰椎间盘突出等,症见腰膝冷痛,屈伸不利属风寒湿闭阻、肝肾两亏者,如独活寄生合剂。

威灵仙 Wēilíngxiān

（《新修本草》）

为毛茛科草质藤本威灵仙 *Clematis chinensis* Osbeck、棉团铁线莲 *C. hexapetala* Pall. 或

东北铁线莲 *C. manshurica* Rupr. 的干燥根及根茎。前一种主产于江苏、安徽、浙江等地,应用较广。后两种部分地区应用。秋季采挖,除去泥沙,晒干。切段,生用。

【性味归经】辛、咸,温。归膀胱经。

【功效】祛风湿,舒筋活络,止痛。

【应用】痹证 凡风湿痹痛,肢体麻木,筋脉拘挛,关节屈伸不利者皆可应用。因其性善走窜,尤宜于风邪偏盛之行痹,症见肢体、关节疼痛游走不定,拘挛掣痛者。可单用为末服,如《太平圣惠方》威灵仙散;或配伍独活、羌活等祛风湿药同用。

此外,本品单用或与砂糖同用,以醋煎后慢慢咽下,还可用于诸骨刺鲠咽之轻症。

【按语】本品辛散温通,性猛善走,既能祛风湿,又能通经络而止痛,为治风湿痹痛要药。凡风湿痹痛,肢体麻木,筋脉拘挛,屈伸不利,无论上下皆可应用,尤宜于风邪偏盛,拘挛掣痛者。本品味咸,又能软坚而消骨鲠,治骨哽咽喉。

【常用配伍】

1. 威灵仙配川牛膝 威灵仙辛温,祛风胜湿、温经通络;川牛膝祛风利湿、通经活血、利关节。二者合用其祛风胜湿、活血通络止痛之功效更著。用于治疗寒湿阻滞之关节疼痛、屈伸不利等症以下半身为重者。

2. 威灵仙配砂仁 威灵仙化骨除鲠;砂仁行气和胃。二者配伍,有化骨和胃之功效,用于治疗诸骨鲠喉伴恶心欲吐而不出者。

【用法用量】煎服,6～10g。外用适量。

【使用注意】本品辛散走窜,气血虚弱者慎服。

【参考资料】

1. 文献摘要

《开宝本草》:"主诸风,宣通五脏,去腹内冷滞,心膈痰水,久积癥瘕,痃癖气块,膀胱宿脓恶水,腰膝冷疼,及疗折伤。久服之,无温疫疟。"

《本草汇言》:"大抵此剂宣行五脏,通利经络,其性好走,亦可横行直往。追逐风湿邪气,荡除痰涎冷积,神功特奏。"

《药品化义》:"灵仙,其猛急,善走而不守,宣通十二经络。主治风、湿、痰壅滞经络中,致成痛风走注,骨节疼痛,或肿,或麻木。"

《开宝本草》:"主霍乱中恶……牙齿虫痛。"

2. 化学成分及药理作用 本品主要含原白头翁素及其聚合物白头翁素,又含以常春藤皂苷元、表常春藤皂苷元和齐墩果酸为苷元的多种皂苷等。本品具有镇痛、利胆、对抗组织胺的兴奋及抗利尿作用。醇提取物能松弛平滑肌。稀醇提取物对小鼠中期妊娠有引产作用。醋浸液对鱼骨刺有软化作用,并使局部肌肉松弛,促使骨刺脱落。其煎剂有明显的抗菌作用,对革兰氏阳性及阴性菌、真菌均有较强抑制作用。

3. 现代应用 临床常用本品配伍土茯苓、黄柏、羌活等组成的制剂风湿圣药胶囊,治疗风湿性关节炎、类风湿性关节炎等属于湿热瘀阻者。

川 乌 Chuānwū

《神农本草经》

为毛茛科多年生草本乌头 *Aconitum carmichaeli* Debx. 的干燥母根。主产于四川、云南、陕西等地。6月下旬至8月上旬采挖,除去子根、须根及泥沙,晒干。生用或制后用。

【性味归经】辛、苦,热;有大毒。归心、肝、肾、脾经。

【功效】祛风除湿,散寒,止痛。

【应用】

1.风寒湿痹,拘急疼痛 治寒湿侵袭,历节疼痛,不可屈伸者,配麻黄、芍药、甘草等,如乌头汤;治寒湿瘀血留滞经络,肢体筋脉挛痛,关节屈伸不利,或中风手足不遂,日久不愈者,配草乌、地龙、乳香等,如活络丹。

2.心腹冷痛,寒疝疼痛 治阴寒内盛之心腹冷痛、寒疝腹痛、手足厥冷者,单用本品浓煎加蜂蜜服,即大乌头煎。

此外,本品止痛作用颇强,可用治跌打损伤,骨折瘀肿疼痛。古方又常以本品作为麻醉止痛药,如整骨麻药方、外敷麻药方。

【按语】本品辛热燥烈,善于祛风除湿、温经散寒,止痛作用强,为治风寒湿痹证之佳品,尤宜于寒邪偏盛之风湿痹痛。又常用于阴寒内盛之心腹冷痛,寒疝疼痛。其止痛作用可治跌打损伤,骨折瘀肿疼痛,古方又常以本品作为麻醉止痛药。唯有大毒,内服宜用制川乌先煎、久煎。

【用法用量】煎服,1.5～3g;宜先煎、久煎。外用适量。

【使用注意】内服应炮制用,生品内服宜慎;酒浸、酒煎服易致中毒,应慎用。孕妇忌用。不宜与半夏、瓜蒌、瓜蒌子、瓜蒌皮、天花粉、川贝母、浙贝母、平贝母、伊贝母、湖北贝母、白蔹、白及同用。

【参考资料】

1.文献摘要

《神农本草经》:"主中风恶风,洗洗出汗,除寒湿痹,咳逆上气,破积聚寒热。"

《长沙药解》:"乌头,温燥下行,其性疏利迅速,开通关腠,驱逐寒湿之力甚捷,凡历节、脚气、寒疝、冷积、心腹疼痛之类并有良功。"

《本草正义》:"乌头主治,温经散寒,虽与附子大略相近,而温中之力较为不如。且专为祛除外风外寒之响导者。"

2.化学成分及药理作用 本品主要含多种生物碱,主要是乌头碱、异乌头碱、次乌头碱等。本品有镇痛、抗炎、镇静、局麻作用。所含次乌头碱和乌头原碱对因注射菌苗而引起发热的家兔有解热作用,但对正常体温无影响。乌头煎剂或总碱能引起麻醉猫的冠状动脉血流量增加,小剂量乌头碱使心率减慢,大剂量则引起心律不齐,甚至心室颤动。

3.现代应用 制川乌与三七、断节参、白云参配伍,用治类风湿关节炎、骨关节炎,症见关节冷痛,刺痛,屈伸不利,肢体麻木属风寒湿闭阻、瘀血阻者,如虎力散,亦可用于软组织损伤等。

4.不良反应 乌头毒性极强,因品种、采集时间、炮制、煎煮时间等不同,毒性差别很大,炮制过程中生物碱含量可损失81.3%。疲劳、出血、饥饿的动物毒性可减弱,交感神经系统机能亢进者易中毒。中毒剂量:川乌5～150g,乌头碱0.2mg。中毒症状:流涎、恶心、呕吐、腹泻、头昏、眼花、口唇舌及四肢发麻,脉搏减少,呼吸困难,手足搐搦。神志不清,大小便失禁,血压及体温下降,心律紊乱。室性期前收缩,呈二联律;或窦性心律伴以多源频繁的室性期前收缩和窦房停搏。临床应用大剂量阿托品抢救乌头中毒,可以减轻症状,使心电图恢复正常。乌头碱在动物离体心房所引起的纤颤,可被普鲁卡因,抗组织胺药,奎尼丁,心得安等药物抑制。

【附药】草乌 为毛茛科植物北乌头Aconitum kusnezoffii Reichb. 的干燥根。主产于东北、华北。性味归经、功效、应用、用法用量、使用注意与川乌同,而毒性更强。

防 己 Fángjǐ
《神农本草经》

为防己科木质藤本粉防己 *Stephania tetrandra* S. Moore 的干燥根。习称"汉防己"。主产于安徽、浙江、江西、福建等地;秋季采挖,洗净,除去粗皮,切段,粗根纵切两半,晒干。切厚片,生用。

【性味归经】 苦,寒。归膀胱、肺经。

【功效】 祛风止痛,利水消肿。

【应用】

1. 风湿痹证 治风湿痹证湿热偏盛,肢体酸重,关节红肿疼痛,及湿热身痛者,配滑石、薏苡仁、蚕沙等,如宣痹汤;治风寒湿痹,四肢挛急者,配麻黄、肉桂、茯苓等,如防己饮。

2. 水肿,小便不利,脚气 治湿热腹胀水肿,配椒目、葶苈子、大黄,即己椒苈黄丸;治风邪外袭,水湿内阻之头面水肿、小便不利、身重汗出恶风之风水证,配黄芪、白术、甘草等,如防己黄芪汤;若治一身悉肿,小便短少者之皮水证,配茯苓、黄芪、桂枝等,如防己茯苓汤;治脚气足胫肿痛、重着、麻木,配吴茱萸、槟榔、木瓜等。

此外,本品尚可用治湿疹疮毒。

【按语】 本品辛散祛风,苦以燥湿,寒以清热。功善祛风除湿、清热止痛、利水消肿,为风湿痹证常用药,尤宜于风湿热痹,配伍祛风湿散寒药亦可用于风寒湿痹证。亦为治水肿,小便不利之常用药,无论风水、皮水或腹水均可配用,但尤宜于湿热壅盛者。善泄下焦血分湿热,常用于脚气肿痛等。

【常用配伍】

1. 防己配桂枝 防己苦寒,利水清热祛风、通络止痛,善泄下焦湿热;桂枝甘温,通络除痹止痛、温阳化气行水。二者伍用,可增强其祛风除湿、除痹止痛、温阳化气、利水消肿之功效,用于治疗下肢重着肿痛以及风寒湿邪侵袭经络所致之痹证。

2. 防己配黄芪 防己苦寒降泄,利水消肿、祛风除湿;黄芪甘温补中,益气固表、利水消肿。防己重在祛邪,主降;黄芪偏于补益,主升。二者相使为用,共奏益气利水消肿之功效,用于治疗风水浮肿、汗出恶风,气虚水肿、按之凹陷不起、小便不利以及湿痹之肢体肿胀、重着麻木等。

【用法用量】 煎服,5～10g。

【使用注意】 胃纳不佳及阴虚体弱者慎服。

【参考资料】

1. 文献摘要

《名医别录》:"疗水肿,风肿,去膀胱热,伤寒,寒热邪气,中风手足挛急……通腠理,利九窍。"

《本草求真》:"防己,辛苦大寒,性险而健,善走下行,长于除湿、通窍、利道,能泻下焦血分湿热,及疗风水要药。"

2. 化学成分及药理作用 汉防己主要含汉防己甲素、汉防己乙素、粉防己丙素、粉防己乙素等,并含黄酮苷、酚类、有机酸等。广木防己主要含马兜铃酸、马兜铃内酰胺、尿囊素、木兰花碱和 β-谷甾醇等。本品有明显的镇痛、解热、抗炎、抗过敏性休克、利尿、降压、肌肉松弛等多种作用。在体内汉防己、木防己均有抗阿米巴原虫作用。

3.现代应用 现代以汉防己甲素静脉注射治疗高血压病、冠心病等;肌内注射治疗神经性疼痛。均有一定疗效。

【附注】防己有汉防己与木防己之分。木防己为马兜铃科多年生草本植物广防己 *Aristolochia fangchi* Y. C. Wu ex L. D. Chou et S. M. Hwang 的根。二者功用基本相同,但汉防己偏于利水消肿,木防己偏于祛风湿止痛。因木防己含马兜铃酸,对肾脏的毒性较大,故我国于 2004 年取消了木防己的药用标准。

松 节 Sōngjié
(《名医别录》)

为松科常绿乔木油松 *Pinus tabulaeformis* Carr.、马尾松 *P. massoniana* Lamb. 赤松 *P. densiflora* Sieb et Zucc. 等枝干的结节。我国大部分地区有产。全年可采,晒干。切片,生用。

【性味归经】苦、辛,温。归肝、肾经。

【功效】祛风除湿,通络止痛。

【应用】

1.风寒湿痹 治风湿痹痛,历节风痛,与羌活、独活、川芎等同用,或单用酿酒服,即松节酒。

2.跌打损伤 治跌打损伤,瘀肿疼痛,配童便、醋同炒为末服,即松节散;亦常配伍乳香、没药、桃仁、红花等;若皮肤未破者,可酒浸擦患处。

【按语】本品辛散苦燥温通,入肝肾经,善祛筋骨间风寒湿邪而止痹痛,尤宜于寒湿偏盛之风湿痹证及跌打伤痛。

【用法用量】煎服,10~15g。外用适量。

【使用注意】阴虚血燥者慎服。

【参考资料】

1.文献摘要

《名医别录》:"主百节久风,风虚,脚痹疼痛。"

《本草纲目》:"松节,松之骨也。质坚气劲,久亦不朽,故筋骨间风湿诸病宜之。"

《本草汇言》:"松节,气温性燥,如足膝筋骨有风有湿,作痛作酸,痿弱无力者,用之立痊。倘阴虚髓乏,血燥有火者,宜斟酌用之。"

2.化学成分及药理作用 本品主含纤维素、木质素,并含少量的挥发油和树脂。本品有镇痛、抗炎作用。

3.现代应用 现代取油松的松头、松节、松针各半斤,当归 100g,制成复方注射液。肌肉注射每日两次,每次 3ml;或穴位注射每日两次,每次 1ml。治疗风湿性关节炎、腰腿痛等风湿痛症。

雷公藤 Léigōngténg
《《本草纲目拾遗》》

为卫矛科落叶灌木雷公藤 *Tripterygium wilfordii* Hook. f. 的根的木质部。主产于浙江、江苏、安徽等地。秋季挖取根部，去皮晒干。切厚片，生用。

【性味归经】苦、辛，寒；有大毒。归肝、肾经。

【功效】祛风除湿，活血通络，消肿止痛，杀虫解毒。

【应用】

1. **风湿顽痹**　治关节红肿热痛、肿胀难消、晨僵、功能受限，甚至关节变形者，可单用内服或外敷，能改善功能活动，减轻疼痛。或配威灵仙、独活、防风等同用，并宜配伍黄芪、党参、当归等补气养血药，以防久服而克伐正气。

2. **麻风，顽癣，疥疮，湿疹**　治顽癣等可单用，或随证配伍防风、荆芥、蒺藜等祛风止痒药内服或外用。治麻风病，可单用煎服，或配金银花、黄柏、当归等。

3. **疔疮肿毒**　治热毒痈肿疔疮，配蟾酥以增强攻毒消肿止痛之功。

【按语】本品性猛有大毒，祛风除湿，活血通络之功较强，为治风湿顽痹要药，且苦寒清热力强，消肿止痛功效显著，故尤宜于关节红肿热痛、肿胀难消、晨僵、功能受限，甚至关节变形者。并能以毒攻毒，清热燥湿，杀虫止痒，对麻风、顽癣、疥疮、湿疹等多种皮肤病皆有良效，也用于热毒痈肿疔疮。

【用法用量】煎服，1～5g，文火煎1～2小时；外用适量。

【使用注意】本品有大毒，内服宜慎。内脏有器质性病变及白细胞减少者慎服；孕妇禁用。外敷不可超过半小时，否则起泡。

【参考资料】

1. 文献摘要

《中国药用植物志》："舒筋活血，祛风除湿。主治风湿性关节炎，跌打损伤。"

《湖南药物志》："杀虫、消炎、解毒。"

2. 化学成分及药理作用　本品的根主要含雷公藤定碱、雷公藤杨碱、雷公藤晋碱、雷公藤春碱和雷公藤增碱等生物碱。此外，雷公藤还含有南蛇藤醇、卫矛醇、雷公藤甲素及葡萄糖、鞣质等。本品能抗炎、抑制免疫、抗生育、杀虫、抗菌、解除血液凝集性、降低血液粘滞性、改善微循环及降低外周血管阻力，可使肾病患者蛋白尿消失或减少。雷公藤有抗肿瘤作用，对小鼠L615、L1210及P388白血病瘤株或人体离体鼻咽癌KB细胞均有抑制作用。抗肿瘤作用与分子中具环氧基及不饱和内酯环有关。

3. 现代应用　现代用其提取物制成的雷公藤片，治疗类风湿性关节炎症见手、足、腕等小关节晨僵、关节肿胀，常呈对称性，晚期出现关节强直，关节功能散失等，也治寻常性银屑病、抗肾移植后排斥反应、白内障后炎症、结节性红斑、重症关节病型银屑病等；从雷公藤中提取制成的雷公藤多苷片治疗类风湿性关节炎、肾病综合征、白塞病、麻风反应、自身免疫性肝炎、结节性红斑、肾炎、银屑病、小儿过敏性紫癜性肾病综合征等。

4. 不良反应　雷公藤对各种动物毒性不同，它对人、犬、猪及昆虫的毒性很大，可以发生中毒甚至死亡，但是对羊、兔、猫、鼠却无毒性。雷公藤对机体的作用有二：一为对胃肠道局部的刺激作用；二为吸收后对中枢神经系统（包括视丘、中脑、延髓、小脑及脊髓）的损害，及引起肝、心的出血与坏死。有谓雷公藤主要毒害动物的心脏,但对其他平滑肌及横纹肌亦有毒性,此为中毒致死的原因。中毒后急救措施为催吐、洗胃、灌肠、导泻等一般方法,利用羊血或兔胃浸出液的生物学解毒方法尚未确定。雷公藤的毒性成分可用醚浸出,但经过还原作用,毒性完全消失。

徐长卿 xúchángqīng
《神农本草经》

为萝藦科多年生草本徐长卿 *Cynanchum paniculatum*（Bge.）Kitag. 的干燥根及根茎。主产于江苏、安徽、河北等地。秋季采挖,除去杂质,阴干。生用。

【性味归经】辛,温。归肝、胃经。

【功效】祛风,化湿,止痛,止痒。

【应用】

1.风湿痹痛　治风湿痹痛,单用本品煎服或泡酒服,或与威灵仙、八角枫等同用。

2.各种疼痛证　治跌打损伤疼痛,轻者单用,重者配红花、乳香等;治牙痛,单用水煎含漱并内服;治瘀滞痛经,配桃仁、川芎、当归等。

3.风疹,湿疹,顽癣　单用煎汤内服、外洗或配伍苦参、白鲜皮、地肤子等。

【按语】本品辛散温通,入肝、胃经。有明显的止痛作用,既能祛风止痛,活血通络而治风湿痹痛及各种疼痛证,又能祛风止痒而治皮肤风疹、湿疹、顽癣瘙痒。

【常用配伍】徐长卿配安息香　徐长卿祛风散寒、除湿止痛;安息香行气活血止痛。二者伍用,有祛风活血、散寒止痛之功效,用于治疗"恶疮心痛、闷绝欲死"者。

【用法用量】煎服,3～12g,宜后下。

【使用注意】体弱者慎服。

【参考资料】

1.文献摘要

《神农本草经》:"主蛊毒,疫疾,邪恶气,温疟""啼哭,悲伤,恍惚。"

《生草药性备要》:"浸酒,除风湿。"

《简易草药》:"治跌打损伤,筋骨疼痛。"

2.化学成分及药理作用　本品主要含牡丹酚,异牡丹酚,徐长卿苷 A、B、C,黄酮和少量生物碱等。本品能增加冠脉血流量、降压、降血脂、抗心肌缺血。所含牡丹酚能镇痛、镇静、解热、抗炎、抗变态反应、抗心律失常、抑制血小板聚集及抗血栓形成、抗早孕。其注射液及牡丹酚对肠管有解痉作用。全草及牡丹酚对金黄色葡萄球菌、大肠杆菌有抑制作用。

3.现代应用　近年来用于手术后疼痛、癌肿疼痛,有一定止痛作用。

海桐皮 Hǎitóngpí
《海药本草》

为豆科常绿乔木刺桐 *Erythrina variegate* L. var. *orientalis*（L.）Merr. 的干皮。主产于浙江、云南、湖北等地。初夏剥取树皮,晒干,生用。

【性味归经】苦、辛,平。归肝经。

【功效】祛风除湿,通络止痛,杀虫止痒。

【应用】

1. **风湿痹痛** 治风湿痹痛,四肢拘挛,腰膝酸痛,或麻痹不仁,配薏苡仁、牛膝、五加皮等,如海桐皮酒。

2. **疥癣,湿疹** 治疥癣、湿疹瘙痒,可单用或配蛇床子、苦参、黄柏等煎汤外洗或内服。

【按语】 本品辛能散风,苦能燥湿,主入肝经,能祛风湿,行经络,止疼痛,达病所,尤善治下肢关节痹痛。又能入血分而祛风燥湿,杀虫止痒,用于疥癣、湿疹瘙痒。

【用法用量】 煎服,5～15g;或酒浸服。外用适量。

【参考资料】

1. 文献摘要

《海药本草》:"主腰脚不遂,顽痹,腿膝疼痛,霍乱,赤白泻痢,血痢,疥癣。"

《本草纲目》:"能行经络,达病所,又入血分及去风杀虫。"

《开宝本草》:"主霍乱中恶……牙齿虫痛。"

2. 化学成分及药理作用 本品主要含刺桐灵碱、氨基酸、有机酸等。本品水浸剂对多种皮肤真菌有抑制作用。所含生物碱能麻痹和松弛横纹肌,对中枢神经系统有镇静作用,能抑制心肌和心脏的传导系统,大剂量可引起心律紊乱及低血压。

3. 现代应用 现代治疗泛发性神经性皮炎:海桐皮、梓白皮、川楝皮、榆白皮、白鲜皮、生地黄、熟地黄各 15g,地肤子、蛇床子、当归、赤芍各 9g,苦参、首乌各 10g,红花 6g,甘草 5g.随证加减,小儿量酌减.水煎服,每日 1 剂。内服后的中药渣内再加入苦参、蛇床子各 30g,以适量水复煎,于每晚临睡前擦洗患处。

第二节 祛风湿舒筋活络药

本类药物味多辛、苦或甘咸,性或温或寒,主归肝经。除具有祛风除湿功效外,还具有良好的舒筋活络作用,广泛用于各型痹证,尤宜于痹证日久而筋脉不舒,络脉不利,症见关节挛急、屈伸不利、麻木等。此外,还适用于中风不遂及气血不足、经络瘀阻而致肢体麻木、偏瘫不遂、口眼㖞斜,或肝肾亏虚,阴血不足,筋脉失养之肢体僵硬拘挛等。

由于筋脉拘挛和络脉不利两者常同时并见,所以舒筋与活络往往并提,并多相辅为用。对于因瘀血或痰浊阻滞而致的肢体麻木、关节拘挛,当配伍活血化瘀药或化痰药。若气血虚衰,或肝肾亏虚、阴血不足,筋脉失养而致拘挛麻木者,则重在补益气血、滋养肝肾,本类药物只作辅助之用。

秦 艽 Qínjiāo
(《神农本草经》)

为龙胆科多年生草本秦艽 *Gentiana macrophylla* Pall.、麻花秦艽 *G. straminea* Maxim.、粗茎秦艽 *G. crassicaulis* Duthie ex Burk. 或小秦艽 *G. dahurica* Fiseh. 的干燥根。前三种按性状不同分别习称"秦艽"和"麻花艽",后一种习称"小秦艽"。主产于陕西、甘肃、内蒙等地。春、秋二季采挖,晒干。去芦头,切片,生用。

【性味归经】 辛、苦,平。归胃、肝、胆经。

【功效】 祛风湿,清湿热,止痹痛,退虚热。

【应用】

1.风湿痹证　治风湿热痹,关节红肿疼痛,配防己、牡丹皮、络石藤、忍冬藤等;治风寒湿痹,肢节疼痛拘挛,配天麻、羌活、当归、川芎等,如秦艽天麻汤。

2.中风半身不遂　治中风半身不遂,口眼㖞斜,四肢拘急,舌强不语等,单用大量水煎服即能奏效。治中风口眼㖞斜,言语不利,恶风恶寒者,配升麻、葛根、防风、芍药等,如秦艽升麻汤;治血虚中风者,配当归、熟地、白芍等补血药,如秦艽汤。

3.骨蒸潮热,疳积发热　治骨蒸日晡潮热,配青蒿、地骨皮、知母等,如秦艽鳖甲散;治小儿疳积发热,配薄荷、炙甘草,如秦艽散。

4.湿热黄疸　治湿热黄疸,单用为末服;亦配茵陈、栀子、大黄等,如山茵陈丸。

此外,本品尚能治痔疮肿毒等。

【按语】本品辛散苦泄,质偏润而不燥,为风药中之润剂。有祛风湿,通经络,止痹痛的功效,凡风湿痹痛,筋脉拘挛,骨节酸痛,无问寒热新久均可配伍应用。因其性平偏寒,兼有清热作用,故对热痹尤为适宜。又能"活血荣筋",可用于中风半身不遂等。尚能退虚热,除骨蒸,为治虚热证要药。并可清肝胆湿热而退黄疸,用于湿热黄疸。

【常用配伍】

1.秦艽配鳖甲　秦艽祛风除湿乃风药之润剂,并能清热退蒸;鳖甲滋阴清热、软坚散结。二者伍用共奏滋阴清热除蒸之功效。用于治疗骨蒸、潮热、盗汗等症因阴虚所致者。

2.秦艽配柴胡、知母、甘草　秦艽清退虚热;柴胡辛凉透热;知母清热滋阴;甘草甘缓和中、调和诸药。四药合用有清透虚热之功效。用于治疗虚劳潮热、咳嗽、盗汗不止等症。

3.秦艽配防风　秦艽苦辛性平入肝经,为风药中之润剂有祛风除湿、舒筋止痛之功;防风辛甘微温,为祛风通用之品有疏风胜湿止痛之效。二者合用,有祛风除湿、通络止痛之功效,用于治疗风寒湿痹之肢体麻木、筋脉拘急者。

【用法用量】煎服,3~10g。

【参考资料】

1.文献摘要

《神农本草经》:"主寒热邪气,寒湿风痹,肢节痛,下水,利小便。"

《名医别录》:"疗风无问久新,通身挛急。"

《冯氏锦囊秘录》:"秦艽风药中之润剂,散药中之补剂,故养血有功。中风多用之者,取祛风活络,养血舒筋。盖治风先治血,血行风自灭耳。"

2.化学成分及药理作用　秦艽根主要含秦艽碱甲、秦艽碱乙、秦艽碱丙、龙胆苦苷、当药苦苷、褐煤酸、褐煤酸甲酯、α-香树脂醇、β-谷甾醇、β-谷甾醇-β-D葡萄糖苷等。粗茎秦艽根与麻花秦艽根,均主要含龙胆苦苷、当药苷、当药苦苷、龙胆碱、秦艽碱丙。本品有抗炎、镇痛、解热、利尿、抗过敏性休克及抗组胺作用,并可使血压下降、心率减慢、血糖升高。秦艽碱甲灌服或腹腔注射可减少小鼠自发活动,增强戊巴比妥钠对小鼠和大鼠的催眠作用。此外,秦艽碱甲还对组胺、乙酰胆碱所致肠痉挛有较强的抑制作用。水浸液有抑制皮肤真菌作用。乙醇浸液有抑制炭疽杆菌、副伤寒杆菌、痢疾杆菌、葡萄球菌、肺炎双球菌作用。

3.现代应用　临床常以本品为主配伍黄柏、川牛膝、延胡索等组成的制剂痛风定胶囊,治疗急慢性痛风性关节炎属于湿热瘀阻所致者。

豨莶草 Xīxiāncǎo
《新修本草》

为菊科一年生草本豨莶 *Siegesbeckia orientalis* L.、腺梗豨莶 *S. pubescens* Makino 或毛梗豨莶 *S. glabrescens* Makino 的干燥地上部分。我国大部分地区有产,以湖南、湖北、江苏等地产量较大。夏、秋二季花开前及花期均可采割,晒干,切段,生用或黄酒蒸制用。

【性味归经】辛、苦,寒。归肝、肾经。

【功效】祛风湿,利关节,解毒。

【应用】

1. 风湿痹痛,中风半身不遂 治风湿痹痛,筋骨无力,腰膝酸软,四肢麻痹,可单用为丸服,即豨莶丸;或与臭梧桐合用,即豨桐丸。治中风口眼㖞斜,半身不遂者,配蕲蛇、黄芪、当归、威灵仙等。

2. 风疹,湿疮,疮痈 治风疹湿疮,可单用内服或外洗,亦可配蒺藜、地肤子、白鲜皮等祛风利湿止痒之品。治疮痈肿毒红肿热痛者,可配蒲公英、野菊花等;治发背、疔疮,与五爪龙、小蓟、大蒜同用饮汁取汗。

【按语】本品辛散苦燥,能祛筋骨间风湿,通经络,利关节。生用性寒,宜于风湿热痹;酒制后寓补肝肾之功,常用于风湿痹痛,筋骨无力,腰膝酸软,四肢麻痹,或中风半身不遂。又能清热解毒,化湿热,用于风疹、湿疮、疮痈。

【常用配伍】

1. 豨莶草配海桐皮 海桐皮苦辛平,入血分,祛风除湿,通络止痛,偏于走上;豨莶草祛风除湿,活血通络,解毒降压。两药配伍应用,功能祛风除湿,通利血脉,降低血压,用于风湿痹痛、筋骨不利、骨节疼痛、四肢麻木、半身不遂或小儿麻痹后遗症。

2. 豨莶草配威灵仙 两药皆能祛风湿止痛。豨莶草善利筋骨,威灵仙善于通络,两药相须为用,功效更著,用于风湿筋骨疼痛、四肢麻木等。

【用法用量】煎服,9～12g。外用适量。治风湿痹痛、半身不遂宜制用,治风疹、疮痈宜生用。

【参考资料】

1. 文献摘要

《本草图经》:"治肝肾风气,四肢麻痹,骨间疼,腰膝无力者,亦能行大肠气……兼主风湿疮,肌肉顽

《本草蒙筌》:"疗暴中风邪,口眼㖞斜者立效;治久渗湿痹,腰脚酸痛者殊功。"

《本草纲目》:"生捣汁服则令人吐,故云有小毒。九蒸九暴则补人去痹,故云无毒。生则性寒,熟则性温,云热者,非也。"

2. 化学成分及药理作用 本品主要含豨莶苷、豨莶苷元以及豨莶萜内酯、豨莶萜醛内酯等。本品有抗炎、抑制免疫、降压、扩张血管、抗血栓形成、促进肠系膜微循环、抗菌、抗病毒作用。对鼠疟原虫有抑制作用。毛梗豨莶有抗早孕作用。

3. 现代应用 制成丸剂治疗风湿热痹、半身不遂、风疹湿疮,如豨莶丸。与臭梧桐叶配伍,治疗风湿性关节炎,症见关节红肿热痛属风湿热痹者,如豨桐胶囊。

臭梧桐 Chòuwútóng

（《本草图经》）

为马鞭草科落叶灌木或小乔木海州常山 *Clerodendron trichotomum* Thunb. 的嫩枝和叶。主产于江苏、安徽、浙江等地。夏季尚未开花时采收，晒干。切段，生用。

【性味归经】辛、苦、甘，凉。归肝经。

【功效】祛风湿，通经络，平肝。

【应用】

1. 风湿痹证 治风湿痹痛，四肢麻木，半身不遂，可单用，或配豨莶草，即豨桐丸。

2. 风疹，湿疮 治风疹等皮肤瘙痒、湿疮，可单用煎洗或外敷。

3. 头痛眩晕 治肝阳偏亢，头痛眩晕者，可单用，或配钩藤、菊花、夏枯草等平抑肝阳药。现常用于高血压病的辅助治疗。

【按语】本品辛散苦燥，能祛风除湿，通经络，为风湿痹痛的常用药；也用于风疹，湿疮。且性凉入肝，能凉肝平肝，用于肝阳上亢，头痛眩晕。

【用法用量】煎服，5～15g；研末服，每次 3g。外用，适量。用于高血压病不宜久煎。

【参考资料】

1. 文献摘要

《本草图经》："治疟。"

《本草纲目拾遗》："洗鹅掌风、一切疮疥；煎汤洗汗斑；湿火腿肿久不愈者，同菵间子浸酒服。并能治一切风湿，止痔肿，煎酒服；治臁疮，捣烂作饼，加桐油贴。"

《岭南采药录》："治一切痈疽，捣烂罨之。"

2. 化学成分及药理作用 本品主要含海州常山苦素，海州常山素 A、B，内消旋肌醇，生物碱，刺槐素-7-二葡萄糖醛酸苷等。本品水煎剂和水浸剂有镇静、镇痛和明显降血压作用。

3. 现代应用 现代用臭梧桐叶、夏枯草、豨莶草，菊花各 12g，地龙、双钩、泽泻各 9g，水煎服，治疗高血压病。

络石藤 Luòshíténg

（《神农本草经》）

为夹竹桃科常绿木质藤本络石 *Trachelospermum jasminoides* (Lindl.) Lem. 的干燥带叶藤茎。主产于江苏、湖北、山东等地。冬季至次春采割，除去杂质，晒干。切段，生用。

【性味归经】苦，微寒。归心、肝、肾经。

【功效】祛风通络，凉血消肿。

【应用】

1. 风湿热痹 治风湿热痹，筋脉拘挛，腰膝酸痛者，配忍冬藤、秦艽、地龙等；亦可单用酒浸服。

2. 喉痹，痈肿 治热毒壅盛之咽喉肿痛，以之单用水煎，慢慢含咽。治痈肿疮毒，配皂角刺、瓜蒌、乳香、没药等，如止痛灵宝散。

3. 跌仆损伤 治跌仆损伤，瘀滞肿痛，配伸筋草、透骨草、红花、桃仁等。

【按语】本品味苦燥湿，性寒清热，功善祛风通络，适用于风湿热痹。并入心肝血分，能清热利咽,凉血,消肿止痛,用于热毒壅盛之喉痹、痈肿,以及跌仆损伤,瘀滞肿痛。

【常用配伍】络石藤配海风藤 络石藤味苦性凉,入肝、肾经,祛风通络、凉血消肿;海风藤苦辛微温,入肝经,祛风湿、通经络。二者相须为用,共奏祛风湿、舒筋脉、通经络、止疼痛之功效,用于治疗风湿热痹、关节肿痛、筋脉拘急、半身不遂等症。

【用法用量】煎服,6～12g。外用适量,鲜品捣敷。

【参考资料】

1. 文献摘要

《神农本草经》:"主风热列肌,痈伤,口干舌焦,痈肿不消,喉舌肿闭,水浆不下。"

《本草纲目》:"络石,气味平和,其功主筋骨关节风热痈肿。"

《要药分剂》:"络石之功,专于舒筋活络,凡病人筋脉拘挛不易伸屈者,服之无不获效。"

2. 化学成分及药理作用 本品主要含山辣椒碱等吲哚生物碱,还含牛蒡苷、络石糖苷、去甲络石糖苷、罗汉松树脂酚苷、牛蒡苷元、罗汉松树脂酚、络石苷元、去甲络石苷元等。本品有强心、促进血液循环、扩张血管、降血压、抗痈风、抑制金黄色葡萄球菌、痢疾杆菌及伤寒杆菌等作用。此外,对离体兔肠及子宫平滑肌均有抑制作用。

3. 现代应用 取海风藤王、络石藤、钩藤、鸡血藤、威灵仙各100g,透骨草50g,川乌、草乌、细辛各30g,切碎,以75%酒精10000ml浸泡1个月制成抗风湿渗透液备用。治疗时将渗透液均匀地涂于疼痛关节部位,再加TDP照射,经5～10分钟,局部温热,药液烘干,如此再涂1～2次药液,每次治疗时间为30分钟,有明显疗效。

木 瓜 Mùguā
(《名医别录》)

为蔷薇科落叶灌木贴梗海棠 *Chaenomeles speciosa*(Sweet)Nakai 的干燥近成熟果实。夏、秋二季果实绿黄时采收,置沸水中烫至外皮灰白色,对半纵剖,晒干。切片,生用。

【性味归经】酸,温。归肝、脾经。

【功效】舒筋活络,和胃化湿。

【应用】

1. **风湿痹证** 治风湿痹痛,腰膝关节酸重疼痛,配威灵仙、蕲蛇、川芎等。治筋急项强,不可转侧,配乳香、没药等活血舒筋药,如木瓜煎。治脚膝疼重,不能远行久立者,配羌活、独活、附子等,如木瓜丹。

2. **脚气水肿** 治脚气水肿疼痛不可忍者,配吴茱萸、槟榔、苏叶等,如鸡鸣散。

3. **吐泻转筋** 治湿浊中焦之腹痛吐泻转筋,偏寒者,配吴茱萸、茴香、紫苏等,如木瓜汤;偏热者,可配蚕沙、薏苡仁、黄连等,如蚕矢汤。

此外,本品尚有消食作用,用于消化不良;并能生津止渴,可治津伤口渴。

【按语】本品味酸入肝,性温不燥。祛风除湿之力和缓,功善益筋和血,舒筋活络,为治痹证筋脉拘挛、关节屈伸不利,以及脚气肿痛之要药。又入脾、胃经,能化湿以和脾胃,舒筋以除脚腓挛急,故也用于湿浊中阻之腹痛吐泻转筋。

【常用配伍】

1. **木瓜配木香** 木瓜味酸性温,去湿舒筋活络;木香辛苦性温,芳香化湿、和胃健脾。二者伍用,共奏调理气机、舒筋活络、止呕止痢之功效,用于治疗暑湿之呕吐、泄泻、腹痛、转筋等症。

2. 木瓜配吴茱萸 二者皆入肝经,但木瓜味酸性温,化湿和中、舒筋活络;吴茱萸苦辛性温,温中散寒、行气止痛、降逆止呕。相伍为用,有温中和胃止呕、舒筋缓急止痛之功效,用于治疗寒湿困脾、运化失健引起的呕吐、腹痛、泄泻以及寒湿脚气、小腿转筋、筋脉拘挛、下肢萎软无力等症。

【用法用量】煎服,6~9g。

【使用注意】内有郁热,小便短赤者忌服。

【参考资料】

1. 文献摘要

《名医别录》:"主湿痹邪气,霍乱大吐下,转筋不止。"

《本草经疏》:"木瓜温能通肌肉之滞,酸能敛濡满之湿,则脚气湿痹自除也。霍乱大吐下、转筋不止者,脾胃病也,夏月暑湿饮食之邪,伤于脾胃则挥霍撩乱,上吐下泻,甚则肝木乘脾,而筋为之转也。酸温能和脾胃,固虚脱,兼入肝而养筋,所以能疗肝脾所生之病也。"

《本草正》:"用其酸敛,酸能走筋,敛能固脱;得木味之正,故尤专入肝,益筋走血。疗腰膝无力、脚气,引经所不可缺;气滞能和,气脱能固。以能平胃,故除呕逆、霍乱转筋,降痰,去湿,行水。以其酸收,故可敛肺禁痢,止烦满,止渴。"

2. 化学成分及药理作用 本品主要含皂苷、黄酮类、维生素C、苹果酸、酒石酸、枸橼酸等,此外,还含过氧化氢酶、过氧化物酶、鞣质等。本品对动物实验性关节炎有明显消肿作用,似有缓和胃肠肌痉挛和四肢肌肉痉挛的作用。此外,有保肝、抗菌、抑制巨噬细胞的吞噬作用。

3. 现代应用 现代以本品制成片剂内服,治急性黄疸性肝炎,有明显疗效。

蕲 蛇 Qíshé
(《雷公炮炙论》)

为蝰科动物五步蛇 *Agkistrodon acutus* (Güenther)的干燥体。主产于湖北、江西、浙江等地。多于夏、秋二季捕捉,剖开蛇腹,除去内脏,干燥。以黄酒润透,去鳞、骨用。

【性味归经】甘、咸,温。归肝经。

【功效】祛风,通络,止痉。

【应用】

1. 风湿顽痹,中风半身不遂 治风湿顽痹,经络不通,麻木拘挛,以及中风口眼㖞斜,半身不遂者,配防风、羌活、当归等,如白花蛇酒。

2. 小儿惊风,破伤风 治小儿急慢惊风、破伤风之抽搐痉挛,配乌梢蛇、蜈蚣等,如定命散。

3. 麻风,疥癣 治麻风,配大黄、蝉蜕、皂角刺等,如追风散;治疥癣,配荆芥、薄荷、天麻,即驱风膏。

此外,本品有毒,能以毒攻毒,可治瘰疬、梅毒、恶疮。

【按语】本品专入肝经,性善走窜搜剔,能内走脏腑,外达肌表而透骨搜风。长于祛风通络、定惊止痉。为截风要药,无论内风外风,还是外风诱发内风所致的病证均可选用。常用于风湿顽痹之肢体痛麻或拘挛屈伸不利,中风之口眼㖞斜、半身不遂,以及小儿急慢惊风、破伤风。以及风毒之邪壅于肌肤之麻风、疥癣等。

【用法用量】煎汤,3~9g;研末吞服,一次1~1.5g,一日2~3次。或酒浸、熬膏,入丸、散服。

【使用注意】阴虚内热者忌服。

【参考资料】

1. 文献摘要

《雷公炮炙论》:"治风。引药至于有风疾处。"

《开宝本草》:"主中风湿痹不仁,筋脉拘急,口面㖞斜,半身不遂,骨节疼痛,大风疥癞及暴风瘙痒,脚弱不能久立。"

《本草纲目》:"能透骨搜风,截惊定搐,为风痹、惊搐、癫癣、恶疮要药,取其内走脏腑,外彻皮肤,无处不到也。"

2. 化学成分及药理作用 本品主要含蛋白质、脂肪、氨基酸以及硬脂酸、棕榈酸,胆甾醇等。本品提取物有镇静、镇痛、催眠作用,本品注射液能直接扩张血管,有显著的降血压作用。本品的50%乙醇提取物有抗溃疡作用。

3. 现代应用 用蛇蝎散(蕲蛇、全蝎、蜈蚣等份,研末)每天3g,治疗坐骨神经痛,疗效好。

【附药】

1. **金钱白花蛇** 为眼镜蛇科动物银环蛇 *Bungarus multicinctus multicinctus* Blyth 的幼蛇干燥体。性味归经、功效、应用与蕲蛇相似而力较强。煎服,2～5g;研粉吞服1～1.5g。

2. **乌梢蛇** 为游蛇科动物乌梢蛇 *Zaocys dhumnades* (Cantor)的干燥体。其功用与蕲蛇相似而力缓。煎服,6～12g;研末,每次2～3g;或入丸剂、酒浸服。外用适量。

3. **蛇蜕** 为游蛇科动物多种蛇蜕下的皮膜。性味甘、咸,平。归肝经。功能祛风,定惊,退翳,解毒止痒。适用于惊风癫痫,翳障,喉痹,口疮,痈疽疔毒,瘰疬,皮肤瘙痒,白癜风等。煎汤,2～3g;研末吞服,每次0.3～0.6g。外用适量。

蚕 沙 Cánshā

《名医别录》

为蚕蛾科昆虫家蚕 *Bombyx mori* L. 幼虫的粪便。育蚕地区皆产。以江苏、浙江、四川等地产量最多。6～8月收集,以二眠到三眠时的粪便为主,收集后晒干,簸净泥土及桑叶碎屑。生用。

【性味归经】甘、辛,温。归肝、脾、胃经。

【功效】祛风除湿,和胃化湿。

【应用】

1. **风湿痹证** 治风湿寒痹,肢体不遂者,配羌活、独活、威灵仙等药煎服,或单用蒸热,更熨患处。治风湿热痹,肢节烦疼,配防己、薏苡仁、栀子等,如宣痹汤。

2. **吐泻转筋** 治湿浊中阻而致的腹痛吐泻转筋,配木瓜、吴茱萸、薏苡仁等,如蚕矢汤。

此外,本品善祛风湿,止痒,可用于风疹、湿疹瘙痒,单用煎汤外洗,或与白鲜皮、地肤子、蝉蜕等同用。

【按语】本品味辛发散,甘能和中,温燥力缓,入肝脾胃经,功能祛风除湿,和胃化湿。其作用温和,治风湿痹痛,无论寒热新久均可配相应的祛风湿药同用,以风寒湿痹之肢节疼痛、屈伸不利者用之最宜。由于能舒筋活络缓挛急,化湿和胃止吐泻,又可用于湿浊内阻之吐泻转筋。还能祛风湿、止痒,而用于风疹、湿疹瘙痒。

【用法用量】煎服,5～15g;宜布包入煎。外用适量。

【参考资料】

1. 文献摘要

《名医别录》:"主肠鸣,热中消渴,风痹,瘾疹。"

《本草拾遗》:"炒黄,袋盛浸酒,去风缓诸节不遂,皮肤顽麻痹,腹内宿冷,冷血瘀血,腰脚疼冷。"

《本草求原》:"原蚕沙,为风湿之专药,凡风湿瘫缓固宜,即血虚不能养经络者,亦宜加入滋补药中。"

2. 化学成分及药理作用　本品主要含粗蛋白、叶绿素、植物醇以及大量多种维生素和氨基酸等。本品能促进造血,有抗辐射、抗菌、抗病毒、保肝作用。从蚕沙中分离出的叶绿素衍生物具有抗癌及光敏作用。蚕沙水提取液具有抗牛凝血酶作用,可显著延长人血纤维蛋白原凝聚时间。

3. 现代应用　现代以本品炒炭研细末内服,治崩漏有良效。以本品提取物制成片剂,可用治血细胞减少症。

丝瓜络 Sīguāluò
(《本草纲目》)

为葫芦科一年生攀援草本丝瓜 *Luffa cylindrical*（L.）Roem. 的干燥成熟果实的维管束。中国各地均有栽培。夏、秋二季果实成熟时采收,除去外皮及果肉、种子,晒干,切段,生用。

【性味归经】甘,平。归肺、胃、肝经。

【功效】祛风,通络,活血,下乳。

【应用】

1. 风湿痹证　治风湿痹痛,筋脉拘挛,肢体麻痹,配秦艽、防风、当归、鸡血藤等。

2. 胸胁胀痛　治气血瘀滞之胸胁胀痛,配柴胡、香附、瓜蒌皮、郁金等。

3. 乳汁不通,乳痈　治产后乳少或乳汁不通者,配王不留行、路路通、穿山甲、猪蹄等;治乳痈肿痛,配蒲公英、浙贝母、瓜蒌、青皮等。

【按语】本品甘缓性平,体轻通利,药力平和,功善祛风通络,用于风湿痹证。又入肝经,有活血通络、下乳汁、散结消肿之功,用于气血瘀滞之胸胁胀痛,乳络不通之产后乳汁不下,乳痈等。但药力平和,常入复方中用。

【用法用量】煎服,5～12g。外用适量。

【参考资料】

1. 文献摘要

《本草纲目》:"能通人脉络脏腑,而去风解毒,消肿化痰,祛痛杀虫,治诸血病。"

《本草再新》:"通经络,和血脉,化痰顺气。"

《陆川本草》:"凉血解毒,利水祛湿。治肺热痰咳,热病谵妄,心热烦躁,手足抽搐。"

2. 化学成分及药理作用　本品主要含木聚糖、半乳聚糖、甘露聚糖、半乳聚糖、木脂素及纤维素等。本品水煎剂有镇痛、抗炎及镇静等作用。

3. 现代应用　现代治胸胁疼痛,用炒丝瓜络、赤芍、白芍、延胡索各9g,青皮6g。煎服。

桑 枝 Sāngzhī

（《本草图经》）

为桑科落叶乔木桑 *Morus alba* L. 的干燥嫩枝。中国各地均产。春末夏初采收，去叶，或趁鲜切片，晒干。生用或炒用。

【性味归经】微苦，平。归肝经。

【功效】祛风湿，利关节。

【应用】风湿痹证　治风湿热痹，单用煎服，或配络石藤、忍冬藤等；治风湿寒痹，配桂枝、威灵仙等；治痹证兼气血虚者，可配黄芪、鸡血藤、当归等。若与柳枝、杉枝、槐枝等同用，外洗可治风毒引起手足疼痛，皮肤不仁，如桑枝汤。

此外，尚能利水，治水肿、脚气肿痛。

【按语】本品苦泄性平，祛风湿而善达四肢经络，通利关节，痹证无问新久、寒热均可配用，尤宜于风湿热痹，肩臂、关节酸痛麻木者。尚能利水，治水肿、脚气肿痛。

【常用配伍】桑枝配桂枝　桑枝祛风湿、舒筋脉；桂枝散风寒、通血脉。二者伍用，有祛风散寒、除湿止痛之功效，用于治疗风寒湿邪侵袭筋脉引起的肩臂痛、遇寒加重者。

【用法用量】煎服，9～15g。外用适量。

【参考资料】

1. 文献摘要

《本草图经》："《近效方》云：疗遍体风痒干燥，脚气风气，四肢拘挛，上气，眼晕，肺气嗽，消食，利小便，久服轻身，聪明耳目，令人光泽，兼疗口干。"

《本草备要》："利关节，养津液，行水祛风。"

《本草撮要》："功专祛风湿拘挛，得槐枝、柳枝、桃枝洗遍身痒。"

2. 化学成分及药理作用　本品茎皮主要含黄酮类成分桑皮素、桑皮色素、桑皮色烯、环桑皮素、环桑皮色烯等。木材主要含桑色素、二氢桑色素、二氢山茶酚及桦皮酸等。桑枝中还含鞣质及果糖、木糖、蔗糖、葡萄糖等。本品有显著的抗炎、降压作用。其浸出液对家兔及绵羊皆有显著的养毛效果。桑色素有利尿、解痉、抗病原体作用，并显示较强的抗癌活性。

3. 现代应用　现代以本品制成膏丸剂内服，用治各种原因引起的肢体麻木；以桑柴醋熏法治疗损伤性关节僵硬。均有效。

伸筋草 Shēnjīncǎo

（《本草拾遗》）

为石松科多年生草本石松 *Lycopodium japonicum* Thunb. 的干燥全草。我国大部分地区均产。夏、秋季采收，晒干，切段，生用。

【性味归经】微苦、辛，温。归肝、脾、肾经。

【功效】祛风除湿，舒筋活络。

【应用】

1. 风寒湿痹　治风寒湿痹，关节酸痛，屈伸不利，配羌活、独活、桂枝、白芍等；若肢体软弱，肌肤麻木，配松节、寻骨风、威灵仙等。

2. 跌打损伤　治跌打损伤，瘀肿疼痛，配苏木、土鳖虫、红花、桃仁等活血通络药，内服外洗均可。

【按语】本品辛散苦燥温通,善祛风除湿而舒筋活络,痹痛拘挛属风湿俱盛兼寒者用之为宜。又能消肿止痛,用于跌打损伤,瘀肿疼痛。

【用法用量】煎服,3~12g。外用适量。

【使用注意】孕妇及月经过多者慎用。

【参考资料】

1. 文献摘要

《本草拾遗》:"主人久患风痹,脚膝疼冷,皮肤不仁,气力衰弱。"

《滇南本草》:"石松,其性走而不守,其用沉而不浮,得槟榔良。"

2. 化学成分及药理作用 本品之孢子主要含脂肪油、甾醇、挥发油、糖类,全草主要含石松碱、棒石松宁碱、棒石松毒碱和烟碱等,还含多种三萜醇化合物等。本品有利尿、增进尿酸排泄作用。对痢疾杆菌有抑制作用。石松碱有明显的解热、镇痛作用。

3. 现代应用 治关节酸痛,手足麻痹:伸筋草30g,丝瓜络15g,爬山虎15g,大活血9g。水、酒各半煎服。

老鹳草 Lǎoguàncǎo
(《救荒本草》)

为牻牛儿苗科一年生草本牻牛儿苗 *Erodium stephanianum* Willd.、老鹳草 *Geranium wilfordii* Maxim. 或野老鹳草 *G. carolinianum* L. 的干燥地上部分,前者习称"长嘴老鹳草",后两者习称"短嘴老鹳草"。我国大部分地区有产。夏、秋二季果实近成熟时采割,晒干。切段,生用。

【性味归经】辛、苦,平。归肝、肾、脾经。

【功效】祛风湿,通经络,止泻痢。

【应用】

1. **风湿痹证** 治风湿痹痛,麻木拘挛,筋骨酸痛,可单用煎服或熬膏;或配威灵仙、独活、红花等祛风通络活血之品。

2. **泄泻痢疾** 治湿热、热毒所致泄泻、痢疾,可单用或与黄连、马齿苋等同用。

此外,本品还可治疮疡,内服外用皆可。内服配蒲公英、金银花、紫花地丁等同用;治湿毒蕴结之痈疔疮疖、湿疹、水火烫伤等可外敷或制成软膏,即老鹳草软膏。

【按语】本品辛能行散,苦而能燥,性善疏通,有较好的祛风湿,通经络作用。为风湿痹证的常用药。又能清热解毒而止泻痢,治湿热、热毒所致之泻痢。

【用法用量】煎服,9~15g;或熬膏、酒浸服。外用适量。

【参考资料】

1. 文献摘要

《滇南本草》:"祛诸风皮肤发痒,通行十二经络。治筋骨疼痛,风痰痿软,手足筋挛麻木,利小便,泻膀胱积热,攻散诸疮肿毒,退痨热发烧,治风火牙疼,疥癫痘疹等症。兼解诸痨热,其应如响。敷跌打损伤,能定痛治瘀。"

《药性考》:"去风,疏经活血,舒筋络通。损伤,痹症,麻木皮疯,浸酒常饮。"

2. 化学成分及药理作用 牻牛儿苗主要含挥发油(油中主要成分为牻牛儿醇)、槲皮素及其他色素等。老鹳草主要含老鹳草鞣质、没食子酸、琥珀酸、槲皮素等。本品煎剂对金黄色葡萄球菌、乙型链球菌、肺炎球菌、卡他球菌、福氏痢疾杆菌及流感病毒均有较强的抑制作用。老鹳草在一定剂量下能抑制肠蠕动而有止泻作用；但大剂量能促进肠蠕动，可致泻下。醇沉煎剂有明显的镇咳作用。老鹳草的主要鞣质对 Trp-P-2 等诱导剂有抑制作用。老鹳草鞣质有抗氧化作用。

3. 现代应用　现代以本品煎服，治乳腺增生症；或以本品制成滴眼液，用于疱疹性角膜炎。均有良效。

路路通 Lùlùtōng
《本草纲目拾遗》

为金缕梅科落叶乔木枫香树 *Liquidambar formosana* Hance 的干燥成熟果序。中国大部分地区有产。冬季果实成熟后采收，干燥，生用。

【性味归经】苦，平。归肝、肾经。

【功效】祛风活络，利水，通经。

【应用】

1. **风湿痹痛，中风半身不遂**　治风湿痹痛，麻木拘挛者，配伸筋草、络石藤、秦艽等；治气血瘀滞，脉络痹阻，中风后半身不遂，配黄芪、川芎、红花等。

2. **跌打损伤**　治跌打损伤，瘀肿疼痛，配桃仁、红花、苏木等活血疗伤药。

3. **水肿**　治水肿胀满，配茯苓、猪苓、泽泻等利水消肿药。

4. **经行不畅，经闭**　治气滞血瘀之经少不畅或经闭，小腹胀痛，配当归、川芎、红花等。

5. **乳少，乳汁不通**　治乳汁不通，乳房胀痛，或产后乳少，配穿山甲、王不留行、青皮等。

此外，本品能祛风止痒，用于风疹瘙痒，配地肤子、蒺藜、苦参等，内服或外洗。

【按语】本品"大能通十二经穴"，既能祛风除湿，又能舒筋络，通经脉。善治风湿痹痛，麻木拘挛。且能通行经脉而散瘀止痛，常用于跌打损伤，瘀肿疼痛。其味苦降泄，又能利水消肿、通经下乳，以治水肿、经闭、乳汁不下。

【用法用量】煎服，5～10g。外用适量。

【使用注意】月经过多及孕妇忌服。

【参考资料】

1. 文献摘要

《本草纲目拾遗》："辟瘴却瘟，明目，除湿，舒筋络拘挛，周身痹痛，手脚及腰痛，焚之嗅其烟气皆愈。"又"其性大能通十二经穴，故《救生苦海》治水肿胀用之，以其能搜逐伏水也。"

《岭南采药录》："治风湿流注疼痛，及痈疽肿毒。"

《中药志》："通经利水，除湿热痹痛。治月经不调。"

2. 化学成分及药理作用　本品主要含苏合香素、左旋肉桂酸龙脑酯、环氧苏合香素、异环氧苏合香素、氧化丁香烯、白桦脂酮酸等。本品的甲醇提取物白桦脂酮酸有明显的抗肝细胞毒活性，有一定的保肝作用。能抑制蛋清性关节炎的肿胀。

3. 现代应用　治耳内流黄水：路路通 15g。煎服。

穿山龙 Chuānshānlóng

《《东北药用植物志》》

为薯蓣科多年缠绕性生草本穿龙薯蓣 *Dioscorea nipponica* Makino 的干燥根茎。我国大部分地区有产。春、秋采挖,切段或切片,晒干,生用。

【性味归经】甘、苦,温。归肝、肾、肺经。

【功效】祛风除湿,舒筋通络,活血止痛,止咳平喘。

【应用】

1.风湿痹证 治热痹关节红肿,疼痛麻木,可水煎或酒浸服,或与桑枝、络石藤、忍冬藤等;治寒痹者,配羌活、独活、威灵仙等药。

2.跌打损伤 治跌打伤痛,闪腰岔气,配红花、乳香、没药等药。

3.痰热咳喘 治咳喘痰多,配瓜蒌、苦杏仁、黄芩等。

此外,本品还可治疮肿、乳汁不下、经闭等。

【按语】本品甘缓苦泄,性温能通,入肝、肾经,善能祛风除湿、舒筋通络、活血止痛,常用于风湿痹痛,关节肿胀,疼痛麻木,无论寒热痹痛均可用之。入肺能止咳平喘,治咳喘气喘。治跌打损伤,闪腰岔气则配活血通络之品,以增强药力。

【用法用量】煎服,9～15g;或酒浸服。外用适量。

【使用注意】粉碎时注意防护,以免引起过敏反应。

【参考资料】

1.文献摘要

《东北药用植物志》:"舒筋活血,治腰腿疼痛,筋骨麻木。"

《陕西中草药》:"治咳嗽,风湿性关节炎,大骨节病关节痛,消化不良,疟疾,跌打损伤,痈肿恶疮。"

2.化学成分及药理作用 本品主要含薯蓣皂苷、纤细薯蓣皂苷、穗菝葜甾苷、25-异螺甾-3,5-二烯及对羟基苄基酒石酸等。本品具有镇咳、祛痰、平喘、抗缺氧、抑制血小板凝集、利尿、抑菌、抗病毒等作用。能抑制过敏介质释放,有一定抗辐射作用。水煎剂能抑制小鼠细胞免疫和体液免疫,增强吞噬细胞的吞噬功能。能显著降低胆固醇及降血压,延缓心率,增强心收缩振幅,降 β/α 脂蛋白比例,改善冠状动脉循环。

3.现代应用 本品与狗腿骨配伍,治疗风湿性关节炎、类风湿性关节炎,症见筋骨痿弱无力,肢体腰膝冷痛属肝肾两虚,寒湿瘀阻者,如骨龙胶囊。

海风藤 Hǎifēngténg

《《本草再新》》

为胡椒科常绿攀援藤本风藤 *Piper kadsura* (Choisy) Ohwi 的干燥藤茎。主产于广东、福建、台湾等地。夏、秋二季采割,除去根、叶,晒干。切厚片,生用。

【性味归经】辛、苦,微温。归肝经。

【功效】祛风除湿,通络止痛。

【应用】

1.风寒湿痹 治风寒湿痹,肢节疼痛,筋脉拘挛,屈伸不利,配羌活、独活、桂心、当归等,如蠲痹汤。亦可入膏药方中外用。

2. 跌打损伤 治跌打损伤,瘀肿疼痛,配三七、土鳖虫、红花等。

【按语】本品辛散苦燥温通,既能祛风除湿,又能通络止痛,为风寒湿痹的常用药;也用于跌打损伤,瘀肿疼痛。

【用法用量】煎服,6～12g。外用适量。

【参考资料】

1. 文献摘要

《本草再新》:"行经络,和血脉,宽中理气,下湿除风,理腰脚气,治疝,安胎。"

2. 化学成分及药理作用 本品主要含细叶青蒌藤素、β-谷甾醇、挥发油(油中主要成分为β-蒎烯、α-蒎烯、柠檬烯)等。本品能增加冠状动脉血流量,提高心肌对缺氧的耐受力,以及增加心肌局部缺血的侧支循环血流量。

3. 现代应用 治支气管哮喘,支气管炎:海风藤、追地风各60g。用白酒一斤,浸泡一周。日服二次,每次10ml,早晚空腹服。服时不可加温,否则失效。心脏病人及孕妇忌服,感冒及月经期暂停服。

第三节 祛风湿强筋骨药

本类药物味多辛、甘、苦,性温或平,主归肝、肾经。既能祛风除湿,又兼有补肝肾、强筋骨的功效,适用于风湿痹证日久,兼有肝肾虚损,筋骨不健,腰膝酸软,脚弱无力等症。亦可用于肾虚腰痛,骨痿,软弱无力等。

五加皮 Wǔjiāpí
《神农本草经》

为五加科落叶小灌木细柱五加 *Acanthopanax gracilistylus* W. W. Smith 的干燥根皮。习称"南五加皮"。主产于湖北、河南、安徽等地。夏、秋采挖,剥取根皮,晒干。切厚片,生用。

【性味归经】辛、苦,温。归肝、肾经。

【功效】祛风除湿,补益肝肾,强筋健骨,利水消肿。

【应用】

1. 风湿痹证 治风湿痹证,腰膝疼痛,筋脉拘挛,可单用或配当归、牛膝、地榆等,如五加皮酒;亦配木瓜、松节同用,即五加皮散。

2. 筋骨痿软,小儿行迟,体虚乏力 治肝肾不足,筋骨痿软者,配杜仲、牛膝等,如五加皮散;治小儿行迟,配龟甲、牛膝、木瓜等。

3. 水肿,脚气 治水肿,小便不利,配茯苓皮、大腹皮、生姜皮、地骨皮,即五皮散;若风寒湿壅滞之脚气肿痛,配远志,即五加皮丸。

【按语】本品辛能散风,苦能燥湿,温能祛寒,且兼补肝肾,强筋骨之功,为强壮性祛风湿药,尤宜于老人及久病体虚者;也常用于肝肾不足,筋骨痿软者,以及小儿行迟。又能温肾而除湿利水,用于水肿、脚气。

【常用配伍】

1. 五加皮配杜仲 五加皮祛风湿、强筋骨,功善祛风散寒除湿;杜仲补肝肾、壮腰脊,长于温补肝肾。二者配伍,扶正与祛邪共施,共奏补肝肾、祛风湿、强筋骨之功效,用于治疗肝肾不足、风湿邪侵之腰膝酸痛、关节不利、下肢萎软无力等症。

2. 五加皮配龟板 五加皮补肝肾、强筋骨;滋阴潜阳、补肾健骨。二者伍用,有补益肝肾、强壮筋骨之功效,用于治疗小儿先天不足之行迟、齿迟,及肝肾不足、筋骨不健引起的腰膝酸痛、步履乏力等症。

【用法用量】煎服,5~10g;或酒浸,入丸、散服。

【参考资料】

1. 文献摘要

《神农本草经》:"主心腹疝气腹痛,益气,疗躄,小儿不能行,疽疮阴蚀。"

《名医别录》:"主男子阴痿,囊下湿,小便余沥,女人阴痒及腰脊痛,两脚疼痹风弱,五缓,虚羸,补中益精,坚筋骨,强志意,久服轻身耐老。"

《本草思辨录》:"五加皮,宜下焦风湿之缓证。若风湿搏于肌肤,则非其所司。古方多浸酒、酿酒及酒调末服之,以行药势。"

2. 化学成分及药理作用 本品主要含丁香苷、刺五加苷、β-谷甾醇、β-谷甾醇葡萄糖苷、硬脂酸、棕榈酸、亚麻酸、挥发油及维生素 A、B_1 等。本品有抗炎、镇痛、抗疲劳、抗应激(抗高温、抗低温、抗缺氧)、抗放射损伤、抗实验性高血糖、增强免疫功能作用,并能兴奋性腺、肾上腺,不同程度促进雄性大鼠的睾丸、前列腺及精囊湿重。还有抗利尿、抗肿瘤、祛痰镇咳及抑菌作用。

3. 现代应用 以本品配伍桑寄生、千年健、独活等组成的制剂腰椎痹痛丸,治疗风湿性关节炎、腰肌劳损、肥大性腰椎炎及腰椎管狭窄症等属肝肾不足、寒湿阻络者。

桑寄生 Sāngjìshēng
(《神农本草经》)

为桑寄生科常绿小灌木桑寄生 *Taxillus chinensis* (DC.) Danser 的干燥带叶茎枝。主产于广东、广西、云南等地。冬季至次春采割,除去粗茎,切段,干燥,或蒸后干燥。切厚片,生用。

【性味归经】苦、甘,平。归肝、肾经。

【功效】祛风湿,补肝肾,强筋骨,安胎元。

【应用】

1. 风湿痹证 治痹证日久,伤及肝肾,腰膝酸软,筋骨无力者尤宜,配独活、杜仲、牛膝、桂心等同用,如独活寄生汤。

2. 崩漏经多,妊娠漏血,胎动不安 治肝肾亏虚,月经过多,崩漏,妊娠下血,胎动不安者,配阿胶、续断、当归等,如桑寄生散;或配阿胶、续断、菟丝子,如寿胎丸。

【按语】本品苦能燥,甘能补,祛风湿又长于补肝肾、强筋骨,对痹证日久,肝肾不足,腰膝酸软,筋骨无力者尤宜。又能补肝肾、养血而固冲任、安胎元。治肝肾亏虚、冲任不固之月经过多,崩漏,妊娠下血,胎动不安。

【常用配伍】

1. 桑寄生配独活 桑寄生祛风养血通络、补肝肾、强筋骨;独活祛风胜湿、散寒止痛。二者伍用,扶正祛邪、标本兼顾,共奏补肾强骨、祛风除湿、通络止痛之功效,用于治疗肝肾不足、风寒湿痹之腰膝酸痛、四肢屈伸不利、关节拘挛疼痛者。

2.桑寄生配桑枝 桑寄生补肝肾、强筋骨、养血通脉、舒筋活络,功偏于补;桑枝清热祛风胜湿、通经络、达四肢、利关节、消肿止痛,功善通利。二药相伍为用,有补益肝肾、强壮筋骨、祛风胜湿、蠲痹止痛之功效,用于治疗腰膝酸痛、关节屈伸不利、筋骨疼痛等症因风湿邪侵所致者以及肝肾阴虚之头痛、头晕、耳鸣等症。

【用法用量】煎服,9~15g。

【参考资料】

1.文献摘要

《神农本草经》:"主腰痛,小儿背强,痈肿,安胎,充肌肤,坚发齿,长须眉。"

《名医别录》:"主金疮,去痹,女子崩中,内伤不足,产后余疾,下乳汁。"

《本草蒙筌》:"凡风湿作痛之症,古方每用独活寄生汤煎调。川续断与桑寄生气味略异,主治颇同,不得寄生,即加续断。"

2.化学成分及药理作用 桑寄生主要含槲皮素、槲皮苷、蒿蓄苷及少量的右旋儿茶酚等黄酮类化合物。槲寄生主要含黄酮类化合物、三萜类化合物、甾醇类化合物等。桑寄生具有降脂、降压、镇静、利尿作用。能扩张冠状血管,增加冠脉流量。对脊髓灰质炎病毒和其他肠道病毒有明显抑制作用,对伤寒杆菌及葡萄球菌的生长有抑制作用。槲寄生有降血压、增加冠脉血流量、减慢心率、增强心肌收缩力、降低心肌耗氧量和提高心肌氧利用率、抗心肌缺血、抗心律失常、改善微循环、抗血小板凝集、增强免疫功能、抗肿瘤作用。

3.现代应用 本品有良好降血压作用,为现代用治高血压病之常品。用治高血压病,单用本品(每次60g,日1剂)水煎服,有较好疗效。

狗 脊 Gǒujǐ
(《神农本草经》)

为蚌壳蕨科多年生草本金毛狗脊 *Cibotium barometz* (L.) J. Sm. 的干燥根茎。产于云南、广西、浙江等地。秋、冬二季采挖,除去泥沙,干燥;或去硬根、叶柄及金黄色绒毛,切厚片,干燥,为"生狗脊片";蒸后,晒至六七成干,切厚片,干燥,为"熟狗脊片"。原药或生狗脊片砂烫用。

【性味归经】苦、甘,温。归肝、肾经。

【功效】祛风湿,补肝肾,强腰膝。

【应用】

1.风湿痹证 治肝肾不足,兼有风寒湿邪之腰痛脊强,不能俯仰者,配杜仲、续断、海风藤等,如狗脊饮;治腰痛,配萆薢、菟丝子,即狗脊丸。

2.腰膝酸软,下肢无力 治肝肾虚损,腰膝酸软,下肢无力者,配杜仲、牛膝、熟地、鹿角胶等。

3.遗尿,白带过多 治肾虚不固之尿频、遗尿,配益智仁、茯苓、杜仲等;若冲任虚寒,带下过多清稀,配鹿茸、白蔹、艾叶,如白蔹丸。

此外,狗脊的绒毛有止血作用,外敷可用于金疮出血。

【按语】本品苦温,能温散风寒湿邪,甘温以补肝肾、强腰膝、坚筋骨,能行能补,用于风湿痹证,对肝肾不足,兼有风寒湿邪之腰痛脊强,不能俯仰者最为适宜;也常用于肝肾不足,腰膝酸软,下肢无力。又有温补固摄作用。用于肾虚不固之尿频、遗尿,白带过多。

【常用配伍】

1.狗脊配萆薢 二药皆能祛风除湿,但狗脊兼能补肝肾、强筋骨。相伍为用,有祛风湿、强筋骨、补肝肾之功效,用于治疗腰膝酸软、疼痛等症。

2.狗脊配续断 狗脊补肝肾、强筋骨、祛风湿;续断补肝肾、续筋骨、通血脉。二者合用,有补肝肾、强筋骨、祛风湿、通血脉之功效,用于治疗肝肾不足之腰脊酸痛、关节不利、脚软无力等症。

【用法用量】煎服,6～12g。

【使用注意】肾虚有热,小便不利,或短涩黄赤者慎服。

【参考资料】

1.文献摘要

《神农本草经》:"主腰背强,关机缓急,周痹,寒湿膝痛。颇利老人。"

《本草纲目》:"强肝肾,健骨,治风虚。"

《本草正义》:"能温养肝肾,通调百脉,强腰膝,坚脊骨,利关节,而驱痹着,起痿废;又能固摄冲带,坚强督任,疗治女子经带淋露,功效甚宏,诚虚弱衰老恒用之品;且温中而不燥,走而不泄,尤为有利无弊,颇有温和中正气象。"

2.化学成分及药理作用 本品主要含萜类成分、挥发油、香荚兰己酮、香草醛、β-谷甾醇、胡萝卜苷、原儿茶酸等。本品有增加心肌营养与血流量作用,连续给药时可产生蓄积作用。狗脊的金黄色绒毛有止血作用。

3.现代应用 现代以本品配伍淫羊藿、独活、骨碎补等组成的制剂壮骨关节丸,治疗骨性关节炎、腰肌劳损、强直性脊柱炎、脊柱骨关节病等属于风寒湿邪凝滞于经络或肝肾不足、瘀血阻络者。

千年健 Qiānniánjiàn
(《本草纲目拾遗》)

为天南星科多年生草本千年健 *Homalomena occulta* (Lour.) Schott 的干燥根茎。主产于云南、广西等地。春、秋二季采挖,晒干,切片,生用。

【性味归经】苦、辛,温。归肝、肾经。

【功效】祛风湿,强筋骨。

【应用】**风寒湿痹** 治风寒湿痹,腰膝冷痛,下肢拘挛麻木,配钻地风相须为用;或配牛膝、枸杞子、萆薢、蚕沙等酒浸服。

【按语】本品辛散苦燥温通,既能祛风湿,止痹痛,又能补肝肾、强筋骨,既善治风寒湿阻闭之痹痛麻木,又可治肝肾亏虚之筋骨无力,最宜风湿痹痛兼肝肾亏虚者。多入药酒,尤宜于老人之风寒湿痹。

【用法用量】煎服,5～10g;或酒浸服。

【使用注意】阴虚内热者慎服。

【参考资料】

1.文献摘要

《本草纲目拾遗》:"壮筋骨,浸酒;止胃痛,磨酒服。"

《本草正义》:"千年健,今恒用之于宣通经络,祛风逐痹,颇有应验,盖气味皆厚,亦辛温走窜之作用也。"

2. 化学成分及药理作用　本品主要含芳香性挥发油,其中主要成分有 α-和 β-蒎烯、柠檬烯、芳樟烯、α-松油烯、香味烯、丁香油酚及橙花烯等。本品挥发油有显著的抑制布氏杆菌的作用,其甲醇提取物有抗炎、镇痛作用。

3. 现代应用　现代以本品配伍地枫皮、制川乌、制草乌等组成的制剂风寒双离拐片,治疗类风湿性关节炎、骨关节炎等属风寒闭阻者。

鹿衔草 Lùxiáncǎo
（《滇南本草》）

为鹿蹄草科多年生草本鹿蹄草 *Pyrola calliantha* H. Andres 或普通鹿蹄草 *P. decorata* H. Andres 的干燥全草。中国大部分地区有产。全年均可采挖,晒至叶片较软时,堆置至叶片变紫褐色,晒干。切段,生用。

【性味归经】甘、苦,温。归肝、肾经。

【功效】祛风湿,强筋骨,止血,止咳。

【应用】

1. **风湿痹证**　治风湿痹证日久兼肝肾亏虚,肢体疼痛、腰膝无力者,常与桑寄生、独活、牛膝、杜仲等配伍。

2. **出血证**　治月经过多,崩漏,咯血,外伤出血等,可单用或随证配伍。治月经过多、崩漏下血,可配棕榈炭、地榆炭等;治肺痨咯血,可伍白及、阿胶等;治外伤出血,配三七等研末调敷。

3. **久咳劳嗽**　治肺虚久咳或肾不纳气之虚喘,配五味子、百合、百部等。

此外,本品尚可用于泻痢日久。

【按语】本品味苦能燥,味甘能补,既能祛风湿,又能入肝肾而强筋骨,常用于痹痛而腰膝无力者。又有收敛止血作用,用于月经过多、崩漏、咯血、外伤出血等出血证。兼能补益肺肾而定喘嗽,用于肺虚久咳或肾不纳气之虚喘。

【用法用量】煎服,9～15g。外用适量。

【参考资料】

1. 文献摘要

《滇南本草》:"添精补髓,延年益寿。治筋骨疼痛、痰火之症,煎点水酒服。"

《植物名实图考》:"治吐血,通经有效。《安徽志》:性益阳,强筋,健骨,补腰肾,生津液。"

《四川常用中草药》:"祛风除湿。"

2. 化学成分及药理作用　鹿蹄草主要含熊果苷、高熊果苷、异高熊果苷、伞形梅笠草素、没食子酸、原儿茶酸、槲皮素、肾叶鹿蹄草苷及金丝桃苷等。圆叶鹿蹄草的全草主要含熊果酚苷、鞣质、挥发油、蔗糖等。圆叶鹿蹄草醚浸出液能强心、降压。鹿蹄草有扩张血管等作用。鹿蹄草或圆叶鹿蹄草煎剂可增强免疫功能,使人淋巴细胞的 E-玫瑰花形成率明显增高,对人淋巴细胞转化率有明显促进作用。鹿蹄草水煎剂有抗炎、抗菌作用,多次用药可明显提高胸腺、脾脏的重量。日本鹿蹄草对人型结核杆菌有很轻度的抑制作用。不明品种的鹿衔草有抑制生育作用。

3. 现代应用　本品配熟地黄、肉苁蓉、淫羊藿、骨碎补、鸡血藤、莱菔子,治肥大性脊椎炎、颈椎病、跟骨刺,增生性关节炎,大骨节病,如蠲痹抗生丸。

学习小结

1. 学习内容

(1)学习层次分类表

学习层次	具体药物	学习要求
掌握	独活、威灵仙、木瓜、蕲蛇、徐长卿、秦艽、防己、桑寄生、五加皮	学习药物的性能、功效、主治病证、特殊的用量用法和使用注意
熟悉	川乌、桑枝、雷公藤、豨莶草、络石藤	学习药物的功效、主治病证、特殊的用量用法和使用注意
了解	伸筋草、海风藤、青风藤、路路通、蚕沙、松节、臭梧桐、海桐皮、老鹳草、穿山龙、丝瓜络、千年健、鹿衔草、狗脊	学习药物的功效、特殊的用量用法和使用注意

(2)相似药物功用比较

◎独活、威灵仙、木瓜 均具温性,善祛寒湿之邪而通痹止痛,均可用于风寒湿痹证。然独活辛散苦燥,善治风寒湿痹以下半身痛甚者为宜,尚可用于风寒挟湿的表证。威灵仙性善走窜,祛风邪通经络,尤宜于风邪偏盛,拘挛掣痛者;又味咸软坚而消骨鲠。木瓜味酸入肝,舒筋活络,为治风湿痹痛筋脉拘急之要药,又能化湿和中,治吐泻转筋及脚气肿痛。

◎秦艽、防己、络石藤 均为寒凉之品,善去风湿热之邪,常用于风湿热痹。然秦艽味苦辛,性平偏凉,尚有退虚热、清湿热之功,可用于阴虚发热、小儿疳热及湿热黄疸;防己又具利水消肿之功,尤宜于湿热壅盛之水肿,小便不利等;而络石藤味苦,清泄力较强,又能凉血消肿,善治热痹红肿,兼治喉痹及疮肿。

◎川乌、雷公藤 均有大毒,均具较强的止痛作用,可用治风湿顽痹肢体疼痛。然川乌辛苦性热,既能祛风除湿散寒,又能麻醉止痛,善治寒湿痹痛、寒疝腹痛、心腹冷痛及跌打损伤疼痛;雷公藤性凉,还善祛风除湿、活血,并能解毒杀虫,尚可用于麻风、疥癣等皮肤病及热毒痈肿疔疮等。

◎蕲蛇、金钱白花蛇、乌梢蛇 均为动物类药,归肝经,善搜剔走窜。既善祛风通络,治风湿痹痛、麻木拘挛,中风口眼㖞斜及半身不遂;又善祛风止痒,治麻风、疥癣等;还能定惊止痉,治小儿急慢惊风、破伤风。然蕲蛇和金钱白花蛇甘温有毒,祛风力强,久痹、顽癣多用;乌梢蛇则甘平无毒,药力缓和,风痹癣痒多用。

◎豨莶草、臭梧桐 均能祛风湿,通经络,止痒,常相须为用,共治风湿痹痛,肢体麻木,半身不遂,湿疹瘙痒等。然豨莶草性寒,善祛筋骨间的风湿;又能清热解毒,治疮痈肿毒。臭梧桐性凉,清热力缓,无论治热痹或寒痹皆用。

◎五加皮、桑寄生、狗脊 均归肝肾经,同具祛风湿,补肝肾,强筋骨之功,适用于风湿日久,肝肾虚损,腰膝酸软,脚弱无力等。然五加皮补肝肾力较强,又治肝肾亏虚之筋骨痿软,还能利水消肿,善治水肿、小便不利及脚气浮肿;桑寄生功善补肝肾固冲任而安胎,长于治胎漏下血,胎动不安;狗脊甘温,善治腰脊强痛难以俯仰,尚能补肾固摄,治肾虚尿频、遗尿及白带过多等。

2. 学习方法 结合本类药物味辛发散苦燥湿邪的特点,理解药物的性能功用;对于相似药物,如独活与威灵仙、秦艽与防己、五加皮与桑寄生等,采用对比、归纳的方法,学会鉴别应用,并指导临床辨证选药;对有毒性或有特殊用法和使用注意的药物,如川乌、草乌、雷公藤等,应加以注意。

 目标检测

1. 试述祛风湿药的含义、药性特点、功效、主治及使用时注意事项。
2. 既祛风湿又强筋骨的药有哪些? 各自的药性特点与功能是什么?
3. 试比较独活与羌活、秦艽与络石藤、五加皮与桑寄生药性、功效、主治病证有何异同?
4. 本节的有毒药物有哪些? 各自的用法用量及使用注意是什么?

第五章 化湿药

凡以气味芳香,性偏温燥,具有化湿运脾作用的药物,称为化湿药。

本类药物多辛香温燥,善芳化燥除湿浊、舒畅气机而健运脾胃,具有化湿健脾、和中开胃之功。

适用于脾为湿困、运化失常所致的脘腹痞满、呕吐泛酸、大便溏薄、食少体倦、舌苔白腻,或湿热困脾之口甘多涎等。此外,本类药物通过化湿又能解暑,治暑温、阴寒闭暑、湿温等亦可选用。

湿证有寒湿与湿热之分,故在使用化湿药时,应根据不同的湿证进行适当的配伍,寒湿者当配温里散寒药,湿热者当配清热燥湿药。又湿性黏滞,湿阻每可滞气,行气有助于化湿,故使用化湿药时常配行气药。湿生每因脾虚,若为脾虚生湿者,当配补脾药等。

本类药物多属辛温香燥之品,易耗气伤阴,故阴虚血燥及气虚者宜慎用。又因其芳香,大多含挥发油,而挥发油又为其有效成分,故入汤剂不宜久煎,以免药效降低。

广藿香 Guǎnghuòxiāng
《名医别录》

为唇形科多年生草本广藿香 *Pogostemon cablin* (Blanco) Benth. 的干燥地上部分。主产于广东。夏秋季枝叶茂盛时采割,日晒夜闷,反复至干。切段,生用。

【性味归经】辛,微温。归脾、胃、肺经。

【功效】化湿,解暑,止呕。

【应用】

1.湿滞中焦证 治湿浊内阻、中气不运所致脘腹痞闷、少食作呕、神疲体倦等症,每与苍术、厚朴等同用,如不换金正气散。

2.暑湿证及湿温证初起 治暑月外感风寒、内伤生冷之恶寒发热、头痛脘闷、呕恶吐泻,常配紫苏、厚朴、半夏等,如藿香正气散;治湿温初起、邪漫三焦,常与白豆蔻、杏仁、黄芩等配用;而治湿温时疫、邪在气分,证属湿热并重者,又常与黄芩、滑石、茵陈蒿等同用,如甘露消毒丹。

3.呕吐 治湿浊中阻之呕吐,本品最为适宜,单用即可,如与半夏配伍则效果更佳。若证属寒湿者,配丁香、白豆蔻等;属湿热者,配黄连、竹茹等;属妊娠呕吐者,配砂仁、苏梗等;属脾胃虚弱者,配党参、白术等。

此外,本品还可用治表证夹湿之证等。

【按语】本品芳香辛散而不峻烈,微温化湿而不燥热,入脾胃肺经,功善化湿醒脾、和中止呕、解暑发表。既治湿阻中焦之脘痞呕恶、胃呆不饥等;又治夏伤暑湿、感寒饮冷之寒热头痛、胸膈满闷、腹痛吐泻等;还治多种呕吐,湿浊内停者最宜。此外,经适当配伍后,亦可用于湿温时疫及表证夹湿等证。

【常用配伍】藿香配佩兰 藿香微温,化湿力较强,且兼发表,又善治夏月感寒饮冷之阴寒闭暑证及表证夹湿;还能止呕,治寒湿等所致的恶心呕吐。佩兰则性平偏凉,药力平和,又善治脾经湿热之口中甜腻、多涎或口苦等证。两者均辛香入脾胃而善化湿解暑,治湿阻中焦、湿温初起及暑湿证等,常相须为用。

【用法用量】煎服,5~10g。鲜品加倍。藿香叶偏于发表;藿香梗偏于和中。鲜藿香解暑之力较强,夏季泡汤代茶,可作清暑饮料。

【使用注意】阴虚火旺者忌用。

【参考资料】

1. 文献摘要

《名医别录》:"疗风水毒肿,去恶气,疗霍乱、心痛。"

《本草图经》:"治脾胃吐逆,为最要之药。"

《本草正义》:"藿香芳香而不嫌其猛烈,温煦而不偏于燥烈,能祛除阴霾湿邪,而助脾胃正气,为湿困脾阳,倦怠无力,饮食不好,舌苔浊垢者最捷之药。"

2. 化学成分及药理作用　本品主要含挥发油,油中主要成分为广藿香醇、西车烯、α-广藿香烯、β-广藿香烯等多种倍半萜和广藿香酮等。此外,还含丁香酚、桂皮醛、广藿香吡啶等。本品水煎液有抗真菌、抗病毒、抗钩端螺旋体作用。水提物有钙拮抗作用。挥发油能刺激胃黏膜,促进胃液分泌,促进消化功能,对胃肠有解痉作用。广藿香酮有防腐和广谱抗菌作用。

3. 现代应用　现代本品与野菊花、黄芩、猪胆粉等配伍,用治急、慢性鼻炎,过敏性鼻炎,症见鼻塞,涕黄黏稠,或鼻痒喷嚏属风热上攻,热毒蕴肺者,如鼻炎康片;或与板蓝根、连翘、芦根等配伍,用治风热感冒、温病发热及上呼吸道感染,流感,腮腺炎等病毒感染疾病,如抗病毒口服液;或与土茯苓、益母草等配伍,治急性肾炎水肿,慢性肾炎急性发作,如肾富康胶囊。

佩 兰 Pèilán
(《神农本草经》)

为菊科多年生草本佩兰 *Eupatorium fortunei* Turcz. 的干燥地上部分。主产于江苏、河北、山东等地。夏、秋两季分两次采割。切段鲜用或晒干生用。

【性味归经】辛,平。归脾、胃、肺经。

【功效】化湿,解暑。

【应用】

1. 湿滞中焦证　治湿阻中焦之证,二药常相须为用,并常配苍术、厚朴等,以增强化湿之力;治脾经湿热之口中甜腻、多涎、口臭等,轻者单用,重者常配黄芩、滑石、栀子等同用。

2. 外感暑湿或湿温初起　治暑湿证常与藿香、荷叶、青蒿等配用;而治湿温初起,可与藿香、滑石、薏苡仁等配用。

【按语】本品辛香宣化,性平偏凉,入脾胃肺经。善醒脾而除中洲陈腐秽浊之气,具有良好的化湿、解暑之功,鲜品作用更佳。既治湿阻中焦之胃呆不饥,或湿热困脾之口中甜腻、多涎、口气腐臭;又治外感暑湿或湿温初起等证。

【常用配伍】佩兰配藿香　佩兰性平偏凉,药力平和,又善治脾经湿热之口中甜腻、多涎或口苦等证。藿香微温,化湿力较强,且兼发表,又善治夏月感寒饮冷之阴寒闭暑证及表证夹湿;还能止呕,治寒湿等所致的恶心呕吐。两者均辛香入脾胃而善化湿解暑,治湿阻中焦、湿温初起及暑湿证等,常相须为用。

【用法用量】煎服,5～10g。鲜品加倍。

【参考资料】

1.文献摘要

《素问·奇病论》:"津液在脾,故令人口甘也,此肥美之所发也……治之以兰,除陈气也。"

《神农本草经》:"主利水道,杀蛊毒,辟不详,久服益气,轻身不老,通神明。"

2.化学成分及药理作用　本品全草主要含挥发油。油中成分为聚伞花素、乙酸橙花醇酯和百里香酚甲醚。花及叶主要含宁德洛非碱、蒲公英甾醇、豆甾醇、β-谷甾醇、二十八醇及棕榈酸等。茎、叶主要含延胡索酸、琥珀酸、甘露醇等。本品挥发油及聚伞花素、乙酸橙花醇酯,对流感病毒有直接抑制作用。挥发油有显著祛痰作用。总生物碱在体外试验中有一定的抗肿瘤活性。

3.现代应用　据报道,以佩兰配伍藿香、白术、扁豆、茯苓、杏仁、苡仁、滑石等,治疗暑温夹湿,伤及肠胃之腹泻效果良好,两剂而愈。

苍术 Cāngzhú

《神农本草经》

为菊科多年生草本茅苍术 Atractylodes lancea (Thunb.) DC. 或北苍术 Atractylodes chinensis (DC.) Koidz. 的干燥根茎。前者主产于江苏、湖北、河南等地,以产于江苏茅山一带者质量最好,故名茅苍术,简称茅术;后者主产于内蒙古、山西、辽宁等地。春秋季采挖。晒干。切厚片,生用或者麸炒用。

【性味归经】辛、苦,温。归脾、胃经。

【功效】燥湿健脾,祛风湿,发表。

【应用】

1.**湿滞中焦证**　治寒湿阻滞中焦、脾失健运之脘腹痞闷、呕恶食少、吐泻乏力及舌苔白腻等症最为适宜,并常与厚朴、陈皮等配伍,如平胃散。又可用于水湿、痰饮内停或湿热内蕴所致诸证,若为痰饮或湿溢水肿者,当配陈皮、茯苓、生姜皮等;若为湿热或湿温者,当配黄芩、黄连、滑石等;若为湿浊带下者,当配白术、茯苓、芡实等。

2.**风湿痹痛**　多用治风寒湿痹,湿胜者尤宜,常配用羌活、独活、威灵仙等;若治湿热痹痛,当配黄柏同用,即二妙散;或与石膏、知母等同用,如白虎加苍术汤。还可用于湿热下注之痿躄、湿疮湿疹及脚气肿痛等。

3.**外感表证夹湿**　治风寒表证夹湿者,常与防风、羌活、独活等配伍;而证属风热表证夹湿者,常与荆芥、防风、金银花等配伍。

此外,本品尚能明目,用治夜盲症及眼目昏涩(如角膜软化症),可单用,或与羊肝、猪肝蒸煮同食。

【按语】本品辛苦性温燥散,入脾胃经。内可化湿浊之郁,外能散风湿之邪,故有燥湿健脾、祛风湿和发表之功。凡湿邪为病,不论表里上下,皆可应用。既主治湿阻中焦、风湿痹痛、表证夹湿、痰饮及水肿等,又可治湿浊带下、湿热下注之痿躄、疮疹及脚气肿痛等。兼寒者径用,兼热者当配苦寒清泄之品。此外,本品还能明目,治夜盲症及眼目昏涩等。

【常用配伍】苍术配厚朴　苍术长于健脾,尤宜于湿阻中焦、脾失健运者;能祛风湿,治痹证尤以湿胜者为宜;其发表之功可用治外感风寒夹湿之表证;尚能明目,治夜盲症及眼目昏涩等。厚朴则长于行气,尤宜于中焦湿阻兼气滞胀满者,及胃肠气滞证,为消胀除满之要药;又能消痰下气平喘,治痰饮喘咳痰多。两者均为辛苦温燥之品,主入脾胃经,善燥湿,主治湿阻中焦证,常相须为用。

【用法用量】煎服,5~10g。生用燥性强,炒用燥性稍减。

【使用注意】阴虚内热、气虚多汗者忌用。

【参考资料】

1.文献摘要

《神农本草经》:"主风寒湿痹,死肌,痉,疸。"

《珍珠囊》:"诸湿肿非此不能除,能健胃安脾。"

《本草纲目》:"治湿痰留饮……及脾湿下流,浊沥带下,滑泻肠风。"

2.化学成分及药理作用　茅苍术根茎主要含挥发油,油中主要成分为苍术醇、苍术酮等。其他尚含少量维生素A样物质、维生素B、菊糖及多种无机元素等。北苍术根茎主要含挥发油,油中主要成分为β-桉叶醇、苍术呋喃烃,还含β-芹子烯、榄香烯、苍术酮和茅术醇等。

本品能抗实验性胃溃疡及胃炎,对胃肠运动有调节作用。能保肝、降血糖及显著增加尿中的钠钾排泄。苍术挥发油小剂量对蛙有镇静作用,同时能使脊髓反射亢进,较大剂量则呈抑制作用,可至呼吸麻痹而死亡。所含β-桉叶醇等有抗缺氧作用。挥发油、茅术醇及β-桉叶醇等在体外对食管癌细胞有抑制作用。

3.现代应用　现代本品与艾叶、薄荷、地肤子等配伍,外用治真菌性、滴虫性及非特异性阴道炎,症见阴部瘙痒红肿,带下量多、色黄或如豆渣状,口苦口干,尿黄便结属湿热下注者,如洁尔阴洗液;或与茯苓、防己、人参等配伍,治慢性肾炎,症见浮肿、腰痛、乏力、怕冷、夜尿多属脾肾阳虚、水湿内停者,如肾炎舒片;或与厚朴、枳壳、法半夏等配伍,治慢性胃炎、消化性溃疡、慢性胆囊炎,症见胸胁胀满、胃脘痞塞疼痛、嘈杂嗳气、呕吐酸水、大便不调属肝胃不和、湿浊中阻者,如舒肝平胃丸。

厚　朴　Hòupò

(《神农本草经》)

为木兰科落叶乔木厚朴Magnolia officinalis Rehd. et Wils. 或凹叶厚朴Magnolia officinalis Rehd. et Wils. var. *bilota* Rebd. et Wils. 的干燥干皮、根皮及枝皮。主产于四川、湖北、安徽等地。4~6月剥取,根皮及枝皮直接阴干.干皮置沸水中微煮后堆置阴湿处,"发汗"至内表面变紫褐色或棕褐色时,蒸软,取出,卷成筒状,干燥。生用,或姜汁制用。

【性味归经】苦、辛,温。归脾、胃、肺、大肠经。

【功效】燥湿,行气,消积,平喘。

【应用】

1.**湿阻中焦证**　治湿阻中焦、脾胃气滞之脘痞腹满、不思饮食、呕恶吞酸、倦怠便溏等症,常与苍术、陈皮等同用,如平胃散。

2.**肠胃积滞**　治肠胃积滞之大便秘结,常与枳实、大黄配用,即厚朴三物汤。若治热结肠胃之大便燥坚难下者,又常配大黄、芒硝、枳实等,即大承气汤,可收峻下热结、消积导滞之良效。

3.**痰饮喘咳**　若为宿有喘病,又新感风寒而发者,可与桂枝、杏仁等配用,如桂枝加厚朴杏子汤;若为痰湿内阻之胸闷喘咳、痰多清稀者,又常与苏子、橘皮、当归等配用,如苏子降气汤。

【按语】本品苦能下气,辛以散结,温可燥湿,主入脾胃大肠,兼入肺经。既可下有形实满,又可除无形湿满,为消除湿滞痞满之要药,功善燥湿、行气、消积、平喘。凡食积、湿停、痰壅、气滞所致诸病证,无论是湿阻中焦、脾胃气滞所致的脘痞纳呆,还是肠胃积滞之大便秘结,抑或痰饮阻肺、肺气不降之咳喘气逆等证,皆可投用。兼寒者最宜,兼热者当配伍相应的寒凉药。

【常用配伍】

1.厚朴配草豆蔻　厚朴行气消胀、燥湿除满;草豆蔻温中散寒燥湿。二药伍用,有温中行气、燥湿除满之功效,用于治疗脾胃伤于寒湿所致之脘腹胀满或疼痛、不思饮食、食积、泄泻等。

2.厚朴配干姜　厚朴苦温,下气化湿除满;干姜辛热,温中散寒、运脾化湿。二者伍用,共奏温中散寒、化湿行气之功效,用于治疗寒湿中阻、胃肠气滞之脘腹胀满、大便溏泻,或胃寒时痛、泛吐清水者。

3.厚朴配麻黄　厚朴下气消痰以平喘;麻黄宣发肺气以平喘。两药合用,有解表平喘之功效,用于治疗素有喘病,偶感风寒而见恶寒发热、无汗喘咳、痰多者。

【用法用量】煎服,3～10g。

【使用注意】体虚及孕妇慎用。

【参考资料】

1.文献摘要

《神农本草经》:"主中风伤寒,头痛,寒热惊悸,气血痹,死肌,去三虫。"

《名医别录》:"温中益气,消痰下气。疗霍乱及腹痛胀满,胃中冷逆,胸中呕不止,泄痢淋露,除惊,去留热心烦满,厚肠胃。"

王好古:"治肺气胀满,膨而喘咳。"(引自《本草纲目》)

2.化学成分及药理作用　本品主要含挥发油,油中主要成分为β-桉叶醇。并含厚朴酚、异厚朴酚、和厚朴酚、四氢厚朴酚等木脂素类化合物及少量的木兰箭毒碱等。

本品煎剂有广谱抗菌作用,对肺炎球菌、白喉杆菌、溶血性链球菌、枯草杆菌、志贺氏及施氏痢疾杆菌、金黄色葡萄球菌及常见的致病真菌有抑制作用;有显著箭毒样作用。对肠管小剂量出现兴奋,大剂量则为抑制。对支气管亦有兴奋作用。挥发油有驱风健胃作用。厚朴碱、木兰箭毒碱等能使运动神经末梢麻痹,引起全身骨骼肌松弛。厚朴碱及厚朴花有降压作用,降压时反射性地引起呼吸兴奋,心率增加。厚朴酚对实验性胃溃疡有防治作用,并对组织胺所致的十二指肠痉挛有抑制作用,还能抑制胃酸分泌。厚朴的乙醚浸膏及厚朴酚、异厚朴酚均有中枢抑制作用。厚朴酚及和厚朴酚有抗肿瘤作用。

3.现代应用　本品与大黄、槟榔、金钱草等配伍,治胆道结石、胆道感染及胆囊炎,症见胁肋胀痛,发热尿黄,大便不通属湿热蕴毒腹气不通者,如利胆排石片;或与枳实、姜黄、黄芩等配伍,用治胃肠功能紊乱、幽门梗阻,症见脘腹胀痛、烦热口苦、倒饱嘈杂、二便不利属脾虚气滞、湿热郁结者,如中满分消丸;或与槟榔、牵牛子、木香等配伍,治胃炎、急性胃肠炎,症见胃脘疼痛、嗳腐酸臭、呕逆属气郁食滞者,如开胸顺气丸。

【附药】厚朴花　为厚朴的花蕾。味辛、苦,性微温。归脾、胃经。功能芳香化湿,行气宽胸。适用于湿阻气滞之脘腹胀满、食欲不振等症。用量3～6g。

砂 仁 Shārén

(《药性本草》)

为姜科多年生草本阳春砂 *Amomum villosum* Lour.、海南砂 *Amomum longiligulare* T. L. Wu 或绿壳砂 *Amomum villosum* Lour. var. *xanthioides* T. L. Wu et Senjen 的干燥成熟果实。阳春砂主产于我国广东、广西等地;海南砂主产于广东、海南岛及湛江地区;绿壳砂主产于越南、泰国、印度尼西亚等地。以阳春砂质量为优。均于夏秋间果实成熟时采收,晒干或低温干燥。用时打碎,生用。

【性味归经】辛,温。归脾、胃经。

【功效】化湿开胃,温脾止泻,理气安胎。

【应用】

1.**湿阻中焦,脾胃气滞证**　治湿阻或气滞所致脾胃不和诸证,证属寒湿气滞者尤宜,常配厚朴、陈皮、枳实等;若证兼脾气虚弱者,又常配木香、人参、白术等,如香砂六君子汤。

2.**脾胃虚寒吐泻**　治脾胃虚寒之呕吐、泄泻,可单用研末吞服,或与干姜、附子、炒白术等配用,以增强药力。

3.**妊娠气滞恶阻及胎动不安**　治妊娠气滞恶阻之呕逆不能食,可单用本品炒熟研末服,或配生姜、陈皮、竹茹等;治妊娠气滞之胎动不安,可配苏梗、陈皮、香附等;兼体虚者可配人参、黄芪、白术等,如泰山磐石散。

【按语】本品辛香温散,入脾胃经,善芳化中焦之湿浊、温理脾胃之滞气,具有良好的化湿开胃、温脾止泻、理气安胎作用,凡脾胃寒湿气滞所致病证均可选用。既善治湿困脾土及脾胃气滞所致的脘腹胀满、不思饮食,又善治脾胃虚寒之吐泻,还善治妊娠气滞之恶阻及胎动不安等证。

【常用配伍】

1.**砂仁配陈皮**　二者皆为辛温之品,有行气调中之功。但砂仁偏于化湿醒脾,陈皮偏于燥湿健脾。相伍为用,其理气除湿、和胃调中之功效更著,用于治疗湿邪中阻、脾失健运之纳呆、脘闷、腹泻等症。

2.**砂仁配厚朴**　二者均能行气除湿,但砂仁辛香,偏于醒脾开胃;厚朴苦降,偏于消胀除满。二药相须为用,可加强行气化湿开胃之功效,用于治疗气滞或湿郁所致之腹痛胀满、纳差纳呆等。

3.**砂仁配桑寄生**　砂仁理气醒脾安胎;桑寄生补益肝肾而安胎。二者合用,可加强安胎之功效,用于治疗胎动不安、腰坠腹痛之症。

【用法用量】煎服,5~10g。宜后下。

【使用注意】阴虚有热者忌服。

【参考资料】

1.文献摘要

《药性本草》:"主冷气腹痛,止休息气痢,劳损。消化水谷,温暖脾胃。"

《珍珠囊》:"治脾胃气结滞不散。"

《药品化义》:"若呕吐恶心,寒湿冷泻,腹中虚痛,以此温中调气;若脾虚饱闷,宿食不消,酒毒伤胃,以此散滞化气;若胎气腹痛,恶阻食少,胎胀不安,以此运行和气。"

2. 化学成分及药理作用 本品有抗溃疡、抑制胃酸分泌、增进胃肠运动及抗血小板凝集作用。煎剂对豚鼠离体肠管,低浓度有兴奋作用,高浓度则转为抑制。阳春砂主要含挥发油,油中主要成分为乙酰龙脑酯、樟烯、樟脑、龙脑、柠檬烯、α-蒎烯等。并含皂苷及多种无机元素等;海南砂主要含挥发油,油中主要成分为α-蒎烯、β-蒎烯、桉叶醇、对-聚伞花素、柠檬烯、樟烯、乙酰龙脑酯及樟脑及多种无机元素等;绿壳砂主要含挥发油,油中主要成分为樟脑、橙花椒醇、乙酰龙脑酯、龙脑、柠檬烯、α-蒎烯及多种无机元素等。

3. 现代应用 本品与苍术、厚朴、木香等配伍,治胃功能紊乱、慢性胃炎、慢性肠炎、胃神经官能症、消化不良、胃及十二指肠溃疡,症见胸脘满闷痞塞、纳呆食少、呕秽恶心属湿浊中阻、脾胃不和者,如香砂平胃颗粒;与冰片、川芎、广藿香油等配伍,可缓解心绞痛、心肌梗死,如心舒静吸入剂。

【附药】砂仁壳 为砂仁之果壳。性味功效与砂仁相似,而温性略减,药力较弱,适用于寒湿气滞所致的脘腹胀满、呕恶食少等症。煎服,5~10g。

豆蔻 Dòukòu
《开宝本草》

为姜科多年生草本白豆蔻 Amomun kravanh Pirre ex Gagnep. 的干燥成熟果实。主产于柬埔寨、老挝、越南、斯里兰卡等地。我国云南、广东、广西等地亦有栽培。秋季采收。晒干。生用,用时捣碎。

【性味归经】辛,温。归肺、脾、胃经。

【功效】化湿行气,温中止呕。

【应用】

1. 湿滞中焦及脾胃气滞证 治湿滞中焦及脾胃气滞所致的脘腹胀满、不思饮食等,常与厚朴、陈皮等配用。治湿温病,证属湿温初起之胸闷不饥、舌苔浊腻者,可配滑石、薏苡仁、杏仁等,如三仁汤;证属邪在中焦、湿热并重者,可配黄芩、滑石、茯苓皮等,如黄芩滑石汤。

2. 呕吐 多用治寒湿气滞所致之呕吐反胃,可单用为末服,或配藿香、半夏、生姜等。若治小儿胃寒吐乳,可与砂仁、甘草等同研细末,常掺口中。

【按语】本品辛香温散,入肺脾胃经,作用偏于中上二焦,功善化湿行气、温中止呕。既适用于湿阻中焦、脾胃气滞之胸脘不畅、不饥食少,又可用于寒湿气滞所致之呕吐反胃。此外,通过适当配伍,还可用于湿温初起或邪在中焦等证。

【常用配伍】豆蔻配砂仁 豆蔻温中化湿、行气开胃、止呕止痛;砂仁燥湿散寒、醒脾宽中、行气止痛。二者相须为用,有化湿醒脾、温中散寒、行气宽中、和胃止呕之功效,用于治疗脾胃虚寒、湿浊内蕴、气机不畅之胸闷不舒、脘腹胀满、纳呆食少、呕吐、泄泻等。

【用法用量】煎服,3~6g。入散剂为好。入汤剂宜后下。

【使用注意】火升作呕者不宜用。

【参考资料】

1. 文献摘要

《开宝本草》:"主积冷气,止吐逆反胃,消谷下气。"

《本草备要》:"除寒燥湿,化食宽膨。"

2. 化学成分及药理作用 本品主要含挥发油,油中主要成分为桉叶素、β-蒎烯、α-蒎烯、丁香烯、龙脑乙酸乙酯及 α-松油醇等。本品能促进胃液分泌,增进胃肠蠕动,制止肠内异常发酵,祛除胃肠积气,故有芳香健胃作用。其挥发油能增强小剂量链霉素对豚鼠实验性结核的作用。所含 α-萜品醇与 4-松油醇均有显著的平喘作用。果壳水煎剂对志贺氏痢疾杆菌有抑制作用。

3. **现代应用** 本品与香附、香橼、人参等配伍,治急、慢性胃炎消化性溃疡,胃神经官能症,症见胃脘疼痛,窜及两胁,胸胁胀满,嗳气嘈杂,属肝胃气滞者,如养胃宁胶囊;或与党参、干姜、白术等配伍,用治小儿迁延性腹泻、慢性肠炎、胃肠功能紊乱、肠易激综合征,症见脘腹挛痛,呕吐泄泻,消化不良属脾胃虚寒者,如丁蔻理中丸。

【附药】豆蔻壳 为白豆蔻的果壳。性味功效与白豆蔻相似,但温性略减,力亦较弱。适用于湿阻气滞所致的胸脘痞闷、食欲不振及呕吐等。用量同白豆蔻。

草豆蔻 Cǎodòukòu
《名医别录》

为姜科多年生草本草豆蔻 *Alpinia katsumadai* Hayata 的干燥近成熟种子。主产于广西、广东等地。夏、秋两季采收。用沸水略烫,晒至半干,除去果皮,取其种子团,晒干。捣碎生用。

【性味归经】辛,温。归脾、胃经。

【功效】燥湿行气,温中止呕。

【应用】

1. **寒湿中阻,脾胃气滞证** 治寒湿中阻、脾胃气滞所致的脘腹冷痛、恶心呕吐等症,常配半夏、陈皮、生姜等,以增药力。

2. **虚寒夹湿久泻** 治脾虚有寒夹湿之久泻,常与炒白术、煨木香、煨诃子等配用。

【按语】本品辛香温燥,入脾胃经,功能燥湿行气,温中止呕。既适用于寒湿中阻、脾胃气滞所致的脘腹冷痛、恶心呕吐,又可治脾虚有寒夹湿之久泻等。

【用法用量】煎服,5~10g。不宜久煎。

【使用注意】阴虚血少者忌用。

【参考资料】

1. 文献摘要

《名医别录》:"温中,心腹痛,呕吐,去口臭气。"

《开宝本草》:"下气,止霍乱。"

《珍珠囊》:"益脾胃,去寒,又治客寒心胃痛。"

2. 化学成分及药理作用 本品主要含挥发油,油中主要成分为桂皮醛、金合欢醇、桉叶素、和葎草烯等。此外,还含槲皮素、山柰酚等黄酮类化合物,以及二苯基庚烷类化合物。本品煎剂对金黄色葡萄球菌、痢疾杆菌及大肠杆菌有抑制作用。对豚鼠离体肠管,低浓度呈兴奋作用,高浓度则转为抑制。

3. 现代应用 本品与豆蔻、大黄、当归等配伍,治急慢性胃炎、消化性溃疡,胃神经官能症,症见胃脘疼痛,窜及两胁,胸胁胀满,嗳气嘈杂属肝胃气滞者,如养胃宁胶囊;与党参、山药、陈皮等配伍,用治缺铁性贫血,症见面色萎黄、头晕、纳差、心悸气短、食后腹胀、神疲倦怠、失眠健忘、大便溏泻属脾胃虚弱、气血两虚者,如益中生血片。

草 果 Cǎoguǒ

（《宝庆本草折中》）

为姜科多年生草本草果 *Amomum tsao-ko* Crevost et Lemaire 的干燥成熟果实。主产于云南、广西、贵州等地。秋季果实成熟时采收。晒干或低温干燥。将原药炒至焦黄色并微鼓起，捣碎取仁用；或将净草果仁姜汁微炒用。

【性味归经】辛，温。归脾、胃经。

【功效】燥湿散寒，除痰截疟。

【应用】

1.寒湿中阻证　善治寒湿中阻之脘腹胀痛、呕吐泄泻、舌苔浊腻，常与砂仁、厚朴、苍术等配伍。

2.疟疾　治疟疾证属寒湿偏盛者最宜，多配常山、知母、槟榔等同用，如草果饮；亦可用治山岚瘴气、秽浊湿邪所致的瘴疟，并常与柴胡、黄芩、槟榔等同用。

【按语】本品辛散温燥，有特异的香味，入脾胃经，燥湿与温中作用均强于草豆蔻。功能燥湿散寒、除痰截疟，主治寒湿阻滞脾胃之脘腹胀痛吐泻及湿浊瘴气所致的疟疾等证。

【常用配伍】砂仁配草果　砂仁辛温，行气化湿、醒脾和胃；草果温燥辛烈，温中散寒、燥湿化痰。二药相须为用，其逐寒燥湿、温脾和胃之功效尤著，用于治疗寒湿困脾、痰浊中阻、气机不畅之胸脘痞闷、腹痛腹胀、恶心呕吐、纳差食少之症。

【用法用量】煎服，3～6g。去壳取仁捣碎用。

【使用注意】阴虚血少者忌用。

【参考资料】

1.文献摘要

《宝庆本草折中》："主温中，去恶气，止呕逆，定霍乱，消酒毒，快脾暖胃。"

《饮膳正要》："补胃，下气。"

《本草纲目》："草果，与知母同用，治瘴疟寒热，取其一阴一阳，无偏胜之害。盖草果治太阴独胜之寒，知母治阳明独胜之火也。"

2.化学成分及药理作用　本品主要含挥发油，油中主要成分为 α-和β-蒎烯、1,8-桉油素、对-聚伞花素、壬醛、芳香醇、樟脑、α-松油醇、橙花醛、香叶醇、草果酮、橙花椒醇等。100%生、炒、姜草果煎剂 1ml 均能提高离体家兔十二指肠自发活动的紧张性，使之振幅加大；均可拮抗肾上腺素对回肠活动的抑制作用。所含 α-和β-蒎烯有镇咳祛痰作用，而β-蒎烯有较强的抗炎、抗真菌作用，1,8-桉叶素有镇痛、解热、平喘作用。香叶醇有抗细菌、真菌及驱豚鼠蛔虫作用。

3.现代应用　据报道，以草果为主或适当配伍还可用于治疗其他多种疾病。如用草果配柴胡、桂枝等14味中药组成柴桂草果汤，治疗流感行性感冒300例，总有效率为95.31%。以草果15g，诃子5g，山奈5g，官桂5g，焙干研细末，再以樟脑5g，一起入香油125g中，装入盐水瓶，密封浸泡三天后，外擦用治斑秃，治疗30例，均愈。

学习小结

1.学习内容

（1）学习层次分类表

学习层次	具体药物	学习要求
掌握	藿香、苍术、厚朴、砂仁	学习药物的性能、功效、主治病证、特殊的用量用法和使用注意
熟悉	佩兰、豆蔻	学习药物的功效、主治病证、特殊的用量用法和使用注意
了解	草豆蔻、草果	学习药物的功效、特殊的用量用法和使用注意

（2）相似药物功用比较

◎藿香、佩兰　均辛香入脾胃而善化湿解暑，治湿阻中焦、湿温初起及暑湿证等，常相须为用。然藿香微温，化湿力较强，且兼发表，又善治夏月感寒饮冷之阴寒闭暑证及表证夹湿；还能止呕，治寒湿等所致的恶心呕吐。佩兰则性平偏凉，药力平和，又善治脾经湿热之口中甜腻、多涎或口苦等证。

◎苍术、厚朴　均辛苦温燥，治湿阻中焦诸症。然苍术兼健脾，湿阻兼脾虚食少便溏者多用；厚朴兼行气，湿阻兼气滞胀满者宜之，并治脾胃气滞。其次，苍术能祛风湿而除痹，治风湿痹痛；厚朴能消积，治食积胀满或大便秘结。其三，苍术兼发表、明目，治表证夹湿、夜盲及目昏眼涩；厚朴善平喘，治咳喘痰多。此外，苍术还可治湿浊带下、湿疮、湿疹及脚气肿痛等。

◎砂仁、豆蔻　均芳香辛温，均善化湿行气、温中止呕，治湿阻中焦、脾胃气滞及胃寒呕吐等证。然砂仁唯入中焦脾胃而力稍强，兼止泻、安胎，又善治湿滞或虚寒泄泻，以及妊娠气滞恶阻、胎动不安等证；豆蔻则既入中焦脾胃，又入上焦肺，药力虽较缓，但又可治湿温初起或邪在中焦等证。

◎草豆蔻、草果　均辛香温燥，均善燥湿温中散寒，治寒湿中阻诸症。然草豆蔻力稍缓，又兼行气、止呕，治脾胃气滞及虚寒久泻。而草果味异香，力较强，又兼除痰截疟，治疟疾证属寒湿偏盛者。

2.学习方法　结合本类药物辛而芳香、其性温燥，化湿行气的特点，理解药物的性能功用；对于相似药物，如广藿香与佩兰、苍术与厚朴等，采用对比、归纳的方法，学会鉴别应用，并指导临床辨证选药；对有特殊用法和使用注意的药物，如广藿香、苍术、砂仁等，应加以注意。

目标检测

1.何谓芳香化湿药？其性能特点是什么？

2.试述芳香化湿药的功效、适应证、配伍方法及使用注意。

3.试述苍术、砂仁的药性、功能、主治病证及使用注意。

4.试比较下列各组药物性味、功效及主治证的异同：藿香与佩兰、苍术与厚朴、砂仁与豆蔻。

5.简述下列各组药物性味、功效的异同：草豆蔻与草果、藿香与香薷、藿香与紫苏。

第六章　利水渗湿药

凡能通利水道,渗泄水湿,治疗水湿内停病证为主要功用的药物,称为利水渗湿药。

本来药物多甘淡或苦,性多寒凉或平,多入膀胱、脾、小肠经。淡能渗、能利,具有利水消肿、利尿通淋、利湿退黄等功效。

主要用于小便不利、水肿、淋证、黄疸。此外,还能用于湿疹、湿疮、湿温、湿痹、带下等水湿所致的各种病证。

利水渗湿药根据功效的不同,分为利水消肿药、利尿通淋药、利湿退黄药。

应用利水渗湿药,须视不同病证,选用相应的药物。如水肿骤起有表证者,配宣肺发汗药;水肿日久,脾肾阳虚者,配温补脾肾药;湿热合邪者,配清热药;热伤血络而尿血者,配凉血止血药。此外,气行则水行,气滞则水停,故利水渗湿药常与理气药同用,以增强疗效。

易耗伤津液,阴虚津亏者慎用。

第一节　利水消肿药

利水消肿药性味多甘淡平,淡能渗能利,能利水渗湿,服药后能使小便通畅,尿量增多。具有利水消肿的作用,用于水湿内停而引起的水肿,小便不利,以及泄泻,痰饮等证。

茯　苓 Fúlíng
（《神农本草经》）

本品为多孔菌科真菌茯苓 *Poria cocos*（Schw.）Wolf 的干燥菌核。野生或栽培。主产于云南、湖北、安徽、四川等地。产云南者称"云苓",质较优。多于 7～9 月采挖,挖出后除去泥沙,堆置"发汗"后,摊开晾至表面干燥,再"发汗",反复数次至现皱纹、内部水分大部分散失后,阴干,称为"茯苓个";或将鲜茯苓按不同部位切制,阴干,分别称为"茯苓皮"及"茯苓块"。

【性味归经】甘、淡,平。归心、肺、脾、肾经。

【功效】利水渗湿,健脾安神。

【应用】

1. 水肿,小便不利　治水肿、小便不利,多与猪苓、白术、泽泻配伍,如五苓散;脾肾阳虚水肿,常配附子、白术、生姜等,如真武汤。若水热互结,阴虚小便不利之水肿,可与滑石、猪苓、泽泻等同用,如猪苓汤。

2. 脾虚诸证　治脾胃虚弱,食少纳呆,体倦乏力,便溏等,配人参、白术、甘草,即四君子汤;治脾虚停饮,胸胁支满,目眩心悸,常与桂枝、白术、甘草等同用,如苓桂术甘汤;治脾虚泄泻,多与人参、白术、山药等配伍,如参苓白术散。治中气下陷,多与黄芪、人参、白术等配伍,如补中益气汤。

3. 心悸,失眠　治心脾两虚,气血不足之心悸怔忡,健忘失眠,常与黄芪、当归、远志等,如归脾汤;若水气凌心之心悸,与桂枝、白术、生姜同用,如茯苓甘草汤。

【使用注意】本品甘淡渗利,故阴虚而无湿热、虚寒滑精、气虚下陷者慎服。

【用法用量】煎服。10~15g。

【按语】本品为健脾渗湿要药,凡脾虚湿困引起的诸证,均为主治。其特点是性质平和,补而不峻不腻,泻而不猛,既能扶正又能祛邪。

【常用配伍】

1. **茯苓配半夏**　茯苓长于健脾利湿,半夏善于除痰降逆,两者合用,具有除痰止呕作用,用于治疗痰饮、呕吐、腹胀、水肿等证。

2. **茯苓配党参、白术**　三药均有健脾补中之效,党参、白术健脾补气作用强,合白术之淡渗利湿之长,合用健脾利湿、补脾宁心,用于治疗脾虚湿盛所致的脘腹胀满、食少便溏以及心脾两虚所致的心悸气短乏力等。

【参考资料】

1. 文献摘要

《医学启源》:"如小便利,或数服之,则损人目;如汗多人服之,损元气,夭人寿。"

《神农本草经》:"主胸胁逆气,忧恚惊邪,恐悸……利小便,久服安魂养神,不饥,延年。"

2. 化学成分及药理作用　本品主要含多糖,如茯苓聚糖、茯苓次聚糖,还含有茯苓酸、乙酰茯苓酸等三萜类化合物。茯苓煎剂、糖浆剂、醇提取物、乙醚提取物,分别具有利尿、镇静、抗肿瘤、降血糖、增加心肌收缩力的作用。茯苓多糖有增强免疫功能的作用。茯苓有护肝作用,能降低胃液分泌、对胃溃疡有抑制作用。

3. 现代应用　现代将茯苓和葱白捣碎敷于气海和关元穴上,上盖热水袋,治疗组产后尿潴留,疗效显著。茯苓还可用治斑秃、小儿秋季腹泻、内耳眩晕症、精神分裂症等。

【附药】

1. **茯苓皮**　为茯苓菌核的黑色外皮。性味同茯苓,功专行皮肤水湿。多用于皮肤水肿,常与五加皮、陈皮等同用。如五皮饮。用量15~30g。

2. **茯神**　为茯苓菌核生长中天然抱有松根者。有宁心安神之功,专用于心神不安,惊悸,健忘等。性味及用量同茯苓。

薏苡仁 Yìyǐrén
(《神农本草经》)

本品为禾本科植物薏苡 *Coix lacryma-jobi* L. var. *ma-yuen*(Roman.)Stapf 的干燥成熟种仁。主产于福建、河北、辽宁等地。秋季果实成熟时采收。生用或炒用。

【性味归经】甘、淡,凉。归脾、胃、肺经。

【功效】健脾渗湿,除痹止泻,清热排浓,除痹。

【应用】

1. **水肿,脚气,小便不利**　湿热下注引起的脚气浮肿,多与苍术、牛膝、黄柏配伍,即四妙丸。

2. **脾虚泄泻**　多与党参、白术、山药等同用,如参苓白术散。

3. **肺痈,肠痈**　治肺痈、胸痛、咳吐脓痰,常与苇茎、冬瓜仁、桃仁等同用,如苇茎汤;治肠痈,可与附子、败酱草等同用,如薏苡附子败酱散。

4.湿痹筋脉拘挛 若风湿日久,筋脉挛急,常配伍桂枝、苍术、当归等,如薏苡仁汤。若风湿身痛发热,常与麻黄、杏仁、甘草同用,即麻杏薏甘汤。

【使用注意】脾虚无湿,大便燥结及孕妇慎服。

【用法用量】煎服,10～30g。生用排脓除痹,炒用健脾渗湿止泻。

【按语】本品甘淡微寒,归脾、胃、肺经。甘淡利湿,微寒清热,既能利水渗湿,又能健脾止泻,利水而不伤正,补脾而不滋腻,为淡渗清补之品。凡水湿滞留均可用之,尤以脾虚湿滞者为宜,常用于水肿、小便不利、脾虚泄泻等证。

【常用配伍】薏苡仁配杏仁 薏苡仁甘淡微寒,归脾、胃、肺经,利水渗湿,健脾除痹,清热排脓。杏仁性味苦温,归肺、大肠经,功用止咳平喘,润肠通便;肺为娇脏,喜润而恶燥。果仁多油质而润,杏仁、薏苡仁配伍,性平质润,可降肺、润肺、利肺,治疗肺痈。

【参考资料】

1.文献摘要

《本草新编》:"薏仁最善利水,不至损耗真阴之气,凡湿盛在下身者,最宜用之,视病之轻重,准用药之多寡,则阴阳不伤,而湿病易去。故凡遇水湿之症,用薏仁一、二两为君,而佐之健脾去湿之味,未有不速于奏效者也,倘薄其气味之平和而轻用之,无益也。"

《神农本草经》:"主筋急拘挛,不可屈伸,风湿痹,下气。"

2.化学成分及药理作用 本品主要含薏苡仁酯、薏苡仁素、薏苡仁油。本品醇提物有抗癌、抗菌作用,薏苡仁油能阻止或降低骨骼挛缩作用,对子宫呈兴奋作用。

3.现代应用 治疗扁平疣、癌症、坐骨神经痛、鞘膜积液。

泽 泻 Zéxiè
(《神农本草经》)

本品为泽泻科多年生植物泽泻 *Alisma orientalis*(Sam.)Juzep. 的干燥块茎,主产于福建、四川、江西等地。冬季茎叶开始枯萎时采挖,洗净,干燥,除去须根及粗皮。麸炒或盐水炒。

【性味归经】甘、淡,寒。归肾、膀胱经。

【功效】利水渗湿,泄热。

【应用】

1.水肿、小便不利,泄泻,痰饮 治疗水湿内停所致的水肿、小便不利,尤宜于偏热者,常与茯苓、猪苓等同用,如五苓散。治风痰眩晕所致的头目昏眩、呕恶,可与白术、麻黄、半夏、陈皮等配伍,即泽泻汤。

2.下焦湿热证 用于下焦湿热所致的淋浊及带下,配伍龙胆草、车前子、木通等,即龙胆泻肝汤。

【常用配伍】茯苓配泽泻 二者属甘淡平缓,均能导水下行,通利小便,泽泻兼有泄热之效,相互配伍,功效更著,用于治疗水湿停滞,小便不利,水肿及下焦湿热、带下、淋痛等证。

【使用注意】肾虚精滑无湿热者禁服。

【用法用量】煎服,5～10g。

【按语】本品甘淡渗利,寒能清泄,入肾与膀胱经。既能利水渗湿,又能清泄肾与膀胱之热,故为治下焦湿热及水肿兼热所常用。

【参考资料】

1. 文献摘要

《神农本经》:"主风寒湿痹,乳难,消水,养五脏,益气力,肥健。"

《名医别录》:"补虚损五劳,除五脏痞满,起阴气,止泄精、消渴、淋沥,逐膀胱、三焦停水。"

《本草纲目》:"渗湿热,行痰饮,止呕吐,泻痢,疝痛,脚气。"

2. 化学成分及药理作用 本品含泽泻醇A、B、C、D,泽泻醇A乙酸酯等四环三萜酮醇衍生物。还含有挥发油、脂肪酸等。本品煎剂有显著的利尿作用、抗血小板聚集的作用,泽泻的脂溶性部分有降胆固醇、降血脂、抗动脉粥样硬化作用。此外,有降血压、降血糖、减肥和抗炎作用。

3. 现代应用 有降血脂、降压作用,现代用于高脂血症、脂肪肝糖尿病及中耳积液的治疗。

猪 苓 Zhūlíng
(《神农本草经》)

本品为多孔菌科真菌猪苓 *Polyporus umbellatus* (Pers.) Fries 的干燥菌核。寄生于桦树、柞树等腐朽树根上。主产于陕西、河北、四川、云南等地。春、秋二季采挖,除去泥沙,干燥。切片入药,生用。

【性味归经】甘、淡,平。归肾、膀胱经。

【功效】利水渗湿。

【应用】**小便不利,水肿,泄泻,淋浊,带下** 可用于水肿、小便不利,无论寒热均可,如猪苓汤。治湿盛泄泻,本品能"利小便而实大便",如猪苓丸。还能用于湿热淋证,配生地、滑石、木通等,如十味导赤汤。

【使用注意】本品甘淡渗利,易伤阴,故水肿兼阴虚者不宜单用,无水湿者忌用。

【用法用量】煎服,5~10g。

【按语】本品甘淡渗利,性平,入肾与膀胱经。专于渗利水湿而力强,为治水湿内停之要药。

【常用配伍】**茯苓配猪苓** 茯苓甘淡性平,功能利水渗湿、健脾;猪苓甘淡性平,功专利水渗湿。两药合用,利水渗湿力强,善治水湿内盛或兼脾虚者。

【参考资料】

1. 文献摘要

《本草纲目》:"猪苓淡渗,气升而又能降,故能开腠理,利小便,与茯苓同功,但入补药不如茯苓也。"

《本草纲目》:"开腠理,治淋、肿、脚气,白浊。带下,妊娠子淋,小便不利。"

《神农本草经》:"主截疟,利水道。"

2. 化学成分及药理作用 主要成分为猪苓多糖,用于治疗肿瘤有一定疗效。猪苓水煎剂有利尿、抗菌作用。

3. 现代应用 现代用猪苓多糖注射液肌注,治疗病毒性肝炎、银屑病等有较好疗效。

香加皮 Xiāngjiāpí
(《救荒本草》)

本品为萝藦科植物杠柳 *Periploca sepium* Bge. 的干燥根皮。主产于吉林、辽宁、山西、内蒙古、河南等地。春、秋二季采挖，剥取根皮，晒干。生用。

【性味归经】辛、苦，温；有毒。归肝、肾、心经。

【功效】利水消肿，祛风湿，强筋骨。

【应用】

1.水肿，小便不利 可单用，也可与大腹皮、茯苓皮等配伍，如五皮饮。

2.风湿痹证 常与祛风湿，强筋骨药配伍。

3.肝肾不足，筋骨痿软无力 常与桑寄生、杜仲、牛膝等同用。

【使用注意】本品有毒，不宜多用、久用。

【用法用量】煎服，3～10g。或浸酒，入丸、散。

【按语】本品辛苦温燥，主入肝肾经。功善利水消肿，祛风湿，强筋骨，常用治水肿、小便不利、风湿痹痛及肝肾亏损之筋骨痿软无力等症。

【参考资料】

1.文献摘要

《四川中药志》："镇痛，除风湿。治风寒湿痹，脚膝拘挛，筋骨疼痛。"

《陕甘宁青中草药选》："祛风湿，壮筋骨，强腰膝。"

2.化学成分及药理作用 本品含多种苷类化合物，其中主要含强心苷杠柳毒苷和皂苷杠柳苷。本品主要有强心和抗炎作用。

3.现代应用 现代用本品治疗充血性心力衰竭及风湿性关节炎。

4.不良反应 临床上香加皮不良反应主要见恶心、呕吐、腹泻等胃肠道症状，以及心率减慢、早博、房室传导阻滞等心律失常表现，甚至死亡。香加皮中强心苷类成分既是临床不良反应的物质基础，也是香加皮产生强心利尿消肿作用的物质基础；临床应用时要合理辨证，正确掌握用药剂量及合理控制用药时间。

赤小豆 Chìxiǎodòu
（《神农本草经》）

本品为豆科植物赤小豆 *Vigna umbeuata* Ohwi et Ohashi 或赤豆 *Vigna angularis* Ohwi et Ohashi 的干燥成熟种子。秋季果实成熟而未开裂时拔取全株，晒干，打下种子，除去杂质，再晒干。

【性味归经】甘，平。归心、小肠经。

【功效】利水消肿，解毒排脓，利湿退黄。

【应用】

1.水肿，小便不利 治肾气虚弱，气化不利之水肿，腰以下肿甚者，可单用本品煎服，亦可配白茅根、桑白皮等同用。

2.痈疮肿毒 治湿热蕴结所致的肠痈，常配薏苡仁、防风、甘草，如赤小豆薏苡仁汤。治痈疮肿毒初起，取本品研末，醋调敷患处；若已成脓，每配当归同用，即赤小豆当归散。

3.黄疸 治急黄，可与茵陈蒿、栀子、大黄等同用；若黄疸初起有表证者，配伍麻黄、连翘、杏仁等，如麻黄连翘赤小豆汤。

【用法用量】煎服，10～30g。外用适量，研末调敷。

【按语】本品甘平，性善下行，通利水道，常用治水肿、小便不利及黄疸。并可解毒排脓，治痈疮肿毒,内服外用均可。

【参考资料】

1. 文献摘要

《神农本草经》:"主下水,排痈肿脓血。"

《本草纲目》:"辟温疫,治产难,下胞衣,通乳汁。"

2. 化学成分及药理作用 含蛋白质、脂肪、糖类、磷、钙、铁,维生素 B_1、B_2,烟酸、皂式等成分。本品煎剂对金黄色葡萄球菌、痢疾杆菌、伤寒杆菌有抑制作用。

3. 现代应用 现代应用本品治疗流行性腮腺炎、肝硬化腹水。

冬瓜皮 Dōngguāpí
《开宝本草》

本品为葫芦科植物冬瓜 *Benincasa hispida* (Thunb.) Cogn. 的干燥外层果皮。食用冬瓜时,洗净,削取外层果皮,晒干。

【性味归经】甘,微寒。归肺、小肠经。

【功效】利水消肿。

【应用】水肿,小便不利 单用力弱,多与茯苓、黄芪、白术等同用。

【用法用量】煎服,15～30g。

【按语】本品甘微寒,归肺、小肠经。既能利水消肿,治水肿、小便不利,偏热者为宜,又可清热解暑,治暑热烦渴。

【参考资料】

1. 文献摘要

《药性切要》:"行皮间水湿,善消肤肿。"

《滇南本草》:"止渴,消痰,利小便。治中风。"

2. 化学成分及药理作用 本品主要含蜡类及树脂类物质。

【附药】冬瓜子 为冬瓜的种子。又称冬瓜仁。性味与冬瓜皮同。功能清肺化痰,利湿排脓。用于肺热咳嗽,与牡丹皮等同用,如大黄牡丹汤。煎服,10～15g。

玉米须 Yùmǐxū
《滇南本草》

为禾本科一年生草本蜀黍 *Zea mays* L. 的花柱及柱头。全国各地均有栽培。常在秋收后剥取玉米时收集。鲜用或晒干生用。

【性味归经】甘,平。归膀胱、肝、胆经。

【功效】利水消肿,利湿退黄。

【应用】

1. 水肿,小便不利,淋证 治水湿内停之水肿,小便不利,可单用本品大剂量煎服,或与冬瓜子、车前子等配用。治膀胱湿热之小便短赤涩痛,常与海金沙、金钱草、车前子等同用。

2. 黄疸 可单用本品大剂量煎汤服,或与金钱草、茵陈蒿、栀子等同用。

【用法用量】煎服,15～30g。大剂量可用至 60g。

【按语】本品甘平,入膀胱、肝、胆经。药性平和,既长于利水消肿、利尿通淋,善治水肿、小便不利、湿热淋痛等证。又善利湿退黄,治黄疸,无论阴黄、阳黄均可选用。

【参考资料】

1. 文献摘要

《滇南本草》:"宽肠下气。治妇人乳结,乳汁不通,红肿疼痛,怕冷发热,头痛体困。"

《岭南采药录》:"和猪肉煎汤治糖尿病。又治小便淋沥砂石,苦痛不可忍,煎汤频服。"

2. 化学成分及药理作用　含糖类、苹果酸、柠檬酸、维生素 K、无机盐等。能促进胆汁分泌,降低其黏稠性及胆红质的含量。有较强的利尿作用,并能抑制蛋白质的排泄。有增加血中凝血酶原和加速血液凝固的作用。

3. 现代应用　因为玉米须能加速血液凝固过程,提高血小板数目,能够抗溶血,所以临床上作为止血药兼利尿药,应用于膀胱及尿路结石,还可以用于急性溶血性贫血。因为它有抗过敏作用,用于治疗荨麻疹和哮喘等。也有利用玉米须的解毒功能治疗乳腺炎等。

葫 芦 Húlu
(《日华子本草》)

为葫芦科一年生攀援草本瓢瓜 *Lagenaria siceraria* (Molina) standl. var. *depressa* (Ser.) Hara 的干燥果皮。全国大部分地区有栽培。秋季采收。晒干。生用。

【性味归经】甘,平。归肺,小肠经。

【功效】利水消肿。

【应用】面目浮肿,大腹水肿,脚气肿胀等　本品功专利尿而消除水肿腹满,其作用与冬瓜皮相似,常与黄芪、茯苓、泽泻等配用。

【用法用量】煎服,15～30g。

【按语】本品甘、平,入肺、小肠经。功专利水消肿,用治水肿、腹水。

【参考资料】

1. 文献摘要

《滇南本草》:"利水道,通淋,除心肺烦热。"

《本草再新》:"利水,治腹胀,黄疸。"

2. 化学成分及药理作用　葫芦含葡萄糖、戊聚糖、木质素等。本品煎剂,有显著的利尿作用。

3. 现代应用　治疗急、慢性肾炎和泌尿道感染。

泽 漆 Zéqī
(《神农本草经》)

为大戟科二年生植物泽漆 *Euphorbia helioscopia* L. 的干燥全草。主产于江苏、浙江等地。4～5月开花时采收。晒干。生用。

【性味归经】辛、苦,微寒;有毒。归大肠、小肠、肺经。

【功效】利水消肿,化痰止咳,散结。

【应用】

1. 大腹水肿,四肢面目浮肿　单用本品熬膏,温酒送服即有效。也可与白术、茯苓、泽泻等健脾利湿药配伍。

2. 痰饮喘咳　治水饮内停,湿痰犯肺而致喘咳者,多与桂枝、生姜、黄芩同用,如泽漆汤。

3.**瘰疬,痰核,癣疮** 治瘰疬痰核,可熬膏外敷;或配夏枯草、牡蛎、浙贝母等。治癣疮,本品煎汁外涂。

【使用注意】本品有毒,不宜过量或长期使用。脾胃虚寒者慎用。

【用法用量】煎服,5～10g。外用适量。可熬膏供内服或外用。

【按语】本品辛苦微寒,有毒。苦寒降泄,有较强的利水消肿作用,多用于治疗大腹水肿、四肢面目浮肿。并善化痰而止咳平喘、散结消肿,可治肺热咳嗽、痰饮喘咳及瘰疬痰核等证。有毒,易伤正气,用当宜慎。

【参考资料】

1.文献摘要

《医别录》:"利大小肠,利小便。"

《神农本草经》:"主皮肤热,大腹水气,四肢面目浮肿。"

《药性论》:"肌热,利小便。"

2.化学成分及药理作用 含槲皮素-5,3-二-D-半乳糖甙、泽漆皂甙、三萜、丁酸、泽漆醇、β-二氢岩藻甾醇、葡萄糖、果糖、麦芽糖等。所含槲皮素3-双半乳糖苷和金丝桃苷均有镇咳作用。

3.现代应用 泽漆治疗结核、颈淋巴结核、慢性支气管炎、急性肾炎、乳糜尿。

蝼 蛄 Lóugū
(《神农本草经》)

为蝼蛄科昆虫蝼蛄 *Gryllotalpa africana* Pal. de Beauvois 的干燥全虫。全国各地均产。夏秋间捕捉。开水烫死,干燥。生用。

【性味归经】咸,寒。归膀胱、胃经。

【功效】利水消肿。

【应用】

1.**水肿,小便不利** 治头面浮肿、大腹水肿、小便不利等实证,单用本品研末服,或配大戟、芫花等逐水药同用。

2.**石淋,癃闭** 治石淋,可单用研末,温酒送服;治小便癃闭不通,可单用研末,冷水调服。

【使用注意】气虚体弱者及孕妇均忌服。

【用法用量】煎服,3～5g;或入丸、散。外用适量。

【按语】本品咸寒,入膀胱、肾经。为虫类药物,性善走窜,既利水消肿又利尿通淋,常用于治水肿、小便不利及石淋、癃闭等病证。

【参考资料】

1.文献摘要

《本草纲目》:"利大小便,通石淋,治瘰疬,骨鲠。"

《神农本草经》:"主难产,出肉中刺,溃痈肿,下哽噎,解毒,除恶疮。"

2.化学成分及药理作用 含多种氨基酸,其中丙氨酸、组氨酸、缬氨酸含量高。本品有利尿作用。

3.现代应用 临床上用蝼蛄单方治疗产后尿潴留疗效显著。单用研末调涂或鲜品捣汁外敷,可用于痈肿、瘰疬、恶疮的治疗。

荠 菜 Jìcài
《《名医别录》》

为十字花科植物 *Capsellabursa-pastoris*（L.）Medic. 的带根全草。我国各地均有分布。3～5 月采集，洗净，晒干，生用。

【性味归经】甘，凉。归肝、胃经。

【功效】清热利水，凉血止血。

【应用】

1.**水肿，泄泻，痢疾** 常与翻白草，委陵菜车前草，白术等药同用，以利水健脾止泻痢。

2.**血热出血证** 多与仙鹤草、地榆、茜草等止血药同用，止血效果更佳。

此外，还能用于高血压及目赤涩痛。

【用法用量】煎服，15～30g；鲜用加倍。外用适量。

【参考资料】

1.文献摘要

《名医别录》："主利肝气，和中。"

《本草纲目》："明目，益胃。"

《千金·食治》："杀诸毒。根，主目涩痛。"

2.化学成分及药理作用 含多种氨基酸，胆碱、乙酰胆碱、黄酮类、蛋白质、脂肪、胡萝卜素，维生素 B_1、B_2、C 和烟酸、糖、钙、磷、铁等。煎剂、流浸膏均有止血作用，能缩短出血时间，并能降低血压。

3.现代应用 现代单用本品治疗乳糜尿、产后出血有良效。

第二节 利尿通淋药

本节药物性味多苦寒，或甘淡而寒味较著。入膀胱、肾经。苦能降泄，寒能清热，走下焦，尤能清利下焦湿热，长于利尿通淋，多用治小便短赤，热淋、血淋、石淋及膏淋等证。现用于治疗膀胱炎，尿道炎，泌尿系结石，前列腺炎，前列腺肥大等有较好疗效。

车前子 Chēqiánzǐ
《《神农本草经》》

本品为车前科植物车前 *Plantago asiatica* L. 或平车前 *Plantago depress* Willd. 的干燥成熟种子。主产于黑龙江、辽宁、吉林、河北等地。夏、秋二季种子成熟时采收果穗，晒干，搓出种子，除去杂质。生用或盐水炙用。

【性味归经】甘，微寒。归肝、肾、肺、小肠经。

【功效】利尿通淋，渗湿止泻，清肝明目，清肺化痰。

【应用】

1.**热淋，水肿，小便不利** 治疗膀胱湿热引起的热淋，常配伍木通、滑石、萹蓄等，如八正散；治疗水肿、小便不利，可配茯苓、泽泻等利水消肿药。

2.**暑湿泄泻** 治湿盛于大肠而小便不利之水泻，可单用本品研末，米饮送服；或与白术、泽泻、茯苓等同用。

3. 目赤涩痛,目暗昏花 治肝经热盛的目赤涩痛,多与菊花、决明子等同用;治肝肾不足所致的两目昏花,常配伍熟地、菟丝子,如驻景丸。

4. 痰热咳嗽 用治肺热咳嗽痰多,多与瓜蒌、贝母、琵琶叶等清肺化痰药同用。

【使用注意】本品甘寒滑利,故阳气下陷、肾虚遗精及内无湿热者禁服。

【用法用量】煎服,5～15g,入煎剂宜包煎。

【按语】本品为清利湿热、利尿通淋、止泻的常用之品,凡湿热为患均可选用;且能清肝明目,主治肝经风热之目赤肿痛,兼治肝肾不足目暗昏花;还能清肺化痰止咳,治肺热咳嗽痰多。

【常用配伍】

1. 车前子配茯苓 二药均有利尿作用,而茯苓偏于健脾渗湿,车前子偏于利尿通淋,配伍后利尿通淋效著,用于治疗淋浊、小便不利等。

2. 车前子配白茅根 车前子甘寒,清热利水通淋;白茅根凉血止血、清热利尿。二者伍用,有利水通淋、凉血止血之功效,用于治疗水湿内停之小便不利、下肢水肿以及尿少、尿痛、血尿等症因下焦湿热所致者。

3. 车前子配白术 车前子利水而止泻;白术健脾益气而燥湿。二者合用,有健脾止泻之功效,用于治疗脾虚泄泻、小便短少者。

【参考资料】

1. 文献摘要

《神农本草经》:"主气癃、止痛,利水道小便,除湿痹。"

《本草纲目》:"止暑湿泻痢。"

《药性沦》:"能去风毒,肝中风热,毒风冲眼目,赤痛障翳,脑痛泪出,去心胸烦热。"

2. 化学成分及药理作用 本品含月桃叶珊瑚甙,车前黏多糖,消旋-车前子甙,都桷子甙酸,车前子酸,琥珀酸,腺嘌呤,胆碱及脂肪油。本品有显著的利尿作用,还能祛痰,对各种杆菌和葡萄球菌均有抑制作用。

3. 现代应用 现代单用本品治疗小儿单纯性消化不良、高血压疗效显著;入复方治疗泌尿道疾病、慢性气管炎,急、慢性痢疾疗效好。

【附药】**车前草** 本品为车前科植物车前 *plantago asiatica* L. 或平车前 *plantago depressa* Willd. 的干燥全草。夏季采挖,除去泥沙,晒干。性味归经同车前子。功能清热利尿,祛痰,凉血,解毒。用于水肿尿少,热淋涩痛,暑湿泻痢,痰热咳嗽,吐血衄血,痈肿疮毒。用量9～30g,鲜品30～60g,煎服或捣汁服。外用鲜品适量,捣敷患处。

滑 石 Huáshí
《神农本草经》

本品为硅酸盐类矿物滑石族滑石,主产于山东、江西、辽宁等地。主含含水硅酸镁[$Mg_3(Si_4O_{10})(OH)_2$]。采挖后,除去泥沙及杂石。全年可采。研粉或水分用。

【性味归经】甘、淡,寒。归膀胱、肺、胃经。

【功效】利尿通淋,清热解暑,祛湿敛疮。

【应用】

1. 热淋,石淋 治疗膀胱湿热尤其是小便短赤涩痛者,常配伍车前子、木通、瞿麦等,如八正散。治石淋，常配伍海金沙、金钱草、木通等，如二金排石。

2.暑热烦渴、湿温初起　夏伤暑湿，症见身热烦渴，配伍甘草、冬瓜皮、荷叶，如六一散。治湿温初起，头痛身重，胸闷不饥，常配伍薏苡仁、杏仁、白蔻仁，即三仁汤。

此外，本品外用有收湿敛疮的作用。治皮肤湿疮、湿疹、痱子，可单用或与枯矾、黄柏等为末，撒布患处；或与薄荷，甘草等配成痱子粉外用。

【使用注意】本品寒滑清利，脾胃气虚、精滑及热病伤津者忌服。

【用法用量】煎服，10～15g。外用适量。

【按语】本品甘、淡、寒。归膀胱经。本品善清膀胱热结而通利水道，为治疗湿热淋证的常用药。本品是治疗暑湿、湿温的常用药。

【常用配伍】滑石配生甘草　滑石甘淡性寒，功能清暑利尿；生甘草甘平偏凉，能清热、益气和中，两药合用，既清利暑热，又利水而不伤津，主治暑湿身热烦渴。

【参考资料】

1.文献摘要

《神农本草经》："主身热泄澼，女子乳难，癃闭，利小便，荡胃中积聚寒热，益精气。"

《名医别录》："通九窍六腑津液，去留结，止渴，令入利中。"

《药性论》："能疗五淋，主难产，除烦热心躁，偏主石淋。"

2.化学成分及药理作用　主要含硅酸镁（$3MgO \cdot 4SiO_2 \cdot H_2O$），此外，尚含氧化铝（$Al_2O_3$），杂有黏土、石灰、铁等。本品对皮肤、黏膜的保护作用，抗菌作用。

3.现代应用　硅酸镁有吸附和收敛作用。内服能保护发炎的胃黏膜，止泻而不胀气，对发炎的皮肤黏膜有保护作用。

木 通　Mùtōng
（《神农本草经》）

本品为木通科植物木通 *Akebia quinata*（Thunb.）Decne.、三叶木通 *Akebia trifoliata oliata*（Thunb.）Koidz. 或白木通 *Akebia trifoliata*（Thunb.）Koidz. var. *australis*（Diels）Rehd. 的干燥藤茎。秋季采收，截取茎部，除去细枝，阴干。

【性味归经】苦，微寒。归心、小肠、膀胱经。

【功效】利水通淋，泄热，通经下乳。

【应用】

1.湿热淋痛，水肿尿少　治疗膀胱湿热，小便短赤、淋沥涩痛，常与车前子、滑石等配用；用于水肿，则配以猪苓、桑白皮等同用。

2.心火上炎或下移小肠之口舌生疮、心烦尿赤　治心火上炎，口舌生疮，或心火下移小肠而致的心烦尿赤等症，多与生地黄、甘草、竹叶等配用。

3.产后乳汁不通或乳少　用治血瘀经闭，配红花、桃仁、丹参等同用；若用治乳汁短少或不通，可与王不留行、穿山甲等同用。

4.湿热痹痛　该品还能利血脉、通关节，配桑枝、薏苡仁等同用。

【使用注意】本品苦寒降泄通经，故脾胃虚寒者慎服，孕妇忌服。

【用法用量】煎服，3～6g；或入丸、散。

【按语】本品苦寒，通行经脉。上清心火，下利小便，导热下行。善利水通淋、泄热，能通经下乳。既为治湿热淋痛与水肿之要药,又为治心火上炎、下移小肠之良药,还为治乳汁不下及湿热痹痛之佳品。

【常用配伍】

1. 木通配车前子 木通苦寒入心,善导心与小肠之火下行,以泻热利湿;车前子偏于清泻膀胱之湿热,利水通淋。二者相须为用,可增强清热利水通淋之效,用于治疗湿热蕴结下焦之小便短少、淋漓涩痛等。

2. 木通配防己 木通通血脉、利湿热;防己祛风湿、止痹痛。二者相须为用,有清热利湿、通脉止痛之功效,用于治疗着痹、痛痹之关节肿痛、屈伸不利者。

3. 木通配黄芪、当归 木通通血脉、下乳汁;黄芪益气补虚;当归补血活血。三药配伍,有补气养血、通脉下乳之功效,用于治疗产后气虚血少、乳汁生化无源而引起的乳汁稀少。

【参考资料】

1. 文献摘要

《药性论》:"主治五淋,利小便,开关格。治人多睡,主水肿浮大,除烦热。"

《神农本草经》:"主去恶虫,除脾胃寒热,通利九窍血脉关节,令人不忘。"

2. 化学成分及药理作用 含白桦脂醇,齐墩果酸,常春藤皂甙元,木通皂甙。本品煎剂有利尿和抗菌作用。

【附药】川木通 为毛茛科植物小木通 *Clematis armandii* Franch 或绣球藤 *Clematis montana* Buch. -Ham. 的干燥藤茎。性味归经同木通。功效清热利尿,通经下乳。用于心烦尿赤,热淋涩痛,水肿,还能用于经闭,乳汁不通。用量 5～10g。

通 草 Tōngcǎo
(《本草拾遗》)

本品为五加科植物通脱木 *Tetrapanax papyriferus* (Hook.) K. Koch 的干燥茎髓。主产于贵州、云南、四川、广西、台湾等地。秋季割取茎,截成段,趁鲜取出髓部,理直,晒干。生用。

【性味归经】甘、淡,微寒。归肺、胃经。

【功效】清热利尿,下乳。

【应用】

1. 湿热淋证 治膀胱湿热之小便不利,淋沥涩痛,常与滑石、白茅根、木通等同用。

2. 产后乳汁不通或乳少 常配伍穿山甲、川芎、甘草等,如通乳汤。

【使用注意】气阴两虚、孕妇慎用。

【用法用量】煎服,5～10g。

【按语】本品甘淡渗利,微寒清热,入肺、胃经。气味淡渗清降,既能引热下行,从小便出,又可通气上达而行乳汁。既利水清热,治热淋、湿温及水肿尿少;又通气下乳,治乳汁不下。

【参考资料】

1. 文献摘要

《本草图经》:"利小便,兼解诸药毒。"

《日华子本草》:"明目,退热,催生,下胞,下乳。"

2. 化学成分及药理作用 通草主含糖醛酸、脂肪、蛋白质及多糖。本品有利尿及促进乳汁分泌的作用。

萆 薢 Bìxiè
《神农本草经》

为薯蓣科多年生草本绵萆薢 *Disoscorea septemloba* Thunb. 和福州薯蓣 *Dioscoren fut-schauensis* Uline ec R. Kunth 的干燥根茎。主产于浙江、湖北等地。秋、冬二季采挖。切片、晒干。生用。

【性味归经】苦,平。归肾、胃、膀胱经。

【功效】利湿浊,祛风湿。

【应用】

1. **膏淋,白浊** 治下焦湿浊所致的膏淋,小便混浊、色白如米泔,常配伍益智仁、乌药、石菖蒲等,如萆薢分清饮;若治湿热渗入膀胱所致尿赤白浊,可配伍黄柏、石菖蒲、茯苓等。亦可用治妇女白带属湿盛者。

2. **风湿痹证** 治风寒湿痹,关节屈伸不利,可与附子、羌活、独活等同用;若治湿热痹痛,则与黄柏、防己、秦艽等同用。

【使用注意】本品利湿,易伤阴,故肾阴亏虚遗精泄者慎用。

【用法用量】煎服,10～15g。

【按语】本品苦、平,功擅利湿而分清去浊,为治膏淋之要药。并能祛风除湿,善治风湿痹证之腰膝痹痛、筋脉屈伸不利。

【常用配伍】

1. **萆薢配怀牛膝** 萆薢祛风湿、止痹痛;怀牛膝补肝肾、强筋骨,二者合用,扶正祛邪并施,用于治疗着痹之肢体重痛、腰膝酸软等症。

2. **萆薢配石菖蒲** 萆薢利湿而祛浊;石菖蒲芳香通窍而除湿浊。二者伍用,其利湿化浊之功更著,用于治疗湿浊不化之尿浊、尿频等症。

【参考资料】

1. 文献摘要

《神农本草经》:"主腰背痛,强骨节,风寒湿周痹,恶疮不瘳,热气。"

《名医别录》:"伤中恚怒,阴痿失溺,关节老血,老人五缓。"

《药性论》:"治冷风顽痹,腰脚不逐,手足惊掣,主男子腰痛久冷,是肾间有膀胱宿水。"

2. 化学成分及药理作用 本品含薯蓣皂苷、棕榈酸、蛋白质、鞣质、淀粉等。其中薯蓣皂苷是主要成分,有抗菌作用。本品总皂苷有显著降低动脉粥样硬化斑块发生率的作用。

3. 现代应用 本品入复方能治疗乳糜尿、泌尿系急性感染、慢性支气管炎、痛风性关节炎、多寐症、婴幼儿湿疹等。

海金沙 Hǎijīnshā
《嘉祐本草》

本品为海金沙科植物海金沙 *Lygodium japonicum*（Thunb.）Sw. 的干燥成熟孢子。秋季孢子未脱落时采割藤叶,晒干,搓揉或打下孢子,除去藤叶。生用。

【性味归经】甘,寒。归膀胱、小肠经。

【功效】利尿通淋,止痛。

【应用】各种淋证 可治各种淋证,尤以石淋、血淋为佳。治石淋,常配伍金钱草、牛膝、石韦等;治血淋,常配伍地榆、小蓟、白茅根;治膏淋长配伍萆薢。

【用法用量】煎服,6~12g,入煎剂宜包煎。

【按语】本品甘淡渗利,寒能清泄,入膀胱、小肠经。善能通利小便而止痛,并兼排石,为治淋证涩痛与水肿所常用,兼尿道涩痛者尤佳,为治诸淋涩痛之要药。

【配伍应用】海金沙配车前子 车前子清利湿热;海金沙通淋排石。二药合用,可增强清热利湿之功效,用于治疗湿热蕴结膀胱所引起的小便淋涩疼痛,或湿热所致之结石。

【参考资料】

1. 文献摘要

《本草纲目》:"治湿热肿满,小便热淋、膏淋、血淋、石淋、茎痛。解热毒气。"

《嘉祐本草》:"主通利小肠,得栀子、马牙硝、硼砂共疗伤寒热狂,或丸或散。"

2. 化学成分及药理作用 本品主含海金沙素,并含脂肪油、黄酮、氨基酸等,本品煎剂对金黄色葡萄球菌、绿脓杆菌、福氏痢疾杆菌、伤寒杆菌等均有抑制作用。海金沙还有利胆作用。

3. 现代应用 现代用本品鲜叶连同孢子,捣烂外敷,治疗带状疱疹;加黄酒、水各半煎服,治急性乳腺炎等,有良效。

【附药】海金沙藤 为海金沙的干燥藤茎。性味功效同海金沙,长于清热解毒。除用于治疗淋证外,还可用于痈疮肿毒、痄腮和湿热黄疸。煎服,15~30g。

萹 蓄 Biǎnxù
(《神农本草经》)

本品为蓼科植物萹蓄 *Polygonum aviculare* L. 的干燥地上部分。夏季叶茂盛时采收,除去根及杂质,晒干。

【性味归经】苦,微寒。归膀胱经。

【功效】利尿通淋,杀虫,止痒。

【应用】

1. 湿热淋证 治小便短赤、淋沥涩痛之证,单用有效。亦可与车前子、木通、滑石等同用,如八正散。若治血淋,配伍白茅根、瞿麦、石韦等。

2. 虫积腹痛,湿疹阴痒 治皮肤湿疹、湿疮、阴痒,可单用本品煎汤外洗;治蛔虫腹痛,可与使君子、苦楝皮等驱虫药同用。

【使用注意】多服泄精气。

【用法用量】煎服,9~15g。外用适量,煎洗患处。

【按语】本品苦寒清降,善除膀胱湿热而利尿通淋,善治湿热淋痛。并能杀虫止痒,治湿疹阴痒、冲积腹痛等证。

【参考资料】

1. 文献摘要

《神农本草经》:"主浸淫,疥瘙疽痔,杀三虫。"

《名医别录》:"疗女子阴蚀。"

《药性论》:"主丹石毒发冲目肿痛,又敷热肿效。"

《本草纲目》:"治霍乱,黄疸,利小便。"

2.化学成分及药理作用 动物实验证明有利尿作用,使尿量、钾、钠的排出量增加。对葡萄球菌、福区痢疾杆菌,绿脓杆菌及皮肤霉菌等都有抑制作用。此外,还有驱蛔、晓虫及缓下的作用。

3.现代应用 临床上主要用于治疗细菌性痢疾、非胰岛素依赖性糖尿病、阴囊鞘膜积液、牙痛等症。复方配伍银花藤、金钱草等还可治疗滴虫性肠炎、泌尿系统感染、乳糜尿等症。

瞿 麦 Qúmài
(《神农本草经》)

本品为石竹科植物瞿麦 *Dianthus superbus* L. 或石竹 *Dianthus chinensis* L. 的干燥地上部分。主产于河北、河南、辽宁、江苏等地。夏、秋二季花果期采割,除去杂质,干燥。

【性味归经】苦,寒。归心、小肠、膀胱经。

【功效】利尿通淋,破血通经。

【应用】

1.**湿热淋证** 治石淋,与金钱草,海金沙同用;治血淋,与琥珀、牛膝等同用。

2.**血热瘀阻之经闭或月经不调** 常与桃仁、红花、丹参、赤芍等同用。

【使用注意】孕妇慎用。

【用法用量】煎服,10~15g。

【按语】本品苦寒降泄,能清心与小肠火,导热下行而利尿通淋,尤以热淋、血淋为宜。为治淋证要药。

【配伍应用】**萹蓄配瞿麦** 萹蓄清热利水通淋,功擅清下焦湿热,以治热淋;瞿麦清热利湿,且凉血破血,长于利小肠而导热下行,二者伍用,清热利湿作用增强,用于小便不利,淋浊涩痛而证属湿热者。

【参考资料】

1.文献摘要

《名医别录》:"味辛,无毒。主养肾气。逐膀胱邪逆,止霍乱,长毛发。"

《药性论》:"臣,味甘。主五淋。"

2.化学成分及药理作用 主要含多种黄酮类化合物。本品煎剂有利尿作用,还能兴奋肠管与子宫平滑肌、抑制心脏、降低血压、杀死血吸虫。

3.现代应用 本品入复方治疗内耳眩晕症、食道癌、直肠癌。

石 韦 Shíwéi
(《神农本草经》)

本品为水龙骨科植物庐山石韦 *Pyrrosia sheareri* (Bak.) Ching、石韦 *Pyrrosia lingua* (Thunb.) Farwell 或有柄石韦 *Pyrrosia petiolosa* (Christ) Ching 的干燥叶。主产于浙江、江苏、湖北、河北、河南等地。全年均可采收,除去根茎及根,晒干或阴干。

【性味归经】甘、苦,微寒。归肺、膀胱经。

【功效】利尿通淋,清肺止咳,凉血止血。

【应用】

1. **湿热淋证** 治血淋,常与蒲黄、白芍等同用,如石韦散。治热淋,可与滑石、车前子等同用。

2. **肺热咳嗽气喘证** 治肺热咳喘,可与石膏、鱼腥草、黄芩等同用。

【使用注意】本品苦寒清泄,故阴虚及无湿热者禁服。

【用法用量】煎服,5~10g。

【按语】本品苦寒清泄,入肺与膀胱经,为清利凉血之品。既利尿通淋、凉血止血,治淋证涩痛及血热出血常用,血淋、尿血尤佳;又清肺热,治肺热咳嗽等证。

【配伍应用】

1. **石韦配蒲黄** 蒲黄功能止血散瘀,兼利小便,石韦功善利尿。蒲黄得石韦,则通淋利尿之力加强,石韦得蒲黄,则止血散瘀之力有增,二药合用,共奏清热利尿、祛瘀止血之功。

2. **石韦配地榆** 地榆其性沉降,入下焦,乃收涩止血之佳品。"古方断下多用之";石韦苦寒,兼入肝经,既善利尿通淋,又兼清热凉血而止血。二药配伍,相须相使,共奏清热凉血、收涩止血之功,善治湿热血淋及血热崩漏等证。

3. **石韦配槟榔** 槟榔有行气、消积、化湿之力,可治痰气喘急;石韦能清肺化痰而止咳,配槟榔降逆、行气、化湿,则共具清热化痰止咳之功,善治气热咳嗽咯痰诸疾。

【参考资料】

1. 文献摘要 《神农本草经》:"石韦,味苦平,主劳热邪气,五癃闭不通,利小便水通。"

2. 化学成分及药理作用 含绵马三萜、芒果苷、异芒果苷、蒽醌、黄酮、鞣质等。本品煎剂有利尿作用,芒果苷有祛痰镇咳作用。

3. 现代应用 现代用本品配伍鸡血藤、太子参、阿胶等,治苯中毒性贫血效佳。

地肤子 Dìfūzǐ
(《神农本草经》)

本品为藜科植物地肤 *Kochia scoparia* (L.) Schrad. 的干燥成熟果实。全国大部分地区均产。秋季果实成熟时采收植株,晒干,打下果实,除去杂质。生用。

【性味归经】辛、苦,寒。归肾、膀胱经。

【功效】清热利湿,祛风止痒。

【应用】

1. **热淋** 治膀胱湿热之小便不利、淋沥涩痛,常配伍木通、瞿麦等,如地肤子汤。

2. **风疹,湿疹,皮肤瘙痒,阴痒** 治湿疹、风疹、皮肤瘙痒等,常与黄柏、蝉蜕、白鲜皮等燥湿止痒药同用;治下焦湿热,外阴瘙痒,可与苦参、蛇床子、龙胆草等煎汤外洗。

【用法用量】煎服,10~15g。外用适量,煎汤熏洗。

【按语】本品苦寒清利,入肾与膀胱经。既利尿通淋,又祛风止痒,为治热淋及疮疹湿痒之要药。

【参考资料】

1. 文献摘要

《神农本草经》:"主膀胱热,利小便。补中,益精气。"

《名医别录》:"去皮肤中热气,散恶疮,疝瘕,强阴,使人润泽。"

2. 化学成分及药理作用 含三萜皂苷、脂肪油、生物碱、黄酮等。具有抗皮肤真菌作用,利尿作用。

3. 现代应用　本品入复方可以治疗末梢神经炎、脓疱疮。

冬葵子 Dōngkuízǐ
《神农本草经》

为锦葵科一年生草本冬葵 *Malva verticillata* L. 的干燥成熟种子。全国各地均有分布。夏秋季种子成熟时采收。生用或捣碎用。

【性味归经】甘，寒。归大肠、小肠、膀胱经。

【功效】利水通淋，下乳，润肠通便。

【应用】

1. **淋证，水肿**　用于热淋，与石韦、瞿麦、滑石等同用，如石韦散；本品单味用于血淋及妊娠子淋；用于石淋，与海金沙、金钱草、鸡内金等同用。

2. **产后乳汁不下，乳房胀痛**　与砂仁等份为末，酒送服，以通乳消胀。

此外，可用于治疗便秘。冬葵子质润滑利，润肠而通便。用于肠燥便秘证，可与郁李仁、杏仁、桃仁等同用。

【用法用量】煎服，10～15g。

【按语】本品甘寒清利，质黏润滑，善利尿通淋，治淋证涩痛及水肿常用。能下乳，治产后乳胀、乳汁不下宜选。可润肠通便，治肠燥便秘。

【参考资料】

1. 文献摘要

《本草纲目》："葵，气味俱薄，淡滑为阳，故能利窍通乳，消肿滑胎也，其根叶与子，功用相同。通大便，消水气，滑胎，治痢。"

《神农本草经》："主五脏六府寒热羸瘦，五癃，利小便。"

2. 化学成分　含脂肪油及蛋白质。

灯心草 Dēngxīncǎo
《开宝本草》

本品为灯心草科植物灯心草 *Juncus effusus* L. 的干燥茎髓。全国各地均产夏末至秋季割取茎，晒干，取出茎髓，理直，扎成小把。

【性味归经】甘、淡，微寒。归心、肺、小肠经。

【功效】利尿通淋，清心除烦。

【应用】

1. **热淋**　常与木通、栀子、滑石、甘草等同用。

2. **心烦不眠，小儿夜啼**　治心火扰神所致的心烦失眠，可单味煎服，或配伍其他的清心安神药；治小儿夜啼，可单用煎汤。

本品尚可治疗喉痹、咽痛、口舌生疮。

【用法用量】煎服，1～3g。

【按语】本品甘淡渗利，微寒清热。虽利尿清心，但药力和缓，可治热淋、口疮及心烦失眠。

【参考资料】

1. 文献摘要

《开宝本草》:"主五淋。"

《本草纲目》:"降心火,止血,通气,散肿,止渴。"

2. 化学成分及药理作用　本品主要含纤维、脂肪油、蛋白质等,尚含有多聚糖。实验证明本品具有利尿、止血作用。

第三节　利湿退黄药

利湿退黄药以清泄湿热、利湿退黄为主要功效,用以治疗湿热黄疸。湿热黄疸症见身黄、目黄、小便黄等,湿邪内阻肝胆,胆汁不循常道,渗入血液,溢于肌肤。

茵　陈　Yīnchén
(《神农本草经》)

本品为菊科植物滨蒿 *Artemisia scoparia* Waldst. et Kit. 或茵陈蒿 *Artemisia capillaris* Thunb. 的干燥地上部分。春季幼苗高 6～10 cm 时采收或秋季花蕾长成时采割,除去杂质及老茎,晒干。春季采收的习称"绵茵陈",秋季采割的称"茵陈蒿"。

【性味归经】苦、辛,微寒。归脾、胃、肝、胆经。

【功效】清利湿热,利胆退黄。

【应用】

1. **黄疸**　治疗湿热阳黄,常配伍栀子、大黄等即茵陈蒿汤;治疗湿偏重之黄疸,常配伍白术、茯苓、泽泻等,如茵陈五苓散;若治脾胃寒湿内阻,黄色晦暗,手足不温之阴黄,常配伍附子、干姜等,茵陈四逆汤。

2. **湿温,湿疹,湿疮**　治湿温邪在气分,发热困倦,胸闷腹胀、小便短赤,常与黄芩、滑石、藿香等同用,如甘露消毒丹;用治湿疹、湿疮,可与黄柏、苦参、蛇床子同用,或煎汤外洗。

【使用注意】血虚萎黄慎用。

【用法用量】煎服,10～30g。外用适量,煎汤熏洗。

【按语】本品苦寒降泄,寒以清热,入脾、胃、肝、胆经。功善清利脾胃、肝胆湿热而退黄疸,为治黄疸之要药。最宜治疗湿热阳黄,兼治寒湿阴黄,还治湿疮、湿疹。

【常用配伍】**茵陈配白茅根**　两药均为利湿之品,茵陈利湿退黄,作用偏向下焦肝胆经,白茅根利湿通淋,作用偏向于下焦肾膀胱经。两药相须为用,利湿作用增强,用于下焦湿热证。

【参考资料】

1. 文献摘要

《神农本草经》:"主风湿寒热邪气,热结黄疸。"

《别录》:"治通身发黄,小便不利,除头热,去伏瘕。"

《本草拾遗》:"通关节,去滞热,伤寒用之。"

2. 化学成分及药理作用　主要含挥发油,油中主要成分有茵陈二炔和少量单萜类化合物。本品水煎剂有显著的利胆、保肝作用。

3. 现代应用　其多种制剂及成分均有利胆作用,保肝作用,降压作用,抗菌作用。

金钱草 Jīnqiáncǎo

（《本草纲目拾遗》）

本品为报春花科植物过路黄 *Lysimachia christinae* Hance 的干燥全草。主产于四川。夏、秋二季采收，除去杂质，晒干。生用。

【性味归经】甘、淡，微寒。归肝、胆、肾、膀胱经。

【功效】除湿退黄，利尿通淋，解毒消肿。

【应用】

1.湿热黄疸　常与茵陈蒿、栀子、虎杖等同用。

2.石淋，热淋　治疗石淋，可配伍海金沙、鸡内金、滑石等，如二金排石汤。治热淋，小便不利、林沥涩痛，常与车前子、萹蓄、瞿麦等同用。

3.热毒疮疡以及毒蛇咬伤　捣烂外敷。

【用法用量】煎服，15～60g；鲜品加倍。

【按语】本品甘淡微寒，既擅利尿通淋、排除结石，为治石淋要药。又善清肝胆湿热、利胆退黄，为治湿热黄疸之要药。此外，还能解毒消肿，治痈疮肿毒、毒蛇咬伤。

【常用配伍】

1.金钱草配白花蛇舌草　金钱草鲜用解毒消肿；白花蛇舌草清热泻火解毒.二者合用，更增强其清热解毒之功效，用于治疗毒蛇咬伤、疖肿等症。

2.金钱草配海金沙　金钱草清热利尿、通淋止痛、利胆、排石；海金沙清降通淋排石.二者相须为用，其清热利尿、通淋排石之功效更著，用于治疗肾结石、输尿管结石、膀胱结石以及胆结石。

3.金钱草配茵陈　二者皆可除湿退黄.但金钱草长于利胆排石；茵陈长于利湿退黄.二者伍用，有利胆退黄排石之功效，用于治疗肝胆结石之身黄、尿黄或无结石但属湿热之黄疸。

【参考资料】

1.文献摘要

《本草求原》："祛风湿，止骨痛。浸酒舒经活络，止跌打损伤。"

《四川中药志》："清血热，清肺止咳，消水肿。治肾结石，胆结石，跌打损伤及疟疾。"

2.化学成分及药理作用　含黄酮类成分，主要含槲皮素，异槲皮甙。其水煎剂有明显的促进胆汁分泌作用和排泄作用，同时可促进胆结石的排出。还有一定的利尿和抗菌作用。

3.现代应用　现代有人用广金钱草为主治雷公藤中毒；或以本品配紫草，制成浓缩液外用，治瘢痕疙瘩。

虎杖 Hǔzhàng

（《名医别录》）

本品为蓼科植物虎杖 *Polygonum cuspidatum* Sieb. et Zucc. 的干燥根茎及根。全国各地均产春、秋二季采挖，除去须根，洗净，趁鲜切短段或厚片，晒干。

【性味归经】苦，寒。归肝、胆、肺经。

【功效】利胆退黄，清热解毒，活血祛瘀，祛痰止咳。

【应用】

1.湿热黄疸,淋浊带下 可单用煎服,或与茵陈蒿、栀子等利湿退黄药同用,增强疗效。

2.烧烫伤,痈疮,毒蛇咬伤 内服外用均可。

3.血瘀经闭,痛经,跌打损伤 常与活血化瘀药同用。

4.肺热咳嗽 可单用或与清热止咳药同用。

此外,本品还有泻下通便作用,用于热结便秘。

【使用注意】 孕妇慎用。

【用法用量】 煎服,10~30g。外用适量,制成煎液或油膏涂敷。

【按语】 本品苦泄寒清,入肝胆经,既善泄中焦瘀滞,降泄肝胆湿热而利胆退黄,治湿热黄疸、淋浊带下;又善活血祛瘀以通经,通利经络以定痛,治血瘀经闭、通经、跌打损伤等;并可清肺化痰止咳,治肺热咳嗽。此外,还可清热解毒,治疗烧烫伤、毒蛇咬伤等。且泻热通便,治热结便秘。

【参考资料】

1.文献摘要

《名医别录》:"主通利月水,破留血症结。"

《药性论》:"治大热烦躁,止渴,利小便,压一切热毒。"

《本草拾遗》:"主风在骨节间及血瘀。煮汁作酒服之。"

2.化学成分及药理作用 含游离蒽醌及蒽配式,主要为大黄素、大黄素甲醚、大黄酚、蒽式。

3.现代应用 现代以本品研粉内服,治疗上消化道出血;也有用本品配伍金银花、丹参,治银屑病。用虎杖及其复方对急性肺部感染、阑尾炎、阑尾脓肿、扁桃体炎等均具较好疗效。

垂盆草 Chuípéncǎo
《《本草纲目拾遗》》

本品为景天科植物垂盆草 *Sedum sarmentosum* Bunge 的新鲜或干燥全草。主产于福建、四川、贵州等地。夏、秋二季采收,除去杂质。鲜用或干燥。

【性味归经】 甘、淡,凉。归肝、胆、小肠经。

【功效】 利湿退黄,清热解毒。

【应用】

1.湿热黄疸 可单用,也可与茵陈蒿、栀子等利湿退黄药同用。

2.疮痈肿毒,毒蛇咬伤,烫火伤等 可用鲜品捣汁服,并以汁外涂或以渣外敷患处。或与野菊花、紫花地丁、蒲公英等清热解毒药配伍,内服外敷均可。

【用法用量】 煎服,鲜品 250g;干品 15~30g。

【按语】 本品甘、淡,凉。既利湿退黄,治湿热黄疸;又能清热解毒,治痈疮肿毒、毒蛇咬伤。

【参考资料】

1.文献摘要

《本草纲目拾遗》:"消痈肿,治湿郁水肿。"

《天宝本草》:"利小便,敷火疮肿毒,汤火症;退湿热,兼治淋症。"

2.化学成分及药理作用 垂盆草含甲基异石榴皮碱等生物碱,景天庚糖、果糖、蔗糖等糖类、氨基酸、黄酮等。垂盆草有保肝作用,对葡萄球菌、链球菌、伤寒杆菌、白色念珠菌等均有抑制作用。

　　3.现代应用　鲜用或干用本品治疗急、慢性肝炎。临床用垂盆草注射液治疗角膜溃疡。

 ## 学习小结

1.学习内容

(1)学习层次分类表

学习层次	具体药物	学习要求
掌握	茯苓、泽泻、薏苡仁、车前子、茵陈、金钱草、虎杖	学习药物的性能、功效、主治病证、特殊的用量用法和使用注意
熟悉	猪苓、滑石、木通	学习药物的功效、主治病证、特殊的用量用法和使用注意
了解	香加皮、赤小豆、冬瓜皮、玉米须、葫芦、泽漆、蝼蛄、荠菜、通草、萆薢、海金沙、萹蓄、瞿麦、石韦、地肤子、冬葵子、灯心草、垂盆草	学习药物的功效、特殊的用量用法和使用注意

(2)相似药物功用比较

　　◎茯苓、猪苓　均能利水渗湿,用于水肿、小便不利。茯苓药性平和,能利能补,即利水而不伤正气,虚实均可,为利水渗湿要药,兼有健脾、安神的作用。猪苓但利不补,作用强于茯苓,但只宜于实证,没有健脾和安神的作用。

　　◎茯苓、薏苡仁　均能利水渗湿、健脾,用于水肿小便不利及脾虚诸证。然茯苓性平,寒热虚实均可,且利水渗湿和健脾作用较强,兼有安神的作用;薏苡仁药性微寒,虚实均可,偏热者尤宜。作用较弱,兼有除痹、排脓的作用。

　　◎冬瓜皮、香加皮　均有利水消肿的作用,治水肿、小便不利。然香加皮兼有祛风湿、强筋骨的作用,可治肝肾亏损之筋骨萎软、脚痿无力及风湿痹痛,而冬瓜皮兼具清热解暑作用,治暑热烦渴。

　　◎车前子、滑石　均性寒而利尿通淋,治湿热下注,热结膀胱所致之小便不利、淋漓涩痛。然车前子甘而滑利,既能清热利水,善治热淋涩痛;又能利水湿分清浊而止泻,善治湿盛引起的水泻及水肿兼热者;并能清肝明目,治肝火上炎之目赤肿痛,肝肾不足之目暗昏花;且可清肺化痰,治肺热咳嗽痰多。而滑石性寒质重,渗湿利窍,善治石淋热淋;且善清热解暑,为治暑湿、湿温、暑热烦渴之要药。外用有可收湿敛疮,治湿疮、湿疹。

　　◎海金沙、石韦　均性寒而利尿通淋,可治各种淋证,尤以石淋、血淋为佳。然海金沙甘寒,体滑而降,功专利尿通淋,尤善止尿道疼痛,为治诸淋涩痛之要药。而石韦苦寒,利尿之中兼能凉血止血,故治血淋尤宜,亦治血热妄行之出血证;并可清肺止咳,治肺热喘咳。

　　◎萹蓄、瞿麦、灯心草　均性寒而利尿通淋,治热结膀胱之湿热淋证。但萹蓄兼有杀虫止痒的作用,可治湿疹阴痒,蛔虫腹痛。然瞿麦有可活血通经,既可治血热瘀阻经闭及月经不调,又为治血淋之佳品。而灯心草又善清热除烦,常治心烦失眠、小儿夜啼等。

◎茵陈、金钱草、虎杖 均性寒,具有利胆退黄的作用,治湿热蕴结肝胆所致之湿热黄疸。但茵陈味苦微寒,功专清肝胆湿热而退黄疸,为治黄疸要药,无论阳黄、阴黄,均可配伍应用;且外用可治湿疹、湿疮。然金钱草甘淡微寒,既可除湿退黄而治肝胆湿热之证;又善利尿通淋,排除结石,为治石淋要药;且能解毒消肿,治痈疮肿毒、毒蛇咬伤。而虎杖苦寒,降泄下焦湿热,治淋浊带下;又可活血祛瘀,治血瘀经闭、痛经、跌打损伤;并可祛痰止咳,治肺热咳嗽;尚能泄热通便,治热结便秘。此外,内服或外用,治痈疮肿毒及毒蛇咬伤、烧烫伤等,有清热解毒之效。

2.学习方法 区分各节药物主治证候的特点,归纳本章中具有利水消肿作用的药物的异同点;了解并比较名称相近药物,如木通与川木通、关木通,五加皮与香加皮的来源与品种、作用与毒性,中毒表现等,避免发生混用,注意合理用药。

 ## 目标检测

1. 何谓利水渗湿药,分为哪几类,试述其功效及适应证?

2. 比较茯苓与薏苡仁功效主治的异同点。

3. 试述泽泻、车前子、滑石功效主治的异同点。

4. 试述五加皮、香加皮的功效和主治的异同点。

5. 海金沙、瞿麦、石韦、萆薢、金钱草均可治疗淋证,临证用治淋证各有何不同?

第七章　温里药

凡能温里祛寒,治疗里寒证为主要作用的药物,称为温里药,又称祛寒药。

本类药物多辛性温热,主入脾胃、肾经,具有温里散寒、温通经脉,以及助阳、回阳救逆等功效,兼能化痰、燥湿、杀虫、止呃。

温里药主要适用于里寒证,包括中焦寒证、心肾阳衰之亡阳证、肾阳虚证、寒滞肝脉之疝痛,风寒湿痹、经寒痛经等。兼治寒饮咳喘、虫积腹痛。

使用本类药物应根据不同证候作适当配伍。若外寒内侵,表邪未解者,须配辛温解表药;寒凝经脉、气滞血瘀者,须配伍理气活血药;寒湿内阻者,宜配伍芳香化湿药或温燥去湿药;脾肾阳虚者,宜配温补脾肾药,气虚欲脱者,宜配大补元气药。

本类药物性多辛热燥烈,易耗阴助火,凡属实热证、阴虚火旺、津血亏虚者忌用;孕妇及气候炎热时慎用。

附 子 Fùzǐ
《神农本草经》

为毛茛科多年生草本乌头 *Aconitum carmichaeli* Debx. 的子根的加工品。主产于四川、湖北、湖南等地。6月下旬至8月上旬采收。加工炮制成盐附子、黑顺片、白附片。

【性味归经】辛、甘,大热;有毒。归心、肾、脾经。

【功效】回阳救逆,补火助阳,散寒止痛。

【应用】

1. 亡阳证　治阳气衰微,阴寒内盛,或大汗、大吐、大泻而致四肢厥逆、冷汗自出、脉微欲绝之亡阳证,常配伍干姜、甘草等同用,即四逆汤;若治久病气虚欲脱,或出血过多,气随血脱者,可与大补元气之人参同用,以回阳固脱,即参附汤。

2. 各种阳虚证　治肾阳不足,命门火衰导致的生殖功能障碍、腰膝冷痛、夜尿频多,与山茱萸、肉桂、熟地黄等同用,如右归丸。治脾肾阳虚导致的腰膝脘腹冷痛、五更泄泻、完谷不化、水肿等,常与党参、白术、干姜同用,如附子理中丸、真武汤。治心肾阳虚导致的心悸气短、胸闷心痛等,常与人参、桂枝、干姜等同用。治阳虚外感导致的恶寒发热无汗脉沉,可与麻黄、细辛等药同用,即麻黄附子细辛汤。

3. 寒痹证　凡风寒湿痹痛肢体关节痛甚至麻木,均可用之,尤善治寒痹剧痛。常与桂枝、白术、甘草同用,如甘草附子汤。

【按语】本品辛热燥烈,纯阳之品,有毒力猛。为回阳救逆第一要药,"可回阳于顷刻之间,服之有起死回生之效。"通行经络,无寒不摧。上助心阳,中温脾阳,下补肾阳。为补火助阳、回阳救逆之要药,治亡阳及阳虚证常用。又辛热走散,为散阴寒、除风湿、止疼痛之猛药。

【常用配伍】

1. 附子配干姜　附子辛热,功善回阳救逆、温助脾阳;干姜辛热,重在温中,兼能回阳。两药相合,回阳救逆及温中之力大增,治亡阳证及中焦虚寒效佳。

2.附子配细辛、麻黄 附子辛热,善补阳散寒;麻黄辛温,善开腠里而发汗散寒;细辛辛温气烈,善祛少阴经风寒。三药合用,善补阳发表散寒,治阳虚外感风寒功著。

【用法用量】煎服,3～15g。内服须炮制;入煎剂宜先煎30～60分钟。

【使用注意】阴虚阳亢及孕妇忌用。反半夏、瓜蒌、贝母、白蔹、白及。

【参考资料】

1.文献摘要

《神农本草经》:"主风寒咳逆邪气,温中,金疮,破症坚积聚,血瘕,寒湿,拘挛膝痛,不能行步。"

《名医别录》:"脚疼冷弱,腰脊风寒,心腹冷痛,霍乱转筋,下痢赤白,坚肌骨,强阴,又堕胎,为百药长。"

2.化学成分及药理作用 附子含乌头碱,中乌头碱,次乌头碱,塔拉乌头胺,消旋去甲基乌药碱等。附子有扩张血管,增加血流,改善血液循环作用。附子注射液或去甲乌药碱静脉注射有明显扩张血管作用,本品煎剂能强心、抗休克、镇痛、镇静等作用。

3.现代应用 现代以本品配生地、淫羊藿、补骨脂等,治支气管哮喘;用附子注射液静脉滴注,治窦性心动过缓、传导阻滞等。

4.不良反应 具有明显的心脏毒性、神经毒性、胚胎毒性及肾毒性,其毒理学机制主要是影响电压依从性 Na^+ 通道、神经递质的释放和受体的改变、促进脂质的过氧化和心脏或者其他组织的细胞凋亡,附子主要通过配伍、炮制等方式降低毒性。炮制后毒性较大的乌头碱类生物碱水解成毒性较小的苯甲酰基乌头碱类生物碱,进而又水解成为毒性更小的乌头原碱类生物碱;附子常与甘草或干姜配伍应用减轻毒性。

干 姜 GānJiāng
(《神农本草经》)

为姜科植物姜Zingiber officinale Rosc.的干燥根茎。主产于四川、广东、广西、湖北、贵州、福建等地。均系栽培。冬季采收,纯净后切片晒干或低温烘干。生用。

【性味归经】辛,热。归脾、胃、心、肺经。

【功效】温中散寒,回阳通脉,温肺化饮。

【应用】

1.脾胃寒证 治脾胃受寒或脾胃虚寒所致的脘腹冷痛,呕吐腹泻,如理中丸、二姜丸。

2.亡阳证 治心肾阳虚,阴寒内盛所致的亡阳证,症见四肢厥逆、脉微欲绝者,常与附子相须为用,如四逆汤。

3.寒饮伏肺咳喘 本品能温肺化饮,常与细辛、五味子、麻黄等同用,如小青龙汤。

【按语】本品辛热温散,但温不补。入脾、胃经,既祛脾胃寒邪,又助脾胃阳气,为温中散寒之要药,无论实寒、虚寒证皆宜。入心经,能回阳通脉,常配附子治亡阳欲脱。入肺经,能温肺化饮,治寒饮喘咳常用。

【用法用量】煎服,3～10g。

【使用注意】阴虚内热、血热妄行者禁止服用。

【参考资料】

1. 文献摘要

《神农本草经》:"主胸满咳逆上气,温中,止血,出汗,逐风湿痹,肠澼下痢。生者尤良。"

《名医别录》:"治寒冷腹痛,中恶、霍乱、胀满,风邪诸毒,皮肤间结气,止唾血。"

《药性论》:"治腰肾中疼冷,冷气,破血,去风,通四肢关节,开五脏六腑,去风毒冷痹,夜多便。治嗽,主温中,霍乱不止,腹痛,消胀满冷痢,治血闭。病人虚而冷,宜加用之。"

《唐本草》:"治风,下气,止血,宣诸络脉,微汗。"

2. 化学成分及药理作用　干姜含挥发油,主要有姜烯、水芹烯、莰烯、姜辣素、姜酮、姜醇、姜烯酮、龙脑、柠檬醛、姜油酮等。从干姜中分离出生姜酮及生姜醇等。药理实验实验表明具有兴奋豚鼠离体肠管、兴奋血管运动中枢及心脏呼吸中枢、兴奋心脏、抗组胺、抑菌、抑制血小板凝集等作用。

3. 现代应用　现代以干姜粉,用新鲜蛋清调敷,治褥疮疗效好。也有用干姜、黄芩、黄连、白晒参按等量比例晒干,研极细粉末制成散剂,治疗急性胃肠炎疗效显著。

肉　桂 Ròuguì
(《神农本草经》)

为樟科常绿乔木植物肉桂 *Cinnamomum cassia* Presl 的树皮。主产于广东、广西、海南、云南等地。多于秋季剥取,刮去栓皮,阴干。切片,生用。

【性味归经】辛、甘,热。归肾、脾、心、肝经。

【功效】补火助阳,散寒止痛,温经通脉。

【应用】

1. **肾阳虚证**　常用治肾阳不足,命门火衰所致畏寒肢冷、腰膝酸软、阳痿、尿频等,常配伍附子、熟地、山茱萸等,如肾气丸。若治下元虚衰,虚阳上浮之面赤、虚喘、汗出、心悸者,常与山茱萸、五味子、牡蛎等药同用,以引火归源。

2. **寒凝血滞之脘腹冷痛,寒疝腹痛,肢体关节冷痛等**　本品能散寒止痛,温经通脉。

3. **闭经,痛经**　治冲任虚寒,寒凝血滞之闭经、痛经等证,可配伍当归、川芎、小茴香,如少腹逐瘀汤。

4. **阴疽**　本品能助阳补虚,散寒通脉,可与鹿角胶、炮姜、麻黄同用,如阳和汤,治阳虚寒凝之阴疽。

【用法用量】煎服,2～5g,入汤剂宜后下。研末冲服,每次 1～2g;或入丸、散。

【使用注意】本品辛热助火动血,故孕妇及里有实热、血热妄行者忌服,阴虚火旺者不宜单用。畏赤石脂。

【按语】本品辛甘热,入肾、脾、心经。其性纯阳温散,善补命门之火,益阳消阴,并能引火归元,为治命门火衰及虚阳上浮诸证之要药,又善温脾胃、散寒邪,是治脾胃虚寒证及脾肾阳虚证的常用药。且散血分阴寒而温通经脉功胜,治经脉寒凝之痛证;还善治风湿痹痛、经闭痛经及胸痹心痛。

【常用配伍】肉桂配附子　肉桂辛甘而热,功能补火助阳、散寒通脉;附子辛热,功能补火助阳、散寒止痛。两药合用,补火助阳、散寒止痛力强,治肾阳虚衰、脾肾阳衰及里寒重症可用。

【参考资料】

1. 文献摘要

《神农本草经》:"主上气咳逆,结气喉痹吐吸,利关节,补中益气。"

《名医别录》:"主心痛,胁风,胁痛,温筋,通脉,止烦、出汗。主温中,利肝肺气,心腹寒热、冷疾、霍乱转筋,头痛,腰痛,止唾,咳嗽,鼻衄;能堕胎,坚骨节,通血脉,理疏不足;宣导百药,无所畏。"

《药性论》:"主治九种心痛,杀三虫,主破血,通利月闭,治软脚,痹、不仁,胞衣不下,除咳逆,结气,拥痹,止腹内冷气,痛不可忍,主下痢,鼻息肉。杀草木毒。"

2.化学成分及药理作用 本品主要含挥发油,油中主要成分为桂皮醛,其他还包括肉桂醇、肉桂乙酸酯、肉桂酸、桂皮苷等。还含有黏液质、鞣质。本品有强心、扩张血管、抗血栓形成、抗氧化、改善性功能、保护肾上腺皮质功能、抗溃疡、利胆、镇痛、镇静、解热、抗炎、抑菌等作用。

3.现代应用 现代常单用本品或入复方治疗小儿口角流涎、小儿腹泻、冻疮及支气管哮喘。

吴茱萸 Wúzhūyú

(《神农本草经》)

为芸香科落叶灌木或乔木吴茱萸 *Evodia rutaecarpa* (Juss.) Benth.、石虎 *E. rutaecarpa* (Juss.) Benth. var. officinalis (Dode) Huang 或疏毛吴茱萸 *E. rutaecarpa* (Juss.) Benth. var. *bodinieri* (Dode) Huang 的干燥将近成熟果实。主产于贵州、广西、湖南、浙江、四川等地。8~11月果实尚未开裂时采收。晒干或低温烘干。生用或制用。

【性味归经】辛、苦,热;有小毒。归肝、脾、胃、肾经。

【功效】散寒止痛,温中止呕,助阳止泻

【应用】

1.寒凝诸痛证 本品性热祛寒,既散肝经之寒邪又疏肝气之瘀滞,为治肝寒气滞诸痛之主药。

2.呕吐吞酸 治胃寒呕吐,肝郁化火、肝胃不和之呕吐吞酸为宜,常与黄连或半夏、生姜同用,如左金丸。

3.虚寒泄泻 治脾肾阳虚之五更泄泻,常与肉豆蔻、补骨脂、五味子等同用。

【使用注意】本品辛热燥烈,易耗气动火,故不宜多用、久服。

【用法用量】煎服,1.5~6g。外用适量。

【按语】本品辛热温散,散肝经之寒邪而止痛,又可疏肝下气而降逆,常用治寒疝腹痛、厥阴头痛、脘腹冷痛、血瘀痛经、寒湿脚气肿痛及呕吐吞酸等证,为治肝寒气滞诸痛的要药;并善燥湿助阳止泻,以消阴寒之气为主要特点,为治虚寒泄泻证所常用。

【常用配伍】

1.吴茱萸配干姜 均有温中散寒功效,治疗寒郁中焦,脘腹冷痛等证,二药常相须为用。然干姜尚能温上焦,温肺经化饮止咳;吴茱萸还能温下焦,温肝以治寒疝腹痛,助肾阳以治寒泻,温营血。

2.吴茱萸配黄连 黄连苦寒,善清泻胃热,清泻肝火,配伍辛热之吴茱萸,既能疏肝解郁,以使肝气条达,郁结得开又能反佐以制黄连之寒,使泻火而无凉遏之弊;二药合用,共收清泻肝火,降逆止呕之效。

【参考资料】

1. 文献摘要

《神农本草经》:"主温中下气,止痛,咳逆寒热,除湿血痹,逐风邪,开腠理。"

《名医别录》:"主痰冷,腹内绞痛,诸冷实不消,中恶,心腹痛,逆气,利五脏。"

《药性论》:"主心腹疾,积冷,心下结气,痃心痛;治霍乱转筋,胃中冷气,吐泻腹痛不可胜忍者;疗遍身顽痹,冷食不消,利大肠拥气。"

2. 化学成分及药理作用　含挥发油为吴茱萸烯、罗勒烯、吴茱萸内酯、吴茱萸内酯醇等,还含有生物碱如吴茱萸碱、吴茱萸次碱、吴茱萸因碱、羟基吴茱萸碱、吴茱萸卡品碱等。

3. 现代应用　现代以本品研末外用治小儿多涎证、小儿腹泻、口腔溃疡等有显著疗效。

4. 不良反应　生品吴茱萸有小毒,一般仅限于外用,内服均须经炮制后使用。连续给小鼠灌服一定剂量的吴茱萸水提组分,其在发挥镇痛药效的同时会对肝脏产生一定的毒副作用,并呈现一定的剂量依赖关系。

小茴香 Xiǎohuíxiāng

《新修本草》

为伞形科多年生草本植物茴香 *Foeniculum vulgare* Mill. 的干燥成熟果实。秋季果实成熟时采收,晒干。生用或盐水炒用。

【性味归经】辛,温。归肝、肾、脾、胃经。

【功效】散寒止痛,行气和中。

【应用】

1. **寒疝腹痛,睾丸偏坠胀痛,少腹冷痛,痛经**　治寒疝腹痛,常与木香、川楝子、乌药等散寒行气止痛同用;治肝郁气滞,睾丸偏坠胀痛,可与橘核、山楂等同用。治肝经受寒之少腹冷痛,或冲任虚寒之痛经,可与当归、川芎、肉桂等用。

2. **中焦虚寒气滞证**　治胃寒气滞的脘腹胀痛,可配高良姜、香附、乌药等。

【用法用量】煎服,3~9g。外用适量。

【按语】本品辛温,主入肝经能散寒理气以止痛,兼入肾经助阳补火以温肾,并入脾胃经,理气和中以开胃。既为治寒疝腹痛、睾丸偏坠胀痛之佳品;又常治肝经受寒之少腹冷痛,冲任虚寒之痛经,中寒气滞之脘腹胀痛等证。

【常用配伍】**小茴香配吴茱萸**　吴茱萸散寒除湿;小茴香散寒止痛。二者合用,有散寒除湿、行气止痛之功效,用于治疗下焦寒湿所致之脘腹疼痛、疝痛及宫寒不孕、月经不调、痛经等因寒而致者。

【参考资料】

1. 文献摘要　《新修本草》:"主诸瘘,霍乱及蛇伤。"

2. 化学成分及药理作用　本品主要含挥发油,油中主要成分为反式-茴香脑,其次为柠檬烯、小茴香酮。本品能抗溃疡、镇痛,茴香油有不同程度的抗菌作用,能刺激胃肠神经血管,促进唾液和胃液分泌,起到增进食欲,帮助消化的作用。

3. 现代应用　现代常单用本品或入复方治疗小儿脐周腹痛、十二指肠溃疡、嵌闭性小肠疝及鞘膜积液和阴囊象皮肿。

【附药】**八角茴香**　为木兰科常绿小乔木八角茴香 *Illicium verum* Hook. f. 的成熟果实。

又名大茴香、八角。性味功效与小茴香相似,但功力稍弱,主要用作调味品。用法用量同小茴香。

丁 香 Dīngxiāng

（《雷公炮炙论》）

为桃金娘科常绿乔木植物丁香 *Eugenia caryophyllata* Thunb. 的干燥花蕾。产主于坦桑尼亚、马来西亚、印度尼西亚,我国主产于广东、海南等地。当花蕾由绿色转红时采摘,晒干。

【性味归经】辛,温。归脾、胃、肾经。

【功效】散寒止痛,温肾助阳,温中降逆。

【应用】

1. **胃寒呕吐,呃逆** 治胃寒呕吐,可与半夏、生姜等温中止呕药同用;治胃寒呃逆,常配伍人参、生姜、柿蒂等,以温中补气降逆,如丁香柿蒂汤;治脾胃虚寒呕吐、食少、泄泻,与砂仁、白术等健脾止泻药同用。

2. **脘腹冷痛** 可与高良姜、小茴香等同用。

3. **肾虚阳痿** 可与附子、肉桂、淫羊藿等同用。

【使用注意】不宜与郁金同用。

【用法用量】煎服,3~9g。

【按语】本品辛香温降,药力强。入脾、胃经,善温中降逆,治中寒呃逆,为治胃寒呕逆之要药。入肾经,能温肾助阳,治肾阳虚诸证。

【常用配伍】丁香配柿蒂 丁香辛温,功能温中散寒降逆;柿蒂苦平,功能降气止呕。两药合用,既温中散寒,有降气止呕,治虚寒呕吐、呃逆。

【参考资料】

1. 文献摘要

《药性论》:“治冷气腹痛。《本草纲目》:治虚哕,小儿吐泻,痘疮胃虚灰白不发。”

《本草蒙筌》:“止气忒、气逆。”

2. 化学成分及药理作用 本品主要含挥发油,油中主要成分是丁香酚、乙酰丁香酚、丁香烯。丁香油和丁香酚对致病性真菌有抑制作用。

3. 现代应用 现代以丁香酒精浸液外涂,治疗霉菌病及体癣、足癣等,均获良效。有报道用丁香、半夏研成细末,以生姜煎汁调成糊状,涂敷脐部治疗妊娠剧吐效果显著。

【附药】母丁香 为丁香的成熟果实,又名鸡舌香。性味功效与公丁相似,但气味较淡,功力稍逊。用法用量与公丁香同。

花 椒 Huājiāo

（《神农本草经》）

本品为芸香科植物青椒 *Zanthoxylum schinifolium* Sieb. et Zucc. 或花椒 *Zanthoxylum bungeanum* Maxim. 的干燥成熟果皮。秋季采收成熟果实,晒干,除去种子及杂质。

【性味归经】辛,温。归脾、胃、肾经。

【功效】温中止痛,杀虫止痒。

【应用】

1. 脾胃寒证 治脾胃虚寒、脘腹冷痛、呕吐,常配伍人参、干姜等,如大建中汤。

2. 湿疹瘙痒,阴痒,蛔虫腹痛 虫积腹痛,蛔虫、蛲虫所致者尤宜。

【用法用量】煎服,3~6g。外用适量,煎汤熏洗。

【按语】本品辛热香燥,善温中散寒而止痛,并兼燥湿,治中寒腹痛吐泻;能杀虫,治虫积腹痛及皮肤瘙痒。

【参考资料】

1. 文献摘要

《神农本草经》:"主风邪气,温中,除寒痹,坚齿发,明目。主邪气咳逆,温中,逐骨节皮肤死肌,寒湿痹痛,下气。"

《名医别录》:"疗喉痹,吐逆,疝瘕,去老血,产后余疾腹痛,出汗,利五脏。除六腑寒冷,伤寒,温疟,大风汗不出,心腹留饮,宿食,肠澼下痢,泄精,女子字乳余疾,散风邪瘕结,水肿,黄疸,杀虫鱼毒,开腠理,通血脉,坚齿发,调关节,耐寒暑,可作膏药。"

《药性论》:"治恶风,遍身四肢顽痹,口齿浮肿摇动;主女人月闭不通,治产后恶血痢,多年痢,主生发,疗腹中冷痛。治头风下泪,腰脚不遂,虚损留结,破血,下诸石水,腹内冷而痛,除齿痛。"

2. 化学成分及药理作用 含挥发油,挥发油中含柠檬烯、枯醇。亦含有牻牛儿醇、植物甾醇及不饱和脂肪酸。本品挥发油有麻醉止痛作用,本品水提物有抗溃疡、保肝、止泻作用。

3. 现代应用 现代以花椒油素口服,治血脂异常症;或以本品配硫磺研末,涂擦患处,治股癣、体癣等。

高良姜 Gāoliángjiāng
(《名医别录》)

本品为姜科植物高良姜Alpinia officinarum Hance 的干燥根茎。主产于广东、广西等地。夏末秋初采挖,除去须根及残留的鳞片,洗净,切段,晒干。生用。

【性味归经】辛,热。归脾、胃经。

【功效】散寒止痛,温胃止呕。

【应用】

1. 胃寒冷痛 常与炮姜相须为用,如二姜丸。治胃寒肝郁,脘腹胀痛,多与香附合用,以疏肝解郁,散寒止痛,如良附丸。

2. 胃寒呕吐 治寒邪内侵,呕吐泄泻,可与半夏、生姜等同用;治虚寒呕吐,常与党参、茯苓、白术等补气健脾药同用。

【用法用量】煎服,3~10g。

【按语】本品辛散温通,入脾胃经。善温中散寒而止痛、止呕,治脘腹冷痛及胃寒呕吐等证。为治胃寒脘腹冷痛之常用药。

【常用配伍】

1. 高良姜配香附 香附理气活血、调经止痛;高良姜温中散寒、降逆止痛。二者伍用,高良姜得香附,则散寒祛郁;香附得高良姜,则行气散寒。共奏温中散寒、理气止痛之功效,用于治疗寒凝肝胃、气滞不行之胃脘疼痛、喜温喜按者。

2. 高良姜配半夏 高良姜温中化湿;半夏燥湿止呕。二药伍用,有温中祛湿止呕之功效,用于治疗寒湿所致之呕吐。

【参考资料】

1. 文献摘要

《名医别录》:"主暴冷,胃中冷逆,霍乱腹痛。"

《本草从新》:"暖胃散寒,消食醒酒,治胃脘冷痛。"

2. 化学成分及药理作用　本品主要含挥发油。油中主要成分为1,8-桉叶素、桂皮酸甲醛。本品煎剂能促进胃液分泌,有止泻、镇痛作用。

3. 现代应用　现代常单用本品或入复方治疗胃痛、心绞痛。

胡　椒 Hújiāo
《新修本草》

本品为胡椒科植物胡椒 *Piper nigrum* L. 的干燥近成熟或成熟果实。主产于海南、广东、广西、云南等地。秋末至次春果实呈暗绿色时采收,晒干,为黑胡椒;果实变红时采收,用水浸渍数日,擦去果肉,晒干,为白胡椒。生用。

【性味归经】辛,热。归胃、大肠经。

【功效】温中散寒,下气消痰。

【应用】

1. 脾胃寒证　治胃寒腹痛、呕吐,可单用研末入猪肚中炖服,或与高良姜、荜茇等同用;治脾胃虚寒泄泻,可与吴茱萸、白术、干姜等温中散寒药同用。

2. 癫痫　治痰气郁滞,蒙蔽清窍之癫痫痰多证,可与荜茇等分为末服。

【用法用量】煎服,2~4g。研粉服,每次0.5~1g。外用适量。

【按语】本品辛散温通,入胃、大肠经。既善温中止痛,治脾胃寒证之脘腹冷痛、呕吐;又能下气消痰,治痰气郁滞之癫痫痰多证。

【参考资料】

1. 文献摘要

《唐本草》:"主下气,温中,去痰,除脏腑中风冷。"

《本草纲目》:"暖肠胃,除寒湿反胃、虚胀冷积,阴毒,牙齿浮热作痛。"

《本草蒙筌》:"疗产后血气刺疼,治跌扑血滞肿痛。"

2. 化学成分及药理作用　含多种酰胺类化合物:胡椒碱,胡椒酰胺,次胡椒酰胺,胡椒亭碱。胡椒碱有抗惊厥、镇静作用。

3. 现代应用　现代常单用本品或入复方治疗胃痛、小儿腹泻、牙痛及冻疮。

荜　茇 Bìbá
《新修本草》

本品为胡椒科植物荜茇 *Piper longum* L. 的干燥近成熟或成熟果穗。主产于海南、云南、广东等地。9~10月果穗由绿变黑时采收,除去杂质,晒干。生用。

【性味归经】辛,热。归胃、大肠经。

【功效】温中散寒。

【应用】脾胃寒证　治胃寒引起的脘腹冷痛、呕吐、泄泻、呕逆,可单用或与附子、干姜、白术等温中散寒药同用。

此外,以本品配胡椒研末,塞于龋齿孔中可治龋齿牙痛。

【用法用量】煎服,3～6g。外用适量。

【按语】本品辛散温通,既善温中散寒,又可降气止呕,治胃寒之腹痛、呕吐、泄泻、呃逆等证。

【参考资料】

1.文献摘要

《本草纲目》:"荜茇,为头痛、鼻渊、牙痛要药,取其辛热能入阳明经散浮热也。"

《本草衍义》:"走肠胃中冷气,呕吐,心腹满痛。"

2.化学成分及药理作用 本品含胡椒碱,棕榈酸,四氢胡椒酸,哌啶,挥发油等。所含胡椒碱有抗惊厥作用。从本品中提取的精油,对白色及金黄色葡萄球菌和枯草杆菌、痢疾杆菌有抑制作用。

3.现代应用 临床用本品或入复方治疗牙痛、头痛、鼻渊、流清涕、乳腺炎。

荜澄茄 Bìchéngqié
(《开宝本草》)

本品为樟科植物山鸡椒 *Litsea cubeba* (Lour.) Pers. 的干燥成熟果实。主产于广西、广东、四川、湖南、湖北等地。秋季果实成熟时采收,除去杂质,晒干。生用。

【性味归经】辛,温。归脾、胃、肾、膀胱经。

【功效】温中散寒,行气止痛。

【应用】

1.脾胃寒证 治胃寒脘腹冷痛、呕吐、呃逆等证,可单用,或与丁香、厚朴、高良姜等温中行气止痛药同用。

2.寒疝腹痛 治寒疝腹痛,常与小茴香、乌药等同用。

3.下焦虚寒之小便不利 多与萆薢、茯苓、乌药等同用。

【用法用量】煎服,2～5g。

【按语】本品辛散温通,既能温中散寒、行气止痛,治脾胃寒证、寒疝腹痛;又能温暖下元,治肾与膀胱虚冷之小便不利、寒湿瘀滞之小便混浊。

【参考资料】

1.文献摘要

《本草纲目》:"暖脾胃,止呕吐哕逆。"

《本草述钩元》:"荜澄茄,温益脾胃,令人能食。"

《海药本草》:"主心腹卒痛,霍乱吐泻,痰癖冷气。"

2.化学成分及药理作用 含挥发油、脂肪油,挥发油为柠檬酸、甲基庚烯酮等。本品所含的挥发油有镇静、镇痛、镇咳、祛痰、平喘、抗过敏及抗心律失常、抗心肌缺血的作用。本品尚有降血压、降血脂和减慢心率作用.尚能对抗肾上腺素引起的血管收缩作用,亦有显著的利胆作用。

3.现代应用 临床以荜澄茄为主,配伍高良姜、香附、干姜等药物,治疗胃寒冷痛,有良效。单用本品或入复方治疗冠心病、脑血栓、慢性支气管炎与慢性气管炎、阿米巴痢疾、牙痛。

学习小结

1. 学习内容

(1)学习层次分类表

学习层次	具体药物	学习要求
掌握	附子、干姜、肉桂、吴茱萸	学习药物的性能、功效、主治病证、常用配伍、特殊的用量用法和使用注意
熟悉	小茴香、丁香、花椒	学习药物的功效、主治病证、用量用法和使用注意
了解	高良姜、胡椒、荜茇、荜澄茄	学习药物的功效、特殊的用量用法和使用注意

(2)相似药物功用比较

◎附子、干姜、肉桂　均有温阳散寒止痛的作用,用于脾胃虚寒及寒凝血滞诸痛证。然附子纯阳燥烈既温且补,回阳作用最强,为回阳救逆之要药;又善峻补元阳,益火消阴,善治肾阳不足、命门火衰的畏寒肢冷、腰膝冷痛、阳痿、宫冷及胸阳痹阻之胸痹疼痛;又善散寒止痛,治疗风寒湿痹,尤以寒痹剧痛者为宜。然干姜但温不补,回阳作用较弱,主治脾胃虚寒所致的脘腹冷痛、呕吐泄泻等证,为温中散寒之要药;并能温肺化饮,治疗寒饮伏肺所致的喘咳。肉桂纯阳温散,温而多补,以温补命门火衰为主,又能引火归源,善治下元虚冷诸证及虚阳上浮的面赤、虚喘等;并能温经通脉,治疗寒凝血滞的痛经、闭经、寒疝腹痛等证;且能助阳补虚、散寒通脉,治疗阴疽。

◎吴茱萸、丁香　均具有祛寒止痛、降逆的作用,治胃寒之脘腹冷痛、呕吐等证。然吴茱萸辛热,入肝经,既散肝经之寒邪,有解肝气之郁滞,为治肝寒气滞诸痛之要药;又可疏肝下气降逆,治中焦虚寒之脘腹冷痛,呕吐泛酸;丁香长于温中降逆,为治胃寒呕逆之要药,又能温肾助阳,治疗肾虚阳痿及宫冷。

◎小茴香、高良姜、花椒、胡椒、荜茇、荜澄茄　均有温中散寒止痛的作用,用于脾胃阳虚证。小茴香辛温,散寒理气止痛,为治聊寒疝腹痛、睾丸偏坠胀痛常用药;并可治疗中焦气滞,脘腹胀痛。然高良姜兼能温中止呕,治胃寒呕吐。花椒可杀虫止痒,治湿疹瘙痒、妇人阴痒、虫积腹痛。胡椒下气消痰,治癫痫痰多。荜茇辛散温通,既温中散寒,有降气止呕,治胃寒之腹痛、呕吐、泄泻、呃逆等证。荜澄茄既善温中散寒,行气止痛,治脾胃寒证、寒疝腹痛;又能温暖下元,治肾与膀胱虚冷之小便不利、寒湿郁滞之小便混浊。

2. 学习方法　结合里寒证的病证特点及治疗规律,理解本章药物的性能特点、功效主治;从七情配伍角度,掌握有毒药物的配伍应用;采用归纳、对比的方法,掌握相似药物如附子与干姜、肉桂的异同点,并会合理运用;对有毒性或有特殊用法和使用注意的药物,如附子、吴茱萸,应加以注意。

 目标检测

1. 何谓温里药,试述其功效、适应证及使用注意。

2. 如何理解:"附子无干姜不热",并说明附子的用法用量和注意事项。

3. 如何理解肉桂的引火归元作用。

4. 试述肉桂、吴茱萸、丁香、小茴香的性能特点。

5. 试比较肉桂与桂枝、干姜与生姜两组药物的性味、功效及应用的异同。

第八章 理气药

凡以疏理气机为主要作用,治疗气滞或气逆证的药物,称为理气药,又名行气药。

理气药性味多辛苦温而芳香,其味辛能行,芳香能走窜,性温能通行,故有疏理气机即行气、降气、解郁、散结的作用;并可通过畅达气机、消除气滞而达到止痛之效,即《素问》"逸者行之"、"结者散之"、"木郁达之"之意。因本类药物主归脾、胃、肝、肺经,以其性能不同分别具有理气健脾、疏肝解郁、理气宽胸、行气止痛、破气散结等功效。此外,部分药物还具有燥湿化痰、降逆止呕等作用。

理气药主要用于治疗脾胃气滞所致脘腹胀痛、嗳气吞酸,恶心呕吐、腹泻或便秘等;肝气郁滞所致胁肋胀痛、抑郁不乐、疝气疼痛、乳房胀痛、月经不调等;肺气壅滞所致胸闷胸痛、咳嗽气喘等。

使用理气药必须根据具体病证选择相应的药物,并针对病因进行必要的配伍。如脾胃气滞因于饮食积滞者,配伍消食药;因于湿热阻滞者,配伍清热除湿药;因于寒湿困脾者,配伍苦温燥湿药;因于脾胃气虚者,配伍补中益气药。如肝气郁滞因于肝血不足者,多配伍养血柔肝药;因于肝脉受寒者,配伍温肝散寒药;因于瘀血阻滞者,则与活血化瘀药同用。如肺气壅滞因于外邪客肺者,宜配伍宣肺解表药;因于痰饮阻肺者,配伍祛痰化饮之品。

本类药物辛温香燥,易耗气伤阴,故气虚、阴亏者慎用。作用峻猛的破气药孕妇忌用。理气药气味芳香,多含有挥发油成分,入汤剂不宜久煎,以免影响疗效。

陈 皮 Chénpí
(《神农本草经》)

为芸香科常绿小乔木植物橘 *Citrus reticulate* Blanco 及其栽培变种的干燥成熟果皮。主产于广东、福建、四川等地。秋末冬初果实成熟时采收果皮。晒干或低温干燥。以陈久者为佳,故称陈皮。产于广东新会者称新会皮、广陈皮。切丝,生用。

【性味归经】辛、苦,温。归脾、肺经。

【功效】理气健脾,燥湿化痰。

【应用】

1.脾胃气滞证 寒湿中阻之脾胃气滞,见脘腹胀痛、恶心呕吐、泄泻者,常与苍术、厚朴等同用,如平胃散。治脾虚气滞之腹痛喜按、不思饮食、食后腹胀、纳呆便溏、舌淡者,可与党参、白术、茯苓等同用,如异功散。治脾胃气滞较甚者、脘腹胀痛较剧者,每与木香、枳实等同用,以增强行气止痛之功。

2.湿痰,寒痰咳嗽 治湿痰咳嗽,多与半夏、茯苓等同用,如二陈汤;治寒痰咳嗽,多与干姜、细辛、五味子等同用,如苓甘五味姜辛汤;若脾虚失运而致痰湿犯肺者,可配党参、白术同用,如六君子汤。

此外,陈皮又能和中,可治胃失和降、恶心呕吐。若胃寒呕吐,可与生姜同用;胃热呕吐,又可配伍竹茹、黄连等药。另在补益方中少佐本品,以助脾运,使补而不腻。

【按语】陈皮味辛苦而性温,气芳香而入肺脾。辛散行气,乃肺气壅滞、脾胃气滞之要药;苦温而燥湿,故而湿阻中焦、痰多咳嗽,卓有奇功;且能和中以治呃逆,并具健脾之功。

【常用配伍】

1. 陈皮配半夏 半夏辛温降逆止呕,燥湿化痰,消痞散结。痰之生由于津液不化,痰之结由于气机不运,治痰者不治其痰而治其气,气顺,则一身的津液随之而顺。故以陈皮芳香醒脾,疏理气机,使脾阳运而湿痰去,气机宣而胀满除,逆气降而呕恶止。二者合用为临床燥湿化痰、和胃止呕的常用药对,临床适用于湿痰咳嗽、恶心呕吐等。

2. 陈皮配茯苓 陈皮理气健脾、燥湿化痰,茯苓健脾利水渗湿,二者配伍行气渗湿,气行则水行以达理气健脾渗湿之功,常用于脾虚气滞,水湿内停之腹胀食少、浮肿、尿少等。

【用法用量】煎服,3～10g。

【参考资料】

1. 文献摘要

《神农本草经》:"主胸中瘕热,逆气,利水谷,久服去臭,下气。"

《本草纲目》:"疗呕哕反胃嘈杂,时吐清水,痰痞咳疟,大便闭塞,妇人乳痈。入食疗,解鱼腥毒。""其治百病总是取其理气燥湿之功,同补药则补,同泻药则泻,同升药则升,同降药则降。脾乃元气之母,肺乃摄气之要,故橘皮为二经气分之要,但随所配而补泻升降也。"

2. 化学成分及药理作用 陈皮中含有川陈皮素、橙皮甙、新橙皮甙、橙皮素、对羟福林、黄酮化合物等。陈皮挥发油含量为 1.5%～2%,广陈皮挥发油含量为 1.2%～3.2%,其成分有 α-侧柏烯、柠檬烯等。本品煎剂对家兔及小白鼠离体肠管、麻醉兔、犬胃及肠运动、小鼠离体子宫均有直接抑制作用;对麻醉兔在体子宫则呈强直性收缩;小量煎剂可增强心脏收缩力,大剂量时则可抑制心脏;鲜橘皮煎剂有扩张气管作用;挥发油有刺激性祛痰作用。

3. 现代应用 现代常单用本品或入复方治疗消化不良,急、慢性胃肠炎,消化性溃疡,神经性呕吐,妊娠呕吐,上呼吸道感染,耳源性眩晕,慢性支气管炎,急性乳腺炎,胆结石,烧伤,皮肤病等。

【附药】

1. 橘核 即橘的种子。性味苦,平,入肝经。功能疏肝理气,散结止痛。适用于疝气疼痛、睾丸疼痛及乳房结块等。煎服,3～10g。

2. 橘络 为橘的中果皮及内果皮之间的纤维束群。性味甘、苦,平,归肝、肺经。功能行气通络,化痰止咳。适用于痰滞经络之胸痛、咳嗽、痰多等。煎服,3～5g。

3. 橘叶 即橘树之叶。性味辛、苦,平,归肝经。功能疏肝理气,消肿散结。适用于胁肋作痛,乳房胀痛或结块等。煎服,6～10g。

4. 化橘红 为芸香科植物化州柚或柚的未成熟或近成熟的干燥外层果皮。性味苦、辛,温,归肺、脾经。功能理气宽中,燥湿化痰。适用于痰多咳嗽,以及食积呕恶胸闷等。煎服,3～10g。

青 皮 Qingpí

(《本草图经》)

为芸香科小乔木橘 *Citrus reticulata* Blanco 及其栽培变种的干燥幼果或未成熟果实的干

燥果皮。产地同陈皮。5～6月收集自落的幼果，晒干，习称"个青皮"或"青皮子"；7～8月采收未成熟的果实，在果皮上纵剖成四瓣至基部，除尽瓤瓣，晒干，习称"四花青皮"。生用或醋炙用。

【性味归经】 苦、辛，温。归肝、胆、胃经。

【功效】 疏肝破气，消积化滞。

【应用】

1.**肝气郁滞诸证**　治肝郁胸胁胀痛，常配柴胡、郁金、香附等；治乳房胀痛、结块，常配柴胡、浙贝母、橘络等；治乳痈肿痛，常配瓜蒌皮、金银花、蒲公英等；对于疝气疼痛，常与乌药、小茴香、木香等配伍同用，如天台乌药散。

2.**食积腹痛**　治食积气滞，常与山楂、神曲、麦芽等同用，以增强消积化滞之功，如青皮丸。若气滞甚者，可与木香、槟榔或枳实、大黄等同用。

此外，取其破气散结之功，可用于气滞血瘀之癥瘕积聚、久疟痞块等，多与三棱、莪术、丹参等同用。

【按语】 本品苦辛而温，其气峻烈，沉降下行，主入肝胆气分，长于疏肝胆、破结气。凡肝气郁结之胁痛、乳核、疝气，甚至癥瘕积聚等证，均可应用。又兼入胃经能消积化滞，可治食积痰滞等证。

【常用配伍】

1.**青皮配陈皮**　青皮性猛烈，偏于疏肝破气，消积化滞；陈皮性较缓，偏于健脾理气，燥湿化痰。二者同用理气止痛，和中快膈，临床常用于肝脾失和，肝郁气滞，胸胁胀满疼痛，胃脘胀痛不舒者。

2.**青皮配柴胡**　柴胡疏肝解郁，善疏理少阳之气机郁滞，青皮善疏肝破气，二者合用共奏疏肝解郁、理气止痛之功，临床常用于肝郁气滞所致的胸胁胀痛等。

【用法用量】 3～10g，煎服。醋炒止痛力增强。

【使用注意】 气虚者慎用。

【参考资料】

1.文献摘要

《本草图经》："主气滞，下食，破积结及膈气。"

《本草纲目》："治胸膈气逆，胁痛，小腹疝气，消乳肿，疏肝胆，泻肺气。"

《珍珠囊》："气滞，破积结，少阳经下药也。陈皮治高，青皮治低。"

2.化学成分及药理作用　本品主要成分与陈皮相似，但所含对羟福林含量比陈皮高。青皮煎剂能抑制肠管及胆囊平滑肌，并有利胆作用。青皮水煎醇沉液有显著的升压作用，且能兴奋呼吸。青皮注射液对心肌兴奋性、收缩性、传导性及自律性均有明显正性作用。所含挥发油对胃肠道有温和的刺激作用，能促进消化液的分泌和排除肠内积气。挥发油中柠檬烯有祛痰平喘作用。此外，对失血、创伤、输血等不同原因造成的实验性休克，也有一定的保护和治疗作用。

3.现代应用　现代常单用本品或入复方治疗消化不良、急性胃肠炎、肋间神经痛、呃逆、慢性肝炎、细菌性痢疾、慢性胆囊炎、胆结石、肝硬化、脂肪肝、疝气、疟疾、乳腺癌等。

枳 实 Zhǐshí

《神农本草经》

为芸香科常绿小乔木植物酸橙 *Citrus aurantium* L. 及其栽培变种或甜橙 *Citrus sinensis* Osbeck 的干燥幼果。主产于四川、江西、福建、浙江、江西、湖南等省。5～6 月采集,横剖成两半,晒干或低温干燥。切片,生用或麸炒用。

【性味归经】苦、辛,微寒。归脾、胃、大肠经。

【功效】破气消积,化痰除痞。

【应用】

1.食积气滞,脘腹痞满证 治食积不化、脘腹痞满胀痛,常与山楂、神曲等同用;热结便秘、腹痞胀痛,多与大黄、厚朴等同用,如大承气汤;治湿热积滞,脘痞腹痛、泻痢后重,每与大黄、黄连等配伍,如枳实导滞丸;脾虚食积,食后脘腹痞满者,常与白术同用,如枳术丸。

2.痰滞胸脘痞满,胸痹结胸证 治胸阳不振,痰阻胸痹,多与薤白、桂枝、瓜蒌等同用,如枳实薤白桂枝汤;治痰热结胸,可与黄连、瓜蒌、半夏同用,如小陷胸加枳实汤;治脾虚痰滞,寒热互结,心下痞满,食欲不振,常与半夏曲、黄连等同用,如枳实消痞丸。

此外,本品尚可用于气虚下陷所致的胃下垂、脱肛、子宫脱垂等脏器下垂病证,可与补气升阳之品同用以增强疗效。近年来发现本品又有升压作用,可用于休克。

【按语】枳实苦而微寒,入脾、胃、大肠经,苦泄力大,行气力强,故为破气之要药。其性沉降而下行,功能理气除痞,以除胸腹痞满,兼能化痰以开痹,消积以导滞,实乃治痞满、导积滞之要药,破气散结之峻品。又具升高血压之功,治阴挺脱肛之用。

【常用配伍】

1.枳实配厚朴 枳实味苦性寒,破气力强,长于化痰除痞,且有消积导滞作用,厚朴苦辛性温,行气力缓,长于燥湿散满,且能下气平喘;二者合用行气导滞,散结除满,是临床常用的行气消痞除满的药对。

2.枳实配白术 枳实破气消积,白术健脾燥湿,固表止汗。两药合用,一消一补,消补兼施,使补而不滞,消而不伤,尤宜于脾虚夹滞,脘腹痞胀、消化不良、大便不爽等。

【用法用量】煎服,3～10g,大量可用至 30g。炒后性较平和。

【使用注意】孕妇及脾胃虚弱者慎用。

【参考资料】

1.文献摘要

《神农本草经》:"主大风在皮肤如麻豆苦痒,除寒热结,止痢,长肌肉,利五脏,益气轻身。"

《名医别录》:"除胸胁痰癖,逐停水,破结实,消胀满,心下急痞痛,逆气,胁风痛,安胃气,止溏泄,明目。"

2.化学成分及药理作用 本品主要含挥发油,尚含橙皮苷、新橙皮苷、柚皮苷、黄酮苷、N-甲基酪胺、对羟福林等。枳实能缓解乙酰胆碱或氯化钡所致的小肠痉挛,对有胃瘘、肠瘘的犬灌服枳实或枳壳煎液,可使胃肠收缩节律增加;枳实或枳壳煎剂对已孕、未孕小白鼠离体子宫有抑制作用,对已孕、未孕家兔离体、在位子宫均呈兴奋作用;枳实、枳壳煎剂或酊剂静脉注射对动物离体心脏有强心作用;枳实、枳壳煎剂及枳壳的乙醇提取液给麻醉犬、兔静脉注射有明显的升压作用;枳实能使胆囊收缩,奥狄氏括约肌张力增加,有较强的抗过敏活性;枳实、枳壳有抑制血栓形成的作用。

3.现代应用 现代常单用本品或入复方治疗消化不良、细菌性痢疾、急性胃肠炎、便秘、肝脾肿大、痢疾、冠心病、胃扩张、胃下垂、子宫脱垂、脱肛、休克等。

【附药】枳壳 为芸香科小乔木植物酸橙及其栽培变种的接近成熟的果实(去瓤),生用或麸炒用。性味、归经、功用与枳实相同,但作用较缓和,长于行气宽中除胀,用于胸腹气滞、痞满胀痛等证。煎服,3~10g。

木 香 Mùxiāng
《神农本草经》

为菊科多年生草本植物木香 *Aucklandia lappa* Decne、川木香 *Vladimiria souliei* (Franch.) Ling 的根。云木香产于云南广西者,称为云木香,产于印度、缅甸者,称为广木香。川木香主产于四川、西藏等地。秋、冬采挖,晒干。生用或煨用。

【性味归经】辛、苦,温。归脾、胃、大肠、胆、三焦经。

【功效】行气止痛。

【应用】

1.脾胃气滞证 治脾胃气滞,脘腹胀痛,可单用本品或配陈皮、砂仁、藿香等;若脾虚气滞,脘腹胀痛、食少便溏者,常配党参、白术、陈皮等补气健脾药同用,如香砂六君子汤。

2.泻痢里急后重 治大肠积滞、腹满胀痛或泻痢腹痛,里急后重,可与槟榔、枳实、大黄等同用,如木香槟榔丸;治湿热泻痢、里急后重者,常与黄连配伍,如香连丸。

3.腹痛胁痛,黄疸 治脾失运化、肝失疏泄而致湿热郁蒸、气机阻滞之脘腹胀痛、胁痛、黄疸,可与郁金、大黄、茵陈等同用。此外,现代用治胆结石、胆绞痛,亦有一定的疗效。

【按语】木香,苦辛性温,芳香浓郁,行气力佳,能宣三焦之气滞,解寒凝之诸痛,为行气止痛之要药。然以疏理胃肠之气分阻滞为主,具有消胀除痛之卓功,故凡脾胃或大肠气滞诸证,皆可应用。且能疏理肝胆,以治脾失运化、肝失疏泄而致湿热郁蒸、气机阻滞之脘腹胀痛、胁痛、黄疸。尚可理气健脾,若在滋补剂中稍稍加之,则使补而不腻。

【常用配伍】

1.木香配陈皮 木香善于通行脾胃之滞气,既为行气止痛之要药,又为健脾消食之佳品,陈皮燥湿化痰、理气健脾,二者合用以健脾理气,燥湿化痰,理气止痛,故为治疗脾胃气滞诸证常用药对。

2.木香配黄连 木香行肠胃滞气而除里急后重,兼能芳香化湿,黄连清热燥湿,凉血解毒而止大便脓血,二者合用苦辛通降,寒温并施,行气泄热,常用于治疗湿热痢疾,脓血相杂,里急后重者。

3.木香配槟榔 木香辛行苦泄温通,芳香气烈而味厚,善于通行脾胃、大肠之滞气,为行气止痛之要药,槟榔行气杀虫消积,二者配伍杀虫消积,行气止痛,既可用于治疗绦虫证,还可用于食积气滞、泻痢里急后重等。

【用法用量】煎服,3~10g。生用行气力强,煨用行气力缓而多用于止泻。

【使用注意】阴虚津亏火旺者慎用。

【参考资料】

1.文献摘要

《日华子本草》曰："治心腹一切气,膀胱冷痛,呕逆反胃,霍乱,泄泻,痢疾,健脾消食,安胎。"

《本草纲目》:"乃三焦气分之药,能升降诸气。"

2.化学成分及药理作用　本品主要含挥发油,其中主要成分为木香醇、木香烯内酯等。尚含木香内酯等多种内脂、白桦脂醇等甾醇类、木香碱、有机酸等。本品煎剂有促进消化液分泌、促进胃肠蠕动、促进胆囊收缩、抗消化溃疡作用。木香提取液可使离体兔肠蠕动幅度和肠肌张力增强,能对抗肠肌痉挛、支气管痉挛。小剂量的水提液与醇提液能兴奋在体蛙心与犬心,大剂量则有抑制作用。此外,尚有镇痛、抗菌、利尿、降血糖以及促进纤维蛋白溶解等作用。

3.现代应用　现代常单用本品或入复方治疗急、慢性肠炎,溃疡,细菌性痢疾,肠梗阻,胆囊炎,阑尾炎,胆结石,胆绞痛,黄疸,肝炎,牙髓炎,支气管哮喘,急性腰扭伤,劳伤性胸痛等。

香 附 Xiāngfù
《名医别录》

为莎草科多年生草本植物莎草 Cyperus rotundus L.的干燥根茎。全国大部分地区均产,主产于广东、河南、四川、浙江、山东等地。秋季采挖,燎去毛须,置沸水中略煮或蒸透后晒干,或燎后直接晒干。生用或醋炙用。用时碾碎。

【性味归经】辛、微苦、微甘,平。归肝、脾、三焦经。

【功效】疏肝理气,调经止痛。

【应用】

1.**肝郁气滞胁痛,腹痛**　治肝气郁结之胁肋胀痛,常与柴胡、枳壳、川芎等同用,如柴胡疏肝散;治寒凝气滞,肝气犯胃之胃脘疼痛,可配高良姜,如良附丸;治寒疝腹痛,多与小茴香、乌药、吴茱萸等同用。

2.**月经不调,痛经,乳房胀痛**　治月经不调,痛经,多配柴胡、川芎、当归等同用;若乳房胀痛,常与柴胡、青皮、瓜蒌等同用。

【按语】本品辛甘微苦,芳香性平。入肝、三焦经。辛香入肝能散肝气之郁,微甘性平而无寒热之偏,故为疏肝理气解郁之要药。肝为藏血之脏,气为血之帅,肝气调和则血行通畅,故本品又为调经止痛之主药。凡肝气郁滞之胸胁脘腹胀痛、妇女月经不调、痛经、经闭以及胎产诸病,均持为要药。故李时珍称之为"气病之总司,女科之主帅"。

【常用配伍】

1.**香附配柴胡**　香附善疏肝理气,行气止痛,为疏肝解郁之要药,柴胡条达肝气,疏肝解郁,二者合用共奏疏肝解郁、行气止痛之功,常用于肝气郁滞之胁痛、腹痛、月经不调、痛经、闭经等证,如柴胡疏肝散。

2.**香附配高良姜**　香附善疏肝理气,行气止痛,高良姜温中散寒止痛,二者合用以疏肝解郁、散寒止痛,常用于胃寒肝郁,脘腹胀痛,如良附丸。

【用法用量】煎服,6～12g。醋炙止痛力增强。

【参考资料】

1.文献摘要

《本草纲目》:"香附之气平而不寒,香而能窜,其味多辛能散,微苦能降,微甘能和。乃气病之总司,女科之主帅。"

《本草经疏》："治妇人崩漏；带下、月经不调者，皆降气、调气、散结、理滞所致也，盖血不自行，随气而行，气逆而郁，则血亦凝涩，气顺则血亦从之而和畅，此女人崩漏带下，月事不调之病所以咸须之耳。"

2.化学成分及药理作用　本品含挥发油及生物碱、黄酮类及三萜类等。5％香附浸膏对实验动物离体子宫均有抑制作用，能降低其收缩力和张力；其挥发油有轻度雌激素样作用；其水煎剂既可明显增加胆汁的分泌，并对肝功能有保护作用，还有降低肠管紧张性和拮抗乙酰胆碱的作用；香附油对金黄色葡萄球菌有抑制作用，其水提取物对某些真菌有抑制作用；其生物碱、甙类、黄酮类及酚类化合物的水溶液有强心、减慢心率及降低血压的作用。

3.现代应用　现代常单用本品或入复方治疗月经不调，痛经，急、慢性肝炎，慢性胃炎，功能消化不良，胃及十二指肠溃疡，乳腺增生，乳腺炎，心绞痛，抑郁症，偏正头痛等。

沉 香 Chénxiāng
《名医别录》

为瑞香科植物沉香 *Aquilaria agallocha* Roxb. 及白木香 *Aquiiaria sinensis* (Lour.) Gilg 含有树脂的木材。沉香主产于东南亚、印度等地，白木香主产于海南、广东、云南、台湾等地。全年均可采收，割取含树脂的木材，除去不含树脂的部分，阴干，打碎或挫末。生用。

【性味归经】辛、苦，微温。归脾、胃、肾经。

【功效】行气止痛，温中止呕，纳气平喘。

【应用】

1.胸腹胀痛　治寒凝气滞胸腹胀痛，可配合木香、乌药、槟榔等同用，如沉香四磨汤；治脾胃虚寒之脘腹冷痛，常配肉桂、干姜、附子等同用，如沉香桂附丸。

2.胃寒呕吐　治寒邪犯胃，呕吐清水，可与陈皮、荜澄茄、胡椒等同用；若脾胃虚寒、呕吐呃逆，经久不愈者，常与温中止呕药配伍，如以之与丁香、豆蔻、柿蒂等同用。

3.虚喘证　治下元虚冷、肾不纳气的虚喘，常与附子、补骨脂、五味子等同用。若治上实下虚之痰饮喘嗽，常与降气化痰药苏子、半夏、厚朴等同用。

【按语】本品辛香性温，善散胸腹阴寒、行气止痛，味苦降泄，又可降逆止呕，既用于寒凝气滞胸腹胀痛、脾胃虚寒之脘腹冷痛，亦可用于胃寒呕吐等；另本品还可温肾纳气、降逆平喘，用治下元虚冷、肾不纳气的虚喘等。

【常用配伍】

1.沉香配肉桂　沉香辛香性温，善散胸腹阴寒、行气止痛、纳气平喘，肉桂补火助阳、散寒止痛、温经通脉，二者合用既能温经散寒、行气止痛，又可补火助阳、纳气平喘，不仅可用于脾胃虚寒之脘腹冷痛，还可应用于下元虚冷、肾不纳气之虚喘证。

2.沉香配陈皮　沉香辛温散寒，味苦降泄，善温胃散寒、降逆止呕，陈皮理气健脾燥湿，二者合用常用于治疗胃寒呕吐等。

【用法用量】煎服，1.5～4.5g，宜后下；或磨汁冲服；或入丸、散剂，每次 0.5～1g。

【参考资料】

1.文献摘要

《别录》："悉治风水毒肿，去恶气。"

《日华子本草》："调中，补五脏，益精壮阳，暖腰膝，止转筋吐泻冷气，破癥癖，冷风麻痹，骨节不任,风湿皮肤瘙痒,气痢。"

《本草经疏》:"沉香治冷气,逆气,气结,殊为要药。"

2. 化学成分及药理作用　本品含挥发油和树脂等,成分有白木香酸、白木香醛、沉香螺旋醇、白木香醇、苄基丙酮、呋喃白木香醛、呋喃白木香醇等,还有酚性成分。本品对家兔离体小肠运动有抑制作用,使麻醉猫注射乙酰胆碱后肠管收缩幅度减少,蠕动减慢;所含挥发油有促进消化液分泌及胆汁分泌作用,以及麻醉、止痛、肌松等作用;沉香煎剂对结核杆菌、伤寒杆菌、福氏痢疾杆菌均有较强的抗菌作用。

3. 现代应用　现代常单用本品或入复方治疗胃痛、神经性呕吐、膈肌痉挛、支气管哮喘、尿道综合征、老年性肠梗阻、肺心病急性发作、肠易激惹综合征、前列腺痛等。

乌 药 Wūyào
(《本草拾遗》)

为樟科植物乌药 Lindera aggregata (Sims) Kosterm. 的根。主产于浙江、安徽、江西、陕西等地。全年均可采挖,除去细根,趁鲜切片,晒干。生用或麸炒用。

【性味归经】辛,温。归脾、肺、肾、膀胱经。

【功效】行气止痛,温肾散寒。

【应用】

1. 寒凝气滞胸腹诸痛证　治胸腹胁肋闷痛,常与香附、甘草等同用,也可与薤白、瓜蒌皮、延胡索等同用;若治脘腹胀痛,可配木香、青皮、莪术等,如乌药散;治寒疝腹痛,多与小茴香、青皮、高良姜等同用,如天台乌药散;治痛经,可与当归、香附、木香等同用。

2. 尿频,遗尿　治肾阳不足、膀胱虚冷之小便频数、小儿遗尿,常与益智仁、山药等同用,如缩泉丸。

【按语】本品味辛行散,性温祛寒,入肺而宣通,入脾而宽中,行气散寒止痛之功较优,可用治寒凝气滞胸腹诸痛证;亦可温肾散寒、缩尿止遗,治肾阳不足、膀胱虚冷之小便频数、小儿遗尿等。

【常用配伍】

1. 乌药配木香　乌药性温善行气散寒止痛,木香善通行脾胃之滞气,为行气止痛要药,二者合用为行气散寒止痛的常用配伍,临床可用于寒凝气滞之脘腹胀痛、痛经等。

2. 乌药配益智仁　乌药有温肾散寒,缩尿止遗之功,益智仁能补肾助阳、且性兼收涩,善于固精缩尿,二者配伍常用于遗尿尿频、夜尿增多等。

【用法用量】煎服,3～10g。

【参考资料】

1. 文献摘要

《本草拾遗》:"主中恶心腹痛……宿食不消,天行疫瘴,膀胱肾间冷气攻冲背脊,妇人血气,小儿腹中诸虫。"

《本草纲目》:"治脚气,疝气,气厥头痛,肿胀喘息,止小便频数及白浊。"

2. 化学成分及药理作用　本品含生物碱及挥发油。油中的主要成分为乌药烷、乌药烃、乌药醇、乌药酸、乌药醇酯等。乌药对胃肠道平滑肌有兴奋和抑制的双向调节作用,能促进消化液的分泌;其挥发油能兴奋大脑皮质,促进呼吸,兴奋心肌,加速血液循环,升高血压及发汗;外涂能使局部血管扩张,血液循环加速,缓解肌肉痉挛疼痛;本品对小鼠肉瘤 S180 有抑制作用。

3.现代应用　现代常单用本品或入复方治疗浅表性胃炎、消化性溃疡、胃痛、腹痛、胆囊炎、月经不调、疝气、头痛、脚气、遗尿等。

川楝子 Chuānliànzǐ
《神农本草经》

为楝科乔木植物川楝 *Melia toosendan* Sieb. et Zucc. 的干燥成熟果实。我国南方各地均产,以四川产者为佳。冬季果实成熟时采收,除去杂质,干燥。用时打碎。生用或炒用。

【性味归经】苦,寒;有小毒。归肝、胃、小肠、膀胱经。

【功效】行气止痛,杀虫。

【应用】

1.肝郁化火诸痛证　治肝郁气滞,胸腹诸痛,尤宜于肝郁化火者,常与活血行气药配用,如金铃子散,以之与延胡索同用;治肝胃气痛,常配伍疏肝行气止痛之品,如柴胡、白芍、枳实等同用;治寒疝腹痛,配暖肝散寒之品,如《医方简义》导气汤,以之与木香、吴茱萸、小茴香等同用。

2.虫积腹痛　可用治蛔虫等引起的虫积腹痛,每与槟榔、使君子等同用;但其功效较苦楝根皮为弱。

此外,本品苦寒有毒,能清热燥湿,杀虫疗癣。可用本品焙黄研末,用猪油或麻油调成油膏,外涂治头癣、秃疮。

【按语】川楝子能入肝、胃,行气止痛力佳,善治脘腹胀痛,对肝郁化火、肝胃气滞之胁肋胀痛、脘腹胀痛、疝气作痛均有良好疗效。且苦寒而不辛燥,无伤阴之弊,阴虚气滞用之尤为惬当。同时又能杀虫,内服可治虫积腹痛,外用可治头癣。

【常用配伍】

1.川楝子配延胡索　川楝子苦寒降泄,既清肝泄热,又行气止痛,延胡索辛散温通,为活血行气止痛之良药,二者配伍不仅可以清肝泄热,而且可活血行气止痛,常用于肝胃气滞或肝郁化火胸腹诸痛、肝胃气痛、热疝腹痛等。

2.川楝子配槟榔　川楝子苦寒有毒,既能驱杀肠道寄生虫,又能行气止痛,槟榔行气杀虫消积,二者配伍杀虫消积,行气止痛,为治疗蛔虫等引起的虫积腹痛的常用药对。

【用法用量】煎服,4.5~9g。外用适量。炒用寒性降低。

【参考资料】

1.文献摘要

《本草纲目》:"导小肠膀胱之热,因引心包相火下行,故心腹痛及疝气为要药。"

《本经逢原》:"川楝,苦寒性降,能导湿热下走渗道,人但知其有治疝之功,而不知其荡热止痛之用。"

2.化学成分及药理作用　本品含川楝素、楝树碱、山柰醇及脂肪油等。本品所含川楝素为驱虫有效成分,与山道年相比,作用缓慢而持久,对猪蛔虫、蚯蚓、水蛭等有明显的杀灭作用;川楝子有松弛奥迪括约肌,收缩胆囊,促进胆汁排泄的作用;能兴奋肠管平滑肌,使其张力和收缩力增加;川楝子对金黄色葡萄球菌、各种致病性真菌有抑制作用;尚有抗炎、抗癌作用。

3.现代应用　现代常单用本品或入复方治疗慢性肝炎、慢性胃炎、胃及十二指肠溃疡、小肠疝气、睾丸鞘膜积液、头癣、急性乳腺炎、寄生虫病等。

4. 不良反应　苦楝素对胃肠道有较强的刺激性,能使胃黏膜发生水肿、炎症、脓肿及溃疡。苦楝素对中枢系统有抑制作用,并可引起呼吸中枢麻痹而死亡。另外苦楝素能使血管壁通透性增加,引起内脏出血,最终可因急性循环衰竭而死亡。中毒时主要表现:恶心、呕吐、腹痛、泻稀水样黄色便、头昏、烦躁不安、神志不清、嗜睡、面色苍白、皮肤花斑等,最后死于呼吸中枢麻痹或急性循环衰竭。川楝子中毒的主要原因:误服苦楝子或用量过大及炮制不当。常用解救川楝子中毒的方法:①早期洗胃,催吐。②震颤或痉挛者,可用解痉、镇静剂。③静脉滴注葡萄糖生理盐水及葡萄糖水。④使用强心剂及呼吸中枢兴奋剂。⑤中药解毒可服甘草汁或绿豆汁或菖蒲汁等。

薤 白 Xièbái
《神农本草经》

为百合科多年生草本植物小根蒜 *Allium macrostemon* Bge. 或薤 *Allium chinensis* G. Don 的干燥鳞茎。主产于江苏、浙江等地。夏、秋二季采挖,洗净,除去须根,蒸透或置沸水中烫透,晒干。生用。

【性味归经】辛、苦,温。归肺、胃、大肠经。

【功效】通阳散结,行气导滞。

【应用】

1. 胸痹心痛　治寒痰阻滞,胸阳不振所致胸痹证,以之与瓜蒌、半夏、枳实等同用,如瓜蒌薤白白酒汤、瓜蒌薤白半夏汤、枳实薤白桂枝汤等;治痰瘀互结之胸痹,则可与丹参、川芎、瓜蒌皮等同用。

2. 脘腹痞满胀痛,泄痢里急后重　治胃寒气滞之脘腹痞满胀痛,常与高良姜、砂仁、木香等同用;若治胃肠气滞,泻痢里急后重,可单用本品或与木香、枳实配伍。

【按语】本品辛散苦降温通,善散阴寒之凝滞,通胸阳之闭结,为治胸痹之要药,随证配伍可用于多种胸痹心痛;又具行气导滞、消胀止痛之功,用于脘腹痞满胀痛,泄痢里急后重等。

【常用配伍】

1. 薤白配瓜蒌　瓜蒌既能化痰宽胸,又能润燥滑肠,薤白味辛苦,性温滑利通阳,开心窍,散胸中及大肠气滞,兼能活血,且二者皆为治疗胸痹的要药,两药配用,一润一散,涤痰泄浊,开胸散结,主治胸阳不振、心血瘀阻之胸痹心痛者。

2. 薤白配木香　薤白辛行苦降,有行气导滞、消胀止痛之功,木香善行脾胃、大肠之气滞,为行气止痛的良药,二者配伍为治疗脘腹痞满胀痛、泻痢里急后重的常用药对。

【用法用量】煎服,5～9g。

【使用注意】气虚无滞及胃弱纳呆、不耐蒜味者不宜使用。

【参考资料】

1. 文献摘要

《本草纲目》:"治少阴病厥逆泄痢及胸痹刺痛,下气散血。"

《本草求真》:"薤,味辛则散,散则能使在上寒滞立消;味苦则降,降则能使在下寒滞立下;气温则散,散则能使在中寒滞立除;体滑则通,通则能使久痼寒滞立解。是以下痢可除,瘀血可散,喘息可止,水肿可敷,胸痹刺痛可愈,胎产可治,汤火及中恶卒死可救,实通气、滑窍、助阳佳品也。"

2.化学成分及药理作用　本品含大蒜氨酸、甲级大蒜氨酸、大蒜糖等,醇提取物含有前列腺素 A_1 和 B_2 等。薤白提取物能明显降低血清过氧化脂质,抗血小板凝集,降低动脉脂质斑块,具有预防实验性动脉粥样硬化作用;薤白提取物对动物(大鼠、小鼠)心肌缺氧、缺血、及缺血再灌注心肌损伤有保护作用;薤白煎剂对痢疾杆菌、金黄色葡萄球菌、肺炎球菌均有抑制作用。

3.现代应用　现代常单用本品或入复方治疗冠心病心绞痛、菌痢、心律失常、支气管哮喘、腹痛等。

檀　香 Tánxiāng

《名医别录》

为檀香科常绿小乔木檀香 *Santalum album* L. 树干的心材。主产于广东、云南、台湾等地。四季均可采伐,以夏季采伐为佳。镑片或劈成小块入药。生用。

【性味归经】辛,温。归脾、胃、肺经。

【功效】行气止痛,散寒调中。

【应用】胸腹寒凝气滞　治疗寒凝气滞,胸腹冷痛,常配白豆蔻、砂仁、丁香等同用,如沉香磨脾散;若治疗寒凝气滞之胸痹绞痛,可配荜茇、延胡索、高良姜等同用;若治胃脘寒痛、呕吐食少,可以本品研末,干姜汤泡服,或配沉香、白豆蔻、砂仁等同用。

【按语】本品芳香辛行、温散寒邪,善理脾胃,调肺气,利膈宽胸,有行气止痛、散寒调中之功,随证配伍可用于多种寒凝气滞之胸腹疼痛等。

【用法用量】煎服,2～5g,宜后下。或入丸、散。

【使用注意】阴虚火旺,实热吐衄者慎用。

【参考资料】

1.文献摘要

《日华子本草》:“止心腹痛。”

《本草备要》:“调脾肺、利胸膈,为理气要药。”

2.化学成分及药理作用　本品含挥发油。油中主要成分为 α-檀香萜醇、β-檀香萜醇,并含檀萜烯、檀萜烯酮等。檀香液给离体蛙心灌流,呈负性肌力作用,对四逆汤、五加皮中毒所致心律不齐有拮抗作用;檀香油有利尿作用;对痢疾杆菌、结核杆菌有抑制作用。

3.现代应用　现代常单用本品或入复方治疗冠心病、胃痛、腹痛、膀胱炎、抑郁症、支气管炎、干性湿疹等。

佛　手 Fóshǒu

《滇南本草》

为芸香科常绿小乔木或灌木植物佛手 *Citrus medica* L. var. *sarcodatylis* Swingle 的果实。主产于广东、福建、云南、四川等地。秋季果实尚未变黄或刚变黄时采收,切成薄片晒干或低温干燥。生用。

【性味归经】辛、苦,温。归肝、肺、脾、胃经。

【功效】疏肝解郁,理气和中,燥湿化痰。

【应用】

1.**肝郁胸胁肋胀痛,肝胃气痛** 治肝郁气滞及肝胃不和之胸胁胀痛,脘腹痞满,可与柴胡、香附、郁金等同用。

2.**脾胃气滞证** 治脾胃气滞之脘腹胀痛、呕恶食少,多与木香、香附、砂仁等同用。

3.**久咳痰多,胸闷作痛** 与丝瓜络、瓜蒌皮、陈皮等同用。

【按语】本品辛行苦泄,善疏肝解郁、行气止痛、燥湿化痰,可用于肝郁胸胁肋胀痛、肝胃气痛,久咳痰多,胸闷作痛等;又具行气导滞、调和脾胃之功,用于脾胃气滞证。

【常用配伍】佛手配香附 香附主入肝、脾经,为疏肝解郁,行气止痛之要药,佛手疏肝解郁,理气和中,二者配伍不仅可用于肝郁胸胁肋胀痛,肝胃气痛,还可用于脾胃气滞之脘腹胀痛、呕恶食少。

【用法用量】煎服,3～10g。

【参考资料】

1.文献摘要

《本草便读》:"佛手,功专理气快膈,惟肝脾气滞者宜之,阴血不足者,亦嫌其燥耳。"

《本草再新》:"治气舒肝,和胃化痰,破积,治噎膈反胃,消癥瘕瘰疬。"

2.化学成分及药理作用 本品含挥发油、香豆精类化合物。主要成分有佛手内酯、柠檬内脂、橙皮苷、布桔叶苷(地奥明)等。佛手醇提取物对肠道平滑肌有明显的抑制作用;有扩张冠状血管,增加冠脉血流量的作用,高浓度时抑制心肌收缩力、减缓心率、降低血压、保护实验性心肌缺血;佛手有一定的平喘、祛痰作用;佛手多糖对多环节免疫功能有明显促进作用,可促进腹腔巨噬细胞的吞噬功能,明显对抗环磷酰胺所致的免疫功能低下。

3.现代应用 现代常单用本品或入复方治疗功能性消化不良、气管炎、哮喘、呕吐、噎嗝、高血压、肝硬化腹水、妇女带下等。

香 橼 Xiāngyuán
(《本草拾遗》)

为芸香科常绿小乔木植物枸橼 *Citrus medica* L. 或香圆 *Citrus wilsonii* Tanaka. 的成熟果实。主产于浙江、江苏、广东、广西等地。秋季果实成熟时采收。趁鲜切片,晒干或低温干燥。生用。

【性味归经】辛、苦、酸,温。归肝、脾、肺经。

【功效】疏肝解郁,理气宽中,化痰止咳。

【应用】

1.**肝郁胸胁胀痛,胸腹疼痛** 治肝郁胸胁胀痛,常配柴胡、郁金、佛手等同用。

2.**脾胃气滞脘腹胀痛** 用治脾胃气滞之脘腹胀痛,嗳气吞酸,呕恶食少,可与木香、砂仁、藿香等同用。

3.**痰多咳嗽** 可用于痰湿壅滞或兼有气滞咳痰之证,常与生姜、半夏、茯苓等同用。

【按语】本品辛能行散,苦能疏泄,入肝经而能疏肝理气止痛,气香醒脾,辛行苦泄,入脾胃以行气宽中,故可用于肝郁胸胁胀痛、胸腹疼痛及脾胃气滞脘腹胀痛等;香橼皮性味苦温,又能燥湿化痰,亦可用于痰多咳嗽。

【常用配伍】香橼配佛手 香橼理气宽中,又有化痰之效,佛手功近香橼,而清香之气尤胜,止呕力强,有和中理气,醒脾开胃之效,两药配伍,理气止痛,适用于肝胃气郁,胸闷胃痛,食欲不振,呕吐,痰饮咳嗽,胸膈不利等。

【用法用量】煎服,3～10g。

【参考资料】

1.文献摘要

《本草从新》:"平肝舒郁,理肺气,通经利水。"

《本草便读》:"下气消痰,宽中快膈。"

2.化学成分及药理作用　本品枸橼及香橼均含橙皮苷、柠檬酸、苹果酸、维生素C及挥发油等。香橼具有抗炎作用;能降低马血细胞之凝集;有抗病毒作用;有促进胃肠蠕动、健胃及祛痰作用。

3.现代应用　现代常单用本品或入复方治疗浅表性胃炎、胃溃疡、十二指肠溃疡、胃痛、腹痛、胃癌、肝炎等。

大腹皮 Dàfùpí
(《开宝本草》)

为棕榈科常绿乔木槟榔 *Areca catechu* L. 的干燥果皮。又名槟榔衣。主产于海南、云南、广西等地。冬季至次春采收未成熟的果实,煮后干燥,纵剖两瓣,剥取果皮,习称"大腹皮"。春末至秋初采收成熟果实,煮后干燥,剥取果皮,打松,晒干,习称"大腹毛"。生用。

【性味归经】辛,微温。归脾、胃、大肠、小肠经。

【功效】行气导滞,利水消肿。

【应用】

1.**胃肠气滞证**　治食积气滞之脘腹胀满、嗳气吞酸、大便秘结或泻而不爽,可与山楂、麦芽、枳实等同用;治湿阻气滞之脘腹胀满,能祛湿畅中,可与藿香、陈皮、厚朴等同用。

2.**水肿,脚气肿满**　治水肿、小便不利之证,常与茯苓皮、五加皮、冬瓜皮等配伍;治脚气肿满,可与木通、桑白皮等同用。

【按语】本品能行气导滞,为宽中利气之捷药,用于胃肠气滞证;味辛,能开宣肺气以利水消肿,亦可随证配伍用于水肿,脚气肿满等。

【常用配伍】

1.**大腹皮配槟榔**　大腹皮行气导滞,宽中除胀,且性善下行兼能利水消肿,槟榔质重善降,行气利水,破气消积下降作用较为显著,两药配用,理气消胀,利水消肿,治气滞水壅及食积内停诸证。

2.**大腹皮配厚朴**　大腹皮行气导滞,为宽中利气之捷药,且性善下行兼能利水消肿,厚朴辛散燥湿,又能下气除胀满,为消除胀满的要药,两药配用常用于治疗湿阻气滞之脘腹胀满诸证。

【用法用量】煎服,5～10g。

【参考资料】

1.文献摘要

《开宝本草》:"主冷热气攻心腹,大肠壅毒,痰膈,醋心。"

《日华子本草》:"下一切气,止霍乱,通大小肠,健脾开胃,调中。"

《本草经疏》:"大腹皮,即槟榔皮也。槟榔性烈,破气最捷;腹皮性缓,下气稍迟。"

2.化学成分及药理作用　本品含槟榔碱、槟榔次碱、α-儿茶素等。本品有兴奋胃肠道平滑肌、促进胃肠动力作用,并有促进纤维蛋白溶解等作用。

3.现代应用　现代常单用本品或入复方治疗慢性肝炎、消化不良、腹痛、便秘、急性肾炎水肿、肝硬化腹水、脚气、皮肤病等。

荔枝核 Lìzhīhé
(《本草衍义》)

为无患子科常绿乔木植物荔枝 *Litchi chinensis* Sonn. 的成熟种子。

【性味归经】辛、微苦,温。归肝、胃经。

【功效】行气散结,散寒止痛。

【应用】

1.疝气痛,睾丸肿痛　治寒疝疼痛,常与小茴香、吴茱萸、橘核等同用;治睾丸肿痛,多与橘核、川楝子等同用。

2.胃脘久痛,痛经,产后腹痛　治肝气郁结、肝胃不和之胃脘久痛,可与木香研末服,如荔香散;治肝郁气滞血瘀之痛经及产后腹痛,可与香附研末服,或与川芎、当归、柴胡等同用。

【按语】荔枝核既不同于陈皮、香橼之偏于调理脾胃气滞,亦不同于玫瑰花、香附及青皮之偏于疏理肝气郁滞,其入肝经血分,善行血中之气,故为小肠寒疝及睾丸冷痛之专用药。

【常用配伍】荔枝核配橘核　荔枝核、橘核均专入肝经,均可理气散结,止痛,荔枝核又为治疗肝经寒凝气滞所致的疝气腹痛、睾丸肿痛的要药,两药配伍理气散结、止痛功效显著,是治疗肝经寒凝气滞所致的疝气腹痛、睾丸肿痛的常用药对。

【用法用量】煎服,10～15g;或入丸、散。

【参考资料】

1.文献摘要

《本草衍义》:"治心痛及小肠气。"

《本草纲目》:"行散滞气,治颓疝气痛,妇人血气痛。"

《本草衍义》:"治心痛,小肠气痛,以一枚煨存性,研末,新酒调服。"

2.化学成分及药理作用　本品含挥发油,油中成分有 3-羟基丁酮等,还有 α-亚甲环丙基甘氨酸。本品所含 α-亚甲环丙基甘氨酸给小鼠皮下注射,有降血糖作用;荔枝核水或醇提取物、荔枝核油具有调血脂和抗氧化作用,能降低动物血清胆固醇(TC)、甘油三酯(TG);能对抗 ALX 所致的自由基损伤,提高抗氧化酶 SOD 活性;有对抗鼠伤寒沙门氏菌的诱变作用;荔枝核水提取物对乙型肝炎表面抗原有抑制作用。

3.现代应用　现代常单用本品或入复方治疗疝气、睾丸鞘膜积液、慢性胃炎、痛经、胃痛、腹痛、糖尿病等。

玫瑰花 Méiguīhuā
(《食物本草》)

为蔷薇科灌木植物玫瑰 *Rosa rugosa* Thunb. 的花蕾。主产于江苏、浙江、福建、山东、四川等地。春末夏初花将开放时分批采收,除去花柄及蒂,及时低温干燥。生用。

【性味归经】甘、微苦,温。归肝、脾经。

【功效】行气解郁,活血止痛。

【应用】

1.肝胃气痛证　用治肝郁犯胃之胸胁脘腹胀痛、呕恶食少,可与香附、佛手、砂仁等同用。

2.月经不调,经前乳房胀痛,跌仆伤痛　治疗肝气郁滞之月经不调、经期乳房胀痛,可与当归、川芎、白芍等同用;治跌打伤痛,多与赤芍、桃仁、红花等同用。

【按语】本品芳香疏泄,有疏肝解郁、醒脾和胃、行气止痛之功,且善入血分,可活血散瘀。临证既可用于肝郁犯胃之胸胁脘腹胀痛、呕恶食少,又可用于月经不调、经前乳房胀痛、跌仆伤痛等。

【用法用量】煎服,3～6g。

【参考资料】

1.文献摘要

《药性考》:"行血破积,损伤瘀痛。"

《本草纲目拾遗》:"和血行血,理气,治风痹、噤口痢、乳痈、肿毒初起、肝胃气痛。"

2.化学成分及药理作用　本品含挥发油,油中主要成分有香茅醇、牻牛儿醇、橙花醇、丁香油酚、苯乙醇。此外,尚含槲皮苷、鞣质、脂肪油、有机酸等。玫瑰油对大鼠有促进胆汁分泌作用;玫瑰花对实验性动物心肌缺血有一定的保护作用。

3.现代应用　现代常单用本品或入复方治疗月经不调,肺结核,急、慢性胃肠炎,轻度扭伤,胃痛,腹痛,胁痛,妇女赤白带下,泄泻,痢疾,跌打损伤,风痹,痈肿等。

绿萼梅 Lǜ'èméi
(《本草纲目》)

为蔷薇科落叶小乔木植物梅 *Prunus mume* (Sieb.) Sieb. et Zucc. 的花蕾。入药分白梅花、红梅花两种。白梅花主产于江苏、浙江等地;红梅花主产于四川、湖北等地。初春花未开放时采摘,及时低温干燥。生用。

【性味归经】酸、涩,平。归肝、胃经。

【功效】疏肝解郁,理气化痰。

【应用】

1.肝胃气痛　治肝胃气滞之胁肋胀痛,脘腹痞满,嗳气纳呆等,可与柴胡、佛手、香附等同用。

2.梅核气　治疗痰气郁结之梅核气,常与半夏、厚朴等同用。

此外,本草文献记载,本品尚有开胃、解暑、生津作用。

【按语】本品芳香行气入肝胃,能疏肝解郁、醒脾、理气和中,治肝胃气滞之胁肋胀痛,脘腹痞满,嗳气纳呆等;其味芳香行气,化痰散结亦可治疗痰气郁结之梅核气;此外,本品尚有开胃、解暑、生津之功。

【用法用量】煎服,3～5g。

【参考资料】

1.文献摘要

《本草纲目拾遗》:"《百花镜》开胃散郁,煮粥食,助清阳之气上升,蒸露点茶,生津止渴,解暑涤烦。"

《饮片新参》:"绿萼梅平肝和胃,止脘痛、头晕,进饮食。"

2. 化学成分及药理作用 本品含挥发油,油中主要成分有苯甲醛、异丁香油酚、苯甲酸等。绿萼梅具有促进胃肠蠕动、健胃、祛痰及降压作用。

3. 现代应用 现代常单用本品或入复方治疗梅核气、胃痛、腹痛、食欲不振、头晕、瘰疬、中暑、高血压、痤疮等。

刀 豆 Dāodòu
(《救荒本草》)

为豆科一年生缠绕草质藤本植物刀豆 *Canavalia gladiata* (Jacq.) DC. 的成熟种子。主产于江苏、安徽、湖北、四川等地。秋季种子成熟时采收果实,剥取种子,晒干。生用。

【性味归经】甘,温。归胃、肾经。

【功效】降气止呃,温肾助阳。

【应用】

1. 中焦虚寒之呃逆,呕吐 治中焦虚寒性呃逆,临床常配合丁香、柿蒂等同用。

2. 肾虚腰痛 治肾虚腰痛,可单用,如《重庆草药》所载单方,以刀豆 2 粒,包于猪腰内烧熟食;或配补肝肾强筋骨药杜仲、桑寄生、牛膝等。

【按语】本品甘温既能温中和胃,降逆止呕,用于治中焦虚寒性呃逆;又能温肾助阳,用于治肾虚腰痛等。

【用法用量】煎服,6～9g。

【参考资料】

1. 文献摘要

《本草纲目》:"温中下气,利肠胃,止呃逆,益肾补元。"

2. 化学成分及药理作用 本品含尿激酶、血球凝集素、刀豆氨酸以及淀粉、蛋白质、脂肪等。本品有抗肿瘤作用,能使肿瘤细胞重新恢复到正常细胞生长状态。

3. 现代应用 现代常单用本品或入复方治疗呃逆、呕吐、泄泻、咳嗽、咳喘、头痛、腰痛等。

柿 蒂 Shìdì
(《本草拾遗》)

为柿树科落叶乔木植物柿 *Diospyros Kaki* L. f. 的宿存花萼。主产于四川、广东、广西、福建等地。秋、冬二季果实成熟时采或食用时收集,洗净、晒干。生用。

【性味归经】苦,平。归胃经。

【功效】降气止呃。

【应用】呃逆证 如治胃寒呃逆,常配合丁香、生姜等同用;治胃热呃逆,也可与芦根、竹茹等配伍应用。

【按语】本品性平苦降,专入胃经,有降气止呃的功效,为治胃气上逆、呃逆要药,随证配伍用于多种呃逆证。

【常用配伍】丁香配柿蒂 柿蒂性平苦降,专入胃经,有降气止呃的功效,为治胃气上逆、呃逆要药,丁香辛温芳香,暖脾胃二经之气,尤善降逆,有温中散寒、降逆止呕、止呃之功,为治胃寒呕吐的要药,两药合用,寒热兼济,温降并行,温中止呃作用加强,寒气散,胃气降则呃逆自止,常用于胃寒呃逆、呕吐,胸脘痞满等。

【用法用量】煎服,4.5～9g。

【参考资料】

1. 文献摘要

《本草纲目》:"古方单用柿蒂煮汁饮之,取其苦温能降逆气也。《济生》柿蒂散加以丁香、生姜之辛热,以开痰散郁,盖从治之法,而昔人常用之收效矣。"

《本草求真》:"柿蒂味苦性平,虽与丁香同为止呃之味,然一辛热一苦平,合用兼得寒热兼济之妙。"

2. 化学成分及药理作用 本品含鞣质、羟基三萜酸、葡萄糖、果糖及中性脂肪油等。本品有抗心律失常作用,其提取物能对抗氯仿诱发的小鼠室颤、乌头碱和氯化钡所致大鼠心律失常、哇巴因引起豚鼠室性心律失常;本品有镇静作用;尚有一定抗生育作用。

3. 现代应用 现代常单用本品或入复方治疗慢性胃炎、呃逆、呕吐、心律失常、新生儿脐炎等。

甘 松 *Gānsōng*
(《本草拾遗》)

为败酱科多年生草本植物甘松 *Nardostachys chinensis* Batal. 或匙叶甘松 *Nardostachys jatamansi* DC. 的干燥根及根茎。主产于四川、甘肃、青海等地。春、秋二季采挖,以秋季采为佳。除去泥沙杂质,晒干或阴干,切段。生用。

【性味归经】辛、甘,温。归脾、胃经。

【功效】行气止痛,开郁醒脾。

【应用】

1. **寒凝气滞之脘腹胀痛,不思饮食** 治寒凝气滞之脘腹胀痛、不思饮食等,常与木香、砂仁、厚朴等同用。

2. **思虑伤脾,不思饮食** 治疗气机阻滞之胸闷腹胀纳呆,可与柴胡、郁金、白豆蔻等同用。

此外,本品配荷叶、藁本煎汤洗足,能收湿拔毒而治湿脚气。单用泡汤漱口,可治牙痛。

【按语】本品温而不热,甘而不滞,其气芳香,能开脾郁;其性温通,能行气止痛,临证用于寒凝气滞之脘腹胀痛、不思饮食及气机阻滞之胸闷腹胀纳呆等。此外,本品亦可收湿拔毒而治湿脚气,单用泡汤漱口可治牙痛。

【用法用量】煎服,3～6g。外用适量,泡汤漱口、煎汤洗脚或研末敷患处。

【使用注意】气虚血热者不宜服。

【参考资料】

1. 文献摘要

《开宝本草》:"主恶气,卒心腹痛满,下气。"

《本草纲目》:"甘松芳香,能开脾郁,少加入脾胃药中,甚醒脾气。"

2. 化学成分及药理作用 本品含马兜铃烯、甘松酮、德比酮、缬草酮、广藿香醇、甘松素、甘松醇等。有镇静、安定、抗心律失常、扩张支气管、拮抗平滑肌痉挛、抗溃疡及抑菌等作用。

3. 现代应用 现代常单用本品或入复方治疗牙痛、头晕、疔疮、房室传导阻滞、阵发性室上性心动过速、癔病、神经衰弱、肠胃痉挛等。

九香虫 Jiǔxiāngchóng

（《本草纲目》）

为蝽科昆虫九香虫 *Aspongopus chinensis* Dallas 的干燥体。主产于云南、四川、贵州、广西等地。11 月至次年 3 月前捕捉,置适宜容器内,加酒少许将其闷死,取出阴干;或置沸水中烫死,取出,干燥。生用,或文火微炒用。

【性味归经】咸,温。归肝、脾、肾经。

【功效】理气止痛,温肾助阳。

【应用】

1.胸胁胀痛,肝胃气痛　用于肝气郁滞之胸胁胀痛或肝胃不和之胃脘疼痛,可与香附、玄胡索、郁金等同用。若中焦寒凝气滞之胃寒疼痛,可与木香、延胡索、厚朴等同用。

2.肾阳不足之阳痿,腰膝冷痛　治肾虚阳痿,可配仙灵脾、巴戟天等同用;治肾虚腰痛,可与杜仲、补骨脂等同用。

【按语】本品温性通利,能行气散滞而止痛,适用于肝气郁滞之胸胁胀痛或肝胃不和之胃脘疼痛;其性温入肾,又有温肾壮腰,助阳起痿之功,用于肾阳不足之阳痿,腰膝冷痛等证。

【用法用量】煎服,3～10g。

【参考资料】

1. 文献摘要

《本草纲目》:"治膈脘滞气,脾肾亏损,壮元阳。"

《本草新编》:"兴阳益精。"

2. 化学成分及药理作用　本品含九香虫油,油中含硬脂酸、棕榈酸、油酸,其臭味来源于醛或酮,还含蛋白质、甲壳质等。九香虫对金黄色葡萄球菌、伤寒杆菌、副伤寒杆菌、福氏痢疾杆菌有较强的抗菌作用;并有促进机体新陈代谢作用。

3. 现代应用　现代常单用本品或入复方治疗慢性喘息性支气管炎、胃肠痉挛性疼痛、胆绞痛、溃疡性慢性结肠炎、老年萎缩性胃炎、糜烂性胃炎、胆汁返流性胃炎、病毒性肝炎、腰肌劳损、血管瘤、阳痿等。

 学习小结

1. 学习内容

(1)学习层次分类表

学习层次	具体药物	学习要求
掌握	陈皮、青皮、枳实、木香、香附、川楝子、沉香、薤白	学习药物的性能、功效、主治病证、特殊的用量用法和使用注意
熟悉	乌药、大腹皮、佛手、香橼	学习药物的功效、主治病证、特殊的用量用法和使用注意
了解	柿蒂、荔枝核、刀豆、甘松、九香虫、绿萼梅、玫瑰花、檀香	学习药物的功效、特殊的用量用法和使用注意

（2）相似药物功用比较

◎陈皮、青皮　同为一物，因老幼不同而功效各异，橘皮为成熟之果皮，青皮为未成熟果皮或幼果。二者均性温而能行气消积化滞，同治食积痰滞、脘腹胀痛及呕恶食少等证。然陈皮偏入脾肺二经，性和缓而主升浮，长于理脾肺气滞、燥湿化痰，且能健脾；青皮则入肝胃二经，性峻急而主沉降，长于疏肝破气、散结消滞，又可治肝郁气滞胸胁胀痛、乳房结块、疝气痛及久疟痞块等证。唯肝气为病每影响于脾胃，若是肝脾同病或肝胃不和者，二药又常配合应用。

◎枳实、枳壳　本为一类，大者为壳，小者为实，性皆微寒，功效相似。然枳实气锐力猛，苦降下行，善破气消积，化痰除痞，治食积腹痛便秘、泻痢里急后重、痰阻气滞胸脘痞塞；枳壳力缓而长于行气宽中除胀，用于胸腹气滞、痞满胀痛、食积轻证。二者与补气升阳药同用，均可用于脏器脱垂病证。

◎佛手、香橼　辛香苦温，均能疏肝理气、和中化痰，常相须为用治疗肝郁气滞或肝胃不和之胸闷胁痛、脘胀食少、嗳气呕吐，以及痰湿气滞咳嗽痰多等证。然佛手偏理肝胃之气而止痛；香橼偏理脾肺之气而化痰止咳。

◎木香、香附、乌药　均为辛香之品，善理气止痛，用于气滞诸痛证。然木香药性偏燥，通理三焦而尤善行脾胃气滞，善治脾胃气滞之食积不化、脘腹胀痛、泻痢里急后重，兼可治疗胁痛、黄疸、寒疝腹痛及胸痹心痛等，为行气止痛之要药；香附芳香走窜，药性平和，主入肝经，以疏肝解郁、调经止痛见长，主治肝气郁结之胁痛、乳房胀痛、月经不调、癥瘕积聚等证，为妇科调经之要药；乌药芳香辛温，气味较淡，较木香平和，上入脾肺，下达肾与膀胱，最能顺气散寒止痛，善治寒凝气滞之胸胁脘腹胀痛、疝气痛及痛经等，又能温肾散寒、缩尿止遗，用于肾阳不足、膀胱虚寒之遗尿及小便频数。

◎檀香、沉香　均芳香辛散温通而能理气散寒止痛，用于寒凝气滞诸痛证。然檀香善畅脾肺、利胸膈，兼能调中，多用于寒凝气滞之胸胁胀痛、胸痹绞痛及噎膈等证；沉香则味苦质重，沉降下行，又善降逆调中、温肾纳气，且温而不燥、行而不泄，无破气之弊，除用于胸腹胀闷作痛外，又治胃寒呕逆及肾不纳气之虚喘。

2.学习方法　结合本类药物大多气味芳香，性善走窜的特点，理解药物的性能功用；相似药物，如陈皮与青皮，枳壳与枳实，佛手与香橼，香附、木香与乌药，檀香与沉香等，采用对比、归纳的方法，学会鉴别应用，并指导临床辨证选药；对有毒性或有特殊用法和使用注意的药物，如川楝子等，应加以注意。

 目标检测

1.试述理气药的含义、药性特点、功效、主治及使用注意事项。

2.既能理气健脾又可燥湿化痰的药物有哪些？其各自的药性特点与功能是什么？

3.试比较陈皮与青皮，木香、香附与乌药，佛手与香橼药性、功效、主治病证有何异同。

4.本节的有毒药物有哪些？各自的用法用量及使用注意是什么？

第九章 消食药

凡以消化食积为主要作用,主治饮食积滞的药物,称为消食药。

消食药多味甘性平,主归脾胃二经。具消食化积,以及健脾开胃、和中之功。主治宿食停留,饮食不消所致之脘腹胀满、嗳气吞酸、恶心呕吐、不思饮食、大便失常;以及脾胃虚弱、消化不良等证。

本类药物多属渐消缓散之品,适用于病情较缓,积滞不甚者。

食积者多有兼证,故应根据不同病情予以适当配伍。若宿食内停,气机阻滞,需配理气药,使气行而积消;若积滞化热,当配苦寒清热或轻下之品;若寒湿困脾或胃有湿浊,当配芳香化湿药;若中焦虚寒者,宜配温中健脾之品;而脾胃素虚,运化无力,食积内停者,则当配伍健脾益气之品,以标本兼顾,使消积而不伤正,不可单用消食药取效。

本类药物虽多数效缓,但仍不乏有耗气之弊,故气虚而无积滞者慎用。

山 楂 Shānzhā
《神农本草经集注》

本品为蔷薇科植物山里红 *Crataegus pinnatifida* Bge. var. *major* N. E. Br. 或山楂 *C. pinnatifida* Bge. 的成熟果实。主产于河南、山东、河北等地,以山东产量大质佳。多为栽培品。秋季果实成熟时采收。切片,干燥。生用或炒用。

【性味归经】酸、甘,微温。归脾、胃、肝经。

【功效】消食化积,行气散瘀。

【应用】

1. **饮食积滞证** 凡肉食积滞之脘腹胀满、嗳气吞酸、腹痛便溏者,均可应用。如以单味煎服,治食肉不消。若配莱菔子、神曲等,可加强消食化积之功。若配木香,青皮以行气消滞,治积滞脘腹胀痛,如匀气散。

2. **泻痢腹痛,疝气痛** 山楂入肝经,能行气散结止痛,炒用兼能止泻止痢。治泻痢腹痛,可单用焦山楂水煎服,或用山楂炭研末服;亦可配木香、槟榔等同用。治疝气痛,常与橘核、荔枝核等同用。

3. **瘀阻胸腹痛,痛经** 本品性温兼入肝经血分,能通行气血,有活血祛瘀止痛之功。治瘀滞胸胁痛,常与川芎、桃仁、红花等同用。若治疗产后瘀阻腹痛、恶露不尽或痛经、经闭,朱丹溪经验方即单用本品加糖水煎服;亦可与当归、香附、红花同用,如通瘀煎。

现代单用本品制剂治疗冠心病、高血压病、血脂异常、细菌性痢疾等,均有较好疗效。

【按语】本品酸甘微温,入脾胃肝经,既善于消食化积,可治诸般食积停滞,尤为消油腻肉积之要药。又善活血化瘀,常治产后瘀滞腹痛、经闭、痛经及瘀滞胸胁痛等证。

【用法用量】煎服,10～15g,大剂量 30g。生山楂、炒山楂多用于消食散瘀,焦山楂、山楂炭多用于止泻痢。

【使用注意】脾胃虚弱而无积滞者或胃酸分泌过多者均慎用。

【参考资料】

1. 文献摘要

《新修本草》:"汁服主水利,沐头及洗身上疮痒。"

《日用本草》:"化食积,行结气,健胃宽膈,消血痞气块。"

《本草纲目》:"化饮食,消肉积,癥瘕,痰饮痞满吞酸,滞血胀痛。"

2. 化学成分及药理作用　山楂含黄酮类、三萜皂苷类(熊果酸、齐墩果酸、山楂酸等),皂苷鞣质、游离酸、脂肪酸、维生素 C、无机盐、红色素等。所含脂肪酸能促进脂肪消化,并增加胃消化酶的分泌而促进消化,且对胃肠功能有一定调整作用。另外,山楂还能降血脂、抗血小板聚集、抗氧化、增强免疫、利尿、镇静、收缩子宫、抑菌等。

3. 现代应用　用于治疗消化不良、小儿厌食症、婴幼儿腹泻、菌痢、腹痛、产后瘀滞等多种疾病。此外,又可治疗血脂异常症、肝炎、月经逾期不至、下肢软组织损伤、顽固性呃逆,声带息肉,冻疮等。

神　曲　Shénqū

(《药性论》)

为面粉和其他药物混合后经发酵而成的加工品。全国各地均有生产。其制法是:取较大量面粉或麸皮、与杏仁泥、赤小豆粉、以及鲜青蒿、鲜苍耳、鲜辣蓼自然汁,混合拌匀,使干湿适宜,放入筐内,复以麻叶或楮叶,保温发酵一周,长出黄菌丝时取出,切成小块,晒干即成。生用或炒用。

【性味归经】甘、辛,温。归脾、胃经。

【功效】消食和胃。

【应用】饮食积滞证　常配山楂、麦芽、木香等同用,治疗食滞脘腹胀满,食少纳呆,肠鸣腹泻者。又因本品略能解表退热,故尤宜外感表证兼食滞者。

此外,凡丸剂中有金石、贝壳类药物者,前人用本品糊丸以助消化,如磁朱丸。

【按语】本品甘辛温,为发酵制品。其甘而不壅,味辛微散,入脾、胃经。炒焦气香,又善健胃。长于消食化积、健脾和胃,略兼解表之功,对伤食发热泄泻,或食滞兼外感者,尤为适宜。

【用法用量】煎服,6～15g。消食宜炒焦用。

【参考资料】

1. 文献摘要

《药性论》:"化水谷宿食,癥结积滞,健脾暖胃。"

《本草纲目》:"消食下气,除痰逆霍乱泄痢胀满诸气。"

2. 化学成分及药理作用　神曲为酵母制剂,含酵母菌、淀粉酶、维生素 B 复合体、麦角甾醇、蛋白质及脂肪、挥发油等。神曲因含有多量酵母菌和复合维生素 B,故有增进食欲,维持正常消化机能等作用。

3. 现代应用　用于治疗小儿单纯性消化不良、泄泻等消化道疾患。

麦芽 Màiyá

(《药性论》)

为禾本科植物大麦 *Hordeum vulgare* L. 的成熟果实经发芽干燥而成。全国各地均可生产。将大麦洗净、浸泡 4～6 小时后,捞出,保持适宜温、湿度,待幼芽长至约 0.5cm 时,晒干或低温干燥。生用、炒黄或炒焦用。

【性味归经】甘,平。归脾、胃、肝经。

【功效】消食健胃,回乳消胀。

【应用】

1. 米面薯芋食滞证 治米面薯芋类积滞不化,常配山楂、神曲、鸡内金同用;治小儿乳食停滞,单用本品煎服或研末服有效;若配白术、陈皮,可治脾虚食少,食后饱胀,如健脾丸。

2. 断乳,乳房胀痛 单用生麦芽或炒麦芽 120g(或生、炒麦芽各 60g),煎服,用治妇女断乳或乳汁郁积之乳房胀痛等。

此外,本品又兼能疏肝解郁,常配川楝子、柴胡等,用治肝气郁滞或肝胃不和之胁痛、脘腹痛等。

【按语】本品甘平,既入脾胃经而善消食化积,为治食积腹满之良药,尤宜于治疗米、面类食滞不化者;又入肝经而能散郁行滞、疏肝回乳,用于断乳或乳溢,以及肝郁气滞或肝胃不和等证。

【用法用量】煎服,10～15g,大剂量 30～120g。生麦芽功偏消食健胃;炒麦芽多用于回乳消胀。

【使用注意】授乳期妇女不宜使用。

【参考资料】

1. 文献摘要

《别录》:"消食和中。"

《药性论》:"消化宿食,破冷气,去心腹胀满。"

《本草纲目》:"消化一切米面诸果食积。"

2. 化学成分及药理作用 麦芽主要含 α - 及 β - 淀粉酶、催化酶、麦芽糖及大麦芽碱、腺嘌呤、胆碱、蛋白质、氨基酸、维生素 B,D,E、细胞色素 C 等。麦芽所含淀粉酶能将淀粉分解成麦芽糖和糊精,其煎剂对胃酸及胃蛋白酶的分泌有轻度促进作用;水煎剂中提出一种胰淀粉酶激活剂,亦可助消化;因淀粉酶不耐高温,麦芽炒焦及入煎剂将会降低其活力。麦芽回乳和催乳的双向作用关键不在于生用或炒用,而在于剂量大小的差异,即小剂量催乳,大剂量回乳。

3. 现代应用 用于治疗婴幼儿腹泻、小儿消化不良等多种疾病,以及回乳,均疗效满意。此外,又可治疗盗汗、糖尿病、浅部真菌感染(包括手足癣、股癣、花斑癣)等。

莱菔子 Láifúzǐ

(《日华子本草》)

为十字花科植物萝卜 *Raphanus sativus* L. 的成熟种子。全国各地均有栽培。夏季果实成熟时采割植株,晒干,搓出种子,除去杂质,再晒干。生用或炒用,用时捣碎。

【性味归经】辛、甘,平。归肺、脾、胃经。

【功效】消食除胀,降气化痰。

【应用】

1.**食积气滞证**　常与山楂、神曲、陈皮同用,治食积气滞所致的脘腹胀满或疼痛,嗳气吞酸,如保和丸;若再配白术,可攻补兼施,治疗食积气滞兼脾虚者,如大安丸。

2.**咳喘痰多,胸闷食少**　治咳喘痰壅,胸闷兼食积者,单用本品为末服;或与白芥子、苏子等同用,如三子养亲汤。

此外,古方中有单用生品研服以涌吐风痰者,但现代临床很少用。

【按语】本品辛甘行散,入脾胃经,既善消食化积、行气除胀,治食积气滞之脘腹胀痛等证。又入肺经,善降气化痰,治痰盛喘咳、胸闷气逆等证。

【用法用量】煎服,6～10g。生用吐风痰,炒用消食下气化痰。

【使用注意】本品辛散耗气,故气虚及无食积、痰滞者慎用。不宜与人参同用。

【参考资料】

1.文献摘要

《日华子本草》:"水研服吐风痰,醋研消肿毒。"

《本草纲目》:"下气定喘,治痰,消食,除胀,利大小便,止气痛,下痢后重,发疮疹。"

《医林纂要》:"生用,吐风痰,宽胸膈,托疮疹;熟用,下气消痰,攻坚积,疗后重。"

2.化学成分及药理作用　莱菔子含莱菔素、芥子碱、脂肪油(油中含大量芥酸、亚油酸、亚麻酸)、β-谷甾醇、糖类及多种氨基酸、维生素等。莱菔子还有抗菌、祛痰、镇咳、平喘、改善排尿功能及降低胆固醇,防止动脉硬化等作用。

3.现代应用　用于治疗小儿久咳、小儿顽固性哮喘、厌食症、婴幼儿腹泻等多种疾病,疗效满意。此外,又可用治老年性便秘、崩漏、急性肠梗阻、湿疹等多种病证。

鸡内金 Jīnèijīn
《神农本草经》

为雉科动物家鸡 *Gallus gallus domesticus* Brisson 的沙囊内壁。全国各地均产。杀鸡后,取出鸡肫,趁热剥取内壁,洗净,干燥。生用、炒用或醋制入药。

【性味归经】甘,平。归脾、胃、小肠、膀胱经。

【功效】消食健胃,涩精止遗。

【应用】

1.**饮食积滞,小儿疳积**　用于米面薯芋乳肉等各种食积证病情较轻者,单味研末服即有效,独用本品治消化不良引起反胃吐食;若配山楂、麦芽等,可增强消食导滞作用,治疗食积较重者。若与白术、山药、使君子等同用,可治小儿脾虚疳积。

2.**肾虚遗精、遗尿**　以鸡内金单味炒焦研末,温酒送服治遗精;若以本品配菟丝子,桑螵蛸等,可治遗尿,如鸡肫胵散。

3.**砂石淋证,胆结石**　以本品"烧存性",治小便淋沥,痛不可忍。现常与金钱草等药同用,治砂石淋证或胆结石。

【按语】本品甘平,既善磨谷消积,以治诸种食积;又善健脾强胃,治食滞兼脾虚或小儿疳积之证。且能软坚消石,治泌尿系结石、胆结石及癥瘕痞块等证。尚有固精止遗,治肾虚遗精、尿频遗尿。

【用法用量】煎服,3～10g;研末服,每次 1.5～3g。研末服效果比煎剂好。

【使用注意】脾虚无积滞者慎用。

【参考资料】

1. 文献摘要

《神农本草经》:"主泄利。"

《日华子本草》:"止泄精,并尿血、崩中、带下、肠风泻痢。"

《滇南本草》:"宽中健脾,消食磨胃。治小儿乳食结滞,肚大筋青,疳积疳积。"

2. 化学成分及药理作用　鸡内金含胃激素、角蛋白、微量胃蛋白酶、淀粉酶、多种维生素与微量元素,以及 18 种氨基酸等。鸡内金炮制后淀粉酶活性下降,而蛋白酶活性增强;醋鸡内金的氨基酸总量亦有所提高。

3. 现代应用　用于治疗消化不良、体虚遗精、无阻力性尿失禁、小儿遗尿、尿频等多种疾病,疗效满意。此外,又用本品治疗骨髓前角灰质炎后遗症、扁平疣等疾病。

谷 芽 Gǔyá

(《名医别录》)

为禾本科植物粟 Setaria italica (L.) Beauv. 的成熟果实经发芽干燥而成。主产华北地区。将粟谷用水浸泡后,保持适宜的温、湿度,待须根长至约 6mm 时,晒干或低温干燥。生用或炒用。

【性味归经】甘,温。归脾、胃经。

【功效】消食和中,健脾开胃。

【应用】食积证　米面薯芋食滞证及脾虚食少消化不良。本品消食和中,作用和缓,助消化而不伤胃气。常与麦芽相须为用,以提高疗效。若治脾虚食少,亦常与砂仁、白术、炙甘草等同用,如谷神丸。

【按语】本品味甘性平,归脾胃经。能健脾开胃、消食化积,尤善消谷面积滞。其作用较麦芽缓和,用治脾胃虚弱、消化不良、饮食乏味者,尤为适宜。

【用法用量】煎服,9～15g。生用长于和中;炒用偏于消食。

【参考资料】

1. 文献摘要

《名医别录》:"主寒中。下气,除热"。

《本草纲目》:"消导米面诸果食积。"

2. 化学成分及药理作用　主要有效成分为淀粉酶,含量较麦芽低。尚含蛋白质、脂肪油、淀粉、麦芽糖、腺嘌呤、胆碱及 18 种氨基酸等。所含淀粉酶能帮助消化。实验表明,谷芽可通过抑制肥大细胞组织胺释放而具有抗过敏活性。

3. 现代应用　现代以本品为主配伍他药,可以治疗消化不良、食积、小儿腹泻等。

鸡矢藤 Jīshǐténg

(《生草药性备要》)

为茜草科植物鸡矢藤 Paederia scandens (Lour.) Merr. 或毛鸡矢藤 P. scandens (Lour.) Merr. var. tomentosa (Bl.) H.-M. 的地上部分及根。主产于我国南方各省。多为野生,也有栽

培品。夏季采收地上部分,秋冬挖掘根部。洗净,地上部分切段,根部切片,鲜用或晒干。生用。

【性味归经】甘、苦,微寒。归脾、胃、肝、肺经。

【功效】消食健胃,化痰止咳,清热解毒,止痛。

【应用】

1.饮食积滞,小儿疳积　治食积腹痛、腹泻,可单味煎服或配山楂、神曲等同用;若配党参、白术、麦芽同用,治脾虚食少,消化不良。若用鸡矢藤根与猪小肚炖服,治小儿疳积。

2.热痰咳嗽　治热痰咳嗽,单味煎服有效,或配瓜蒌皮、胆南星、枇杷叶等同用。

3.热毒泻痢,咽喉肿痛,痈疮疖肿,烫火伤　单味煎服治红痢,亦治咽喉肿痛;或配合黄芩、金银花,以增强解毒之功;治痈疮疖肿、烫火伤,可内服,或鲜嫩叶捣烂外敷。

4.各种痛症　治胃肠疼痛,胆绞痛,肾绞痛,痛经,分娩疼痛,神经痛以及各种外伤、骨折、手术后疼痛等,止痛效果良好,可治多种痛证,但以注射剂止痛最佳。

此外,煎汤外洗或鲜品捣敷,可治湿疹、神经性皮炎、皮肤瘙痒等。

【按语】本品苦甘微寒,既可消食健胃,又能理脾止痛,为治食积腹痛之良药。还能清热化痰、解毒消肿,治热痰咳嗽、热毒泻痢、咽喉肿痛、疮疡疖肿及各种痛证等。

【用法用量】煎服,15～60g。外用适量,捣敷或煎水洗。

【参考资料】

1.文献摘要

《生草药性备要》:"其头治新内伤,煲肉食,补虚益肾,除火补血;洗疮止痛,消热散毒。其叶揸米加糖食,止痢。"

《本草纲目拾遗》:"治瘰疬用根煎酒,未破者消,已溃者敛。"

2.化学成分及药理作用　全草含鸡屎藤苷、鸡屎藤次苷及生物碱、齐墩果酸等。叶含熊果酚苷。本品水蒸馏液腹腔注射对小鼠有明显镇痛作用,与吗啡相比,镇痛作用出现较慢,但较持久。可抗惊厥,镇静及局部麻醉。鸡矢藤总生物碱能抑制离体肠肌收缩,而增强离体子宫收缩力。

3.现代应用　用于治疗牙痛、外伤、疖肿、蜂窝组织炎、皮肤病、小儿脱肛、阑尾炎、黄疸型肝炎等疾病。

 学习小结

1.学习内容

(1)学习层次分类表

学习层次	具体药物	学习要求
掌握	山楂、神曲、麦芽	学习药物的性能、功效、主治病证、用量用法和使用注意
熟悉	莱菔子、鸡内金	学习药物的功效、主治病证、用量用法和使用注意
了解	谷芽、鸡矢藤	学习药物的功效、用量用法和使用注意

（2）相似药物功用比较

◎山楂、神曲、麦芽　均有消食以治疗食积不化或脾胃虚弱、食欲不振等证。然山楂消食化滞之中，尤长于消油腻肉积；且兼行滞止泻之功，可治伤食泄泻，炒焦用并能止痢；又入肝经以通行气血，可治产后瘀滞腹痛、经闭、痛经，并能降血脂、降血压。神曲味甘不壅、辛而微散，长于消谷面食积，又能健脾和胃。而麦芽具生发之性、长于消散，既能和胃消食又能疏肝行滞，尤适于治疗米面薯芋类食滞不化；又入肝经以治肝郁气滞、肝胃不和之证，并能回乳。

2.学习方法　结合本类药物味多甘平的特点，理解药物的性能功用；对于相似药物，如山楂、神曲与麦芽等，采用对比、归纳的方法，学会鉴别应用，并指导临床辨证选药。

 目标检测

1.何谓消食药？其作用特点是什么？

2.试比较下列各组药物功效、主治之异同：麦芽与谷芽，山楂与神曲、莱菔子。

3.试述山楂、鸡内金、鸡矢藤的功效特点与主治证。

第十章　驱虫药

凡以驱除或杀灭人体内寄生虫,治疗虫证为主的药物,称为驱虫药。

主要有驱虫或杀虫作用,部分药物兼有消积、行气、利水、润肠、止痒等功效。

本类药物入脾、胃、大肠经,部分药物具有一定的毒性,对人体内的寄生虫,特别是肠道寄生虫虫体有杀灭或麻痹作用,促使其排出体外。故可用治蛔虫病、蛲虫病、绦虫病、钩虫病、姜片虫病等多种肠道寄生虫病。此类寄生虫病多由湿热内蕴或饮食不洁,食入或感染寄生虫卵所致。症见不思饮食或多食善饥,嗜食异物,绕脐腹痛、时发时止,胃中嘈杂,呕吐清水,肛门瘙痒等;迁延日久,则见面色萎黄,肌肉消瘦,腹部膨大、青筋浮露,周身浮肿等症。部分病人症状较轻,无明显证候,只在检查大便时才被发现。凡此,均当服用驱虫药物,以求根治。对机体其他部位的寄生虫,如血吸虫、阴道滴虫等,部分驱虫药物亦有驱杀作用。某些驱虫药物兼有行气、消积、润肠、止痒等作用,对食积气滞、小儿疳积、便秘、疥癣瘙痒等病证,亦有疗效。

应用驱虫药时,应根据寄生虫的种类及病人体质强弱、证情缓急,选用适宜的驱虫药物,并视病人的不同兼证进行相须用药及恰当配伍。如大便秘结者,当配伍泻下药物;兼有积滞者,可与消积导滞药物同用;脾胃虚弱者,配伍健脾和胃之品;体质虚弱者,须先补后攻或攻补兼施。使用肠道驱虫病时,多与泻下药同用,以利虫体排出。

驱虫药物对人体正气多有损伤,故要控制剂量,防止用量过大中毒或损伤正气;对素体虚弱、年老体衰及孕妇,更当慎用。驱虫药一般应在空腹时服用,使药物充分作用于虫体而保证疗效。对发热或腹痛剧烈者,不宜急于驱虫,待症状缓解后,再行施用驱虫药物。

使君子 Shǐjūnzǐ
(《开宝本草》)

为使君子科植物使君子 *Quisqualis indica* L. 的干燥成熟果实。主产于广东、广西、云南、四川等地。9～10月果皮变紫黑时采收,晒干。去壳,取种仁生用或炒香用。

【性味归经】甘,温。归脾、胃经。

【功效】杀虫消积。

【应用】

1. **蛔虫病,蛲虫病**　轻证单用本品炒香嚼服;重证可与苦楝皮、槟榔等同用,如使君子散;用治蛲虫,可与百部、槟榔、大黄等同用。

2. **小儿疳疾**　常与槟榔、神曲、麦芽等配伍,用治小儿疳疾面色萎黄、形瘦腹大、腹痛有虫者,如肥儿丸;与厚朴、陈皮、川芎等同用,治疗小儿五疳,心腹膨胀,不进饮食,如使君子丸。

【按语】本品甘温无毒,善治蛔虫、蛲虫等肠道虫证,为驱蛔杀虫要药。其甘香不苦多脂,尤宜小儿虫证。又兼益脾胃、消积滞,可治小儿疳积。惟大量服用可致不适反应。

【用法用量】煎服,9～12g,捣碎;取仁炒香嚼服,6～9g。小儿每岁1～1.5粒,一日总量不超过20粒。空腹服用,每日1次,连用3天。

【常用配伍】

1.**使君子配伍鸡内金、白术** 使君子消疳化积；鸡内金运脾消食；白术健脾益气。三药共用有消疳化积、健脾益气之功效，用于治疗小儿疳积、纳呆属脾虚者。

2.**使君子配伍芦荟** 使君子味甘性温，杀虫、消积、健脾；芦荟味苦性寒，清热、通便、杀虫。二者合用其杀虫之功效更著，并能泄热消积、驱逐肠虫用于治疗虫积腹痛、热壅便秘、小儿疳积发热、消化不良等症。

3.**使君子配伍芒硝** 使君子杀虫；芒硝泻下通便。二者合用，有杀虫通便之功效，临床用于驱杀蛔虫。

【使用注意】大量服用可致呃逆、眩晕、呕吐、腹泻等反应。若与热茶同服，亦能引起呃逆、腹泻，故服用时当忌饮茶。

【参考资料】

1.文献摘要

《开宝本草》："主小儿五疳，小便白浊，杀虫，疗泻痢。"

《本草纲目》："健脾胃，除虚热，治小儿百病疮癣。""此物味甘气温，既能杀虫，又益脾胃，所以能敛虚热而止泻痢，为小儿诸病要药。""忌饮热茶，犯之即泻。"

《本草正》："使君子，凡小儿食此，亦不宜频而多，大约性滑，多则能伤脾也。但使君子专杀蛔虫，榧子专杀寸白虫耳。"

2.化学成分及药理作用 使君子种仁含使君子氨酸，约 0.5%，以钾盐形式存在，即使君子酸钾；脂肪油 23.9%，油中含油酸 48.2%，棕榈酸 29.2%，硬脂酸 9.1%，肉豆蔻酸 4.5% 及花生酸、甾醇等。使君子仁提取物有较强的麻痹猪蛔头部的作用，麻痹前可见刺激现象，其有效成分为使君子氨酸钾；其所含吡啶类及油对人、动物均有明显的驱蛔效果；其粉有驱蛲虫作用。

3.现代应用 用于治疗蛔虫病、蛲虫病、小儿脱肛等。另有用使君子治疗肠道滴虫病、中耳炎等。

苦楝皮 Kǔliànpí
《名医别录》

为楝科植物楝 *Melia azedarach* L. 或川楝 *M. toosendan* Sieb. et Zucc. 的干燥树皮及根皮。前者全国大部分地区均产，后者主产于四川、湖北、贵州、河南等地。四时可采，但以春、秋两季为宜。剥取根皮或干皮，刮去栓皮，洗净。鲜用或切片生用。

【性味归经】苦，寒；有毒。归肝、脾、胃经。

【功效】杀虫，疗癣。

【应用】

1.**蛔虫，蛲虫，钩虫等病** 治蛔虫病，可单用水煎、煎膏或制成片剂、糖浆服用；亦可与使君子、槟榔、大黄等同用，如化虫丸。与百部、乌梅同煎，取浓液于晚间作保留灌肠，连用 2～4 天，可治蛲虫病。与石榴皮同煎服之，可治钩虫病，如楝榴二皮饮。

2.**疥癣，湿疮** 单用本品研末，用醋或猪脂调涂患处，可治疥疮、头癣、湿疮、湿疹瘙痒等。

【按语】本品苦寒有毒，功擅杀虫，用治蛔虫、钩虫、蛲虫病疗效颇佳。兼能清热燥湿，外用可治疥癣疮癫。鲜品作用尤佳。惟毒性较大，用之当慎。

【用法用量】煎服,4.5～9g。鲜品 15～30g。外用适量。

【使用注意】本品有毒,不宜过量或持续久服。有效成分难溶于水,需文火久煎。

【参考资料】

1.文献摘要

《名医别录》:"疗蛔虫,利大肠。"

《日华子本草》:"治游风热毒,风疹恶疮疥癞,小儿壮热,并煎汤浸洗。"

《滇南本草》:"根皮以杀小儿寸白。"

2.化学成分及药理作用　本品含川楝素,苦楝酮,苦楝萜酮内酯,苦楝萜醇内酯,苦楝萜酸甲酯,苦楝子三醇等。本品煎剂或醇提取物均对猪蛔虫有抑制以至麻痹作用。主要成分为川楝素,能透过虫体表皮,直接作用于蛔虫肌肉,扰乱其能量代谢,导致收缩性疲劳而痉挛。

3.现代应用　用于治疗蛔虫性肠梗阻、体癣、疥疮等。另有用苦楝皮治疗滴虫性肠炎、滴虫性阴道炎等。

4.不良反应　有毒成分为川楝素和异川楝素。中毒表现:恶心呕吐、剧烈腹痛、腹泻、头晕头痛、视力模糊、全身麻木、心律不齐、血压下降、呼吸困难、神志恍惚、狂躁或萎靡、震颤或惊厥,最后因呼吸和循环衰竭而死亡。中毒原因主要是用量过大,或用法不当,或患者体质原因。

槟　榔　Bīngláng
(《名医别录》)

为棕榈科植物槟榔 *Areca catechu* L. 的干燥成熟种子。主产于海南、福建、云南、广西、台湾等地。春末至秋初采收成熟果实,用水煮后,干燥,除去果皮,取出种子,晒干。浸透切片或捣碎用。

【性味归经】苦,辛,温。归胃、大肠经。

【功效】杀虫消积,行气,利水,截疟。

【应用】

1.**多种肠道寄生虫病**　用治绦虫证疗效最佳,可单用,亦可与木香同用,如圣功散,现代多与南瓜子同用,其杀绦虫疗效更佳;与使君子、苦楝皮同用,可治蛔虫病、蛲虫病;与乌梅、甘草配伍,可治姜片虫病。

2.**食积气滞,泻痢后重**　常与木香、青皮、大黄等同用,治疗食积气滞、腹胀便秘等证,如木香槟榔丸;与木香、黄连、芍药等同用,可治湿热泻痢,如芍药汤。

3.**水肿,脚气肿痛**　常与商陆、泽泻、木通等同用,治疗水肿实证,二便不利,如疏凿饮子;与木瓜、吴茱萸、陈皮等配伍,用治寒湿脚气肿痛,如鸡鸣散。

4.**疟疾**　本品截疟,常与常山、草果等同用,如截疟七宝饮。

【按语】本品苦泄辛开,性温而降,归大肠、胃经。既善驱杀多种肠道寄生虫,又能缓通大便而有利于虫体排出,凡虫积腹痛皆可选用,尤以对绦虫症疗效最佳。并能行气消积、利水化湿,治泻痢后重、食积腹胀、水肿脚气等。还能截疟,治疟疾寒热久发不止。

【用法用量】煎服,3～10g。驱绦虫、姜片虫 30～60g。生用力佳,炒用力缓;鲜者优于陈久者。

【使用注意】脾虚便溏或气虚下陷者忌用;孕妇慎用。

【参考资料】

1.文献摘要

《名医别录》:"主消谷,逐水,除痰癖,杀三虫伏尸,疗寸白。"

《药性论》:"宣利五脏六腑壅滞,破坚满气,下水肿,治心痛,风血积聚。"

《本草纲目》:"治泻痢后重,心腹诸痛,大小便气秘,痰气喘息。疗诸疟,御瘴疠。"

2.化学成分及药理作用 槟榔含生物碱0.3%~0.6%,主要为槟榔碱,其余有槟榔次碱、去甲基槟榔碱,去甲基槟榔次碱,槟榔副碱,高槟榔碱,异去甲基槟榔次碱等,均与鞣酸结合存在。又含脂肪油14%。槟榔能使绦虫虫体引起驰缓性麻痹,触之则虫体伸长而不易断,故能把全虫驱出;槟榔碱对猪肉绦虫有较强的麻痹作用,能使全虫各部都麻痹,对牛肉绦虫仅能使头节和未成熟节片麻痹;槟榔对蛲虫、蛔虫、钩虫、肝吸虫、血吸虫均有麻痹或驱杀作用;对皮肤真菌、流感病毒、幽门螺旋杆菌均有抑制作用;槟榔碱有拟胆碱作用,兴奋胆碱受体,促进唾液、汗腺分泌,增加肠蠕动,减慢心率,降低血压,滴眼可使瞳孔缩小。

3.现代应用 用于治疗绦虫病、幽门螺旋杆菌感染、十二指肠球部溃疡等。另有用槟榔治疗疟疾、麻痹性肠梗阻、乳糜尿、小儿咳喘等。

南瓜子 Nánguāzǐ
《现代实用中药学》

为葫芦科植物南瓜 *Cucurbita moschata* (Duch.) poiret 的种子。主产于浙江、江西、湖南、湖北、四川等地。夏、秋果实成熟时采收,取子,晒干。研粉生用,以新鲜者良。

【性味归经】甘,平。归胃、大肠经。

【功效】杀虫。

【应用】绦虫病 本品甘平,杀虫而不伤正气,用治绦虫病,可单用新鲜南瓜子30~60g,研烂,加水、冰糖或蜂蜜调匀,空腹顿服;亦可与槟榔同用,则疗效更佳,先用本品研粉,冷开水调服60~120g,两小时后服槟榔60~120g的水煎剂,再过半小时,服玄明粉15g,促使泻下,以利虫体排出。

此外,南瓜子亦可用治血吸虫病,但须较大剂量(120~200g),长期服用。

【按语】本品甘平无毒,具有良好的杀虫作用。除对绦虫证有显著疗效外,对血吸虫、蛔虫、蛲虫证亦有疗效。

【用法用量】研粉,60~120g。冷开水调服。

【参考资料】

1.化学成分及药理作用 本品主含南瓜子氨酸,为驱虫的有效成分。另含脂肪油、蛋白质及维生素 A、B_1、B_2、C,又含胡萝卜素。脂肪油中主要成分为亚麻仁油酸、油酸、硬脂酸等。本品对牛肉绦虫或猪肉绦虫的中段和后段节片均有麻痹作用,并与槟榔有协同作用;对血吸虫幼虫有抑制和杀灭作用,使成虫虫体萎缩、生殖器退化、子宫内虫卵减少,但不能杀灭。

2.现代应用 用于治疗绦虫病、小腿慢性溃疡、慢性前列腺炎等。另有用南瓜子治疗血吸虫、产后缺乳、尿频等。

鹤草芽 Hècǎoyá
《中华医学杂志》

为蔷薇科植物龙芽草(即仙鹤草)*Agrimonia pilosa* Ledeb. 的冬芽。全国各地均有分布。

冬、春季新株萌发前挖取根茎,去老根及棕褐色绒毛,留取幼芽,晒干。研粉用。

【性味归经】苦、涩,凉。归肝、小肠、大肠经。

【功效】杀虫。

【应用】**绦虫病**　单用本品研粉,晨起空腹顿服即效,一般在服药后 5～6 小时可排出虫体。临床上有仙鹤草芽浸膏,鹤草酚胶囊及鹤草酚的衍生物等多种制剂,治疗绦虫病效果显著。

此外,本品制成栓剂,治疗滴虫性阴道炎,有一定疗效。本品亦可用治小儿头部疖肿。

【按语】本品味苦性凉,善杀绦虫,并兼泻下,有利于排出虫体,为治绦虫病之要药。

【用法用量】研粉吞服,每日 30～45g,小儿 0.7～0.8g/kg,每日 1 次,早起空腹服。

【使用注意】不宜入煎剂,因有效成分几乎不溶于水,遇热易被破坏。服药后偶见恶心、呕吐、腹泻、头晕、出汗等反应。

【参考资料】

1.化学成分及药理作用　含鹤草酚,仙鹤草内酯,仙鹤草醇、芹黄素,儿茶酚、鞣质等。鹤草酚为间苯三酚类衍生物,现已能人工合成,是灭绦虫的有效成分。药理作用:鹤草酚主要作用于绦虫头节,对颈节、体节亦有作用,能抑制虫体的糖原分解,对虫体细胞的无氧和有氧代谢及虫体细胞代谢产物琥珀酸的生成均有显著的抑制作用;鹤草酚有促进动物体内血吸虫转移,虫体萎缩,退化,甚至杀死成虫的作用;对蛔虫有持久的兴奋作用,对阴道滴虫、血吸虫、疟原虫、囊虫等,亦有抑杀作用。

2.现代应用　用于治疗猪肉绦虫病、小儿头部疖肿、口腔白色念珠菌感染等。另有用鹤草芽治疗滴虫性肠炎、滴虫性阴道炎、囊虫病等。

雷　丸 Léiwán
(《神农本草经》)

为白蘑科真菌雷丸 *Omphalia lapidescens* Schroet. 的干燥菌核。主产于四川、贵州、云南、湖北、广西等地。秋季采挖,洗净,晒干。生用。

【性味归经】微苦,寒;有小毒。归胃、大肠经。

【功效】杀虫消积。

【应用】

1.**绦虫病,钩虫病,蛔虫病**　治疗绦虫病,可单用研末吞服,每次 20g,日服 3 次,多数病例虫体在第 2～3 日全部或分段排出;与槟榔、牵牛子、木香、苦楝皮等同用,可治疗钩虫病、蛔虫病,如追虫丸;与大黄、牵牛子共用,可用治蛲虫病;与半夏、茯苓等同用,可用治脑囊虫病。

2.**小儿疳积**　常配伍使君子、鹤虱、榧子肉、槟榔各等分,为末,乳食前温米饮调下,如雷丸、散;亦可以雷丸配伍使君子、苍术,另以鸡蛋入药蒸食。

【按语】本品苦寒有小毒,功专杀虫,可以驱杀多种人体寄生虫,尤以驱杀绦虫为佳。

【用法用量】入丸、散,15～21g。一次 5～7g,饭后用温开水调服,一日 3 次,连服 3 日。

【使用注意】不宜入煎剂。因本品含蛋白酶,加热 60℃ 左右即易于破坏而失效。有虫积而脾胃虚寒者慎服。

【参考资料】

1.文献摘要

《神农本草经》："主杀三虫，逐毒气，胃中热。"

《名医别录》："逐邪气，恶风汗出，除皮中热、结积，蛊毒，白虫、寸白自出不止。"

《本草求真》："雷丸味苦而咸，性寒小毒，本竹余气所结，得霹雳而生，故有雷丸之号。功专入胃除热，消积化虫，故凡湿热内郁，癫痫狂走，汗出恶风，虫积殆甚，腹大气胀，虫作人声音，服之即能有效。"

2. 化学成分及药理作用　雷丸主要成分为一种蛋白水解酶，称雷丸素，含量约 3％。此酶为一条多肽链的糖蛋白，含较多的酸性氨基酸，碱性氨基酸含量较低，其中蛋氨酸含量高达 31.5％。此酶在 pH8 溶液中作用最强，酸性溶液中无效。其对酪蛋白、酯有水解作用，尚有凝乳、溶菌作用。此外，尚含雷丸多糖 S-4002、钙、铝、镁等。本品驱除绦虫是通过该蛋白酶的作用，使虫体蛋白质分解破坏，虫头不再附于肠壁而排出。

3. 现代应用　用于治疗绦虫病、脑囊虫病、小儿顽固性食积腹痛等。另有用雷丸治疗钩虫病、蛲虫病、滴虫病、丝虫病、厌食症等。

4. 不良反应　有恶心、上腹部不适，对妇女月经有一定的影响。一般可自行消失，必要者可对症处理。

鹤 虱 Hèshī
(《新修本草》)

为菊科植物天名精 *Carpesium abrotanoides* L. 或伞形科植物野胡萝卜 *Daucus carota* L. 的干燥成熟果实。前者主产于华北各地，称北鹤虱，为本草书籍所记载的正品；后者主产于江苏、浙江、安徽、湖北、四川等地，称南鹤虱。秋季果实成熟时采收，晒干。生用或炒用。

【性味归经】苦、辛，平；有小毒。归脾、胃经。

【功效】杀虫消积。

【应用】

1. **虫积腹痛**　单用本品作散剂服，杀蛔虫、蛲虫；单用本品十两，捣筛为蜜丸，梧桐子大，以蜜汤空腹吞四十丸，日增至五十丸，治蛔绞痛；亦可与楝实、胡粉、白矾、槟榔等同用，治疗虫痛发作有时，口吐清水等证，如安虫散；或与苦楝根皮、槟榔、使君子、芜荑、胡粉、枯矾为末，酒煮面糊为丸，治肠胃诸虫，如化虫丸；用治蛲虫病，可用鹤虱、百部各 6g，苦楝皮 12g，研末装胶囊，每晚塞入肛门 1 粒。

2. **小儿疳疾**　可与使君子、槟榔、木香同用，治湿热蕴结之蛔疳，如下虫丸；或与胡粉、槟榔、苦楝皮、白矾同用，治虫积所致四肢羸困、面色青黄、饮食虽进、不生肌肤等，如化虫丸。

【按语】本品苦辛平，有小毒，主入脾胃经。功善杀虫消积，治虫积腹痛。为驱虫常用药。

【用法用量】煎服，3～10g，或入丸、散。外用适量。

【使用注意】本品有小毒，服后可有头晕、恶心、耳鸣、腹痛等反应，故孕妇、腹泻者忌用；又南鹤虱有抗生育作用，孕妇忌用。

【参考资料】

1. 文献摘要

《新修本草》："主蛔、蛲虫，用之为散，以肥肉臛汁，服方寸匕；亦丸，散中用。"

《本经逢原》："善调逆气，治一身痰凝气滞，杀虫。"

2. 化学成分及药理作用　天名精果实中含缬草酸、正己酸、油酸、右旋亚麻酸、三十一烷、豆甾醇及天名精倍半萜内酯化合物等;挥发油中含天名精内酯、天名精酮、天名精素、格瑞尼林、埃瓦林、埃瓦内酯等。野胡萝卜果实挥发油中含细辛醚、β-没药烯、巴豆酸、细辛醛;牻牛儿醇及胡萝卜醇、胡萝卜烯醇等。4种鹤虱均有驱蛔作用,南鹤虱强于北鹤虱。

3. 现代应用　用于治疗钩虫病、妇女外阴白斑病等。另有用鹤虱治疗囊虫病、肠道滴虫病、妇女阴痒等。

4. 不良反应　表现为轻微头晕、恶心、耳鸣、腹痛、腹泻等。一般可自行消失,必要者可对症处理。

榧 子 Fěizi
《名医别录》

为红豆杉科植物榧 *Torreya grandis* Fort. 的干燥成熟种子。主产于安徽、福建、江苏、浙江、湖南、湖北等地。秋季种子成熟时采收,除去肉质假种皮,洗净,晒干。生用或炒用。

【性味归经】甘,平。归肺、胃、大肠经。

【功效】杀虫消积,润肠通便,润肺止咳。

【应用】

1. 虫积腹痛　常与使君子、苦楝皮同用,治蛔虫病;单用或与槟榔、贯众同用,治钩虫病;与槟榔、南瓜子同用,治绦虫病;治疗蛔、蛲、钩、绦等肠道寄生虫病,以本品一两,使君子一两,大蒜一两,水煎去渣,一日三次,食前空腹时服。

2. 肠燥便秘　单用炒熟嚼服,治痔疮便秘;亦可与大麻仁、郁李仁、瓜蒌仁等同用,治肠燥便秘。

3. 肺燥咳嗽　治轻症为宜,可与川贝母、瓜蒌仁、炙桑叶、沙参等养阴润肺止咳药同用。

此外,可治丝虫病,以榧子肉与血余炭调蜜为丸服,4天为1疗程,经1~2个疗程,常使微丝蚴转阴。

【按语】本品甘平质润,入肺大肠经。善杀虫消积,且杀虫而无伤胃之弊,又兼有缓泻作用,可以促进虫体排出,为安全有效的驱虫良品。又能润肺止咳、润肠通便,治肺燥咳嗽、肠燥便秘等证。

【用法用量】煎服,10~15g。炒熟嚼服,一次用15g。

【使用注意】入煎服宜生用。大便溏薄,肺热咳嗽者不宜用。服榧子时,不宜食绿豆,以免影响疗效。

【参考资料】

1. 文献摘要

《名医别录》:"主五痔,去三虫蛊毒。"

《日用本草》:"杀腹间大、小虫,小儿黄瘦,腹中有虫积者食之即愈。又带壳细嚼食下,消痰。"

《本草备要》:"润肺,杀虫。"

2. 化学成分及药理作用　榧子种子含54.3%的脂肪油,其不饱和脂肪酸含量高达74.88%;油中主要成分为亚油酸、硬脂酸、油酸,并含麦朊、甾醇、草酸、葡萄糖、多糖、挥发油、鞣质等。榧子有驱除猫绦虫的有效成分;浸膏体外对猪蛔、蚯蚓、蚂蟥有毒性作用;5%煎剂2小时可杀死血吸虫尾蚴;榧实油有驱钩虫作用。

3.现代应用　用于治疗小儿蛲虫病、姜片虫。另有用榧子治疗钩虫病、丝虫病、蛔虫性肠梗阻等。

 ## 学习小结

1.学习内容

(1)学习层次分类表

学习层次	具体药物	学习要求
掌握	使君子、苦楝皮、槟榔	学习药物的性能、功效、主治病证、特殊的用量用法和使用注意
熟悉	南瓜子、鹤草芽、雷丸	学习药物的功效、主治病证、特殊的用量用法和使用注意
了解	鹤虱、榧子	学习药物的功效、用量用法和使用注意

(2)相似药物功用比较

◎使君子、苦楝皮　为驱蛔虫、蛲虫要药。但使君子驱虫力较强,单用即有效,其味甘气香、性平质润,能助运扶脾、消积通肠,尤宜于小儿,可用于治疳积形瘦、腹痛有虫等证,一般可不再配伍泻药。然苦楝皮杀虫之力较使君子强而可靠,对钩虫也有较强的驱杀作用;又能清热燥湿以外治疥癣疮癫。

◎槟榔、雷丸、南瓜子、鹤草芽　均善治绦虫证。其中槟榔作用广泛,是治疗肠道寄生虫病的广谱驱虫药,以治绦虫证疗效最佳;又能行气利水、截疟,可用治虫积腹痛、食积泻痢、疟疾、水肿、脚气等多种病证。然南瓜子甘平无毒,除对绦虫有显著疗效,常与槟榔相须为用外,并对血吸虫、蛔虫、蛲虫亦有治疗效果。而鹤草芽疗效肯定且毒副作用小,并能泻下,有利于虫体排出,是治疗绦虫病的主要药物之一。雷丸尚用治多种肠内寄生虫病,并能治脑囊虫,但其入煎剂则失效,只宜作丸、散。

 ## 目标检测

1.驱虫药的适应证、服药方法及使用注意有那些?

2.试述使君子、苦楝皮、鹤草芽三药的性味功效、主治有何异同?使用注意有那些?

3.试比较槟榔、雷丸、鹤草芽、南瓜子的功用的异同点及其使用注意。

第十一章　止血药

凡以制止体内外出血为主要作用,用以治疗各种出血病证的药物,称为止血药。

止血药大多味苦涩或甘,其性寒温不同,均入血分,归经以心肝二经为主,兼入脾经,具有促进血液凝固,制止出血作用。

止血药主要用于各种出血性病证。上部的出血病证,如咯血、吐血、衄血;下部的出血病证,如便血、尿血、崩漏、月经过多;外部的出血病证,如紫癜、外伤出血等。

止血药因寒、温、散、敛药性的不同,其具体功效又有凉血止血、化瘀止血、收敛止血、温经止血之别。根据止血药的药性和功效不同,将本章药物相应地分为凉血止血药、化瘀止血药、收敛止血药和温经止血药四类。

应用本章药物时,必须根据出血的原因、病情以及证型的不同,进行合理选择与配伍。如血热妄行之出血,应选用凉血止血药,并配以清热泻火和清热凉血药;阴虚火旺所致出血,在选择凉血止血药的同时,应配伍滋阴降火、潜阳药;气虚不摄之出血,应选用收敛止血药,并伍用补气药;瘀血所致出血,应选用化瘀止血药,并配伍行气药或活血药;虚寒性出血,可选择温经止血药或收敛止血药,同时配以益气健脾温阳药。若出血过多,气随血脱者,应急投大补元气之药以益气摄血固脱,不可单用止血药。此外,前人有"下血必升举,吐衄必降气"之说,故对便血、崩漏等下部出血,可配伍升举之品,而对吐血、衄血等上部出血者,则可配以降气、降火之品。

李时珍云:"烧灰诸黑药皆能止血。"一般认为,止血药炮制成炭后,因其药味变为苦涩,而增强收敛和吸附止血的作用,因此有"红见黑则止"之说。但也不可拘泥,有些药物生用止血效果反而更好,故止血药是否炒炭,应视具体药物而定。

对出血兼有瘀滞者,不宜单用凉血止血药和收敛止血药,以免凉遏恋邪留瘀。

第一节　凉血止血药

凉血止血药味多苦甘,药性寒凉,苦能涌泄,寒能清热,入于血分,因而有凉血止血之功,主要用于血热妄行之出血病证。

本类药物药性寒凉,易凉遏伤阳,停瘀留滞,故不宜过量久服,当中病即止。虚寒性出血,原则上不宜使用本类药物。

小　蓟 Xiǎojì
《名医别录》

为菊科植物刺儿菜 *Cirsium setosum*(Wild.)MB. 的干燥地上部分。全国大部分地区均产。夏秋二季花开时采收,晒干。生用或炒炭用。

【性味归经】甘、苦,凉。归心、肝经。

【功效】凉血止血,散瘀解毒消痈。

【应用】

1.**血热出血证** 用于血热妄行之多种出血证,如吐血、咯血、衄血、便血、崩漏等。兼能利尿,尤宜于尿血、血淋,常与大蓟、白茅根、侧柏叶等配用,如十灰散、小蓟饮子。

2.**热毒疮痈** 可单用本品内服,亦可取鲜品捣敷患处。

【按语】本品味甘苦性凉,主入心肝二经,功能凉血止血,为治疗血热妄行出血之常用药,兼能利尿,对尿血、血淋尤为适宜。又散瘀解毒消肿,为热毒疮痈之常用药。

【常用配伍】

1.**小蓟配白茅根** 小蓟与白茅根均是常用止血药,生用时凉血作用较强,均有止血不留瘀之特点。小蓟用治血热夹瘀的吐、衄、尿血及崩漏下血等;白茅根除用治血热妄行的多种出血外,尚治热病烦热口渴、胃火哕逆呕吐、肺热气逆咳嗽及热淋等。两药配伍,相须为用,凉血止血力增强,常可用于血热妄行的多种出血证,尤以血热尿血为佳。

2.**小蓟配淡竹叶** 小蓟凉血止血,利尿;淡竹叶清热利尿。二药相伍,清热利尿,凉血止血的功效颇佳,常用于热淋、血淋等证。

【用法用量】煎服,9～15g;鲜品可用30～60g;外用适量。

【使用注意】脾胃虚寒而无瘀滞者忌服。

【参考资料】

1.文献摘要

《本草图经》:"生捣根绞汁服,以止吐血、呕血、下血。"

《本草纲目拾遗》:"清火、疏风、豁痰,解一切疔疮痈疽肿毒。"

2.化学成分及药理作用 本品主要含芦丁等黄酮、蒲公英甾醇等三萜、生物碱、绿原酸等有机酸及甾醇等。本品水煎剂可明显缩短小鼠出血时间,促进血液凝固,炒炭后止血作用增强;对多种细菌有明显的抑制作用;水煎剂及酊剂对离体动物心脏有兴奋作用;还能降低胆固醇、利胆、兴奋子宫等。

3.现代应用 现代常单用本品或入复方治疗吐血、呕血、血尿、血崩、血淋等各种出血症及传染性黄疸肝炎、无黄疸性肝炎、慢性肝炎、产后子宫收缩不全、疮疡肿痛、高血压病、肾炎、外科创伤性出血等。

大 蓟 Dàjì
(《名医别录》)

为菊科植物大蓟 *Cirsium japonicum* DC. 的干燥地上部分或根。全国大部分地区均产。夏秋季花开时采割地上部分,或秋末挖根,晒干。生用或炒炭用。

【性味归经】甘、苦,凉。归心、肝经。

【功效】凉血止血,散瘀解毒消痈。

【应用】

1.**血热出血证** 用治吐血、咯血及崩漏等症,可单用浓煎服或鲜品捣汁服,亦可配入小蓟、侧柏叶等,如十灰散。

2.**热毒疮痈** 内痈外痈皆可应用,可单用鲜品捣汁服,亦可捣烂后外敷,或配其他清热解毒药同用。

此外,该药还有降压、利胆退黄、抗肿瘤作用。

【按语】本品功似小蓟而较之力强为其特点,为治疗血热妄行出血之要药和治疮痈肿毒之常用药。

【常用配伍】

1.大蓟配小蓟　大蓟与小蓟,均同用于血热妄行之吐血、衄血、尿血及崩漏下血等证,尤宜于血热夹瘀者。然凉血止血,以大蓟为优,且解毒消肿功胜,偏治痈肿疮毒;小蓟则兼能利尿,故善治淋尿病。二药相须,凉血止血、破血、消肿力增,常用治血热有瘀吐血、咯血、衄血、尿血、崩漏下血及痈肿疮毒。

2.大蓟配侧柏叶　二药均能凉血止血。然大蓟偏于破瘀,侧柏叶长于清热。两者相配,清热凉血止血功效显著增强,常用于虚劳心肺损伤之吐血、咯血等证。

【用法用量】煎服,9～15g;鲜品 30～60g;外用鲜品适量,捣敷患处。

【使用注意】脾胃虚寒而无瘀滞者忌服。

【参考资料】

1.文献摘要

《别录》:"根,主养精保血。主女子赤白沃,安胎,止吐血鼻衄。"

《日华子本草》:"叶,治肠痈,腹藏瘀血,血运扑损,可生研,酒并小便任服;恶疮疥癣,盐研窨敷。"

2.化学成分及药理作用　本品主要含挥发油,其主要成分为单紫杉烯、香附子烯、谷甾醇、多糖以及黄酮等。本品水煎液灌胃能显著缩短小鼠凝血时间;水煎剂及醇浸剂对家兔子宫呈兴奋作用,但对离体大鼠及在体猫子宫呈抑制作用;对多种细菌有抑制作用;尚有抗炎、抗病毒、抗肿瘤、抗糖尿病、促进脂肪代谢及降压、利尿等作用。

3.现代应用　常单用本品或入复方治疗肺结核、阑尾炎、乳腺炎、急性黄疸性肝炎、高血压、尿路结石尿血、痈疖初起、鼻炎等。

地 榆 Dìyú

(《神农本草经》)

为蔷薇科植物地榆 *Sanguisorba officinalis* L. 和长叶地榆 *Sanguisorba officinalis* L. var. *longifolia* (Bert.) Yu et Li 的干燥根。地榆主产于东北及内蒙古、山东、山西、陕西等;长叶地榆主产于安徽、浙江、江苏、江西等地。春季将发芽时或秋季植株枯萎后采挖,干燥。生用或炒炭用。

【性味归经】苦、酸、涩,微寒。归肝、大肠经。

【功效】凉血止血,解毒敛疮。

【应用】

1.血热出血证　治便血、痔血,常与槐花相须为用;治崩漏,常与生地黄、黄芩等同用。

2.水火烫伤,湿疹及疮疡肿毒　治水火烫伤,可单用研末,或配大黄研末,麻油调敷;治湿疹及皮肤溃烂,可单用浓煎,亦可配苦参、大黄同煎,以纱布浸药汁湿敷,或配煅石膏、枯矾研末外擦患处;治疮疡肿毒,可单用捣敷或配清热解毒药。

【按语】地榆味苦沉降,酸涩收敛,寒能凉血,主入肝、大肠经,为治下焦血热所致之便血、痔血、崩漏等血证之要药;又能解毒敛疮,为治烫伤、湿疹、痈疽肿毒之佳药。

【常用配伍】

1.地榆配苍术 地榆苦酸涩微寒,功专凉血止血,泻火解毒,长于治疗下部出血性病证;苍术辛苦而温,为燥湿健脾之药,长于运脾泻有余之湿邪。二药配伍,燥湿泻火,凉血止血,标本兼顾,可用于治疗血痢。

2.地榆配槐角 地榆入血分,凉血收敛,有止血之效。既能清降,又善收涩,则清不虑其过泄,涩不虑其过滞;槐角凉血止血,亦善治下部出血。二药配伍,凉血止血,相得益彰,常用治下部出血如便血、崩漏等。

3.地榆配黄柏 地榆清热凉血,消肿止痛;黄柏清热泻火,燥湿解毒。二药合用,能凉血燥湿,治疗水火烫伤、皮肤湿疹。

【用法用量】 煎服,9~15g;外用适量。

【使用注意】 地榆含有水解型鞣质,易被身体大量吸收,引起中毒性肝炎,所以大面积烧伤患者,不宜使用地榆制剂外敷。

【参考资料】

1.文献摘要

《本草纲目》:"地榆,除下焦热,治大小便血证。止血,取上截切片炒用,其梢能行血,不可不知。"

《别录》:"止脓血,诸瘘,恶疮,消酒,除消渴,补绝伤,产后内塞,可作金疮膏。主内漏不止,血不足。"

2.化学成分及药理作用 本品主要含鞣质,其主要成分为没食子儿茶精、地榆素等;尚含地榆皂苷、没食子酸、三萜及三萜皂苷类化合物、黄酮、甾体、多糖等。其煎剂可缩短出、凝血时间,并能收缩血管,故有止血作用;水提物涂抹伤口,可促进伤口的愈合;对多种细菌均有明显的抑制作用;还有镇吐、止泻、抗溃疡、抗氧化、抗过敏、抗肿瘤等作用。

3.现代应用 现代常单用本品或入复方治疗压疮、烧烫伤、溃疡性结肠炎、放射性直肠炎、子宫肌瘤、宫颈糜烂、崩漏、肛周皮肤损伤、肛裂、痔疮、慢性肛窦炎、上消化道出血、原发性支气管肺癌、肿瘤化疗后白细胞减少症、急性湿疹、静脉输液渗漏、激素依赖性皮炎、放射性食管炎、带状疱疹、渗出性皮肤病、婴幼儿尿布皮炎、新生儿天疱疮、褥疮等。

槐 花 Huáihuā
《日华子本草》

为豆科植物槐 *Sophora japonica* L. 的干燥花及花蕾。前者习称"槐花",后者称"槐米"。主产于辽宁、河北、河南、山东、安徽等地。夏季采收,及时干燥。生用、炒用或炒炭用。

【性味归经】 苦,微寒。归肝、大肠经。

【功效】 凉血止血,清肝明目。

【应用】

1.血热出血证,如吐血、衄血、便血、痔血 治便血、痔血,常与地榆相须为用,亦可配荆芥、侧柏叶等,如槐花散;治咯血、衄血,常与白茅根、侧柏叶等同用。

2.肝火上炎之头痛,目赤 单用本品煎汤代茶饮,或配夏枯草、菊花等。

【按语】 槐花味苦性微寒,归肝、大肠经。善清大肠之火而凉血止血,用于治疗便血、痔血。同时,入肝经而能清泻肝火、明目,治疗肝火上炎之目赤、头痛等症。现代用槐花煎汤代茶饮,治疗高血压和预防脑出血。

【常用配伍】

1.槐花配栀子 槐花味苦性凉,功专凉血止血。能清泄肠热,兼泻肝经实火;栀子味苦性寒,双清气、血分之热,能利湿止血,炒炭入药,则清热之中有凉血止血之效。二者合用,共奏清热利湿、凉血止血之功。如炒炭入药,则止血作用更强,用于治疗大肠火盛或湿热蕴结之大便下血、痔疮出血、血痢、崩漏等。

2.槐花配黄芩 黄芩苦寒,泻火解毒功胜,能上清肺火,下清肠热。槐花苦而微寒,凉血止血力佳。二药相配,相辅相助,清热止血效著,且专走下焦,善治下部出血。凡热伤血络所致的肠风下血、痔疮出血及崩漏,均可用之,如槐芩丸。

3.槐花配荆芥炭 槐花苦而微寒,功专凉血止血。荆芥辛温,为疏风解表之品,炒炭后则理血止血。二药合用,相辅相助,荆芥炭得槐花引入大肠以疏风利气,槐花得荆芥炭同入血分,止血之力倍增,成为治疗肠风下血之专剂,如槐花散。

【用法用量】煎服,10～15g。生用长于清热降火,炒炭长于止血。

【参考资料】

1.文献摘要

《日华子本草》:"治五痔,心痛,眼赤,杀腹藏虫及热,治皮肤风,并肠风泻血,赤白痢。"

《药品化义》:"槐花味苦,苦能直下,且味厚而沉,主清肠红下血,痔疮肿痛,脏毒淋沥,此凉血之功能独在大肠也,大肠与肺为表里,能疏皮肤风热,是泄肺金之气也。"

2.化学成分及药理作用 本品主要含黄酮,其主要成分为芦丁、槲皮素、三萜皂甙等。本品能缩短凝血时间,炒炭后作用增强;芦丁可通过降低大鼠缺血再灌注(I/R)过程中脂质过氧化反应维持细胞内外离子稳定而保护心肌;鞣质可以改善血液流变性、降低血脂浓度,有抗心脑血管疾病的作用;槲皮素有降低血压、增强毛细血管抵抗力、减少毛细血管脆性、扩张冠状动脉、增加冠脉血流量、改善心肌循环等作用。水浸剂对多种皮肤真菌有不同程度的抑制作用。此外,还有抗肿瘤、解痉、抗溃疡等作用。

3.现代应用 现代常单用本品或入复方治疗咯血、吐血、皮下出血、痔疮、肛裂、大便出血、月经过多、眼底出血、过敏性紫癜、银屑病、高血压、动脉硬化、慢性非特异性溃疡性结肠炎、声带发炎、声音嘶哑、高血压、血脂异常、冠心病、心绞痛、脑梗死、动脉硬化、银屑病、黄水疮、玫瑰糠疹、烧伤、慢性溃疡、老年黄斑变性、阴囊湿疹等病,并能防治脑出血。

【附药】**槐角** 为槐的成熟果实。性能功效与槐花相似,但止血之力较槐花弱,而清热泻火之力强于槐花,且能润肠通便,常用治痔疮肿痛、痔血、便血。煎服,6～12g。孕妇慎服。

侧柏叶 Cèbǎiyè
(《名医别录》)

为柏科植物侧柏 *Platycladus orientalis* (L.) Franco 的干燥枝梢及叶。除新疆、西藏外,遍布全国。多于夏秋二季采收,阴干。生用或炒炭用。

【性味归经】苦、涩,微寒。归肺、肝、大肠经。

【功效】凉血止血,祛痰止咳,乌发生发。

【应用】

1.各种出血证 治血热吐衄,可与生地黄、鲜艾叶等同用,如四生丸;治肠风痔血或血痢,可配地榆、槐花等;虚寒性出血,血色紫暗者,宜配艾叶、炮姜等温经止血药。

2.肺热咳嗽痰多证 治肺热咳嗽,痰多黄稠,可配黄芩、瓜蒌等。

3.血热脱发及须发早白 阴干研末,和麻油涂搽或制成酊剂外涂,可治疗血热引起的脱发及须发早白。

【按语】侧柏叶不仅具有良好的清热凉血功效,除广泛治疗血热引起的各种出血外,还兼具收敛止血之功,因而止血功效确切。利用其清泻肺热和清热凉血之功,能够祛痰止咳,乌发生发,可用于治疗肺热咳嗽和血热引起的脱发以及须发早白。

【常用配伍】

1.侧柏叶配生地 侧柏叶苦涩微寒,为凉血止血之佳品;生地甘苦寒凉,既能清热生津,又能凉血止血。二药合用,起协同作用,凉血止血之力增强,且有清热益阴之效。可用于治疗各种血热出血证,如咯血、衄血、吐血、便血、尿血、崩漏等。

2.侧柏叶配干姜炭 侧柏叶苦寒止血,干姜炭温经止血。相配则苦寒与温热性能相反相成,既无寒凉太过之虞,又可避免温燥动血之患。若加艾叶温经止血,则为柏叶汤。本方温通重于寒降,发挥温经止血之效,用于治疗吐血不止。

3.侧柏叶配沉香 侧柏叶清肺热而收涩止咳,沉香纳气定喘,且能温散虚寒。二药相伍,一寒一温,寒温相济,对于咳喘寒热相兼者可用。

【用法用量】煎服,6~12g;外用适量。生用偏于凉血止血,炒炭偏于收敛止血。

【参考资料】

1. 文献摘要

《别录》:"主吐血、衄血、痢血、崩中赤白。轻身益气,令人耐寒暑,去湿痹,生肌。"

《医林纂要》:"泄肺逆,泻心火,平肝热,清血分之热。"

2. 化学成分及药理作用 本品主要含挥发油,其主要成分为α-侧柏酮、侧柏烯、小茴香酮等;尚含侧柏双黄酮类、脂肪酸及其酯、鞣质和无机元素等。本品煎剂可显著缩短凝血时间,止血的有效成分为槲皮苷及鞣质;侧柏叶醇提取物中含有较强的抗炎成分,其作用机制与抑制花生四烯酸的代谢有关;对多种细菌有明显的抑制作用;其煎剂、醇提物及提取物黄酮均有镇咳、祛痰、平喘作用。柏叶、种皮和种子挥发油还具有抗肿瘤活性。

3. 现代应用 现代常单用本品或入复方治疗各种内出血、肺结核咯血、泌尿系结石尿血、痔疮出血、胃十二指肠溃疡出血、便血、扁平疣、口腔溃疡、汗疱疹、脂溢性脱发、青壮年头发早白等。

白茅根 Báimáogēn
(《神农本草经》)

为禾本科植物白茅 *Imperata cylindrical* Beauv. var. *major* (Nees) C. E. Hubb. 的干燥根茎。全国大部分地区均有分布。春秋二季采挖,晒干。除去根须及膜质叶鞘,切段生用或炒炭用。

【性味归经】甘,寒。归肺、胃、膀胱经。

【功效】凉血止血,清热利尿,清肺胃热。

【应用】

1.血热出血证 用于血热妄行所致之吐血、衄血、咯血、尿血及崩漏等多种血证,可单用本品大剂量煎服,亦可配大蓟、小蓟等增强凉血止血之功,如十灰散。

2.热淋,水肿,小便不利及湿热黄疸 可与小蓟、蒲黄等同用;治水肿、小便不利,可单用或配伍车前子、赤小豆等;治疗湿热黄疸,与茵陈、栀子相伍。

3.胃热呕吐,肺热咳嗽及热病烦渴 治胃热呕吐,常与葛根同用,如茅根汤;治肺热咳嗽,常配桑白皮,如如神汤。

【按语】白茅根味甘性寒,归肺、胃、膀胱经。凉血止血功效可靠,可用于各种出血病证;兼能清热利尿,可治疗热淋、水肿、小便不利及湿热黄疸;又能清肺胃热,可治疗胃热呕吐,肺热咳嗽及热病烦渴。

【常用配伍】

1.白茅根配芦根 二者均为甘寒凉润之品,功能清泄肺胃之热。但白茅根甘寒清热,走血分可凉血生津,善清血分之热;入膀胱利水导热下行,利水而不伤阴。芦根甘寒生津,走气分清肺胃之热,长于清气分之热;生津止渴,生津而不恋邪。二者同用,两清气血之热,其清热利尿、生津止咳之功更著,用治外感或内伤发热以及不明原因之低热;肺胃阴伤之咽干口渴、咳嗽气逆以及小便不利、血尿、尿频等。

2.白茅根配藕节 白茅根凉血止血、清热利尿;藕节收敛止血、化瘀。二者生用相伍,有凉血止血之功;炒炭入药合用,则有收敛止血之效,可用治多种血证。

【用法用量】煎服,9~30g;鲜品 30~60g;以鲜品为佳,可捣汁服。

【参考资料】

1.文献摘要

《神农本草经》:"主劳伤虚羸,补中益气,除瘀血、血闭寒热,利小便。"

《别录》:"下五淋,除客热在肠胃,止渴,坚筋,妇人崩中。"

《滇南本草》:"止吐血,衄血,治血淋,利小便,止妇人崩漏下血。"

2.化学成分及药理作用 本品主要含淀粉及糖类,尚含有机酸、白茅素等三萜及白头翁素、黄酮、色原酮、木脂素等。本品能显著缩短出凝血时间,促进血原酶的形成;白茅根水浸剂有显著的利尿作用;对弗氏、宋内氏痢疾杆菌、结核杆菌、肺炎球菌、卡他球菌、流感杆菌、金黄色葡萄球菌等有抑制作用。此外,尚有抗肝炎、镇痛、抗炎、免疫调节等作用。

3.现代应用 现代常单用本品或入复方治疗急慢性肾炎、肾病综合征、出血热、乳糜尿、肺结核、鼻出血、肝炎、发热、过敏性紫癜、麻疹、口腔炎、巩膜炎、红肿关节炎、宫颈炎、高血压以及食管癌、胃癌、直肠癌、肺癌、膀胱癌、鼻咽癌等肿瘤性疾病和癌性发热等。

苎麻根 Zhùmágēn
(《名医别录》)

为荨麻科植物苎麻 *Boehmeria nivea* (L.) Gaud. 的干燥根和根茎。主产于江苏、山东、陕西等地。冬、春二季采挖,晒干。切片,生用。

【性味归经】甘,寒。归心、肝经。

【功效】凉血止血,安胎,清热解毒。

【应用】

1.血热出血证 对于血热妄行之吐血、衄血、尿血、崩漏、紫癜等,可单用煎服,亦可配用其他止血药。

2. 胎漏下血，胎动不安　治疗胎热引起的胎动不安、胎漏下血，可配当归、阿胶等，如苎根汤。

3. 热毒疮疡　治疗热毒疮疡，可用鲜根捣烂外敷，或配用其他清热解毒药。

此外，本品尚有利尿作用，可治疗小便不利、水肿、淋证等。现代治疗上消化道出血、习惯性流产等亦有效。

【按语】苎麻根为治疗血热出血之常用药；同时能清热安胎、清热解毒，可治疗胎热之胎动不安和热毒疮疡，为清热，安胎之要药。

【常用配伍】

1. 苎麻根配白茅根　二者均有清热凉血、利湿之功效。相伍应用，其效更著。用于治疗湿热所致之血淋、热淋。

2. 苎麻根配野菊花　二者均有解毒之效。相伍捣用外敷，可治疗热毒痈肿。

【用法用量】煎服，10～30g；外用适量，捣敷或煎汤熏洗。

【参考资料】

1. 文献摘要

《别录》："主小儿赤丹；渍苎汁疗渴，安胎。"

《日华子本草》："治心膈热，漏胎下血，产前后心烦闷，天行热疾，大渴大狂，署毒箭、蛇虫咬。"

《本草备要》："补阴，破瘀，解热，润燥。治痈疽，发背，金疮，折伤，鸡、鱼骨哽。"

2. 化学成分及药理作用　本品主要含酚类、三萜（或甾醇）、绿原酸、咖啡酸等。本品口服、静脉或腹腔注射给药，均可显著缩短出凝血时间；咖啡酸也有止血作用；尚有安胎、抑菌、抗辐射作用。

3. 现代应用　现代常单用本品或入复方治疗上消化道出血、习惯性流产等。

羊 蹄 Yángtí
《神农本草经》

为蓼科植物羊蹄 *Rumex japonicus* Houtt. 或尼泊尔羊蹄 *R. nepalensis* Spreng. 的干燥根。全国大部分地区均产。秋季或春季采挖。洗净，晒干，生用。

【性味归经】苦，寒。归心、肝、大肠经。

【功效】凉血止血，解毒杀虫，泻下。

【应用】

1. 血热妄行之出血证　治疗血热妄行之出血证，可单用，或配伍其他止血药同用。

2. 疥癣，疮痈，烫伤　治疥疮，可用鲜品捣敷患处；治癣，常与枯矾研末，醋调敷；治烫伤，用鲜品捣敷，或研末麻油调敷患处。

3. 大便秘结　本品寒凉泻下，功似大黄，但力较缓。单用或与芒硝同用。

【按语】本药味苦性寒凉，能清血中之热，而具有凉血止血功效，为血热出血之辅助用药；兼具解毒杀虫之效，可治疗疥癣、疮痈、烫伤等证；具有类似大黄的泻下作用，亦可用于大便秘结。

【用法用量】煎服，10～15g；鲜品可用至30～60g。外用适量。

【使用注意】脾胃虚寒，泄泻不食者忌用。

【参考资料】

1. 文献摘要 《别录》："主浸淫疽痔,杀虫。"

2. 化学成分及药理作用 羊蹄主要含大黄素、大黄素甲醚、大黄酚等,还含有尼泊尔羊蹄素和鞣质。羊蹄根酊剂对多种致病真菌有一定抑制作用;羊蹄根煎剂浓缩后酒精提取物对急性淋巴细胞型白血病、急性单核细胞型白血病和急性粒细胞型白血病患者血细胞脱氢酶都有抑制作用,对前两者白细胞的呼吸有一定的抑制作用。羊蹄小剂量有收敛作用,大量有轻泻作用,并能反射性地利胆,亦有某些止血作用。羊蹄含草酸,大剂量应用时有毒。此外,还有降压作用。

3. 现代应用 现代常单用本品或入复方治疗鼻衄、咯血、便血、痔疮出血、功能性子宫出血、原发性血小板减少性紫癜、肛门周围炎、肠激惹综合征、便秘、慢性肝炎、急性乳腺炎、黄水疮、疖肿、癣病等。

第二节 化瘀止血药

化瘀止血药味多苦泄,药性寒温有别,主入肝经,既能止血,又善化瘀,消散瘀血而止血,有止血而不留瘀之特点。主要用于瘀血内阻,血不循经之出血病证。取其活血化瘀之功,部分药物亦可用于跌打损伤、瘀滞心腹疼痛、经闭、痛经等证。

三 七 Sānqī
(《本草纲目》)

为五加科植物三七 *Panax notoginseng* (Burk.) F. H. Chen 的干燥根。主产于云南、广西、四川、广东等地。以云南、广西栽培历史悠久,产量大,为道地药材。秋季花开前采挖,晒干。捣碎或碾细粉生用。

【性味归经】甘、微苦,温。归肝、胃经。

【功效】化瘀止血,消肿定痛。

【应用】

1. **各种出血证** 无论有无瘀滞,皆可使用,出血兼瘀者尤为适宜。单用本品内服或外敷即有良效,也可与花蕊石、血余炭等同用,如化血丹。

2. **跌打损伤,瘀滞肿痛** 可单用内服或外敷,亦可配其他活血药,如当归、红花、土鳖虫等,如跌打丸。

此外,本品还广泛用于胸痹心痛、瘀血中风、癥瘕积聚、血瘀经闭、痛经、产后瘀阻腹痛等瘀血诸证。民间常将本品与猪肉或鸡蛋炖服,治跌打虚损劳伤。

【按语】本品味甘微苦而性温,主入肝胃两经。长于止血,善化瘀血,有止血不留瘀,化瘀不伤正之特点,广泛用于体内外各种出血病证。且能消肿止痛,为伤科要药。现代用治冠心病心绞痛、脑卒中后遗症、血脂异常等,均有良好的效果。

【常用配伍】

1. **三七配白及** 三七甘温微苦,为止血散瘀之上品,具有止血而不留瘀之特点。白及收敛止血,擅入肺经,以补肺止血为其长。二药相配伍,三七随白及入肺而宁络止血,三七行散之力又可制白及黏腻收敛之性,以防止血留瘀,各施其长,相辅相助,止血之功大增。可用于治疗咯血和吐血。

2. 三七配丹参 丹参活血化瘀,祛瘀生新,消肿止痛,养心安神;三七散瘀止血,消肿定痛。二药伍用,相互促进,活血化瘀,祛瘀生新,强心定痛,治疗胸痹心痛。

3. 三七配人参 人参大补元气,补五脏之气,生津止渴,安神益智;三七散瘀止血,活血定痛。人参以补气为长,三七以散血为要。二药合参,一补一散,一气一血,相互制约,相互为用,益气活血,散瘀定痛。用于治疗胸痹心痛及各种血证。

【用法用量】煎服,3~9g;散剂每次吞服 1~3g;外用适量。

【参考资料】

1. 文献摘要

《本草新编》:"三七根,止血之神药也。无论上、中、下之血,凡有外越者,一味独用亦效,加入于补血补气药之中则更神。盖此药得补而无沸腾之患,补药得止而有安静之休也。"

《本草求真》:"三七,世人仅知功能止血止痛。殊不知痛因血瘀而疼作,血因敷散而血止。三七气味苦温,能于血分化其血瘀。"

2. 化学成分及药理作用 本品主要含四环三萜皂苷活性成分,其主要成分为三七皂苷,尚含止血有效成分田七氨酸(三七素)。本品有显著的止血作用,能缩短家兔凝血时间;又有显著抗凝作用,能抑制血小板聚集,促进纤溶,并使全血黏度下降;能增加麻醉动物冠脉流量,降低心肌耗氧量,增加心输出量并有抗心律失常作用;还能扩张脑血管,增加脑血流量。此外,还有促进肾上腺皮质功能、镇静、镇痛、抗炎、调节糖代谢、保肝、抗衰老、抗肿瘤、耐缺氧、抗休克等作用。

3. 现代应用 现代常单用本品或入复方治疗冠心病心绞痛、脑血栓、血脂异常症、高血压、肿瘤、顽固性头痛、急性黄疸型肝炎、小儿急性肾炎、寻常疣、瘢痕疙瘩、消化道溃疡、前列腺肥大、子宫脱垂、输卵管阻塞、水肿、荨麻疹、风湿性关节炎、皮肤瘢痕疙瘩、扁平疣以及脑震荡引起的呕吐等。

茜 草 Qiàncǎo

(《神农本草经》)

为茜草科植物茜草 *Rubia cordifolia* L. 的干燥根及根茎。主产于安徽、江苏、山东、河南、陕西等地。春秋二季采挖,晒干。生用或炒炭用。

【性味归经】苦,寒。归肝经。

【功效】凉血止血,化瘀,通经。

【应用】

1. 血热出血证 治血热妄行之吐血、衄血、便血、尿血,常配大蓟、侧柏叶等,如十灰散;治血热崩漏,可与生地、蒲黄等同用。

2. 血瘀经闭,跌打损伤,风湿痹痛等证 治血瘀经闭、痛经,多配当归、红花等;治跌打损伤及风湿痹痛,可单用泡酒服,或配鸡血藤、海风藤等。

此外,本品对化疗后的白细胞减少有防治作用。

【按语】本品苦寒降泄,专入肝经,既善凉血止血,又能活血通经,有止血不留瘀之特点,对血热兼瘀血的出血证及瘀血阻滞经脉之闭经、跌打损伤、风湿痹证等尤宜。

【常用配伍】

1.**茜草配阿胶**　二者都能止血,但茜草凉血止血,阿胶滋阴养血止血。与生地同用,可用于治疗吐血、崩漏、便血、尿血等。

2.**茜草配丹参**　二药均有活血行瘀之功效,配伍应用,疗效加强,可用治血滞经闭和血瘀引起的诸痛证。

【用法用量】煎服,10~15g。生用长于凉血止血,活血祛瘀;炒炭止血作用增强。

【参考资料】

1.文献摘要

《名医别录》:"茜草,主……止血,内崩下血。"

《药义明辨》:"茜草,入肝与心包经,二经滞血为病宜此。方书用以疗吐血、衄血及尿血、泻血、诸热证,意主于从治而导瘀耳,非谓其性凉能止动血也。"

2.化学成分及药理作用　本品主要含蒽醌,其主要成分为茜草素、异茜草素、伪羟基茜草素等。本品能缩短实验动物出血时间,有一定的止血作用;其提取物有升高白细胞及兴奋子宫作用。此外,尚有抗实验性心肌梗死、抗肿瘤、抗氧化、防辐射、调节免疫、保肝、抑制细菌等作用。

3.现代应用　现代常单用本品或入复方治疗功能性子宫出血、多囊卵巢综合症、银屑病、肿瘤、慢性肝炎、IgA肾病、风湿性关节炎等。

蒲　黄 Púhuáng
(《神农本草经》)

为香蒲科植物狭叶香蒲 *Typha angustifolia* L. 和东方香蒲 *Typha orientalis* Presl 或同属植物的干燥花粉。主产于江苏、浙江、安徽、山东等地。夏季采收蒲棒上部的黄色雄花穗,晒干碾轧,筛取花粉。生用或炒炭用。

【性味归经】甘,平。归肝、心经。

【功效】止血,化瘀,利尿。

【应用】

1.**各种出血证**　治血热出血,可单味冲服,或与白茅根、大蓟等同用;治虚寒性出血,配艾叶、炮姜等;治外伤出血,可单味外敷。

2.**瘀滞心腹诸痛**　治瘀滞胸痛、胃脘疼痛,以及产后瘀阻腹痛、痛经等,常与五灵脂同用,即失笑散。

3.**血淋,尿血**　属热结膀胱者,与生地黄、冬葵子等相配,如蒲黄散。

【按语】本品味甘性平,入肝、心包经,为化瘀止血之良药,治疗各种出血病证,以实证夹瘀者尤宜;且能利尿通淋,为治疗血淋、尿血之常用药。因有较好的化瘀作用,亦为妇科及心腹疼痛的常用之品。

【常用配伍】蒲黄配五灵脂　二者皆活血祛瘀。但五灵脂苦甘性温,生用活血散瘀血、行气止痛,炒用则祛瘀血止血;蒲黄甘辛性凉,生用凉血止血、活血消瘀血,兼能止血,炒用收涩,则功专止血。二药生品相伍为用,有通利血脉、祛瘀止痛之功,用治气滞血瘀之心腹疼痛、胸胁刺痛、痛经、闭经、月经不调、产后腹痛、恶露不绝以及跌打损伤之肿胀疼痛。二药炒炭合用,有祛瘀止血之效,用治因血瘀所致出血诸证。

【用法用量】煎服,5~9g,包煎;外用适量。炒用止血,生用化瘀利尿。

【使用注意】孕妇慎用。

【参考资料】

1. 文献摘要 《神农本草经》："主心腹膀胱寒热，利小便，止血，消瘀血。"

2. 化学成分及药理作用 本品主要含黄酮，其主要成分为香蒲新苷、异鼠李素、柚皮素、槲皮素等。本品对凝血过程的作用，多认为是抑制血液凝固过程，有抗血小板聚集作用；蒲黄花粉提取物能增加家兔冠脉流量，并有降压、扩张大血管、改善微循环作用；有显著降血脂、兴奋子宫及肠道平滑肌作用；蒲黄对免疫系统，小剂量无明显影响，中剂量抑制免疫，大剂量则增强免疫功能。此外，本品还有抗炎、镇痛、利胆、抑菌等作用。

3. 现代应用 现代常单用本品或入复方治疗功能性子宫出血、眼底出血、糖尿病性眼底病变、玻璃体积血、头部血肿、血精、原发性高血压、血脂异常、冠心病、心绞痛、脑萎缩、溃疡性结肠炎、口腔溃疡、前列腺肥大、急性尿潴留、湿疹、疮疡、脱肛、男性不育、宫颈肥大、过敏性紫癜、皮肤大面积创伤、非化脓性肋软骨炎、急性黄疸型肝炎等。

花蕊石 Huāruǐshí
《嘉祐本草》

为变质岩类岩石蛇纹石大理岩 *Ophicalcitum* 石块。主产于河南、山西、江苏等地。全年可采，洗净干燥，砸碎生用或火煅研末用。

【性味归经】酸、涩，平。归肝经。

【功效】化瘀收敛止血。

【应用】各种出血证 治吐血、咯血、便血等，可单用研末，童便调服，如花蕊石散；或配伍三七、血余炭等，如化血丹；外伤出血者，可研末外掺伤口；跌打损伤，常与乳香、没药同用。

【按语】本品味酸涩性平，专入肝经。既能化瘀行血，又能收敛止血，具有"止血不留瘀，化瘀不伤血"之效。可用于吐血、咯血、外伤出血等兼有瘀滞的各种出血病证。

【常用配伍】

1. **花蕊石配白及** 花蕊石味酸涩性收敛，具有收敛止血功效，兼能化瘀血，故止血而不留瘀；白及质黏而涩，善于收敛止血，且能补肺。二药合用，收敛止血之功大增，而又可避免留瘀之弊。可用于咳血、吐血。若加用龙骨、牡蛎、海螵蛸等，对吐血以及崩漏下血疗效颇佳。

2. **花蕊石配钟乳石** 花蕊石味酸涩性平，可酸涩收敛，既可止血又善化瘀；钟乳石味甘性温，可温肺壮阳，治虚劳下血诸证。二药相伍，化瘀止血，治疗长期崩漏，不仅止血神速，且无留瘀之弊。

【用法用量】煎服，10～15g。打碎先煎。研末，每次1～1.5g。外用适量。

【使用注意】孕妇忌用。

【参考资料】

1. 文献摘要 《本草纲目》："治一切失血伤损，内漏，目翳。"

2. 化学成分及药理作用 本品主要含钙、镁等碳酸盐，并混有少量铁盐、铝盐，及锌、铜、钴、镍、铬、镉、铅等元素。生花蕊石和炮制花蕊石均能缩短凝血时间和出血时间，减少出血量，起到止血作用，炮制后止血作用增强。

3. 现代应用 现代常单用本品或入复方治疗支气管扩张咯血、特发性肺含铁血黄素沉着症、功能性子宫出血、绝经后阴道出血、肾炎性血尿等。

降 香 Jiàngxiāng
（《证类本草》）

为豆科植物降香檀 *Dalbergia odorifera* T. Chen 的树干和根部心材。主产于海南、广东、广西、云南等地。全年均可采集，除去边材，阴干生用。

【性味归经】辛，温。归肝、脾经。

【功效】化瘀止血，活血定痛，降气辟秽。

【应用】

1. 瘀阻出血证　治刀伤出血，可单用研末外敷；血瘀或气火上逆之内伤吐血、咯血、衄血者，常与丹皮、郁金等配伍。

2. 血瘀气滞疼痛　胸痹疼痛者，常与丹参、川芎等配伍；胃脘痛者，多与蒲黄、五灵脂同用；胸胁疼痛者，多伍用郁金、丝瓜络；跌打损伤疼痛者，多与乳香、没药相配。

3. 秽浊内阻脾胃引起的吐泻腹痛　常与藿香、木香同用。

【按语】本品辛散温通，既能止血，又善化瘀血，适用于瘀滞性出血证，为伤科常用之品；能散能行，具活血定痛之功，又为血瘀气滞疼痛之常用药；兼能降气辟秽，可用于秽浊内阻脾胃之腹痛吐泻。

【用法用量】煎服，宜后下，3～6g。研末吞服，每次 1～2g。外用适量。

【参考资料】

1. 文献摘要　《本草纲目》："疗折伤金疮，止血定痛，消肿生肌。"

2. 化学成分及药理作用　本品主要成分为黄酮类化合物异豆素、降香卡朋、降香黄酮、黄檀素、查尔酮、异甘草素等。降香挥发油及其芳香水具有抗血栓作用；黄酮类化合物具有抗氧化、抗癌、抗炎、镇痛和松弛血管等作用。黄檀素有微弱的抗凝作用，能显著增加冠脉血流量，减慢心率，轻度增加心跳振幅，而且不会引起心律不齐；双黄酮类 benzopyran Ⅰ，Ⅱ，Ⅲ 具有降低血脂的作用；查尔酮类紫铆查尔酮和异甘草素具有舒张血管的作用；降香乙醇提取物有抗惊厥、镇痛等作用。

3. 现代应用　现代常单用本品或入复方治疗冠心病、功能性消化不良、慢性胃炎、胆汁反流性胃炎、脂肪肝、子宫内膜异位症、小儿肺炎、非炎症性慢性盆腔疼痛综合征等。

第三节　收敛止血药

本类药物多具涩味，或为炭类，或质黏，主入肝、肺、胃经。长于收敛止血，可用于多种出血证而无明显瘀滞者，以虚损或外伤出血尤为适宜。对于瘀血阻滞之出血，当慎用或配伍活血之品，止血而不留瘀。

白 及 Báijí
（《神农本草经》）

为兰科植物白及 *Bletilla striata* (Thunb.) Reichb. f. 的干燥块茎。主产于四川、贵州、湖南、湖北、浙江等地。夏秋季采挖，置沸水中煮或蒸至无白心，晒至半干，除去外皮，晒干。生用。

【性味归经】苦、甘、涩,微寒。归肺、胃、肝经。

【功效】收敛止血,消肿生肌。

【应用】

1.各种出血证 体内外诸出血症,单用研末,糯米汤调服,如独圣散;治咯血,常配伍枇杷叶、阿胶等,如白及枇杷丸;治胃出血之吐血、便血,可与乌贼骨同用,即乌及散。外伤出血,研末外掺或水调外敷。现代以本品治疗上消化道出血及肺结核空洞出血,不仅具有良好的止血作用,而且对促进溃疡愈合,结核病灶的吸收,空洞闭合,痰菌转阴,均有良效。

2.疮疡肿痛,烫伤,肛裂及手足皲裂 治疮疡初起,常配金银花、天花粉等,如内消散;治疮疡溃后久不收口者,可单用本品研末外用,亦可配用其他生肌敛疮之品;治烫伤、手足皲裂,肛裂,研末麻油调敷。

【按语】本品味苦甘涩而性微寒,主入肝肺胃经,为收敛止血之要药。尤善治疗肺胃出血;兼能消肿生肌,为生肌敛疮之佳品,外用治痈肿疮疡、烫伤、肛裂及手足皲裂等。

【常用配伍】

1.白及配海螵蛸 白及味苦甘涩,性微寒,质极黏腻,功专收敛止血,消肿生肌,具有止血迅速,并能促进病灶愈合的作用;海螵蛸味咸涩,性微温,善于收敛固涩,并能制酸止痛。二药合用,收敛止血之力增强,可用治各种出血,如吐血、咯血、便血等。对于胃痛吐血疗效尤为突出,如乌及散。

2.白及配大黄 白及质粘而涩,善于收敛止血,兼能生肌敛疮;大黄苦寒沉降,能荡涤肠胃,峻下热结,凉血解毒。白及善守,大黄善行,二药伍用,一走一守,互制其短而各展其长,活血止血力量甚强。可用于治疗吐血、咯血、便血等证。

【用法用量】煎服,6～15g;入丸、散,每次 3～6g;研末,每次 1.5～3g;外用适量。

【使用注意】反乌头。

【参考资料】

1. 文献摘要

《神农本草经》:"主痈肿恶疮败疽,伤阴死肌,胃中邪气,贼风痹缓不收。"

《滇南本草》:"治痨伤肺气,补肺虚,止咳嗽,消肺痨咳血,收敛肺气。"

2. 化学成分及药理作用 本品主要含黏液质,其主要成分为白及甘露聚糖。本品有缩短凝血时间及抑制纤溶作用;可减轻盐酸对大鼠胃黏膜损伤,保护胃黏膜作用;体外试验对结核杆菌有明显的抑制作用;尚有抗肿瘤作用。

3. 现代应用 现代常单用本品或入复方治疗溃疡性结肠炎、上消化道出血、宫颈糜烂、应激性溃疡出血、口腔溃疡、肺结核咯血、痤疮、烧烫伤、褥疮、肝癌、胃溃疡、放射性口腔炎、伤口感染、宫颈炎、慢性中耳炎、食道炎、糖尿病眼底出血、眼底出血等。

仙鹤草 Xiānhècǎo
(《滇南本草》)

为蔷薇科植物龙芽草 *Agrimonia pilosa* Ledeb. 的干燥地上部分。全国大部分地区均产。夏秋二季茎叶茂盛时采收。晒干,生用。

【性味归经】苦、涩,平。归肺、肝、脾经。

【功效】收敛止血,止痢,杀虫。

【应用】

1. 出血证　治疗咯血、吐血、衄血、便血、崩漏等多种出血证,不论寒热虚实皆可应用。血热出血,常配伍鲜地黄、丹皮等;虚寒性出血,常与黄芪、炮姜等同用。

2. 泻痢　治慢性泻痢,单用本品即效,亦可配用其它药物。治血痢,常与地榆、铁苋菜等同用。

3. 阴道滴虫,疟疾　治滴虫性阴道炎,可煎取浓汁,冲洗阴道;治疟疾,可单用本品大剂量水煎服。

【按语】本品味苦涩,性平和,归肺、肝、脾经。能收敛止血,无论寒热虚实皆可应用,用于治疗多种出血证;能收敛止泻,治疗血痢及久病泻痢;能杀虫,治疗滴虫性阴道炎和疟疾。此外,尚有一定的补虚、强壮作用,可用于治疗脱力劳伤,常与大枣、龙眼肉等同用。

【常用配伍】

1. 仙鹤草配阿胶　仙鹤草味涩性平,功能收敛止血;阿胶味甘性平,入肝能补血,入肾能滋阴,质地粘腻,能固血络而止血。两药参合,收敛止血之中兼具补血作用,标本同治。用于治疗妇女月经过多,经期延长,崩漏及上环后阴道出血过多兼见血虚证者。

2. 仙鹤草配生地　仙鹤草具收敛止血之功,生地有凉血止血、养阴清热之效。两药相配,一敛一清,相辅相成,常用于治疗血热引起之皮下紫斑。

3. 仙鹤草配蛇床子　仙鹤草有杀虫作用,可治滴虫性阴道炎;蛇床子具有杀虫止痒之功,亦能治疗滴虫性阴道炎。两药合用,为治疗阴道滴虫病的常用药对。

【用法用量】煎服,6～12g;外用适量。

【参考资料】

1. 文献摘要

《滇南本草》:"治妇人月经或前或后,赤白带下,面寒腹痛,日久赤白血痢。"

《现代实用中药》:"为强壮性收敛止血剂,兼有强心作用。适用于肺病咯血,肠出血,胃溃疡出血,齿科出血,痔血,肝脓疡等症。"

2. 化学成分及药理作用　本品主要含仙鹤草素等止血成分,其主要成分为鹤草甲素、乙素等6种;尚含仙鹤草酚、黄酮、内酯等。本品有促凝血作用;有抗菌及抗阴道滴虫作用,并有抗疟作用;对癌细胞有抑制作用;又有调整心律,降低血糖等作用。

3. 现代应用　现代常单用本品或入复方治疗各种出血、小儿菌痢、乳糜尿、滴虫性阴道炎、梅尼埃病、肿瘤、产后乳少、盆腔炎、慢性原发性血小板减少性紫癜、精囊炎、绦虫病、荨麻疹、糖尿病、低血压、白细胞减少症、神经衰弱、产后虚汗、嗜睡、夜游症及前列腺炎、尿道炎或生殖系统外伤等因素引起的血精症等。

棕榈炭 Zōnglǘtàn

（《本草拾遗》）

为棕榈科植物棕榈 *Trachycarpus fortunei* (Hook. f.) H. Wendl. 的干燥叶柄及叶鞘纤维。主产于长江以南各地区。全年可采。晒干,煅炭用。

【性味归经】苦、涩,平。归肺、肝、大肠经。

【功效】收敛止血。

【应用】**多种出血证**　治吐血、便血、尿血、崩漏等出血而无瘀者,单用即效,亦可配伍血余炭、侧柏叶等同用；血热妄行之出血者，可与大蓟、侧柏叶等凉血止血药配伍，如十灰散；阳虚失血者，可与艾叶、炮附子等相合，以温阳止血，如棕艾散；脾不统血，冲任不固之崩漏，当与黄芪、白术等伍用。

【按语】棕榈炭味苦涩，性平和，入肺、肝、大肠经。功专收敛止血，尤以炒炭后为佳，可用于多种血证。尤以崩漏多用，以无瘀滞者为宜。对于久泻久痢，妇女带下亦有效。

【用法用量】煎服，3～9g。研末服，每次 1～1.5g。

【使用注意】出血兼有瘀滞、湿热下痢初起及带下有邪热者慎用。

【参考资料】

1. 文献摘要

《本草拾遗》："烧作灰，主破血止血。"

《日华子》："止鼻洪，吐血，破癥，止崩中，带下，肠风，赤白痢。入药烧用，不可绝过。"

2. 化学成分及药理作用　本品主要含大量纤维素及鞣质等。棕榈水煎剂、棕榈炭水煎液及混悬液等，均可缩短小鼠出、凝血时间；棕榈皮水煎液无止血作用，但其炭的水煎液及混悬液有明显止血作用，临床应以煅炭入药为宜。

3. 现代应用　现代常单用本品或入复方治疗各种出血。

血余炭 Xuèyútàn
《《本草蒙筌》》

为人科健康人头发 *Crinis Carbonisatus* 制成的碳化物。人发用碱水洗去油污后，清水漂洗，晒干，焖煅成炭。

【性味归经】苦，平。归肝、胃经。

【功效】收敛止血，化瘀利尿。

【应用】

1. **各种出血证**　治疗吐血、衄血，常与三七、花蕊石同用，如化血丹；治崩漏，可单用或与酒服；治血淋，常配伍生地黄、蒲黄等；便血、痔疮出血，与槐花、侧柏叶等同用。

2. **小便不利，黄疸**　治小便不利或点滴不通，多与滑石、冬葵子同用，如滑石白鱼散；瘀阻黄疸者，可与猪膏同用，如猪膏发煎。

【按语】血余炭性味苦平，归肝、胃二经。不仅具有收敛止血之效，而且善化瘀血，具有止血不留瘀之特点。可治疗各种出血性病证。兼能利尿，亦可治疗小便不利以及黄疸，以有瘀血内停者尤宜。

【常用配伍】

1. **血余炭配蒲黄**　二药均能止血散瘀，相互相伍可治疗吐血、衄血；外用可治疗咽喉肿痛、牙疳口疮，配少许冰片，消肿止痛效果尤佳。

2. **血余炭配滑石**　血余炭能化瘀止血，又能利尿；滑石善于清热利尿。二药相伍，既能清热利尿，又能凉血止血，可用于治疗血淋、尿血及小便不利等。

【用法用量】煎服，9～10g。研末服，每次 1.5～3g。外用适量。

【参考资料】

1. 文献摘要

《神农本草经》："主五癃，关格不通，利小便水道，疗儿痫，大人痓。"

《名医别录》："主咳嗽,五淋,大小便不通,小儿惊痫。止血,鼻衄烧之吹内立已。"

2.化学成分及药理作用 本品主要成分为优角蛋白,另含黑色素。血余炭水煎液能显著缩短小鼠出、凝血时间和出血量,起到止血作用。此外,还具有抗炎以及较好的抑制金黄色葡萄球菌、伤寒杆菌、甲型副伤寒杆菌以及福氏痢疾杆菌等作用。

3.现代应用 现代常单用本品或入复方治疗各种出血,带状疱疹,烧烫伤、产后尿潴留等。

藕 节 ǒujié
(《药性论》)

为睡莲科植物莲 *Nelumbo nucifera* Gaertn. 的干燥根茎节部。主产于浙江、江苏、安徽等地。秋、冬二季采挖。晒干,生用或炒炭用。

【性味归经】甘、涩,平。归肝、肺、胃经。

【功效】收敛止血,散瘀。

【应用】用于多种出血证 止血力弱,常作辅助用药,须配伍其他止血药同用,方可奏效。治疗血热出血证,宜用鲜品,配伍生地黄、大蓟等同用;治疗虚寒性出血,宜炒炭用,与艾叶、炮姜等配伍。

【按语】藕节味甘、涩,性平,归肝、肺、胃经。收敛之中兼具散瘀之功,亦具有止血而不留瘀的特点,可用于治疗多种出血性病证,但药力较缓和,为常用辅助用药。

【常用配伍】藕节配白及 二药均可止血,藕节兼能化瘀,白及主收敛止血,又能补肺。相互配伍,取其止血化瘀,补肺之功,常用于肺痨咯血及呕血等证。

【用法用量】煎服,10~30g。鲜品 60g 左右,捣汁饮。

【参考资料】

1.文献摘要

《本草纲目》："能止咳血,唾血,血淋,溺血,下血,血痢,血崩。"

《药性论》："捣汁饮,主吐血不止及口鼻并皆治之。"

2.化学成分及药理作用 本品主要含鞣质、氨基酸、淀粉等。能缩短凝血时间。

3.现代应用 现代常本品治疗鼻出血、牙龈出血、吐血、肾小球肾炎、血尿、痔疮出血、功能性子宫出血、痢疾、乳腺增生等。

紫珠叶 Zǐzhūyè
(《本草拾遗》)

为马鞭草科植物杜虹花 *Callicarpa formosana* Rolfe 或紫珠 *Callicarpa giraldii* Hesse ex Rehd. 等的干燥叶。主产于长江以南各省。夏秋二季采收。晒干,生用。

【性味归经】苦、涩,凉。归肝、肺、胃经。

【功效】凉血收敛止血,清热解毒。

【应用】

1.各种出血证 治疗呕血、咯血、衄血,常与大蓟、白及等同用;便血、痔疮出血,多配伍地榆、槐花;血淋、尿血,常配伍小蓟、白茅根等;治疗外伤出血,可单用研末外敷患处。

2.用疮痈肿毒,毒蛇咬伤,烧烫伤 治疗疮痈肿毒、毒蛇咬伤,可用鲜品捣汁内服及外敷;治疗烧烫伤,可用本品煎液湿敷或研粉撒敷创面。

【按语】紫珠叶味苦涩性凉,入肝、肺、胃经。收敛止血同时兼具凉血止血之功,可用于多种血证,尤其是瘀热性出血。且能清热解毒,为治疗疮痈肿毒、毒蛇咬伤、烧烫伤之良药。

【用法用量】煎服,10～15g。研末服,每次 1.5～3g;外用适量。

【参考资料】

1.文献摘要 《本草拾遗》:"解诸毒物,痈疽,喉痹,飞尸蛊毒,毒肿,下瘘,蛇虺,虫螫,狂犬毒,并煮汁服;亦煮汁洗疮肿,除血长肤。"

2.化学成分及药理作用 本品主要含黄酮类、三萜类、酚类、氨基酸、鞣质及还原性物质等;尚含植物甾醇类及其葡萄糖苷等。本品注射液均可使人、兔的血小板增加,出血时间、血块收缩时间和凝血酶原时间均缩短,对纤溶系统也有显著的抑制作用;其水溶液体外能抑制大鼠离体肝脏脂质过氧化。此外,花、叶、根、皮及茎均有抑菌作用,能抑制金黄色葡萄球菌、白色葡萄球菌、链球菌、大肠杆菌等,以叶效果最好。

3.现代应用 现代常单用本品或入复方治疗肺结核咯血、胃十二指肠溃疡出血、鼻出血、创伤出血、血小板减少性紫癜、痔疮出血、肛肠病术后出血、化脓性皮肤溃疡、宫颈炎、阴道炎、痤疮、视网膜静脉周围炎、感染性荨麻疹、肛周慢性湿疹、带状疱疹、溃疡性结肠炎等。

刺猬皮 Cìwèipí
(《神农本草经》)

为刺猬科动物刺猬 *Erinaceus europaeus* L. 或短刺猬 *Hemichianus dauricus* Sundevall 的干燥外皮。主产于河北、山东、江苏、河南、陕西、甘肃、浙江、安徽等地。全年可捕捉。剥下皮。阴干,切片炒用。

【性味归经】苦、涩,平。归胃、大肠、肾经。

【功效】收敛止血,化瘀止痛,固精缩尿。

【应用】

1.下焦出血证 止血而不留瘀,善于治疗下焦肠风痔血。治疗痔漏出血,多与槐角配伍,如刺猬皮丸;治疗肠风下血,多与木贼同用,如刺猬皮散。

2.气血瘀滞之胃痛 可单用研末,黄酒送服,或与香附、延胡索同用。

3.肾虚不固之遗精滑精,尿频遗尿 可单用研末服,或与益智仁、金樱子等配伍应用。

【按语】刺猬皮味苦涩而性平和,善走下焦。既收敛止血,又兼活血之功,善治下焦血证;善于开胃气而化瘀止痛,为治疗气血瘀滞胃痛之良药;涩而收敛,能固精缩尿,治疗遗精遗尿等证。

【常用配伍】

1.刺猬皮配益智仁 刺猬皮性涩,善入肾经,能固精缩尿;益智仁味辛性温,长于暖肾固精缩尿。两药相辅相助,治疗遗精,遗尿,尿频。

2.刺猬皮配槐花 刺猬皮苦涩性平,偏走下焦,具有收涩止血,化瘀止痛之功,善于治疗下焦肠风痔血。槐花味苦而性微寒,入大肠经,善清大肠之火而凉血止血,用于治疗便血、痔血。两药参合,凉血止血而无瘀滞之弊,常用于痔疮肿痛、出血。

【用法用量】煎服,3～10g。研末服,每次 1.5～3g。

【参考资料】

1.文献摘要

《神农本草经》："主五痔阴蚀下血，赤白五色血汁不止，阴肿痛引腰背，酒煮杀之。"

《随息居饮食谱》："煅研服，治遗精。"

2.化学成分及药理作用　本品主含角蛋白、胶原、弹性硬蛋白、脂肪等。此外，尚含有丰富的人体必需的微量元素，如 K、Na、Ca、Mg、Fe、Zn、Cu、Mn 等，具有较高的药用价值。本品有止血作用和促进胃肠平滑肌蠕动作用。

3.现代应用　现代常单用本品或入复方治疗上消化道出血、胃十二指肠溃疡出血、胃食管反流病、痔疮出血、遗精、前列腺肥大、皮肤瘙痒症等。

第四节　温经止血药

本类药物性多温热，主入肝、脾二经，能温经止血，适用于脾不统血，冲任不固之虚寒性出血，如便血、崩漏、紫癜等。部分药物尚有温经散寒功效，可用于脾胃及下焦虚寒性呕吐、泄泻、腹痛、痛经、月经不调等证。

应用本类药物时，如属脾不统血，当配伍益气健脾药；若属肾虚冲脉失固，宜参合益肾暖宫之品。

本类药物性温热，血热妄行及阴虚火旺之出血性病证慎用。

艾　叶 àiyè
（《名医别录》）

为菊科植物艾 *Artemisia argyi* Levl. et Vant. 的干燥叶。主产于湖北、山东、安徽、河北等地。春末夏初花未开时采摘。晒干或阴干。生用、捣绒或炒炭用。

【性味归经】辛、苦，温。归肝、脾、肾经。

【功效】温经止血，散寒止痛，调经安胎，燥湿止痒。

【应用】

1.**虚寒性出血证**　宜于崩漏、胎漏下血。治崩漏下血，常与阿胶、生地黄等同用，如胶艾汤；治脾阳亏虚，失于统摄之吐血、便血，多与党参、干姜等配伍；治血热妄行的衄血、咯血，可用鲜艾叶配以鲜生地黄、鲜侧柏叶、鲜荷叶等，如四生丸。

2.**虚寒性腹痛**　治脾胃虚寒之脘腹冷痛，常与干姜、肉桂等配伍。此外，用熟艾叶入布袋兜于脐部，或将艾绒制成艾条、艾炷，进行温灸，亦能起到温煦气血，散寒止痛等作用。

3.**虚寒性月经不调、痛经及胎动不安**　为妇科温经散寒，调经止痛之要药。治虚寒性月经不调、痛经、宫冷不孕，常配伍香附、当归等，如艾附暖宫丸；治下焦虚寒，冲任不固之胎动不安、胎漏下血，常与阿胶、续断、桑寄生等同用。

4.**泻痢、霍乱，妇女带下及湿疹，疥癣**　治寒湿下注之泻痢、带下，单用即效，或配干姜、陈皮、苍术等苦温燥湿之品；治湿疹、疥癣，可单用，或与黄柏、花椒等煎水外洗，亦可配枯矾研末外敷。

【按语】本品辛温苦燥，主入肝、脾、肾经。为温经止血之要药，善于治疗虚寒性出血，对妇科崩漏、胎漏下血尤宜；因长于散寒调经、安胎，又为妇科下焦虚寒或寒客胞宫之痛经、月经不调之常用药；具燥湿止痒之功，也可用于治疗湿疹瘙痒、疥癣等疾。

【常用配伍】

1. **艾叶配香附** 艾叶温经止血,暖胞散寒止痛;香附疏肝解郁、调经止痛。艾叶以除沉寒痼冷为主,香附以开郁理气为要。二药参合,调经散寒,行气暖宫,理血止痛,为女科常用药对,如艾附暖宫丸,即君用二药,善治肝郁挟寒之月经不调、宫寒不孕、少腹冷痛以及男子少腹、睾丸冷痛等证。

2. **艾叶配地肤子** 艾叶温经散寒,地肤子除湿止痒。二药相配,内服或煎汤外洗,散寒除湿止痒之力加强,可治湿疮、疥癣、睾丸湿冷等证。

【用法用量】煎服,3～10g。外用适量,煎水熏洗、捣敷或捣绒作艾条、艾炷熏灸。生品性燥,祛寒燥湿力强;炒炭长于温经止血。

【参考资料】

1. 文献摘要 《别录》:"主灸百病。可作煎,止下痢,吐血,下部䘌疮,妇人漏血。利阴气,生肌肉,辟风寒,使人有子。"

2. 化学成分及药理作用 本品主要含挥发油,其主要成分为柠檬烯、香叶烯、β-蒎烯、龙脑等;尚含萜类、黄酮醇、甾醇等。本品煎剂能使兔血浆凝血活酶时间、凝血酶原时间及凝血酶时间延长,并能促纤维蛋白溶解;对兔离体子宫有兴奋作用;生艾叶煎剂对小鼠凝血时间无影响,艾叶制成炭则可缩短凝血时间;艾叶浸剂及提取物能抑制血小板聚集;艾叶油有明显的平喘、镇咳、祛痰作用,并有抗过敏作用;艾叶水浸液及煎剂对多种致病菌及真菌、病毒有抑制作用。此外,尚有强心、镇静、利胆、抗肿瘤、抗诱变、兴奋子宫平滑肌等作用。

3. 现代应用 现代常单用本品或入复方治疗痛经、婴幼儿腹泻、白癜风、会阴部伤口感染、慢性肝炎、慢性喘息性支气管炎、痢疾、寻常疣、间日疟、跖疣、习惯性流产等。

炮 姜 Páojiāng
(《珍珠囊》)

为姜科植物姜Zingiber officinale Rosc. 的干燥根茎的炮制品。主产于四川、贵州等地。秋冬季采挖,除去须根。以干姜砂烫至鼓起,表面呈棕褐色,或炒炭至外表色黑,内至棕褐色。

【性味归经】苦、涩,温。归脾、肝经。

【功效】温经止血,温中止痛,止泻。

【应用】

1. **虚寒性出血** 为治疗脾阳虚、脾不统血之崩漏下血、血痢、吐血、便血等血证之要药。可单用为末服之,或与艾叶、侧柏叶等止血药同用,亦可与人参、黄芪、附子等温阳健脾统血药配伍。

2. **虚寒腹痛、腹泻** 治疗中焦虚寒,腹痛吐泻,可与人参、白术等配伍;治寒凝腹痛,常与高良姜同用,如二姜丸;治疗脾肾阳虚,腹痛久泻,可参合炮附子、煨肉豆蔻等;治产后寒凝腹痛,多配伍当归、川芎等,如生化汤。

【按语】炮姜辛开温通,归脾、肝二经。为温经止血之良药,脾阳虚寒,脾不统血之崩漏下血、血痢、吐血、便血等有佳效;且能温中逐寒,止痛止泻,为治虚寒腹痛、腹泻之常用药。

【常用配伍】艾叶配炮姜 艾叶、炮姜均味辛性温热,归肝、脾二经,均具有温经散寒,止血止痛之功。相须为用,可治疗下焦虚寒所致之月经不调、痛经、闭经等证。

【用法用量】煎服,3～6g;或入丸、散,每次1～2g;外用适量。

【参考资料】

1.文献摘要

《医学入门》:"温脾胃,治里寒水泄,下痢肠辟,久疟,霍乱,心腹冷痛胀满,止鼻衄,唾血,血痢,崩漏。"

《得配本草》:"炮姜守而不走,燥脾胃之寒湿,除脐腹之寒痞,暖心气,温肝经,能去恶生新,使阳生阴长,故吐衄下血有阴无阳者宜之。"

2.化学成分及药理作用 本品主要含挥发油,其主要成分为姜烯、姜烯酮、姜辣素、姜酮、龙脑、姜醇等。炮姜与姜炭醚提物灌胃,能显著缩短小鼠凝血时间,而生姜、干姜的醚提取物则无此作用;其水煎剂、混悬剂灌胃,亦可缩短出凝血时间;炮姜水煎剂灌胃,对应激性、幽门结扎型及醋酸诱发的小鼠胃溃疡均有抑制作用,而干姜则无此作用。

3.现代应用 现代常单用本品或入复方治疗复发性口腔溃疡、化疗诱发腹泻、慢性腹泻、小儿遗尿、溃疡性结肠炎、陈旧性宫外孕、不全流产、宫颈炎、功能性子宫出血、阴道炎、原发性痛经、坐骨神经痛、缓慢型心律失常等。

灶心土 Zàoxīntǔ
(《名医别录》)

为久烧木柴或杂草的土灶内底部中心的焦黄土块。全国农村均有。将柴火灶或烧柴火的窑中烧结的土块取下,用刀削去焦黑部分及杂质即可。

【性味归经】辛,温。归脾、胃经。

【功效】温中止血,止呕,止泻。

【应用】

1.**脾胃虚寒出血** 脾虚失摄之各种出血病证皆可用之。对呕血、便血效果尤佳,常与附子、阿胶同用,如黄土汤。

2.**虚寒性呕吐,反胃及妊娠呕吐** 治脾胃虚寒呕吐,常与半夏、干姜配伍;治反胃、妊娠呕吐,可单用研末,米汤送服,或配姜汁、砂仁同用。

3.**脾胃虚寒之脘腹疼痛,久泻不止** 本品有涩肠止泻之功,治疗脾胃虚寒泄泻,常与附子、白术配伍;胎前下痢,产后不止,以山楂、黑糖为丸,本品煎汤代水送服,如伏龙肝汤。

【按语】灶心土味辛性温,归脾、胃经。善于温中止血,为治疗脾胃虚寒出血之要药;且能温中止呕,治疗脾胃虚寒之呕吐、反胃及妊娠呕吐;又能温中止泻,可治疗脾胃虚寒之久泻。

【常用配伍】

1.**灶心土配白术** 灶心土温中止血,为治疗脾胃虚寒出血之要药;白术功善健脾益气,最适于气弱脾虚、运化失常之证。二药相配,既可温脾阳,又可补脾气,兼能止血,故可用于中焦虚弱、脾虚统摄无权、运化升清失司所致之便血、久泻等。

2.**灶心土配砂仁** 灶心土温中止呕,能治脾胃虚寒之呕吐;砂仁芳香理气,为醒脾和胃之良药,且能温中和胃,理气安胎。二者配伍,其温中和胃,止呕之力俱增,相须为用,可治疗脾胃虚寒,或妊娠恶阻所致胃失和降的呕吐。

【用法用量】布包先煎,15~30g;或用60~120g,煎汤代水。外用:研末调敷。

【使用注意】阴虚失血及热症呕吐反胃者忌用。

【参考资料】

1.文献摘要 《名医别录》:"主治妇人崩中,吐血,止咳逆,止血,消痈肿毒气。"

2.化学成分及药理作用　本品主要含硅酸、氧化铝及三氧化二铁,还有氧化钠、氧化钾、氧化镁、氧化钙等。本品对洋地黄酊所致之家鸽呕吐效果显著。

3.现代应用　现代常单用本品或入复方治疗产后呕吐、慢性溃疡性结肠炎、小儿虚寒性腹泻、慢性腹泻、上消化道出血等。

 ## 学习小结

1.学习内容

(1)学习层次分类表

学习层次	具体药物	学习要求
掌握	小蓟、地榆、三七、茜草、蒲黄、白及、艾叶	学习药物的性能、功效、主治病证、特殊的用量用法和使用注意
熟悉	大蓟、槐花(附槐角)、侧柏叶、白茅根、苎麻根、仙鹤草、紫珠、炮姜	学习药物的功效、主治病证、特殊的用量用法和使用注意
了解	羊蹄、花蕊石、降香、棕榈炭、血余炭、藕节、刺猬皮、灶心土	学习药物的功效、特殊的用量用法和使用注意

(2)相似药物功用比较

◎大蓟、小蓟　均甘苦寒凉,能凉血止血,散瘀解毒消痈,治疗血热引起的血证和热毒痈肿。大蓟凉血止血,散瘀解毒消痈之力较小蓟强,故吐血、咯血、崩漏及热毒疮疡多用;小蓟力虽较弱,然却兼有利尿作用,故尤擅治尿血及血淋。

◎地榆、槐花　均为苦寒之品,能凉血止血,治疗血热妄行之出血病证。因其性下行,故善于治疗下部的出血病证。但地榆凉血之中兼能收敛,凡下部之血热出血,诸如便血、痔血、崩漏、血痢等皆宜;又能解毒敛疮,用治水火烫伤、湿疹及疮疡痈肿,尤为治水火烫伤之要药。槐花凉血止血,功在大肠,无收涩之用,故以治便血、痔血为好;兼能清肝泻火,可治疗肝火上炎之目赤、头胀头痛及眩晕等证。

◎三七、蒲黄　均善化瘀止血,有止血不留瘀的特点,既善治瘀血阻滞而血不归经之出血证,又常用于治疗血瘀经闭、痛经、产后瘀阻、心腹瘀痛及外伤肿痛。然三七为止血化瘀止痛之良药,善治体内外多种出血,又常用于跌打损伤,为伤科要药;蒲黄性平,血瘀出血不论寒热均可用之,生用活血化瘀止血,并兼利尿,尤善治尿血及血淋,炒炭则收涩止血,止血作用较强。

◎仙鹤草、白及　均有收敛止血的作用,可用于咯血、吐血、尿血、便血等多种出血证。而仙鹤草味涩能敛,收敛止血作用显著,临床广泛用于各种出血证,又兼有止痢、杀虫之功,可用于泻痢、阴道滴虫等;白及质黏而涩,主用于肺、胃出血证,又兼有消肿生肌之功,可用于疮疡肿痛、烫伤、肛裂及手足皲裂等。

◎艾叶、炮姜、灶心土　性均温热,具有温经止血、温中散寒止痛功效,能够治疗虚寒性出血及中焦虚寒、脘腹冷痛。然艾叶以温经止血为特点,为温经止血之要药,尤宜治疗下焦虚寒之崩漏出血;同时能散寒调经,安胎,燥湿止痒,为治疗虚寒性月经不调、痛经、胎动不安及湿疹、疥癣等常用药。炮姜与灶心土均主入脾经,善于温脾摄血,温中止痛、止泻,故长于治疗中焦虚寒性出血及虚寒引起的腹痛、腹泻。同时,灶心土因质地沉重,性温,尚能温中止呕,能够治疗虚寒性呕吐、反胃及妊娠呕吐等。

2.学习方法　结合中药的性味和归经特点来分析本类药物的性能特点,从具体药物的药性分析药物的功效,结合中医基础理论来说明药物的功用。对于相似药物,如大蓟与小蓟、地榆与槐花等,采用比较归纳的方法,学会鉴别应用,并指导临床辨证选药。通过参观中药标本、野外采药等方式,进一步加深对本类药物性能功效、应用与用法用量的理解,并激发学习的兴趣。

 目标检测

1.试述止血药的含义、药性特点、功效、主治及使用时注意事项。

2.临床如何随证选取止血药?

3.简述三七的功效、应用及用法用量。

4.试比较大蓟与小蓟、地榆与槐花、三七与蒲黄、白及与仙鹤草、艾叶与炮姜功效、主治病证有何异同?

第十二章 活血化瘀药

以疏通血脉,促进血行,消散瘀血为主要作用,用于治疗瘀血证的药物,称为活血化瘀药,或活血祛瘀药,简称活血药,或化瘀药。

本类药物味多辛、苦,性多偏温,部分动物类药物具有咸味,主归心、肝二经。味辛能散能行,味苦通泄,性温能促进血行,均入血分,善于走散通行,可使血脉通畅,瘀滞消散,故长于治疗瘀血证,此即《素问·阴阳应象大论》所谓"血实者宜决之"之意。部分药物性偏寒凉,兼能凉血、清热,对瘀滞而兼血热者较为适宜。

本类药物以活血化瘀为主要作用,并通过活血化瘀这一基本作用,又可产生止痛、调经、通经、利痹、消肿、疗伤、消痈、消癥等多种不同的功效。其主治范围广泛,遍及内、妇、外、伤等临床各科。如内科的胸、胁、脘、腹、头诸痛,体内的癥瘕积聚,中风后半身不遂,肢体麻木及关节痹痛日久不愈;妇科的经闭、痛经、月经不调、产后腹痛等;伤科的跌打损伤,瘀滞肿痛;外科的疮疡肿痛等。

活血化瘀药,依据其作用强弱的不同,有和血行血、活血散瘀、破血逐瘀之分。因本章药物数量较多,按其作用特点和临床应用的不同,分为活血止痛药、活血调经药、活血疗伤药、破血消癥四类。

临床上在应用活血化瘀药时,除根据各类药物的不同效用特点而随证选用外,尚需针对引起瘀血的原因进行配伍,以标本兼治。如寒凝血脉者,当配温里散寒、温通经脉药;热灼营血,瘀热互结者,宜配清热凉血,泻火解毒药;痰湿阻滞,血行不畅者,当配化痰除湿药;风湿痹阻,经脉不通者,应伍祛风除湿通络药;久瘀体虚或因虚致瘀者,则配补益药;癥瘕积聚,配伍软坚散结药。由于气血之间的密切关系,在使用活血祛瘀药时,常配伍行气药,以增强和提高活血散瘀的功效。

本类药物易耗血动血,妇女月经过多及其它出血证而无瘀血阻滞者。孕妇当慎用或禁用。破血逐瘀之品易伤正气,中病即止,不可过服。

第一节 活血止痛药

本类药物多具辛味,辛散善行,既入血分,又入气分,活血每兼行气,有良好的止痛效果,主治气血瘀滞所致的各种痛证,如头痛,胸胁痛、心腹痛、痛经、产后腹痛,肢体痹痛、跌打损伤之瘀痛等。也可用于其他瘀血病证。

活血止痛药各有不同的特点,临床应用时,应根据疼痛的不同部位,病因和病情,选择相应的药物,并作适当的配伍。如肝郁血瘀者,选兼理气疏肝之品,并配疏肝理气药;跌打损伤,瘀肿疼痛者,则选兼消肿生肌药,并配活血疗伤之品;妇女经产诸痛者,选兼活血调经药,并配养血活血调经之品;外科疮疡痈肿,选兼活血消肿之品,并配清热消痈解毒药。

川芎 Chuānxiōng

《神农本草经》

为伞形科多年生草本植物川芎 *Ligusticum chuanxiong* Hort. 的干燥根茎。主产于四川。夏季采挖,晒后烘干,再去须根。用时切厚片,生用或酒炙用。

【性味归经】辛,温。归肝、胆、心包经。

【功效】活血行气,祛风止痛。

【应用】

1.血瘀气滞诸证　治瘀血阻滞,月经不调,经闭,痛经等,常与当归、桃仁、红花等配伍,如桃红四物汤;若属寒凝血滞者,与桂枝、当归等配伍,如温经汤;治产后恶露不下,瘀阻腹痛,常与当归、桃仁、炮姜等配伍,如生化汤;治心脉瘀阻,胸痹心痛,常与丹参、红花、延胡索等配伍;治肝郁气滞,胁肋疼痛,常与柴胡、白芍、香附等配伍,如柴胡疏肝散;治中风偏瘫,肢体麻木,常与黄芪、地龙等配伍,如补阳还五汤;治跌扑损伤,瘀血肿痛,可与三七、乳香、没药等配伍;治痈疡脓已成,正虚难溃者,常与黄芪、当归、皂角刺等配伍,如透脓散。

2.头痛　治风寒头痛,常与白芷、细辛等配伍,如川芎茶调散;治风热头痛,可与菊花、石膏等配伍,如川芎散;治风湿头痛,常与羌活、防风等配伍,如羌活胜湿汤;治血瘀头痛,可与桃仁、麝香等配伍,如活血通窍汤;治血虚头痛,可与当归、熟地黄等配伍。

3.风湿痹痛　治风寒湿痹,肢体麻木、关节疼痛,常与独活、桂枝、防风等配伍,如独活寄生汤。

【按语】本品辛散温通,能上行颠顶,下走血海,旁通四肢,为"血中之气药",具有良好的活血行气、祛风止痛之效。广泛用于血瘀气滞诸证,尤善治妇女月经不调、经闭、痛经及产后瘀阻腹痛等,为妇科活血调经要药。本品可"上行头目",祛风止痛,为治头痛之要药。无论风寒、风热、风湿、血瘀、血虚头痛均可随证配用,故前人有"头痛不离川芎"之说。此外,在活血剂中使用可增强散血行气之功;在补血剂中配用,能通达气血,祛瘀生新,补而不滞。

【常用配伍】

1.川芎配白芍　川芎辛温,偏于升散,活血行气而止痛;白芍苦酸,偏于收敛,养血敛阴而缓急止痛。二药相伍,有活血养血、行气止痛之功效,用于治疗阴血虚而挟瘀之胸胁胀痛、痛经、闭经、月经不调以及产后腹痛、恶露不下之症。

2.川芎配香附　川芎辛散温通,行气开郁、活血止痛,能行血中之气;香附疏肝理气、调经止痛,兼能活血,为气中血药。二者伍用,气血并调,有疏肝解郁理气、活血化瘀止痛之功效,用于治疗肝郁气滞血瘀所致之头痛、胁痛、痛经、月经不调、产后腹痛等症。

3.川芎配益母草、桃仁　川芎活血止痛;益母草、桃仁活血祛瘀。三者伍用,有活血祛瘀止痛之功效,用于治疗产后瘀阻腹痛或瘀血之痛经、月经不调。

【用法用量】煎服,3～10g。研末吞服,每次 1～1.5g。

【使用注意】阴虚阳亢之头痛忌用。多汗,月经过多者及孕妇均当慎用。

【参考资料】

1. 文献摘要

《神农本草经》:"主中风入脑,头痛,寒痹,筋挛缓急,金疮,妇人血闭无子。"

《本草汇言》:"芎䓖,上行头目,下调经水,中开郁结,血中气药。尝为当归所使,非第治血有功,而治气亦神验也……味辛性阳,气善走窜而无阴凝粘滞之态,虽入血分,又能去一切风,调一切气。"

《本草备要》:"搜风散瘀,止痛调经。"

2. 化学成分及药理作用　含挥发油、生物碱(如川芎嗪)、阿魏酸等。《中国药典》规定:定量检测,本品按干燥品计算,含阿魏酸不得少于 0.10%。川芎嗪能抑制血管收缩,扩张冠状动脉,增加冠脉血流量,改善心肌的血氧供应,并降低心肌的耗氧量;能扩张脑血管,降低血管阻力,显著增加脑及肢体血流量,改善微循环;能降低血小板表面活性,抑制血小板凝集,预防血栓的形成;可加速骨折局部血肿的吸收,促进骨痂形成。并有镇痛、镇静、解痉、降血压、抗肿瘤、抑菌、平喘等作用。

3. 现代应用　本品与石膏、白芷、荆芥穗等配伍,用于风热所引起的上呼吸道感染、神经性头痛、偏头痛、头晕目眩、慢性鼻炎、鼻窦炎、牙周炎牙痛等,如清眩片。

延胡索 Yánhúsuǒ
(《雷公炮炙论》)

为罂粟科多年生草本植物延胡索 *Corydalis yanhusuo* W. T. Wang 的干燥块茎。主产于浙江、江苏、湖北等地。夏初茎叶枯萎时采挖,除去须根,洗净,置沸水中煮至恰无白心时,取出,晒干。切厚片或捣碎,生用或醋炙用。

【性味归经】辛、苦,温。归肝、脾经。

【功效】活血,行气,止痛。

【应用】血瘀气滞诸痛证　治胸痹心痛,若属心脉瘀阻者,可与丹参、川芎、三七等配伍;属痰浊闭阻,胸阳不通者,可与瓜蒌、薤白、桂枝等配伍;治胃痛,若属肝胃郁热者,常与川楝子配伍,如金铃子散;属寒者,可与桂枝、高良姜等配伍;属气滞者,可与柴胡、木香等配伍;属血瘀者,可与丹参、五灵脂等配伍;属中虚者,可与党参、白术、白芍等配伍;治肝郁气滞,胁肋胀痛,可与柴胡、郁金等疏肝解郁药配伍;治妇女痛经、产后瘀阻腹痛,可与当归、川芎、香附等配伍;治寒疝腹痛,可与吴茱萸、小茴香等配伍;治风湿痹痛,可与秦艽、桂枝等配伍;治跌打损伤、瘀肿疼痛,可与乳香、没药、三七等配伍。

【按语】本品辛散苦泄温通,能活血行气,且有良好的止痛功效,"能行血中气滞,气中血滞,故专治一身上下诸痛",无论何种痛证,均可配伍使用,尤宜于血瘀气滞之痛证。醋制后其力更捷。

【常用配伍】

1. 延胡索配川楝子　延胡索辛散温通,活血行气止痛;川楝子苦寒降泻,疏肝泄火、行气止痛。二者伍用,有疏肝泄火、行气活血止痛之功效,用于治疗肝郁气滞之胃脘疼痛且有化热者;肝郁化火所致之胸腹胁肋胀痛、口苦、舌红苔黄;或痛经、心绞痛、疝气痛等证属气滞血瘀兼有热象者。

2. 延胡索配川芎　二者均有活血行气止痛之功效,二者合用,其效更显著,用于治疗血瘀所致各种疼痛。

3. 延胡索配小茴香　延胡索行气止痛;小茴香祛寒止痛、理气和胃。二者合用,有行气、祛寒、止痛、和胃之功效,用于治疗寒凝气滞之胃脘疼痛或疝气痛、少腹疼痛等。

【用法用量】煎服,3~10g;研末吞服,1.5~3g。醋炙可增强止痛作用。

【使用注意】孕妇慎用。

【参考资料】

1. 文献摘要

《雷公炮炙论》:"心痛欲死,速觅延胡。"

《开宝本草》:"主破血,产后诸病因血所为者。妇人月经不调,腹中结块,崩中淋露,产后血晕,暴血冲上,因损下血。"

《本草纲目》:"延胡索,能行血中气滞,气中血滞,故专治一身上下诸痛。"

2. 化学成分及药理作用　主要含生物碱,尚含大量淀粉和少量黏液质、挥发油及树脂等。《中国药典》规定:定量检测,本品按干燥品计算,含延胡索乙素不得少于0.050%。药理作用有显著的镇痛、催眠、镇静与安定作用。能扩张外周血管,降低血压和血脂;能增加冠脉血流量和心肌营养血流量,保护心肌缺血;能减轻缺血再灌注脑电活动抑制,保护脑缺血损伤;能抗溃疡、抑制胃酸分泌。

3. 现代应用　本品与海螵蛸、白矾配伍,用治慢性胃炎、胃及十二指肠溃疡,症见胃脘刺痛、满闷不舒,属气滞血瘀所致者,如安胃片;或与白芷配伍,用于气滞血瘀所致的胃痛、胁痛、头痛、痛经等,如元胡止痛片。

郁 金 Yùjīn
《药性论》

为姜科多年生草本植物温郁金 *Curcuma wenyujin* Y. H. Chen et C. Ling、姜黄 *Curcuma longa* L.、广西莪术 *Curcuma kwangsiensis* S. G. Lee et C. F. Liang 或蓬莪术 *Curcuma phaeo-caulis* Val. 的干燥块根。主产于浙江、四川、广西等地。冬季采挖,摘取块根,除去须根,蒸或煮至透心,干燥。切薄片或打碎,生用或醋炙用。

【性味归经】辛、苦,寒。归肝、胆、心经。

【功效】活血止痛,行气解郁,清心凉血,利胆退黄。

【应用】

1. **血瘀气滞之胸胁腹痛**　治肝郁气滞血瘀的胸腹胁肋胀痛、刺痛,常与柴胡、香附、延胡索、丹参等配伍;治肝郁有热,气滞血瘀的经行腹痛、乳房胀痛,常与柴胡、栀子等配伍,如宣郁通经汤;治瘀血阻滞心脉的胸痹心痛,可与丹参、赤芍、瓜蒌等配伍。

2. **热病神昏,癫痫等证**　治湿温病,湿浊蒙闭清窍而致神志不清者,可与石菖蒲、竹沥、栀子等配伍;治癫狂、癫痫痰热蒙心者,可与白矾、牛黄、胆南星等配伍。

3. **血热出血证**　治肝郁化火,气火上逆,迫血妄行之吐血、衄血、妇女倒经等,常与生地黄、栀子、牛膝、牡丹皮等配伍;治热伤血络的尿血、血淋,可与小蓟、白茅根等配伍。

4. **肝胆湿热证**　治湿热黄疸,常与茵陈、栀子、大黄等配伍;治胆石症,可与金钱草、鸡内金等配伍。

【按语】本品行散降泄,性寒清热,既入血分,又入气分。入血分能行血凉血;入气分可行气解郁。既具活血、凉血、清心之功,又有行气解郁、退黄之效。常用于瘀血内阻、肝气郁滞所致诸证。因其性偏寒凉,故尤宜于血瘀气滞而有郁热者。

【常用配伍】

1. **郁金配丹皮、栀子**　郁金活血凉血;丹皮清热凉血活血;栀子清热凉血。三药合用共奏清热、凉血、活血之功效,用于治疗血热瘀滞之出血之症。

2.**郁金配香附、柴胡、白芍** 郁金行气解郁、活血止痛;香附疏肝理气、调经止痛;柴胡疏肝解郁;白芍柔肝而缓急止痛。柴胡与郁金、香附相伍其疏肝解郁之功更显著;白芍与郁金、香附同用其止痛之效更强。四药伍用共奏疏肝解郁、行气活血、缓急止痛之功效,用于治疗肝郁气滞之胸胁胀痛、月经不调或经行腹痛。

【用法用量】煎服,3~10g;研末吞服,2~5g。

【使用注意】孕妇慎用;不宜与丁香同用。

【参考资料】

1.文献摘要

《药性论》:"治女人宿血气心痛,冷气结聚。"

《本草备要》:"行气,解郁,泄血,破瘀。凉心热,散肝郁。治妇人经脉逆行。"

《本草经疏》:"郁金,本入血分之气药。其治以上诸血证者,正谓血之上行,皆属于内热火焰,此药能降气,气降……则血不妄行。"

2.化学成分及药理作用 含挥发油、姜黄素、姜黄酮等。另含淀粉、多糖、脂肪油、橡胶、水芹烯等。《中国药典》规定:供试品色谱中,在与对照药材色谱相应的位置上,显相同颜色的主斑点或荧光斑点作为定性检测。有保护肝细胞、促进肝细胞再生、去脂和抑制肝细胞纤维化的作用,能对抗肝脏毒性病变。姜黄素和挥发油能促进胆汁分泌和排泄,减少尿内尿胆原;煎剂能刺激胃酸及十二指肠液分泌。水煎剂能降低全血黏度,抑制血小板聚集,醇提物能降低血浆纤维蛋白含量。对多种细菌有抑制作用,有一定的抗炎、止痛作用。此外,郁金还有抗早孕的作用。

3.现代应用 本品与白矾、金礞石、全蝎等配伍,用于因痰火内盛、风挟痰火上扰心神导致的癫痫,如羊痫疯丸;或与茵陈、黄芪、当归等配伍,用于因肝郁湿热、气血两虚所致的急、慢性肝炎,症见两胁胀痛或隐痛、乏力、尿黄,如利肝隆颗粒。

姜 黄 Jiānghuáng

(《新修本草》)

为姜科多年生草本植物姜黄 *Curcuma* longa. L. 的干燥根茎。主产于四川、福建、广东等地。冬季采挖,除去须根,蒸或煮至透心,干燥。切厚片生用。

【性味归经】辛、苦,温。归肝、脾经。

【功效】破血行气,通经止痛。

【应用】

1.**血瘀气滞诸痛证** 治血瘀气滞寒凝之心腹疼痛难忍,可与当归、乌药等配伍,如姜黄散;治寒凝血滞的经闭、痛经、月经不调,可与莪术、川芎等配伍,如姜黄丸;治跌打损伤,瘀滞肿痛,可与桃仁、苏木等配伍,如姜黄汤;治肝郁气滞血瘀的胸胁疼痛,常与柴胡、白芍、香附等配伍。

2.**风湿痹痛** 治风寒湿痹,肩臂疼痛,常与羌活、防风、当归等配伍,如蠲痹汤。

【按语】本品既善破血行气、通经止痛,可广泛用于血瘀气滞诸痛证,又能散风寒湿邪、行肢臂而除痹痛。常用治血瘀气滞寒凝所致胸胁刺痛、经闭腹痛,跌打损伤及风寒湿痹肩臂疼痛。

【用法用量】煎服,3~10g。外用适量,研末油调外敷。

【使用注意】孕妇忌用。

【参考资料】

1. 文献摘要

《新修本草》:"主心腹结积,疰忤,下气,破血,除风热,消痈肿,功力烈于郁金。"

《日华子本草》:"治癥瘕血块,痈肿,通月经,治扑损瘀血,消肿毒,止暴风痛,冷气,下食。"

《本草纲目》:"治风痹臂痛。"

2. 化学成分及药理作用 含挥发油及姜黄素类化合物。《中国药典》规定:本品以姜黄素为定性鉴别成分。定量检测,本品按干燥品计算,含姜黄素不得少于1.0%。本品能增强心肌血流量,抗凝和抑制血小板聚集;有利胆、保肝、降血脂、抗早孕、抗肿瘤、抗突变、抗氧化、抗炎、保护胃黏膜等作用。

3. 现代应用 本品与大黄、枳实等配伍,用于肝胆湿热所致的急慢性肝炎、胆囊炎、胆道感染,症见两胁胀痛、发热、尿黄、善太息、厌食油腻,如乌军治胆片。

乳 香 Rǔxiāng
《名医别录》

为橄榄科小乔木植物乳香树 *Boswellia carterii* Birdw. 及其同属植物 *Boswellia bhaw-dajiana* Birdw. 树皮渗出的树脂。主产于非洲索马里、埃塞俄比亚等地。春、夏季采收,生用或制用。

【性味归经】辛、苦,温。归心、肝、脾经。

【功效】活血定痛,消肿生肌。

【应用】

1. **血瘀气滞诸痛证** 治瘀血阻滞心腹疼痛、癥瘕积聚,常与没药、丹参、当归等配伍,如活络效灵丹;治血瘀气滞的胃脘痛,可与没药、延胡索、川楝子等配伍;治跌打损伤、瘀血肿痛,常与血竭、红花、儿茶等配伍,如七厘散;亦可与三七、草乌、红花等配伍,如三七伤药片;治风湿痹痛,常与羌活、独活、秦艽等配伍,如蠲痹汤。

2. **疮疡痈肿,瘰疬痰核** 治疮疡肿毒初起,红肿热痛,常与金银花、白芷、皂角刺等配伍,如仙方活命饮;治疮疡溃破,久不收口者,可与没药共研末,外敷患处,即海浮散;亦可与儿茶、血竭等配伍,如腐尽生肌散;治痈疽、瘰疬、痰核坚硬不消者,常与麝香、雄黄等配伍,如醒消丸。

【按语】本品辛散苦泄,芳香走窜。内能宣通脏腑,通达气血;外能透达经络。本品散瘀消肿止痛之力较强,且能活血消痈,祛腐生肌,并兼行气,为外、伤科之要药。凡血瘀气滞之疼痛、跌打损伤、痈疽疮疡及瘰疬肿块皆可用之。内服外用相配合,其效更良。

【常用配伍】

1. **乳香配没药** 二者均有活血散瘀止痛、消肿生肌之功。但乳香辛温香润,能行血中之气,止痛力强,兼能舒筋活络;没药辛苦性平,长于行瘀散血,破泄力大。相伍为用,其效更显著,共奏活血通络、消肿止痛、敛疮生肌之功效。内服用于治疗跌打损伤之瘀血肿痛;气滞血瘀之脘腹疼痛、心绞痛、痛经、闭经、产后腹痛以及疮疡肿痛、风湿痹痛。外敷用于治疗疮疡溃久不敛、跌打损伤之肌肉肿痛。

2. **乳香配血竭、红花** 乳香活血止痛消肿;血竭活血散瘀止痛;红花活血祛瘀。三者合用,有活血祛瘀止痛之功效,用于治疗跌打损伤之瘀血肿痛。

【用法用量】煎服，3～10g，宜炒去油用。外用适量，生用或炒用，研末外敷。

【使用注意】本品味苦气浊，对胃有刺激性，易致恶心呕吐，胃弱者慎用。孕妇及无瘀滞者忌用。因其气味臭浊，故适合于做丸、散、片、胶囊剂使用。生肌作用，只是在外用，内服无此作用。外用时须制成散剂在疮痈的表面局部使用。

【参考资料】

1. 文献摘要

《名医别录》："疗风水毒肿，去恶气。疗风瘾疹痒毒。"

《本草蒙筌》："疗诸般恶疮及风水肿毒，定诸经卒痛并心腹急疼。亦入敷膏，止痛长肉。更催生产，且理风邪。"

《本草纲目》："消痈疽诸毒，托里护心，活血定痛，伸筋，治妇人难产，折伤。"

2. 化学成分及药理作用　本品含树脂 60%～70%，树胶 27%～35%，挥发油 3%～8% 及少量苦味质。《中国药典》规定：索马里乳香以 α-蒎烯为定性鉴别成分。埃塞俄比亚乳香以乙酸辛酯为定性鉴别成分。定量检测，索马里乳香含挥发油不得少于 6.0%(ml/g)，埃塞俄比亚乳香含挥发油不得少于 2.0%(ml/g)。有明显镇痛作用，能抑制炎症，加速炎症渗出排泄、吸收，促进伤口愈合；能明显减轻阿司匹林、保泰松、利血平所致胃黏膜损伤及应激性黏膜损伤，减低幽门结扎性溃疡指数及胃液游离酸度。并有免疫抑制、抗肿瘤、抗早孕等作用。

3. 现代应用　本品与牛黄、没药、麝香配伍，用于热毒壅结所致的痈疽疔毒、瘰疬、流注、癌肿，如西黄丸。

没 药 Mòyào
（《药性论》）

为橄榄科植物地丁树 *Commiphora myrrha* Engl. 或哈地丁树 *Commiphora molmol* Engl. 的干燥树脂。主产于索马里、埃塞俄比亚及印度等地。11 月至次年 2 月采集，打碎干燥。生用或制用。

【性味归经】辛、苦，平。归心、肝、脾经。

【功效】活血定痛，消肿生肌。

【应用】治血瘀之心腹诸痛　本品功用与乳香相似，跌打损伤，风湿痹痛，痈疽肿痛，以及疮疡不敛等证，均常与乳香相须为用，以增强疗效。

【按语】本品辛散苦泄，芳香走窜，具活血止痛，消肿生肌之功。治瘀阻心腹诸痛跌打损伤，痈疽肿痛及瘰疬等证。并常与乳香相须为用，以增强药力。然乳香功偏行气活血伸筋，没药功偏活血散瘀。

【常用配伍】

1. 没药配红花　没药活血止痛，红花活血祛瘀通经。二者合用，有活血、祛瘀、通经、止痛之功效，用于治疗血瘀所致之心腹疼痛、痛经、产后瘀阻腹痛及跌打损伤之瘀滞疼痛。

2. 没药配五灵脂、香附　没药活血止痛，五灵脂活血化瘀、止血止痛，香附疏肝行气止痛。三药合用，有活血化瘀、疏肝行气止痛之功效，用于治疗气滞血瘀之心腹疼痛、痛经等。

3. 没药配延胡索　没药活血止痛；延胡索活血止痛而行气。二者伍用，有活血、行气、止痛之功效，用于治疗血瘀气滞之脘腹疼痛、痛经等症。

【用法用量】同乳香。

【使用注意】同乳香。

【参考资料】

1.文献摘要

《药性论》:"主打磕损,心腹血瘀,伤折跷跌,筋骨瘀痛,金刃所损,痛不可忍。"

《本草纲目》:"散血消肿,定痛生肌。""乳香活血,没药散血,皆能止痛消肿生肌,故二药每每相兼而用。"

《医学衷中参西录》:"乳香、没药,二药并用,为宣通脏腑、流通经络之要药,故凡心胃胁腹肢体关节诸疼痛皆能治之。又善治女子行经腹疼,产后瘀血作痛,月事不能下时。其通气活血之力,又善治风寒湿痹,周身麻木,四肢不遂及一切疮疡肿疼,或其疮硬不疼。外用为粉以敷疮疡,能解毒、消肿、生肌、止疼。虽为开通之品,不至耗伤气血,诚良药也。"

2.化学成分及药理作用 本品含树脂25%～35%,树胶57%～65%,挥发油2.5%～9%。《中国药典》规定:本品以环己烷溶液作为定性鉴别成分。定量检测,本品含挥发油天然没药不得少于4.0%(ml/g),胶质没药不得少于2.0%(ml/g)。本品能改善微循环和红细胞聚集状态,显著降低血液黏度和血浆黏度;能抑制血小板聚集;有镇痛、抗炎、降血脂、抗血栓等作用。

3.现代应用 本品与乳香、血竭、冰片等配伍,用于跌打、扭挫伤痛、冻疮,或风寒湿瘀血阻络的痹病,如风痛灵。

五灵脂 Wǔlíngzhǐ
(《开宝本草》)

为鼯鼠科动物复齿鼯鼠 *Trogopterus xanthipes* Milne-Edwards 的干燥粪便。主产河北、山西、甘肃等地。全年均可采收。采得后除去杂质,晒干。根据外形不同,一般分为"灵脂块"(糖灵脂)与"灵脂米"两类。醋炙用。

【性味归经】苦、甘,温。归肝、脾经。

【功效】化瘀止血,活血止痛。

【应用】

1.出血证 治妇女血瘀崩漏,月经过多,色紫多块,少腹刺痛,可单用炒后研末,温酒送服,亦可配化瘀止血之三七、蒲黄、生地等。

2.血瘀证 治血瘀诸痛要药,单用有效,也常与蒲黄相须为用,即失笑散;治脘腹疼痛如刺,常与延胡索、没药、香附等同用,以活血行气止痛,如手拈散;治经闭、痛经、产后腹痛,常与活血调经之当归、益母草等同用;治骨折肿痛,常与乳香、没药等同用。

此外,本品尚可治疗小儿疳积,常配砂仁、使君子、白豆蔻等同用,如灵脂丸;还可用于蛇、蝎、蜈蚣咬伤,能解毒消肿止痛,可内服,并配雄黄外敷。

【按语】本品苦甘温通疏泄,主入肝经血分,既善化瘀止血,为治出血夹瘀之常用药;又善活血止痛,为治疗血滞诸痛证之要药,凡心腹胁肋血滞诸痛,以及痛经、经闭、产后瘀阻腹痛均常选用,且每与蒲黄相须为用。

【常用配伍】

1.五灵脂配干姜 五灵脂活血化瘀止痛;干姜温中散寒。二者伍用,共奏温中散寒、活血止痛之功效,用于治疗寒凝血滞所致之胃脘疼痛。

2. 五灵脂配蒲黄 二者皆活血祛瘀。但五灵脂苦甘性温,生用活血散瘀、行气止痛,炒用则祛瘀止血;蒲黄甘辛性凉,生用凉血止血、活血消瘀,兼能止血,炒用收涩,则功专止血。二药生品相伍为用,有通利血脉、祛瘀止痛之功,用于治疗气滞血瘀之心腹疼痛、胸胁刺痛、痛经、闭经、月经不调、产后腹痛、恶露不绝;跌打损伤之肿胀疼痛。二药炒炭合用,有祛瘀止血之效,用于治疗出血诸证因血瘀所致者。

3. 五灵脂配香附 五灵脂活血祛瘀止痛;香附疏肝理气止痛。二者合用,有疏肝理气、活血止痛之功效,用于治疗肝气犯胃之胁肋、胃脘疼痛。

【用法用量】 煎服,3～15g。包煎。或入丸、散剂服。外用适量。化瘀止血宜炒用,活血止痛宜生用。

【使用注意】 血虚无瘀及孕妇慎服。畏五灵脂。

【参考资料】

1. 文献摘要

《开宝本草》:"主疗心腹冷气,小儿五疳,辟疫,治肠风,通利气脉,女子月闭。"

《本草元命苞》:"行经血最有奇效,主心腹冷气攻冲疼痛,辟瘟疫,风湿关节烦疼;破月闭,兼止血崩,治妇产血晕,昏迷不省。"

《本草纲目》:"止妇人经水过多,赤带不绝,胎前产后,血气诸痛;男女一切心腹、胁肋、少腹诸痛,疝痛,血肠风腹痛;身体血痹刺痛……杀虫,解毒药及蛇蝎蜈蚣伤。"

2. 化学成分及药理作用 本品含有尿素、尿酸、维生素 A 类物质及多量树脂。可抑制血小板聚集;降低全血黏度、血浆黏度;降低心肌细胞耗氧量;能缓解平滑肌痉挛,增强机体免疫功能;对多种致病菌有不同程度的抑制作用。

3. 现代应用 本品与郁金、干漆、枳壳等配伍,用治肿瘤,症见胸腹疼痛,痛有定处,或有肿块,面色晦暗,舌质紫暗,如平消胶囊(片)。与牵牛子(炒)、熟大黄、香附(醋炙)等配伍用治食积,症见气滞食停所致胃脘胀满,甚则作痛,嗳腐吞酸,或呕吐宿食,或大便不畅,纳少厌食,如调中四消丸;与香附(醋炙)、香橼、土木香等配伍,用于肝胃气滞所致胃脘疼痛、窜及两胁,胸胁胀满,嗳气嘈杂及急慢性胃炎,消化性溃疡,胃肠神经官能症治疗胃痛,急慢性胃炎,消化性溃疡,胃肠神经官能等症,如养胃宁胶囊。

第二节　活血调经药

以活血调经为主要功效,常用于治疗妇科经产瘀滞诸证的药物,称为活血调经药。

本类药物通过活血祛瘀,达到通调经水功效。主治血行不畅所致的月经不调、痛经、经闭及产后瘀滞腹痛,恶露不尽等经产疾患。亦常用于瘀血胸腹痛证,癥瘕,跌打损伤,疮痈肿毒等。

本类药物药性有寒、温不同,兼能凉血、或养血、或补肝肾,有行血而不峻猛,通经而不伤正的特点。临床应用时须根据引起瘀滞的原因而选用不同的活血调经药,并进行适当的配伍。女子以肝为先天。妇女瘀滞经产之证,多与肝之疏泄失常有关。故在使用本类药时,常配伍疏肝理气之品。女子多瘀多虚,若兼有气血亏虚者,宜配伍补气养血之品;若瘀热互结者,宜配伍清热凉血药;寒凝血滞者,宜配伍温经散寒药。

丹　参 Dānshēn

《《神农本草经》》

为唇形科多年生草本植物丹参 *Salvia miltiorrhiza* Bge. 的干燥根及根茎。主产于江苏、安徽、四川等地。春、秋二季采挖，除去泥沙，干燥。切厚片，生用或酒炙用。

【性味归经】苦，微寒。归心、肝经。

【功效】活血祛瘀，通经止痛，清心除烦，凉血消痈。

【应用】

1. 瘀血证　治血瘀气滞所致心腹、胃脘疼痛，与檀香、砂仁配伍，以活血行气止痛，即丹参饮；治月经不调、痛经、经闭及产后瘀阻腹痛，可单味为末，陈酒送服，即丹参散，亦常与红花、桃仁、益母草等配伍；治癥瘕积聚，与三棱、莪术等配伍。

2. 烦躁不安　治温热病热入营血，烦躁不安，与生地黄、玄参等清热凉血药配伍，如清营汤。

3. 心悸失眠　治心阴血不足，虚热内扰之心悸、失眠，与酸枣仁、阿胶、人参等配伍，以益气养血、养心安神，如天王补心丹。

4. 疮疡痈肿　治疮疡痈肿或乳痈初起，与金银花、蒲公英等清热解毒药配伍。

【按语】本品活血止痛，祛瘀生新，作用平和，活血而不伤正，为活血化瘀要药，广泛用于各种血瘀证，因性偏寒凉，尤宜于血热瘀滞之证。且善调经水，前人有"一味丹参散，功同四物汤"之说，为妇科活血调经常用药，适用于妇女血瘀经产诸证；又善活血化瘀而消癥散结止痛，治心腹刺痛、癥瘕积聚；还善凉血清心而除烦安神、散结消痈，治温病热入营血之烦躁不安、内热扰心之心悸失眠及痈肿疮毒等。

【常用配伍】

1. 丹参配葛根　丹参活血化瘀，行血止痛，祛瘀生新；葛根发表解肌，生津止渴，通行血脉，现代研究能扩张心、脑血管，改善血液循环，降低血糖，减慢心率。

2. 丹参配山楂　丹参活血化瘀，行血止痛，祛瘀生新；生山楂活血散瘀，消食降脂，现代研究具有提高抗氧化能力，抑制脂质过氧化，预防脂质代谢紊乱，并能改善血液循环。

3. 丹参配三七　丹参活血化瘀，行血止痛、祛瘀生新、养心安神；三七祛瘀止血消肿定痛，现代研究有保肝、抗肝纤维化的作用，有镇痛、止血、抗炎、抗衰老，抗心律失常，提高机体免疫力。

【用法用量】煎服，5～15g，或入丸、散剂。酒炒可增强活血之力。

【使用注意】不宜与藜芦同用。孕妇慎用。

【参考资料】

1. 文献摘要

《神农本草经》："主心腹邪气，肠鸣幽幽如走水，寒热积聚，破癥除痕，止烦满，益气。"

《名医别录》："养血，去心腹痼疾结气，强脊强，脚痹，除风邪留热。"

《重庆堂随笔》："丹参，降而行血，血热而滞者宜之，故为调经产后要药。"

2. 化学成分及药理作用　主要含丹参酮Ⅰ、ⅡA、ⅡB、Ⅲ，隐丹参酮、异丹参酮，丹参素，丹参酸甲、乙、丙，原儿茶酸、原儿茶醛等。《中国药典》规定：本品以丹参酮ⅡA、丹酚酸B为定性鉴别成分。定量鉴别，本品含丹参酮ⅡA不得少于 0.20%。本品按干燥品计算，含丹酚酸B

不得少于 3.0%。能扩张冠状动脉,增加冠脉血流量,改善心肌缺血;能改善微循环,促进血液流速;能扩张血管,降低血压。能改善血液流变性,降低血液黏度,抑制血小板和凝血功能,激活纤溶,对抗血栓形成;能降血脂;能促进肝细胞再生,有抗肝纤维化作用;能促进骨折和皮肤切口的愈合;能保护胃黏膜、抗胃溃疡;对中枢神经有镇静和镇痛作用;能改善肾功能,保护缺血性肾损伤;此外,还有抗炎、抗过敏作用。对多种致病菌有不同程度的抑制作用。

3. **现代应用** 本品与三七、冰片配伍,用治冠心病心绞痛,症见胸闷、心前区刺痛属气滞血瘀者,如复方丹参滴丸;或用丹参提取物治疗骨髓炎、痤疮、扁桃体炎、外耳道炎、疖痈、外伤感染、烧伤感染、乳腺炎、蜂窝组织炎等,如丹参酮胶囊。

益母草 Yìmǔcǎo
《神农本草经》

为唇形科二年生草本植物益母草 *Leonurus japonicus* Houtt. 的干燥地上部分。中国大部分地区均产。夏季花期采割,切段后干燥。生用或熬膏用。

【性味归经】苦、辛,微寒。归心、肝、膀胱经。

【功效】活血调经,利水消肿,清热解毒。

【应用】

1. **血瘀证** 治瘀血阻滞的痛经、经行不畅、经闭、产后恶露不尽等,可单用熬膏服,如益母草膏;亦可与当归、川芎、赤芍等配伍,如益母丸;治跌打损伤,瘀血肿痛,可与川芎、当归、乳香、没药等配伍,内服、外敷均可。

2. **水肿,小便不利** 治水瘀互结之水肿,既可单用,又可与白茅根、泽兰等配伍。

3. **疮痈肿毒,皮肤痒疹** 可单用鲜品捣敷或煎汤外洗,亦可与黄柏、苦参、蒲公英等煎汤内服。

【按语】本品苦泄辛行,主入血分,功善能活血调经,常治妇女瘀血经产诸证,为妇科经产要药,故有“益母”之称。又善利尿消肿,兼可清热解毒,对水瘀互结之水肿及瘀热阻滞之热毒疮肿等,用之亦宜。

【常用配伍】

1. **益母草配鸡血藤** 益母草活血祛瘀;鸡血藤行血补血。二者伍用,有活血补血之功效,用于治疗血瘀挟虚之月经不调、痛经、闭经等症。

2. **益母草配蒲黄** 益母草活血祛瘀;蒲黄行血祛瘀止血。二者伍用,有活血祛瘀止血之功效,用于治疗产后瘀血恶露不尽或恶露不下。

3. **益母草配香附** 益母草活血祛瘀;香附疏肝理气、调经止痛。二者合用,共奏行气活血、调经止痛之功效,用于治疗气滞血瘀之月经不调、经前少腹胀痛、产后瘀血腹痛。

【用法用量】煎服,9～30g;或熬膏。外用适量,捣敷或煎汤外洗。

【使用注意】无瘀滞及阴虚血少者慎用。孕妇忌用。

【参考资料】

1. 文献摘要

《神农本草经》:“茎主瘾疹痒,可作浴汤。”

《新修本草》:“敷丁肿,服汁使丁肿毒内消。”

《本草正》:“益母草,性滑而利,善调女人胎产诸证,故有益母之号。”

2.化学成分及药理作用 含益母草碱,水苏碱、益母草宁等多种生物碱,还含月桂酸、苯甲酸、维生素及芸香苷等黄酮类物质等。《中国药典》规定:本品以盐酸水苏碱为定性鉴别成分。定量鉴别,本品按干燥品计算,含盐酸水苏碱不得少于0.50%,含盐酸益母草碱不得少于0.05%。对子宫平滑肌有明显的兴奋作用;使子宫收缩频率、幅度即紧张度增加。能扩张冠状动脉,增加冠脉血流量和心肌营养性血流量,对抗实验性心肌缺血和心律失常;能抑制血小板聚集、血栓形成以及红细胞的聚集;粗提物能扩张血管,有短暂的降压作用。益母草碱有明显的利尿作用。

3.现代应用 本品与柴胡、木香、川芎等配伍,用于气滞血瘀所致的月经不调、痛经,症见月经前后无定期、量多或少、血色暗红有块、少腹及乳房胀痛,如得生丸。

红 花 Hónghuā
(《新修本草》)

为菊科二年生草本植物红花 *Carthamus tinctorius* L. 的干燥花。主产于河南、浙江、四川等地。夏季花色由黄变红时采摘,阴干或晒干。生用。

【性味归经】辛,温。归心、肝经。

【功效】活血通经,散瘀止痛。

【应用】

1.**血瘀痛经,经闭,产后瘀滞腹痛** 常与桃仁、当归、赤芍等配伍,如桃红四物汤、膈下逐瘀汤等。

2.**跌打损伤,心腹瘀阻疼痛,癥瘕积聚** 治跌打损伤,瘀滞肿痛,可用红花油或红花酊涂擦;亦可与川芎、乳香、没药等配伍;治心脉瘀阻,胸痹心痛,常与桂枝、瓜蒌、丹参等配伍;治癥瘕积聚,可与三棱、莪术等配伍;治痈肿疮疡,可与金银花、连翘等配伍。

3.**斑疹紫暗** 治血热瘀滞所致的斑疹色暗者,本品可与当归、紫草、大青叶等配伍,共收解毒、活血、透疹、消斑之效,如当归红花散。

【按语】本品辛散温通,为治血瘀证之常用药,尤多用治妇产科、伤科之瘀血证。其功既善活血调经,治经产瘀滞之证;又善祛瘀止痛,为治癥瘕积聚、跌打损伤、心腹瘀阻疼痛之常品。此外,还可用治血热瘀滞之斑疹紫暗,有活血化斑之效。

【常用配伍】

1.**红花配桃仁** 红花、桃仁皆可活血祛瘀。但红花质轻升浮,走上焦、通经络,擅祛在上在经络之瘀血,有活血通经、祛瘀止痛之功;桃仁质重沉降,走下焦、达脏腑,长于破脏腑瘀血,有破血祛瘀、润燥滑肠之效。二者合用,其活血祛瘀之功效更显著,并能消肿止痛,用于治疗一切血瘀之症。

2.**红花配香附** 红花活血祛瘀通经;香附疏肝理气、调经止痛。二者伍用,有行气活血、调经止痛之功效,用于治疗气滞血瘀之胸胁疼痛、月经不调、痛经等。

3.**红花配紫草、大青叶** 红花活血祛瘀消斑;紫草、大青叶清热解毒、凉血消斑。三者伍用,有清热解毒、凉血活血消斑之功效,用于治疗斑疹属热壅血滞者。

【用法用量】煎服,3~10g;外用适量。

【使用注意】有出血倾向者慎用;孕妇忌用。

【参考资料】

1. 文献摘要

《新修本草》："治口噤不语，血结，产后诸疾。"

《开宝本草》："主产后血运口噤，腹内恶血不尽，绞痛，胎死腹中，并酒煮服。"

《本草纲目》："活血润燥，止痛，散肿，通经。"

2. 化学成分及药理作用　含红花醌苷、新红花苷、红花苷、红花黄色素和黄色素。另含红花油，油中包括棕榈酸、肉豆蔻酸、月桂酸、硬脂酸、花生酸、油酸等。《中国药典》规定：本品以红色素为定性鉴别成分。定量检测，本品按干燥品计算，含羟基红花黄色素 A 不得少于1.0%。含山柰素不得少于0.050%。有轻度兴奋心脏、增加冠脉流量、减轻心肌缺血的作用；能扩张血管，改善微循环；有抑制血小板聚集和增加纤溶作用；煎剂对子宫和肠道平滑肌有兴奋作用。此外，尚有抗炎、镇痛、免疫调节、降血脂、抗肿瘤等作用。

3. 现代应用　本品与延胡索、鸡血藤、威灵仙等配伍，用治骨性关节炎、骨质增生、肩周炎、非化脓性肋软骨炎，证属瘀血阻络者，如骨友灵擦剂。

【附药】番红花　为鸢尾科多年生草本植物番红花 *Crocus sativus* L. 的花柱头。又称"藏红花""番红花"。甘，平。归心、肝经。功效活血化瘀，凉血解毒，解郁安神。用于经闭癥瘕，产后瘀阻，温毒发斑，忧郁痞闷，惊悸发狂。煎服或沸水泡服，1~3g。孕妇慎用。

桃 仁 Táorén
(《神农本草经》)

为蔷薇科落叶小乔木植物桃 *Prunus persica*（L.）Batsch. 或山桃 *Prunus davidiana* (Carr.) Franch. 的干燥成熟种子。前者中国各地均产，多为栽培；后者主产于辽宁、河北、河南等地，野生。果实成熟后收集果核，取出种子，去皮晒干。生用或炒用。

【性味归经】苦、甘，平。归心、肝、大肠经。

【功效】活血祛瘀，润肠通便，止咳平喘。

【应用】

1. **血瘀证**　治血瘀痛经、经闭、产后瘀滞腹痛，常与红花、当归、川芎等配伍，如桃红四物汤；治产后恶露不尽，小腹冷痛，常与川芎、炮姜等配伍，如生化汤；治跌打损伤，瘀血刺痛，常与大黄、穿山甲等配伍，如复元活血汤；治癥瘕积聚，常与桂枝、牡丹皮等配伍，如桂枝茯苓丸；治热壅血瘀之肺痈，可与苇茎、冬瓜仁、鱼腥草等配伍，如苇茎汤；治肠痈可与大黄、牡丹皮等配伍，如大黄牡丹皮汤。

2. **肠燥便秘**　治肠燥便秘，可与火麻仁、郁李仁等配伍，如润肠丸。

3. **咳嗽气喘**　治咳嗽气喘，常与苦杏仁配伍，如双仁丸。

【按语】本品善苦泄破瘀，既为治妇科血瘀经产诸证所常用，又为治癥瘕积聚、跌打损伤等多种瘀血证所必须。且善泄血分之壅滞，而治热毒壅聚、气血凝滞之肠痈、肺痈。此外，质润多脂，既能润燥滑肠，以治肠燥便秘；又能润肺降气而止咳平喘，以治咳嗽气喘。

【常用配伍】

1. **桃仁配大黄**　桃仁苦甘性平，破血行瘀、润燥滑肠；大黄味苦性寒，攻积导滞、逐瘀通经、凉血解毒，二者伍用共奏泄热解毒、破积下瘀之功效，用于治疗瘀热互结之痛经、闭经、产后恶露不下，下焦蓄血；热结便秘以及肠痈初起之少腹疼痛等。

2.桃仁配火麻仁　二者均有润肠通便之功,且桃仁宣肺,相伍为用,共奏润肠通便宣肺之功效,用于治疗肺气不宣之肠燥便秘等。

3.桃仁配香附　桃仁活血祛瘀;香附疏肝行气,调经止痛,二者伍用,有行气活血、调经止痛之功效,用于治疗气滞血瘀所致之胸胁及少腹疼痛、月经不调。

【用法用量】煎服,5~10g,宜捣碎入煎。桃仁霜入汤剂宜包煎。

【使用注意】便溏者慎用。孕妇忌用。有小毒,不可过量。过量可致中毒,出现头晕、心悸、甚至呼吸衰竭而死亡。

【参考资料】

1.文献摘要

《神农本草经》:"主瘀血,血闭癥瘕,邪气,杀小虫。"

《名医别录》:"止咳逆上气,消心下坚,除卒暴击血,破癥瘕,通月水,止痛。"

《珍珠囊》:"治血结、血秘、血燥、通润大便、破蓄血。"

2.化学成分及药理作用　含苦杏仁苷、苦杏仁酶、挥发油、脂肪油,油中主要含有油酸甘油酯和少量亚油酸甘油酯。《中国药典》规定:本品以苦杏仁苷为定性鉴别成分。定量鉴别,本品按干燥品计算,含苦杏仁苷不得少于2.0%。能明显增加脑血流量,增加犬股动脉的血流量降低血管阻力;能改善血液流变学状况,使出、凝血时间明显延长;能促进初产妇子宫收缩及止血;提取物能改善肝脏表面微循环,并促进胆汁分泌;脂肪油可润滑肠道,利于排便;苦杏仁苷有镇咳平喘的作用。此外,尚有镇痛、抗炎、抗菌、抗过敏、抗癌、保肝、延缓衰老等作用。

3.现代应用　本品与丹参、当归、红花等配伍,用治视网膜中央静脉阻塞症,因瘀血阻络所致,症见视物不清、变形、或突然不见,如丹红化瘀口服液。

牛　膝　Niúxī
(《神农本草经》)

为苋科多年生草本植物牛膝 *Achyranthes bidentata* Bl. 的干燥根。主产于河南、河北、山西等地。冬季茎叶枯萎后采挖,洗净,切断,干燥。生用或酒炙用。

【性味归经】苦、甘、酸,平。归肝、肾经。

【功效】活血祛瘀,补肝肾,强筋骨,利水通淋,引火(血)下行。

【应用】

1.血瘀证　治妇科经产瘀血诸证如痛经、月经不调、经闭、产后腹痛、胞衣不下等,常与当归、红花、桃仁等配伍;治跌打损伤、血瘀内停、瘀滞肿痛,可与续断、当归、乳香等配伍。

2.腰膝酸痛,下肢痿软　治肝肾不足,腰膝酸软无力者,可与杜仲、续断等配伍,如续断丸;若风湿痹痛日久,损及肝肾,腰膝疼痛者,常与独活、桑寄生、杜仲等配伍,如独活寄生汤;治湿热成痿,足膝痿软者,常与黄柏、苍术配伍,如三妙丸;治风湿所致的下肢关节疼痛,可与独活、川芎、防己等配伍。

3.淋证,水肿,小便不利　治热淋、血淋、石淋等,可与滑石、瞿麦、冬葵子等配伍;治水肿、小便不利,常与地黄、泽泻、车前子等配伍,如济生肾气丸。

4.上部火热证　治气火上逆,血热妄行之吐血、衄血,可与栀子、白茅根、代赭石等配伍;治肝阳上亢的头痛眩晕,常与代赭石、龙骨、牡蛎等配伍,如镇肝息风汤;治胃火上炎的牙龈肿痛、口舌生疮,常与石膏、知母、生地黄等配伍,如玉女煎。

【按语】本品性善下行,活血祛瘀之力较强,长于通调月经,活血疗伤,故常用于妇科、伤科瘀血之证。生用既活血通经,治妇科经产诸疾及跌打伤痛;又善利尿通淋,治淋证、水肿;能导热下泄,引火(血)下行,以降上亢之阳、上炎之火、上逆之血,治气火上逆之吐血、衄血、头痛眩晕,或阴虚火旺之喉痹、齿痛、口疮。制用则善补肝肾、强筋骨,又能通血脉、利关节,为治肾虚腰痛及久痹腰膝酸痛无力之常品。此外,"能引诸药下行",故临床用药欲其下行者,常用本品作引经药。

【常用配伍】

1.牛膝配杜仲 杜仲、牛膝均有补肝肾、强筋骨之功,然杜仲主下部气分,长于补益肾气;牛膝主下部血分,偏于益血通脉。临床多运用于肝肾不足所致的腰膝酸痛、下肢无力及肝阳上亢型高血压。

2.牛膝配益母草 牛膝功能活血通经,引火(血)下行,主治瘀血阻滞的各种病证,以及淋证、水肿、小便不利;益母草性味苦辛微寒,亦能活血调经,利水消肿。两药相须为用,对水肿且兼瘀血阻滞之证最为常用。临床应用于水肿,小便不利而兼瘀血阻滞之证。

3.牛膝配桔梗 牛膝入血分性善下行而降浊;桔梗入气分性善上行而升清。二药配伍,升清降浊。临床上若与行气活血药相伍,增强其行气活血之力,使气行瘀通,气血调和。临床应用于胸中血瘀之胸痛、头痛等证。若与健脾和胃疏肝药相配伍,增强脾胃的升清降浊之效,临床应用于脾失运化,升降失常,清浊相干所致的腹痛、腹泻。

【用法用量】煎服,5~12g。补肝肾、强筋骨宜酒炙用;余皆生用。

【使用注意】孕妇及月经过多者忌用。

【参考资料】

1. 文献摘要

《神农本草经》:"主寒湿痿痹,四肢拘挛,膝痛不可屈伸,逐血气,伤热火烂,堕胎。"

《本草纲目》:"治久疟寒热,五淋尿血,茎中痛,下痢,喉痹,口疮,齿痛,痈肿恶疮,伤折。"

《本草逢原》:"丹溪言牛膝能引诸药下行,筋骨痛风在下者宜加用之。其性虽下行走筋,然滑利之品,精气不固者终非所宜……气虚下陷,大便易泻,梦泄遗精,妊娠崩漏俱禁。"

2. 化学成分及药理作用 含三萜皂苷、蜕皮甾酮、牛膝甾酮、紫茎牛膝甾酮等甾体类成分和多糖类成分。还含有精氨酸、甘氨酸等十二种氨基酸以及生物碱类、香豆素类等化合物。另含大量钾盐、甜菜碱、蔗糖等。《中国药典》规定:本品以 β-蜕皮甾酮、人参皂苷 Ro 为定性鉴别成分。定量鉴别,本品按干燥品计算,含 β-蜕皮甾酮不得少于 0.030%。能明显兴奋子宫平滑肌,表现为子宫收缩幅度增加,频率加快,张力增强;有抗生育、抗着床及抗早孕作用;对心脏有抑制作用,有扩张血管、改善循环作用,有短暂的降压和轻度利尿作用;能降低全血黏度、红细胞压积、红细胞聚集指数,并有抗凝作用。

3. 现代应用 本品与玄参、金银花、石斛配伍,用治由阴虚内热、血脉瘀阻所致的脱疽(血栓闭塞性脉管炎、动脉硬化性闭塞症),症见患肢红肿热痛、夜间尤甚、破溃、或见坏疽;中风(脑栓塞),症见半身不遂、口眼歪斜、偏身麻木、语言不利,如脉络宁口服液。

鸡血藤 Jīxuèténg
(《本草纲目拾遗》)

为豆科木质藤本植物密花豆 *Spatholobus suberectus* Dunn 的干燥藤茎。主产于广西、云南等地。秋、冬两季采收,切片,晒干。生用或熬膏用。

【性味归经】苦、甘,温。归肝、肾经。

【功效】活血补血,调经止痛,舒筋活络。

【应用】

1.月经不调,痛经,经闭 治月经诸证,因于血瘀者,可与当归、川芎、香附等配伍,以行气活血调经;若因于血虚者,可与熟地黄、当归、白芍等配伍,以养血调经。

2.风湿痹痛,肢体麻木,半身不遂 治风湿痹痛,肢体麻木,可与牛膝、杜仲等补肝肾强筋骨药配伍;治中风后气血不足,脉络瘀滞,肢体瘫痪,常与黄芪、地龙、红花等配伍,以补气活血通络。

【按语】本品苦泄温通甘补,苦而不燥,温而不烈,性质和缓,能祛瘀血,生新血,有活血补血、舒筋活络之功,为治血瘀或兼血虚之常用药,主治血瘀或血虚之月经不调、痛经、经闭,以及风湿痹痛、肢体麻木,或中风半身不遂等证。

【常用配伍】**鸡血藤配益母草** 鸡血藤行血补血;益母草活血祛瘀。二者伍用,有活血补血之功效,用于治疗血瘀挟虚之月经不调、痛经、闭经等症。

【用法用量】煎服,9~15g。大剂量可用至30g。或浸酒、熬膏服。

【参考资料】

1.文献摘要

《本草纲目拾遗》:"其藤最活血,暖腰膝,已风痰。'藤胶'壮筋骨,已酸痛,和酒服……治老人气血虚弱,手足麻木瘫痪等证;男子虚损,不能生育及遗精白浊;男妇胃痛;妇女经水不调,赤白带下,妇女干血劳及子宫虚冷不受胎。"

《饮片新参》:"去瘀血,生新血,流利经脉。"

2.化学成分及药理作用 含异黄酮类化合物,甾体及其糖苷如 β-谷甾醇、胡萝卜苷、油菜甾醇、鸡血藤醇等,另含少量三萜。《中国药典》规定:本品以芒柄花素为定性鉴别成分。定量鉴别,照醇溶性浸出物测定法的热浸法测定,用乙醇作溶剂,不得少于8.0%。有补血作用,并能扩张血管,对血小板聚集有明显抑制作用。能增强子宫节律性收缩,较大剂量收缩更明显,已孕子宫较未孕子宫敏感。此外,尚有抗炎、免疫调节、镇静催眠、抗早孕、降血脂、促进肝细胞再生等作用。

3.现代应用 现代以本品制成糖浆或丸剂内服,治肿瘤化疗后及其他原因造成的白细胞减少症、白血病;以本品为主,配麦芽、山楂、通草,制成冲剂口服,治乳腺增生等。均有效。

王不留行 Wángbùliúxíng
(《神农本草经》)

为石竹科一年生草本植物麦蓝菜 *Vaccaria segetalis*(Neck.)Garcke 的干燥成熟种子。中国各地均产,主产江苏、河北、山东等地。夏季果实成熟,果皮尚未开裂时采割全株,打下种子,除去杂质,晒干。生用或炒用。

【性味归经】苦,平。归肝、胃经。

【功效】活血通经,下乳消痈,利尿通淋。

【应用】

1.血瘀痛经,经闭 治疗瘀血阻滞,经行不畅,痛经经闭,可与当归、川芎、红花等配伍。

2. 产后乳汁不下,乳痈　治产后乳汁不通,常与穿山甲、木通等配伍;治气血两虚所致乳汁稀少,可与黄芪、党参、当归或猪蹄等配伍;治乳痈肿痛,可与瓜蒌、蒲公英、漏芦等配伍。

3. 淋证　治热淋、血淋、石淋等证,可与滑石、石韦、瞿麦等配伍。

【按语】本品善于通利血脉,行而不住,上可通利血脉而通乳汁、消痈,下能通利血脉而通经,又兼能利尿通淋。可治经闭、痛经、产后乳汁不下或乳痈,以及热淋、血淋、石淋等证。

【常用配伍】**王不留行配穿山甲、黄芪、当归**　黄芪补气;当归补血活血;穿山甲、王不留行活血下乳。四药伍用,有补气、养血、活血、下乳之功效,用于治疗气血两虚之乳汁不足。

【用法用量】煎服,5~10g。

【使用注意】孕妇慎用。

【参考资料】

1. 文献摘要

《神农本草经》:"主金疮,止血逐痛,出刺,除风痹内寒。"

《名医别录》:"止心烦鼻衄,痈疽恶疮,瘘乳,妇人难产。"

《本草纲目》:"利小便""王不留行能走血分,乃阳明冲任之药,俗有'穿心甲、王不留,妇人服了乳长流'之语,可见其性行而不住也。"

2. 化学成分及药理作用　本品含王不留行皂苷等多种皂苷、咕吨酮及王不留行咕吨酮、单糖等。本品水煎剂对动物子宫有明显的兴奋作用,其醇浸液作用更强,有抗着床、抗早孕作用。

3. 现代应用　本品与橘叶、丹参、皂角刺等配伍,用治乳癖(乳腺增生病),症见乳房单侧或双侧肿块、疼痛、每随喜怒而消长,证属肝气郁结、气滞血瘀者,如乳块消片、乳块消胶囊。

泽 兰 Zélán
(《神农本草经》)

为唇形科多年生草本植物毛叶地瓜儿苗 *Lycopus lucidus* Turcz. var. *hirtus* Regel 的干燥地上部分。中国大部分地区均产,主产于黑龙江、辽宁、浙江等地。夏、秋两季采割,晒干。切段,生用。

【性味归经】辛、苦,微温。归肝、脾经。

【功效】活血调经,祛瘀消痈,利水消肿。

【应用】

1. 血瘀证　治妇女血瘀之月经不调、痛经、经闭、产后瘀滞腹痛、恶露不尽,常与当归、川芎、益母草等配伍;治胸胁瘀阻刺痛,可与丹参、延胡索、郁金等配伍;治跌打损伤,可单用本品捣敷,亦可与乳香、当归、红花等配伍。

2. 疮痈肿毒　治疮痈肿毒,可与金银花、黄连、赤芍等配伍,如夺命丹。

3. 水肿,小便不利　治水瘀互结的水肿,常与益母草、防己、茯苓等配伍。

【按语】本品药性平和不峻。主入肝经血分,功能活血化瘀而通经、消肿,凡经行不畅、经闭、癥瘕、通经、产后瘀阻腹痛均可应用;亦可用于跌打损伤瘀肿疼痛及痈肿等证。又入脾经,芳香舒脾而行水消肿,作用缓和,可治水瘀互结之水肿。

【常用配伍】**泽兰配牛膝**　泽兰入肝活血祛瘀行水消肿;牛膝入肝肾补肾活血,疏筋利痹。合而用之,可增化瘀利水,宣痹止痛之功。临床应用于水肿,小便不利而兼瘀血阻滞之证。

【用法用量】煎服,6~12g;外用适量。

【参考资料】

1. 文献摘要

《神农本草经》:"主乳妇内衄,中风余疾,大腹水肿,身面四肢浮肿,骨节中水,金疮,痈肿疮毒。"

《药性论》:"主产后腹痛……又治通身面目肿大,主妇人血沥腰痛。"

《本草纲目》:"泽兰走血分,故能治水肿,除痈毒,破瘀血,消癥痕,而为妇人要药。"

2. 化学成分及药理作用　本品主要含挥发油,其主要成分为己醛、苯甲醛、紫苏油烯、芳梓醇等。尚含黄酮苷、三萜、鞣质、皂苷、树脂、氨基酸等。本品提取物能改善实验动物微循环障碍,扩张微血管管径,加快微血管内血流速度。制剂有强心作用。

3. 现代应用　本品与皂角刺、肉桂配伍,用于膀胱瘀阻,气化不利所致的前列腺增生症,症见夜尿频多、排尿困难、小腹胀满隐痛,如泽桂癃爽胶囊。

月季花 Yuèjìhuā
(《本草纲目》)

为蔷薇科常绿或半常绿灌木植物月季 *Rosa chinensis* Jacq. 的干燥花。中国各地大多有栽培。主产于江苏、山东、河北等地,以江苏产量大、品质佳。全年均可采收,花微开时采摘,阴干或低温干燥入药。

【性味归经】甘,温。归肝经。

【功效】活血调经,疏肝解郁,消肿散结。

【应用】

1. 气滞血瘀,月经不调　治肝郁不舒,气滞血瘀的月经不调、痛经、经闭、胸胁胀痛等,可与当归、香附、柴胡、丹参等配伍。

2. 疮痈肿毒,瘰疬　治疮疖肿毒,可单用捣敷或研末服,或与连翘、蒲公英等配伍;治瘰疬痰核,可与夏枯草、浙贝母、土鳖虫等配伍。

【按语】本品气味芳香,入肝经通利气血。功善活血调经、疏肝解郁,既善治肝郁血滞之月经不调、痛经、经闭等证。又能活血消肿,治瘰疬痈肿、跌打损伤等证。

【常用配伍】月季花配代代花　月季花重活血,代代花偏于行气。二药为伍,一气一血,气血双调,其调经活血、行气止痛之功甚好。主治妇女肝气不舒、气血失调、经脉瘀阻不畅,以致月经不调、胸腹疼痛、食欲不振甚或恶心、呕吐等症。

【用法用量】煎服,3~6g;不宜入煎。亦可泡服,或研末服。外用适量。

【使用注意】多服久服,易致腹泻,脾虚便溏慎用。孕妇及月经过多者慎用。

【参考资料】

1. 文献摘要

《本草纲目》:"活血消肿,敷毒。"

《泉州本草》:"通经活血化瘀,清肠胃湿热,泻肺火,止咳,止血止痛,消痈毒。治肺虚咳嗽咯血,痢疾,瘰疬溃烂,痈疽肿毒,妇女月经不调。"

《现代实用中药》:"活血调经,治月经困难,月经期拘挛性腹痛。外用捣敷肿毒,能消肿止痛。"

2. 化学成分及药理作用　本品主要含挥发油,其主要成分为牻牛儿醇、香茅醇、橙花醇等。尚含槲皮素等黄酮类、鞣质、脂肪油及没食子酸等。本品所含没食子酸具有较强的抗真菌作用。在 3‰ 的浓度时对 17 种真菌有抗菌作用。

3. 现代应用　用月季饮(月季花 30～90g,公鸡 1 只,炖服),每月 1 剂,经前服用,治疗痛经、闭经以及不孕有一定的疗效。

凌霄花 Língxiāohuā
(《神农本草经》)

为紫葳科落叶木质藤本植物凌霄 *Campsis grandiflora* (Thunb.) K. Schum. 或美洲凌霄 *Campsis radicans* (L.) Seem. 的干燥花。中国各地均产,主产于江苏、浙江等地。夏、秋两季花盛开时采摘,晒干或低温干燥,生用。

【性味归经】辛,微寒。归肝、心包经。

【功效】活血通经,凉血祛风。

【应用】

1. 血瘀证　治血瘀月经不调、经闭,可与当归、红花、牡丹皮等配伍;治癥瘕积聚,可与鳖甲、土鳖虫等配伍,如鳖甲煎丸;治跌打损伤,瘀滞肿痛,可单用捣敷,亦可与乳香、没药等配伍。

2. 风疹瘙痒　治风热痒疹,可单用本品为末,酒调服,或与生地黄、牡丹皮、蝉蜕等配伍。

【按语】本品味辛行散,微寒清热,入肝经血分。功能活血通经、凉血祛风止痒,可用于各种瘀热阻滞、经闭癥瘕及风热痒疹等证。

【用法用量】煎服,3～10g。外用适量。

【使用注意】孕妇忌用。

【参考资料】

1. 文献摘要

《神农本草经》:"主妇人产乳余疾,崩中,癥瘕,血闭,寒热羸瘦。"

《日华子本草》:"治酒齄,热毒风,刺风,妇人血膈,游风,崩中,带下。"

《本草纲目》:"行血分,能去血中伏火,故主产乳崩漏诸疾及血热生风之证也。"

2. 化学成分及药理作用　本品含水杨酸、熊果酸、阿魏酸等有机酸。尚含芹菜素等黄酮类、β-谷甾醇及辣红素等。本品水煎液能明显抑制实验动物的血栓形成,增加红细胞电泳率,使血液红细胞处于分散状态。芹菜素对平滑肌有解痉作用;对福氏痢疾杆菌和伤寒杆菌有抑制作用。

3. 现代应用　应用凌霄花治疗原发性肝癌、红斑狼疮、酒齄鼻、头痛、胃肠道息肉、寻麻疹等,取得一定疗效。

第三节　活血疗伤药

以活血化瘀、疗伤止痛为主要功效,常用于治疗伤科瘀滞疾患的药物,称为活血疗伤药。

本类药物通过活血化瘀,而达到消肿止痛作用。有些药物兼有续筋接骨或止血生肌功效。主要适用于跌打损伤、瘀肿疼痛、骨折筋损、金疮出血等伤科疾患,也可用于其他瘀血病证。

若治跌打损伤、瘀肿疼痛,常配活血止痛药;骨折筋伤病证,多与肝肾有关,故使用本类药物时,当配伍补肝肾、强筋骨之品。金疮出血,宜配化瘀止血生肌之品。

其中的土鳖虫、马钱子为有毒之品,当注意其炮制、用法用量及不良反应;气虚体弱者及孕妇、月经期,当忌用或慎用。

土鳖虫 Tǔbiēchóng

(《神农本草经》)

为鳖蠊科昆虫地鳖 *Eupolyphaga sinensis* Walker. 冀地鳖 *Steleophaga plancyi* (Boleny) 雌虫的干燥全体。中国各地均产,主产于湖南、湖北、江苏等地。野生者,夏季捕捉;饲养者全年捕捉。用沸水烫死,晒干或烘干。生用或炒用。

【性味归经】咸,寒;有小毒。归肝经。

【功效】破血逐瘀,续筋接骨。

【应用】

1. **血瘀经闭,产后瘀滞腹痛,癥瘕** 治血瘀经闭,产后瘀阻腹痛,可与大黄、桃仁等配伍,以活血通经,如下瘀血汤;治干血成劳,经闭腹痛,常与水蛭、虻虫等配伍,如大黄䗪虫丸;治癥瘕积聚,可与鳖甲、桃仁、柴胡等配伍,如鳖甲煎丸。

2. **跌打损伤** 治跌打损伤,骨折筋伤,瘀血肿痛,可与自然铜、骨碎补、乳香等配伍,如接骨紫金丹;亦可单味研末外敷或黄酒冲服;治骨折伤筋后,筋骨软弱无力,常与杜仲、续断等配伍,如壮筋续骨丸。

【按语】本品性善走窜,作用较强,善逐瘀血,消癥瘕,通经闭,续筋骨。为妇科通经,内科消癥,伤科接骨所习用。

【常用配伍】

1. **土鳖虫配鳖甲、柴胡** 土鳖虫破血逐瘀;鳖甲软坚散结;柴胡疏肝解郁。三药伍用,有疏肝理气、破血活血、软坚散结之功效,用于治疗气滞血瘀之胁下痞块。

2. **土鳖虫配大黄** 二者皆有活血祛瘀之功。但是土鳖虫破血逐瘀、消癥散结;大黄攻积导滞、逐瘀通经。相伍为用,共奏破血逐瘀通经、消癥散结止痛之功效,用于治疗肌肤甲错、癥瘕积聚、羸瘦不能食、妇人腹痛等因血瘀所致者以及跌打损伤之瘀血肿痛。

3. **土鳖虫配自然铜、血竭** 土鳖虫续筋接骨而逐瘀;自然铜散瘀止痛而接骨;血竭活血散瘀而止痛。三者合用,有活血逐瘀止痛、续筋接骨之功效,用于治疗跌打损伤之筋断骨折、肿胀疼痛者。

【用法用量】煎服,3~10g;研末服1~1.5g,黄酒送服。外用适量。

【使用注意】孕妇忌用。

【参考资料】

1. 文献摘要

《神农本草经》:"主心腹寒热洗洗,血积癥瘕,破坚,下血闭。"

《药性论》:"治月水不调,破留血积聚。"

《本草通玄》:"破一切血积,跌打重伤,接骨。"

2. 化学成分及药理作用 本品主要含氨基酸,其主要成分为谷氨酸、丙氨酸等。尚含生物碱、甾醇、脂肪醇、尿囊素等。本品水提取物可提高心肌和脑对缺血的耐受力,并降低心、脑组织的耗氧量;降低总胆固醇,延缓动脉粥样硬化的形成;还可抑制血小板聚集,有抗血栓作用。

3. 现代应用 本品与三七配伍,用治瘀阻脉络所致骨性关节炎,症见关节疼痛、肿胀、麻木、活动受限,如骨刺宁胶囊。

4. 不良反应 外敷致接触处出现红疹、瘙痒,继之阴囊、龟头瘙痒糜烂。

骨碎补 Gǔsuìbǔ

（《药性论》）

为水龙骨科植物槲蕨 *Drynaria fortunei* (Kunze)J. Sm. 的根茎。主产于浙江、湖南、广东等地。全年均可采挖，以冬、春两季为主。除去叶及鳞片，洗净，切片，干燥。生用或砂炒用。

【性味归经】苦，温。归肝、肾经。

【功效】疗伤止痛，补肾强骨，消风祛斑。

【应用】

1. 跌打损伤，骨折筋伤 内服外用均有效。可单味泡酒饮用、外敷；或与自然铜、没药、龟甲等配伍，如骨碎补散。

2. 肾虚腰痛，足膝痿弱，耳鸣耳聋，牙痛久泻 治肾虚腰痛，骨软脚弱，可与补骨脂、牛膝等配伍；治肾虚耳鸣、耳聋、牙痛，可与熟地黄、山茱萸等配伍；治肾虚久泻，可单用本品研末，或与补骨脂、益智仁、肉豆蔻、山药等配伍。

3. 斑秃，白癜风 外用有消风祛斑作用，可用治斑秃、白癜风等。

【按语】本品既善活血疗伤止痛、续筋接骨，治跌仆闪挫、筋伤骨折、瘀肿疼痛，为伤科常用之佳品；又善温补肾阳，强筋健骨，为治肾虚腰痛、足膝痿弱及耳鸣耳聋诸证之良药。

【常用配伍】

1. 骨碎补配杜仲、附子 杜仲补肝肾，强筋骨；附子温肾补阳；诸药配伍，温肾强腰壮骨。适合肾虚腰痛，足膝痿弱者。

2. 骨碎补配自然铜、没药 自然铜接骨续筋；没药生肌消肿；诸药配伍，活血止痛、接骨续筋、生肌消肿之功效，常用于跌打筋伤骨折，瘀肿疼痛。内服、外用均可。

【用法用量】煎服，10～15g。或泡酒服。外用适量。

【使用注意】阴虚内热、血虚风燥及无瘀滞者慎用。

【参考资料】

1. 文献摘要

《药性论》："主骨中毒气，风血疼痛，五老六极，口手不收，上热下冷。"

《本草图经》："治闪折筋骨伤损"，"又用治耳聋"，"亦入妇人血气药用。"

《本草纲目》："治耳鸣及肾虚久泻、牙痛。"

2. 化学成分及药理作用 本品含骨碎补二氢黄酮、柚皮苷等异黄酮。尚含淀粉、甾酮、甾醇等。本品水煎剂能促进骨钙吸收，同时提高血钙和血磷水平，有利于骨钙化和骨质的形成；对链霉素急性毒副作用也有防治作用。注射液能降低家兔血脂异常症，防止动脉粥样硬化斑块形成。

3. 现代应用 本品与熟地黄、菟丝子、牛膝等药物配伍，治疗膝骨关节病、颈椎腰椎骨质增生、足跟骨骨质增生、腰肌劳损，属肝肾不足所致的痹病，症见腰膝骨节疼痛、屈伸不利、手足麻木，如骨仙片。

自然铜 Zìrántóng

（《雷公炮炙论》）

为硫化物类矿物黄铁矿族黄铁矿 *Pyrite*，主含二硫化铁（FeS_2）。主产于四川、湖南、云南等地。以火煅透,醋淬,研末水飞用。

【性味归经】辛,平。归肝经。

【功效】散瘀止痛,续筋接骨。

【应用】跌打损伤　治跌打损伤,骨折筋伤,瘀血肿痛,内服、外敷均可。内服常与乳香、没药等同用,如自然铜散;外用常与土鳖虫、骨碎补研末白蜜调敷患处。

【按语】本品能活血散瘀止痛,续筋接骨疗伤,尤长于促进骨折的愈合,为伤科接骨续筋要药。

【常用配伍】自然铜配没药　二者皆有活血止痛之功。且自然铜能接骨续筋;没药能生肌消肿,相伍为用,有活血止痛、接骨续筋、生肌消肿之功效,用于治疗外伤所致之骨折疼痛、瘀血肿胀等。

【用法用量】煎服,3～9g,宜先煎。多醋淬研末入丸、散服,每次0.3g。外用适量。本品含砷等有害物质,火煅可使其含量降低。

【使用注意】血虚无瘀者慎用。孕妇忌用。不宜久服。

【参考资料】

1. 文献摘要

《日华子本草》:"排脓,消瘀血,续筋骨。治产后血邪,止惊悸。"

《开宝本草》:"疗折伤,散血止痛,破积聚。"

《本草纲目》:"自然铜,接骨之功与铜屑同,不可诬也。但接骨之后,不可常服,即便理气活血可尔。"

2. 化学成分及药理作用　本品主要含二硫化铁,尚含微量铜、镍、砷等。本品煎液可使骨痂生长加快,促进骨折愈合;可促进骨髓自身及周围血液中网状细胞和血红蛋白的增生;还有抗真菌作用。

3. 现代应用　对骨折患者,以手法复位后,外敷接骨丹(自然铜、骨碎补等),治疗骨折疗效良好。

苏　木　Sūmù
(《新修本草》)

为豆科灌木或小乔木植物苏木 *Caesalpinia sappan* L. 的干燥心材。主产于广西、广东、云南等地。全年可采,多于秋季采伐,取树干,除去白色边材,留取中心部分,锯断,晒干。用时将其刨成薄片或砍成小块,或经蒸软切片用。

【性味归经】甘、咸,平。归心、肝、脾经。

【功效】活血祛瘀,消肿止痛。

【应用】

1. **血瘀证**　治跌打损伤,骨折筋伤,瘀滞肿痛,内服、外用均可,常与乳香、没药、血竭等配伍,如八厘散;治妇女瘀滞诸证,如痛经、经闭、产后瘀滞腹痛等,可与川芎、当归、红花等配伍,如通经丸;治心腹瘀痛,可与丹参、川芎、延胡索等配伍。

2. **痈肿疮毒**　治痈肿疮毒,可与金银花、连翘、白芷等配伍。

【按语】本品功善活血疗伤、消肿止痛、祛瘀通经。既治跌打损伤、筋骨折伤,为骨伤科要药;又治妇科瘀滞经产诸证。

【用法用量】煎服,3～10g。外用适量。

【使用注意】月经过多和孕妇忌用。

【参考资料】

1. 文献摘要

《新修本草》:"主破血、产后血胀闷欲死者。"

《日华子本草》:"治妇人血气心腹痛,月候不调及褥劳,排脓止痛,消痈肿、扑损瘀血。"

《本草纲目》:"乃三阴经血分药,少用则和血,多用则破血。"

2. 化学成分及药理作用 本品含巴西苏木素,苏木查耳酮,挥发油、鞣质等。本品煎剂有镇静催眠作用,可使离体蛙心收缩力增强。水提液有抗癌、抑菌作用。

血 竭 Xuèjié

(《雷公炮炙论》)

为棕榈科常绿藤本植物麒麟竭 *Daemonorops draco* Bl. 的果实或树干中的树脂。主产于印度、马来西亚、伊朗等国,中国广东、台湾等地亦有种植。秋季采集果实,置蒸笼内蒸煮,使树脂渗出;或将树干砍破或钻以若干小孔,使树脂自然渗出,凝固而成。打碎研末用。

【性味归经】甘、咸,平。归心、肝经。

【功效】活血定痛,化瘀止血,生肌敛疮。

【应用】

1. **跌打损伤,瘀滞心腹刺痛** 治跌打损伤,瘀血肿痛,常与儿茶、乳香、没药等配伍,如七厘散,内服外敷,均有良效;治血瘀经闭、痛经及产后瘀滞腹痛或瘀血心腹刺痛,可与当归、三棱、莪术等配伍。

2. **外伤出血,疮疡不敛** 治外伤出血及疮疡不敛,可单用,或与乳香、没药等研末外用。

【按语】本品内服有活血散瘀,消肿止痛之功,为伤科及血瘀疼痛之要药,治妇女经闭、产后瘀阻腹痛及一切瘀血心腹刺痛;外用善止血敛疮生肌,治外伤出血及疮疡不敛。

【常用配伍】

1. **血竭配枯矾** 血竭甘咸性平,外用止血生肌敛疮,内服活血散瘀止痛;枯矾酸涩性寒,解毒、燥湿、止血。二者合用,共奏活血散瘀、止血定痛、生肌敛疮之功效,用于治疗外伤出血疼痛以及瘰疬、臁疮溃烂,疮口日久不敛者。

2. **血竭配乳香、没药** 三者均有活血散瘀、生肌止痛之功,相伍为用,其效更著,用于治疗外伤瘀血肿痛;或疮疡溃后,久不敛口者。

3. **血竭配自然铜** 二者均有活血散瘀止痛之功效。且自然铜能续筋接骨,相伍为用,共奏活血祛瘀、续筋接骨之功效,用于治疗跌打损伤之筋断骨折而有疼痛者。

【用法用量】内服研末,每次1～2g,或入丸剂。外用适量,研末调敷或入膏药内敷贴。

【参考资料】

1. 文献摘要

《新修本草》:"主五脏邪气,带下,心痛,破积血,金疮生肉。"

《海药本草》:"主伤折打损,一切疼痛,补虚及血气搅刺,内伤血聚,并宜酒服。"

《开宝本草》:"主心腹卒痛,止金疮血,生肌肉,除邪气。"

2. 化学成分及药理作用 本品主要含血竭红素、血竭素、去甲基血竭红素、去甲基血竭素等。尚含黄烷醇、查耳酮等。本品对多种致病真菌有不同程度的抑制作用；对烫伤所致的炎症能加速结痂，促进伤口愈合。注射剂能降低红细胞压积，加快红细胞及血小板的电泳速度，缩短血浆再钙化时间，抑制血小板聚集，防止血栓形成。

3.现代应用　口服血竭粉治疗上消化道出血和急性外痔、慢性结肠炎，疗效良好。

马钱子 Mǎqiánzǐ
《本草纲目》

为马钱科常绿乔木云南马钱 *Strychnose pierriana* A. W Hill，或马钱 *S. nux-vomica* L. 的成熟种子。前者主产于云南、广东、海南等地；后者主产于印度、越南、缅甸等地。野生或栽培。冬季果实成熟时采收，除去果肉，取出种子，晒干，炮制后入药。

【性味归经】苦，温；有大毒。归肝、脾经。

【功效】通络止痛，散结消肿。

【应用】

1.风湿顽痹，麻木瘫痪　治手足麻木、半身不遂。单用有效，亦可配麻黄、乳香、全蝎等为丸服。

2.跌打损伤，骨折肿痛　治跌打损伤，骨折肿痛，可配麻黄、乳香、没药，等分为丸，即九分散；亦配穿山甲等，如马钱散。

3.痈疽疮毒，咽喉肿痛　治痈疽疮毒，多作外用，单用即效。治喉痹肿痛，可配山豆根等分为末吹喉。

【按语】本品善能搜筋骨间风湿，开通经络，透达关节，止痛强，是治疗风湿顽痹、拘挛疼痛、麻木瘫痪之常用药，善散结消肿止痛，为伤科疗伤止痛之佳品。苦泄有毒，能散结消肿，攻毒止痛。治痈疽疮毒，多作外用，单用即效。治喉痹肿痛，

【用法用量】炮制后入丸、散，0.3～0.6g。外用适量，研末调涂。

【使用注意】孕妇禁用；不宜多服久服及生用；运动员慎用；有毒成分能被皮肤吸收，外用亦不宜大面积涂敷。

【参考资料】

1.文献摘要

《本草纲目》："治伤寒热病，咽喉肿痛，消痞块，并含之咽汁，或磨水嚼咽。"

《得配本草》："散乳痈，治喉痹。涂丹毒。"

《医学衷中参西录》："开通经络，透达关节，远胜于它药也。"

2.化学成分及药理作用　含有多种生物碱，主要为番木鳖碱（士的宁）、马钱子碱、异番木鳖碱、异马钱子碱等，并含有微量的番木鳖次碱、伪番木鳖碱、伪马钱子碱以及脂肪油、蛋白质、绿原酸等。《中国药典》规定：本品以士的宁、马钱子碱为定性鉴别成分。定量鉴别，按干燥品计算，含士的宁应为 1.20%～2.20%，马钱子碱不得少于 0.80%。有较强的中枢兴奋作用，首先兴奋脊髓的反射功能，其次兴奋延髓的呼吸中枢及血管运动中枢，并能提高大脑皮层的感觉中枢功能。有明显的镇痛、镇静作用。有镇咳、祛痰作用，其镇咳的作用强度超过可待因，祛痰作用与氯化铵相似。士的宁具强烈苦味，可刺激味觉感受器而反射性增加胃液分泌，促进消化机能，增进食欲。对皮肤真菌有一定的抑制作用。有改善微循环，刺激骨髓，活跃造血功能的作用。

3. 现代应用　本品与地龙配伍,治疗风湿闭阻所致的痹证,症见关节疼痛、臂痛腰痛、肢体肌肉萎缩,如马钱子散;配伍乳香、没药、麻黄,治疗跌打损伤,瘀肿疼痛,及软组织损伤、扭伤等,如九分散。

4. 不良反应　过量服用本品所致中毒的症状表现为:口干、舌麻、头晕、头痛和胃肠道刺激症状,全身肌肉轻微抽搐,精神轻度失常(好奇、醉酒感、恐惧等)。亦可见心慌、肢体不灵、癫痫样发作。中毒严重者可出现全身肌肉强直性痉挛,并因外界声、光、风等刺激而反复发作,但患者神志始终清楚。故应严格控制用量,注意炮制。救治的一般疗法为:给予中枢抑制药以制止惊厥,如戊巴比妥钠、阿米妥钠等,胃内有余毒者,可用洗胃(惊厥控制后)。如呼吸抑制宜暂停用药,如惊厥不能控制,可用乙醚做轻度麻醉,或用 10%水合氯醛 30ml 灌肠。

儿 茶 Érchá
《饮膳正要》

为豆科植物儿茶 *Acacia catechu*(L. f.) Willd. 的去皮枝、干的干燥煎膏。主产于云南、广西等地。冬季采收枝、干,除去外皮,砍成大块,加水煎煮,浓缩,干燥。打碎生用。

【性味归经】苦、涩,微寒。归心、肺经。

【功效】活血止痛,止血生肌,收湿敛疮,清肺化痰。

【应用】

1. 跌打伤痛,出血证　治跌打损伤,瘀滞肿痛,可与乳香、没药等配伍;治外伤出血,常与血竭、白及等配伍。

2. 疮疡不敛,皮肤湿疮,牙疳口疮　治疮疡不敛,可与乳香、没药等研末外用;治皮肤湿疮,可与龙骨、轻粉、冰片等外用;治牙疳口疮,可与硼砂、冰片为末,外搽患处。

3. 肺热咳嗽　治肺热咳嗽有痰者,可与黄芩、瓜蒌等配伍。

【按语】本品苦涩凉,功能活血疗伤、收敛止血、生肌敛疮。多外用于外伤瘀肿出血,或疮疡久不收口等证。亦可内服,以治肺热咳嗽,有清肺化痰之效。

【常用配伍】

1. 儿茶配白及　二者均有止血之功,相伍为用,其效更著,用于治疗外伤出血或肺痈咯血。

2. 儿茶配黄芩　二者均清肺热,儿茶且能化痰,相伍为用,共奏清热化痰之功效。用于治疗肺热之咳嗽痰黄、发热等症。

【用量用法】煎服,1~3g。宜包煎。多入丸、散服。外用适量,研末撒或调敷。

【参考资料】

1. 文献摘要

《饮膳正要》:"去痰热,止渴,利小便,消食下气,清神少睡。"

《本草纲目》:"清上膈热,化痰生津,涂金疮、一切诸疮,生肌定痛,止血,收湿。"

2. 化学成分及药理作用　本品主要含酚酸性成分,其主要成分为儿茶酸、儿茶鞣酸等。尚含槲皮素等黄酮醇、低聚糖、纤维素等。本品20%煎剂在体外能伤害腹水癌细胞;体外实验对多种皮肤真菌,金黄葡萄球菌、杆菌有不同程度抑制作用;并能抑制链激酶对纤维蛋白的溶解作用。右旋儿茶精对离体心脏先抑制后兴奋。

3. 现代应用　现代以本品内服,治各种原因导致的慢性腹泻;以本品水煎口服或保留灌肠,治溃疡性结肠炎、顽固霉菌性肠炎等疾患,均有较好疗效。

刘寄奴 Liújìnú
《新修本草》

为菊科多年生草本植物奇蒿 *Artemisia anomala* S. Moore 或白苞蒿 *Artemisia acti flora* Wall. ex DC. 的干燥地上部分。主产于浙江、江苏、江西等地。8～9 月开花时割去地上部分，晒干，切段入药。

【性味归经】辛、苦，温。归心、肝、脾经。

【功效】破血通经，散瘀止痛，止血疗伤，消食化积。

【应用】

1. **血瘀经闭，产后瘀痛**　治血瘀经闭，产后瘀阻腹痛，可与当归、川芎、桃仁等配伍。

2. **跌打损伤，肿痛出血**　治跌打损伤，瘀肿疼痛，可单用研末，以酒调服；亦可与延胡索、骨碎补等配伍，如流伤饮；治创伤出血，可单用鲜品捣烂外敷，亦可与五倍子、茜草等配伍。

3. **食积不化，脘腹胀痛**　治食积不化，脘腹胀痛，可与山楂、鸡内金、枳壳等配伍。

【按语】本品苦泄辛行温通，入心肝血分，功善破血通经、散瘀而止痛、止血，常治跌打损伤，肿痛，出血及血瘀经闭等证，有"金疮要药"之称；又兼入脾经，能消食化积，治食积不化，脘腹胀痛。

【用量用法】煎服，3～10g。外用适量。研末外撒或调敷。

【使用注意】孕妇忌用。

【参考资料】

1. 文献摘要

《新修本草》："破血下胀，多服令人下痢。"

《日华子本草》："治心腹痛，下气，水胀，血气，通妇人经脉，癥结。"

《开宝本草》："疗金疮，止血为要药；产后余疾，下血，止痛。"

2. 化学成分及药理作用　本品含奇蒿黄酮、香豆精、异泽兰素、脱肠草素、西米杜鹃醇等。本品水煎醇沉液能降低小鼠减压缺氧时的耗氧速度，延长生存时间，增加离体豚鼠冠状动脉灌流量。

3. 现代应用　刘寄奴在临床上用于治疗痔疮、急性传染性肝炎、前列腺肥大等有一定疗效。

第四节　破血消癥药

以破血逐瘀为主要功效，常用于治疗癥瘕积聚的药物，称为破血消癥药。

本类药物药性峻猛，活血作用最强，能破血逐瘀、消癥散积，主治瘀血日久、久病入络，或瘀血重证，尤多用于癥瘕积聚。亦可用于血瘀经闭、瘀肿疼痛等证。

应用本类药物时，常配伍行气破气药或化痰软坚药以加强其破血消癥之效。另外，还常与补虚之品同用，一方面因癥积之人病程较长，每兼体虚，配用有攻补兼施之效，另一方面可防其药性峻猛而耗伤正气。

本类药物药性峻猛，易耗气、动血。所以凡出血证，阴血亏虚，气虚体弱者及孕妇、月经期，当忌用或慎用。其中的虫类药物又有毒性，当注意其用法用量。

莪 术 Ézhú

（《药性论》）

为姜科植物蓬莪术 *Curcuma phaeocaulis* Val.、广西莪术 *Curcuma kwangsiensis* S. G. Lee et C. F. Liang 或温郁金 *Curcuma wenyujin* Y. H. Chen et C. Ling 的根茎。蓬莪术主产于四川、福建、广东等地；广西莪术主产于广西；温郁金主产于浙江、四川等地。秋、冬两季茎叶枯萎后采挖。除去地上部分、须根、鳞叶，洗净，蒸或煮至透心，晒干，切片。生用或醋炙用。

【性味归经】辛、苦，温。归肝、脾经。

【功效】破血行气，消积止痛。

【应用】

1. 血瘀气滞证 治癥瘕积聚，常与三棱相须为用；治痛经、经闭，常与三棱、当归、香附等配伍，如莪术散；治疟母痞块，可配柴胡、鳖甲等；治胸痹心痛，可与丹参、川芎等配伍；治体虚而瘀血久留不去者，与黄芪、党参等配伍。此外，与苏木、骨碎补等配伍，可用治跌打损伤、瘀肿疼痛。

2. 食积气滞，脘腹胀痛 治之可与青皮、槟榔等配伍，如莪术丸。

【按语】本品能破血散瘀，行气止痛，药力颇强，为破血消癥要药。凡血瘀气滞重症每用，既疗血瘀气结之癥瘕积聚、经闭，或心腹疼痛；又有较强的行气消积止痛作用，可治宿食不消之脘腹胀痛等证。唯易伤正气，用时宜慎。

【常用配伍】莪术配三棱 二药味苦无毒，入肝脾二经，行气消积，破血止痛，主治症瘕积聚、气血凝滞、心腹疼痛、胁下胀痛、闭经等证。

【用法用量】煎服，3～10g。醋炙莪术祛瘀止痛力强。

【使用注意】月经过多者及孕妇忌用。

【参考资料】

1. 文献摘要

《药性论》："治女子血气心痛，破痞癖冷气，以酒醋摩服。"

《日华子本草》："治一切气，开胃消食，通月经，消瘀血，止扑损痛，下血及内损恶血等。"

《本草图经》："治积聚诸气，为最要之药。"

2. 化学成分及药理作用 本品主要含挥发油，其主要成分为莪术呋喃酮、莪术烯醇、姜黄烯等二十多种倍半萜。尚含棕榈酸、姜黄素等。挥发油中的莪术醇、莪术双酮不仅有直接的抗癌作用，还可升高白细胞，使宿主特异性免疫功能增强而获得明显的免疫保护效应。其温莪术挥发油能抑制多种致病菌的生长。水提液可抑制血小板聚集，有抗血栓形成作用。

3. 现代应用 本品与莪术油、冰片配伍，治疗妇女霉菌性阴道炎、老年性阴道炎、宫颈糜烂，症见带下量多、色黄、粘腻臭秽、阴部瘙痒，属湿热瘀滞所致者，如保妇康栓。

三 棱 Sānléng

（《本草拾遗》）

为黑三棱科植物黑三棱 *Sparganium stoloni ferum* Buch. - Ham. 的块茎。主产于江苏、山东、河南等地。冬季至次年春挖取块茎，去掉茎叶须根，洗净，削去外皮，晒干。切片生用或醋炙后用。

【性味归经】辛、苦,平。归肝、脾经。

【功效】破血行气,消积止痛。

【应用】

1. 血瘀气滞证 治血瘀气滞经闭腹痛,癥瘕积聚,每与莪术相须为用,如三棱丸。

2. 食积不化,脘腹胀痛 治食积气滞,脘腹胀痛,常与青皮、麦芽等配伍,如三棱煎。

【按语】本品苦辛平,功效与莪术相似,亦用于血瘀气结之重症。然三棱入血分,破血之力优于莪术;莪术偏入气分,破气之力优于三棱。故治血瘀气滞诸证,两药每相须为用以增效。

【常用配伍】

1. 三棱配当归、红花 三棱活血祛瘀、行气止痛;当归活血补血;红花活血祛瘀。三者合用,有活血祛瘀、行气止痛、补血之功效,用于治疗血瘀之闭经、小腹痛甚而拒按者。

2. 三棱配青皮、麦芽 三棱消积行气而止痛;青皮散结行气;麦芽消食行气。三药伍用,有消食除积、散结止痛之功效,用于治疗食积气滞之脘腹胀痛、食少纳呆、嗳腐吞酸等。

【用法用量】煎服,5～10g。醋炙后可增强祛瘀止痛作用。

【使用注意】同莪术。

【参考资料】

1. 文献摘要

《日华子本草》:"治妇人血脉不通,心腹痛,落胎,消恶血,补老,通月经,治气胀,消扑损瘀血,产后血痛,血晕,并宿血不下。"

《开宝本草》:"主老癖癥瘕结块。"

《医学启源》:"主心膈痛,饮食不消,破气。"

2. 化学成分及药理作用 本品含挥发油、有机酸及豆甾醇、β-谷甾醇、刺芒柄花素、胡萝卜苷等。本品煎剂可抑制血小板聚集,使动物血栓形成时间明显延长,血栓长度缩短;还可直接破坏肿瘤细胞,对实验动物肿瘤模型有一定抑制作用。

3. 现代应用 本品与槟榔、厚朴、莪术等配伍,用于因饮食不节损伤脾胃的胃炎、消化不良,属气郁食滞所致,症见胃脘疼痛、嗳腐吞酸、食欲不振、恶心呕吐,如开胸顺气丸。

穿山甲 Chuānshānjiǎ
(《名医别录》)

为鲮鲤科动物穿山甲 *Manis pentadactyla* Linnaeus 的鳞甲。主产于广西、云南、广东等地。全年均可捕捉,捕捉后杀死置沸水中略烫,取下鳞片,洗净,晒干生用;或砂炒至鼓起,洗净,干燥;或炒后再加入醋淬,用时捣碎。

【性味归经】咸,微寒。归肝、胃经。

【功效】活血消癥,通经下乳,消肿排脓,搜风通络。

【应用】

1. 癥瘕积聚,经闭 治瘀血阻滞导致之癥瘕积聚,常与三棱、莪术等配伍;治血滞经闭,常与当归、桃仁、红花等配伍。

2. 产后乳汁不下 治妇女产后乳汁不下,可单用研末,以酒送服;常与王不留行相须为用。若气血壅滞,乳汁不下者,可与当归、川芎、柴胡等配伍;若气血亏虚,乳汁稀少者,可与当归、黄芪等配伍。

3. 痈肿疮毒，瘰疬 治痈肿初起或欣热肿痛者，常与金银花、皂角刺、天花粉等配伍，如仙方活命饮；治疮痈脓成不溃者，常与黄芪、当归等配伍，如透脓散；治瘰疬痰核，可与夏枯草、浙贝母、玄参等配伍。

4. 风湿痹痛，中风偏瘫 治风湿痹痛，肢体拘挛，关节不利，可与白花蛇、蕲蛇、蜈蚣等配伍；治中风偏瘫，半身不遂，可与黄芪、红花等配伍。

【按语】本品性善走窜，内通脏腑，外透经络，功善活血消癥通经下乳、消肿排脓，治癥瘕痞块及瘀血经闭、乳汁不通，或痈肿疮毒等证。可使疮痈未成脓者消散，已成脓者速溃，为治疮痈的常用药。

【常用配伍】

1. 穿山甲配黄芪、当归、王不留行 黄芪补气；当归补血活血；穿山甲、王不留行活血下乳。四药伍用，有补气、养血、活血、下乳之功效，用于治疗气血两虚之乳汁不足。

2. 穿山甲配三棱 穿山甲活血通经；三棱破血祛瘀、行气止痛。二者伍用，有破血祛瘀、行气止痛之功效，用于治疗气滞血瘀之癥瘕。

3. 穿山甲配皂角刺 穿山甲消肿溃痈、活血通经；皂角刺溃脓消肿、排脓。二者伍用，其消肿排脓之功效增强，用于治疗外科疮痈尚未成脓或脓成未溃者。

【用法用量】煎服，5～10g。研末服效果较好，每次 1～1.5g。

【使用注意】疮疡已溃者忌用。孕妇慎用。

【参考资料】

1. 文献摘要

《名医别录》："主邪惊啼悲伤……疗蚁瘘。"

《本草纲目》："除痰疟寒热，风痹强直疼痛，通经脉，下乳汁，消痈肿，排脓血，通窍，杀虫。""穿山甲，古方鲜用，近世风疟、疮科、通经下乳，用为要药。……穿山甲，王不留，妇人食了乳长流。"

《本草再新》："搜风去湿，解热败毒。"

2. 化学成分及药理作用 本品含硬脂酸等脂肪酸等 16 种游离氨基酸、挥发油、生物碱、胆甾醇及多种微量元素。本品各种制剂对实验动物有直接扩张血管壁，降低外周阻力，显著增加股动脉血流量的作用；还能延长凝血时间，降低血液黏度。有升高白细胞、抗炎、提高缺氧耐受力的作用。

3. 现代应用 本品与肉桂同用，治疗前列腺增生症早期，症见夜尿频数、排尿不畅、尿细无力、淋漓不尽，属阳虚血瘀、膀胱气化不利者，如癃闭通胶囊。

水 蛭 Shuǐzhì
《神农本草经》

为水蛭科动物蚂蟥 *Whitmania pigra* Whitman、水蛭 *Hirudo nipponica* Whitman 或柳叶蚂蟥 *Whitmania acranulata* Whitman 的全体。中国大部分地区均有出产，多属野生。夏、秋季捕捉。捕捉后洗净，用沸水烫死，切断晒干或低温干燥。生用或用滑石粉烫后用。

【性味归经】咸、苦，平；有小毒。归肝经。

【功效】破血通经，逐瘀消癥。

【应用】**癥瘕积聚，血瘀经闭，跌打损伤** 治癥瘕积聚、血瘀经闭，常与桃仁、虻虫、大黄等配伍,如抵当汤;若体虚者,可与人参、当归等配伍;治跌打损伤,可与苏木、自然铜等配伍,如接骨火龙丹。

此外,现代临床用治血小板增多症、脑出血颅内血肿,有较好疗效。

【按语】本品力峻效宏,为破血逐瘀消癥之良药。多用治癥瘕积聚、血瘀经闭、跌打损伤之重症。

【常用配伍】

1.**水蛭配芒硝、大黄**　水蛭破血逐瘀;芒硝清热泻火软坚;大黄逐瘀通经、泻火解毒。三药合用,有清热泻火、活血软坚之功效,用于治疗热壅血滞之肿毒未化脓者。

2.**水蛭配三七末、麝香**　水蛭破血逐瘀;三七化瘀止血定痛;麝香活血散结止痛。三药伍用,有散结逐瘀、止血定痛之功效,用于治疗跌打损伤之肿胀疼痛。

3.**水蛭配桃仁**　二者均有破血逐瘀之功,相须为用,其效更显著,用于治疗瘀血所致之闭经、癥瘕,跌打损伤之肿胀疼痛等。

【用法用量】煎服1~3g;研末服,0.3~0.5g。以入丸、散或研末服为宜。或用活水蛭放于瘀肿部位吸血消肿。

【使用注意】孕妇及月经过多者忌用。

【参考资料】

1.文献摘要

《神农本草经》:"主逐恶血,瘀血,月闭,破血痕,积聚,无子,利水道。"

《名医别录》:"堕胎。"

《本草衍义》:"治伤折。"

2.化学成分及药理作用　本品含水蛭素、蛋白质、肝素、抗血栓素及组织胺样物质。本品水煎剂能使血中胆固醇和甘油三酯含量降低,同时使主动脉与冠状动脉斑块消退,胶原纤维增生,胆固醇结晶减少。水蛭素不仅能抑制纤维蛋白原转化为纤维蛋白,也能抑制凝血因子的活化及凝血酶诱导的血小板反应,抗凝作用极强大;能防止血栓形成,对已形成的血栓有溶解作用。水蛭注射液能促进脑血肿及皮下血肿吸收,减轻周围炎症反应及水肿,缓解颅内压升高,改善局部血液循环,保护脑组织免遭坏死及促进神经功能恢复。

3.现代应用　现代以水蛭粉或口服液内服,治血脂异常症、脑出血、颅内血肿、脑梗死、肺源性心脏病等;以水蛭煎汤服,治血小板增多症;以水蛭提取物制成片剂,治冠心病心绞痛等。均有良效。

4.不良反应　中毒潜伏期约1~4小时,可有恶心、呕吐、子宫出血,严重时出现胃肠道出血、剧烈腹痛、血尿、昏迷等症。救治措施:内服过量可洗胃、导泻,服用活性炭末。继用绿豆、甘草各10g,煎汤口服。剧烈腹痛、有出血倾向时,口服云南白药或肌注、口服维生素K和安络血等。严重者给强心剂,如毒毛旋花子苷K或西地兰。出血严重者给予输血。

虻虫 Méngchóng
（《神农本草经》）

为虻科昆虫复带虻 *Tabanus bivittdtus* Matsumura 等的雌虫体。中国各地均有,以畜牧区最多。主产于广西、四川、浙江等地。5~6月捕捉,沸水烫或稍蒸,晒干。生用或炒用。一般去翅足炒过用。

【性味归经】苦,微寒;有小毒。归肝经。

【功效】破血通经,逐瘀消癥。

【应用】

1.癥瘕积聚、血瘀经闭　治癥瘕积聚,可与水蛭、土鳖虫等配伍,如化癥回生丹;治血滞经闭,可与熟地黄、水蛭、桃仁等配伍,如地黄通经丸。

2.跌打损伤　治跌打损伤,血瘀肿痛,可配牡丹皮研末以酒送服,或可与乳香、没药、三七等配伍。

【按语】本品有破血逐瘀,消癥通经之功,与水蛭相似,而性尤峻猛。常用治经闭、癥瘕、蓄血发狂等证。唯性猛有毒,用当宜慎。

【常用配伍】

1.虻虫配水蛭　两药一潜一飞,皆吸血之物,逐恶血,散结,治血结上下俱病者,功效尤彰。两药之破血逐瘀力量大于三棱,莪术,常治疗瘀血闭经,症瘕积聚,折伤坠扑,蓄血疼痛。

2.虻虫配桃仁　两药有协同作用,可化瘀血通经闭,去瘀生新,治疗妇女各种血痛证兼有大便不通,月经不调属于血瘀实证者,均可治疗。

3.虻虫配丹皮　清热凉血,破血逐瘀,治疗跌打损伤,瘀血肿痛,兼有发热者。

【用法用量】煎服,1~1.5g;研末服,0.3g。

【使用注意】腹泻者慎用。孕妇及体虚无瘀滞者忌用。

【参考资料】

1.文献摘要

《神农本草经》:"逐瘀血,破下血积,坚痞,癥瘕,寒热,通利血脉及九窍。"

《名医别录》:"女子月水不通,积聚,除贼血在胸腹五脏者,及喉痹结塞。"

《日华子本草》:"堕胎。"

2.化学成分及药理作用　本品主要含蛋白质。尚含有肝素、抗血栓素及组织胺样物质。本品有较强的抗凝血酶作用,能活化纤溶系统;对家兔离体子宫有兴奋作用;对内毒素所致肝出血性坏死病灶的形成有显著抑制作用。

3.现代应用　本品与水蛭、郁金等制成消栓通胶囊,是脑血栓、脑溢血、脑动脉硬化、脑栓塞患者理想的特效药。应用化癥回生丹(虻虫、人参等35味中药组成)治疗肝硬化、肝癌、子宫肌瘤疗效显著。虻虫粉单味内服治疗瘀血型内痔出血有效率达78.5%,未发现副作用。

4.不良反应　有关虻虫致急性中毒的实例未见报道。多数认为虻虫服后可引起暴泻等。

斑　蝥 Bānmáo
(《神农本草经》)

为芫青科昆虫南方大斑蝥 *Mylabris phalerata* Pallas 或黄黑小斑蝥 *Mylabris cichorii* Linnaeus 的干燥全体。中国大部分地区均产,主产于辽宁、河南、广西等地。夏、秋两季捕捉,闷死或烫死,去头、足、翅,晒干生用或与糯米同炒至黄黑色,去米,研末用。

【性味归经】辛,热;有大毒。归肝、胃、肾经。

【功效】破血逐瘀,散结消癥,攻毒蚀疮。

【应用】

1.癥瘕积聚,血瘀经闭　治经闭不通,可与桃仁、大黄等配伍。近代取其消癥散结作用,治疗多种癌症有一定效果，尤以治肝癌为优，用鸡蛋叩一小孔，放入去头、足、翅的斑蝥1~3只，烤熟去斑蝥，食蛋，每天一只。

2.痈疽，顽癣，瘰疬　治痈疽肿硬不破，取本品研末，和蒜捣膏贴敷，可收攻毒拔脓之效；治顽癣，可以本品微炒研末，蜜调敷；治瘰疬、瘘疮，可与白矾、白砒、青黛等，研末外掺，如生肌干脓散。

此外，本品外敷对皮肤有强烈的刺激作用，能引起皮肤发赤起泡，可作发泡疗法以治面瘫、风湿痹痛等多种疾病。亦可用本品酒浸液擦斑秃，能促进毛发生长。

【按语】本品能破血通经，消癥散结。外用能以毒攻毒，消肿散结，蚀疮祛腐，治痈疽、瘰疬、狂犬咬伤。

【常用配伍】

1.斑蝥配白砒、白矾、青黛　斑蝥攻毒蚀疮；白砒蚀疮祛腐；白矾解毒杀虫、燥湿止痒；青黛清热解毒、凉血消肿。四药伍用，有解毒蚀疮、散结消肿之功效，用于治疗瘰疬瘘疮等症。

2.斑蝥配桃仁、大黄　斑蝥破血散结；桃仁破血祛瘀；大黄逐瘀通经。三药合用，有破血通经止痛之功效，用于治疗瘀血阻滞所致之经闭不通等症。

【用法用量】内服多入丸、散，0.03~0.06g。外用适量，酒、醋浸涂，或研末敷贴，或作发泡用。内服宜与糯米同炒，或配青黛、丹参以缓其毒。

【使用注意】本品有大毒，内服宜慎。体弱者及孕妇忌服。外用可刺激皮肤发红发泡，甚至腐烂，不宜久敷和大面积使用。

【参考资料】

1.文献摘要

《神农本草经》："主寒热、鬼疰蛊毒、鼠瘘、恶疮、疽，蚀死肌，破石癃。"

《药性论》："治瘰疬，通利水道。"

《日华子本草》："疗淋疾，敷恶疮瘘烂。"

2.化学成分及药理作用　本品主要含羟基斑蝥素、油脂、树脂、蚁酸、色素等。本品具有抗癌、抗病毒、抗菌、抗炎作用；还能刺激骨髓使白细胞增生活跃，升高白细胞。

3.现代应用　本品与莪术、黄芪、女贞子等药物配伍，用治因瘀毒内结、兼气阴两虚所致的原发性肝癌、肺癌、直肠癌、恶性淋巴瘤、妇科肿瘤，如复方斑蝥胶囊；或与紫草、糯米配伍，用于毒热瘀滞所致的急慢性肝炎、肝硬化，症见胁肋刺痛，如肝宁片。

4.不良反应　临床主要中毒症状为：恶心、呕吐，整个消化道有强烈的烧灼感。尿频、尿急、尿痛、尿血、蛋白尿、甚至肾功能衰竭。局部刺激症状，如皮肤黏膜出现灼烧、疼痛、口渴、吞咽困难、出血、水肿、发泡等。消化道症状，如呕吐、剧烈腹痛，甚则溃疡、便血等。中枢神经系统损害，如神志不清、昏迷，眼球转动不灵、复视，语言困难、口唇麻木，甚则肢体瘫痪、软而无力等。肝肾泌尿系统的损害症状，出现排尿困难、血尿、尿疼、腰痛、泌尿系统感染，甚则肝功能损害、肾功能衰竭等，若救治不及时，患者多因肝肾功能衰竭而死亡。在使用斑蝥时必须严格掌握用量，防止中毒事件的发生。中毒救治措施包括人工催吐、洗胃，口服4%碳酸氢钠溶液，对症治疗等。治疗中忌油类及脂肪，包括食物，以免加快毒素吸收（斑蝥毒素为脂溶性毒素）。

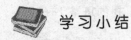 **学习小结**

1.学习内容

(1)学习层次分类表

学习层次	具体药物	学习要求
掌握	川芎、延胡索、郁金、乳香、丹参、益母草、桃仁、红花、牛膝、莪术	学习药物的性能、功效、主治病证、特殊的用量用法和使用注意
熟悉	姜黄、五灵脂、鸡血藤、土鳖虫、自然铜、苏木、骨碎补、马钱子	学习药物的功效、主治病证、特殊的用量用法和使用注意
了解	没药、泽兰、王不留行、月季花、凌霄花、血竭、儿茶、刘寄奴、三棱、穿山甲、水蛭、虻虫、斑蝥	学习药物的功效、特殊的用量用法和使用注意

(2)相似药物功用比较

◎川芎、延胡索、郁金、姜黄 均能活血行气止痛,治疗血瘀气滞所致的诸痛证。然川芎活血力强,能上行头目,祛风止痛,善治头痛、痹痛;又能下行血海,为调经要药,治痛经、经闭等证。而延胡索止痛力强,凡一身上下血瘀气滞诸痛证皆宜。郁金辛苦性寒。又能凉血解郁清心,善治血瘀气滞挟热者,并治热病神昏、癫痫痰闭之证;且能利胆退黄,常治肝胆湿热证。姜黄则性温辛散,既能内行气血、通络止痛,又能外散风寒湿邪,尤长于行肢臂而除痹痛,善治风湿臂痛。

◎乳香、没药 气味芳香,辛散走窜,均能活血止痛、消肿生肌。内治血瘀气滞心腹诸痛;外治痈疽疮肿,跌打损伤。但乳香长于活血伸筋,而没药善于散瘀止痛故临床每相须为用。

◎丹参、红花、桃仁 均能活血通经,为治疗妇科瘀血阻滞经产诸证及胸痹、心痛、跌打损伤等瘀血证。其中丹参性寒凉,血热瘀滞者最宜;并能清心除烦、凉血消痈,凡热入营血,烦躁不安及疗疮痈肿均可用之。红花、桃仁常相须为用,治疗瘀血证。但桃仁甘苦性平质润,长于破瘀生新,润肠通便。而红花辛散温通,质轻浮散,又可活血,疗斑疹紫暗。

◎益母草、泽兰 均能活血调经、利水消肿,为治血瘀经产诸证及水瘀互结之水肿的常用品,但益母草性寒凉,其调经、利水之功较泽兰均胜一筹,为妇科经产要药。而泽兰活血祛瘀消肿力胜,又常用治跌打伤痛及痈肿等。

◎牛膝 有川、怀之分,川牛膝长于活血通经,利关节,治血瘀经闭,风湿痹痛;怀牛膝善于补益肝肾、强壮筋骨,治腰膝酸痛,筋骨痿软。但二者均具下行之性,能利尿通淋,并引之、引血、引药下行,治疗淋证及气火上逆之吐衄、牙龈肿痛、头痛、眩晕等证。

◎鸡血藤、王不留行 均能祛瘀血、通经络,用于瘀血经闭等证。但鸡血藤活血补血、舒筋通络,适用于血瘀兼血虚的月经不调,风湿痹痛。而王不留行能通经下乳、消痈散结,适用于经闭不通,乳汁不下及乳痈等证;且能利尿通淋,以治热淋、血淋、石淋等。

◎月季花、凌霄花 皆用其花,均有活血调经之效,适用于月经不调,血瘀经闭等证。而凌霄花活血破瘀力强,可治癥瘕痞块,并能凉血祛风,疗风热痒疹。月季花兼消肿止痛之功,适用于痈肿疮毒之证。

◎土鳖虫、自然铜、苏木 均能活血化瘀、通经疗伤,为伤科续筋接骨常用品,适用于跌打损伤,筋伤骨折,瘀血肿痛之证。但土鳖虫药力峻猛,且能破血逐瘀,治疗经闭、癥瘕。然自然铜散瘀止痛力胜,尤善促进骨折愈合。而苏木消肿止痛力胜,可治血滞痛经,产后瘀阻腹痛,心腹瘀痛及痈疮肿毒。

◎骨碎补、血竭、儿茶、刘寄奴　均能活血疗伤,用于跌打损伤之证。其中骨碎补又能益肾强筋骨,可治肾虚腰痛,足膝痿弱、耳鸣耳聋、牙痛、久泻。然血竭、儿茶均能生肌敛疮,治疗外伤出血,疮疡不敛。而刘寄奴能破血通经、消食化积,适用于血瘀经闭,产后瘀滞腹痛及食积不化等证。

◎莪术、三棱　均能破血行气、消积止痛,常相须为用。同为破血消癥之要药。治疗癥瘕痞块,胸腹胀痛,食积不消,血滞经闭等证。然破血之力三棱胜于莪术,行气之功莪术胜于三棱。

◎水蛭、虻虫、穿山甲、斑蝥　均为动物药,性善走窜,善破血逐瘀消癥。用于癥瘕积聚。其中水蛭为力峻效宏之佳品。但虻虫药性峻猛,服后即泻,药过即止,非重证不宜。然斑蝥辛寒有大毒,外用攻毒蚀疮,多用于痈疽、顽癣、瘰疬、狂犬咬伤等;内服能破血通经,消癥散结,治瘀血内阻之经闭、癥瘕。而穿山甲虽破血消癥之力不及水蛭、虻虫、斑蝥,但又善通经下乳,为治乳汁不下之要药;且可消肿排脓,常用于痈疽肿毒、瘰疬等证。

2.学习方法　结合本类药物味辛味苦,走散通行的特点,理解药物的性能功用;对于相似药物,如川芎与丹参、桃仁与红花、三棱与莪术、郁金与姜黄、乳香与没药等,采用对比、归纳的方法,学会鉴别应用,并指导临床辨证选药;对有毒性或有特殊用法和使用注意的药物,如马钱子、乳香、没药等,应加以注意。

目标检测

1.试述活血化瘀药的含义、功效、适应证及使用注意。

2.运用活血化瘀药时,应配伍何类药同用?为什么?

3.试比较下列各组药物性味、功效、主治证的异同:川芎与丹参、桃仁与红花、益母草与丹参、三棱与莪术、郁金与姜黄、乳香与没药、水蛭与土鳖虫。

4.试述牛膝、郁金、延胡索、益母草的功效及应用。

5.川芎、附子、羌活、三七、川楝子均能止痛,治疗痛证,临床应如何区别使用?

6.丹参、连翘、肉桂、荆芥、乳香均能治疗疮痈,其机理与应用有何不同?

第十三章　化痰止咳平喘药

凡以祛痰或消痰为主要作用,治疗痰证的药物,称为化痰药;以制止或减轻咳嗽和喘息为主要作用,治疗咳喘证的药物,称为止咳平喘药。

因咳喘多夹痰,痰多易发咳嗽,痰、咳、喘三者相互兼杂;而化痰药每兼止咳平喘作用,止咳平喘药又每兼化痰功效,临床常相互配伍应用,故将化痰药与止咳平喘药合并一章介绍。

本类药物多有辛、苦或甘味,药性寒凉或温热。辛能宣通肺气,苦能燥湿化痰,降泄肺气,甘可滋润肺燥;温以散寒,凉可清热。主归肺经,兼归脾、胃、肝经。故本类药物具有宣通肺气、化痰止咳、降气平喘等功效,分别为化痰药和止咳平喘药。

化痰药主治痰证。痰既是病理产物,又是致病因素,它"随气升降,无处不到",故其病证甚多。如痰阻于肺之咳喘痰多或咯痰不爽;痰停于胃之恶心、呕吐、胃脘痞满;痰气凝结咽喉之喉中如物梗阻,吐之不出,咽之不下;痰蒙心窍或引动肝风之昏厥、癫痫、中风、惊厥;痰蒙清阳之头晕、目眩;痰火扰心之睡卧不安;肝风夹痰之中风、惊厥;痰阻经络之肢体麻木,半身不遂、口眼㖞斜;痰气互结之瘰疬、瘿瘤;痰凝肌肉,流注骨节之阴疽流注等,在病机上与痰都有密切关系,皆可用化痰药治疗。止咳平喘药主治外感、内伤所致的各种咳嗽和喘息。

由于痰有寒痰、湿痰、热痰、燥痰之分,化痰药又因药性不同而有温化寒痰与清化热痰之别,故本章药物可分为温化寒痰药、清化热痰药和止咳平喘药三类。

应用本类药物时,除应根据病证不同,有针对性地选择相应的化痰药及止咳平喘药外,并须根据痰、咳、喘之成因和证型作适当的配伍,以治病求本,标本兼顾。如兼表证者,配解表药;里热者,配清热泻火药;里寒者,配温里药;虚劳者,配补虚药;阴虚火旺者,配滋阴降火药;脾虚湿阻者,配健脾燥湿药。此外,如眩晕、癫痫、惊厥、中风痰迷者,配平肝息风、开窍、安神药;瘿瘤、瘰疬、痰核者,配软坚散结药;阴疽流注者,配温阳散寒通滞药。因痰饮形成的病机为气化失司,水液停滞,气机失调,故历代医家强调治痰之要在于调气,气行则水行,气降则痰降,故应配伍行气、降气药,以加强化痰之功。又因"脾为生痰之源",脾虚则运化无权,津液不归正化而聚湿生痰,故常配伍健脾燥湿药,以标本兼顾。

应用本章药物时必须注意,药性温燥的温化寒痰药,一般不宜用于热痰、燥痰;药性寒凉的清化热痰药,一般不宜用于寒痰、湿痰;凡咳嗽兼咯血或痰中带血等有出血倾向者,不宜使用作用强烈而有刺激性的化痰药,以免加重出血;麻疹初起有表邪之咳嗽,当以疏解清宣为主,不宜单投止咳药,尤其是温性或有收敛功效的止咳药应当忌用,以免遏伏疹毒而影响麻疹之透发;有毒性的药物,应注意其炮制、用法、用量及不良反应的防治。

第一节　温化寒痰药

本类药物,味多辛苦,性多温燥,主归肺、脾、肝经,有温肺祛寒、燥湿化痰之功,主治寒痰、湿痰证,症见咳嗽、气喘、痰多清稀、色白呈泡沫状、舌苔白腻等,以及由寒痰、湿痰所致的眩晕、肢体麻木、瘿瘤、瘰疬、痰核、阴疽流注等。临床运用时,多与温肺散寒、燥湿健脾药同用,以期达到温化寒痰、湿痰的目的。温燥之性较强的温化寒痰药,不宜用于热痰、燥痰证。

半 夏 Bànxià

《神农本草经》

为天南星科植物半夏 *Pinellia ternata* (Thunb.) Breit. 的干燥块茎。全国大部分地区均有,主产于四川、湖北、江苏、安徽等地。夏、秋二季采挖,洗净,除去外皮及须根,晒干,为生半夏。一般用姜汁、明矾制过入煎剂。

【性味归经】辛,温;有毒。归脾、胃、肺经。

【功效】燥湿化痰,降逆止呕,消痞散结;外用消肿止痛。

【应用】

1. **湿痰,寒痰证** 治疗湿痰咳嗽,痰多胸闷,常配伍陈皮、茯苓等,如二陈汤;治疗寒痰咳嗽,痰多清稀,常配伍细辛、干姜等,如小青龙汤;治疗湿痰上犯清阳之头痛、眩晕,甚则呕吐痰涎者,常配伍天麻、白术等,如半夏白术天麻汤;治疗痰饮内盛,胃失和降之夜寐不安者,配伍秫米以化痰和胃安神,如半夏秫米汤。

2. **多种呕吐** 对多种原因的呕吐均可配伍应用,尤宜于痰饮或胃寒所致的胃气上逆之呕吐,常与生姜配伍,如小半夏汤;治疗胃热呕吐,常配伍黄连、竹茹等,如黄连橘皮竹茹半夏汤;治疗胃气虚呕吐,常配伍人参、白蜜等,如大半夏汤;治疗胃阴虚呕吐,常配伍麦冬、粳米等,如麦门冬汤。现代以本品制成注射液肌注,用治各种呕吐。

3. **结胸,心下痞,梅核气,胸痹** 治疗痰热结胸之胸腹满闷、吐痰黄稠,常配伍黄连、瓜蒌等,如小陷胸汤;治疗寒热互结之心下痞满,常配伍干姜、黄连、黄芩等,如半夏泻心汤;治疗气郁痰凝之梅核气,常配伍紫苏、厚朴、茯苓等,如半夏厚朴汤;治疗痰浊阻滞,胸阳不振之胸痹心痛,常配伍瓜蒌、薤白等,如瓜蒌薤白半夏汤。

4. **瘿瘤,痰核,痈疽肿毒,毒蛇咬伤** 治疗痰湿凝结之瘿瘤、痰核,常配伍昆布、海藻、浙贝母等;治痈疽肿毒、毒蛇咬伤,可生品研末调敷或鲜品捣烂外敷。

此外,对创伤出血,用生半夏细粉外敷伤口,有良好的止血、止痛作用。

【按语】本品辛温而燥,有毒,入脾、胃、肺经。长于燥湿而化痰浊,温脏腑而化寒痰,降胃气而止呕吐,为治湿痰、寒痰及呕吐之要药。又善化痰而消痞散结,治痰气互结之痞证、结胸、胸痹、梅核气等。生品外用又能消肿散结,治瘰疬瘿瘤、痈疽肿毒及毒蛇咬伤。

【常用配伍】

1. **半夏配生姜** 半夏既能燥湿化痰,又能降逆和胃,为止呕要药;生姜温胃散寒、和中降逆止呕,为呕家圣药。二者合用,共奏温中燥湿、降逆止呕功效,适用于多种呕吐证,尤宜于胃寒呕吐。且生姜可杀半夏之毒,使其更好地发挥疗效作用。

2. **半夏配陈皮** 半夏辛温燥烈,功用燥湿化痰、降逆止呕;陈皮辛苦而温,长于理气健脾、燥湿化痰。二药合用,半夏得陈皮之助,则气顺而痰自消,化痰湿之力尤胜;陈皮得半夏之辅,则痰除而气自下,理气和胃之功更著。共奏燥湿化痰、健脾和胃、理气止呕之功,适用于湿痰、寒痰证。

【用法用量】煎服,3～10g。内服一般宜制过用。炮制品中有姜半夏、法半夏等,其中姜半夏长于降逆止呕,法半夏长于燥湿且温性较弱,半夏曲长于化痰消食,竹沥半夏则清化热痰而治热痰、风痰证。生品外用适量,磨汁涂或研末调敷患处。

【使用注意】反乌头。其性温燥,阴虚燥咳、血证、热痰、燥痰应忌用或慎用。

【参考资料】

1. 文献摘要

《名医别录》:"消心腹胸膈痰热满结,咳嗽上气,心下急痛,坚痞,时气呕逆,消痈肿,堕胎。"

《本经逢原》:"半夏同苍术、茯苓治湿痰;同瓜蒌、黄芩治热痰;同天南星、前胡治风痰;同芥子、姜汁治寒痰;惟燥痰宜瓜蒌、贝母,非半夏所能也。"

2. 化学成分及药理作用　本品含β-谷甾醇、葡萄糖苷、多种氨基酸、蛋白质、挥发油、皂苷、辛辣性醇类、胆碱、左旋盐酸麻黄碱等生物碱及少量脂肪、淀粉等。本品各种炮制品对实验动物均有明显的镇咳作用,并能解除支气管痉挛;对胃肠运动功能有双向调节作用,既可兴奋乙酰胆碱受体而对豚鼠离体肠管产生收缩作用,显著增强肠道的蠕动和输送功能,又可抑制乙酰胆碱、组胺、氯化钡所引起的肠道收缩;抑制呕吐中枢而镇吐;显著抑制胃液分泌,水煎醇沉液对多原因所致的胃溃疡有显著的预防和治疗作用;半夏的稀醇和水浸液或其多糖组分、生物碱具有广泛的抗肿瘤作用。此外,还有抗心律失常、降血脂、镇静催眠、抗生育和抗早孕等作用。

3. 现代应用　现代临床以小半夏汤加茯苓等煎服,治病毒性心肌炎;以姜半夏配附片、白术、黄芪等水煎服,治尿毒症;以掌叶半夏提取物(水溶性部分)制成片剂口服,并以其栓剂贴敷宫颈,棒剂塞入宫颈管,治疗各期子宫颈癌有效。

4. 不良反应　生半夏对口腔、喉头和消化道黏膜有强烈的刺激性,可导致失音、呕吐、水泻等副作用,严重的喉头水肿可致呼吸困难,甚至窒息。但这种刺激作用可通过煎煮而除去。实验证明,半夏对动物遗传物质具有损害作用,故用于妊娠呕吐应持慎重态度。久用半夏制剂口服或肌注,少数病例会出现肝功能异常和血尿。误服生半夏中毒时,可给服姜汁、稀醋、浓茶或蛋白等,必要时给氧或作气管切开。或以生姜30g,防风60g,甘草15g,煎汤,先含漱一半,再内服一半,或以醋30～60ml加姜汁少许,漱口或内服。临床用生半夏时必须煎熟,以避免中毒。

天南星 Tiānnánxīng
(《神农本草经》)

为天南星科植物天南星 *Arisaema erubescens*（Wall.）Schott、异叶天南星 *Arisaema heterophyllum* Bl. 或东北天南星 *Arisaema amurense* Maxim. 的干燥块茎。天南星主产于河南、河北、四川等地;异叶天南星主产于江苏、浙江等地;东北天南星主产于辽宁、吉林等地。秋、冬二季茎叶枯萎时采挖,除去须根及外皮,干燥,为生南星;用姜汁、明矾制过用,为制南星。

【性味归经】苦、辛,温;有毒。归肺、肝、脾经。

【功效】燥湿化痰,祛风止痉;外用消肿止痛。

【应用】

1. 湿痰,寒痰证　治疗湿痰阻肺,咳喘痰多,胸膈胀闷,常配伍半夏、枳实等,如导痰汤;治疗寒痰咳嗽,痰白清稀,常配伍半夏、肉桂等,如姜桂丸;治疗热痰咳嗽,痰黄粘稠,常配伍黄芩等,如小黄丸。

2. 风痰眩晕,中风,癫痫,破伤风　治疗风痰眩晕,常配伍半夏、天麻等;治疗中风痰滞经络之半身不遂，手足顽麻，口眼㖞斜，常配伍半夏、川乌等，如青州白丸子；治疗癫痫，常配伍半夏、全蝎等，如五痫丸；治疗破伤风之角弓反张，牙关紧闭，常配伍白附子、天麻、防风等，如玉真散。

3. 痈疽肿痛，毒蛇咬伤，跌打伤痛　治疗痈疽肿痛，可研末醋调外敷；治疗毒蛇咬伤，可配伍雄黄外敷；治疗跌打伤痛，单用研末，以米泔水（或醋）磨浓汁外涂。

【用法用量】煎服，3～9g。内服一般宜制过用。生品外用适量，研末调敷或鲜品捣敷患处。

【按语】本品辛温苦燥，有毒，入肺脾肝经，有较强的燥湿化痰作用，善治寒湿顽痰，每与半夏相须为用；又入肝经，性走窜，专走经络，善祛经络之风痰而止痉挛，为祛风痰要药，常用治风痰所致的眩晕、中风、癫痫及破伤风等。外用则散结消肿止痛，可治痈疽肿痛、瘰疬痰核及毒蛇咬伤等。

【常用配伍】

1. 天南星配半夏　均辛温燥湿化痰。天南星辛开过之，兼走经络，善治经络之风痰，又能祛风定惊；半夏专入脾胃，善治脏腑之湿痰、寒痰。二药配伍，南星开泄化痰，以搜经络中之风痰；半夏燥湿健脾，以杜生痰之源，适用于风痰所致的眩晕、中风、癫痫及破伤风等。

2. 天南星配附子　附子大辛大热走而不守，功能温经以逐风寒；天南星味辛性温，功能燥湿以祛痰浊。二药合用，祛痰逐风力胜，对于风中经络属痰湿为患者用之尤佳。

【使用注意】孕妇和阴虚燥痰忌用。

【参考资料】

1. 文献摘要

《神农本草经》："味苦，温，有大毒。主心痛，寒热结气，积聚伏梁，伤筋痿，拘缓。利水道。"

《本草纲目》："治惊痫，口眼㖞斜，喉痹，口舌疮糜，结核。"

2. 化学成分及药理作用　本品含三萜皂苷、安息香酸、氨基酸、D-甘露醇等，其毒性成分为苛辣性毒素。本品煎剂具有祛痰、抗惊厥、镇静、镇痛及抗癌等作用。水提取液对肉瘤 S180、HCA（肝癌）实体型、子官瘤 U14 有明显抑制作用；二酮哌嗪类生物碱能对抗乌头碱所致的实验性心律失常，并能延长心肌细胞动作电位的有效不应期。

3. 现代应用　现代临床以本品配半夏，煎服，治痰阻型冠心病心绞痛；以本品研末醋调，敷足心涌泉穴，治小儿口角流涎等，均有一定疗效。

4. 不良反应　天南星对皮肤、黏膜均有强刺激性，人口嚼生天南星，可使舌、咽、口腔麻木和肿痛，出现黏膜糜烂、音哑、张口困难，甚至呼吸缓慢、窒息等。皮肤接触可致过敏瘙痒。另有报道长期使用天南星可引起智力发育障碍。误服天南星中毒者，可服稀醋、鞣酸或浓茶、蛋清等洗胃，或内服鲜姜汁或鲜姜汤解毒。口腔糜烂者，可用双氧水和复方硼酸溶液漱口，并用龙胆紫涂口腔，必要时给以吸氧，或气管切开。皮肤中毒时，可用水或稀醋、鞣酸洗涤。

【附药】胆南星　为制天南星的细粉与牛、羊或猪胆汁经加工而成，或为生天南星细粉与牛、羊或猪胆汁经发酵加工而成。味苦、微辛，性凉。归肝、胆、脾经。功效清热化痰，息风定惊。适用于痰热咳嗽、头风眩晕、中风痰迷、癫狂惊痫等。煎服，1.5～6g。

旋覆花 Xuánfùhuā
《神农本草经》

为菊科植物旋覆花 *Inula japonica* Thunb. 或欧亚旋覆花 *Inula britannica* L. 的干燥头

状花序。主产于河南、河北、江苏、浙江、安徽等地。夏、秋二季花开时采收,除去杂质,阴干或晒干。生用或蜜炙用。

【性味归经】苦、辛、咸,微温。归肺、脾、胃、大肠经。

【功效】降气化痰行水,降逆止呕。

【应用】

1.咳喘痰多,胸膈痞满　治疗寒痰咳喘,常配伍紫苏子、半夏等;治疗热痰咳喘,常配伍桑白皮、瓜蒌等;治疗痰饮蓄结,胸膈痞满,常配伍海浮石、海蛤壳等。

2.噫气,呕吐　治疗痰浊中阻,胃气上逆之噫气、呕吐,常配伍代赭石、半夏等,如旋覆代赭汤。

此外,本品配伍香附等,还可治疗气血不和所致的胸胁疼痛,如香附旋覆花汤。

【按语】本品辛开苦降温通,主入肺、胃二经,既善降气化痰而平喘,消痰行水而除痞满,治痰饮壅滞、肺气上逆之咳喘,胸膈满闷证;又善降胃气而止呕噫,治胃气上逆之呕吐、噫气,为治肺、胃气逆之要药。

【常用配伍】

1.**旋覆花配代赭石**　旋覆花轻清降逆,并能化痰和中,有利于浊气从上而越;代赭石重镇降逆,有利于浊气从下而降泄。二药合用,一轻清一重镇,从而达到调和脾胃气机、补偏救弊之效,主治痰浊中阻,胃气上逆之噫气、呕吐等。

2.**旋覆花配葱白**　旋覆花疏达肝气,通达脉络,化瘀散结;葱白通阳散结,行血活血。二药合用,行气散瘀作用增强。

【用法用量】煎服,3～10g。布包煎。

【使用注意】阴虚劳嗽,津伤燥咳者忌用。因本品有绒毛,易刺激咽喉作痒而致呛咳呕吐,故须布包入煎。

【参考资料】

1.文献摘要

《神农本草经》:"主结气胁下满,惊悸,除水,去五脏间寒热,补中,下气。"

《药性论》:"主肋胁气,下寒热水肿,主治膀胱宿水,去逐大腹,开胃,止呕逆不下食。"

2.化学成分及药理作用　本品含大花旋覆花内酯、单乙酰基大花旋覆花内酯、二乙酰基大花旋覆花内酯等。旋覆花另含旋覆花佛术内酯、杜鹃黄素、胡萝卜苷、肉豆蔻酸等。欧亚旋覆花另含天人菊内酯、异槲皮苷、咖啡酸、绿原酸等。旋覆花有明显的镇咳、祛痰作用,旋覆花黄酮类对组胺引起的豚鼠支气管痉挛性哮喘有明显的保护作用,对离体支气管痉挛亦有对抗作用,并有较弱的利尿作用。煎剂对金黄色葡萄球菌、炭疽杆菌和福氏痢疾杆菌Ⅱa株有明显的抑制作用,欧亚旋覆花内酯对阴道滴虫和溶组织内阿米巴均有强大的杀原虫作用。此外,旋覆花对免疫性肝损伤有保护作用,天人菊内酯有抗癌作用。

3.现代应用　现代临床以旋覆花内服治疗手术后顽固性呃逆,旋覆代赭汤内服治疗癔症、眩晕呕吐,显脉旋覆花糊剂治疗早期牙髓炎,均有良好疗效。

【附药】金沸草　为旋覆花的地上部分。性味功效与旋覆花相似,性善疏散。内服治疗外感风寒痰壅气逆之胸膈痞满、咳嗽痰多;外用治疗疔疮肿毒。煎服,5～10g。外用鲜品适量,捣汁涂患处。

白附子 Báifùzǐ

《中药志》

　　为天南星科植物独角莲 *Typhonium giganteum* Engl. 的干燥块茎。又名禹白附。主产河南、甘肃、湖北等地。秋季采挖,除去须根及外皮,用硫磺熏1~2次晒干。生用或用白矾、生姜制后用。

　　【性味归经】辛、甘,温;有毒。归胃、肝经。

　　【功效】祛风痰,止痉,止痛,解毒散结。

　　【应用】

　　1.中风口眼㖞斜,惊风癫痫,破伤风,偏头痛　治疗风痰阻滞经络之中风口眼㖞斜,常配伍全蝎、僵蚕等,如牵正散;治疗风痰壅盛之惊风、癫痫,常配伍半夏、天南星等;治疗破伤风,常配伍防风、天麻等,如玉真散;治疗偏头痛,常配伍白芷、川芎等。

　　2.瘰疬痰核,毒蛇咬伤　治疗瘰疬痰核,可单用鲜品捣烂外敷;治疗毒蛇咬伤,可单用生品捣汁内服并外敷,亦可配伍其它解毒药。

　　【按语】本品辛甘温,有毒,善祛风痰而解痉止痛;且性上行,尤善治头面部风痰诸疾。常用治风痰所致的口眼㖞斜、惊风癫痫、破伤风及偏头痛等;又解毒散结、消肿止痛,可治瘰疬痰核及毒蛇咬伤。

　　【常用配伍】

　　1.白附子配天南星　白附子辛温燥烈善祛头面部之风痰,天南星辛温燥烈善祛经络之风痰。二者合用,共奏祛风燥湿化痰之效,多用治风痰所致中风口眼㖞斜、破伤风等。

　　2.白附子配全蝎　白附子善祛风化痰解痉,长于治疗头面部风痰之邪;全蝎既祛风解痉,又通络止痛。二者合用,共奏祛风化痰止痉、通经活络之功,多用治中风口眼㖞斜。

　　【用法用量】煎服,3~6g;研末服0.5~1g,宜炮制后用。生品外用适量,捣敷患处。

　　【使用注意】本品辛温燥烈,孕妇及阴虚血虚动风、热盛动风者均不宜用。生品一般不内服。

　　【参考资料】

　　1.文献摘要

　　《中国药用植物志》:"治淋巴结结核。"

　　《四川中药志》:"性大温,味辛甘,有毒。入胃、肝经。镇痉止痛,祛风痰,治面部病,中风失音,心痛、血痹,偏正头痛,喉痹肿痛,破伤风。"

　　2.化学成分及药理作用　本品主含皂苷、生物碱、肌醇、β-谷甾醇及葡萄糖苷、胆碱、黏液质等。具有明显的镇静、抗惊厥及镇痛作用,注射液对结核杆菌有一定抑制作用,煎剂或混悬液对实验动物关节肿均表现较强的抗炎作用。尚有止咳祛痰、抗破伤风毒、抗癌等作用。

　　3.现代应用　现代临床用本品配猫眼草、蟾蜍皮、木鳖子、守宫、麝香粉,制成膏药,外敷结核病灶对应体表部位及大椎、肺俞、膻中等穴,治肺结核355例,总有效率为96.1%。结果显示对浸润型、血行播散型疗效较好,并认为本品有促进肺部空洞闭合的作用。

　　4.不良反应　误服、过量服用白附子,可出现口舌麻辣,咽喉部灼热并有梗塞感,舌体僵硬,语言不清,继则四肢发麻,头晕眼花,恶心呕吐,流涎,面色苍白,神志呆滞,唇舌肿胀,口腔黏膜及咽部红肿,严重者可导致死亡。本品经生姜、矾水炮制前后,毒性无显著差异,煎煮后,麻辣感消失或降低,但毒性并不降低。白附子中毒后,除洗胃、导泻外,还可生姜汁和白米醋含漱,然后内服适量,或以生甘草 50g 嚼服,20 分钟后用锡类散外吹咽部,也可以黄芩、黄连、石膏等配伍煎汤内服。

【附药】关白附 为毛茛科植物黄花乌头 *Aconitum coreanum*(Levl.)Raip 的块根。味辛,性热;有毒。归胃、肝经。功能祛风逐寒湿、止痛定惊,用于中风痰壅、口眼㖞斜、惊风癫痫、破伤风、头痛、腰膝关节冷痛、皮肤湿痒等。煎服,1.5～4.5g。或入丸、散,外用适量。

芥 子 Jièzǐ
《名医别录》

为十字花科植物白芥 *Sinapis alba* L. 或芥 *Brassica juncea*(L.)Czern. et Coss. 的干燥成熟种子。前者习称"白芥子",后者习称"黄芥子"。主产于安徽、河南、四川等地。夏末秋初果实成熟时采割植株,晒干,打下种子,除去杂质。生用或炒用。

【性味归经】辛,温。归肺、胃经。

【功效】温肺化痰,利气散结,通络止痛。

【应用】

1. **寒痰喘咳,悬饮** 治疗寒痰壅肺之咳喘胸闷,痰多清稀,常配伍紫苏子、莱菔子,如三子养亲汤;治疗悬饮咳喘,胸胁胀痛,可配伍甘遂、大戟等,如控涎丹。

2. **阴疽流注,肢体麻木,关节肿痛** 治疗阴疽流注,常配伍鹿角胶、肉桂等,如阳和汤;治疗痰湿阻滞经络之肢体麻木,关节肿痛,常配伍马钱子、没药等,如白芥子散。

此外,若冷哮日久,可用本品配细辛、甘遂、麝香等研末,于夏令外敷肺俞、膏肓等穴,即张石顽白芥子涂法。

【按语】本品辛散温通,利气机,通经络,化寒痰,逐饮邪,专入肺经。既能温肺祛痰、利气通络,善除皮里膜外之痰,治寒痰喘咳、悬饮胸胁胀痛。又善通络止痛、消肿散结,治痰滞经络之肢体麻木、关节肿痛及阴疽流注等。

【常用配伍】芥子配苏子、莱菔子 三者均为治痰之药。但芥子温肺利气消痰,苏子降气止咳行痰,莱菔子消食降气祛痰。三者合用,可达食消气顺、痰祛喘平之效。

【用法用量】煎服,3～9g;用炒制品并研粉入药效果更好。外用适量,用散剂或膏剂外敷。

【使用注意】本品辛温走散,耗气伤阴,久咳肺虚及阴虚火旺者忌用;内服用量不宜过大,过量易致胃肠炎,产生腹痛、腹泻;有消化道溃疡、出血者忌用。外用对皮肤黏膜有刺激,易发泡,皮肤过敏者忌用。

【参考资料】

1. 文献摘要

《本草纲目》:"利气豁痰,除寒暖中,散肿止痛,治喘嗽反胃,痹木脚气,筋骨腰节诸痛。"

《本草经疏》:"白芥子味极辛,气温。能搜剔内外痰结,及胸膈寒痰,冷涎壅塞者殊效。"

2. 化学成分及药理作用 本品含芥子油苷、白芥子苷、芥子酶、芥子碱、脂肪油及多种氨基酸等。其小剂量能引起反射性器官分泌增加,而有恶心性祛痰作用,白芥子苷水解后的产物白芥子油有较强的刺激作用,可致皮肤充血、发泡。白芥子粉能使唾液分泌,淀粉酶活性增加,小量可刺激胃黏膜,增加胃液、胰液的分泌,发挥健胃、助消化作用,有时可缓解顽固性呃逆;大量可迅速引起呕吐,可用于麻醉性药物中毒之治疗。水煎剂对皮肤真菌有抑制作用。

3.现代应用 现代临床将白芥子用温水泡软,搅拌成泥状,外敷少腹膀胱胀满部位,治产后尿潴留。白芥子生用,还可用治甲状腺炎、淋巴结炎、慢性深部脓肿、阑尾周围脓肿等。

4.不良反应 白芥子油对皮肤黏膜有刺激作用,能引起充血、灼痛,甚至发泡,内服过量可引起呕吐、腹痛、腹泻。

白 前 Báiqián
《名医别录》

为萝藦科植物柳叶白前 *Cynanchum stauntonii* (Decne.) Schltr. ex Levl. 或芫花叶白前 *Cynanchum glaucescens* (Decne.) Hand.-Mazz. 的干燥根茎及根。主产于浙江、安徽、河南、山东等地。秋季采挖,晒干。生用或蜜炙用。

【性味归经】辛、苦,微温。归肺经。

【功效】降气化痰止咳。

【应用】咳嗽痰多,胸满喘急 治疗外感风寒咳嗽,咯痰不爽,常配伍荆芥、桔梗等,如止嗽散;治疗内伤肺热咳喘,常配伍桑白皮、葶苈子等,如白前丸;治疗咳喘浮肿,喉中痰鸣,不能平卧,常配伍紫菀、半夏、大戟等,如白前汤。

【按语】本品辛开苦降,温而不燥,专入肺经,长于降气祛痰,为治咳嗽痰多之要药,凡肺气壅实肺失宣降之咳喘痰多、胸满喘急,无论外感内伤,属寒属热,皆可应用。

【常用配伍】

1.白前配百部 白前泄肺降气,消痰止嗽,为肺家咳喘要药,善治肺气壅实有痰;百部润肺化痰止咳。二者配伍,润降相合,其化痰止咳之功更著,多用于治疗外感咳嗽日久不已,胸闷气喘、痰多不爽以及肺痨咳嗽等。

2.白前配前胡 白前泄肺降气,消痰止咳,功擅降气;前胡宣散风热,下气消痰,长于宣散。二药配伍,共奏清热宣肺、降气消痰功效,多用治肺失宣降之咳嗽、咯痰不爽、胸膈满闷等。

【用法用量】煎服,3~9g。或入丸、散剂。

【使用注意】本品生品内服对胃有刺激,用量不可过大,有胃溃疡和出血倾向者慎服。

【参考资料】

1.文献摘要

《名医别录》:"主治胸胁逆气,咳嗽上气。"

《本草纲目》:"手太阴肺经药也。长于降气,肺气壅实而有痰者宜之。"

2.化学成分及药理作用 柳叶白前根茎中含 β-谷甾醇、高级脂肪酸及华北白前醇。芫花叶白前根中含有白前皂苷 A~K,白前皂苷元 A、B,白前新皂苷 A、B 及白前二糖。芫花叶白前各种提取物均有明显的镇咳作用,水、醇提取物又具有明显的祛痰作用。水提取物对乙酰胆碱和组胺混合液诱发的豚鼠哮喘有明显的预防作用。此外,水提取物还具有非常显著的抗炎作用。柳叶白前醇、醚提物有较明显的镇咳作用和祛痰作用,水提物有一定的祛痰作用和抗炎作用,还具有镇痛及抗血栓形成作用。

3.现代应用 现代临床多用治风寒感冒、支气管炎、咽炎等。白前与桑白皮、桔梗、炙甘草同用,治疗久嗽兼唾血;与香附、青皮同用,治疗跌打胁痛。

皂 荚 Zàojiá

《神农本草经》

为豆科植物皂荚 *Gleditsia Sinensis* Lam. 的果实。主产于东北、华北、四川等地。秋季采摘成熟果实,晒干。切片(不去种子)。生用或炒用。

【性味归经】 辛、咸,温;有小毒。归肺、大肠经。

【功效】 祛顽痰,通窍开闭,祛风杀虫。

【应用】

1.顽痰阻肺,咳喘痰多 治疗顽痰阻肺之咳喘痰多,常用皂荚研末,以蜜为丸,枣汤送服,如皂荚丸。

2.中风,痰厥,癫痫,喉痹痰盛 配细辛共研为散,吹鼻取嚏,即通关散;配明矾为散,温水调服,涌吐痰涎,即稀涎散。

3.疥癞、癣疮 常以本品用陈醋浸泡后研末调涂患处。

【按语】 本品味辛咸性温,有小毒,性走窜,善通利气道而祛胶结之顽痰,可治顽痰咳喘;取其入鼻则嚏、入喉即吐,涌吐痰涎而能通窍开噤醒神,治痰壅阻闭关窍之神昏口噤。外用尚可祛风杀虫,而治皮癣。唯性猛有毒,用之当慎。

【常用配伍】

1.皂荚配半夏 皂荚辛温有小毒,祛风痰,除湿毒,功擅通关开窍;半夏辛温有毒,长于燥湿化痰,降气、消痞、散结。二者合用,共奏降气散结、祛痰开窍之功,用治痰湿壅滞之胸闷咳喘、痰多质黏咯吐不利,及中风痰厥之卒然昏迷、口噤不开、喉中痰鸣有声者。

2.皂荚配细辛 皂荚味辛温,祛风痰,通关开窍;细辛辛温,祛风散寒,温肺化饮。二者合用,共奏宣肺化痰开窍之功,用治中风或痰厥之卒然昏迷,口噤不开,口流痰涎者。

【用法用量】 研末服,1~1.5g;入汤剂,1.5~5g。外用适量。

【使用注意】 内服剂量不宜过大,以免引起呕吐、腹泻。辛散走窜之性强,非顽痰实证慎用;孕妇、气虚阴亏及有出血倾向者忌用。

【参考资料】

1.文献摘要

《神农本草经》:"主风痹死肌,邪气,风头泪出,利九窍。"

《本草纲目》:"通肺及大肠气,治咽喉痹塞,痰气喘咳,风疬疥癣。"

2.化学成分及药理作用 本品含三萜类皂苷,尚含鞣质、蜡醇、豆甾醇、谷甾醇、聚糖、树胶等。本品煎剂对离体大鼠子宫有兴奋作用;对革兰氏阴性肠内致病菌、皮肤真菌和阴道滴虫有抑制作用。所含皂苷能刺激胃黏膜而反射性的促进呼吸道黏膜的分泌增多,从而产生祛痰作用;用量过大或注射给药,可发生呼吸中毒,甚至产生全身毒性,并能影响中枢神经系统,先痉挛后麻痹,导致呼吸中枢麻痹而死亡。尚有镇痛、降压等作用。

3.现代应用 现代临床以大皂角(去皮、子)研末,加醋制膏外用,治面神经炎有良效。

4.不良反应 皂荚所含的皂荚苷有毒,对胃黏膜有强烈的刺激作用,胃黏膜被破坏而吸收中毒,故用量过大,误食种子或豆荚,及注射用药均可致毒性反应。初感咽干、上腹饱胀及灼热感,继之恶心、呕吐、烦躁不安,腹泻,大便多呈水样,带泡沫。并有溶血现象,出现面色苍白、黄疸、腰痛、血红蛋白尿及缺氧症状等。同时出现头痛、头晕、全身衰弱无力及四肢酸麻等。严重者可出现脱水、休克、呼吸麻痹、肾衰而致死亡。中毒早期应立即催吐、洗胃、并口服牛乳、蛋清等以保护胃黏膜，必要时可导泻，或静脉补液，维持水、电解质及酸碱平衡，并促进毒素排泄。有溶血征象者，应用碳酸氢钠以碱化尿液；严重者输血、给氧、酌用可的松类激素，如氢化可的松或地塞米松等，并作对症处理。中药解毒：以生姜9g、香薷9g、赤芍9g、乌药9g、藿香6g、羌活6g、大腹皮12g，水煎服。或以黄柏9g，甘草6g，煎服。

【附药】皂角刺 为皂荚树的棘刺，又名皂角针。性味辛温。功能消肿排脓，祛风杀虫。适应于痈疽疮毒初起或脓成不溃以及皮癣、麻风等。煎服，3～9g。外用适量，醋煎涂患处。痈疽已溃者忌用。

第二节 清化热痰药

本类药物多属苦寒或甘寒质润之品，有清化热痰、润化燥痰功效；部分药物味咸，兼能软坚散结。适用于热痰证，症见咳嗽气喘，痰黄质稠，舌红苔黄腻等；或用于燥痰证，症见咳嗽气喘，痰少黏稠，咯痰不爽，咽喉干燥等。也可用治痰热所致的癫痫、中风、惊厥及瘿瘤、瘰疬等。临床应用时，常与清热泻火药、养阴润肺药同用，以期达到清化热痰、清润燥痰的目的。药性寒凉的清化热痰药不适用于寒痰、湿痰证。

桔 梗 Jiégěng
《神农本草经》

为桔梗科植物桔梗 *Platycodon grandiflorum* （Jacq.）A. DC. 的干燥根。全国大部分地区均有。以东北、华北地区产量较大，华东地区质量较优。春、秋二季采挖，除去须根，刮去外皮或不去外皮，晒干。生用、炒用或蜜炙用。

【性味归经】苦、辛，平。归肺经。

【功效】宣肺祛痰，利咽排脓。

【应用】

1.咳嗽痰多，胸闷不畅 治疗风寒咳嗽，痰白清稀，配伍紫苏、杏仁等，如杏苏散；治疗风热或温病初起，发热、咳嗽、痰黄稠，配伍桑叶、菊花等，如桑菊饮；治疗痰滞气喘，胸膈痞闷，常配伍枳壳、瓜蒌皮等。

2.咽喉肿痛，失音 治疗风热犯肺之咽痛失音，常配伍甘草、牛蒡子等，如桔梗汤；治疗热毒壅盛之咽喉肿痛，常配伍射干、板蓝根等。

3.肺痈吐脓 治疗肺痈胸痛发热，咳吐脓血，痰黄腥臭，常配伍鱼腥草、冬瓜仁等。

此外，本品可开宣肺气以通利二便，治疗癃闭、便秘时也常用之。本品药性升散，可载药上行，临床常作为治疗上部病变的引经药。

【按语】本品辛散苦泄，性平上行而专走肺经，善开宣肺气，为肺经气分之要药。治疗咳嗽痰多，无论外感内伤、属寒属热均可应用；且宽胸快膈，可促使肺中脓痰排出，故善治肺痈吐脓；尚可利咽开音，凡外邪犯肺之咽痛失音，均可应用，尤以外感风热所致者最为适宜。

【常用配伍】

1.桔梗配枳壳 桔梗开宣肺气、祛痰排脓，功擅"载药上行"；枳壳理气宽中、消胀除痞，长于下降行散。二者合用，有理气宣肺、消痰除痞之功效，用治肺失宣降、气滞痰阻之胸闷痞满、脘胀不适等。

2. 桔梗配苏梗　桔梗入肺主升,宣肺祛痰,止咳平喘;苏梗入肺脾,主降,宽胸利隔,下气宽中。二者配伍,升降有序,气机调畅,共奏解郁通滞、宽胸理气、宣肺止咳之功,用治肺失宣降、气机不畅之咳嗽、胸闷、气逆等。

3. 桔梗配甘草　桔梗开宣肺气,利咽祛痰排脓;甘草清热润肺,泻火解毒利咽。二者合用,共奏宣肺润肺、祛痰排脓、解毒利咽之功,用治热毒上攻之咽痛、喉痹,肺失宣降之咳嗽吐痰以及肺痈咳吐腥臭脓痰。

【用法用量】煎服,3～10g;或入丸、散剂。

【使用注意】本品性升散,凡气机上逆之呛咳、呕吐、眩晕及阴虚火旺咳血等不宜用;胃、十二指肠溃疡者慎服。用量过大易致恶心呕吐。

【参考资料】

1. 文献摘要

《神农本草经》:"主胸协痛如刀刺,腹满肠鸣幽幽,惊恐悸气。"

《本草求真》:"桔梗系开提肺气之药,可为诸药舟楫,载之上浮,能引苦泄峻下之剂,至于至高之分成功,俾清气既得上升,则浊气自克下降,降气之说理根于是。"

2. 化学成分及药理作用　本品主要含桔梗皂苷,其主要成分为桔梗皂苷元、昆布双糖苷等。尚含菊糖、植物甾醇、蛋白质、脂肪油及维生素等。桔梗皂苷通过对口腔、咽喉部位、胃黏膜的直接刺激,能反射性地增加支气管黏膜分泌亢进从而使痰液稀释,易于排出,并有镇咳作用;有增强抗炎和免疫作用,其抗炎强度与阿斯匹林相似;水提物能增强巨噬细胞的吞噬功能,增强中性白细胞的杀菌力,提高溶菌酶活性;对应激性溃疡有预防作用。桔梗粗皂苷有镇静、镇痛、解热作用,又能降血糖、降胆固醇、松弛平滑肌。桔梗皂苷又有很强的溶血作用,不宜作注射给药,但口服能在消化道中分解破坏而失去溶血作用。

3. 现代应用　现代临床以本品配鱼腥草,煎服,治肺炎;配诃子、甘草等治声带小结、急性咽炎等疾患;配苍术、白术等治疗小儿病毒性与消化不良性肠炎,均有较好疗效。

4. 不良反应　桔梗内服能刺激胃黏膜,剂量过大,可引起轻度恶心,甚至呕吐。胃及十二指肠溃疡慎用,剂量也不宜过大。本品有较强的溶血作用,故只宜口服,不能注射。口服后桔梗皂苷在消化道被水解而破坏,即无溶血作用。

川贝母 Chuānbèimǔ
（《神农本草经》）

为百合科植物川贝母 *Fritillaria cirrhosa* D. Don、暗紫贝母 *Fritillaria unibracteata* Hsiao et K. C. Hsia.、甘肃贝母 *Fritillaria przewalskii* Maxim. 或梭砂贝母 *Fritillaria delavayi* Franch. 的干燥鳞茎。前三者按性状不同分别习称"松贝"和"青贝",后者习称"炉贝"。主产于四川、云南、甘肃等地。夏、秋二季或积雪融化时采挖,除去须根、粗皮及泥沙,晒干或低温干燥。生用。

【性味归经】苦、甘,微寒。归肺、心经。

【功效】清热化痰,润肺止咳,散结消肿。

【应用】

1. 肺热燥咳,阴虚久咳　治疗肺热、肺燥咳嗽,常与知母同用,如二母丸;治疗肺阴虚劳嗽,久咳有痰,常配伍沙参、麦冬、天冬等;治疗肺肾阴虚久咳,痰少带血,常配伍百合、麦冬、熟地黄等,如百合固金汤。

2.瘰疬,乳痈,肺痈,疮痈 治疗痰火郁结之瘰疬,常配伍玄参、牡蛎等,如消瘰丸;治疗热毒郁结之乳痈、肺痈,常配伍蒲公英、鱼腥草等。

【按语】本品甘寒质润,为清润之品。入肺心经,既能清肺化痰,又能润肺止咳,故肺燥、虚劳久咳多用。且具有清热解郁、化痰散结之功,以治痰火、热毒壅结之证。

【常用配伍】

1.川贝母配瓜蒌 川贝母苦甘而寒,偏于润肺化痰,开郁泄热;瓜蒌甘润,偏于清热化痰、宽胸散结。二药合用,一润一清,共奏清热化痰散结之功效。

2.川贝母配知母 川贝母甘寒清润,可清泄郁热,润肺化痰;知母甘寒质润,善清肺胃气分实热,而除烦止渴。二药合用,共奏清热泻火、润肺化痰之功,用治热痰、燥痰证。

3.川贝母配半夏 川贝母甘凉,润肺止咳效佳;半夏辛温而燥,为燥湿化痰、温化寒痰之要药。二药合用,一润一燥,相反相成,用治各种痰湿咳嗽。

【用法用量】煎服,3～9g;研末服,每次1～2g。

【使用注意】反乌头。寒痰、湿痰不宜用。

【参考资料】

1.文献摘要

《神农本草经》:"主伤寒烦热,淋沥邪气,疝瘕,喉痹,乳难,金疮,风痉。"

《药性论》:"主胸胁逆气,疗时疾黄疸,与连翘同主项下瘿瘤疾。"

2.化学成分及药理作用 本品主含多种生物碱。如川贝母含青贝碱、松贝碱甲和松贝碱乙,还含川贝母碱和西贝素。暗紫贝母还含松贝宁和蔗糖,甘肃贝母含有岷贝碱甲、岷贝碱乙;梭砂贝母含有白炉贝碱、炉贝碱等。贝母总生物碱及非生物碱部分,均有镇咳作用;川贝流浸膏、川贝碱均有不同程度的祛痰作用。此外,西贝母碱能使豚鼠离体子宫张力增加,有解痉作用;川贝碱、西贝碱有降压作用;贝母碱能增加子宫张力;贝母总碱有抗溃疡作用。

3.现代应用 现代临床以川贝母配制甘遂末,大枣煎汤送服,或装胶囊,治疗肝硬化腹水;单用川贝母粉治疗婴幼儿消化不良。均有确效。

浙贝母 Zhèbèimǔ
(《本草正》)

为百合科植物浙贝母 *Fritillaria thunbergii* Miq. 的干燥鳞茎。原产于浙江象山,现主产于浙江鄞县。此外,江苏、安徽、湖南、江西等地亦产。初夏植株枯萎时采挖,洗净。大者除去芯芽,习称"大贝";小者不去芯芽,习称"珠贝"。撞擦去外皮,拌以煅过的贝壳粉,吸去擦出的浆汁,干燥;或取鳞茎,大小分开,洗净,除去芯芽,趁鲜切成厚片,干燥,习称"浙贝片"。生用。

【性味归经】苦,寒。归肺、心经。

【功效】清热散结,化痰止咳。

【应用】

1.风热,痰热咳嗽 本品功似川贝母而偏苦泄,长于清化热痰、降气止咳,善治风热犯肺及痰热壅肺之咳嗽。治疗风热咳嗽,常配伍桑叶、前胡等;治疗痰热咳嗽痰黄稠,常配伍瓜蒌、知母等。

2.瘰疬,瘿瘤,肺痈,乳痈,疮毒　本品苦寒以清热散结消痈。治疗痰火瘰疬,常配伍玄参、牡蛎等,如消瘰丸;治疗瘿瘤,常配伍海藻、昆布等;治疗肺痈,常配伍鱼腥草、芦根等;治疗乳痈、疮毒,常配伍连翘、蒲公英等。

【按语】本品功似川贝母而偏苦寒清泄,以清热化痰、开郁散结之功见长。外感风热、痰热咳嗽以及痰火、热毒壅结之证多用。

【常用配伍】

1.浙贝母配夏枯草　浙贝母清热化痰、开郁散结;夏枯草清热泻火、解郁散结。二药合用,共奏清热、化痰、散结之功,适用于痰热郁结之瘰疬、瘿瘤、痰核。

2.浙贝母配白芷　浙贝母善清化热痰,开郁散结;白芷善消肿排脓,为外科疮疡肿痛的常用药。二药合用,共奏清热散结、排脓消肿之功,用治各种疮痈疔疖。

【用法用量】煎服,3～10g。

【使用注意】反乌头。寒痰、湿痰不宜用。

【参考资料】

1.文献摘要

《本草正》:"治肺痈、肺痿、咳喘、吐血、衄血,最降痰气,善开郁结,⋯⋯解热毒,杀诸虫及疗喉痹、瘰疬,乳痈发背,一切痈疡肿毒⋯⋯较之川贝母,清降之功,不啻数倍。"

《本草纲目拾遗》:"解毒利痰,开宣肺气,凡肺家夹风火有痰者宜此。"

2.化学成分及药理作用　本品主要含生物碱,其主要成分为浙贝母碱、去氢浙贝母碱等。浙贝母碱及去氢浙贝母碱有明显镇咳作用,还有中枢抑制作用,能镇静、镇痛。尚有较强的抗急性渗出性炎症及抗腹泻作用。此外,大剂量可使血压中等程度降低,呼吸抑制,小剂量可使血压微升。

3.现代应用　现代临床以本品配伍海螵蛸、珍珠粉等,治疗消化性溃疡、慢性胃炎;配伍苦参、党参等,治疗前列腺肥大;配伍瓜蒌、桂枝共研细末内服,治肋软骨炎等,均获得满意疗效。

瓜 蒌 Guālóu

《神农本草经》

为葫芦科植物栝楼 *Trichosanthes kirilowii* Maxim. 或双边栝楼 *Trichosanthes rosthornii* Harms 的干燥成熟果实。全国大部分地区均产。主产河北、河南、安徽、浙江等地。秋季果实成熟时,连果梗剪下,置通风处阴干。生用。

【性味归经】甘、微苦,寒。归肺、胃、大肠经。

【功效】清热化痰,利气宽胸,散结消痈,润肠通便。

【应用】

1.痰热咳喘　治疗痰热咳嗽,痰黄稠难咯,胸闷兼大便不畅,常配伍黄芩、胆南星、枳实等,如清气化痰丸。治疗燥热伤肺,干咳无痰或痰少质粘,咯吐不利,常配伍川贝母、天花粉、桔梗等,如贝母瓜蒌散。

2.胸痹,结胸　治疗痰浊痹阻,胸阳不通之胸痹心痛,常配伍薤白、半夏,如瓜蒌薤白白酒汤、瓜蒌薤白半夏汤;治疗痰热结胸之胸膈痞满,按之则痛,常配伍黄连、半夏等,如小陷胸汤。

3.乳痈,肺痈,肠痈　治疗乳痈初起,红肿热痛,常配伍当归、乳香、没药,如神效瓜蒌散,或配伍蒲公英、金银花、牛蒡子等;治疗肺痈咳吐脓血,常配伍鱼腥草、芦根、桃仁等;治疗肠痈腹痛,常配伍败酱、大血藤、薏苡仁等。

4.肠燥便秘 治疗津亏血少之肠燥便秘证,常与火麻仁、郁李仁等润肠通便药同用。

【按语】本品甘寒滑润,入肺与大肠经。既能清肺润肺而化痰止咳,治肺热、痰热、肺燥之咳喘;又善宽胸利气以开痹,为治胸痹之要药;还能润肠滋燥以通便,治肠燥便秘;并能清热散结以消痈,治热毒结聚的疮痈肿毒。瓜蒌仁功偏润肺滑肠;瓜蒌皮功偏利气宽胸。

【常用配伍】

1.瓜蒌配半夏 瓜蒌能清热化痰,宽胸散结;半夏燥湿化痰,降逆止呕。二药合用,不仅化痰散结、宽胸消痞作用增强,而且瓜蒌可减弱半夏温燥之性,适用于痰热互结之胸脘痞闷、咳嗽咯痰不爽及痰浊痹阻心脉之胸痹心痛。

2.瓜蒌配薤白 瓜蒌甘寒滑润,具有清热化痰、宽胸散结、润燥通便之功;薤白辛散苦降,具有通阳散结、下气导滞之效。二药合用,共奏理气宽胸、散结止痛之功,适用于痰浊壅滞胸中、阳气闭塞不通的胸闷、胸痛等。

【用法用量】煎服,全瓜蒌 9~15g,瓜蒌皮 6~9g,瓜蒌子 9~15g,打碎入煎。

【使用注意】反乌头。本品甘寒而滑,脾虚便溏及寒痰、湿痰证忌用。

【参考资料】

1.文献摘要

《名医别录》:"主胸痹,悦泽人面。"

《本草纲目》:"润肺燥,降火,治咳嗽,涤痰结,利咽喉,止消渴,利大肠,消痈肿疮毒。"

2.化学成分及药理作用 本品果实含三萜皂苷、有机酸及盐类、树脂、糖类等。果皮含少量挥发油、饱和脂肪醇混合物及多种氨基酸等。种子主含油脂、甾醇、三萜苷等。双边栝楼的果皮还含栝楼酯碱,其种子含甾醇苷、小麦黄素等。所含皂苷及皮中总氨基酸有祛痰作用;瓜蒌注射液对豚鼠离体心脏有扩冠作用;对垂体后叶引起的大鼠急性心肌缺血有明显的保护作用,能提高心肌对常压、低压缺氧耐受力,并有降血脂作用。对金黄色葡萄球菌、肺炎链球菌、绿脓杆菌、溶血性链球菌及流感杆菌等有抑制作用。瓜蒌子有致泻作用。

3.现代应用 现代临床以本品配全蝎,细末内服,治乳房纤维腺瘤、乳腺小叶增生;将本品制成片剂服用,治冠心病等,均有效。

竹 茹 Zhúrú

《名医别录》

为禾本科植物青秆竹 *Bambusa tuldoides* Munro、大头典竹 *Sinocalamus beecheyanus* (Munro) McClure var. *pubescens* P. F. Li 或淡竹 *Phyllostachys nigra* (Lodd.) Munro var. *henonis* (Mitf.) Stapf ex Rendle 茎秆的干燥中间层。主产于长江流域和南方各省。全年均可采制,取新鲜茎,刮去外层青皮,然后将稍带绿色的中间层刮成丝状,或削成薄片,捆扎成束,摊放阴干。前者称"散竹茹",后者称"齐竹茹"。生用或姜汁炙用。

【性味归经】甘,微寒。归肺、胃经。

【功效】清热化痰,除烦,清胃止呕。

【应用】

1.肺热咳嗽 治疗肺热咳嗽,吐痰黄稠,常配伍黄芩、瓜蒌等,以增强清肺化痰功效。

2.痰热心烦不寐 本治疗痰火内扰,胸闷痰多,心烦不寐,常配伍陈皮、茯苓、半夏等,如温胆汤。

3.胃热呕吐 治胃热呕吐,常配伍黄连、半夏等,如黄连竹茹橘皮半夏汤。治疗胃虚有热之呕吐,常配伍陈皮、生姜、人参等,如橘皮竹茹汤;治疗胎热恶阻呕逆,胎动不安,常配伍紫苏叶、枇杷叶、陈皮等。

此外,本品还有凉血止血作用,可用于吐衄、崩漏等。

【按语】 本品甘寒清润,入肺、胃、胆经。既善清痰热而除烦,又善清胃热而止呕,为治痰热咳嗽、心烦及胃热呕吐之佳品。

【常用配伍】

1.竹茹配枳实 竹茹善清热化痰、开郁除烦;枳实善破气消积、化痰除痞。二药合用,共奏清通开郁、运清降浊之功,适用于胃热痰盛,气机阻滞之胸脘满闷、恶心呕吐或胃热噎膈等。

2.竹茹配生姜 竹茹清胃热止呕吐;生姜散胃寒止呕吐,为呕家圣药。二药合用,和胃止呕、调中降逆作用增强,适用于寒热互结、胃气上逆之呕呃不止。

【用法用量】 煎服,4.5~9g。

【参考资料】

1.文献摘要

《名医别录》:"主治呕啘,温气寒热,吐血,崩中,溢筋。"

《本经逢原》:"清胃府之热,为虚烦、烦渴、胃虚呕逆之要药。"

2.化学成分及药理作用 本品主含生物碱、鞣质、皂苷、氨基酸等。竹茹粉体外对白色葡萄球菌、枯草杆菌、大肠杆菌、伤寒杆菌均有较强的抑制作用。

3.现代应用 现代临床以本品配伍生姜、茯苓、乌梅,水煎服,治疗妊娠恶阻;单味研粉直接洒在溃疡面上,加盖消毒纱布,治疗皮肤溃疡百余例,疗效均佳。

竹 沥 Zhúlì

(《名医别录》)

来源、分布同竹茹。为新鲜的淡竹和青杆竹等竹杆经火烤而沥出的淡黄色澄清液汁。现一般用安瓿密封保存备用,也可熬膏瓶贮,称竹沥膏。

【性味归经】 甘,寒。归心、肺、肝经。

【功效】 清热豁痰,定惊利窍。

【应用】

1.痰热咳喘 善治痰热咳喘、痰稠难咯及顽痰胶结,常配伍半夏、黄芩等,如竹沥达痰丸。

2.中风痰迷,惊痫癫狂 治疗痰热郁闭清窍之中风口噤,癫狂,以本品配姜汁灌服;治疗小儿惊风,常配伍胆南星、牛黄等。

【按语】 本品甘寒滑利,入心、肺、肝经。善走窍逐痰,通达内外,祛痰力强,治疗痰热咳喘、痰稠难咯、顽痰胶结者最宜;又善涤痰泄热而开窍定惊,治疗痰热闭阻清窍所致的中风痰迷、惊痫癫狂等。

【常用配伍】

1.竹沥配半夏 竹沥甘寒滑利,善清热豁痰;半夏辛温燥烈,善燥湿化痰。二药合用,竹沥能转半夏温热之性为寒凉,且化痰之力增强,适用于痰热咳喘、痰稠难咯及顽痰胶结等。

2.竹沥配生姜汁 竹沥甘寒滑利,善清热豁痰;生姜汁辛温走窜,善温肺化痰利窍,且鼓动竹沥以行。二药合用，使消痰利窍之功增强，适用于痰热郁闭清窍之中风口噤、癫狂等。

【用法用量】冲服，15～30ml。

【使用注意】本品药性寒滑，对寒痰及脾胃虚寒便溏者忌用。

【参考资料】

1. 文献摘要

《名医别录》："治暴中风风痹，胸中大热，止烦闷，消渴，劳复。"

《本草纲目》："竹沥性寒而滑，大抵因风火燥热而有痰者宜之；若寒湿胃虚肠滑之人服之，则反伤肠胃。"

2. 化学成分及药理作用　本品主含愈创木酚等酚性成分、甲酸等酸性成分、谷氨酸等多种氨基酸。竹沥具有明显的镇咳、祛痰作用，其镇咳的主要成分为氨基酸。尚有增高血糖和增加尿中氯化物的作用。

3. 现代应用　在常规药物治疗的基础上，胃管注入鲜竹沥，用治重症乙型脑炎，疗效满意；竹沥油涂搽患处，治疗体癣获良效。

天竺黄 Tiānzhúhuáng
《蜀本草》

为禾本科植物青皮竹 *Bambusa textiles* McClure 或华思劳竹 *Schizostachyum chinense* Rendle 等秆内的分泌液干燥后凝结的块状物。主产于云南、广东、广西等地。秋、冬二季采收，砍破竹秆，取出生用。

【性味归经】甘，寒。归心、肝经。

【功效】清热化痰，清心定惊。

【应用】

1. **痰热咳喘**　治疗痰热咳喘，常配伍瓜蒌、贝母、桑白皮等。

2. **小儿痰热惊风，痰热癫痫，中风痰壅，热病神昏**　治疗小儿痰热惊风，四肢抽搐，常配伍麝香、胆南星等，如抱龙丸；治疗痰热癫痫、中风痰壅之昏仆抽搐，气粗痰多，常配伍黄连、石菖蒲、郁金等；治疗热病神昏谵语，常配伍牛黄、连翘、竹叶卷心等。

【按语】本品甘寒，入心肝经。功善清化热痰、清心定惊，既为治中风癫痫、热病神昏所常用，又为治小儿痰热惊风之要药。

【常用配伍】

1. **天竺黄配半夏**　天竺黄甘寒，长于清热化痰，清心定惊；半夏辛开苦降温燥，偏于燥湿化痰，和胃降逆。二药合用，祛痰之力增强，并有一定的祛风定惊作用，适用于痰湿内停之咳嗽痰多、胸闷胀满及痰涎壅盛之中风不语、痰热惊痫等。

2. **天竺黄配竹沥**　天竺黄性缓，清热化痰、清心定惊；竹沥性速，寒滑之性甚强，功专豁痰利窍，且直达经络。二药合用，清热化痰、定惊开窍之功增强，适用于中风痰厥口噤、昏不知人及小儿痰热惊风、四肢抽搐等。

【用法用量】煎服，3～9g；研粉冲服，每次 0.6～1g；或入丸、散剂。

【参考资料】

1. 文献摘要

《开宝本草》："治小儿惊风天吊，镇心明目，去诸风热，疗金疮，止血。"

《本草纲目》:"竹黄气味功用与竹沥同,而无寒滑之害。"

2.化学成分及药理作用 本品含甘露醇、硬脂酸、竹红菌甲素、竹红菌乙素等。具有抑菌、镇痛、抗炎等作用。竹红菌乙素具有明显的镇痛、抗炎作用,提高痛阈强度要优于消炎痛。竹红菌甲素对革兰氏阳性菌有很好的抑制作用,对培养的人癌细胞和小鼠移植性实体肿瘤有显著的光动力治疗作用。

3.现代应用 以天竺黄为主要成分的竹黄颗粒口服液,治疗银屑病有明显疗效;从竹红菌中分离的竹红菌甲素制成软膏涂于患处,在光照下,治疗妇女外阴白色病变和肥厚性瘢痕有确效;将竹红菌甲素及乙素混合物制成喷雾剂,局部喷雾治疗烧烫伤,对浅Ⅱ度烧伤创面早期应用具有成膜性快、透气性好、创面愈合快的优点。

前 胡 Qiánhú
《名医别录》

为伞形科植物白花前胡 *Peucedanum praeruptorum* Dunn 或紫花前胡 *Peucedanum decursivum* Maxim. 的干燥根。前者主产于浙江、河南、湖南等地;后者主产于江西、安徽、湖南等地。冬季至次春茎叶枯萎或未抽花茎时采挖,除去须根,洗净,晒干或低温干燥。生用或蜜炙用。

【性味归经】苦、辛,微寒。归肺经。

【功效】降气化痰,宣散风热。

【应用】

1.痰热喘咳 治疗痰热壅肺,肺失宣降之咳喘胸满,咯痰黄稠量多,常配伍桑白皮、贝母、杏仁等,如前胡散。也可用治寒痰、湿痰证,常与白前相须为用。

2.风热咳嗽有痰 治疗外感风热,身热头痛,咳嗽痰多,常配伍桑叶、牛蒡子、桔梗等。也可用治风寒咳嗽,常配伍杏仁、紫苏等,如杏苏散。

【按语】本品苦能下气消痰,辛能宣肺散风,寒能清热,专入肺经,善宣降肺气,化痰浊,散风热。既善治痰热阻肺、肺失宣降之咳喘证,又善治外感风热之咳喘痰多。

【常用配伍】

1.前胡配桑白皮 前胡宣降肺气,化痰止咳;桑白皮泻肺利水,止咳平喘。二药配用,共奏泻肺化痰、止咳平喘之功,适用于肺热喘咳及肺失宣降之气逆痰盛等。

2.前胡配柴胡 前胡宣散风热、降气祛痰主降,偏于入肺;柴胡疏肝解郁而升清,偏于入肝。二者合用,一升一降,一疏一宣,共奏解热散风、调气止咳功效,适用于风热犯肺、气滞不宣之胸胁疼痛、咳嗽有痰等。

【用法用量】煎服,3~9g;或入丸、散剂。

【参考资料】

1.文献摘要

《名医别录》:"主疗痰满,胸胁中痞,心腹结气,风头痛,去痰实,下气。治伤寒寒热,推陈致新,明目益精。"

《本草纲目》:"清肺热,化痰热,散风邪。"

2.化学成分及药理作用 白花前胡含挥发油及白花前胡内酯甲、乙、丙、丁;紫花前胡含挥发油,前胡苷、前胡素、伞形花内酯等。紫花前胡有较好的祛痰作用,作用时间长,其效力与桔梗相当;甲醇总提取物能抑制炎症初期血管通透性,对溃疡有明显抑制作用,还有解痉作用;能延长巴比妥钠的睡眠时间,有镇静作用。白花前胡提取粗精和正丁醇提取物能增加冠脉血流量,但不影响心率及心肌收缩力;伞形花内酯能抑制鼻咽癌 KB 细胞的生长。

3. 现代应用　现代临床单用或配伍治疗菌痢、慢性肠炎、小儿腹泻及慢性阻塞性肺疾病合并继发性肺动脉高血压患者,均有良效。

胖大海 Pàngdàhǎi
《《本草纲目拾遗》》

为梧桐科植物胖大海 *Sterculia lychnophora* Hance 的成熟种子。又名安南子。主产于越南、印度等国。广东、海南岛也有出产。4～6 月果实成熟开裂时采收种子,晒干。生用。

【性味归经】甘,寒。归肺、大肠经。

【功效】清肺化痰,利咽开音,润肠通便。

【应用】

1. **肺热声哑,咽喉肿痛,咳嗽**　可单用,亦可配桔梗、甘草等同用。

2. **燥热便秘,头痛目赤**　本品润肠通便。可单用,或与清热泻下药同用。

【按语】本品甘寒质轻能轻宣肺气,善清肺热、化痰利咽开音;且质地柔润,性较滑利,故有润肠通便之功。尤善治疗咽喉肿痛兼有大便干结者。

【常用配伍】

1. **胖大海配蝉蜕**　胖大海甘淡微寒,能开肺气,清痰热,兼能清燥通便、利肺治暗;蝉蜕味甘性寒,入肺经,长于凉散风热、疏利咽喉。二药合用,则其疏风清热、宣肺开窍利咽之功加强,适用于外感风热或肺经有热之咽喉肿痛、声音嘶哑等。

2. **胖大海配桑白皮**　胖大海甘寒质润,善清肺化痰,润肠通便;桑白皮甘寒性降,善清泻肺火兼泻肺水而止咳平喘。二药合用,共奏清肺化痰、止咳平喘之效,用于痰热壅盛,咳喘痰稠兼大便干结者。

【用法用量】沸水泡服或煎服,2～3 枚。

【使用注意】性偏寒凉,故凡肺寒咳嗽及脾胃虚寒泄泻者均应忌服。

【参考资料】

1. 文献摘要

《本草纲目拾遗》:"治火闭痘,服之立起。并治一切热证劳伤,吐衄下血,消毒去暑,时行赤眼,风火牙痛……干咳无痰,骨蒸内热,三焦火证,诸疮皆效。"

《本草正义》:"善于开宣肺气,并能通泄皮毛,风邪外闭,不问为寒为热,并皆主之。抑开音治瘄,爽嗽豁痰。"

2. 化学成分及药理作用　本品含胖大海素、半乳糖、戊糖等。具有收缩血管平滑肌、缓泻及降压等作用。

3. 现代应用　现代临床以本品加冰糖或白糖、红糖开水泡服,治各种腹泻;泡胀去核捣烂,睡前外敷双眼,纱布固定,治疗红眼病。均效果满意。

礞　石 Méngshí
《《嘉祐本草》》

为绿泥石片岩或云母岩的石块或碎粒。前者习称"青礞石",主产于江苏、浙江、湖南、湖北等地;后者习称"金礞石",主产于河南、河北等地。全年可采,除去杂质,煅用。

【性味归经】咸,平。归肺,肝经。

【功效】坠痰下气,平肝镇惊。

【应用】

1.顽痰,老痰胶结,气逆喘咳实证 治疗顽痰、老痰胶结,气逆喘咳,痰壅难咯,大便秘结,常与沉香、黄芩、大黄等配伍,如礞石滚痰丸。

2.惊痫,癫狂 治疗痰热壅盛之惊风抽搐,单用煅礞石为末,以薄荷汁和白蜜调服,如夺命散;治疗痰热惊痫、癫狂,大便秘结,可与沉香、黄芩、大黄等配伍,如礞石滚痰丸。

【按语】本品味咸软坚,质重坠降,入肺肝经。功善下气坠痰、平肝镇惊,既治顽痰、老痰胶结之气逆喘咳实证,又治痰火内盛的惊痫、癫狂等。

【常用配伍】

1.礞石配大黄、沉香 礞石味咸质重性烈,长于坠痰下气、平肝镇惊;大黄苦寒沉降,善泻下积滞;沉香质重而行气降逆。三者合用,大黄可资祛热之力,沉香可助下气之功,使热泄而痰除。

2.礞石配薄荷 礞石攻积消痰,平肝镇惊,为治惊痰之良药;薄荷凉肝疏肝散热。二药合用,共奏凉肝疏肝、平肝镇惊之效,用治痰热壅盛之惊风抽搐。

【用法用量】煎服,6～10g,宜打碎布包先煎。入丸、散剂 1.5～3g。

【使用注意】本品重坠性猛,非痰热内结不化之实证不宜使用。脾虚胃弱,小儿慢惊及孕妇忌用。

【参考资料】

1.文献摘要

《本草纲目》:"治积痰惊痫,咳嗽喘急。""治惊利痰……然止可用之救急,气弱脾虚者,不宜久服。"

《本草备要》:"能平安下气,为治惊利痰之圣药。"

2.化学成分及药理作用 青礞石主要成分为硅酸盐,尚含镁、铝、铁及结晶水等;金礞石主要成分为云母与石英,即主含钾、铁、镁、锰、铝、硅酸等成分。青礞石呈八面体配位的阳离子层夹在两个相同四面体单层间所组成,存在着静态电位差,故能促进阳离子交换,产生吸附作用,这是化痰利水作用机制之一。

3.现代应用 青礞石、鼠妇各等量研细末,舌根含服,治疗食管贲门癌梗阻明显缓解;青礞石治疗癫痫、颈部淋巴结结核、冠心病等疗效确切。

海 藻 Hǎizǎo
《神农本草经》

为马尾藻科植物海蒿子 Sargassum pallidum (Turn.) C. Ag. 或羊栖菜 Sargassum fusiforme (Harv.) Setch. 的干燥藻体。前者习称"大叶海藻",主产于山东、辽宁等沿海地区;后者习称"小叶海藻",主产于浙江、福建、广西等沿海地区。夏,秋二季采捞,除去杂质,淡水洗净,切段晒干。生用。

【性味归经】咸,寒。归肝、肾经。

【功效】消痰软坚,利水消肿。

【应用】

1.瘿瘤,瘰疬,睾丸肿痛 治疗瘿瘤,常配伍昆布、贝母、青皮等,如海藻玉壶汤;治疗瘰疬,常配伍夏枯草、连翘、玄参等,如内消瘰疬丸;治疗睾丸肿痛,常配伍橘核、昆布、川楝子等,如橘核丸。

2.脚气浮肿,痰饮水肿 治疗脚气浮肿及痰饮水肿,常与茯苓、猪苓、泽泻等利尿药同用,以增强疗效。

【按语】本品咸寒,入肝、胃、肾经。功能清热消痰、软坚散结,为消散瘿瘤、瘰疬所常用。此外,微有利水消肿作用,需配其它利水消肿之药以增效。

【常用配伍】

1.海藻配昆布 海藻、昆布皆消痰软坚、利水消肿。二者常相须为用,治疗瘰疬、瘿瘤、脚气浮肿及痰饮水肿等。

2.海藻配夏枯草 海藻善消痰软坚;夏枯草善泻火散结。二者合用,共奏清热泻火、消痰软坚之功,用治瘰疬热毒偏盛者。

【用法用量】煎服,10～15g。

【使用注意】反甘草。

【参考资料】

1.文献摘要

《神农本草经》:"味苦,寒,无毒。治瘿瘤气,颈下核,破散结气,痈肿癥瘕坚气,腹中下上鸣,下十二水肿。"

《名医别录》:"疗皮间积聚、暴溃、留气、热结、利小便。"

2.化学成分及药理作用 羊栖菜和海蒿子均含褐藻酸、甘露醇、钾、碘、灰分等。海蒿子还含马尾藻多糖、岩藻甾醇等。羊栖菜还含羊栖菜多糖A、B、C及褐藻淀粉。海藻因含碘化物,对缺碘引起的地方性甲状腺肿大有治疗作用,并对甲状腺机能亢进、基础代谢率增高有暂时抑制作用。褐藻酸硫酸酯有抗高血脂症作用,又可降低家兔血清胆固醇及减轻动脉粥样硬化。海藻水浸剂对麻醉犬、兔有降压、抗凝、止血以及抑制皮肤真菌的作用。此外,藻胶酸钠可制作血浆代用品,其扩容力与右旋糖酐相似,对肝、脾、肾、骨髓无伤害,能增进造血功能。

3.现代应用 现代临床以本品或提取物治疗单纯性肥胖及脑血栓、急性脑梗死、血脂异常症、冠心病、慢性肺源性心脏病、视网膜静脉阻塞等,均有良效。

昆 布 Kūnbù
(《名医别录》)

为海带科植物海带 *Laminaria japonica* Aresch. 或翅藻科植物昆布 *Ecklonia kurome* Okam. 的干燥叶状体。主产于山东、辽宁、浙江等地。夏、秋二季采捞,除去杂质,漂净,切宽丝,晒干。生用。

【性味归经】咸,寒。归肝、肾经。

【功效】消痰软坚,利水消肿。

【应用】

1.瘿瘤,瘰疬,睾丸肿痛 治疗瘿瘤,常与海藻相须为用,以增强疗效,如海藻玉壶汤;治疗痰火郁结之瘰疬,常配伍夏枯草、玄参等,如内消瘰疬丸;治疗睾丸肿痛,常配伍橘核、川楝子等,如橘核丸。

2.脚气浮肿,痰饮水肿　治疗脚气浮肿及痰饮水肿,常与茯苓、猪苓、泽泻等利尿药同用。

【按语】本品咸寒,入肝、胃、肾经。功能清热消痰、软坚散结,治疗瘿瘤瘰疬,每与海藻相须为用。此外,还具有一定的利水作用。

【常用配伍】

1.昆布配芦荟　昆布消痰软坚,芦荟能清肝热,合用治瘿瘤而见肝热盛者。

2.昆布配防己、桑白皮　昆布利水消肿,防己、桑白皮利水泻肺,合用治水肿、脚气。

【用法用量】煎服,6～12g。

【参考资料】

1. 文献摘要

《名医别录》:"主十二种水肿,瘿瘤聚结气,瘘疮。"

《本草经疏》:"昆布咸能软坚,具性润下,寒能除热散结,故主十二种水肿、瘿瘤聚结气、瘘疮。东垣云:瘿坚如石者,非此不除,正咸能软坚之功也。详其气味性能治疗,与海藻大略相同。"

2. 化学成分及药理作用　本品含藻胶素、藻胶酸、海带聚糖等多糖,尚含海带氨酸等多种氨基酸、维生素等。本品所含碘和碘化物,有防治缺碘性甲状腺肿的作用;海带氨酸及钾盐有降压作用;藻胶酸和海带氨酸有降血清胆固醇的作用;所含核酸类物质有良好的抗肿瘤活性。此外,有明显促进机体免疫功能、降血糖及镇咳等作用,并对胃出血有物理止血效果。

3. 现代应用　现代临床还广泛用治其他疾病,特别是眼科疾患,如治疗眼视网膜震荡、眼玻璃体混浊等有确效。

海蛤壳 Hǎigéqiào
(《神农本草经》)

为帘蛤科动物文蛤 *Meretrix meretrix* Linnaeus 和青蛤 *Cyclina sinensis* Gmelin 等的贝壳。各沿海地区均产。夏秋二季自海滩泥沙中淘取,去肉,洗净,晒干。生用或煅用,捣末或水飞用。

【性味归经】苦、咸,寒。归肺、胃经。

【功效】清热化痰,软坚散结,制酸止痛。

【应用】

1.肺热,痰火之咳喘　治疗肺热咳喘,痰稠色黄,常配伍桑白皮、黄芩、海浮石等;治疗痰火内郁,灼伤肺络之咳嗽,胸胁疼痛,痰黄带血,常与青黛同用,如黛蛤散。

2.瘿瘤,瘰疬,痰核　治疗痰火郁结之瘿瘤、瘰疬、痰核,常配伍海藻、昆布、瓦楞子等,如含化丸。

此外,本品有利尿消肿功效,可治水肿、小便不利等。煅后内服制酸止痛,可治胃痛泛酸;外用收湿敛疮,可治湿疮、烫伤等。

【按语】本品苦咸寒,入肺、胃经。既善清肺热、化痰火、软坚散结,为治痰火郁结喘咳、痰核、瘿瘤、瘰疬之常品;又能利水消肿,治水气浮肿,小便不利。此外,煅用可制酸止痛,治胃痛泛酸。

【常用配伍】

1.海蛤壳配阿胶 海蛤壳咸寒,清热化痰;阿胶甘平,滋阴润肺、补血止血;二者合用,共奏养阴清肺止血、润燥化痰止咳之效,用于治疗肺阴不足及热伤肺络之咳嗽、痰稠而黏、咯血等。

2.海蛤壳配瓦楞子 海蛤壳清热化痰、软坚散结;瓦楞子消痰软坚、化瘀散结。二者合用,软坚散结力增强,常用治痰火郁结之瘿瘤、瘰疬、痰核等。

【用法用量】煎服,10～15g。宜打碎先煎。蛤粉宜包煎。

【参考资料】

1.文献摘要

《神农本草经》:"主咳逆上气,喘息,烦满,胸痛寒热。"

《药性论》:"治水气浮肿,利小便,治咳逆上气,项下瘿瘤。"

2.化学成分及药理作用 本品主含碳酸钙、壳角质、氨基酸等;尚含多种微量元素。有抗衰老作用,能明显降低动物过氧化脂质,明显提高超氧化物歧化酶活性。另有抗炎、止血作用。

3.现代应用 现代临床以本品配伍雄黄、乳香、没药、冰片等研末外用,治疗宫颈糜烂有效;配冰片、雄黄研末外用,治疗霉菌性阴道炎效佳。此外还可用治银屑病、带状疱疹、黄水疮、小儿脓疱病等,亦有良效。

海浮石 Hǎifúshí
《本草拾遗》

为胞孔科动物脊突苔虫 *Costazia aculeata* Canu et Bassler 和瘤苔虫 *Costazia costazii* Audouim 的骨骼,习称"石花",主产于福建、浙江、江苏、广东沿海,夏秋季捞起,清水洗去盐质及泥沙,晒干;或火山喷出的岩浆形成的多孔状石块,习称"浮石",主产于辽宁、福建、山东、广东沿海,全年可采,捞出洗净,晒干。捣碎生用或煅用。

【性味归经】咸,寒。归肺经。

【功效】清肺化痰,软坚散结。

【应用】

1.痰热咳喘 治疗肺热咳喘,痰黄黏稠,胶结成块,常配伍瓜蒌、贝母、胆南星等,如清膈煎;治疗痰火内郁、灼伤肺络之咳嗽、胸胁疼痛,痰黄带血,可配伍瓜蒌、青黛、栀子等,如咳血方。

2.瘰疬,瘿瘤 治疗痰火郁结之瘰疬、瘿瘤,常配伍海藻、牡蛎、浙贝母等。

此外,尚有利尿通淋功效,可治疗热淋、血淋、石淋等,单味研末或配伍小蓟、蒲黄、木通等。

【按语】本品咸寒,体虚轻浮,主入肺经。功善清化热痰、软坚散结,既可治痰火凝结诸证,又善消老痰胶结积块。并能利尿通淋,治热淋、血淋、石淋。

【常用配伍】

1.海浮石配水蛭 海浮石咸寒质重,化痰软坚;水蛭走血分,破血逐瘀消癥。二药合用,软坚消癥功效增强,用治癥瘕积聚等。

2.海浮石配瓦楞子 均消痰软坚散结,二者同用作用增强,常用治痰火郁结之瘿瘤、瘰疬、痰核等。

【用法用量】煎服,10～15g。宜打碎先煎。

【参考资料】

1.文献摘要

《本草衍义补遗》:"清金降火,消积块,化老痰。"

《本草纲目》:"消瘤瘿结核疝气,下气,消疮肿。"

2.化学成分及药理作用　石花主含碳酸钙,并含少量镁、铁及酸不溶物质等;浮石主含铝、钾、钠组成的硅酸盐,尚含氯、镁等物质。具有促进尿液分泌及祛除支气管分泌物等作用。

3.现代应用　现代临床以大剂量海浮石为主配伍生地黄、川贝母、生大黄水煎服,治疗肺动脉高血压所致的顽固性咯血,同时对支气管扩张咯血、支气管炎、淋巴结核等也有很好疗效。此外尚可治疗闪腰岔气、前列腺增生等。

黄药子 Huángyàozǐ
《滇南本草》

为薯蓣科植物黄独 *Dioscorea bulbifera* L.的块茎。主产于湖北、湖南、江苏等地。秋、冬二采挖,晒干。切片。生用。

【性味归经】苦,寒;有毒。归肺、肝经。

【功效】化痰散结消瘿,清热解毒,凉血止血。

【应用】

1.瘿瘤　单用即效,亦可与海藻、牡蛎等同用,如海药散。

2.疮疡肿毒,咽喉肿毒,毒蛇咬伤　可单用,或配伍其它清热解毒药同用。

3.血热出血证　可治血热引起的各种出血证。

【按语】本品苦寒有毒,入肺、肝经。既能清泄肺肝实火,消痰软坚而散结消瘿,治疗痰火凝结的瘿瘤;又能清热解毒、凉血消肿,治疗多种热毒证及血热出血证。

【常用配伍】

1.黄药子配仙鹤草　黄药子清热凉血止血,仙鹤草收敛止血。二者合用治吐血、衄血。

2.黄药子配白僵蚕　黄药子清热解毒,白僵蚕散风、化痰利咽。二者合用,常用治热毒上攻之咽喉肿痛。

【用法用量】煎服,5～15g;研末服,1～2g。外用适量。

【使用注意】本品有毒,多服、久服可引起消化道反应,并对肝肾有一定损害,故凡脾胃虚弱和有肝脏疾患者慎用。

【参考资料】

1.文献摘要

《本草纲目》:"凉血,降火,消瘿,解毒。"

《本草汇言》:"黄药子解毒凉血最验,古人于外科、血证两方尝用。今人不复用者,因久服有脱发之虞,知其为凉血、散血明矣。"

2.化学成分及药理作用　本品含黄药子萜 A、B、C。亦含薯蓣皂苷、淀粉、鞣质等。具有兴奋子宫、止血及抑菌等作用。

3.现代应用　现代临床多用本品治疗甲状腺疾患及消化系统、呼吸系统肿瘤,尚多用于妇科及皮肤黏膜疾患,如治疗宫颈炎、银屑病、皮肤疣、急性软组织损伤及老年人前列腺肥大性尿潴留等。

4.不良反应　常规剂量服用黄药子制剂后,也会出现口干、食欲不振、恶心、腹痛等消化道反应。服用过量可引起口、舌、喉等处烧灼痛,及流涎、恶心、呕吐、腹痛腹泻、瞳孔缩小,严重者出现黄疸。其直接毒性作用,是该药或其代谢产物在肝内达到一定浓度时干扰细胞代谢的结果,大量的有毒物质在体内蓄积可以导致急性肝中毒,最后出现明显黄疸,因肝昏迷,也有因窒息、心脏麻痹而死亡。中毒救治:除一般常规处理外,内服蛋清水或葛根糊、活性炭;静泳滴注葡萄糖盐水;给于大量维生素C、B和ATP、辅酶A;也可用大量绿豆汤,或生姜30g榨汁,用白米醋60ml,甘草10g,加水煎成500ml饮用。

瓦楞子 Wǎléngzǐ
《名医别录》

为蚶科动物毛蚶 *Arca subcrenata* Lischke、泥蚶 *Arca granosa* Linnaeus 或魁蚶 *Arca inflata* Reeve 的贝壳。主产于山东、浙江、福建、广东等沿海地区。秋冬至春季捕捞,洗净置沸水中略煮,去肉留壳,晒干。生用或煅用,用时打碎。

【性味归经】咸,平。归肺、胃、肝经。

【功效】消痰软坚,化瘀散结,制酸止痛。

【应用】

1.顽痰积结,瘰疬,瘿瘤　治疗顽痰积结,痰稠难咯,常配伍海浮石、海蛤壳、胆南星等;治疗瘰疬,瘿瘤,常配伍海藻、昆布等,如含化丸。

2.癥瘕痞块　可单用,醋淬为丸服,如瓦楞子丸;也可与莪术、三棱、鳖甲等行气活血消癥软坚之品配伍。

此外,煅用可制酸止痛,可用治肝胃不和,胃痛吐酸,单用,或与甘草配伍研末服。

【按语】本品咸平,入肺、胃、肝经。既能消痰软坚,又能化瘀散结,可治顽痰积结、瘰疬、瘿瘤及癥瘕痞块。煅用还能制酸止痛,治胃痛泛酸。

【常用配伍】

1.瓦楞子配川贝母　用于顽痰胶结,黏稠难咯。

2.瓦楞子配乌贼骨　二者合用,止痛制酸之效增强,用于气滞血瘀之胃痛吐酸甚或吐血者。

【用法用量】煎服,9~15g,宜打碎先煎。研末服,每次1~3g。

【参考资料】

1.文献摘要

《本草纲目》:"咸走血而软坚,故瓦垄子能消血块,散痰积。"

《本草逢原》:"其壳煅灰,治积年胃脘瘀血疼痛。"

2.化学成分及药理作用　本品主含碳酸钙,并含有机质及少量铁、镁、硅酸盐、硫酸盐和氯化物等;煅烧后产生氯化钙,有机质则被破坏。碳酸钙具有中和胃酸、减轻胃溃疡疼痛等作用。

3.现代应用　现代临床以瓦楞子、菜油等量,制成瓦楞油,外用于创面,治疗包括深Ⅱ度在内的烧烫伤50例,均治愈。

第三节　止咳平喘药

本类药物主归肺经,其味或辛或苦或甘,其性或温或寒,均具有止咳或平喘作用。由于药物性味不同,质地润燥有异,止咳平喘之理也有宣肺、清肺、润肺、降肺、敛肺及化痰之别。其中有的药物偏于止咳，有的偏于平喘，有的则兼而有之。

本类药物主治咳嗽或喘息证。而咳喘之证，病情复杂，从病邪分，有燥痰、热痰、寒痰、湿痰之异；从病因分，有外感、内伤之别；从性质分，又有虚、实之不同。故在临床应用时，不能单纯地见咳治咳，见喘治喘，须根据不同的证型，选用适宜的药物，并加以相应的配伍。外感表证或麻疹初起，当以疏解宣发为主，少佐止咳药物；切忌单投止咳药，更不能过早使用敛肺止咳药。个别麻醉镇咳定喘药，因易成瘾，易敛邪，用之宜慎。

苦杏仁 Kǔxingrén
《《神农本草经》》

为蔷薇科植物山杏 *Prunus armeniaca* L. var. *ansu* Maxim.、西伯利亚杏 *Prunus sibirica* L.、东北杏 *Prunus mandshurica*（Maxim.）Koehne、或杏 *Prunus armeniaca* L. 的干燥成熟种子。主产于我国东北、内蒙古、华北等地。夏季采收成熟果实，除去果肉及核壳，取出种子，晒干。生用，或燀用、炒用。用时捣碎。

【性味归经】苦，微温；有小毒。归肺、大肠经。

【功效】止咳平喘，润肠通便。

【应用】

1. 咳嗽气喘 治疗风寒咳喘，胸闷气逆，常配伍麻黄、甘草，如三拗汤；治疗风热咳嗽，发热汗出，常配伍桑叶、菊花等，如桑菊饮；治疗燥热咳嗽，痰少难咯，常配伍桑叶、贝母、沙参等，如桑杏汤、清燥救肺汤；治疗肺热咳喘，发热喘急，甚则鼻煽，常配伍麻黄、石膏等，如麻杏甘石汤。

2. 肠燥便秘 治疗肠燥津枯便秘或产后血亏便秘，常配伍火麻仁、当归、枳壳等，如润肠丸。

此外，本品外用有美容作用，能软化皮肤，预防皱纹；亦可治疗蛲虫病及外阴瘙痒等。

【按语】本品苦温润降，入肺、大肠经。上能降肺气、疏利开通而止咳平喘，为治咳喘之要药，随证配伍可用治多种咳喘痰证；下能降气润肠而通利大便，以治肠燥便秘。

【常用配伍】

1. 杏仁配麻黄 杏仁味苦降泄，长于降泄肺气，为止咳平喘要药；麻黄辛温长于宣肺平喘，为治喘咳实证的要药。二药合用，一宣一降，使肺经气机调畅，咳喘自平，多用于喘咳实证。

2. 杏仁配紫苏子 杏仁止咳平喘、润肠通便；紫苏子降气化痰、止咳平喘、润肠通便。二药合用，能增强降气化痰、止咳平喘、润肠通便功效，宜用于喘咳痰多兼大便干结者。

【用法用量】煎服，4.5～9g，宜打碎入煎。

【使用注意】本品有小毒，内服不宜过量，以免中毒；婴儿慎用；阴虚咳喘、大便溏泻者忌用。

【参考资料】

1. 文献摘要

《神农本草经》："治咳逆上气，雷鸣，喉痹，下气，产乳，金疮，寒心奔豚。"

《珍珠囊药性赋》："除肺热，治上焦风热燥，利胸膈气逆，润大肠气秘。"

2. 化学成分及药理作用 本品主含苦杏仁苷及脂肪油、蛋白质、各种氨基酸等。尚含苦杏仁酶、苦杏仁苷酶、绿原酸、肌醇、苯甲醛、芳樟醇等。苦杏仁苷口服后，在下消化道分解产生少量氢氰酸，能抑制咳嗽中枢而起镇咳平喘作用；苦杏仁苷及其水解生成的氢氰酸和苯甲酸体外试验均证明有微弱抗癌作用；苦杏仁油对蛔虫、钩虫及伤寒杆菌、副伤寒杆菌有抑制作用，且有润滑性通便作用。此外，苦杏仁苷有抗突变作用，所含蛋白质成分还有明显的抗炎及镇痛作用。

3. 现代应用　现代临床以苦杏仁或提取物苦杏仁苷内服或外用，治疗慢性咽炎及肺癌、食道癌、慢性髓性白血病、胸膜癌、恶性淋巴瘤、多发性直肠癌、乳癌并发骨转移等有效。尚用治小儿脓疱病、老年性皮肤瘙痒及足癣等。

4. 不良反应　苦杏仁的主要成分苦杏仁苷水解后的产物氢氰酸，为有效成分，也是中毒成分，误服过量杏仁可产生氢氰酸中毒，使延髓等生命中枢先抑制后麻痹，并抑制细胞色素氧化酶的活性而引起组织窒息。临床表现为眩晕、心悸、恶心、呕吐等中毒反应，重者出现昏迷、惊厥、瞳孔散大、对光反应消失，最后因呼吸麻痹而死亡。中毒的处理：早期可用高锰酸钾或过氧化氢或 10% 硫代硫酸钠洗胃，然后大量饮糖水，或静脉注射葡萄糖液。严重者立即给氧，静注 3% 亚硝酸钠溶液 10mL。如病情危急时，吸入亚硝酸异戊酯，每隔 2 分钟吸 30 秒，反复吸入 3 次，以代替亚硝酸钠。对于轻症，民间用杏树皮(去粗皮)60g，加水 500mL，煮沸 20 分钟，取汁温服。

【附药】甜杏仁　为蔷薇科植物杏或山杏的某些栽培种而其味甘甜的成熟种子。性味甘平，功效与苦杏仁类似，药力较缓，且偏于润肺止咳。主要用于虚痨咳嗽或津伤便秘。煎服，5～10g。

紫苏子 Zǐsūzǐ

（《名医别录》）

为唇形科植物紫苏 *Perilla frutescens* (L.) Britt. 的干燥成熟果实。主产于江苏、安徽、河南等地。秋季果实成熟时采收，晒干。生用，或微炒用。用时捣碎。

【性味归经】辛，温。归肺、大肠经。

【功效】降气化痰，止咳平喘，润肠通便。

【应用】

1. 咳喘痰多　治疗痰壅气逆之咳嗽气喘，痰多胸闷，甚则不能平卧者，常配伍白芥子、莱菔子，如三子养亲汤。治疗上盛下虚之久咳痰喘，常配伍肉桂、当归、厚朴等，如苏子降气汤。

2. 肠燥便秘　治疗津枯肠燥便秘证，常配伍火麻仁、瓜蒌仁、杏仁等，如紫苏麻仁粥。

【按语】本品辛温润降，入肺、大肠经，长于降气消痰，气降痰消则咳喘自平，不论外感、内伤所致痰壅气逆的咳喘均可应用，为治痰壅气逆咳喘的要药。又富含油脂，能润燥滑肠，且降泄肺气以助大肠传导，为治肠燥便秘之良品。

【常用配伍】

1. 紫苏子配陈皮　紫苏子质润，下气消痰功著，且可温中降逆；陈皮性燥，理气化痰效显，且能健脾和胃。二者合用，既可降肺气、消痰湿，又可和胃降逆。常用治痰壅气逆之咳嗽气喘、痰多胸闷。

2. 紫苏子配火麻仁　紫苏子降气化痰、止咳平喘、润肠通便；火麻仁质润多脂而功专润肠通便。二药合用，降气润肠功效增强，适用于肺气不降、腑气不行之大便燥结。

【用法用量】煎服，3～9g；或入丸、散剂。

【使用注意】阴虚喘咳及脾虚便溏者慎用。

【参考资料】

1. 文献摘要

《名医别录》:"主下气,除寒温中。"

《本经逢原》:"性能下气,故胸膈不利者宜之……为除喘定嗽、消痰顺气之良剂。但性主疏泄,气虚久咳、阴虚喘逆、脾虚便溏者皆不可用。"

2. 化学成分及药理作用　本品主含脂肪油,其主要成分为亚油酸、亚麻酸及不饱和脂肪酸等,尚含蛋白质、维生素 B_1、氨基酸类等。紫苏油有明显的降血脂作用,给易于卒中的自发性高血压大鼠喂紫苏油可延长其存活率,使生存时间延长;脂肪油能刺激胃肠黏膜,使蠕动增强,分泌增加,有润肠作用;所含其他成分有润肺和祛痰作用。

3. 现代应用　现代临床以本品配伍治疗血脂异常症、肠道蛔虫病效佳。

百 部 Bǎibù
《《名医别录》》

为百部科植物直立百部 *Stemona sessilifolia* (Miq.) Miq.、蔓生百部 *Stemona japonica* (Bl.) Miq. 或对叶百部 *Stemona tuberosa* Lour. 的干燥块根。主产于华东、中南、华南等地。春、秋二季采挖,除去须根,洗净,入沸水中略烫或蒸至无白心,取出,晒干。生用,或蜜炙用。

【性味归经】 甘、苦,微温。归肺经。

【功效】 润肺止咳,杀虫灭虱。

【应用】

1. 新久咳嗽,肺痨咳嗽,顿咳　治疗风寒咳嗽,常配伍荆芥、桔梗、紫菀等,如止嗽散;治疗久咳不已,气阴两虚,常配伍黄芪、沙参、麦冬等,如百部汤;治疗肺痨咳嗽,痰中带血,常配伍天门冬、麦门冬、阿胶等,如月华丸;治疗肺热咳嗽,痰黄稠,常配伍知母、川贝母等,治疗顿咳,单用或配伍川贝、紫菀、白前等。

2. 蛲虫,阴道滴虫,头虱体虱,疥癣　治疗蛲虫病,可单用生品煎取浓汁,睡前保留灌肠;治疗阴道滴虫,可单用生品,或与蛇床子、苦参等煎汤坐浴外洗;治疗头虱、体虱及疥癣,可制成20%的醇浸液,或50%水煎剂外搽。

【按语】 本品甘润苦降,微温不燥,药性平和,专入肺经。功擅润肺止咳,无论外感内伤、新久咳嗽皆可应用。又善杀虫灭虱,治疗蛲虫、阴道滴虫、头虱及疥癣。

【常用配伍】

1. 百部配麻黄　百部润肺止咳,为治咳嗽要药;麻黄宣肺平喘,善治喘咳实证。二药合用,使止咳作用增强,且百部的甘润之性可牵制麻黄辛散燥烈之性,故可用治多种喘咳证。

2. 百部配桑白皮　百部润肺止咳,桑白皮清泄肺热,二药合用,共奏润肺清热止咳之功,用治久咳不已、痰稠难咯或干咳无痰等。

【用法用量】 煎服,3～9g;外用适量。

【参考资料】

1. 文献摘要

《名医别录》:"主咳嗽上气……亦主去虱。"

《日华子本草》:"治疳蛔及传尸骨蒸,杀蛔虫、寸白、蛲虫。"

2. 化学成分及药理作用　本品主含多种生物碱,如百部碱、百部定碱、原百部碱、次百部碱、直立百部碱、对叶百部碱、蔓生百部碱等。尚含糖、脂类、蛋白质、琥珀酸等。百部所含生物碱有中枢性镇咳作用；对支气管痉挛有松弛作用，强度与氨茶碱相似；体外试验对人型结核杆菌、肺炎球菌、葡萄球菌、链球菌、白喉杆菌、痢疾杆菌、绿脓杆菌、伤寒杆菌、鼠疫杆菌、炭疽杆菌、霍乱弧菌均有抑制作用；对流行性感冒病毒，一切皮肤真菌也有抑制作用；水浸液和醇浸液对头虱、体虱等皆有杀灭作用。此外，尚有一定的镇静、镇痛作用。

3.现代应用　现代临床以本品为主配伍治疗肺结核、足癣及酒糟鼻等有效。

紫 菀 Zǐwǎn
（《神农本草经》）

为菊科植物紫菀 *Aster tataricus* L. f. 的干燥根及根茎。主产于河南、安徽、黑龙江、江西等地。春、秋二季采挖，除去有节的根茎，编成辫状，晒干。生用，或蜜炙用。

【性味归经】苦、甘，微温。归肺经。

【功效】润肺下气，化痰止咳。

【应用】咳嗽有痰　治疗肺虚久咳，痨嗽咯血，常配伍阿胶、川贝母等，如紫菀汤；治疗风寒犯肺，咳嗽咽痒，咯痰不爽，常配伍荆芥、桔梗、白前等，如止嗽散；治疗肺热咳嗽，痰黄稠，常配伍浙贝母、黄芩等。此外，本品还可治疗肺痈、胸痹及小便不利等，皆取其开宣肺气功效。

【按语】本品甘润苦降，微温而不燥，主入肺经，长于润肺下气化痰而止咳。凡咳嗽无论新久、寒热虚实皆可应用。

【常用配伍】

1.紫菀配百部　紫菀开泄肺气，百部甘润苦降，两者性俱温润，皆有润肺止咳之力，同为止咳要药。然紫菀祛痰作用明显，偏于化痰止咳；百部甘润而平，偏于润肺止咳。二药合用，化痰中寓润肺之意，润肺中又不碍祛痰，故益增降气祛痰、润肺止咳之功，适用于寒热虚实各种咳嗽。

2.紫菀配阿胶　紫菀润肺下气，化痰止咳；阿胶补肝血、滋肾水、润肺燥，凝固血络而止血。二药合用，紫菀得阿胶，滋阴润肺之力增强；阿胶得紫菀，养肺阴而无留痰湿之虑，共奏育阴润燥、祛痰止咳、养血止血之功，用治肺虚久咳、痰中带血等。

【用法用量】煎服，5～9g。

【参考资料】

1.文献摘要

《神农本草经》："主咳逆上气，胸中寒热结气。"

《本草从新》："专治血痰，为血痨圣药，又能通利小肠。"

2.化学成分及药理作用　本品含紫菀皂苷、紫菀苷、紫菀酮、紫菀五肽、紫菀氯环五肽、丁基-D-核酮糖苷、槲皮素、无羁萜、表无羁萜醇及挥发油等。本品煎剂及紫菀酮、表木栓醇单体有明显的祛痰作用，紫菀酮、表木栓醇显著抑制小鼠的咳嗽反应；对大肠杆菌、痢疾杆菌、伤寒杆菌、副伤寒杆菌、绿脓杆菌有一定抑制作用。所含的表无羁萜醇对小鼠艾氏腹水癌有抗癌作用；槲皮素有利尿作用。

3.现代应用　紫菀与荆芥、白前、陈皮等同用，治疗外感风寒，痰多咳嗽；炙紫菀与黄芩、天冬、桑白皮、杏仁、桔梗、阿胶、川贝、知母等同用，治疗肺虚久咳。并对肺结核、支气管扩张、肺癌咯血等有效。

款冬花 Kuǎndōnghuā

（《神农本草经》）

为菊科植物款冬 *Tussilago farfara* L. 的干燥花蕾。主产于河南、甘肃、山西、陕西等地。12 月或地冻前当花尚未出土时采挖，除去花梗，阴干。生用或蜜炙。

【性味归经】辛，温。归肺经。

【功效】润肺下气，止咳化痰。

【应用】**多种咳喘证** 治疗肺寒咳嗽，常配伍干姜、紫菀、五味子等，如款冬煎；治疗肺热咳喘，常配伍知母、桑叶、川贝母等，如款冬花汤；治疗肺气虚弱，咳嗽不已，常配伍人参、黄芪等；治疗阴虚燥咳，常配伍沙参、麦冬等；治疗喘咳日久，痰中带血，常配伍百合等，如百花膏；治疗肺痈咳吐脓痰，常配伍桔梗、苡仁等，如款花汤。

【按语】本品为温润之品，专入肺经，于化痰润肺止咳之中，更长于止咳，故无论寒热虚实之咳喘皆可应用，且尤宜于寒嗽。

【常用配伍】

1. 款冬花配紫菀 二者均润肺下气、化痰止咳，且微温质润不燥，对于寒热虚实咳嗽皆可应用。然款冬花重在止咳，紫菀重在祛痰。二者同用，可增强润肺止咳化痰功效，用于各种喘咳痰多。

2. 款冬花配百合 款冬花辛温性降，润而不燥，下气止咳；百合甘寒，长于养阴润肺。二药合用，温清结合，寒热相宜，共奏清肺热、润肺燥、降肺气之功，用治肺燥或肺阴虚久咳不止、痰中带血者。

【用法用量】煎服，5～9g。

【参考资料】

1. 文献摘要

《神农本草经》："主咳逆上气，善喘，喉痹。"

《本经逢原》："润肺消痰，止嗽定喘。"

2. 化学成分及药理作用 本品主含金丝桃苷等黄酮类及生物碱、香芹酚等。尚含三萜苷、款冬酮、精油、氨基酸及鞣质等。煎剂及乙醇提取物有镇咳作用，乙酸乙醇提取物有祛痰作用，醚提取物小量略有支气管扩张作用，醇、醚提取物有呼吸兴奋作用。醇提取物及煎剂有升血压作用；醚提取物能抑制胃肠平滑肌，有解痉作用。

3. 现代应用 现代临床但用本品嚼成糊状，涂于消毒布块外贴于伤面，治疗慢性骨髓炎效佳。

马兜铃 Mǎdōulíng

（《药性论》）

为马兜铃科植物北马兜铃 *Aristolochia contorta* Bge. 或马兜铃 *Aristolochia debilis* Sieb. et Zucc. 的干燥成熟果实。前者主产于黑龙江、吉林、河北等地；后者主产于江苏、安徽、浙江等地。秋季果实由绿变黄时采摘，晒干。生用或蜜炙用。

【性味归经】苦，微辛，寒。归肺、大肠经。

【功效】清肺化痰，止咳平喘。

【应用】

1.肺热咳喘 善治痰热郁肺之喘咳痰多色黄,常配伍桑白皮、黄芩、枇杷叶等;治疗肺虚火盛,喘咳咽干,或痰中带血者,常配伍阿胶等,如补肺阿胶散。

2.痔疮肿痛或出血 治痔疮肿痛或出血,常配伍生地、白术等药内服,也可配伍地榆、槐角煎汤熏洗患处。

此外,又能清热平肝降压,可治疗高血压属肝阳上亢者。

【按语】本品辛开苦降,性寒清热。主入肺经,善清降肺气而化痰止咳平喘,故凡咳嗽痰喘属于肺热、燥热者皆可用之;又入大肠经,能清泻大肠积热而清肠消痔,而治痔疮肿痛;且能清热平肝以降压,用治肝阳上亢型高血压。

【常用配伍】

1.马兜铃配黄芩 马兜铃苦降辛开,性寒清热,清肺降气,化痰止咳;黄芩长于清泄肺热。二药合用,共奏清肺热、化痰止咳之效,常用治肺热咳嗽痰黄稠。

2.马兜铃配阿胶 马兜铃清泄肺热,阿胶补肺止血。二药合用,共奏清肺热、养肺阴、润肺燥之效,常用治阴虚肺热之咳嗽喘急、痰中带血。

【用法用量】煎服,3~10g;外用适量,煎汤熏洗。

【使用注意】虚寒喘咳及脾虚便溏者慎服;肾炎、肾功能不全者忌用。剂量不宜过大,以免引起呕吐。

【参考资料】

1.文献摘要

《药性论》:"主肺气上急,坐息不得,咳逆连连不止。"

《本草经疏》:"马兜铃,入肺除热,而使气下降。咳嗽者,气升之病,气降热除,嗽自平矣。痰结喘促,亦肺热病也,宜并主之。血痔瘘疮,无非血热。况痔病属大肠,大肠与肺为表里,清脏热则腑热亦清矣,故亦主之。"

2.化学成分及药理作用 本品主含马兜铃碱、木兰花碱、马兜铃酸、次马兜铃酸等。本品煎剂对麻醉兔有微弱祛痰作用;对金黄色葡萄球菌、肺炎球菌、痢疾杆菌和皮肤真菌有抑制效果。此外,还有避孕、抗肿瘤作用,有温和而持久的降压作用,适用于较早期的高血压病。1%浸剂可使支气管舒张,并能缓解多种原因引起的气管痉挛。

3.现代应用 马兜铃煎剂或浸膏剂内服,治疗肝阳上亢型高血压,获得较好疗效,且无明显反弹现象和不良反应。

4.不良反应 服用马兜铃30~90g可引起中毒反应,所含木兰花碱,对神经节有阻断作用,并具有箭毒样作用。临床表现为频繁恶心、心烦、呕吐、头晕、气短等症状,严重者可出现出血性下痢、知觉麻痹、嗜睡、瞳孔散大、呼吸困难,由肾炎而引起蛋白尿及血尿。轻度症状如恶心、呕吐等,用蜜炙马兜铃后再入药,可免此弊。较严重者,需对症处理,可洗胃、服浓茶或鞣酸等;肌内注射维生素 B_1,1 日 2 次,每次 20mg,静脉注射 25%葡萄糖液或静脉滴注葡萄糖盐水1000~1500ml。出现麻痹或呼吸困难时,可用苯甲酸钠、咖啡因、尼可刹米或樟脑磺酸钠等肌内注射。

枇杷叶 Pípáyè
《名医别录》

为蔷薇科植物枇杷 *Eriobotrya japonica* (Thunb.) Lindl. 的干燥叶。主产于广东、江苏、

浙江等地。全年均可采收,晒干,刷去毛。生用或蜜炙用。

【性味归经】苦,微寒。归肺、胃经。

【功效】清肺止咳,降逆止呕。

【应用】

1.**肺热咳喘**　治疗肺热咳嗽,气逆喘急,可单味制膏内服,或与黄芩、桑白皮、栀子等同用,如枇杷清肺饮;治疗燥热咳嗽,咯痰不爽,口干舌红,常配伍桑叶、麦冬、阿胶等,如清燥救肺汤。

2.**胃热呕吐,呃逆**　治疗胃热呕吐、呃逆,常与陈皮、竹茹、芦根等同用。

【按语】本品味苦降泄,性寒清热,入肺经,能清肺热、降肺气而止咳平喘;入胃经,清胃热、降胃气而止呕吐,呃逆,为治肺热咳喘、胃热呕逆之常用药。

【常用配伍】

1.**枇杷叶配桑叶**　枇杷叶味苦降气,性凉泄热,清肺下气止咳;桑叶辛凉宣散风热。二药合用,共奏疏风散热、宣肺止咳之功,可用治外感风热咳嗽。

2.**枇杷叶配黄芩、瓜蒌**　枇杷叶降气清肺止咳,黄芩专清肺热,瓜蒌清肺化痰。三药合用,共奏清肺降气化痰功效,用治肺热咳嗽痰多证。

【用法用量】煎服,6～9g。

【参考资料】

1.文献摘要

《名医别录》:"主卒宛不止,下气。"

《本草纲目》:"和胃降气,清热解暑毒,疗脚气。"

2.化学成分及药理作用　本品含皂苷、熊果酸、齐墩果酸、苦杏仁苷、丁香素、枸橼酸、鞣质、维生素 B、维生素 C、山梨糖醇等;新鲜叶中含挥发油,主要为橙花椒醇和金合欢醇。有镇咳、平喘作用及轻度祛痰作用;煎剂在体外对金黄色葡萄球菌有抑制作用,对白色葡萄球菌、肺炎双球菌及痢疾杆菌亦有抑制作用;乙醚冷浸提取物及所含熊果酸有抗炎作用。此外,还有降血糖作用。国外报道,枇杷叶中所含的苦杏仁苷有抗癌作用。

3.现代应用　现代临床以鲜枇杷叶煎汤内服,治疗小儿蛲虫有效;枇杷叶配杏仁、栀子、淡豆豉等治疗小儿急性肾炎效佳。

桑白皮 Sāngbáipí

（《神农本草经》）

为桑科植物桑 *Morus alba* L. 的干燥根皮。全国大部分地区均产,主产于安徽、河南、浙江、江苏等地。秋末叶落时至次春发芽前挖根,刮去黄棕色栓皮后剥离皮部,晒干。生用或蜜炙用。

【性味归经】甘,寒。归肺经。

【功效】泻肺平喘,利水消肿。

【应用】

1.**肺热咳喘**　治疗肺热咳喘,常配伍地骨皮、甘草、粳米等,如泻白散;治疗水饮停肺,胀满喘急不得卧,常配伍麻黄、杏仁、葶苈子等;治疗肺虚有热之咳喘气短,潮热盗汗,可配伍人参、五味子、熟地等,如补肺汤。

2.**水肿**　治疗肺气不宣之全身水肿,面目肌肤浮肿,胀满喘急,小便不利者,常配伍茯苓皮、大腹皮、陈皮等,如五皮散。

此外,本品还有平肝清火功效,可用治肝阳上亢、肝火偏旺之头晕目眩、面红目赤,常配伍黄芩、夏枯草等。现代用于高血压属肝阳上亢者。

【按语】本品甘寒,主入肺经,善泻肺热、肺水而止咳平喘,长于治疗肺热咳喘证;且清降肺气、通调水道而利水消肿,尤善治疗风水、皮水等阳水实证。

【常用配伍】

1.桑白皮配地骨皮 桑白皮入肺中气分,泻肺平喘,利水消肿;地骨皮入肺中血分,清肺中伏火,凉血除蒸。二药合用,则气血双清,清肺热而不伤阴,护阴液而不致恋邪,可治肺热咳喘,痰多稠黏,身热口渴者,亦治阴虚火旺,咳喘而兼手足心热或身热心烦者。

2.桑白皮配桑叶 桑白皮辛散苦降,泻肺平喘;桑叶疏散风热,宣肺平喘。二药配伍,一宣一降,清热平喘之功尤强,常用治风热袭肺、肺失宣降之咳喘痰黄稠。

【用法用量】煎服,6~12g。

【参考资料】

1.文献摘要

《名医别录》:"去肺中水气,唾血,热渴,水肿腹满胪胀,利水道。"

《药性论》:"治肺气喘满,水气浮肿。"

2.化学成分及药理作用 本品含多种黄酮类衍生物,其主要成分为桑皮素、桑皮色烯素、桑根皮素等,尚含伞形花内酯、东莨菪素等。本品有轻度止咳作用,并有利尿作用,能使尿量及钠、钾、氯化物的排出量均增加;煎剂及乙醇、乙醚、甲醇的提取物,有不同程度的降压作用,并有镇静、抗惊厥、镇痛、降温作用;对肠和子宫有兴奋作用。煎剂对金黄色葡萄球菌、伤寒杆菌、痢疾杆菌有抑制作用;对子宫颈癌 JTC28、肺癌细胞有抑制作用。尚有抗艾滋病毒作用。

3.现代应用 现代临床以本品配生地、地榆等煎服,治疗小儿鼻出血,有良效;用五皮饮加重桑白皮用量,治疗高血压危象;单用本品煎服,治疗小儿流涎;单用外敷治疗臁疮有效。

葶苈子 Tínglìzǐ

《神农本草经》

为十字花科植物独行菜 *Lepidium apetalum* Willd. 或播娘蒿 *Descurinia Sophia*（L.）Webb ex Prantl 的干燥成熟种子。前者习称"北葶苈子",主产于华东、中南等地;后者习称"南葶苈子",主产于华北、东北等地。夏季果实成熟时,割取全株,晒干,打下或搓下种子,除去杂质。生用或炒用。

【性味归经】苦、辛,大寒。归肺、膀胱经。

【功效】泻肺平喘,利水消肿。

【应用】

1.痰涎壅盛咳喘实证 善治咳喘痰多证,常佐大枣以缓其性,如葶苈大枣泻肺汤;治疗肺热停饮,面目浮肿,喘咳不得平卧,常配伍桑白皮、地骨皮、大腹皮等,以增强泻肺逐饮平喘之效。

2.胸腹积水实证 治疗湿热蕴阻之腹水肿满,单用有效,或配伍防己、椒目、大黄等,如已椒苈黄丸;治疗痰热结胸之胸胁积水,常配伍杏仁、大黄、芒硝等,如大陷胸丸。

【按语】本品苦降辛散,寒能清热,入肺与膀胱经。既善泄肺中水饮及痰火而平喘咳,为泄肺平喘之要药;又能泄肺气之壅闭,通调水道而利水消肿,为治胸腹积水之常品。唯药力峻猛,用之宜慎。

【常用配伍】

1.葶苈子配大枣 葶苈子泻肺力强,下气定喘而通调水道,开通肠腑;大枣味甘补脾,且能缓和药性。二药配伍,一峻一缓,一补一泻,以缓制峻,使泻肺而不伤正,共奏泻痰行水、下气平喘之功,多用治咳喘痰多证。

2.葶苈子配紫苏子 葶苈子泄肺平喘;苏子降气化痰,止咳平喘。二者合用,寒温相互制约,对于痰涎壅肺、咳嗽气喘,无论寒热皆可应用。

【用法用量】 煎服,3～9g;研末服,每次 3～6g。

【使用注意】 肺虚喘咳及脾虚肿满者不宜用。

【参考资料】

1.文献摘要

《名医别录》:"下膀胱水,伏留热气,皮间邪水上出,面目浮肿。"

《药性论》:"疗肺壅上气咳嗽,止喘促,除胸中痰饮。"

2.化学成分及药理作用 本品主含强心苷类,其主要成分为毒毛旋花子配基、伊夫单苷、葶苈苷、伊夫双苷等。尚含异硫氰酸类及脂肪油等。独行菜种子含芥子苷及脂肪油、蛋白质、糖类等。其醇提取物有强心作用,能使心肌收缩力增强,心率减慢,对衰弱的心脏可增加输出量,降低静脉压。尚有利尿作用。葶苈子的苄基芥子油具有广谱抗菌作用,对酵母菌等 20 种真菌及数 10 种其它菌株均有抗菌作用。此外,葶苈子在很低剂量,即可发挥显著的抗癌效果。

3.现代应用 现代临床多用治心力衰竭。以葶苈子研末内服,治肺心病心力衰竭;用葶苈子降血脂胶囊治疗血脂异常症效佳;用己椒苈黄丸治肝硬化腹水、幽门梗阻等疾患有确效。

4.不良反应 葶苈子的过敏反应表现为全身皮肤丘疹伴瘙痒,偶发生过敏性休克,初起可见胸闷憋气、恶心呕吐、心慌,继之皮肤瘙痒、烦燥不安、颈项胸腹满布皮疹,进而面色口唇苍白、冷汗出、呼吸困难、心音低、血压下降。救治方法:给予抗过敏、抗休克治疗,必要时对症处理。程度轻者,停药后可自行缓解。

白 果 Báiguǒ
(《日用本草》)

为银杏科植物银杏 *Ginkgo biloba* L. 的干燥成熟种子。又名银杏。全国各地均有栽培。秋季种子成熟时采收,除去肉质的外种皮,洗净,稍蒸或略煮后烘干。用时打碎取种仁,生用或炒用。

【性味归经】 甘、苦、涩,平;有小毒。归肺经。

【功效】 敛肺化痰定喘,止带浊,固精缩尿。

【应用】

1.哮喘痰嗽 治疗咳喘属外感风寒者,常与麻黄同用,如鸭掌散;治疗外感风寒而内有痰热之咳喘,常配伍麻黄、黄芩等,如定喘汤;治疗肺肾两虚之虚喘,常配伍五味子、胡桃肉等;治疗肺热燥咳,喘咳无痰者,常配伍天门冬、麦门冬、款冬花等。

2.带下,白浊,遗尿,尿频,遗精 治疗妇女带下,属脾肾亏虚,色清质稀者最宜,常配伍山药、莲子等;治疗湿热带下,色黄腥臭,常配伍黄柏、车前子等,如易黄汤;治疗小便白浊,单用或配伍草薢、益智仁等;治疗遗尿、尿频、遗精,常配伍熟地、山茱萸、覆盆子等。

【按语】本品甘苦性平，涩敛而降，入肺肾经。既善敛肺平喘化痰，为治喘咳痰嗽常用药；又能除湿泄浊，收涩止带，为治带下白浊的良药；尚可固精缩尿，治尿频、遗尿、遗精。

【常用配伍】

1.白果配麻黄　白果敛肺，麻黄开肺，合用则敛肺无留邪之弊，开肺无耗散肺气之虞，可开合肺气，加强定喘作用，多用治寒喘。

2.白果配山药、芡实　白果有收涩止带之功，山药、芡实有健脾止带之力，合用则止带之功增强，多用于脾虚带下绵绵者。

【用法用量】煎服，4.5～9g，捣碎。

【使用注意】本品有毒，忌生食，亦不可多用，小儿尤当注意。过食白果可致中毒，出现腹痛、吐泻、发热、紫绀以及昏迷、抽搐，严重者可呼吸麻痹而死亡。

【参考资料】

1. 文献摘要

《医学入门》："清肺胃浊气，化痰定喘，止咳。"

《本草便读》："上敛肺金除咳逆，下行湿浊化痰涎。"

2. 化学成分及药理作用　本品主要含黄酮类，其主要成分为山奈黄素、槲皮黄素、芦丁、白果素、穗花双黄酮等。尚含奎宁酸等有机酸、白果酸等酚类、银杏 A 等醇类及银杏 B、白果酮等。本品能抑制结核杆菌的生长，体外对多种细菌及皮肤真菌有不同程度的抑制作用；乙醇提取物有一定的祛痰作用，对气管平滑肌有微弱的松弛作用；白果二酚有短暂降压作用，并引起血管渗透性增加；银杏外种皮水溶性成分能清除机体超氧自由基，具有抗衰老作用，还具有免疫抑制及抗过敏作用。

3. 现代应用　白果仁研末服，有恶心呕吐者加干姜，治梅尼埃综合征，一般 4～8 次可愈；带壳生白果，文火煎服，治疗神经性头痛10例，大多 1 剂可见效；白果仁切出平面，频搓患部，治疗酒刺116例，均获效，一般用药 7～14 次可愈。

4. 不良反应　银杏毒性成分为银杏毒及白果中性素（白果酸、白果醇及白果酚等）。银杏毒有溶血作用，服用量过大，易中毒，生品毒性更大，而以绿色胚芽最毒。白果的毒性成分溶于水，加热可被破坏，故本品熟用毒性小，若做为食品，应去种皮、胚芽，浸泡半天以上，煮熟透后才可食用。一般中毒症状为恶心呕吐、腹痛腹泻、发热、烦躁不安、惊厥、精神萎顿、呼吸困难、紫绀、昏迷、瞳孔对光反应迟钝或消失；严重者可因呼吸中枢麻痹而死亡。解救方法：服后 2～3 小时内，应洗胃，导泻，利尿，服鸡蛋清或活性炭，以减轻毒素的继续吸收；呼吸困难及紫绀者，给氧，并予呼吸兴奋剂；惊厥抽搐者，给予安定、苯巴比妥等镇静、抗惊厥药，静脉注射高渗葡萄糖，及其他对症处理，中药可用甘草30g，水煎服，或白果壳30～60g，水煎服，或用木香适量用开水磨汁，入麝香少许服之。

【附药】银杏叶　为银杏树的叶。味苦、涩，性平。归心、肺经。功能敛肺平喘、活血止痛。用于肺虚咳喘，以及高血压、高血脂、冠心病心绞痛及脑血管痉挛等。煎服，9～12g；或制成片剂、注射剂等。

洋金花 Yángjīnhuā

（《本草纲目》）

为茄科植物白花曼陀罗 *Datura metel* L. 的花。主产江苏、福建、广东等地。4～11 月间采收,于花初开时摘下,晒干或低温干燥。生用。

【性味归经】辛,温;有毒。归肺、肝经。

【功效】平喘止咳,麻醉止痛,止痉。

【应用】

1.咳嗽哮喘　可作散剂单用,或制成卷烟(掺以适量烟叶)吸入。

2.诸痛证　单用即有效,或与川乌、草乌、姜黄等同用。

3.麻醉　常配伍川芎、生草乌、防己等,制成注射液应用。

4.癫痫,惊厥　多与全蝎、天麻、天南星等同用。

【按语】本品辛温,有毒,为麻醉镇咳平喘药,善治咳喘无痰、它药乏效者;又善麻醉止痛,可用于心腹疼痛、风湿痹痛、跌打伤痛等;尚能止痉,用治癫痫及小儿慢惊风。惟有毒性烈,用当宜慎。

【常用配伍】

1.洋金花配天麻、天南星、全蝎　洋金花平喘止咳,合天麻、天南星、全蝎等息风止痉药同用,可治疗癫痫、慢惊风痉挛抽搐等。

2.洋金花配草乌　洋金花止痛解痉,草乌祛风散寒止痛。二药合用,祛风散寒止痛功效增强,多用于风湿痹痛、跌打损伤及手术麻醉止痛等。

【用法用量】多作散剂吞服,0.3~0.6g。外用适量。

【使用注意】本品有毒应控制剂量以免中毒;发热无汗、青光眼、热咳痰稠和咳痰不利者当慎用。

【参考资料】

1.文献摘要

《本草纲目》:"诸风及寒湿脚气,煎汤洗之;又主惊痫及脱肛;并入麻药。"

《本草便读》:"止疮疡疼痛,宣痹着寒哮。"

2.化学成分及药理作用　白曼陀罗花含莨菪烷型生物碱。其中主要包括东莨菪碱、莨菪碱、阿托品等。具有麻醉、镇痛、抗休克等作用。

3.现代应用　现代临床以本品注射液肌注或静脉滴注,治疗精神分裂症、银屑病、变态反应性败血症等,均有一定疗效。

4.不良反应　食用过量多致中毒,小儿较为多见。中毒症状和体征可归纳为两类:一类为副交感神经功能阻断症状,包括口干、恶心呕吐、皮肤潮红、心率、呼吸增快、瞳孔散大、视物模糊等;二类以中枢神经系统症状为主:步态不稳、嗜睡、意识模糊、谵妄、大小便失禁、狂躁不安甚至抽搐、生理反射亢进等,个别病人可出现发热、白细胞升高、中性粒细胞增加。严重者可因呼吸中枢麻痹而死亡。解毒措施:4~6小时以内者,以清水或1:5000~1:2000高锰酸钾溶液洗胃。超过4小时者,则应以硫酸镁导泻,并配合葡萄糖注射液静脉滴注,无尿者可静脉注射20%甘露醇250ml或给速尿40~80mg。拮抗剂可用毛果芸香碱或毒扁豆碱,或用抗胆碱酯酶药新斯的明。此外,须进行对症处理及抗生素预防感染,并采取保温措施。中药解救可用甘草30g,绿豆60g,煎汤频服;或用绿豆120g,银花60g,连翘30g,甘草15g煎水服。亦可用防风,桂枝煎汤服。

矮地茶 ǎidìchá

（《本草图经》）

为紫金牛科植物紫金牛 *Ardisia japonica* （Hornst.） Blume 的干燥地上部分。主产于长江流域以南各省。全年可采。晒干。生用。

【性味归经】苦、辛，平。归肺、肝经。

【功效】止咳平喘，清热利湿，活血化瘀。

【应用】

1. 咳喘痰多证　治肺热咳嗽，咯痰黄稠，喘促发热者，可单用，或配枇杷叶、金银花、猪胆汁等，以增强清热化痰、止咳平喘之功；治寒痰咳喘，痰多色白者，配麻黄、细辛、干姜等温肺化痰止咳平喘药；治肺痈咳吐脓痰、胸痛者，配鱼腥草、薏苡仁等，以清肺泄热、化痰排脓。

2. 黄疸，淋证，水肿　治湿热黄疸，配茵陈、虎杖、金钱草等；治小便淋涩疼痛，配车前子、萹蓄、虎杖等；治水肿，小便不利，配茯苓、泽泻等。

3. 跌打损伤，风湿痹痛，闭经等　治跌打胸部伤痛，单用，以酒、水各半煎服；治风湿痹痛，配威灵仙、乳香、没药等通痹止痛药；治血瘀经闭、痛经，配香附、川芎、赤芍等活血行气药。

【按语】本品苦泄辛行性平，归肺肝经。善能祛痰、止咳，兼可平喘，治咳喘痰多之证，不论属寒属热，均可应用，尤宜于肺热喘咳；且能清热利湿、渗湿消肿、活血化瘀止痛，可用于湿热及血瘀病证。

【用法用量】煎服 10～30g。或捣汁服。

【使用注意】少数患者服后有胃脘部不适症状。

【参考资料】

1. 文献摘要

《本草图经》："治时疾膈气，去风痰。"

《草木便方》："治风湿顽痹，肺痿久嗽。"

2. 化学成分及药理作用　本品含镇咳活性成分岩白菜内酯及矮地茶素Ⅱ。尚含杨梅皮苷等黄酮类、鞣质、树脂、紫金牛酮、紫金牛酚等。有明显的镇咳、祛痰作用。煎剂在体外对金黄色葡萄球菌、甲型链球菌、大肠杆菌、伤寒杆菌、痢疾杆菌及流感病毒均有抑制作用。挥发油和黄酮苷注射给药有平喘作用。矮地茶素有抗炎作用。

3. 现代应用　现代临床用紫金牛注射液肌内注射，或加服紫金牛口服剂，治疗肺结核，有良效；每日口服紫金牛煎液，或加用紫金牛注射液肌注，治疗胃、十二指肠溃疡病出血，有明显止血效果。

4. 不良反应　部分病人服用矮地茶煎剂后，可出现头晕、腹胀、腹痛、腹泻、恶心口渴及头痛等副作用，绝大多数可自行缓解。另外，少数病例在使用紫金牛注射液肌内注射的过程中，有头昏、失眠、皮疹、身痒和肌注局部疼痛等症状，但均较轻，无需处理。

罗汉果 Luóhànguǒ

（《岭南采药录》）

为葫芦科植物罗汉果 *Momordica grosvenori* Swingle 的干燥果实。主产于广西、广东、江西等地。秋季果实由嫩绿变深绿色时采收。晒数天后，低温干燥。生用。

【性味归经】甘,凉。归肺、大肠经。

【功效】清热润肺,生津止渴,滑肠通便。

【应用】

1.**肺热燥咳** 治肺热咳嗽,可单用,如罗汉果冲剂;或配天冬、杏仁、桑白皮等;善治老年肺燥久咳,则配百合、侧柏叶、麻黄等。

2.**邪热伤津,咽痛失声** 治津伤口渴,咽喉干痛,失声者,用罗汉果制成凉茶服,也可煎水服。

3.**肠燥便秘** 可单用加蜂蜜泡服;或配火麻仁、郁李仁、瓜蒌仁等润肠通便药。

【按语】本品甘凉质润,药性平和,为药食两用之清润佳品,主入肺与大肠经,善清肺润肠、化痰止咳、生津止渴、利咽开音,最宜于肺与大肠之津液不足。

【用法用量】煎服,10~30g.或制成冲剂、露剂、糖浆剂、片剂。

【参考资料】

1.文献摘要

《岭南采药录》:"理痰火咳嗽,和猪精肉煎汤服之。"

《广西中药志》:"止咳清热,凉血润肠。治咳嗽,血燥胃热便秘等。"

2.化学成分及药理作用 本品主含糖类,其主要成分为葡萄糖、果糖等。尚含维生素、蛋白质、油脂及甘草酸等。有退热、止咳、祛痰、镇静、促进胃肠机能的作用。罗汉果叶对金黄色葡萄球菌、白色葡萄球菌、卡他双球菌均有较好的抑制作用。

3.现代应用 现代临床以本品配浙贝母、山慈菇等水煎服,治疗颈淋巴结核有效。

 ## 学习小结

1.学习内容

(1)学习层次分类表

学习层次	具体药物	学习要求
掌握	半夏、桔梗、川贝母、浙贝母、瓜蒌、桑白皮、苦杏仁、紫苏子、百部、葶苈子	学习药物的性能、功效、主治病证、特殊的用量用法和使用注意
熟悉	天南星、竹茹、白附子、皂荚、白前、旋覆花、芥子、前胡、天竺黄、竹沥、昆布、海藻、黄药子、紫菀、款冬花、马兜铃、枇杷叶、白果	学习药物的功效、主治病证、特殊的用量用法和使用注意
了解	胖大海、瓦楞子、礞石、浮海石、海蛤壳、洋金花	学习药物的功效、特殊的用量用法和使用注意

(2)相似药物功用比较

◎半夏、天南星 均辛温有毒,既能燥湿化痰,为治寒痰、湿痰之要药;又能消肿止痛,善治痈疽肿毒、痰核肿痛、癌症等。然半夏主归脾胃经,善除脾胃湿痰;还能降逆止呕,为治呕吐要药;并能消痞散结,治胸脘痞闷、梅核气等。而天南星主归肝经,温燥之性强于半夏,善治顽痰;又善祛经络风痰而止痉,多用治中风半身不遂、破伤风等。

◎天南星、白附子　均辛温燥烈有毒,归肝经,既能燥湿化痰、祛风止痉,治寒痰、湿痰,以及中风口眼㖞斜、破伤风等证;又能消肿止痛,治痈疽痰核。然天南星燥湿化痰力较强,善治湿痰、顽痰;且善祛经络风痰而止痉,常用治风痰留滞经络之半身不遂;而白附子其性上行,善于祛头面部风痰而止痉、止痛,常用治中风口眼㖞斜及偏头疼等。

◎旋复花、白前　均药性辛微温,归肺经,能降气化痰,治咳嗽气急痰多。然旋复花善消痰水而治痰饮,善降胃气而治噫气、呕吐;而白前惟以喘痰多气急为用。

◎桔梗、前胡　均能宣肺,治肺气不宣之咳喘。然桔梗性平,以开宣肺气为用,凡肺气不宣之咳嗽、咽痛、喑哑,无论寒热均可应用;又利肺气而排脓,善治肺痈咳吐脓痰;而前胡宣降并具,既降气祛痰,又宣散风热,故咳喘痰多色黄、外感风热咳嗽痰多者皆可用之。

◎川贝母、浙贝母　均化痰止咳、清热散结,善治痰火咳嗽、瘰疬疮痈等。然川贝母甘润,善润肺止咳,治肺燥及肺虚久咳多用;而浙贝母则苦泄力大,清热化痰、开郁散结力强,治外感风热或痰热咳嗽,以及痰火、热毒郁结之瘰疬疮痈等多用。

◎白前、前胡　均味辛苦,有降气化痰之功,治疗肺气上逆之咳喘痰多常相须为用。然白前性微温,尤以治疗寒痰阻肺,肺失宣降为宜;而前胡性微寒,兼能宣散风热,治疗痰热阻肺、肺失宣降,或外感风热兼有痰热者宜用。

◎竹茹、竹沥、天竺黄　均能清化热痰,治痰热咳喘。然竹茹归肺胃胆经,又善除烦止呕,常用治胃热呕吐及痰火内扰之心烦失眠;而竹沥善清热滑痰,化痰力强,又能定惊利窍,尤多用于中风痰迷、痰热惊痫等;天竺黄则清热化痰之中兼能清心定惊,为治痰热惊痫等证要药。

◎海藻、昆布　均能消痰软坚、利水消肿,常相须为用,治瘰疬瘿瘤、脚气浮肿、水肿等证。然海藻力较缓,昆布力较强。

◎海蛤壳、海浮石、瓦楞子　均能软坚散结,治痰火郁结之痰核、瘿瘤、瘰疬。然海蛤壳、海浮石性寒,能清热化痰,亦治痰热咳喘;而海蛤壳、瓦楞子煅用又能制酸止痛,治胃痛泛酸;瓦楞子则性平,又能消痰化瘀,治痰瘀互结之证。

◎杏仁、紫苏子　均性温,归肺与大肠经,善降气止咳平喘、润肠通便,用治咳喘气逆、肠燥便秘。然杏仁味苦有小毒,兼能宣肺,为治咳喘要药,可用治各种咳喘证;而紫苏子善于降气消痰,既治咳喘痰多气逆,又治上盛下虚之久咳痰喘。

◎紫苏子、芥子　均治寒痰喘咳。然紫苏子功善降气消痰,多用治寒痰壅肺之咳喘;芥子则长于温肺利气消痰,善治皮里膜外之痰,且能利气散结,以治阴疽流注及痰阻经络关节之肢体麻木、关节肿痛等。

◎百部、紫菀、款冬花　均善润肺止咳,无论新久咳嗽皆可应用。然百部甘润苦降性平,善治肺痨咳嗽及百日咳;又能杀虫灭虱,治蛲虫、头虱等。而紫菀性温不燥,甘润苦泄,善于降气化痰,凡咳嗽痰多难出者多用;款冬花辛温而润,长于止咳,尤宜于寒嗽。治咳嗽痰多二者常相须为用。

◎桑白皮、葶苈子　均有泻肺平喘、利水消肿之功,治疗肺热及肺中水气,痰饮咳喘以及水肿,常相须为用。然桑白皮甘寒,药性较和缓,重在泻肺火兼泻肺中水气而平喘,常用于肺热喘咳及皮肤水肿。而葶苈子味苦大寒,药力峻猛,重在泻肺中水气、痰涎,邪盛喘满不得卧者尤宜;其利水作用也强,可兼治臌胀及胸腹积水。

◎马兜铃、枇杷叶　均能清肺化痰止咳,治肺热咳嗽。然马兜铃善清降肺气而化痰平喘,长于治疗肺热喘急;又清泻大肠邪热,以治痔疮出血。而枇杷叶兼能润肺善治燥咳;又能和胃降逆,可治胃热呕吐。

2.学习方法　通过本章概述部分学习,明确化痰止咳平喘药的含义,掌握化痰止咳平喘药的功效、主治病证、配伍应用及使用注意等方面的共性,并从主治病证和药性两方面理解化痰药的分类。学习具体药物时,应以功效为核心,将性味、归经和临床应用有机的联系起来,进行全面理解和记忆;对于相似药物,如半夏与天南星、川贝母与浙贝母、桑白皮与葶苈子等,采用对比、归纳的方法,学会鉴别应用;对于有毒药物,如半夏、天南星、黄药子等,要特别注意其用量用法和使用注意。

 目标检测

1.简述化痰药的分类及各类药物的药性、功效和适应证。

2.简述天南星和半夏、川贝母与浙贝母、白前与前胡的功用异同点。

3.半夏与川贝母均为治痰要药,其药性、功效及所治痰证有何不同?

4.试述紫苏叶、紫苏梗、紫苏子的性味、功效及主治病证。

第十四章　安神药

凡具有镇静安神作用，用治神志失常病证的药物，称为安神药。

心藏神、肝藏魂，所以人体神志的变化与心、肝二脏的功能活动有密切关系。本类药主入心、肝经，具有镇惊安神或养心安神之效。引起心神不安的原因虽多，但总不外虚、实两类，虚证与心、脾、肝、肾，阴血不足有关，实证多因肝郁化火，食滞痰浊所致。

安神药主要用治心神不宁的心悸怔忡，失眠多梦；亦可作为惊风、癫狂等病证的辅助药物。部分安神药又可用治热毒疮肿、肝阳眩晕、自汗盗汗、肠燥便秘、痰多咳喘等证。某些药物还兼有清热解毒、平肝潜阳、纳气平喘、敛汗、润肠、祛痰等作用。

根据药物功效及性能特点的不同，可分为重镇安神及养心安神药两类。前者以多为矿石、化石、介壳类药物为主，质重沉降，多具镇心安神、平惊定志、平肝潜阳之效，常用于实证；后者主要为植物类药物，略有滋补之性，多具滋养心肝、益阴补血、交通心肾之效，常用于虚证。

使用安神药时，应针对导致神志不宁的病因、病机不同，选用适宜的安神药治疗，并进行相应的配伍。如实证的心神不安，应选用重镇安神药物，若因火热所致者，则与清泻心火，疏肝解郁，清肝泻火药物配伍；因痰所致者，则与祛痰，开窍药物配伍；因血瘀所致者，则与活血化瘀药配伍；肝阳上扰者则与平肝潜阳药配伍；癫狂、惊风等证，应以化痰开窍或平肝息风药为主，本类药物多作为辅药应用。虚证心神不安，应选用养心安神药物，若血虚阴亏者，须与补血，养阴药物配伍；心脾两虚者，则与补益心脾药配伍；心肾不交者，又与滋阴降火，交通心肾之品配伍。

本类药物多属对症治标之品，特别是矿石类重镇安神药及有毒药物，只宜暂用，不可久服，应中病即止。矿石类安神药，如作丸、散剂服时，须配伍养胃健脾之品，以免伤胃耗气。

第一节　重镇安神药

本类药物多为矿石、化石、介壳类药物，具有质重沉降之性。重则能镇，重可祛怯，故有镇安心神、平惊定志、平肝潜阳等作用。主要用于心火炽盛、痰火扰心、肝郁化火及惊吓等引起的实证心神不宁，心悸失眠及惊痫、肝阳眩晕等证。部分药物兼能清热解毒、纳气平喘、收敛固涩，还可用治热毒疮疡、虚喘、自汗等。

朱　砂 Zhūshā
《神农本草经》

为硫化物类矿物辰砂族辰砂，主含硫化汞（HgS）。主产湖南、贵州、四川等地，以产于古之辰州（今湖南沅陵）者为道地药材。采挖后，选取纯净者，用磁铁吸净含铁的杂质，再用水淘去杂石和泥沙，照水飞法研成极细粉末，晾干或 40℃ 以下干燥。

【性味归经】甘，微寒；有毒。归心经。

【功效】清心镇惊，安神解毒，明目。

【应用】

1. **心神不宁,心悸,失眠** 可治心火亢盛,内扰神明之心神不宁、惊悸怔忡、烦躁不眠者,宜与黄连、栀子、磁石、麦冬等合用,以增强清心安神之效;若与当归、生地黄、炙甘草等同用,可治心火亢盛,阴血不足之失眠多梦、惊悸怔忡、心中烦热,如朱砂安神丸;阴血虚者,还可与酸枣仁、柏子仁、当归等配伍。

2. **惊风,癫痫** 故可用治温热病,热入心包或痰热内闭所致的高热烦躁,神昏谵语,惊厥抽搐者,常与牛黄、麝香等开窍、息风药同用,如安宫牛黄丸;如治小儿惊风,又常与牛黄、全蝎、钩藤配伍,如牛黄散;用治癫痫卒昏抽搐,常与磁石同用,如磁朱丸;若小儿癫痫,可与雄黄、珍珠等药研细末为丸服,如五色丸。

3. **疮疡肿毒,咽喉肿痛,口舌生疮** 治疮疡肿毒,常与雄黄、山慈菇、大戟等同用,如太乙紫金锭;若咽喉肿痛,口舌生疮,可配冰片、硼砂外用,如冰硼散。

【按语】 本品甘寒清解,质重镇怯,力强有毒,专入心经。善重镇安神,用治心神不宁、心悸,失眠,惊风,癫痫,为治心火亢盛诸证之要药,亦为重镇安神的要药。又能清热解毒,为治热毒疮肿、咽痛、口疮所常用。

【常用配伍】朱砂配琥珀 二者均有镇惊安神之功。但朱砂清心火而安神;琥珀镇心平肝而安神,兼活血祛淤。二药相伍为用,其镇静、镇惊、安神之效更著,用于治疗心神不宁、难眠易醒、寐而不安、乱梦纷纭等症。

【用法用量】 内服,只宜入丸、散服,每次0.1~0.5g;不宜入煎剂。外用适量。

【使用注意】 本品有毒,内服不可过量或持续服用,孕妇及肝功能不全者禁服。入药只宜生用,忌火煅。

【参考资料】

1. 文献摘要

《神农本草经》:"养精神,安魂魄,益气明目。"

《本草纲目》:"治惊痫,解胎毒痘毒,驱邪疟。"

《本草从新》:"泻心经邪热,镇心定惊,……解毒,定癫狂。"

2. 化学成分及药理作用 本品主要成分为硫化汞(HgS),含量不少于96%。此外,含铅、钡、镁、铁、锌等多种微量元素及雄黄、磷灰石、沥青质、氧化铁等杂质。朱砂能降低大脑中枢神经的兴奋性,有镇静催眠、抗惊厥、抗心律失常作用,外用有抑制和杀灭细菌、寄生虫作用。

3. 现代应用 现代常单用本品或入复方治疗各种类型的精神疾病、老年白内障、神经性呕吐属热、属实证者、心律失常、病毒性心肌炎、小儿夜啼、牙痛、口腔炎等。

4. 不良反应 朱砂为无机汞化合物,汞与人体蛋白质中巯基有特别的亲和力,高浓度时,可抑制多种酶的活性,使代谢发生障碍,直接损害中枢神经系统。急性中毒的症状表现为尿少或尿闭、浮肿、甚至昏迷抽搐、血压下降或因肾功能衰竭而死亡。慢性中毒者口有金属味、流涎增多、口腔黏膜充血、溃疡、牙龈肿痛、出血、恶心、呕吐、腹痛腹泻、手指或全身肌肉震颤、肾脏损害可表现为血尿、蛋白尿、管型尿等。朱砂中毒的主要原因:一是长期大剂量口服引起蓄积中毒;二是挂衣入煎剂时,因其不溶于水而沉附于煎器底部,经长时间受热发生化学反应,可析出汞及其他有毒物质,增加毒性。所以必须控制剂量、中病即止。服药期间,应避免与含甲基结构的药物(如茶碱、心得安等)以及含溴、碘的物质(如溴化物、碘化物、巴氏合剂、三溴合剂、海藻、海带等)同服。并避免高脂饮食或饮酒,合理用药,以保证用药安全。朱砂中毒的早期可催吐,并给予解毒剂。严重者,可对症处理。

龙骨 lónggǔ
《神农本草经》

为古代大型哺乳类动物象类、三趾马类、犀类、鹿类、牛类等骨骼的化石。主产于山西、内蒙古、河南、河北、陕西、甘肃等地。全年可采,挖出后,除去泥土及杂质,贮于干燥处,生用或煅用。

【性味归经】甘、涩,平。归心、肝、肾经。

【功效】镇惊安神,平肝潜阳,收敛固涩,收湿敛疮。

【应用】

1. 心神不宁,心悸失眠,惊痫癫狂 用治心神不宁,心悸失眠,健忘多梦等证,可与菖蒲、远志等同用,如孔圣枕中丹;也常与酸枣仁、柏子仁、朱砂、琥珀等安神之品配伍;治疗痰热内盛,惊痫抽搐,癫狂发作者,须与牛黄、胆南星、羚羊角、钩藤等化痰及息风止痉之品配伍。

2. 肝阳眩晕 治肝阴不足,肝阳上亢所致的头晕目眩,烦躁易怒等症,多与代赭石、生牡蛎、生白芍等滋阴潜阳药同用,如镇肝息风汤。

3. 滑脱诸证 用于治疗肾虚遗精、滑精,每与芡实、沙苑子、牡蛎等配伍,如金锁固精丸;治疗心肾两虚,小便频数,遗尿者,常与桑螵蛸、龟甲、茯神等配伍,如桑螵蛸散;治疗气虚不摄,冲任不固之崩漏,可与黄芪、乌贼骨、五倍子等配伍,如固冲汤;治疗表虚自汗,阴虚盗汗者,常与牡蛎、浮小麦、五味子、生地黄、黄芪等同用;若大汗不止,脉微欲绝的亡阳证,可与牡蛎、人参、附子同用,以回阳救逆固脱。

4. 湿疮痒疹,疮疡久溃不敛 治湿疮流水,阴汗瘙痒,常配伍牡蛎研粉外敷;若疮疡溃久不敛,常与枯矾等份,共研细末,掺敷患处。

【按语】本品甘涩微寒,入心、肝经。生用质重镇潜,长于镇惊安神、平肝潜阳,治心神不安、肝阳上亢常用,为重镇安神之要药。煅后药性涩敛,内收敛固脱,治滑脱之证每投;外用收湿敛疮,治湿疹湿疮可选。

【常用配伍】**龙骨配牡蛎** 能摄纳飞越之阳气,能戢敛簸摇之阴气。龙骨、牡蛎连用之证,除烦躁外,更治惊狂、烦惊。龙骨牡蛎有调和、推挽、摄发敛阴阳的作用,所以均可与桂枝汤、柴胡汤、承气汤合用,摄阳以归土,据阴以召阳。起联接相应的作用,其所以治内伤、治外感均可有效之故。

【用法用量】煎服,15～30g;宜先煎。外用适量。镇静安神,平肝潜阳多生用。收敛固涩宜煅用。

【使用注意】湿热积滞者不宜使用。

【参考资料】

1. 文献摘要

《神农本草经》:“龙骨味甘平,主……咳逆,泄痢脓血,女子漏下,癥瘕坚结,小儿热气惊痫。齿主小儿大人惊痫癫疾狂走。”

《本草纲目》:“益肾镇惊,止阴疟,收湿气,脱肛,生肌敛疮。”

《本草从新》:“龙骨,甘涩平……能收敛浮越之正气,涩肠,益肾,安魂镇惊,辟邪解毒,治多梦纷纭、惊痫、疟、痢、吐衄崩带、滑精、脱肛、大小肠利。固精、止汗、定喘、敛疮,皆涩以止脱之义。"

2.化学成分及药理作用 本品主要含碳酸钙,磷酸钙。尚含铁、钾、钠、氯、铜、锰、硫酸根等。龙骨水煎剂对小鼠的自主活动有明显抑制作用,能明显增加巴比妥钠小鼠的入睡率;具有抗惊厥作用,其抗惊厥作用与铜、锰元素含量有关;所含钙离子,能促进血液凝固,降低血管壁通透性。并可减轻骨骼肌的兴奋性。

3.现代应用 现代常单用本品或入复方治疗佝偻病,能明显改善小儿多汗、夜惊、夜啼、发稀、齿迟和发育迟缓等症状。治疗尿崩症、烫伤、内外痔、混合痔、精神分裂症、胃及十二指肠溃疡、小儿腹泻等。

【附药】龙齿 为古代多种大型哺乳动物的牙齿骨骼化石。采挖龙骨时即收集龙齿,刷净泥土,敲去牙床,研碎生用或煅用。性味甘、涩,凉。归心、肝经。功能镇惊安神,主要适用于惊痫癫狂、心悸怔忡、失眠多梦等证。用法、用量与龙骨相同。生龙齿功专镇惊安神;煅龙齿则略兼收涩之性。

磁 石 Císhí
《神农本草经》

为氧化物类矿物尖晶石族磁铁矿的矿石。主产于河北、山东、辽宁、江苏等地。采挖后,除去杂石,选择吸铁能力强者(习称"灵磁石"或"活磁石")入药。生用或取净磁石,照煅淬法煅至红透,醋淬,碾成粗粉用。

【性味归经】咸,寒。归心、肝、肾经。

【功效】镇惊安神,平肝潜阳,聪耳明目,纳气平喘。

【应用】

1.**心神不宁,惊悸,失眠,癫痫** 主治肾虚肝旺,肝火上炎,扰动心神或惊恐气乱,神不守舍所致的心神不宁、惊悸、失眠及癫痫,常与朱砂、神曲同用,如磁朱丸。治小儿惊痫,以磁石炼水饮之。

2.**头晕目眩** 用治肝阳上亢之头晕目眩、急躁易怒等症,常与石决明、珍珠、牡蛎等平肝潜阳药同用。若阴虚甚者可配伍生地、白芍、龟甲等滋阴潜阳药;若热甚者又可与钩藤、菊花、夏枯草等清热平肝药同用。

3.**耳鸣耳聋,视物昏花** 用治肾虚耳鸣、耳聋,多配伍熟地黄、山茱萸、山药等滋肾之品,如耳聋左慈丸。用治肝肾不足,目暗不明,视物昏花者,多配伍枸杞子、女贞子、菊花等补肝肾、明目之品。近年用磁朱丸治疗白内障,可使视力改善。

4.**肾虚气喘** 用治肾气不足,摄纳无权之虚喘,常与五味子、胡桃肉、蛤蚧等同用,共奏纳气平喘之功。

【按语】本品咸寒质重,沉降下行,镇坠与补益并举。入肝、心经,善镇惊安神,平肝潜阳,治心悸失眠、肝阳眩晕;入肾经,能益肾而聪耳明目、纳气平喘,治肾虚耳鸣耳聋、目昏喘促。

【用法用量】煎服,15～30g;宜打碎先煎。入丸、散,每次1～3g。

【使用注意】因吞服后不易消化,如入丸、散,不可多服,脾胃虚弱者慎用。

【参考资料】

1.文献摘要

《神农本草经》:"磁石,味辛寒,主周痹风湿,肢节中痛,不可持物,洗洗酸消,除大热烦满及耳聋。"

《本草纲目》:"色黑入肾,故治肾家诸病而通耳明目。"

《本草从新》:"色黑入水,能引肺金之气入肾,补肾益精,除烦祛热。"

2.化学成分及药理作用 本品主要含四氧化三铁(Fe_3O_4)。其中含氧化亚铁(FeO)31%,三氧化二铁(Fe_2O_3)69%。尚含钙、镁、钾、钠、铬、锰、镉、铜、锌、砷等微量元素。磁石具有抑制中枢神经系统,镇惊、抗惊厥作用。炮制后的磁石与异戊巴比妥钠有协同作用,能延长其对小鼠的睡眠时间,对士的宁引起的小鼠惊厥有对抗作用,使惊厥的潜伏期明显延长。

3.现代应用 现代常单用本品或入复方治疗精神分裂症、癫痫、癔病、产后尿潴留、黄胆性肝炎、高血压、幻听症、疔疮、瘰疬等。

琥 珀 Hǔpò
(《名医别录》)

为古代松科植物,如枫树、松树的树脂埋藏地下经年久转化而成的化石样物质。主产于广西、云南、河南、辽宁等地。随时可采,从地下或煤层中挖出后,除去砂石,泥土等杂质,用时捣碎,研成细粉用。

【性味归经】甘,平。归心、肝、膀胱经。

【功效】镇惊安神,活血散瘀,利尿通淋。

【应用】

1.**心神不宁,心悸失眠,惊风,癫痫** 主治心神不宁,心悸失眠,健忘等症,常与菖蒲、远志、茯神等同用,如琥珀定志丸;治心血亏虚,惊悸怔忡,夜卧不安,常与酸枣仁、人参、当归等同用,如琥珀养心丸;若治小儿惊风,可与天竺黄、茯苓、胆南星等同用,如琥珀抱龙丸;以本品与朱砂等合用,治小儿胎惊;与朱砂、全蝎、麦门冬配伍治疗小儿胎痫。

2.**痛经经闭,心腹刺痛,癥瘕积聚** 治血瘀气阻之痛经经闭,可与当归、莪术、乌药等活血行气药同用,如琥珀散;用治血瘀经闭,与水蛭、虻虫、大黄等活血通经之品配伍,如琥珀煎丸;若治心血瘀阻,胸痹心痛证,常与三七同用,研末内服;治癥瘕积聚,可与三棱、鳖甲、大黄等活血消癥、软坚散结药同用。

3.**淋证,癃闭** 治淋证、尿频、尿痛及癃闭小便不利之证,单用有效,如单用琥珀为散,灯心汤送服。治石淋、热淋,可与金钱草、海金沙、木通等利尿通淋药同用。因琥珀能散瘀止血,故尤宜于血淋。近年用琥珀末吞服,治石淋伴血尿者,有一定疗效。

此外,本品亦可用于疮痈肿毒,内服能活血消肿,外用可生肌敛疮。

【按语】本品甘平,重镇行散。入心、肝经,善安神定惊、活血散瘀;善治血瘀肿痛、经闭痛经、心腹刺痛、癥瘕积聚等多种瘀血证;入膀胱经,能利尿通淋,用治淋证尿频、尿痛及癃闭小便不利之症,又可散瘀止血,所以尤宜于血淋。

【常用配伍】

1.**琥珀配当归、莪术** 琥珀活血散瘀止痛;当归活血养血调经;莪术活血散瘀破积。诸药合用有活血散瘀、破积消癥之功效用于治疗闭经、癥瘕腹痛等症因血瘀所致者。

2.**琥珀配木通、金钱草** 琥珀利水通淋;木通清热利尿通淋;金钱草利尿通淋排石。三者合用共奏清热利尿、通淋排石之功效用于治疗热淋、石淋等症。

3.**琥珀配胆南星、钩藤** 琥珀镇惊安神;胆南星清热化痰;钩藤息风止痉。三者合用共奏清热化痰、安神镇惊、息风止痉之功效用于治疗痰热内扰、肝风内动之惊风、抽搐等。

【用法用量】研末冲服,或入丸、散,每次1.5～3g。外用适量。不入煎剂。忌火煅。

【参考资料】

1. 文献摘要

《别录》:"主安五脏,定魂魄,……消瘀血,通五淋。"

《本草拾遗》:"止血,生肌,合金疮。"

《本草衍义补遗》:"古方用为利小便,以燥脾土有功,脾能运化,肺气下降,故小便可通,若血少不利者,反致其燥结之苦。"

2. 化学成分及药理作用 本品含树脂、挥发油。还含琥珀氧松香酸、琥珀松香酸、琥珀银松酸、琥珀脂醇、琥珀松香醇及琥珀酸等。琥珀酸具有中枢抑制作用,能明显减少小鼠自主活动,延长戊巴比妥钠的睡眠时间,而且对大白鼠听源性惊厥与小白鼠电休克反应有保护作用,对苦味毒、士的宁;氨基脲引起的惊厥可延长其出现时间。

3. 现代应用 现代常单用本品或入复方治疗精浊、瘰疬、阴囊血肿、夜游症、心律失常、烧伤、妇科急性痛症等。

珍 珠 Zhēnzhū
(《日华子本草》)

为珍珠贝科动物马氏珍珠贝 *Pteria martensii* (Dunker)、蚌科动物三角帆蚌 *Hyriopsis cumingii* (Lea)或褶纹冠蚌 *Cristaria plicata* (Leach)等双壳类动物受刺激形成的珍珠。前一种海产珍珠,主产于广东、海南、广西等沿海地区,以广东合蒲产者最佳;后两种淡水珍珠主产于安徽、江苏、黑龙江等地。全年可采,自动物体内取出,洗净,干燥。水飞或研成极细粉用。

【性味归经】甘、咸,寒。归心、肝经。

【功效】安神定惊,明目消翳,解毒生肌,润肤祛斑。

【应用】

1. **心神不宁,心悸失眠** 主治心神不宁,心悸失眠等症,单用即效,如《肘后方》用本品研末与蜜和服。性寒清热,甘寒益阴,故更适用于心虚有热之心烦不眠、多梦健忘、心神不宁等症,每与酸枣仁、柏子仁、五味子等养心安神药同用。

2. **惊风,癫痫** 治疗小儿痰热之急惊风,高热神昏,痉挛抽搐者,可与牛黄、胆南星、天竺黄等清热化痰药配伍,如金箔镇心丸;用治小儿惊痫,惊惕不安,吐舌抽搐等症,可与朱砂、牛黄、黄连等配伍,如镇惊丸;用本品与朱砂、麝香、伏龙肝同用,可治小儿惊啼及夜啼不止,如真珠丸。

3. **目赤翳障,视物不清** 用治肝经风热或肝火上攻之目赤涩痛,眼生翳膜,常与青葙子、菊花、石决明等清肝明目之品配伍,如真珠散;若治眼目翳障初起,可与琥珀、熊胆、麝香、黄连等配伍,研极细,点眼,如珍珠散。

4. **口内诸疮,疮疡肿毒,溃久不敛** 治口舌生疮,牙龈肿痛,咽喉溃烂等症,多与硼砂、青黛、冰片、黄连、人中白合用,共为细末,吹入患处,如珍宝散;亦可用珍珠与牛黄共为末,如珠黄散;若治疮疡溃烂,久不收口者,可用本品配炉甘石、黄连、血竭、钟乳石等,令极细,调匀,外敷,如珍珠散。

此外,本品亦可用治皮肤色斑。现多将本品用于化妆品中,以防治皮肤色素沉着,有润肤养颜之效。

【按语】本品质重镇怯,甘寒清解,入心、肝经。既镇心而安神定惊,治惊悸、失眠、癫痫及惊风,尤宜于心虚有热之虚烦不眠;又清肝而明目除翳,治目赤翳障;还解毒敛疮、润肤祛斑养颜,治喉痹口疮、溃疡不敛、皮肤色斑。

【用法用量】内服入丸、散用,0.1～0.3g。外用适量。

【参考资料】

1.文献摘要

《目华子本草》:"安心、明目。"

《本草衍义》:"除小儿惊热。"

《本草汇言》:"镇心,定志,安魂,解结毒,化恶疮,收内溃破烂。"

2.化学成分及药理作用　本品主含碳酸钙,多种氨基酸,无机元素有锌、锰、铜、铁、镁、硒、锗等。尚含维生素 B 族、核酸等。珍珠水解液可抑制小鼠自主活动,并有抑制脂褐素和清除自由基作用;珍珠粉提取物对小鼠肉瘤细胞、肺癌细胞均有显著的抑制作用;珍珠膏有促进创面愈合作用;珍珠粉有抗衰老、抗心律失常、及抗辐射等作用。

3.现代应用　现代常单用本品或入复方治疗口腔糜烂者、降压、手部软组织缺损、糖尿病、十二指肠溃疡、子宫颈糜烂、梅核气等。

第二节　养心安神药

本类药物多为植物类种子、种仁,具有甘润滋养之性,故有滋养心肝、益阴补血、交通心肾等作用。主要适用于阴血不足、心脾两虚、心肾不交等导致的心悸怔忡、虚烦不眠、健忘多梦、遗精、盗汗等证。部分药物兼有止咳平喘、敛汗等作用,可用治喘咳、自汗盗汗等。

酸枣仁 Suānzǎorén
《神农本草经》

为鼠李科植物酸枣 *Ziziphus jujuba* Mill. var. *spinosa* (Bunge) Hu ex H. F. Chou 的干燥成熟种子。主产于河北、陕西、辽宁等地。秋末冬初采收成熟果实,除去果肉及核壳,收集种子,晒干。生用或炒用,用时捣碎。

【性味归经】甘、酸,平。归心、肝、胆经。

【功效】养心补肝,宁心安神、敛汗,生津。

【应用】

1.**心悸失眠**　主治心肝阴血亏虚,心失所养,神不守舍之心悸、怔忡、健忘、失眠、多梦、眩晕等症,常与当归、白芍、何首乌、龙眼肉等补血、补阴药配伍;若治肝虚有热之虚烦不眠,常与知母、茯苓、川芎等同用,如酸枣仁汤;若心脾气血亏虚,惊悸不安,体倦失眠者,可以本品与黄芪、当归、党参等补养气血药配伍应用,如归脾汤;若心肾不足,阴亏血少,心悸失眠,健忘梦遗者,又当与麦冬、生地、远志等合用,如天王补心丹。

2.**自汗,盗汗**　治体虚自汗、盗汗,每与五味子、山茱萸、黄芪等益气固表止汗药同用。

此外,本品味酸,酸能收敛,故有敛阴生津止渴之功,还可用治伤津口渴咽干者,可与生地、麦冬、天花粉等养阴生津药同用。

【按语】本品甘酸补敛,性平不偏,主入心、肝、胆经。善于养心益肝而安神,善治心肝阴血亏虚之心神不安、失眠多梦、惊悸怔忡,为养心安神之要药。兼能敛汗治疗体虚多汗,亦可敛阴生津,为治疗阴液亏虚之口渴咽干的常用药物。

【常用配伍】

1.酸枣仁配栀子　酸枣仁酸甘性平,功擅养心血、敛心阴而宁心安神;栀子味苦性寒,长于清心泻火、解郁除烦而安神定志。二者伍用,共奏养血敛阴、清心泻热、除烦安神之功效,用于治疗阴血亏虚、热扰神明之心悸、失眠、多梦、烦热、盗汗等症。

2.酸枣仁配川芎、知母　酸枣仁养血安神;川芎行气活血;知母清热滋阴,并缓和川芎之辛燥。三药合用,有养血安神、清热除烦之功效,用于治疗心肝血虚、虚火内扰心神之虚烦不眠、心悸怔忡等症。

【用法用量】煎服,9～15g。研末吞服,每次 1.5～2g。本品炒后质脆易碎,便于煎出有效成分,可增强疗效。

【参考资料】

1.文献摘要

《神农本草经》:"主心腹寒热,邪结气聚,四肢酸痛湿痹,久服安五脏,轻身延年。"

《别录》:"主心烦不得眠,……虚汗,烦渴,补中,益肝气,坚筋骨,助阴气。"

《本草纲目》:"其仁甘而润,故熟用疗胆虚不得眠,烦渴虚汗之证;生用疗胆热好眠,皆足厥阴、少阳药也。"

2.化学成分及药理作用　本品含皂苷,其组成为酸枣仁皂苷 A 及 B。并含三萜类化合物及黄酮类化合物。此外,含大量脂肪油和多种氨基酸、维生素 C、多糖及植物甾醇等。酸枣仁皂苷、黄酮苷、水及醇提取物分别具有镇静催眠及抗心律失常作用,并能协同巴比妥类药物的中枢抑制作用;其水煎液及醇提取液还有抗惊厥、镇痛、降体温、降压作用;此外,酸枣仁还有降血脂、抗缺氧、抗肿瘤、抑制血小板聚集,增强免疫功能及兴奋子宫作用。

3.现代应用　现代常单用本品或入复方治疗多种虚证、不射精症、脏躁、更年期综合征、皮肤瘙痒症、胃肠疾病引起的疼痛等。

柏子仁 Bǎizǐrén
《神农本草经》

为柏科植物侧柏 *Platycladus orientalis*（L.）Franco 的种仁。主产于山东、河南、河北等地。冬初种子成熟时采收,晒干,压碎种皮,簸净,阴干。生用。

【性味归经】甘,平。归心、肾、大肠经。

【功效】养心安神,润肠通便,止汗。

【应用】

1.心悸失眠　治心阴不足,心血亏虚以致心神失养之心悸怔忡、虚烦不眠、头晕健忘等,常与人参、五味子、白术等配伍,如柏子仁丸;也可与酸枣仁、当归、茯神等同用,如养心汤;若治心肾不交之心悸不宁、心烦少寐,梦遗健忘,常以本品配伍麦门冬、熟地黄、石菖蒲等以补肾养心,交通心肾,如柏子养心丸。

2.肠燥便秘　用于阴虚血亏,老年、产后等肠燥便秘证,常与郁李仁、松子仁、杏仁等同用,如五仁丸。

此外,本品甘润,可滋补阴液,还可用治阴虚盗汗、小儿惊痫等。

【按语】本品甘平,质润多脂,为平补润燥之品。入心、肾经,能补阴血而养心安神,善治阴血亏虚之虚烦不眠;入大肠经,能润肠燥而通便,可治阴血亏虚之肠燥便秘。此外,本品滋阴补液止汗,可用于阴虚盗汗。

【常用配伍】

1. 柏子仁配酸枣仁 酸枣仁酸甘性平,养血敛阴、宁心安神;柏子仁甘平质润,养心安神、润肠通便。心肝血虚之心悸失眠多用酸枣仁,思虑过度、心脾两亏之心悸失眠多用柏子仁。二者合用,则共奏补肝养心、安神定志的功效,兼有润肠通便的作用,用于治疗阴血不足、心脾两亏之心悸、怔忡、虚烦不得眠以及津亏血虚肠燥之便秘。

2. 柏子仁配酸枣仁、当归 柏子仁、酸枣仁养心安神;当归补血养心。三者为伍,有补血养心、安神定志之功效,用于治疗心血不足之神志不宁、惊悸怔忡、失眠多梦等。

【用法用量】煎服,10~20g。大便溏者宜用柏子仁霜代替柏子仁。

【使用注意】便溏及多痰者慎用。

【参考资料】

1. 文献摘要

《神农本草经》:"柏实,味甘平,主惊悸,安五脏,益气,除风湿痹,久服令人润泽,美色,耳目聪明。"

《本草纲目》:"养心气,润肾燥,安魂定魄,益智宁神。""柏子仁性平而不寒不燥,味甘而补,辛而能润,其气清香,能透心肾,益脾胃。"

2. 化学成分及药理作用 本品主含脂肪油,并含少量挥发油、皂苷及植物甾醇、维生素A、蛋白质等。柏子仁单方注射液可使猫的慢波睡眠深睡期明显延长,并具有显著的恢复体力作用。

3. 现代应用 现代常单用本品或入复方治疗血虚之脱发、变异性心绞痛、梦游症、男性脏躁证等。

远 志 Yuǎnzhì
《神农本草经》

为远志科植物远志 *Polygala tenuifolia* Willd. 或卵叶远志 *Polygala sibirica* L. 的干燥根。主产于山西、陕西、吉林等地。春季出苗前或秋季地上部分枯萎后,挖取根部,除去须根及泥沙,晒干。生用或炙用。

【性味归经】苦、辛,温。归心、肾、肺经。

【功效】安神益智,祛痰开窍,消散痈肿。

【应用】

1. 失眠多梦,心悸怔忡,健忘 主治心肾不交之心神不宁、失眠、惊悸等症,常与茯神、龙齿、朱砂等镇静安神药同用,如远志丸;治健忘证,常与人参、茯苓、菖蒲同用,如开心散,若方中再加茯神,即不忘散。

2. 癫痫惊狂 用于癫痫昏仆、痉挛抽搐者,可与半夏、天麻、全蝎等化痰、息风药配伍;治疗惊风狂证发作,常与菖蒲、郁金、白矾等祛痰、开窍药同用。

3. 咳嗽痰多 治痰多黏稠、咳吐不爽或外感风寒、咳嗽痰多者,常与杏仁、贝母、瓜蒌、桔梗等同用。

4.痈疽疮毒,乳房肿痛,喉痹 治痈疽疮毒,乳房肿痛,内服、外用均有疗效,内服可单用为末,黄酒送服。外用可隔水蒸软,加少量黄酒捣烂敷患处。

【按语】本品辛开苦泄,微温通散,入心、肺、肾经,即助心阳,益心气,使肾气上交于心而安神益智,又祛痰而开窍,善治心神不安或痰阻心窍诸证。还能祛痰止咳、消散痈肿,治痰多咳嗽及疮痈肿痛。

【常用配伍】

1.远志配厚朴 远志具有安神益智、祛痰止咳、消肿止痛功效。但较大量或长期服用生远志会引起腹胀、呕吐等胃肠道副作用。厚朴具有破气消积,化痰消痞功效。两者配伍后,能够增强远志祛痰药效的作用,同时达到了"减副存效"的配伍目的。

2.远志配石菖蒲 远志辛温,长于安神益智、祛痰解郁;石菖蒲辛温,功擅理气豁痰、开窍醒神。二者相伍,共奏豁痰开窍、益智安神之功效,用于治疗痰浊蒙蔽心窍之神志不清、惊痫癫狂以及神经衰弱、心悸、失眠、健忘等症。

【用法用量】煎服,3～9g。外用适量。化痰止咳宜炙用。

【使用注意】凡实热或痰火内盛者,以及有胃溃疡或胃炎者慎用。

【参考资料】

1.文献摘要

《神农本草经》:"主咳逆伤中,补不足,除邪气,利九窍,益智慧,耳目聪明,不忘,强志,倍力。"

《别录》:"定心气,止惊悸,益精,去心下膈气,皮肤中热,面目黄。"

《药品化义》:"远志,味辛重大雄,入心开窍,宣散之药。凡痰涎伏心,壅塞心窍,致心气实热,为昏聩神呆、语言謇涩,为睡卧不宁,为恍惚惊怖,为健忘,为梦魇,为小儿客忤,暂以豁痰利窍,使心气开通,则神昏自宁也。"

2.化学成分及药理作用 本品含皂苷,水解后可分得远志皂苷元A和远志皂苷元B。还含远志酮、生物碱、糖及糖苷、远志醇、细叶远志定碱、脂肪油、树脂等。全远志有镇静、催眠及抗惊厥作用。远志皂苷有祛痰、镇咳、降压作用;煎剂对大鼠和小鼠离体之未孕及已孕子宫均有兴奋作用;乙醇浸液在体外对革兰氏阳性菌及痢疾杆菌、伤寒杆菌、人型结核杆菌均有明显抑制作用;其煎剂及水溶性提取物分别具有抗衰老、抗突变抗癌等作用;远志皂苷有溶血作用。

3.现代应用 现代常单用本品或入复方治疗急性乳腺炎、小儿遗尿、心肌炎、阑尾炎、小儿多动症、阴道滴虫等。

首乌藤 Shǒuwūténg
(《何首乌传》)

为蓼科植物何首乌 *Polygonum multiflorum* Thunb. 的干燥藤茎。主产于河南、湖南、湖北等地。秋、冬二季采割,除去残叶,捆成把,干燥。切段,生用。

【性味归经】甘,平。归心、肝经。

【功效】养血安神,祛风通络。

【应用】

1.心神不宁,失眠多梦 治阴虚血少之失眠多梦,心神不宁,头目眩晕等症,常与合欢皮、酸枣仁、柏子仁等养心安神药同用;若失眠而阴虚阳亢者,可与珍珠母、龙骨、牡蛎等潜阳安神药配伍。

2. 血虚身痛,风湿痹痛　治血虚身痛,常与鸡血藤、当归、川芎等配伍,用治风湿痹痛,常与羌活、独活、桑寄生、秦艽等祛风湿、止痹痛药同用。

3. 皮肤痒疹　治疗风疹疥癣等皮肤瘙痒症,常与蝉蜕、浮萍、地肤子、蛇床子等同用,煎汤外洗,共收祛风止痒之效。

【按语】本品甘平,药力平和,入心、肝经,补益兼通行。既可养血安神,治血虚心烦失眠多梦;又祛风邪而通经络,治血虚身痛肢体麻木、风湿痹痛。

【用法用量】煎服,9～15g。

【参考资料】

1. 文献摘要

《本草纲目》:"风疮疥癣作痒,煎汤洗浴,甚效。"

《本草从新》:"补中气,行经络,通血脉,治劳伤。"

《本草正义》:"治夜少安寐。"

2. 化学成分及药理作用　本品含蒽醌类化合物,有大黄素、大黄酚、大黄素甲醚。此外,尚含β-谷甾醇。有镇静催眠作用,与戊巴比妥钠合用有明显的协同作用;首乌藤醇提取物能抑制实验性大鼠血脂异常;对实验性动脉粥样硬化有一定防治作用;并能促进免疫功能。

合欢皮 Héhuānpí
（《神农本草经》）

为豆科植物合欢 *Albizia julibrissin* Durazz. 的干燥树皮。全国大部分地区都有分布,主产于长江流域各省。夏、秋二季剥取树皮,晒干,切段生用。

【性味归经】甘,平。归心、肝、肺经。

【功效】解郁安神,活血消肿。

【应用】

1. 心神不宁,忿怒忧郁,烦躁失眠　适宜于情志不遂,忿怒忧郁,烦躁失眠,心神不宁等症,能使五脏安和,心志欢悦,以收安神解郁之效。可单用或与柏子仁、酸枣仁、首乌藤、郁金等安神解郁药配伍应用。

2. 跌打骨折,血瘀肿痛　可用于跌打损伤,筋断骨折,血瘀肿痛之症,如用合欢皮配麝香、乳香研末,温酒调服治跌打仆伤,损筋折骨。亦可与桃仁、红花、乳香、没药、骨碎补等活血疗伤,续筋接骨药配伍同用。

3. 肺痈,疮痈肿毒　治肺痈,胸痛,咳吐脓血,单用有效,如黄昏汤。亦可与鱼腥草、冬瓜仁、桃仁、芦根等清热消痈排脓药同用;治疮痈肿毒,常与蒲公英、紫花地丁、连翘、野菊花等清热解毒药同用。

【按语】本品甘平行散,入心、肝经。既善解肝郁而安神定志,治忧郁、失眠常用,为悦心安神要药;又能活血散瘀、消散痈肿,治跌打骨折、疮痈、肺痈亦可使用。

【常用配伍】

1. 合欢皮配白芍　合欢皮甘平,入心、肝经,安神解郁、宁心定志、活血消肿;白芍酸苦微寒,入肝、脾经,养血柔肝、缓中止痛、敛阴止汗。二者伍用,有柔肝宁心、养血活血、安神定志之功效,用于治疗血虚木郁之精神抑郁、烦躁不安、失眠多梦等症。

2.合欢皮配鱼腥草、桔梗 合欢皮活血消痈;鱼腥草清热解毒、消痈排脓,为治疗肺痈之要药;桔梗宣肺排脓。三者合用,有清热消痈排脓之功效,用于治疗肺痈咳吐脓血之症。

3.合欢皮配郁金、夜交藤 合欢皮解郁安神;郁金行气解郁;夜交藤养心安神,三者合用,有行气解郁安神之功效,用于治疗情志所伤之忧郁、失眠等症。

【用法用量】煎服,6～12g。外用适量。

【使用注意】孕妇慎用

【参考资料】

1.文献摘要

《神农本草经》:"主安五脏,和心志,令人欢乐无忧。"

《日华子本草》:"煎膏,消痈肿,续筋骨。"

《本草纲目》:"和血,消肿,止痛。"

2.化学成分及药理作用 本品含皂苷,黄酮类化合物,鞣质和多种木脂素及其糖苷,吡啶醇衍生物的糖苷等。合欢皮水煎液及醇提取物均能延长小鼠戊巴比妥钠睡眠时间;对妊娠子宫能增强其节律性收缩,并有终止妊娠抗早孕效应;其水、醇提取物分别具有增强小鼠免疫功能及抗肿瘤作用。

3.现代应用 现代常单用本品或入复方治疗肝脓肿、大叶性肺炎、肺脓疡、胸膜炎等。

【附药】合欢花 为豆科植物合欢的花序或花蕾。性味甘,平。归心、肝经。功能解郁安神。适用于虚烦不眠、抑郁不舒、健忘多梦等症。煎服用量5～10g。

 学习小结

1.学习内容

(1)学习层次分类表

学习层次	具体药物	学习要求
掌握	朱砂、龙骨、酸枣仁、柏子仁、珍珠	学习药物的性能、功效、主治病证、特殊的用量用法和使用注意
熟悉	磁石、琥珀、远志	学习药物的功效、主治病证、特殊的用量用法和使用注意
了解	首乌藤、合欢皮	学习药物的功效、特殊的用量用法和使用注意

(2)相似药物功用比较

◎朱砂、磁石、龙骨 均入心、肝二经,朱砂甘寒清解,质重镇怯,磁石咸寒质重,龙骨甘涩微寒,均有沉降下行之性。同可镇惊安神,平肝潜阳,共治心悸失眠、阳亢眩晕。然朱砂镇心、清心而安神,善治心火亢盛之心神不安。磁石可入肾经,能益肾而聪耳明目、纳气平喘,治肾虚耳鸣耳聋、目昏喘促。龙骨煅后药性涩敛,可收敛固脱,长于治疗滑脱之证;外用可收湿敛疮。龙骨与朱砂、磁石虽都有重镇安神的功效,但龙骨重镇安神之功不如朱砂、磁石,收敛固涩却是它的特长。故在临床上常与牡蛎配伍,用以收涩固脱、潜敛浮阳。

◎酸枣仁、柏子仁 皆味甘性平,均有养心安神之功,用治阴血不足、心神失养所致的心悸怔忡、失眠、健忘等症,常相须为用。然柏子仁质润多脂,能润肠通便而治肠燥便秘;酸枣仁安神作用较强,且味酸收敛止汗作用亦优,体虚自汗、盗汗较常选用。

2.学习方法 结合本类药物以入心、肝二经安神的特点,理解药物的性能功用;对于相似药物,如朱砂与珍珠、龙骨与牡蛎等,采用对比、归纳的方法,学会鉴别应用,并指导临床辨证选药;对有毒或有特殊用法和使用注意的药物,如朱砂、磁石、琥珀等,应加以注意。

 目标检测

1.试述安神药的含义及性能主治及使用时注意事项。

2.试述安神药的分类及各类药的性味功用。

3.比较朱砂与磁石,酸枣仁与柏子仁功效主治异同点。

第十五章　平肝息风药

凡以平肝潜阳或息风止痉为主,治疗肝阳上亢或肝风内动病证的药物,称平肝息风药。

本章药物皆入肝经,药性多属寒凉,性主下降,少数药属平性或偏温燥。基本功效为平肝潜阳(或平抑肝阳)、息风止痉,部分药物兼有镇静安神、清肝明目、祛风通络、止血等作用。此类药物多为介类、虫类等动物药及矿物药,故有"介类潜阳,虫类息风"之说。主要用于治疗肝阳上亢头晕目眩及肝风内动痉挛抽搐证,配伍后也可用于治疗目赤肿痛、失眠、呕吐、中风偏瘫、风湿痹痛等病证。

平肝息风药主要用治肝阳上亢、肝风内动的病证。部分药物又可用治心神不宁、目赤肿痛、呕吐、呃逆、喘息、血热出血、以及风中经络之口眼㖞斜、痹痛等证。

平肝息风药可分为以平肝阳为主要作用的平抑肝阳药和以息肝风、止痉抽为主要作用的息风止痉药二类。部分息风止痉药兼具平肝阳的作用,且两类药物常互相配合应用,故又将两类药物合称平肝息风药。

使用平肝息风药时,应根据引起肝阳上亢,肝风内动的病因、病机及兼证的不同,进行相应的配伍。如属阴虚阳亢者,多配伍滋养肾阴药物,益阴以制阳;肝火上炎者,多配伍清泻肝火药物;兼心神不安、失眠多梦者,当配伍安神药物;肝阳化风之肝风内动,应将息风止痉药与平肝潜阳药物并用;热极生风之肝风内动,当配伍清热泻火解毒之品;阴血亏虚之肝风内动,当配伍补养阴血药物;脾虚慢惊风,当配伍补气健脾药物;兼窍闭神昏者,当与开窍药配伍;兼痰邪者,应与祛痰药配伍。

本类药物有性偏寒凉或性偏温燥之不同,故当注意使用。若脾虚慢惊者,不宜用寒凉之品;阴虚血亏者,当忌温燥之品。阳气下陷者亦忌用本章药物。

第一节　平抑肝阳药

凡能平抑或潜镇肝阳,主要用治肝阳上亢病证的药物,称平抑肝阳药。又称平肝潜阳药。

本类药物多为质重之介类或矿石类药物,具有平抑肝阳或平肝潜阳之功效。主要用治肝阳上亢之头晕目眩、头痛、耳鸣和肝火上攻之面红、口苦、目赤肿痛、烦躁易怒、头痛头昏等症。亦用治肝阳化风痉挛抽搐及肝阳上扰烦躁不眠者,当分别配伍息风止痉药与安神药。

石决明 Shíjuémíng
《名医别录》

为鲍科动物杂色鲍(光底石决明)*Haliotis diversicolor* Reeve、皱纹盘鲍(毛底石决明)*Haliotis discus hannai* Ino、羊鲍 *Haliotis ovina* Gmelin、澳洲鲍 *Haliotis ruber* (Leach)、耳鲍 *Haliotis asinina* Linnaeus 或白鲍 *Haliotis laevigata* (Donovan)的贝壳。主产于广东、海南、山东等沿海地区。夏、秋二季捕捉,去肉,洗净,干燥。生用或煅用。用时打碎。

【性味归经】咸,寒。归肝经。

【功效】平肝潜阳,清肝明目。

【应用】

1.肝阳上亢,头晕目眩　用治邪热灼阴,筋脉拘急,手足蠕动,头目眩晕之症,常与白芍、生地黄、牡蛎等养阴、平肝药配伍应用,如阿胶鸡子黄汤;若肝阳独亢而有热象,头晕头痛,烦躁易怒者,可与夏枯草、黄芩、菊花等清热、平肝药同用,如平肝潜阳汤。

2.目赤,翳障,视物昏花　治疗肝火上炎目赤肿痛,可与黄连、龙胆草、夜明砂等同用,如黄连羊肝丸;亦常配伍夏枯草、决明子、菊花等清肝明目之品同用。治疗风热目赤,翳膜遮睛,常与蝉蜕、菊花、木贼等配伍;治目生翳障,本品常配伍木贼、荆芥、桑叶、白菊花、谷精草、苍术等,如石决明散;若肝虚血少,目涩昏暗,雀盲眼花属虚证者,每与熟地黄、枸杞子、菟丝子等配伍;治青盲雀目,可与苍术、猪肝配伍同用。

此外,煅石决明还有收敛、制酸、止痛、止血等作用。可用于胃酸过多之胃脘痛;如研末外敷,可用于外伤出血。

【按语】本品咸寒质重沉降,专入肝经。功善平肝阳、清肝热、滋肝阴,标本兼顾,为镇肝、凉肝之要药。故对肝肾阴虚、肝阳上亢之眩晕及头痛尤为适宜。兼能清肝热以明目,治目赤、翳障、视物昏花等目疾,无论实证、虚证之疾均可应用。

【常用配伍】

1.石决明配生地、白芍　石决明平肝潜阳;生地滋阴养血;白芍养血柔肝。三药伍用,有补益肝肾、滋阴潜阳之功效,用于治疗肝肾阴虚、肝阳上亢之头痛、眩晕等。

2.石决明配熟地、山茱萸　石决明清肝除热明目;熟地、山茱萸滋补肝肾之阴。三者合用,有滋补肝肾明目之功效,用于治疗肝肾阴虚之视物昏花等症。

3.石决明配夏枯草、菊花　石决明平肝潜阳、清肝明目;夏枯草清泻肝火;菊花清肝明目。三者合用,共奏平肝潜阳、清肝明目之功效,用于治疗肝火亢盛、肝阳上亢之头目眩晕及肝火上炎之目赤肿痛。

【用法用量】煎服,3~15g;应打碎先煎。平肝、清肝宜生用,外用点眼宜煅用、水飞。

【使用注意】本品咸寒易伤脾胃,故脾胃虚寒,食少便溏者慎用。

【参考资料】

1.文献摘要

《别录》:"主目障翳痛,青盲。"

《医学衷中参西录》:"石决明味微咸,性微凉,为凉肝镇肝之要药。肝开窍于目,是以其性善明目。研细水飞作敷药,能治目外障;作丸、散内服,能消目内障。为其能凉肝,兼能镇肝,故善治脑中充血作疼作眩晕,因此证多系肝气,肝火挟血上冲也。"

2.化学成分及药理作用　本品含碳酸钙,有机质,尚含少量镁、铁、硅酸盐、磷酸盐、氯化物和极微量的碘;煅烧后碳酸钙分解,产生氧化钙,有机质则破坏。还含锌、锰、铬、锶、铜等微量元素;贝壳内层具有珍珠样光泽的角质蛋白,经盐酸水解得16种氨基酸。九孔鲍提取液有抑菌作用,其贝壳内层水解液经小鼠抗四氯化碳急性中毒实验表明,有保肝作用;其酸性提取液对家兔体内外的凝血实验表明,有显著的抗凝作用。

3.现代应用　现代常单用本品或入复方治疗白内障、产后及经期因受风寒致四肢拘挛,手脚抽筋、急性湿疹、扁平疣、痤疮、脑血栓、内耳眩晕证、癫痫等。

牡 蛎 Mǔlì

（《神农本草经》）

为牡蛎科动物长牡蛎 *Ostrea gigas* Thunberg、大连湾牡蛎 *Ostrea talienwhanensis* Crosse 或近江牡蛎 *Ostrea rivularis* Gould 的贝壳。我国沿海一带均有分布。全年均可采收，采得后，去肉，取壳，洗净，晒干。生用或煅用。用时打碎。

【性味归经】咸，微寒。归肝、胆、肾经。

【功效】重镇安神，潜阳补阴，软坚散结，制酸止痛。

【应用】

1. **心神不安，惊悸失眠** 治心神不安，惊悸怔忡，失眠多梦等症，常与龙骨相须为用，如桂枝甘草龙骨牡蛎汤。亦可配伍朱砂、琥珀、酸枣仁等安神之品。

2. **肝阳上亢，头晕目眩** 用治水不涵木，阴虚阳亢，头目眩晕，烦躁不安，耳鸣者，常与龙骨、龟甲、白芍等同用，如镇肝息风汤；亦治热病日久，灼烁真阴，虚风内动，四肢抽搐之症，常与生地黄、龟甲、鳖甲等养阴、息风止痉药配伍，如大定风珠。

3. **痰核，瘰疬，瘿瘤，癥瘕积聚** 用治痰火郁结之痰核，瘰疬，瘿瘤等，常与浙贝母、玄参等配伍，如消瘰丸；用治气滞血瘀的癥瘕积聚，常与鳖甲、丹参、莪术等同用。

4. **滑脱诸证** 用治自汗，盗汗，常与麻黄根、浮小麦等同用，如牡蛎散，亦可用牡蛎粉扑撒汗处，有止汗作用；治肾虚遗精，滑精，常与沙苑子、龙骨、芡实等配伍，如金锁固精丸；治尿频、遗尿可与桑螵蛸、金樱子、益智仁、龙骨等同用；治疗崩漏，带下证，又常与海螵蛸、山茱萸、山药、龙骨等配伍。

此外，煅牡蛎有制酸止痛作用，可治胃痛泛酸，与乌贼骨、浙贝母共为细末，内服取效。

【按语】本品咸涩微寒，质重沉降，入肝肾经。生用为平肝潜阳之要药，作用胜于龙骨，弱于石决明。兼可清热滋阴，善治阴虚阳亢，头晕目眩之证；尤其长于软坚散结，治痰核、瘰疬、癥瘕之疾，常为首选之药。煅用既能收敛固涩，而止滑脱，治自汗、盗汗、遗尿、崩漏、带下等滑脱证，力弱于龙骨；又能制酸止痛，治胃痛泛酸。

【常用配伍】**牡蛎配鳖甲** 牡蛎性寒质重，清热益阴、平肝潜阳、收敛固涩、软坚散结；鳖甲滋阴清热、潜降浮阳、软坚散结。二者伍用，其滋阴潜阳、软坚散结之功效更著，用于治疗阴虚阳亢之头痛、眩晕、耳鸣、心烦、失眠以及腹部癥块等症。

【用法用量】煎服，9～30g；宜打碎先煎。外用适量。收敛固涩宜煅用，其他宜生用。

【使用注意】不宜多服、久服，易引起便秘和消化不良；体虚多寒者忌用。因有收敛作用，湿热实邪者忌用。

【参考资料】

1. 文献摘要

《神农本草经》："惊恚怒气，除拘缓，鼠瘘，女子带下赤白。"

《海药本草》："主男子遗精，虚劳乏损，补肾正气，止盗汗，去烦热，治伤寒热痰，能补养安神，治孩子惊痫。"

《本草备要》："咸以软坚化痰，消瘰疬结核，老血疝瘕。涩以收脱，治遗精崩带，止嗽敛汗，固大小肠。"

2. 化学成分及药理作用 本品含碳酸钙、磷酸钙及硫酸钙。并含铜、铁、锌、锰、锶、铬等微量元素及多种氨基酸。牡蛎粉末动物实验有镇静,抗惊厥作用,并有明显的镇痛作用;煅牡蛎1号可明显提高抗实验性胃溃疡活性;牡蛎多糖具有降血脂,抗凝血,抗血栓等作用。

3.现代应用 现代常单用本品或入复方治疗肺结核盗汗、乳癖、慢性肝炎、泄泻、过敏性紫癜等。

珍珠母 Zhēnzhūmǔ
(《本草图经》)

为蚌科动物三角帆蚌 *Hyriopsis cumingii* (Lea)、褶纹冠蚌 *Cristaria plicata* (Leach)或珍珠贝科动物马氏珍珠贝 *Pteria martensii* (Dunker)的贝壳。前两种在全国的江河湖沼中均产;后一种主产于海南岛、广东、广西沿海。全年可采,去肉,洗净,干燥。生用或煅用。用时打碎。

【性味归经】咸,寒。归肝、心经。

【功效】平肝潜阳,安神,定惊明目。

【应用】

1.**肝阳上亢,头晕目眩** 治肝阴不足,肝阳上亢所致的头痛眩晕、耳鸣、心悸失眠等症,常与白芍、生地黄、龙齿等同用,如甲乙归藏汤;治疗肝阳眩晕、头痛者,又常与石决明、牡蛎、磁石等平肝药同用,以增强平肝潜阳之功。若肝阳上亢并有肝热烦躁易怒者,可与钩藤、菊花、夏枯草等清肝火药物配伍。

2.**惊悸失眠,心神不宁** 治疗心悸失眠,心神不宁,可与朱砂、龙骨、琥珀等安神药配伍,如珍珠母丸;若配伍天麻、钩藤、天南星等息风止痉药,可用治癫痫、惊风抽搐等。

3.**目赤翳障,视物昏花** 治肝热目赤,羞明怕光,翳障,常与石决明、菊花、车前子配伍,能清肝明目退翳;用治肝虚目暗,视物昏花,则与枸杞子、女贞子、黑芝麻等配伍,可养肝明目;若属肝虚目昏或夜盲者,可与苍术、猪肝或鸡肝同煮服用。现用珍珠层粉制成眼膏外用,治疗白内障、角膜炎及结膜炎等,均有一定疗效。

此外,本品研细末外用,能燥湿收敛,用治湿疮瘙痒,溃疡久不收口,口疮等症。用珍珠层粉内服,治疗胃、十二指肠球部溃疡,有一定疗效。

【按语】本品咸寒质重,主入肝经,功能平肝潜阳、清肝明目,治肝阳上亢之头晕目眩、头痛及肝火上攻之目赤肿痛,以及肝血不足视物昏花。又入心经,镇心安神之效为其所长,配伍后常用以治疗惊悸、心烦失眠。

【常用配伍】

1.**珍珠母配枸杞子、女贞子** 珍珠母清肝明目;枸杞子、女贞子滋补肝肾而明目。三者配伍,有补肝、益肾、明目之功效,用于治疗肝肾阴虚之目暗不明、视物昏花等症。

2.**珍珠母配菊花、钩藤** 珍珠母平肝潜阳;菊花清泄肝火;钩藤清肝热、平肝阳。三药相伍,有清热平肝之功效,用于治疗肝阳上亢之实证。

【用法用量】煎服,10~25g;宜打碎先煎。或入丸、散剂。外用适量。

【使用注意】本品属镇降之品,故脾胃虚寒者,孕妇慎用。

【参考资料】

1.文献摘要

《本草纲目》:"安魂魄、止遗精白浊,解痘疗毒。"

《饮片新参》:"平肝潜阳,安神魂,定惊痫,消热痞,眼翳。"

2.化学成分及药理作用 本品含有磷脂酰乙醇胺,半乳糖神经酰胺、羟基脂肪酸,蜗壳朊,碳酸钙,氧化钙等氧化物,少量镁、铁、硅酸盐、硫酸盐等,并含有多种氨基酸。用珍珠粉给小鼠灌胃,可明显减少其自主活动,并对戊巴比妥钠的中枢抑制有明显的协同作用;珍珠母的硫酸盐水解产物,能增大离体心脏的心跳幅度;珍珠母注射液对四氯化碳引起的肝损伤有保护作用;用珍珠层粉灌胃,对大鼠应激性胃溃疡有明显的抑制作用。

3.现代应用 据报道,用珍珠层膜治疗不同原因引起的口疮,用珍珠母治疗痔核 3、高原性血管性头痛、老年性白内障、溃疡病等。

代赭石 Dàizhěshí
《神农本草经》

为三方晶系氧化物类矿物赤铁矿 *Haematitum* 的矿石。主产于山西、河北、河南、山东等地。开采后,除去杂石泥土,打碎生用或醋淬研粉用。

【性味归经】 苦,寒。归肝、心经。

【功效】 平肝潜阳,重镇降逆,凉血止血。

【应用】

1.**肝阳上亢,头晕目眩** 用于肝阳上亢所致的头目眩晕、目胀耳鸣等症,常与怀牛膝、生龙骨、生牡蛎、生白芍等滋阴潜阳药同用,如镇肝息风汤,建瓴汤;若肝阳上亢,肝火上升所致的头晕头痛,心烦难寐,可配珍珠母、磁石、猪胆膏、冰片、半夏等,如脑立清。借其重镇、清肝之效,亦可用治小儿急慢惊风,吊眼撮口,搐搦不定,如《仁斋直指方》单用本品醋煅,细研水飞白汤调下。

2.**呕吐,呃逆,噫气** 尤善降上逆之胃气而具止呕、止呃、止噫之效。用治胃气上逆之呕吐、呃逆、噫气不止等证,常与旋覆花、半夏、生姜等配伍,如旋覆代赭汤;若治噎膈不能食,大便燥结,配伍党参、当归、肉苁蓉等,如参赭培气汤;治疗宿食结于肠间,胃气上逆不降,大便多日不通者,可配伍甘遂、芒硝、干姜等同用,如赭遂攻结汤。

3.**气逆喘息** 用治哮喘有声,卧睡不得者,《普济方》单用本品研末,米醋调服取效;用治肺肾不足,阴阳两虚之虚喘,每与党参、山茱萸、胡桃肉、山药等补肺肾纳气药同用,如参赭镇气汤;若治肺热咳喘者,可与桑白皮、苏子、旋覆花等同用。

4.**血热吐衄,崩漏** 又本品善于降气、降火,尤适宜于气火上逆,迫血妄行之出血证。可单用,如《头门方》以本品煅烧醋淬,研细调服,治吐血、衄血;《普济方》用代赭石研为细末,醋汤调服,治崩中淋沥不止;如因热而胃气上逆所致吐血、衄血、胸中烦热者,可与白芍、竹茹、牛蒡子、清半夏等配伍,如寒降汤;用治血热崩漏下血,可配伍禹余粮、赤石脂、五灵脂等,如震灵丹。

【按语】 本品苦寒质重,入肝心经,为纯降之品,善降肝阳、逆气为其特长。既有显著的镇潜作用,为治肝阳上亢头晕目眩之佳品;又善降上逆之气而治呕吐、呃逆、噫气及气逆喘息,为重镇降逆要药;还能凉血止血,治血热吐衄、崩漏下血等证。

【常用配伍】

1.**代赭石配葶苈子** 代赭石平肝泄肺降逆;葶苈子祛痰平喘、下气行水。二者伍用,其降逆化痰平喘之功效更著,用于治疗肝阳上亢、肺失肃降之头晕、呃逆、咳痰、气喘等症。

2.**代赭石配人参、山茱萸** 代赭石降逆平喘;人参大补元气;山茱萸补益肝肾、收敛固脱。

三药同用,有益气补肾、镇逆定喘之功效,用于治疗肺肾两虚之气喘等症。

【用法用量】煎服,10～30g;宜打碎先煎。入丸、散,每次1～3g。外用适量。降逆、平肝宜生用,止血宜煅用。

【使用注意】孕妇慎用。因含微量砷,故不宜长期服用。

【参考资料】

1.文献摘要

《神农本草经》:"腹中毒邪气,女子赤沃漏下。"

《别录》:"主带下百病,难产,胞衣不出,堕胎,养血气,除五脏血脉中热。"

《医学衷中参西录》:"能生血兼能凉血,而其质重坠,又善镇逆气,降痰涎,止呕吐,通燥结。"又"治吐衄之证,当以降胃为主,而降胃之药,实以赭石为最效。"

2.化学成分及药理作用　本品主含三氧化二铁(Fe_2O_3)。正品钉头赭石含铁60%以上,并含镉、钴、铬、铜。锰、镁等多种微量元素;尚含对人体有害的铅、砷、钛。本品对肠管有兴奋作用,可使肠蠕动亢进;所含铁质能促进红细胞及血红蛋白的新生;对中枢神经系统有镇静作用。

3.现代应用　现代常单用本品或入复方治疗顽固性便秘、牙痛、脱发、梅核气、胆汁返流性胃炎等。

刺蒺藜 Cìjílí

（《神农本草经》）

为蒺藜科植物蒺藜 *Tribulus terrestris* L. 的果实。主产于河南、河北、山东、安徽等地。秋季果实成熟时采收。割下全株,晒干,打下果实,碾去硬刺,除去杂质。炒黄或盐炙用。

【性味归经】辛、苦,微温。有小毒。归肝经。

【功效】平肝,疏肝解郁,祛风明目,止痒。

【应用】

1.肝阳上亢,头晕目眩　用于肝阳上亢,头晕目眩等症,常与钩藤、珍珠母、菊花等平肝潜阳药同用。

2.胸胁,乳闭胀痛　用治肝郁气滞,胸胁胀痛,可与柴胡、香附、青皮等疏肝理气药同用。若治肝郁乳汁不通,乳房作痛,可单用本品研末服,或与穿山甲、王不留行等通经下乳药配伍应用。

3.风热上攻,目赤翳障　用治风热目赤肿痛,多泪多眵或翳膜遮睛等症,多与菊花、蔓荆子、决明子、青葙子等同用,如白蒺藜散。

4.风疹瘙痒,白癜风　治疗风疹瘙痒,常与防风、荆芥、地肤子等祛风止痒药配伍;若治血虚风盛,瘙痒难忍者,应与当归、何首乌、防风等养血祛风药同用。《千金方》单用本品研末冲服,治白癜风。

【按语】本品苦泄辛散,性平,专入肝经,作用和缓,多作辅药运用。既能平抑肝阳,以治肝阳眩晕;又可疏肝解郁,治肝郁气滞之胸胁乳房胀痛;还能疏散肝经之风热,治风热上攻之目赤翳障,乃眼科常用之品。此外,尚可祛风止痒,治风疹瘙痒及白癜风更为常用。

【常用配伍】

1.**刺蒺藜配穿山甲、王不留行**　刺蒺藜疏肝行气解郁;穿山甲、王不留行活血通经下乳。

三药合用有行气活血通乳之功效,用于治疗肝气郁滞、乳汁不通、乳房胀痛者。

2. 刺蒺藜配当归 刺蒺藜疏肝解郁;当归活血调经。二者伍用有行气活血调经之功效,用于治疗肝气郁结、淤血阻滞之经闭不通。

【用法用量】煎服,6～9g;或入丸、散剂。外用适量。

【使用注意】孕妇慎用。

【参考资料】

1. 文献摘要

《神农本草经》:"主恶血,破癥结积聚,喉痹,乳难。久服,长肌肉,明目。"

《本草求真》:"宣散肝经风邪,凡因风盛而见目赤肿翳,并通身白癜瘙痒难当者,服此治无不效。"

2. 化学成分及药理作用 本品含脂肪油及少量挥发油、鞣质、树脂、甾醇、钾盐、皂苷、微量生物碱等。蒺藜水浸液及乙醇浸出液对麻醉动物有降压作用;其水溶性部分有利尿作用;蒺藜总皂苷有显著的强心和提高机体免疫功能、强壮、抗衰老等作用;蒺藜水煎液降低血糖;水提取物有抗过敏作用。

3. 现代应用 用蒺藜提取物与乳油、石蜡、甘油制成外用剂,治疗外阴阴道炎、痤疮、疱疹、静脉曲张等,有抗炎、抗病毒和抗菌作用。

4. 不良反应 据国外报道,蒺藜含有一定毒性(其植物中含硝酸钾,摄入体内后被酶还原成亚硝酸钾),中毒后可见乏力、思睡、头昏、恶心、呕吐、心悸、唇、甲、皮肤黏膜呈青紫色,严重者出现肺水肿,呼吸衰竭,以及引起高铁血红蛋白而产生窒息。国内报道,白癜风患者口服蒺藜6g,引起猩红热样药疹。应用本品应注意宜忌,把握剂量,不可过量服用。中毒救治:早期催吐、洗胃、导泻;如过敏者,可给予抗过敏药物;若中毒出现高铁血红蛋白血症时,可给氧,静注细胞色素C等。

罗布麻 Luóbùmá

(《救荒本草》)

为夹竹桃科植物罗布麻 *Apoeynum venetum* L. 的叶或根。主产于我国东北、西北、华北等地。现江苏、山东、安徽、河北等地有大量种植。叶在夏季开花前采摘,晒干或阴干,亦有蒸炒揉制后用者;全草在夏季挖取,除去杂质,干燥,切段用。

【性味归经】甘、苦,凉。有小毒。归肝经。

【功效】平抑肝阳,清热,利尿。

【应用】

1. 头晕目眩 本品单用有效,煎服或开水泡汁代茶饮,亦可与牡蛎、石决明、代赭石等同用,以治肝阳上亢之头晕目眩;若与钩藤、夏枯草、野菊花等配伍,宜治肝火上攻之头晕目眩。

2. 水肿,小便不利 治水肿,小便不利而有热者,可单用取效,或配伍车前子、木通、猪苓、泽泻等同用。

【按语】本品甘苦凉,入肝经。既能平抑肝阳,又能清泻肝热,以治肝阳上亢为主,兼及肝火上攻之头晕目眩。还能清热利尿,用于水肿、小便不利伴有热者。

【用法用量】煎服或开水泡服,3～15g。肝阳眩晕宜用叶片,治疗水肿多用根。

【使用注意】不宜过量或长期服用,以免中毒。

【参考资料】

1. 化学成分及药理作用　罗布麻叶主要含黄酮苷,酚性物质,有机酸,氨基酸,多糖苷,鞣质,甾醇,甾体皂苷元和三萜类物质;罗布麻根含强心苷,即加拿大麻苷,毒毛旋花子苷元和K-毒毛旋花子苷-β。罗布麻叶煎剂有降压作用;罗布麻根煎剂有强心作用;罗布麻叶浸膏有镇静,抗惊厥作用,并有较强的利尿、降低血脂、调节免疫、抗衰老、及抑制流感病毒等作用。

2. 现代应用　现代常单用本品或入复方治疗慢性充血性心力衰竭、血脂异常症,还可起到防治感冒的作用。

3. 不良反应　罗布麻叶制剂内服可出现恶心、呕吐、腹泻、上腹不适,也可出现心动过缓和期前收缩。吸罗布麻纸烟时可出现头晕、呛咳、恶心、失眠等。罗布麻根毒理作用类似毒毛旋花子苷。罗布麻中毒的主要原因:一是使用剂量过大,二是配伍用药不合理。所以必须严格按照规定的用法用量使用,以保证用药安全。中毒救治:早期催吐,洗胃,导泻;服蛋清;维生素C;大量饮浓茶及对症处理。出现心脏毒性反应时,按洋地黄中毒处理。

第二节　息风止痉药

凡以平息肝风为主要作用,主治肝风内动惊厥抽搐病证的药物,称息风止痉药。

"外风宜疏散,内风宜平息",本类药物主入肝经,以息肝风、止痉抽为主要功效。适用于温热病热极动风、肝阳化风、血虚生风等所致之眩晕欲仆、项强肢颤痉挛抽搐等症,以及风阳夹痰、痰热上扰之癫痫、惊风抽搐,或风毒侵袭引动内风之破伤风痉挛抽搐、角弓反张等症。部分兼有平肝潜阳、清泻肝火作用的息风止痉药,亦可用治肝阳眩晕和肝火上攻之目赤、头痛等。

此外,某些息风止痉药,尚兼祛外风之功,还可用治风邪中经络之口眼㖞斜、肢麻痉挛、头痛、痹证等。

羚羊角 Língyángjiǎo
《神农本草经》

为牛科动物赛加羚羊 *Saiga tatarica* Linnaeus 的角。主产于新疆、青海、甘肃等地。全年均可捕捉,以秋季猎取最佳。猎取后锯取其角,晒干。镑片或粉碎成细粉。

【性味归经】咸,寒。归肝、心经。

【功效】平肝息风,清肝明目,散血解毒。

【应用】

1. **肝风内动,惊痫抽搐**　故为治惊痫抽搐之要药,尤宜于热极生风所致者。用治温热病热邪炽盛之高热、神昏、惊厥抽搐者,常与钩藤、白芍、菊花、桑叶、生地同用,如羚角钩藤汤;治妇女子痫,可与防风、独活、茯神、酸枣仁等配伍,如羚羊角散;用治癫痫、惊悸等,可与钩藤、天竺黄、郁金、朱砂等同用。

2. **肝阳上亢,头晕目眩**　治肝阳上亢所致之头晕目眩,烦躁失眠,头痛如劈等症,常与石决明、龟甲、生地、菊花等同用,如羚羊角汤。

3. **肝火上炎,目赤头痛**　治肝火上炎之头痛,目赤肿痛,羞明流泪等症,常与决明子、黄芩、龙胆草、车前子等同用,如羚羊角散。

4. **温热病壮热神昏,热毒发斑**　温热病壮热神昏,谵语躁狂,甚或抽搐,热毒斑疹等症,常与石膏、寒水石、麝香等配伍,如紫雪丹;又王孟英以羚羊角、犀角加入白虎汤中,称羚犀石膏知母汤,治温热病壮热、谵语发斑等。

此外,本品有解热,镇痛之效,可用于风湿热痹,肺热咳喘,百日咳等。

【按语】本品咸寒质重,入肝、心经。善息肝风,为治肝风内动、惊痫抽搐重证之要药,且本品清热力强,善于清肝火,最宜于温热病热邪炽盛,热极动风之高热神昏、痉厥抽搐者。又善平肝潜阳,治肝阳上亢之头晕目眩;还能清肝明目,疗肝火上炎之目赤肿痛、头晕头痛。

【常用配伍】

1. 羚羊角配生石膏　羚羊角咸寒,咸能泻下,寒能清热,所以能清热凉血解毒,生石膏辛甘大寒,可清泻阳明之邪热,两药相配清气血实热而解毒。常用于治温热病壮热发斑,神昏谵语等症。

2. 羚羊角配石决明　二药皆能平肝息风,羚羊角清肝火力强,石决明潜肝阳为胜。两药相须为用,有较强的清肝息风之功效,常用于治肝火上亢及肝阳浮越头痛,头晕。

【用法用量】煎服,1~3g;宜单煎 2 小时以上。磨汁或研粉服,每次 0.3~0.6g。

【使用注意】本品性寒,脾虚慢惊者忌用,无火热者勿用。

【参考资料】

1. 文献摘要

《神农本草经》:"主明目,益气起阴,去恶血注下……安心气。"

《本草纲目》:"入厥阴肝经甚捷……肝主木,开窍于目,其发病也,目暗障翳,而羚羊角能平之。肝主风,在合为筋,其发病也,小儿惊痫,妇人子痫,大人中风搐搦,及筋脉挛急,历节掣痛,而羚羊角能舒之。"

2. 化学成分及药理作用　本品主含角质蛋白,其水解后可得 18 种氨基酸及多肽物质。尚含多种磷脂、磷酸钙、胆固醇、维生素 A 等。此外,含多种微量元素。羚羊角外皮浸出液对中枢神经系统有抑制作用、镇痛作用,并能增强动物耐缺氧能力;煎剂有抗惊厥、解热作用;煎剂或醇提取液有降压作用,其小剂量可使离体蟾蜍心脏收缩加强,中等剂量或大剂量可抑制心脏。

3. 现代应用　现代常单用本品或入复方治疗头皮神经痛、脑血栓、流脑、破伤风、血小板减少性紫癜等。

【附药】**山羊角**　为牛科动物青羊 *Naemorhedus goral* Hardwicke 的角。性味咸,寒。归肝经。功能平肝,镇惊。适用于肝阳上亢,头目眩晕,肝火上炎,目赤肿痛以及惊风抽搐等证。《医林纂要》:"功用近羚羊角。"可代羚羊角使用。煎服用量 10~15g。

牛 黄 Niúhuáng

(《神农本草经》)

为牛科动物牛 *Bos taurus domesticus* Gmelin 干燥的胆结石。主产于北京、天津、内蒙等地。牛黄分为胆黄和管黄二种,以胆黄质量为佳。宰牛时,如发现胆囊、胆管或肝管中有牛黄,即滤去胆汁,将牛黄取出,除去外部薄膜,阴干,研极细粉末。

【性味归经】甘,凉。归心、肝经。

【功效】化痰开窍,凉肝息风,清热解毒。

【应用】

1.热病神昏 治温热病热入心包及中风、惊风、癫痫等痰热阻闭心窍所致神昏谵语,高热烦躁,口噤,舌謇,痰涎壅塞等症,常与麝香、冰片、朱砂、黄连、栀子等开窍醒神、清热解毒之品配伍,如安宫牛黄丸。

2.小儿惊风,癫痫 常用治小儿急惊风之壮热,神昏,惊厥抽搐等症,每与朱砂、全蝎、钩藤等清热息风止痉药配伍,如牛黄散;若治痰蒙清窍之癫痫发作,症见突然仆倒,昏不知人,口吐涎沫,四肢抽搐者,可与珍珠、远志、胆南星等豁痰、开窍醒神、止痉药配伍,如痫证镇心丹。

3.口舌生疮,咽喉肿痛,牙痛,痈疽疔毒 治火毒郁结之口舌生疮,咽喉肿痛,牙痛,常与黄芩、雄黄、大黄等同用,如牛黄解毒丸;若咽喉肿痛,溃烂,可与珍珠为末吹喉,如珠黄散;治疗痈疽,疔毒,疖肿等,以牛黄与金银花、草河车、甘草同用,如牛黄解毒丸;亦可用治乳岩、横痃、痰核、流注、瘰疬、恶疮等证,每与麝香、乳香、没药同用,如犀黄丸。

【按语】本品息风止痉、定惊安神,入心、肝经,兼苦凉清泄,善治温热病及小儿惊风,壮热神昏、惊厥抽搐;且可清心、化痰、开窍醒神,治痰热蒙蔽心窍之热入心包、中风、惊风、癫痫效极佳;并善清热解毒,治热毒壅滞郁结之咽喉肿痛、口舌生疮,痈疽疔毒等证。

【常用配伍】

1.牛黄配黄连 牛黄清热解毒而泻肝火;黄连清热解毒而泻心火。二者伍用,则泻火解毒之功效更著,用于治疗温热病之壮热、神昏、烦躁等症。

2.牛黄配羚羊角 牛黄清肝息风、豁痰开窍;羚羊角平肝息风、清热镇惊。二者相须为用,清肝息风之功效更著,用于治疗痰热惊搐、神志昏迷等。

3.牛黄配珍珠 牛黄清热解毒;珍珠解毒生肌。二者伍用,外敷解毒生肌、消肿敛疮,用于治疗咽喉肿痛腐烂、口舌生疮、溃疡不敛等;内服皆能清心镇肝息风,用于治疗痰火扰心、惊悸癫痫等症。

【用法用量】入丸、散剂,每次 0.15～0.35g。外用适量,研末敷患处。

【使用注意】非实热证不宜用,孕妇慎用。

【参考资料】

1.文献摘要

《神农本草经》:"主惊痫寒热,热盛狂痉。"

《别录》:"疗小儿百病,诸痫热,口不开;大人狂癫。又堕胎。"

《日用本草》:"治惊痫搐搦烦热之疾,清心化热,利痰凉惊。"

2.化学成分及药理作用 本品含胆酸、脱氧胆酸、胆甾醇,以及胆色素、麦角甾醇、维生素D、钠、钙、镁、锌、铁、铜、磷等;尚含类胡萝卜素及丙氨酸、甘氨酸等多种氨基酸;还含黏蛋白、脂肪酸及肽类(SMC)成分。牛黄有镇静抗惊厥及解热作用,可增强离体蛙心心肌收缩力;牛黄主要成分胆红素有降压及抑制心跳作用;牛黄水溶液成分 SMC 具有胆囊收缩作用,所含胆酸,尤其是脱氧胆酸,均能松弛胆道口括约肌,促进胆汁分泌而有利胆作用;牛黄酸对四氯化碳引起的急性及慢性大鼠肝损害有显著的保护作用;家兔静脉点滴牛黄,可使红细胞显著增加;牛黄还有抗炎、止血、降血脂等作用。

3.现代应用 现代常单用本品或入复方治疗小儿高热惊厥、带状疱疹、黄疸性肝炎、乙型脑炎、冠心病、中风、急性胰腺炎、上呼吸道感染等。

钩 藤 Gōuténg

（《名医别录》）

为茜草科植物钩藤 *Uncaria rhyunchophylla*（Miq.）Jacks.、大叶钩藤 *Uncaria macro-phylla* Wall.、毛钩藤 *Uncaria hirsuta* Havil.、华钩藤 *Uncaria sinensis*（Oliv.）Havil. 或无柄果钩藤 *Uncaria sessilifructus* Roxb. 的干燥带钩茎枝。产于长江以南至福建、广东、广西等省。秋、冬二季采收带钩的嫩枝，去叶，切段，晒干。

【性味归经】甘，凉。归肝、心包经。

【功效】息风止痉，清肝平肝，疏风散热。

【应用】

1. 头痛，眩晕　治肝火上攻或肝阳上亢之头胀头痛，眩晕等症；属肝火者，常与夏枯草、龙胆草、栀子、黄芩等配伍，属肝阳者，常与天麻、石决明、怀牛膝、杜仲、茯神等同用，如天麻钩藤饮。

2. 肝风内动，惊痫抽搐　治小儿急惊风，壮热神昏、牙关紧闭、手足抽搐者，可与天麻、全蝎、僵蚕、蝉衣等同用，如钩藤饮子；用治温热病热极生风，痉挛抽搐，多与羚羊角、白芍、菊花、生地等同用，如羚角钩藤汤；用治诸痫啼叫，痉挛抽搐，可与天竺黄、蝉蜕、黄连、大黄等同用，如钩藤饮子。

此外，本品具有轻清疏泄之性，能清热透邪，故又可用于风热外感，头痛，目赤及斑疹透发不畅之证。与蝉蜕、薄荷同用，可治小儿惊啼、夜啼，有凉肝止惊之效。

【按语】本品味甘性微寒，入肝、心包经。作用较缓，功善息肝风、平肝阳，为治疗肝风内动、惊痫抽搐，肝阳上亢之头痛、眩晕的常用药。也能清热，但清热之力较缓，尤多用治小儿急惊风，壮热不退，手足抽搐等症。治小儿肝热夜啼有效。

【常用配伍】

1. 钩藤配白芍　钩藤味甘性凉，平肝、清热息风，偏治肝旺之标；白芍味酸性寒，柔肝养阴、平肝，有养肝体而敛肝气、平肝阳，令肝气不妄动之功，善补肝虚之本。二者合用，标本兼顾，共奏柔肝养阴、平肝息风之功效，用于治疗肝阴不足、虚阳上亢之头痛眩晕、急躁易怒、失眠多梦等症。

2. 钩藤配全蝎　钩藤清热平肝、息风止痉，功擅平肝；全蝎息风止痉，通络止痛，长于息风。二者伍用，共奏平肝息风、通络止痛之功效，用于治疗肝风内动之四肢抽搐；肝阳上亢之顽固性头痛、三叉神经痛以及中风之半身不遂、肢体麻木疼痛等。

【用法用量】煎服，3～12g；入煎剂宜后下。

【使用注意】脾胃虚寒，慢惊风者慎用，无火者勿服。

【参考资料】

1. 文献摘要

《别录》："主小儿寒热，惊痫。"

《药性论》："主小儿惊啼，瘈疭热壅。"

《本草纲目》："大人头旋目眩，平肝风，除心热，小儿内钓腹痛，发斑疹。"

2. 化学成分及药理作用　钩藤含多种吲哚类生物碱，主要有钩藤碱、异钩藤碱、柯诺辛因碱、异柯诺辛因碱、柯楠因碱、二氢柯楠因碱，尚含黄酮类化合物，儿茶素类化合物等。钩藤、钩藤总碱及钩藤碱,对各种动物的正常血压和高血压都具有降压作用;水煎剂对小鼠有明显的镇静作用;钩藤乙醇浸液能制止豚鼠实验性癫痫的发作,并有一定的抗戊四氮惊厥作用;麻醉大鼠静脉注射钩藤可对抗乌头碱、氯化钡、氯化钙诱导的心律失常;此外,钩藤还有抑制血小板聚集及抗血栓、降血脂等作用。

3.**现代应用**　现代常单用本品或入复方治疗偏头痛、外感风热证、哮喘病、眩晕、链霉素反应、更年期、老年期抑郁症等。

天　麻 Tiānmá
（《神农本草经》）

为兰科植物天麻 *Gastrodia elata* Bl. 的干燥块茎。主产于四川、云南、贵州等地。立冬后至次年清明前采挖,冬季茎枯时采挖者名"冬麻",质量优良;春季发芽时采挖者名"春麻",质量较差。采挖后,立即洗净,蒸透,敞开低温干燥。用时润透或蒸软,切片。

【**性味归经**】甘,平。归肝经。

【**功效**】息风止痉,平抑肝阳,祛风通络。

【**应用**】

1.**肝风内动,惊痫抽搐**　如治小儿急惊风,常与羚羊角、钩藤、全蝎等息风止痉药同用,如钩藤饮;用治小儿脾虚慢惊,则与人参、白术、白僵蚕等药配伍,如醒脾丸;用治小儿诸惊,可与全蝎、制南星、白僵蚕同用,如天麻丸,若用治破伤风痉挛抽搐、角弓反张,又与天南星、白附子、防风等药配伍,如玉真散。

2.**眩晕,头痛**　用治肝阳上亢之眩晕、头痛,常与钩藤、石决明、牛膝等同用,如天麻钩藤饮;用治风痰上扰之眩晕、头痛,痰多胸闷者,常与半夏、陈皮、茯苓、白术等同用,如半夏白术天麻汤;若头风攻注,偏正头痛,头晕欲倒者,可配等量川芎为丸,如天麻丸。

3.**肢体麻木,手足不遂,风湿痹痛**　用治中风手足不遂,筋骨疼痛等,可与没药、制乌头、麝香等药配伍,如天麻丸;用治妇人风痹,手足不遂,可与牛膝、杜仲、附子浸酒服,如天麻酒;若治风湿痹痛,关节屈伸不利者,多与秦艽、羌活、桑枝等祛风湿药同用,如秦艽天麻汤。

【**按语**】本品甘平柔润,作用平和,专入肝经。既善息风止痉,对于肝风内动,惊痫抽搐,不论寒热虚实,皆可配伍应用。天麻又擅止眩晕头痛,可用治肝阳上亢、血虚肝旺、风痰上扰之眩晕头痛等证,为止内风眩晕之良药;还能祛风通络,治风中经络之肢体麻木、半身不遂及风湿痹痛等证。

【**常用配伍**】

1.**天麻配钩藤**　钩藤味甘性凉,入肝、心经,清热平肝、息风定惊,擅治肝热风动之证;天麻甘平柔润,入肝经,养阴平肝、息风潜阳,为治风之圣药,多用于虚风内动、风痰上扰所致诸证。二药合用,共奏清热平肝、息风止痉之功效,用于治疗肝经有热、风痰上扰,或肝阴不足、肝阳上亢之头痛眩晕、耳聋耳鸣、视物模糊、手足震颤、烦躁失眠;中风之半身不遂、言语不利以及小儿惊风之抽搐、烦躁等。

2.**天麻配羚羊角**　天麻息风止痉、平肝潜阳;羚羊角清泄肝热、息风止痉。二者共用,其清肝泄热、息风止痉之功效更著,用于治疗肝经热盛动风之痉厥抽搐等症。

【**用法用量**】煎服,3～9g。研末冲服,每次 1～1.5g。

【**参考资料**】

1. 文献摘要

《开宝本草》:"主诸风湿痹,四肢拘挛,小儿风痫、惊气,利腰膝,强筋力。"

《用药法象》:"疗大人风热头痛;小儿风痫惊悸;诸风麻痹不仁;风热语言不遂。"

《本草汇言》:"主头风,头痛,头晕虚旋,癫痫强痉,四肢挛急,语言不顺,一切中风,风痰。"

2. 化学成分及药理作用　本品含天麻苷,天麻苷元,β-甾谷醇和胡萝卜苷,柠檬酸及其单甲酯,棕榈酸、琥珀酸和蔗糖等;尚含天麻多糖,维生素A,多种氨基酸,微量生物碱,多种微量元素,如铬、锰、铁、钴、镍、铜、锌等。天麻水、醇提取物及不同制剂,均能使小鼠自发性活动明显减少,且能延长巴比妥钠、环己烯巴比妥钠引起的小鼠睡眠时间,可抑制或缩短实验性癫痫的发作时间,天麻还有降低外周血管,脑血管,和冠状血管阻力,并有降压,减慢心率及镇痛抗炎作用,天麻多糖有免疫活性。

3. 现代应用　现代常单用本品或入复方治疗脑外伤综合征、轻型破伤风、眩晕症、神经衰弱、神经痛、面肌痉挛、血脂异常症、老年血管性痴呆等。

地　龙　Dìlóng

(《神农本草经》)

为钜蚓科动物参环毛蚓 *Pheretima aspergillum*（E. Perrier）、通俗环毛蚓 *Pheretima vulgaris* Chen、威廉环毛蚓 *Pheretima guillelmi*（Michaelsen）或栉盲环毛蚓 *Pheretima pectinifera* Michaelsen 的干燥体。前一种习称"广地龙",主产于广东、广西、福建等地;后三种习称"沪地龙",主产于上海一带。广地龙春季至秋季捕捉,沪地龙夏秋捕捉,及时剖开腹部,除去内脏及泥砂,洗净,晒干或低温干燥,生用或鲜用。

【性味归经】咸,寒。归肝、脾、膀胱经。

【功效】清热定惊,通络,平喘,利尿。

【应用】

1. **高热惊痫,癫狂**　适用于热极生风所致的神昏谵语、痉挛抽搐及小儿惊风,或癫痫、癫狂等症。如《本草拾遗》治狂热癫痫,即以本品同盐化为水,饮服;《摄生众妙方》治小儿急慢惊风,则用本品研烂,同朱砂作丸服。治高热抽搐惊痫之症,多与钩藤、牛黄、白僵蚕、全蝎等息风止痉药同用。

2. **气虚血滞,半身不遂**　治疗中风后气虚血滞,经络不利,半身不遂,口眼㖞斜等症,常与黄芪、当归、川芎等补气活血药配伍,如补阳还五汤。

3. **痹证**　性寒清热,尤适用于关节红肿疼痛、屈伸不利之热痹,常与防己、秦艽、忍冬藤、桑枝等除湿热、通经络药物配伍;如用治风寒湿痹,肢体关节麻木、疼痛尤甚、屈伸不利等症,则应与川乌、草乌、南星、乳香等祛风散寒,通络止痛药配伍,如小活络丹。

4. **肺热哮喘**　用治邪热壅肺,肺失肃降之喘息不止,喉中哮鸣有声者,单用研末内服即效;亦可用鲜地龙水煎,加白糖收膏用。或与麻黄、杏仁、黄芩、葶苈子等同用,以加强清肺化痰、止咳平喘之功。

5. **小便不利,尿闭不通**　用于热结膀胱,小便不通,可单用,或配伍车前子、木通、冬葵子等同用。

此外,本品有降压作用,常用治肝阳上亢型高血压病。

【按语】本品咸寒,人肝、脾、膀胱经,性善走窜。其清热力强,既善清热息风而止痉,治高热抽搐、惊痫癫狂;又能平喘清肺,以治肺热喘咳效佳;且能利水道,清膀胱之热结,治热结膀胱之小便不利。此外,还长于通行经络,治中风半身不遂及痹证肢麻拘挛。

【常用配伍】

1.地龙配附子 地龙虫类灵动之品,走经络,通血脉,擅舒筋活络之功;附子辛大热,散阴寒,通关节,搜风除湿。二药相合,温通经脉,散寒除湿,通痹止痫,用于治疗寒湿痹痛不能转侧,骨节烦疼掣痛,关节不得屈伸等证,是为佳对。

2.地龙配蜈蚣 二药同为平肝息风,定痉止搐要药。蜈蚣息风力强,对于抽搐频作、手足颤抖、舌强言謇,头摇不止等疗效较好;地龙搜风力胜,对于四肢痉挛、颈项强直、角弓反张等疗效好。二药相伍,同入肝经,可增强息风止痉之效,是为常用的息风药对。

【用法用量】 煎服,4.5~9g。鲜品 10~20g。研末吞服,每次 1~2g。外用适量。

【使用注意】 脾胃虚寒无实热者及孕妇忌服。

【参考资料】

1.文献摘要

《本草拾遗》:"疗温病大热,狂言,主天行诸热,小儿热病癫痫。"

《本草纲目》:"性寒而下行,性寒故能解诸热疾,下行故能利小便,治足疾而通经络也。""主伤寒疟疾,大热狂烦,及大人小儿小便不通,急慢惊风,历节风痛。"

2.化学成分及药理作用 本品含多种氨基酸,以谷氨酸、天冬氨酸、亮氨酸含量最高;含铁、锌、镁、铜、铬等微量元素;含花生四烯酸、琥珀酸等有机酸。还含蚯蚓解热碱、蚯蚓素、蚯蚓毒素、黄嘌呤、次黄嘌呤、黄色素及酶类等成分。蚯蚓水煎液及蚯蚓解热碱有良好的解热作用;热浸液、醇提取物对小鼠和家兔均有镇静、抗惊厥作用;广地龙次黄嘌呤具有显著的舒张支气管作用;并能拮抗组织胺及毛果芸香碱对支气管的收缩作用;广地龙酊剂、干粉混悬液、热浸液、煎剂等,均有缓慢而持久的降压作用;地龙提取物具有纤溶和抗凝作用。此外,地龙还具有增强免疫、抗肿瘤、抗菌、利尿、兴奋子宫及肠平滑肌作用。

3.现代应用 现代常单用本品或入复方治疗烫伤、烧伤、泌尿系结石、慢性肾功能衰竭、乙脑、癫痫、精神分裂症、脉管炎、腮腺炎等。

全 蝎 Quánxiē
(《蜀本草》)

为钳蝎料动物东亚钳蝎 *Buthus martensii* Karsch 的干燥体。主产于河南、山东、湖北、安徽等地。清明至谷雨前后捕捉者,称为"春蝎",此时未食泥土,品质较佳;夏季产量较多,称为"伏蝎"。饲养蝎一般在秋季,隔年收捕一次。野生蝎在春末至秋初捕捉,捕得后,先浸入清水中,待其吐出泥土,置沸水或沸盐水中,煮至全身僵硬,捞出,置通风处,阴干。

【性味归经】 辛,平;有毒。归肝经。

【功效】 息风镇痉,攻毒散结,通络止痛。

【应用】

1.痉挛抽搐 用治各种原因之惊风、痉挛抽搐,常与蜈蚣同用,即止痉散;如用治小儿急惊风高热,神昏,抽搐,常与羚羊角、钩藤、天麻等清热、息风药配伍;用治小儿慢惊风抽搐,常与党参、白术、天麻等益气健脾药同用;用治痰迷癫痫抽搐,可与郁金、白矾等份,研细末服;若治破伤风痉挛抽搐、角弓反张,又与蜈蚣、天南星、蝉蜕等配伍,如五虎追风散;或与蜈蚣、钩藤、朱砂等配伍,如摄风散;治疗风中经络,口眼㖞斜,可与白僵蚕、白附子等同用,如牵正散。

2.疮疡肿毒,瘰疬结核 《本草纲目》引《澹寮方》用全蝎、栀子,麻油煎黑去渣,入黄蜡为膏外敷,治疗诸疮肿毒;《医学衷中参西录》以本品焙焦,黄酒下,消颌下肿硬;《经验方》小金散,以本品配马钱子、半夏、五灵脂等,共为细末,制成片剂用,治流痰、瘰疬、瘿瘤等证。亦有单用全蝎,香油炸黄内服,治疗流行性腮腺炎。

3.风湿顽痹 可用全蝎配麝香少许,共为细末,温酒送服,对减轻疼痛有效,如全蝎末方;临床亦常与川乌、白花蛇、没药等祛风、活血、舒筋活络之品同用。

4.顽固性偏正头痛 本品搜风通络止痛之效较强,用治偏正头痛,单味研末吞服即有效;配合天麻、蜈蚣、川芎、僵蚕等同用,则其效更佳。

【按语】本品辛平有毒,为虫类搜剔之品,专入肝经。性善走窜,内外风兼治。既善息风止痉,为治肝风抽搐要药,可用治各种痉挛抽搐,手足震颤者。又长于通络而止痛,治顽固性偏、正头痛及风湿顽痹。还能攻毒散结,治疮疡肿毒、瘰疬、结核等证。

【常用配伍】**全蝎配蜈蚣** 二者同入肝经,均为息风止痉之要药,有息风止痉、解毒散结、通络止痛之功效。二者合用,其功效更著,用于治疗破伤风、中风、急慢惊风之角弓反张、四肢抽搐;肝阳上亢、虚风内动之顽固性头痛、手足震颤以及疮疡肿毒、瘰疬、风湿痹痛等症。

【用法用量】煎服,3～6g。研末吞服,每次0.6～1g。外用适量。

【使用注意】本品有毒,用量不宜过大。因属窜散之品,故血虚生风者、小儿慢脾风、孕妇均禁用。

【参考资料】

1.文献摘要

《开宝本草》:"疗诸风瘾疹及中风半身不遂,口眼㖞斜,语涩,手足抽掣。"

《本草从新》:"治诸风掉眩,惊痫抽掣,口眼㖞斜……厥阴风木之病。"

《本草求真》:"全蝎,专入肝祛风,凡小儿胎风发搐,大人半身不遂,口眼㖞斜,语言謇涩,手足抽掣,疟疾寒热,耳聋,带下,皆因外风内客,无不用之。"

2.化学成分及药理作用 本品含蝎毒,一种类似蛇毒神经毒的蛋白质。并含三甲胺、甜菜碱、牛磺酸、棕榈酸、软硬脂酸、胆甾醇、卵磷脂及铵盐等。尚含钠、钾、钙、镁、铁、铜、锌、锰等微量元素。现研究最多的有镇痛活性最强的蝎毒素Ⅲ、抗癫痫肽(AEP)等。东亚钳蝎毒和从粗毒中纯化得到的抗癫痫肽(AEP)有明显的抗癫痫作用;全蝎对士的宁、烟碱、戊四氮等引起的惊厥有对抗作用;全蝎提取液有抑制动物血栓形成和抗凝作用;蝎身及蝎尾制剂对动物躯体痛或内脏痛均有明显镇痛作用;蝎尾镇痛作用比蝎身强约5倍;全蝎水、醇提取物分别对人体肝癌和结肠癌细胞有抑制作用。

3.现代应用 现代常单用本品或入复方治疗神经根痛、晚期癌症疼痛、附睾炎性硬结、治疗癫痫、脑血栓、狂犬病、乳腺炎、小儿麻痹症等。

4.不良反应 全蝎用量过大可致头痛、头昏、血压升高、心慌、心悸、烦躁不安;严重者血压突然下降、呼吸困难、发绀、昏迷,最后多因呼吸麻痹而死亡。若过敏者可出现全身性红色皮疹及风团,可伴发热等;此外,还可引起蛋白尿、神经中毒,表现为面部咬肌强直性痉挛,以及全身剥脱性皮炎等。全蝎中毒的主要原因:一是用量过大,二是过敏体质者出现过敏反应。所以要严格掌握用量,过敏体质者应忌用。全蝎中毒救治一般疗法:蝎毒中毒出现全身症状者,静滴10%葡萄糖酸钙10ml;10%水合氯醛保留灌肠;肌注阿托品1～2mg;静滴可的松100ml,同时注入抗组织胺药物,防治低血压,肺水肿;亦可注入抗蝎毒血清,可迅速缓解中毒症状。中医治疗:金银花 30g,半边莲 9g,土茯苓、绿豆各 15g,甘草 9g,水煎服。

蜈 蚣 Wúgōng
(《神农本草经》)

为蜈蚣科动物少棘巨蜈蚣 *Scolopendra subspinipes mutilans* L. Koch 的干燥体。主产于江苏、浙江、湖北、湖南、河南、陕西等地。春、夏二季捕捉,用竹片插入头尾,绷直,干燥。

【性味归经】辛,温;有毒。归肝经。

【功效】息风镇痉,攻毒散结,通络止痛。

【应用】

1.痉挛抽搐 与全蝎均为息风要药,两药常同用,治疗各种原因引起的痉挛抽搐,如止痉散;若治小儿口撮,手足抽搐,以本品配全蝎、钩藤、僵蚕等,如撮风散,又万金散,治小儿急惊,以本品配丹砂、轻粉等分研末,乳汁下;若治破伤风,角弓反张,即以本品为主药,配伍南星、防风等同用。如蜈蚣星风散。经适当配伍,本品亦可用于癫痫、风中经络,口眼㖞斜等证。

2.疮疡肿毒,瘰疬结核 同雄黄、猪胆汁配伍制膏,外敷恶疮肿毒,效果颇佳,如不二散;本品与茶叶共为细末,敷治瘰疬溃烂,如《本草纲目》引《枕中方》验方,新方结核散,配合全蝎、䗪虫,共研细末内服,治骨结核;若以本品焙黄,研细末,开水送服,或与黄连、大黄、生甘草等同用,又可治毒蛇咬伤。

3.风湿顽痹 本品有良好的通络止痛功效,而与全蝎相似,故二药常与防风、独活、威灵仙等祛风、除湿、通络药物同用,以治风湿痹痛、游走不定、痛势剧烈者。

4.顽固性头痛 治久治不愈之顽固性头痛或偏正头痛,多与天麻、川芎、白僵蚕等同用。

【按语】本品辛温有毒,入肝经。功似全蝎,常相须为用。其解痉药力较全蝎强,善息风止痉,治各种痉挛抽搐,甚者角弓反张者。又可通络止痛,治风湿顽痹及顽固性偏、正头痛。还能攻毒散结,治毒蛇咬伤、疮疡肿毒、瘰疬、结核等证。

【常用配伍】蜈蚣配川乌、草乌 蜈蚣通络止痛;川乌、草乌祛风散寒止痛。三药伍用,有祛风散寒、通络止痛之功效,用于治疗风寒湿痹、肢体关节疼痛较剧者。

【用法用量】煎服,3～5g。研末冲服,每次 0.6～1g。外用适量。

【使用注意】本品有毒,用量不宜过大。孕妇忌用。

【参考资料】

1.文献摘要

《神农本草经》:"啖诸蛇、虫、鱼毒……去三虫。"

《本草纲目》:"小儿惊痫风搐,脐风口噤,丹毒、秃疮、瘰疬、便毒、痔漏、蛇瘕、蛇瘴、蛇伤。"

2.化学成分及药理作用 本品含有两种类似蜂毒成分,即组织胺样物质及溶血性蛋白质。含有脂肪油、胆甾醇、蚁酸及组氨酸、精氨酸、亮氨酸等多种氨基酸。尚含糖类、蛋白质以及铁、锌、锰、钙、镁等多种微量元素。蜈蚣水提液对士的宁引起的惊厥有明显的对抗作用;其水浸剂对结核杆菌及多种皮肤真菌有不同程度的抑制作用;蜈蚣煎剂能改善小鼠的微循环,延长凝血时间,降低血黏度,并有明显的镇痛、抗炎作用。

3.现代应用 现代常单用本品或入复方治疗顽固性偏头痛、带状疱疹、中风偏瘫、癫痫、破伤风、百日咳、肺结核、各种肿毒等。

4. **不良反应** 蜈蚣用量过大可引起中毒,中毒表现为:恶心、呕吐、腹痛、腹泻、不省人事、心跳缓慢、呼吸困难、体温下降、血压下降等。出现溶血反应时,尿呈酱油色、排黑便,并出现溶血性贫血症状。出现过敏者,全身起过敏性皮疹,严重者出现过敏性休克。另有服用蜈蚣粉致肝功能损害及急性肾功能衰竭者。蜈蚣中毒原因:一是用量过大,二是过敏体质者出现过敏反应。故应严格掌握用量,注意体质差异,过敏体质者勿用。蜈蚣中毒一般疗法为:早期催吐、洗胃;心动过缓者,可肌注阿托品等;呼吸循环衰竭者,可用中枢兴奋剂、强心及升压药。过敏者,给予抗过敏治疗。中医治疗:内服蜈蚣制剂中毒,可用:茶叶适量,泡水频服;或用凤尾草120g,银花 90g,甘草 60g,水煎服。

僵 蚕 Jiāngcán
《神农本草经》

为蚕蛾科昆虫家蚕 *Bombyx mori* Linnaeus. 4～5 龄的幼虫感染(或人工接种)白僵菌 *Beauveria bassiana* (Bals.) Vuillant 而致死的干燥体。主产于浙江、江苏、四川等养蚕区。多于春、秋季生产,将感染白僵菌病死的蚕干燥。生用或炒用。

【性味归经】咸、辛,平。归肝、肺、胃经。

【功效】息风止痉,祛风通络,疏风散热,化痰散结。

【应用】

1. **惊痫抽搐** 治高热抽搐者,可与蝉衣、钩藤、菊花同用。治急惊风,痰喘发痉者,以本品同全蝎、天麻、朱砂、牛黄、胆南星等配伍,如千金散;若用治小儿脾虚久泻,慢惊搐搦者,又当与党参、白术、天麻、全蝎等益气健脾,息风定惊药配伍,如醒脾散;用治破伤风角弓反张者,则与全蝎、蜈蚣、钩藤等配伍,如撮风散。

2. **风中经络,口眼㖞斜** 祛风、化痰、通络,常与全蝎、白附子等同用,如牵正散。

3. **风热头痛,目赤,咽痛,风疹瘙痒** 用治肝经风热上攻之头痛、目赤肿痛、迎风流泪等症,常与桑叶、木贼、荆芥等疏风清热之品配伍,如白僵蚕散;用治风热上攻,咽喉肿痛、声音嘶哑者,可与桔梗、薄荷、荆芥、防风、甘草等同用,如六味汤;治疗风疹瘙痒,如《太平圣惠方》用本品为末,内服,治风疮瘾疹,可单味研末服,或与蝉蜕、薄荷等疏风止痒药同用。

4. **痰核,瘰疬** 可单用为末,或与浙贝母、夏枯草、连翘等化痰散结药同用。亦可用治乳腺炎、流行性腮腺炎、疔疮痈肿等症,可与金银花、连翘、板蓝根、黄芩等清热解毒药同用。

【按语】本品咸辛平,入肝、肺经。能息风止痉,但作用不及全蝎、蜈蚣;兼可化痰为其长,可治多种原因之惊痫抽搐轻症,对惊风、癫痫挟痰热者尤宜。又能散风热,祛风止痛、止痒,治风热头痛、目赤、咽肿,风中经络口眼㖞斜、痉挛抽搐及风疹瘙痒。还能化痰散结,而治痰核、瘰疬等证。

【用法用量】煎服,5～9g。研末吞服,每次 1～1.5g;散风热宜生用,其他多制用。

【参考资料】

1. 文献摘要

《神农本草经》:"主小儿惊痫、夜啼,去三虫,灭黑,令人面色好,男子阴疡病。"

《本草纲目》:"散风痰结核、瘰疬、头风、风虫齿痛,皮肤风疮,丹毒作痒,……一切金疮,疔肿风痔。"

2. 化学成分及药理作用 本品主要含蛋白质,脂肪。尚含多种氨基酸以及铁、锌、铜、锰、铬等微量元素。白僵蚕体表的白粉中含草酸铵。僵蚕醇水浸出液对小鼠、家兔均有催眠、抗惊厥作用;其提取液在体内、外均有较强的抗凝作用;僵蚕粉有较好的降血糖作用;体外试验,对金黄色葡萄球菌、绿脓杆菌有轻度的抑菌作用,其醇提取物体外可抑制人体肝癌细胞的呼吸,可用于直肠瘤型息肉的治疗。

3.现代应用　现代常单用本品或入复方治疗小儿高热惊厥、血脂异常症、多发性疖肿、癫痫、破伤风、百日咳、糖尿病等。

【附药】僵蛹　为中国科学院动物研究所等单位研制的以蚕蛹为底物,经白僵菌发酵的制成品。药理实验证明,僵蛹有抗惊厥、抑制癌细胞等作用;临床实践亦证明,僵蛹具有一定的退热、止咳化痰、镇静、止痉、消肿散结、止遗尿等作用,疗效与白僵蚕相近,可代替白僵蚕药用。现已制成片剂用于临床,治疗癫痫、腮腺炎、慢性支气管炎等疾病。

 ## 学习小结

1.学习内容

(1)学习层次分类表

学习层次	具体药物	学习要求
掌握	石决明、牡蛎、珍珠母、罗布麻、羚羊角、牛黄、钩藤、天麻	学习药物的性能、功效、主治病证、特殊的用量用法和使用注意
熟悉	代赭石、珍珠、全蝎	学习药物的功效、主治病证、特殊的用量用法和使用注意
了解	刺蒺藜、地龙、蜈蚣、僵蚕	学习药物的功效、特殊的用量用法和使用注意

(2)相似药物功用比较

◎石决明、珍珠母　皆为贝类咸寒之品,均能平肝潜阳,清肝明目,用治肝阳上亢、肝经有热之头痛、眩晕、耳鸣及肝热目疾,目昏翳障等症。然石决明清肝明目作用力强,又有滋养肝阴之功,尤适宜于血虚肝热之羞明、目暗、青盲等目疾,及阴虚阳亢之眩晕、耳鸣等证;珍珠母又入心经,有镇惊安神之效,故失眠、烦躁、心神不宁等神志疾病多用之。

◎牡蛎、龙骨　均属质重沉降之品,既善平肝潜阳,常相须为用治肝阳上亢头晕目眩之证;又善收敛固涩,煅用功增,每相须为用,以治遗精、遗尿、崩漏、带下、自汗、盗汗等滑脱证。然牡蛎尚具咸味,善软坚散结,常用治痰核、瘰疬、癥瘕积聚等证;此外,煅牡蛎还可制酸止痛,用治胃痛泛酸。而龙骨主入心经,善镇惊安神,为治心神不宁、心悸失眠、惊痫癫狂等神志失常证之要药。煅龙骨外用能收湿敛疮、生肌,治疗湿疹瘙痒、疮疡久溃不敛等证。

◎代赭石、磁石　均为矿石类药物,有质重沉降之性,入肝经,具平肝潜阳之效,用治肝阳上亢头晕目眩之证。然磁石入心经,善镇惊安神,主治惊悸、失眠、心神不宁;又入肾以益肾阴而聪耳明目、纳气平喘;治疗肝肾阴虚之耳鸣、耳聋、目暗不明及肾虚喘促。而代赭石主入肝经,为平肝潜阳之佳品,又主治肝阳眩晕;入心肝血分以凉血止血,可治血热吐血、衄血、崩漏下血等证;且善降逆气,降胃气而止呕、止呃、止噫,降肺气而止喘,故又常用治呕吐、呃逆、噫气及气逆喘息之患。

◎羚羊角、牛黄　均为动物药,均具有息风止痉,清热解毒功效,共治惊痫抽搐,温热病之壮热神昏,热毒发斑,痈疽疔毒等。羚羊角咸寒质重,有较强的清肝热、息肝风作用,为治疗肝风内动,痉挛抽搐之要药。其清热力强,善治热极生风之证,又善平肝潜阳、清肝明目,而治疗肝阳上亢,头晕目眩及肝火上炎之目赤肿痛、头晕、头痛。有"在肝之病,必用羚羊"之说,此外,可清肺止咳,用治肺热咳喘;牛黄味苦性凉,清心化痰,开窍醒神。尤宜于痰热蒙蔽心窍之热入心包、中风、惊风、癫痫等证。且善解毒,对热毒壅盛郁结之痈疽疔毒及咽喉肿痛、溃烂者之证,不论内服外用,均有良效。

◎钩藤、天麻　均有良好的息风止痉作用,每相须为用以治多种原因的肝风内动,痉挛抽搐;尤以天麻甘润不烈,作用平和,无论寒热虚实,皆可用之。二者又善平抑肝阳,常用于肝阳上亢头晕目眩,天麻此功显著,为止眩晕之良药。而钩藤微寒,又能清肝热、凉肝止惊,用治肝火上攻之头痛、头晕及肝热小儿夜啼;天麻又能祛内外风、通经络,常治风中经络之肢体麻木或不遂,风寒湿痹关节疼痛、屈伸不利。

◎地龙、僵蚕　均为虫类药物,均具有息风止痉功效,同用可治惊痫抽搐。地龙咸寒,入肝经,有较强的清热定惊之效,多用治热极生风,高热惊痫、癫狂。又善清肺热平喘,治疗肺热咳喘;且入膀胱,以清热结、利尿,治热结膀胱,小便不利。又长于通行经络,现多用治中风半身不遂;僵蚕咸辛平,既能息风止痉挛抽搐,且兼化痰,尤宜于惊风、癫痫挟有痰热者。又能祛风通络、疏风散热,以治中风口眼㖞斜、风热头痛目赤、咽肿及风疹瘙痒。尚可化痰散结,以治瘰疬、痰核。

◎全蝎、蜈蚣　皆有息风镇痉、解毒散结、通络止痛之功效,二药相须有协同增效作用。然全蝎性平,息风镇痉,攻毒散结之力不及蜈蚣;蜈蚣力猛性燥,善走窜通达,息风镇痉功效较强,又攻毒疗疮,通痹止痛疗效亦佳。

2.学习方法　结合本类药物入肝经性沉降平肝息风的特点,理解药物的性能功用;对于相似药物,如石决明与珍珠母、羚羊角与牛黄、钩藤与天麻等,采用对比、归纳的方法,学会鉴别应用,并指导临床辨证选药;对有毒性或有特殊用法和使用注意的药物,如石决明、珍珠母、代赭石、羚羊角、牛黄、钩藤、全蝎、蜈蚣等,应加以注意。

 目标检测

1.试述平肝息风药的含义及性能主治及使用时注意事项。

2.试述平肝息风药的分类及各类药的性味功用。

3.你学过哪些平抑肝阳、息风止痉药物?

第十六章 开窍药

凡以开窍醒神为主要功效,治疗闭证神昏的药物,称为开窍药,又称芳香开窍药。

因温则能通,辛则能行,芳香走窜。故本章药物均气芳香而性多温热,以收通关启闭之功。又因心藏神,主神明;脾恶湿,喜芳香。故本章药物多入心、脾二经,而收醒神回苏之效。

本章药物以通关开窍、启闭回苏为主要作用,有开窍醒神之功效。主治神志昏迷之内闭实证(简称闭证),多见于温病热陷心包、痰浊蒙蔽清窍所致的神昏谵语,以及惊风、癫痫、中风出现的卒然昏厥、痉挛抽搐等。

神志昏迷有虚、实之分。闭证属实证,脱证属虚证。闭证多见口噤、握拳、脉搏有力;脱证多见汗冷、肢凉、脉微欲绝。根据虚则补之,实则泻之的原则,脱证治当补虚固脱,回阳救逆,不宜用开窍药;闭证治当通关开窍、醒神回苏,宜用本类药物治疗。然而闭证又有寒闭与热闭之异,寒闭多见面青、身凉、苔白、脉迟,须施"温开"之法,宜选用辛温的开窍药;热闭多见面赤、身热、苔黄、脉数,当用"凉开"之法,宜选用辛凉的开窍药。故开窍药可分为温开药和凉开药两类。

寒闭证,宜选用温开药,配伍温里祛寒之品;热闭证,宜选用凉开药,配伍清热泻火解毒之品。若闭证神昏兼惊厥抽搐者,须配伍平肝息风止痉药;见烦躁不安者,须配伍安神定惊药物;以疼痛为主者,可配伍行气药或活血化瘀药物;痰浊壅盛者,须配伍化湿、祛痰药物。

开窍药辛香走窜,为救急、治标之品,且能耗伤正气,故只宜暂用,不可久服;本类药只宜于实证,脱证忌服;因开窍药性质辛香,有效成分易于挥发,故内服一般不入煎剂,只宜作丸、散剂服用。

麝 香 Shèxiāng
《神农本草经》

为鹿科动物林麝 *Moschus berezovskii* Flerov、马麝 *Moschus sifanicus* Przewalski 或原麝 *Moschus moschiferus* Linnaeus 成熟雄体香囊中的干燥分泌物。主产于四川、西藏、云南等地。野生麝多在冬季至次春猎取,猎取后,割取香囊,阴干,习称"毛壳麝香",用时剖开香囊,除去囊壳,称"麝香仁",其中呈颗粒状的优质麝香仁称"当门子"。人工驯养麝多直接从香囊中取出麝香仁,阴干或用干燥器密闭干燥,避光贮存。

【性味归经】辛,温。归心、脾经。

【功效】开窍醒神,活血通经,消肿止痛,催产。

【应用】

1.闭证神昏 治疗中风卒昏、中恶胸腹满痛等寒浊或痰湿阻闭心窍之寒闭神昏,常配伍苏合香、檀香、安息香等温通药组成温开之剂,如苏合香丸;治疗温病热陷心包、痰热蒙蔽心窍、中风痰厥及小儿惊风等热闭神昏,常配伍牛黄、冰片、朱砂等清热药组成凉开剂,如至宝丹、安宫牛黄丸。

2.血瘀经闭,癥瘕,心腹暴痛,跌打损伤,风湿痹痛 治疗血瘀经闭,常配伍丹参、桃仁、红花、川芎等;治疗癥瘕痞块,常配伍水蛭、虻虫、三棱等,如化癥回生丹;治疗心腹暴痛,常配伍木香、桃仁等,如麝香汤;治疗跌打损伤,瘀滞肿痛,常配伍乳香、没药、红花等,如七厘散;治疗风湿痹痛,顽固不愈,常配伍威灵仙、独活、桑寄生等,如麝香壮骨膏。

3.疮疡肿毒,咽喉肿痛 治疗疮疡肿毒,常配伍雄黄、乳香、没药等,如醒消丸;治疗咽喉肿痛,常配伍牛黄、蟾酥、珍珠等,如六神丸。

4.难产,死胎,胞衣不下 治疗难产、死胎、胞衣不下,常与肉桂配伍,如香桂散;亦可与猪牙皂、天花粉同用,葱汁为丸,外用取效,如堕胎丸。

【按语】本品辛温气极香,入心脾经。走窜之性甚烈,既善开窍通闭,为治闭证神昏之要药,无论寒闭、热闭,皆可用之;又善活血通经、催生下胎,用于难产、死胎、胎衣不下;还善行血中之瘀滞,开经络之壅遏,通经散结止痛,用于血瘀经闭、癥瘕、心腹暴痛、跌打损伤、风湿痹痛等。

【常用配伍】

1.麝香配牛黄 麝香辛散温通,芳香走窜,为治疗窍闭神昏要药,无论寒闭热闭,皆可应用;牛黄苦凉,力能清心开窍豁痰,息风定惊,凉血解毒。二者配伍,共奏开窍醒神、豁痰息风、清热解毒之功,适用于痰火闭窍之中风、痰厥、气厥及热病高热神昏等。

2.麝香配苏合香 麝香辛散温通,为治疗窍闭神昏要药,然更宜于寒闭的治疗;苏合香温通辟秽,为治寒闭神昏之要药。二药合用,温开之功更强,多用治中风、痰厥、气厥等卒然昏仆、牙关紧闭、不省人事之证属寒闭者。

【用法用量】入丸、散剂,每次0.03～0.1g。外用适量。不入煎剂。

【使用注意】孕妇禁用。

【参考资料】

1.文献摘要

《神农本草经》:"主辟恶风,杀鬼精物,温疟,蛊毒,痫痓,去三虫。"

《本草纲目》:"通诸窍,开经络,透肌骨,解酒毒,消瓜果食积。治中风、中气、中恶、痰厥、积聚癥瘕。""盖麝香走窜,能通诸窍之不利,开经络之壅遏,若诸风、诸气、诸血、诸痛、惊痫、癥瘕诸病,经络壅闭,孔窍不利者,安得不用为引导以开之通之耶?非不可用也,但不可过耳。"

2.化学成分及药理作用 本品主要含麝香大环化合物如麝香酮、降麝香酮、麝香醇等;甾族化合物如睾丸酮、雌二醇、胆甾醇等,多种氨基酸如天门冬氨酸、丝氨酸等。本品对中枢神经系统有双向调节作用,小剂量兴奋,大剂量则抑制;能增强中枢神经系统的耐缺氧能力,改善脑循环;具有明显的强心作用,能兴奋心脏,增加心脏收缩振幅,增强心肌功能;对由于血栓引起的缺血性心脏障碍有预防和治疗作用;对金黄色葡萄球菌、大肠杆菌有抑制作用;对子宫有明显兴奋、增强宫缩作用,尤对在体妊娠子宫更为敏感;对晚期妊娠子宫的兴奋作用更显著;对人体肿瘤细胞有抑制作用,浓度大则作用强,对小鼠艾氏腹水癌细胞和肉瘤S180细胞有杀灭作用。

3.现代应用 现代临床用麝香于腹膜后或皮下埋藏,配合麝香注射液肌注,治疗肝癌及食道、胃、直肠等消化道肿瘤,并改善症状,增进饮食;用麝香酮含片口服,治疗血管性头痛等有效。

4.不良反应 麝香和麝香酮毒性都很小。但有报道麝香中毒致急性肾功能衰竭2例;另有麝香膏剂外用致过敏的报道。

冰 片 Bīngpiàn

（《新修本草》）

为龙脑香科植物龙脑香 *Dryobalanops aromatia* Gaertn. f. 的树干经蒸馏冷却而得的结晶，称"龙脑冰片"，亦称"梅片"；或由菊科植物艾纳香（大艾）*Blumea balsamifera* (L.) DC. 的升华物经加工劈削而成，称"艾片"；现在主要用松节油、樟脑等为原料，经化学方法合成，称"机制冰片"。龙脑香主产于东南亚地区，我国台湾有引种。艾纳香主产于我国广东、广西、云南、贵州等地。冰片成品须贮存于阴凉处，密闭，研粉用。

【性味归经】辛、苦，微寒。归心、脾、肺经。

【功效】开窍醒神，清热止痛。

【应用】

1.**闭证神昏** 治疗痰热内闭、暑热卒厥、小儿惊风等热闭神昏，常与牛黄、麝香、黄连等配伍，如安宫牛黄丸；治疗寒闭神昏，常与苏合香、安息香、丁香等温开药配伍，如苏合香丸。

2.**目赤肿痛，喉痹口疮** 治疗目赤肿痛，单用点眼即效，或用炉甘石、硼砂、熊胆等制成点眼药水，如八宝眼药水；治疗咽喉肿痛、口舌生疮，常与硼砂、朱砂、玄明粉共研细末，吹敷患处，如冰硼散；治疗风热喉痹，以冰片与灯心草、黄柏、白矾共为末，吹患处取效。

3.**水火烫伤，疮疡肿毒，溃后不敛** 治水火烫伤，可用本品与银朱、香油制成药膏外用；治疗疮疡溃后，日久不敛，常配伍象皮、血竭、乳香等，如生肌散。

近代以本品搅溶于核桃油中滴耳，治疗急、慢性化脓性中耳炎，有较好疗效；与苏合香同用，名苏冰滴丸，治疗冠心病，有一定疗效。

【按语】本品辛苦凉，入心、脾、肺经。其开窍醒神似麝香而力逊，为凉开之品，以治热病壮热神昏、痰热内闭、暑热卒厥、小儿急惊等热闭神昏。又具清热消肿止痛及清热解毒、防腐生肌之效，可治目赤肿痛、喉痹口疮及疮疡肿毒、溃后不敛等。

【常用配伍】

1.**冰片配麝香** 冰片辛散苦泄，芳香走窜，开窍散热，宜用于热闭神昏；麝香为醒神回苏之要药，无论寒闭、热闭用之皆效。二药合用，共奏开窍醒神之功，适用于中风、痰厥、热病神昏、惊痫等属于热闭者。

2.**冰片配硼砂** 冰片清热解毒、祛腐生肌止痛，外敷"其凉如冰"；硼砂清热解毒、消肿防腐，为喉科、眼科常用要药。二者配伍外用，共奏解毒祛腐、生肌止痛功效，常用治咽喉肿痛、口舌生疮、牙痛、目赤翳障等。

【用法用量】入丸、散剂，每次 0.15～0.3g。外用适量。不入煎剂。

【使用注意】孕妇慎服。

【参考资料】

1.文献摘要

《新修本草》："主心腹邪气，风湿积聚，耳聋。明目，去目赤肤翳。"

《本草纲目》："疗喉痹，脑痛，鼻瘜，齿痛，伤寒舌出，小儿痘陷。通诸窍，散郁火。"

2.化学成分及药理作用 龙脑冰片主含右旋龙脑及葎草烯、β-榄香烯、石竹烯等倍半萜等。尚含齐墩果酸、麦珠子酸、积雪草酸、龙脑香醇、古柯二醇等三萜化合物等。艾片含左旋龙脑。机制冰片为消旋混合龙脑。龙脑、异龙脑均有耐缺氧和镇静作用；冰片局部应用对感觉神经有轻微刺激，有一定的止痛和防腐作用；经肠系膜吸收迅速，给药 5 分钟即可通过血脑屏障，且在脑蓄积时间长，量也相当高；较高浓度(0.5%)对葡萄球菌、链球菌、肺炎链球菌、大肠杆菌及部分致病性皮肤真菌等有抑制作用；对中、晚期妊娠小鼠有引产作用。

3. 现代应用　现代临床用 50% 冰片醇溶液外用，治晚期肺癌疼痛有效，尤对肺癌、乳腺癌的止痛效果较好。以冰片配芒硝(1:10)混匀研末，局部外敷，治外科感染性炎症；以冰片配硼酸、甘油，治成冰硼油，涂外阴部，治外阴瘙痒症等。均有较好疗效。

苏合香 Sūhéxiāng
《名医别录》

为金缕梅科植物苏合香树 *Liquidambar orientalis* Mill. 的树干渗出的香树脂经加工精制而成。主产于土耳其、叙利亚、埃及等国，我国广西、云南有栽培。初夏时将树皮击伤或割破，深达木部，使香树脂渗入树皮内，至秋季剥下树皮，榨取香树脂，残渣加水煮后再压榨，榨出的香树脂即为普通苏合香。如将其溶解在酒精中，过滤，蒸去酒精，则成精制苏合香。成品置阴凉处，密闭保存。

【性味归经】辛，温。归心、脾经。

【功效】开窍醒神，辟秽止痛。

【应用】

1. 寒闭神昏　治疗中风痰厥、惊痫等属于寒邪、痰浊内闭者，常配伍麝香、丁香、安息香等，如苏合香丸。

2. 胸腹冷痛，满闷　治疗痰浊、血瘀或寒凝气滞之胸脘痞满、冷痛等，常配伍冰片等，如冠心苏合丸。

此外，本品能温通散寒，为治疗冻疮的良药，可用苏合香溶于乙醇中涂敷冻疮患处。现代用治冠心病之心绞痛，能较快的缓解疼痛。

【按语】本品辛温气香，入心脾经。既能开窍醒神、辟秽祛寒，为治寒痹之要药，用于中风痰厥、惊痫等属于寒邪、痰浊内闭者；又可化浊开郁、祛寒止痛，用治痰浊、血瘀或寒凝气滞之胸腹冷痛、满闷。

【常用配伍】

1. 苏合香配冰片　苏合香温通、辟秽、化浊力强，为治寒闭要药；冰片开窍止痛效佳。二药合用，苏合香性温可制冰片寒凉之性，冰片芳香走窜，以助苏合香行气止痛之功，共奏开窍醒神、行气止痛功效，适用于痰浊、血瘀或寒凝气滞之胸脘痞满、冷痛等。

2. 苏合香配天竺黄　苏合香辛温，长于化浊辟秽；天竺黄甘寒，长于清热豁痰定惊。二药合用，豁痰定惊之力更强，多用治小儿惊痫抽搐。

【用法用量】入丸、散剂，每次 0.3～1g。不入煎剂。

【使用注意】体虚无瘀者慎用。

【参考资料】

1. 文献摘要

《本草纲目》："气香窜，能通诸窍脏腑，故其功能辟一切不正之气。"

《本经逢原》："能透诸窍藏，辟一切不正之气。凡痰积气厥，必先以此开导，治痰以理气为本也。凡山岚瘴湿之气袭于经络,拘急弛缓不均者,非此不能除。但性燥气窜,阴虚多火人禁用。"

2.化学成分及药理作用 本品主要含萜类和挥发油,包括苏合香树脂醇、齐墩果酮酸、苯乙酸、桂皮酸乙酯、桂皮醇、桂皮酸脂、香荚兰醛及桂皮酸等。本品为刺激性祛痰药,并有较弱的抗菌作用,可用于各种呼吸道感染;又有温和的刺激作用,可缓解局部炎症,并能促进溃疡与创伤的愈合;有增强耐缺氧能力的作用,对狗实验性心肌梗死有减慢心率、改善冠脉流量和降低心肌耗氧的作用;对兔、大鼠血小板聚集有显著抑制作用。

3.现代应用 现代临床以苏合香丸治疗冠心病心绞痛、三叉神经痛、过敏性鼻炎等疾患,均获良效。

石菖蒲 Shíchāngpú
(《神农本草经》)

为天南星科植物石菖蒲 *Acorus tatarinowii* Schott 的干燥根茎。主产于四川、浙江、江苏等地。秋、冬二季采挖,去叶、须根及泥沙,晒干。生用或鲜用。

【性味归经】辛、苦,温。归心、胃经。

【功效】开窍醒神,化湿和胃,益智宁神。

【应用】

1.**痰蒙清窍,神志昏迷** 治痰热蒙蔽,高热神昏,常配伍郁金、半夏、竹沥等,如菖蒲郁金汤;治疗痰热癫痫抽搐,可配伍枳实、竹茹、黄连等,如清心温胆汤;治疗中风痰迷心窍,神志昏乱、舌强不语,常配伍半夏、天南星、橘红等,如涤痰汤;治疗癫狂痰热内盛,常配伍远志、朱砂、生铁落,如生铁落饮;治疗湿浊蒙蔽清窍之头晕嗜睡,耳鸣耳聋,常配伍茯苓、远志、龙骨等,如安神定志丸。

2.**湿阻中焦,脘腹胀闷,痞塞疼痛** 治疗湿阻中焦,脘腹胀闷,常配伍砂仁、苍术、厚朴等。

3.**噤口痢** 治疗湿浊、热毒蕴结大肠所致的噤口痢,可配伍黄连、茯苓、石莲子等,如开噤散。

4.**健忘失眠,耳鸣耳聋** 治疗健忘证,常配伍人参、茯苓、菖蒲等,如不忘散;治疗劳心过度、心神失养所致的失眠多梦、心悸怔忡,常配伍人参、白术、酸枣仁等,如安神定志丸;治疗心肾两虚之耳鸣耳聋、头昏心悸,常配伍菟丝子、女贞子、旱莲草等,如安神补心丸。

此外,取其化痰开窍功效,可治疗癫狂、痴呆等;亦可用治风寒湿痹、跌打损伤与痈疽疥癣等。

【按语】本品辛开苦泄温通,芳香走窜,入心胃经。功擅开窍宁神,兼可化湿、祛痰、辟秽。能开心窍、祛湿浊、醒神志,善治痰湿蒙蔽清窍之神昏谵语、癫痫抽搐、头昏嗜睡、健忘耳鸣;又善化湿浊,醒脾开胃,常用治湿阻中焦之脘腹胀闷,痞塞疼痛。

【常用配伍】

1.**石菖蒲配郁金** 石菖蒲辛温芳香,功擅豁痰开窍,化湿行气;郁金味辛开泄,苦寒清降,长于清心、解郁、开窍。二药合用,豁痰、开窍之力更强,可用治痰热蒙蔽心窍之神昏谵语等。

2.**石菖蒲配远志** 石菖蒲宣气除痰,开窍醒神;远志宁心安神,祛痰开窍。二者合用,行气消痰,开窍醒神之力更强,适用于痰浊蒙蔽心窍所致神志不清或癫狂惊痫,以及痰浊气郁所致的心悸、健忘、失眠、耳聋耳鸣等。

【用法用量】煎服,3~9g。鲜品加倍。外用适量。

【参考资料】

1. 文献摘要

《神农本草经》:"主风寒湿痹,咳逆上气,开心孔,补五脏,通九窍,明耳目,出音声。久服轻身,不忘,不迷惑,延年。"

《本草从新》:"辛苦而温,芳香而散,开心孔,利九窍,明耳目,发声音,去湿除风,逐痰消积,开胃宽中,疗噤口毒痢。"

2. 化学成分及药理作用 本品主含挥发油,其中主要为β-细辛醚、α-细辛醚、石竹烯、α-葎草烯、石菖醚、细辛醚等,尚含有氨基酸、有机酸和糖类。本品水煎剂、挥发油、或细辛醚、β-细辛醚均有镇静作用和抗惊厥作用;对豚鼠离体气管和回肠有很强的解痉作用;挥发油静脉注射有平喘作用,与舒喘灵吸入后的即时疗效相似;挥发油对大鼠由乌头碱诱发的心律失常有一定治疗作用,并能对抗由肾上腺素或氯化钡诱发的心律失常,挥发油治疗量时还有减慢心律作用;煎剂可促进消化液分泌,制止胃肠的异常发酵;高浓度浸出液对常见致病性皮肤真菌有抑制作用;煎剂初步证明能杀死腹水癌细胞,挥发油有显著抗癌作用。

3. 现代应用 石菖蒲注射液(石菖蒲 0.5％总挥发油溶液)治疗肺性脑病 279 例次,总有效率为 74.9％;以石菖蒲、川芎、干地龙、鸡血藤、泽泻制成口服液,治疗脑梗死 36 例,总有效率为 88.89％;以石菖蒲煎剂治疗癫痫 60 例,有效率达到 75％;石菖蒲与制半夏、朱茯苓、枳实、郁金同用,治疗老年性痴呆 30 例,疗效显著。

安息香 Ānxīxiāng
(《新修本草》)

为安息香科植物白花树 *Styrax tonkinensis* (Pierre) Craib ex Hart. 的干燥树脂。进口安息香主于印度尼西亚、泰国;我国主产于广西、云南、广东等地。树干经自然损伤或于夏、秋二季割裂树干,收集流出的树脂,阴干。用时捣碎,研粉用。

【性味归经】辛、苦,平。归心、脾经。

【功效】开窍醒神,祛痰辟秽,行气活血,止痛。

【应用】

1. 闭证神昏 功似苏合香但力弱,且药性平和,无论寒闭、热闭神昏皆可用之。

2. 心腹疼痛 治疗气滞血瘀,心腹闷痛经年频发,或卒然心痛,单用即效,或配伍苏合香、沉香等,如苏合香丸。

3. 产后血晕,口噤垂死 治疗产后恶露不尽,瘀血内停,气血逆乱之血晕,口噤垂死者,常与五灵脂同用共研细末,姜汤送下,取效。

此外,本品外敷溃疡创面,有促进创面愈合的作用。

【按语】本品辛苦平,气芳香,入心脾经。既能开窍醒神,又能行气活血止痛,且可祛痰辟秽。故寒闭、热闭神昏均可应用,且最适宜痰湿秽浊蒙闭心窍之闭证神昏,以治气滞血瘀心腹疼痛、产后血晕口噤不开等。

【常用配伍】

1. 安息香配五灵脂 安息香行气开窍,活血止痛;五灵脂活血散瘀止痛。二者合用,适用于产后血晕、恶露不尽、神志昏迷。

2. 安息香配附子、天麻、乳香 安息香行气活血止痛;附子散寒通痹止痛;天麻祛风通络止痛;乳香活血散瘀止痛。诸药合用,共奏活血通络、除痹止痛之效,适用于风湿痹痛。

【用法用量】入丸、散剂,每次 0.3～1.5g。外用适量涂敷。不入煎剂。

【使用注意】阴虚火旺者慎用。

【参考资料】

1.文献摘要

《新修本草》:"治心腹恶气。"

《本草便读》:"治卒中暴厥,心腹诸痛。"

2.化学成分及药理作用 本品主要含树脂、苯甲酸、苯甲酸桂皮醇酯等。其酊剂有刺激性祛痰作用;外用可作局部防腐剂,能促进溃疡及疮疡的愈合。

3.现代应用 以安息香精油治疗咳嗽、咽痛、气管炎及泌尿系感染等有效。

 ## 学习小结

1.学习内容

(1)学习层次分类表

学习层次	具体药物	学习要求
掌握	麝香、石菖蒲	学习药物的性能、功效、主治病证、特殊的用量用法和使用注意
熟悉	冰片	学习药物的功效、主治病证、特殊的用量用法和使用注意
了解	苏合香、安息香	学习药物的功效、特殊的用量用法和使用注意

(2)相似药物功用比较

◎麝香、冰片 均开窍醒神,两者常相须为用,以治闭证神昏。但麝香性温、气极香,有极强的开窍醒神作用,为醒神回苏之要药,既宜用于寒闭神昏,又宜用于热闭神昏。而冰片开窍醒神之力不及麝香,且味苦性微寒,故更易用之热闭神昏。此外,麝香又善活血通经、止痛、催产,常用治血瘀经闭、癥瘕、跌打损伤、闭证疼痛以及难产、死胎、胎衣不下等;活血散肿止痛而治疗疮疡肿毒、咽喉肿痛。而冰片则善清热解毒止痛,为治疗火热目赤肿痛、喉痹、口疮及热毒疮痈肿痛、溃后不敛等证之良药。二者均入丸、散剂,不入煎剂。

2.学习方法 本章学习重点把握以下几点:①闭证与脱证的概念区别。本章药物宜用于闭证,忌用于脱证。②依据药性特点,理解临床使用注意。本章为急救治标之品,只宜暂服,不可久用;多不入煎剂,只宜入丸剂、散剂。③将药物分为凉开和温开两类,凉开宜于热闭神昏,温开宜于寒闭神昏。

 ## 目标检测

1.何谓开窍药? 其性能特点、功效、适应证各是什么?

2.试述麝香、冰片、苏合香、石菖蒲的功效、应用及用量用法。

3.使用开窍药时应注意哪些问题?

4.试比较麝香与冰片、麝香与牛黄的功用异同点。

第十七章　补虚药

凡能补虚扶弱,纠正人体气血阴阳虚衰的病理偏向,以治疗虚证为主的药物,称为补虚药。

本类药物能够扶助正气,补益精微,根据"甘能补"的理论,故大多具有甘味。各类补虚药的药性和归经等性能,互有差异,其具体内容将分别在各节概述中介绍。

补虚药具有补虚作用,可以主治人体正气虚弱、精微物质亏耗引起的精神萎靡,体倦乏力,面色淡白或萎黄、心悸气短、脉象虚弱等。具体地讲,补虚药的补虚作用又有补气、补阳、补血与补阴的不同,分别主治气虚证、阳虚证、血虚证和阴虚证。此外,有的补虚药还分别兼有祛寒、润燥、生津、清热等及收涩功效,还有其相应的主治病证。

使用补虚药时,除应根据虚证的不同类型选用相应的补虚药外,还应充分重视人体气、血、阴、阳相互依存的关系。一般说来,气虚可发展为阳虚,阳虚者其气必虚,故补气药常与补阳药同用。有形之血生于无形之气,气虚生化无力,可致血虚;血为气之宅,血虚则气无所依,血虚亦可导致气虚,故补气药常与补血药同用。气属阳,津液属阴。气能生津,津能载气。气虚可影响津液的生成,而致津液不足;津液大量亏耗,亦可导致气随津脱。热病不仅容易伤阴,而且壮火亦会食气,以致气阴两虚,故补气药亦常与补阴药同用。津血同源,津液是血液的重要组成部分,血亦属于阴的范畴;失血血虚可导致阴虚,阴津大量耗损又可导致津枯血燥,血虚与阴亏并呈之证颇为常见,故补血药常与补阴药同用。阴阳互根,无阴则阳无由生,无阳则阴无由长,故阴或阳虚损到一定程度,可出现阴损及阳或阳损及阴的情况,以致最后形成阴阳两虚的证候,则需要滋阴药与补阳药同用。

使用补虚药还应注意:一要防止不当补而误补。邪实而正不虚者,误用补虚药有"误补益疾"之弊。补虚药是以补虚扶弱为主要作用的,其作用在于以其性之偏纠正人体气血阴阳虚衰的病理偏向。不正当的依赖补虚药强身健体,可能破坏机体阴阳之间的相对平衡,导致新的病理变化。二应避免当补而补之不当。如不分气血,不别阴阳,不辨脏腑,不明寒热,盲目使用补虚药,不仅不能收到预期的疗效,而且还可能导致不良后果。如阴虚有热者误用温热的补阳药,会助热伤阴;阳虚有寒者误用寒凉的补阴药,会助寒伤阳。三是补虚药用于扶正祛邪,不仅要分清主次,处理好祛邪与扶正的关系,而且应避免使用可能妨碍祛邪的补虚药,使祛邪而不伤正,补虚而不留邪。四应注意补而兼行,使补而不滞。部分补虚药药性滋腻,不容易消化,过用或用于脾运不健者可能妨碍脾胃运化,应掌握好用药分寸,或适当配伍健脾消食药顾护脾胃,同时,补气还应辅以行气、或除湿、化痰,补血还应辅以行血。此外,补虚药如作汤剂,一般宜适当久煎,使药味尽出。虚弱证一般病程较长,补虚药宜采用蜜丸、煎膏(膏滋)、口服液等便于保存、服用,并可增效的剂型。

第一节　补气药

补气药性味以甘温或甘平为主。其中,少数兼能清火、或燥湿者,可有苦味。能清火者,药性偏寒。大多数药能补益脾肺之气,主要归脾肺经。少数药兼能补心气者,可归心经。主要适用于脾气虚、肺气虚、心气虚、元气虚脱证。本类药中部分味甘壅中,碍气助湿之品,对湿盛中满者应慎用,必要时应辅以理气除湿之药。

人 参 Rénshēn
《神农本草经》

为五加科植物人参 *Panax ginseng* C. A. Mey. 的根。主产于吉林、辽宁、黑龙江。以吉林抚松县产量最大,质量最好,称吉林参。野生者名"山参";栽培者称"园参"。园参一般应栽培6～7年后收获。鲜参洗净后干燥者称"生晒参";蒸制后干燥者称"红参";加工断下的细根称"参须"。山参经晒干称"生晒山参"。切片或粉碎用。

【性味归经】甘、微苦,平。归肺、脾、心经。

【功效】大补元气,补脾益肺,生津,安神益智。

【应用】

1.元气虚脱证 适用于因大汗、大泻、大失血或大病、久病所致元气虚极欲脱,气短神疲,脉微欲绝的重危证候。单用有效,如独参汤(《景岳全书》)。若气虚欲脱兼见汗出、四肢逆冷者,应与回阳救逆之附子同用,以补气固脱与回阳救逆,如参附汤(《正体类要》)。若气虚欲脱兼见汗出身暖,渴喜冷饮,舌红干燥者,本品兼能生津,常与麦冬、五味子配伍,以补气养阴,敛汗固脱,如生脉散(《内外伤辨惑论》)。

2.肺脾心肾气虚证 治肺气咳喘、痰多者,常与五味子、苏子、杏仁等药同用,如补肺汤(《千金方》)。因脾虚不运常兼湿滞,故常与白术、茯苓等健脾利湿药配伍,如四君子汤(《太平惠民和剂局方》)。若脾气虚弱,不能统血,导致长期失血者,本品又能补气以摄血,常与黄芪、白术等补中益气之品配伍,如归脾汤(《济生方》)。若脾气虚衰,气虚不能生血,以致气血两虚者,本品还能补气以生血,可与当归、熟地等药配伍,如八珍汤(《正体类要》)。治疗失眠多梦、健忘。常与酸枣仁、柏子仁等药配伍,如天王补心丹(《摄生秘剖》)。治虚喘,常与蛤蚧、五味子、胡桃等药同用。治肾阳虚衰,肾精亏虚之阳痿,则常与鹿茸等补肾阳、益肾精之品配伍。

3.热病气虚津伤口渴及消渴证 治热伤气津者,常与知母、石膏同用,如白虎加人参汤(《伤寒论》)。消渴一病,虽有在肺、脾(胃)、肾的不同,但常常相互影响。其病理变化主要是阴虚与燥热,往往气阴两伤,人参既能补益肺脾肾之气,又能生津止渴,故治消渴的方剂中亦较常用。

此外,本品还常与解表药、攻下药等祛邪药配伍,用于气虚外感或里实热结而邪实正虚之证,有扶正祛邪之效。

【按语】本品甘、微苦,微温,入心、肺、脾经。元气起于肾,上及于肺,为人体生化动力之源泉。本品功擅大补元气,故用于挽救元气虚衰、脉微欲绝之脱证,无论因于大失血、大吐泻或久病、大病所致者,单用即有显效。脾为生化之源,肺乃主气之脏,元气旺盛则脾肺之气自足,故又能补脾益肺,为治疗脾肺气虚诸证之主药。元气充沛,则血旺津生,神安智增,故又可用于气血亏虚之心悸、失眠、健忘等心神不宁证,以及热病气津两伤、身热口渴或消渴等证。既为救脱扶危之良剂,亦为治疗虚劳内伤之第一要药。凡一切气、血、津液不足之证,皆可应用。

【常用配伍】

1.人参配附子 人参大补元气,配大辛大热之附子以温补元阳,参附相配,功专力宏,益气回阳,固脱救急,如治疗阴寒内盛的参附汤,四逆加人参汤,附子汤等。

2.人参配白术 独活搜风散寒止痛而通痹;桑枝祛风湿而通经络横行四肢。二者合用,治疗风寒湿痹功能增强,尤其是上肢疼痛、肩关节周围炎。

3.人参配黄芪 补肺气,人参为要药,配补气生阳之黄芪加强补气之力,《本草求真》:"黄芪入肺补气,入表实卫,为补气药之最,故参芪相配,加强益补肺气之功,如补中益气汤,补肺汤,九仙汤等代表方剂。

【用法用量】煎服,3～19g;挽救虚脱可用15～30g。宜文火另煎分次兑服。野山参研末吞服,每次2g,日服2次。

【使用注意】不宜与藜芦同用。

【参考资料】

1.文献摘要

《神农本草经》:"补五脏,安精神,定魂魄,止惊悸,除邪气,明目,开心益智。"

《医学启源·药类法象》引《主治秘要》:"补元气,止渴,生津液。"

《本草汇言》:"补气生血,助精养神之药也。"

2.化学成分及药理作用 本品含多种人参皂苷、挥发油、氨基酸、微量元素及有机酸、糖类、维生素等成分。人参具有抗体克作用,人参注射液对失血性休克和急性中毒性休克患者比其他原因引起的休克,效果尤为显著;可使心搏振幅及心率显著增加,在心功能衰竭时,强心作用更为显著;能兴奋垂体一肾上腺皮质系统,提高应激反应能力;对高级神经活动的兴奋和抑制过程均有增强作用;能增强神经活动过程的灵活性,提高脑力劳动功能;有抗疲劳,促进蛋白质、RNA、DNA的合成,促进造血系统功能,调节胆固醇代谢等作用;能增强机体免疫功能;能增强性腺机能,有促性腺激素样作用;能降低血糖。此外,尚有抗炎、抗过敏、抗利尿及抗肿瘤等多种作用。人参的药理活性常因机体能状态不同而呈双向作用。

3.现代应用 人参能防治神经衰弱、精神病;防治心血管系统疾病;防治糖尿病;防治性机能衰弱;防治胃、肝等消化系疾病;增强人体免疫能力、辅助防治癌症;降低血脂、胆固醇浓度,使老年人感到精力充沛,体态健壮,对老年斑的色素沉着、脱发等均有防治作用;消炎,消肿作用,可以使伤口及溃疡迅速愈合。

西洋参 Xīyángshēn
(《增订本草备要》)

为五加科植物西洋参 *Panax quinquefolium* L. 的根。主产于美国、加拿大。我国北京、吉林、辽宁等地亦有栽培。秋季采挖生长3～6年的根,切片生用。

【性味归经】甘、微苦,凉。归肺、心、肾、脾经。

【功效】补气养阴,清热生津。

【应用】

1.气阴两伤证 适用于热病或大汗、大泻、大失血,耗伤元气及阴津所致神疲乏力,气短息促,自汗热粘,心烦口渴,尿短赤涩,大便干结,舌燥,脉细数无力等证。常与麦冬、五味子等养阴生津,敛汗之品同用。

2.肺气虚及肺阴虚证 本品能补肺气,兼能养肺阴、清肺火,适用于火热耗伤肺脏气阴所致短气喘促,咳嗽痰少,或痰中带血等症。可与养阴润肺的玉竹、麦冬,清热化痰止咳之川贝母等品同用。

此外,本品还能补心气,益脾气,并兼能养心阴,滋脾阴。治疗气阴两虚之心悸心痛,失眠多梦。可与补心气之甘草,养心阴、清心热之麦冬、生地等品同用。治疗脾气阴两虚之纳呆食滞,口渴思饮。可与健脾消食之太子参、山药、神曲、谷芽等品同用。肾阴不足之证亦可选用。

3. 热病气虚津伤口渴及消渴 常与西瓜翠衣、竹叶、麦冬等品同用,如清暑益气汤(《温热经纬》)。临床亦常配伍养阴、生津之品用于消渴病气阴两伤之证。

【按语】本品苦微甘寒,入心、肺、胃经。功擅补气养阴、清火生津,为治疗气阴不足而火盛者之佳品,单用本品煎服,即有良效,每配补气养阴生津之品以增效。并能清肠止血,治疗肠热便血。

【用法用量】另煎兑服,3～6g。

【使用注意】据《药典》记载,本品不宜与藜芦同用。

【参考资料】

1. 文献摘要

《本草从新》:"补肺降火,生津液,除烦倦。虚而有火者相宜。"

《医学衷中参西录》:"能补助气分,兼能补益血分,为其性凉而补,凡欲用人参而不受人参之温补者,皆可以此代之。"

2. 化学成分及药理作用 本品含多种人参皂苷、多种挥发性成分、树脂、淀粉、糖类及氨基酸、无机盐等。西洋参有抗休克作用,能明显提高失血性休克大鼠存活率;对大脑有镇静作用,对生命中枢则有中度兴奋作用;还具抗缺氧、抗心肌缺血、抗心肌氧化、增加心肌收缩力、抗心律失常、抗疲劳、抗应激、抗惊厥、降血糖、止血和抗利尿作用。

3. 现代应用 现代以本品研粉,每次服3g,日1剂,治鼻咽癌放疗反应;以西洋参茎叶提取物,每次40mg,每日3次,治急性心肌梗死等,均有较好疗效。西洋参配伍龙眼肉等,治疗气虚证患者32例,可使主要症状消失,体重增加,血红蛋白及减少的白细胞升高,有效率达84.4%。

太子参 Tàizǐshēn
《中国药用植物志》

为石竹科植物异叶假繁缕 *Peseudostellaria heterophylla*(Miq.)Pax *ex* pax et Hoffm. 的块根。主产于江苏、安徽、山东等省。夏季茎叶大部分枯萎时采挖,除去须根,置沸水中略烫后晒干或直接晒干,生用。

【性味归经】甘、微苦、平。归脾、肺经。

【功效】补气健脾,生津润肺。

【应用】**脾肺气阴两虚证** 宜用于热病之后,气阴两亏,倦怠自汗,饮食减少,口干少津,而不宜温补者。因其作用平和,多入复方作病后调补之药。治疗脾气虚弱、胃阴不足所致食少倦怠,口干舌燥,宜与山药、石斛等益脾气、养胃阴之品同用;本品亦可用于心气与心阴两虚所致心悸不眠,虚热汗多,宜与五味子、酸枣仁等养心安神敛汗之品同用。

【按语】本品甘微苦平,入脾、肺经。既能益气,又能养阴,性偏凉,补中兼清,为清补之品,适用于脾肺亏虚、气阴不足之轻证。尤适宜于热病后气阴不足,热势已平,证情较轻微的病人。

【用法用量】煎服,9～30g。

【参考资料】

1. 文献摘要

《中国药用植物志》："治小儿出虚汗为佳。"

《江苏药材志》："补肺阴、健脾胃。治肺虚咳嗽，心悸，精神疲乏等症。"

2. 化学成分及药理作用　本品含氨基酸、多糖、皂苷、黄酮、鞣质、香豆素、甾醇、三萜及多种微量元素等。太子参对淋巴细胞有明显的刺激作用。

3. 现代应用　现代以本品配丹参、葶苈子、车前子各30g，水煎服，辅助治疗充血性心力衰竭，有良好疗效。

党 参 Dǎngshēn
（《增订本草备要》）

为桔梗科植物党参 *Codonopsis pilosula* (Franch.) Nannf. 、素花党参 C. *Pilosula Nan-nf.* var. *modesta* (Nannf.) L. T. Shen 或川党参 C. *tangshen* Oliv. 的根。主产于山西、陕西、甘肃。秋季采挖洗净，晒干，切厚片，生用。

【性味归经】甘，平。归脾、肺经。

【功效】补脾肺气，补血，生津。

【应用】

1. 脾肺气虚证　用于中气不足的体虚倦怠，食少便溏等症，常与补气健脾除湿的白术、茯苓等同用；对肺气亏虚的咳嗽气促，语声低弱等症，可与黄芪、蛤蚧等品同用，以补益肺气，止咳定喘。其补益脾肺之功与人参相似而力较弱，临床常用以代替古方中的人参，用以治疗脾肺气虚的轻证。

2. 气血两虚证　常用于气虚不能生血，或血虚无以化气，而见面色苍白或萎黄，乏力，头晕，心悸等症的气血两虚证。常配伍黄芪、白术、当归、熟地等品，以增强其补气补血效果。

3. 气津两伤证　适用于气津两伤的轻证，宜与麦冬、五味子等养阴生津之品同用。

此外，本品亦常与解表药、攻下药等祛邪药配伍，用于气虚外感或里实热结而气血亏虚等邪实正虚之证，以扶正祛邪，使攻邪而正气不伤。

【按语】本品甘平，力较平和，不腻不燥，入脾肺经。既擅补中气，又擅益肺气，为治疗脾肺气虚证最常用之品。气能生血，气旺津生，故又具养血、生津之效，亦治血虚、津亏之证。

【用法用量】煎服，9～30g。

【使用注意】据《药典》记载，本品不宜与藜芦同用。

【参考资料】

1. 文献摘要

《本草从新》："补中益气，和脾胃，除烦渴。中气微虚，用以调补，甚为平安。"

《本草正义》："补脾养胃，润肺生津，健运中气，本与人参不甚相远。"

《本草纲目拾遗》："治肺虚，能益肺气。"

2. 化学成分及药理作用　本品含甾醇、党参苷、党参多糖、党参内酯、生物碱、无机元素、氨基酸、微量元素等。党参能调节胃肠运动、抗溃疡、增强免疫功能；对兴奋和抑制两种神经过程都有影响；党参皂苷还能兴奋呼吸中枢；对动物有短暂的降压作用，但又能使晚期失血性休克家兔的血压回升；能显著升高兔血糖，其升血糖作用与所含糖分有关；能升高动物红细胞、血红蛋白、网织红细胞;还有延缓衰老、抗缺氧、抗辐射等作用。

3.现代应用 现代以本品30~60g,煎服,治疗功能性子宫出血;以本品制成口服液,治疗冠心病;以本品配玉竹,制成蜜丸内服,治疗血脂异常;以本品提取物制成糖衣片,预防急性高山反应等,均有良好效果。

黄 芪 Huángqí
(《神农本草经》)

为豆科植物蒙古黄芪 *Astragalus memeranaceus* (Fisch.) Bge. var. *mongholicus* (Bge.) Hsiao 或膜荚黄芪 *A. membranaceus* (Fisch.) Bge. 的根。主产于内蒙古、山西、黑龙江等地。春秋二季采挖,除去须根及根头,晒干,切片,生用或蜜炙用。

【性味归经】甘,微温。归脾、肺经。

【功效】健脾补中,升阳举陷,益卫固表,利尿,托毒生肌。

【应用】

1.脾气虚证 脾气虚弱,倦怠乏力,食少便溏者,可单用熬膏服,或与党参、白术等补气健脾药配伍。治疗脾虚中气下陷之久泻脱肛,内脏下垂,常与人参、升麻、柴胡等品同用,如补中益气汤(《脾胃论》)。治气虚水肿,常与白术、茯苓等利水消肿之品配伍。治血虚证亦常与补血药配伍,如当归补血汤(《兰室秘藏》)以之与当归同用。对脾虚不能统血所致失血证,本品尚可补气以摄血,常与人参、白术等品同用,如归脾汤(《济生方》)。对脾虚不能布津之消渴,本品能补气生津,促进津液的生成与输布而有止渴之效,常与天花粉、葛根等品同用,如玉液汤(《医学衷中参西录》)。

2.肺气虚证 用于肺气虚弱,咳喘日久,气短神疲者,常与紫菀、款冬花、杏仁等祛痰止咳平喘之品配伍。

3.气虚自汗证 本品能补脾肺之气,益卫固表,常与牡蛎、麻黄根等止汗之品同用,如牡蛎散(《太平惠民和剂局方》)。若因卫气不固,表虚自汗而易感风邪者,宜与白术、防风等品同用,如玉屏风散(《丹溪心法》)。

4.气血亏虚,疮疡难溃难腐,或溃久难敛 疮疡中期,正虚毒盛不能托毒外达,疮形平塌,根盘散漫,难溃难腐者,可用本品补气生血,扶助正气,托脓毒外出,常与人参、当归、升麻、白芷等品同用,如托里透脓散(《医宗金鉴》)。溃疡后期,因气血虚弱,脓水清稀,疮口难敛者,用本品补气生血,有生肌敛疮之效。常与人参、当归、肉桂等品同用,如十全大补汤(《太平惠民和剂局方》)。

此外,痹证、中风后遗症等气虚而致血滞,筋脉失养,症见肌肤麻木或半身不遂者,亦常用本品补气以行血。治疗风寒湿痹,宜与川乌、独活等祛风湿药和川芎、牛膝等活血药配伍。对于中风后遗症,常与当归、川芎、地龙等品同用,如补阳还五汤(《医林改错》)。

【按语】本品甘温,入脾、肺经。既善补益脾肺之气,有"补气见长"的美称,又擅升举阳气,常用于脾肺气虚诸证,而对脾阳不升、中气下陷,症见久泻脱肛、内脏下垂者尤为适宜。补气之中,具升发外达之性,又能实卫固表以止汗,为治体弱表虚、肌表不固的自汗、盗汗之良药。气旺能生血、行血、摄血、生津,故又常用于气血两亏之证,能补气以生血;用于气虚血滞之肢体麻木、半身不遂或痹痛,能补气以生津止渴。此外,本品甘温升补,又能托毒生肌,为"疮痈圣药",善治气血亏虚之疮痈脓成不溃或溃后脓出清稀、久不收口,或阴疽流注、瘰疬痰核者。且能补气利水以退肿,为治疗气虚浮肿尿少之要药。

【常用配伍】

1.**黄芪配知母** 按 1:1 的比例时功能益阴清热,治疗阴虚内热证;若按 2:1 或 3:1 时,重在补气,变温补为平补,用小剂量知母相配,制黄芪之偏温,使其补而无温燥太过之虑。

2.**黄芪配当归** 当用量比例为 5:1 时,可补气生血,治疗血虚证或气血两虚证。

3.**黄芪配人参** 等分大剂量使用,可补肺肾、定喘嗽,治疗肺肾两虚之喘咳;而当黄芪量大时,可领人参出表,人参量大则领黄芪入里。

【用法用量】煎服,9～30g。蜜炙可增强其补中益气作用。

【使用注意】凡表实邪盛,内有积滞,阴虚阳亢,疮疡阳证实证等均忌用。另有报道,黄芪过量服用,引起头晕、胸闷、失眠、剧烈肢痛等,或引起皮疹、瘙痒等过敏反应,重者出现过敏性休克。

【参考资料】

1. 文献摘要

《神农本草经》:"主治痈疽,久败疮,排脓止痛……补虚。"

《本草汇言》:"补肺健脾,实卫敛汗,驱风运毒之药也。"

《医学衷中参西录》:"能补气,兼能升气,善治胸中大气(即宗气……)下陷。"

2. 化学成分及药理作用 本品主要含苷类、多糖、黄酮、氨基酸、微量元素等。黄芪能促进机体代谢、抗疲劳、促进血清和肝脏蛋白质的更新;有明显的利尿作用,能消除实验性肾炎尿蛋白;能改善贫血动物现象;能升高低血糖,降低高血糖;能兴奋呼吸;能增强和调节机体免疫功能,对干扰素系统有促进作用,可提高机体的抗病力;对流感病毒等多种病毒所致细胞病变有轻度抑制作用,对流感病毒感染小鼠有保护作用;有较广泛的抗菌作用;黄芪在细胞培养中,可使细胞数明显增多,细胞生长旺盛,寿命延长;能增强心肌收缩力,保护心血管系统,抗心率失常,扩张冠状动脉和外周血管,降低血压,能降低血小板黏附力,减少血栓形成;还有降血脂、抗衰老、抗缺氧、抗辐射、保肝等作用。

3. 现代应用 现代以本品 30～90g,煎服,治疗系统性红斑狼疮、血管炎;以黄芪注射液或静脉滴注,治疗冠心病、病毒性心肌炎、慢性肾炎、胃及十二指肠溃疡、萎缩性胃炎等疾患,均有良好疗效。

白 术 Báizhú
(《神农本草经》)

为菊科植物白术 *Atractylodes macrocephala* Koidz. 的根茎。主产于浙江、湖北、湖南等地。以浙江于潜产者最佳,称为"于术"。冬季采收,烘干或晒干,除去须根,切厚片,生用或土炒、麸炒用。

【性味归经】甘、苦,温。归脾、胃经。

【功效】健脾益气,燥湿利尿,止汗,安胎。

【应用】

1.**脾气虚证** 治脾虚有湿,食少便溏或泄泻,常与人参、茯苓等品同用,如四君子汤(《太平惠民和剂局方》)。脾虚中阳不振,痰饮内停者,宜与温阳化气、利水渗湿之品配伍,如苓桂术甘汤(《金匮要略》)。对脾虚水肿,本品可与茯苓、桂枝等药同用。脾虚湿浊下注,带下清稀者,可与健脾燥湿之品同用。

2. 气虚自汗 《千金方》单用本品治汗出不止。脾肺气虚,卫气不固,表虚自汗,易感风邪者,宜与黄芪、防风等补益脾肺、祛风之品配伍,以固表御邪,如玉屏风散(《丹溪心法》)。

3. 脾虚胎动不安 治疗脾虚胎儿失养者,本品可补气健脾,促进水谷运以养胎,宜与人参、阿胶等补益气血之品配伍;治疗脾虚失运,湿浊中阻之妊娠恶阻,呕恶不食,四肢沉重者,本品可补气健脾燥湿,宜与人参、茯苓、陈皮等补气健脾除湿之品配伍;治疗脾虚妊娠水肿,本品既能补气健脾,又能利水消肿,亦常与健脾利水之品配伍使用。

【按语】 本品甘温苦燥,入脾、胃经。功善补脾益气而燥湿,为健脾要药,适用于脾胃虚弱诸证;又善补气健脾而燥湿利水,可消痰饮、退水肿,又为治疗痰饮、水肿之良药;且善补气健脾而奏固表止汗之效,亦为治表虚自汗之常品。此外,本品又有补气健脾而安胎之效,妊娠胎动不安,不论寒热虚实,均可用本品配相关药物治之。白术生于浙江于潜地区者称为"于术",补脾益气的功效较佳,故一般健脾燥湿宜用白术;而补脾益气,当用于术。

【用法用量】 煎服,6~12g。炒用可增强补气健脾止泻作用。

【使用注意】 本品性偏温燥,热病伤津及阴虚燥渴者不宜用。

【参考资料】

1. 文献摘要

《神农本草经》:"主风寒湿痹,死肌,痉,疸,止汗,除热,消食。"

《本草汇言》:"白术,乃扶植脾胃,散湿除痹,消食除痞之要药。脾虚不健,术能补之;胃虚不纳,术能助之。"

《本草通玄》:"补脾胃之药,更无出其右者。土旺则能健运,故不能食者,食停滞者,有痞积者,皆用之也。土旺则能胜湿,故患痰饮者,肿满者,湿痹者,皆赖之也。土旺则清气善升,而精微上奉,浊气善除,而糟粕下输,故吐泻者,不可阙也。"

2. 化学成分及药理作用 本品含挥发油,油中主要有苍术酮、苍术醇、苍术醚、杜松脑、苍术内脂等,并含有果糖、菊糖、白术多糖,多种氨基酸及维生素A类成分等。白术对肠管活动有双向调节作用,当肠管兴奋时呈抑制作用,而肠管抑制时则呈兴奋作用;有防治实验性胃溃疡的作用;有强壮作用;能促进小鼠体重增加;能明显促进小肠蛋白质的合成;能促进细胞免疫功能;有一定提升白细胞作用;还能保肝、利胆、利尿、降血糖、抗血凝、抗菌、抗肿瘤。白术挥发油有镇静作用。

3. 现代应用 据报道,治疗肝硬化腹水用白术30~60g,迁延性肝炎用白术30g,原发性肝癌用白术60~100g,脾虚湿阻者用焦白术,阴虚津亏者用生白术,并随证配伍,收到了较好疗效;以白术30g,炙山甲6g,加入白酒100ml,加盖,加热至沸后减弱火力,保持微沸半小时,倾出药液;重煎一次,合并煎液,早晚两次分服,1日1剂,连服2~3剂,治疗慢性腰痛受寒湿或劳累加重者243例,疗效满意。本品还有用于耳源性眩晕、急性肠炎、白细胞减少症、便秘等疾病的报道。

山 药 Shānyào

(《神农本草经》)

为薯蓣科植物薯蓣 *Dioscorea opposita* Thunb. 的根茎。主产于河南省,湖南、江南等地亦产。习惯认为河南(怀庆府)所产者品质最佳,故有"怀山药"之称。霜降后采挖,刮去粗皮,晒干或烘干，为"毛山药"；或再加工为"光山药"。润透，切厚片，生用或麸炒用。

【性味归经】甘，平。归脾、肺、肾经。

【功效】补脾养胃，生津益肺，补肾涩精。

【应用】

1. **脾虚证**　多用于脾气虚弱或气阴两虚，消瘦乏力，食少，便溏；或脾虚不运，湿浊下注之妇女带下。如治脾虚食少便溏的参苓白术散（《太平惠民和剂局方》），治带下的完带汤（《傅青主女科》），本品皆用作人参、白术等药的辅助药。因其含有较多营养成分，又容易消化，可作成食品长期服用，对慢性久病或病后虚弱羸瘦，需营养调补而脾运不健者，则是佳品。

2. **肺虚证**　适用于肺虚咳喘，可与脾肺双补之太子参、南沙参等品同用，共奏补肺定喘之效。

3. **肾虚证**　适用于肾气虚之腰膝酸软，夜尿频多或遗尿，滑精早泄，女子带下清稀及肾阴虚之形体消瘦，腰膝酸软，遗精等症。不少补肾名方，如肾气丸（《金匮要略》）、六味地黄丸（《小儿药证直诀》）中，都配有本品。

4. **消渴气阴两虚证**　本品既补脾肺肾之气，又补脾肺肾之阴，常与黄芪、天花粉、知母等品同用，如玉液汤（《医学衷中参西录》）。

【按语】本品甘平，入脾、肺、肾经。既能补气，又可养阴，为平补气阴之良药，适用于气阴不足之证。且性兼涩，有收敛固涩之效。故凡脾气虚弱、食少便溏，或儿童消化不良之泄泻，用之可以补脾而止泻；肺肾气阴不足之久咳虚喘，用之可以补肺肾而平咳喘；肾虚不固之遗精、尿频，或妇女带下，用之可以补肾固精、缩尿、止带。而对阴虚内热，口渴多饮，小便频数之消渴证，用之又可以益气养阴，生津止渴。

【用法用量】煎服，15～30g。麸炒可增强补脾止泻作用。

【参考资料】

1. 文献摘要

《神农本草经》："补中，益气力，长肌肉。"

《本草纲目》："益肾气，健脾胃。"

《本草正》："第其气轻性缓，非堪专任，故补脾肺必主参、术，补肾水必君茱、地，涩带浊须破故同研，固遗泄仗菟丝相济。"

2. 化学成分及药理作用　本品含薯蓣皂苷元、黏液质、胆碱、淀粉、糖蛋白、游离氨基酸、止权素、维生素C、淀粉酶等。山药对实验大鼠脾虚模型有预防和治疗作用，对离体肠管运动有双向调节作用，有助消化作用，对小鼠细胞免疫功能和体液免疫有较强的促进作用，并有降血糖、抗氧化等作用。

3. 现代应用　据报道，以山药研末，取适量加入冷水调匀，煎或糊状服，治疗小儿秋季腹泻62例及婴幼儿泄22例，均全部治愈；以炒山药、炒薏苡仁各等量，共为细粉，每次10～15g煮粥，加红糖适量，每日1剂，分2～3次服，加用消化酶，脱水者加服口服补液，治消化不良有效。本品还有治疗消化不良、溃疡性口腔炎、湿疹等疾病的报道。

甘　草　Gāncǎo

（《神农本草经》）

为豆科植物甘草 *Glycyrrhiza uralensis* Fisch.、胀果甘草 *G. inflata* Bat.、或光果甘草 *G. glabra* L. 的根及根茎。主产于内蒙古、新疆、甘肃等地。春、秋采挖，以秋采者为佳。除去须根,晒干,要厚片,生用或蜜炙用。

【性味归经】甘,平。归心、肺、脾、胃经。

【功效】补脾益气,祛痰止咳,缓急止痛,清热解毒,调和诸药。

【应用】

1. **心气不足,脉结代、心动悸**　主要用于心气不足而致结代,心动悸者,如《伤寒类要》单用本品,主治伤寒耗伤心气之心悸,脉结代。若属气血两虚,宜与补气养血之品配伍,如炙甘草汤(《伤寒论》)以之与人参、阿胶、生地黄等品同用。

2. **脾气虚证**　作用缓和,宜作为辅助药用,能"助参芪成气虚之功"(《本草正》),故常与人参、白术、黄芪等补脾益气药配伍用于脾气虚弱之证。

3. **咳喘**　单用有效。可随证配伍用于寒热虚实多种咳喘,有痰无痰均宜。

4. **脘腹,四肢挛急疼痛**　对脾虚肝旺的脘腹挛急作痛或阴血不足之四肢挛急作痛,均常与白芍同用,即芍药甘草汤(《伤寒论》)。临床常以芍药甘草汤为基础,随证配伍用于血虚、血瘀、寒凝等多种原因所致的脘腹、四肢挛急作痛。

5. **热毒疮疡,咽喉肿痛及药物、食物中毒**　用治热毒疮疡,可单用煎汤浸渍,或熬膏内服。更常与地丁、连翘等清热解毒、消肿散结之品配伍。用治热毒咽喉肿痛,宜与板蓝根、桔梗、牛蒡子等清热解毒利咽之品配伍。本品对附子等多种药物所致中毒,或多种食物所致中毒,有一定解毒作用。对于药物或食物中毒的患者,在积极送医院抢救的同时,可用本品辅助解毒救急。

6. **调和药性**　通过解毒,可降低方中某些药(如附子、大黄)的毒烈之性;通过缓急止痛,可缓解方中某些药(如大黄)刺激胃肠引起的腹痛;其甜味浓郁,可矫正方中药物的滋味。

【按语】本品生用甘平,炙用甘温,入心、肺、脾、胃经。具有补脾、润肺、解毒、缓急、和药等作用,故应用广泛。用治心气不足之心悸怔忡、脉结代,能补益心脾以复脉;用治脾胃虚弱,中气不足,能补脾而益气;用治肺失宣降之咳喘,能润肺而祛痰止咳;用治疮疡肿毒,食物、药物中毒,能解疮毒、食毒和百药毒;用治腹痛挛急或四肢挛急,能缓解拘挛而止疼痛。又善和百药,如与热药同用能缓和其热,以防燥烈伤阴;与寒药同用能缓和其寒,以防伤及脾胃阳气;与寒热药同用,能调和药性以得其平;与峻烈药同用,又能缓和药物的作用等,故有"国老"之美称。

【用法用量】煎服,1.5～9g。生用性微寒,可清热解毒;蜜炙药性微温,并可增强补益心脾之气和润肺止咳作用。

【使用注意】不宜与京大戟、芫花、甘遂同用。本品有助湿壅气之弊,湿盛胀满、水肿者不宜用。大剂量久服可导致水钠潴留,引起浮肿。

【参考资料】

1. 文献摘要

《名医别录》:"温中下气,烦满短气,伤脏咳嗽。"

《本草汇言》:"和中益气,补虚解毒之药也。"

《本草正》:"味至甘,得中和之性,有调补之功,故毒药得之解其毒,刚药得之和其性……助参芪成气虚之功。"

2. 化学成分及药理作用　本品含三萜类(三萜皂苷甘草酸的钾、钙盐为甘草甜素,是甘草的甜味成分)、黄酮类、生物碱、多糖等成分。甘草有抗心率失常作用;有抗溃疡,抑制胃酸分泌,缓解胃肠平滑肌痉挛及镇痛作用,并与芍药的有效成分芍药苷有协同作用;能促进胰液分泌;有明显的镇咳作用,祛痰作用也较显著,还有一定平喘作用;有抗菌、抗病毒、抗炎、抗过敏作用;能保护发炎的咽喉和气管黏膜;对某些毒物有类似葡萄糖醛酸的解毒作用;有类似肾上腺皮质激素样作用;还有抗利尿、降脂、保肝等作用。

3. 现代应用　现代以生甘草泡水代茶饮或煎服,治疗咽炎、婴幼儿便秘、原发性血小板减少性紫癜;以甘草流浸膏内服,治疗消化性溃疡、阿狄森病、腓肠肌痉挛;以 300% 甘草注射液肌注,治疗腰腿痛等,均有较好疗效。

大枣 Dàzǎo
《神农本草经》

为鼠李科植物枣 *Ziziphus jujuba* Mill. 的成熟果实。主产于河北、河南、山东等地。秋季果实成熟时采收,晒干,生用。

【性味归经】甘,温。归脾、胃心经。

【功效】补中益气,养血安神。

【应用】

1. 用于脾虚证　单用有效。若气虚乏力较甚,宜与人参、白术等补脾益气药配伍。

2. 用于脏躁及失眠证　单用有效,如《证治准绳》治脏躁自悲自哭自笑,以红枣烧存性,米饮调下。因其证多与心阴不足,心火浮亢有关,且往往心气亦不足,故常与小麦、甘草配伍,如甘麦大枣汤(《金匮要略》)。《千金方》还用本品治疗虚劳烦闷不得眠者。

此外,本品与部分药性峻烈或有毒的药物同用,有保护胃气,缓和其毒烈药性之效,如十枣汤(《伤寒论》),即用以缓和甘遂、大戟、芫花的烈性与毒性。

【按语】本品甘温,入脾胃经。为补中益气、养血安神之药,以治疗脾气虚证及血虚萎黄,或妇女脏躁,神志不安等证。并可以缓和药性和矫味。大枣还常与生姜配伍,用于解表或补益剂中,相互协同,增进疗效。在解表药中,生姜可以健胃和中,使大枣之甘不致壅滞胃气,大枣则可补益脾气,并使生姜之刺激性趋于缓和,两相协调,能进一步增进食欲,帮助消化,有利于发挥其他补虚药的作用,提高补益效能。

【用法用量】劈破煎服,6～15g。

【使用注意】湿盛脘腹胀满、食积、虫积、龋齿作痛,以及痰热咳嗽均忌服。

【参考资料】

1. 文献摘要

《神农本草经》:"安中养脾。"

《名医别录》:"补中益气,强力,除烦闷。"

2. 化学成分及药理作用　本品含有机酸、三萜苷类、生物碱类、黄酮类、糖类、维生素类、氨基酸、挥发油、微量元素等成分。大枣能增强肌力,增加体重;能增加胃肠黏液,纠正胃肠病损,保护肝脏;有增加白细胞内 cAMP 含量,抗变态反应作用;有镇静催眠作用;还有抑制癌细胞增殖、抗突变、镇痛及镇咳、祛痰等作用。

3. 现代应用　据报道,以大枣 10 枚,煎汤服食,1 日 3 次,治疗 5 例过敏性紫癜,获得良好;以大枣、红糖各 50g,水煎,喝汤食枣,每日 1 剂,治疗脾胃虚寒型泻痢有效;以成熟晒干的(忌蒸煮)大枣 10 枚、丹参片 3 片,空腹服,1 日 3 次,1 个月为 1 疗程,治疗银屑病 107 例,总有效率达 91%。本品还有用于治疗再生障碍性贫血、白细胞减少症、慢性萎缩性胃炎、小儿哮喘、更年期综合征等疾病的报道。

白扁豆 Báibiǎndòu
《名医别录》

为豆科植物扁豆 *Dolichos* lablab L. 的成熟种子。主产于江苏、河南、安徽等地。秋季果实成熟时采取,晒干,生用或炒用。

【性味归经】甘,微温。归脾、胃经。

【功效】补脾和中,化湿。

【应用】

1. 脾气虚证 唯其"味轻气薄,单用无功,必须同补气之药共用为佳",如参苓白术散(《太平惠民和剂局方》),以本品作为人参、白术等药物的辅助。本品还可用于脾虚湿浊下注之白带过多,宜与白术、苍术、芡实等补气健脾除湿之品配伍。

2. 暑湿吐泻 如《千金方》单用本品水煎服。偏于暑热夹湿者,宜与荷叶、滑石等清暑、渗湿之品配伍。若属暑月乘凉饮冷,外感于寒,内伤于湿之"阴暑",宜配伍散寒解表,化湿和中之品,如香薷散(《太平惠民和剂局方》)以之与香薷、厚朴同用。

【按语】本品甘,微温,入脾、胃经。功擅健脾化湿、消暑,兼可解毒。由于具有补而不腻,化湿不燥的特点,故为治疗脾虚夹湿证之常用品。既对病后体虚,初进补剂尤为合适,又对夏季暑湿伤中,脾胃失和的吐泻,能取良效。至于解毒,其力缓和,只适用于食物中毒的轻浅者。

【用法用量】煎服,10~15g。炒后可使健脾止泻作用增强,故用于健脾止泻及作散剂服用时宜炒用。

【使用注意】本品内含毒性蛋白,生用有毒,加热后毒性大大减弱。故生用研末服宜慎。

【参考资料】

1. 文献摘要

《本草纲目》:"止泄痢,消暑,暖脾胃……"

《本草新编》:"味轻气薄,单用无功,必须同补气之药共用为佳。"

2. 化学成分及药理作用 本品含碳水化合物、蛋白质、脂肪、维生素、微量元素、泛酸、酪氨酸酶、胰蛋白酶抑制物、淀粉酶抑制物、血球凝集素 A、B 等成分。白扁豆水煎剂对痢疾杆菌有抑制作用;其水提物有抗病毒作用,而且对食物中毒引起的呕吐、急性胃炎等有解毒作用;尚有解酒毒、河豚中毒的作用;血球凝集素 B 可溶于水,有抗胰蛋白酶活性;血球凝集素 A 不溶于水,可抑制实验动物生长,甚至引起肝区域性坏死,加热可使其毒性大减。

【附药】

1. 扁豆衣 为白扁豆的干燥种皮。性效似白扁豆而健脾之力略逊,但无壅滞之弊,偏于消暑化湿。主治暑湿吐泻及脚气浮肿等证。煎服,5~10g。

2. 扁豆花 为白扁豆的花。味淡性平,功能消暑化湿,多用于暑湿泄泻及带下。煎服,5~10g。

蜂 蜜 Fēngmì
《神农本草经》

为蜜蜂科昆虫中华蜜蜂 *Apis cerana* Fabricius 或意大利蜜蜂 *A. Mellifera* Linnaeus 所酿成的蜜。全国大部分地区均产。春至秋季采收,过滤后供用。

【性味归经】甘,平。归肺、脾、大肠经。

【功效】补中,润燥,止痛,解毒。

【应用】

1. 脾气虚弱及中虚脘腹挛急疼痛 对中虚脘腹疼痛,腹痛喜按,空腹痛甚,食后稍安者,本品既可补中,又可缓急止痛,标本兼顾。单用有效。更常与白芍、甘草等补中缓急止痛之品配伍。

2. 肺虚久咳及燥咳证 治虚劳咳嗽日久,气阴耗伤,气短乏力,咽燥痰少者,单用有效。亦可与人参、生地黄等品同用,如琼玉膏(《洪氏集验方》)。燥邪伤肺,干咳无痰或痰少而粘者,亦可用本品润肺止咳。可与阿胶、桑叶、川贝母等养阴润燥,清肺止咳之品配伍。

3. 便秘证 治疗肠燥便秘者,可单用冲服,或随证与生地黄、当归、火麻仁等滋阴、生津、养血、润肠通便之品配伍。亦可将本品制成栓剂,纳入肛内,以通导大便,如蜜煎导(《伤寒论》)。

4. 解乌头类药毒 本品与乌头类药物同煎,可降低其毒性。服乌头类药物中毒者,大剂量服用本品,有一定解毒作用。

此外,本品外用,对疮疡肿毒有解毒消疮之效;对溃疡、烧烫伤有解毒防腐,生肌敛疮之效。

【按语】本品甘平,质地滋润,入肺、脾、大肠经。善补中缓急、润燥。生用性凉,清热润肺;熟用性温,补中益气,缓急止痛。甘以解毒,调和药性。故可用治气津不足之肠燥便秘、肺虚燥咳,以及中焦虚寒之脘腹疼痛。又解乌头毒,尚可"和百药",故李时珍谓其"与甘草同功"。

【用法用量】煎服或冲服,15~30g,大剂量 30~60g。外用适量,本品作栓剂肛内给药,通便效果较口服更捷。

【使用注意】本品助湿壅中,又能润肠,故湿阻中满及便糖泄泻者慎用。

【参考资料】

1. 文献摘要

《神农本草经》:"益气补中,止痛,解毒……和百药。"

《本草纲目》:"……清热也,补中也,解毒也,润燥也,止痛也。生则性凉,故能清热;熟则性温,故能补中。甘而和平,故能解毒。柔而濡泽,故能润燥。缓可以去急,故能止心腹、肌肉、疮疡之痛……张仲景治阳明结燥,大便不通,蜜煎导法,诚千古神方也。"

2. 化学成分及药理作用 本品含糖类、挥发油、蜡质、有机酸、花粉粒、泛酸、蒸酸、乙酰胆碱、维生素、抑菌素、酶类、微量元素等多种成分。蜂蜜有促进实验动物小肠推进运动的作用,能显著缩短排便时间;能增强体液免疫功能;对多种细菌有抑杀作用;有解毒作用,以多种形式使用均可减弱乌头毒性,以加水同煎解毒效果最佳;能减轻化疗药物的毒副作用;有加速肉芽组织生长,促进创伤组织愈合作用;还有保肝、抗肿瘤等作用。

3. 现代应用 据报道,以蜂蜜 50~100g,开水冲服,呕吐重者少量频服,待呕止后再顿服,治疗乌头中毒者 11 例,均在服药后半小时缓解,1~2 小时后中毒症状基本消除;以生蜂蜜浸泡过的无菌纱布外敷,治疗 Ⅰ°~Ⅱ° 烧烫伤 28 例,烧伤面积一般为 10cm² 左右,除 6 例感染外,其余均治愈。本品还有用于治疗神经衰弱、支气管哮喘、慢性老年性支气管炎、关节炎、口腔炎、肠梗阻等疾病的报道。

饴　糖 Yítáng

（《名医别录》）

为米、麦、粟或玉蜀黍等粮食，经发酵糖化制成。全国各地均产。有软、硬两种，软者称胶饴，硬者称白饴糖，均可入药，但以胶饴为主。

【性味归经】甘，温。归脾、胃、肺经。

【功效】补益中气，缓急止痛，润肺止咳。

【应用】

1. **中虚脘腹疼痛**　单用有效。如脾胃虚寒，肝木乘土，里急腹痛者，宜与白芍、甘草、大枣等品同用，如小建中汤（《伤寒论》）。若气虚甚者，宜与黄芪、大枣、炙甘草等补中益气之品配伍。若中虚寒盛而脘腹痛甚者，宜与干姜、花椒等温中散寒止痛之品配伍。

2. **肺燥咳嗽**　肺虚久咳，干咳痰少，少气乏力者，本品既能润燥止咳，兼能补益肺气，宜与人参、阿胶、杏仁等补肺润肺止咳之品配伍。

【按语】本品甘温，入脾、胃、肺经。质润而不燥，为甘润缓急之良药。脾胃气虚用之，能补脾而益气；虚寒腹痛用之，能缓急而止痛；肺虚燥咳用之，能润肺而止咳。

【用法用量】入汤剂须烊化冲服，每次 15～20g。

【使用注意】本品有助湿壅中之弊，湿阻中满者不宜服。

【参考资料】

1. 文献摘要

《千金·食治》："补虚冷，益气力，止肠鸣、咽痛，除唾血，却咳嗽。"

《日华子本草》："消痰止嗽，并润五脏。"

《长沙药解》："补脾精，化胃气，生津，养血，缓里急，止腹痛。"

2. 化学成分及药理作用　本品含大量麦芽糖及少量蛋白质、脂肪、维生素 B 等。

3. 现代应用　据报道，以饴糖频涂患处，连涂数日，治脓性指头炎有效。

刺五加 Cìwǔjiā

（《全国中草药汇编》）

为五加科植物刺五加 *Acanthopanax senticosus* （Rupr. Et Maxim.） Harms 的根茎或茎。主产于辽宁、吉林、黑龙江、河北、山西等地。春秋二季采挖，洗净、干燥，润透，切厚片，晒干，生用。

【性味归经】甘、微苦，温。归脾、肺、心、肾经。

【功效】益气健脾，补肾安神。

【应用】

1. **脾肺气虚证**　治疗脾肺气虚，体倦乏力，食欲不振，久咳虚喘者，单用有效；亦常配伍太子参、五味子、白果等补气药和敛肺平喘止咳药。单纯的脾气虚证和肺气虚证亦宜选用。

2. **肾虚腰膝酸痛**　治疗肾中阳气不足，筋骨失于温养而见腰膝酸痛者，可单用，或与杜仲、桑寄生等药同用。亦可用于阳痿，小儿行迟及风湿痹证而兼肝肾不足者。

3. **心脾不足，失眠、健忘**　治心脾两虚，心神失养之失眠、健忘，可与制首乌、酸枣仁、远志、石菖蒲等养心、安神之品配伍。

【按语】本品辛微苦温,主入脾、肾、心经。既能健脾益气,化痰平喘,以治脾肺气虚之体倦、纳呆及咳嗽痰多;又能补肾强腰,以治肾虚之腰酸软、体倦乏力;尚能养心安神,以治心脾两虚之心神不宁证。

【用法用量】煎服,9～27g。目前多作片剂、颗粒剂、口服液及注射剂使用。

【使用注意】热证、实证忌服。

【参考资料】

1. 文献摘要

《全国中成药产品集》:"扶正固本,补肾健脾,益智安神。适用于脾肾不足,腰膝酸软,神经衰弱,失眠,食欲不振,体虚无力。"

《中药现代研究与临床应用》:"益气健脾,补肾安神。用于脾肾阳虚。"

2. 化学成分及药理作用　本品含多种糖苷,是其主要有效成分。还含有多糖、异秦皮定、绿原酸、芝麻素、硬脂酸、β-谷甾醇、白桦脂酸、苦杏仁苷等。刺五加及苷类提取物,具有明显的抗疲劳、抗辐射、抗应激、耐缺氧、提高机体对温度变化的适应力、解毒作用;能降低细胞脂质过氧化,对动物实验性移植瘤、药物诱发瘤、癌的转移和小鼠自发白血病都有一定的抑制作用,还能减轻抗癌药物的毒性;能增加特异性和非特异性免疫功能;还能改善大脑皮层的兴奋、抑制过程,提高脑力劳动效能;还有抗心律失常、改善大脑供血量、升高低血压、降低高血压、止咳、祛痰、扩张支气管、调节内分泌功能紊乱、促性腺、抗炎、抗菌和抗病毒等作用。

3. 现代应用　据报道,口服刺五加片,每次5片,每日3次。预防急性高原反应236例,有效率达97.3%;以20%刺五加注射液4ml或100%刺五加注射液10ml,加入5%～10%葡萄糖液500ml中静脉滴注,每日1次,14次1疗程,一般治疗2～3疗程。治疗脑梗死15例。结果:痊愈10例,显效4例,有效1例;口服刺五加浸膏片,每片0.3g,每次5片,每日3次,用药3～15天。治疗白细胞减少症43例,其中肿瘤放化疗者37例,脾亢者3例,其它3例。结果:总有效率70.4%。本品还有用于治疗冠心病、糖尿病、血脂异常、神经衰弱等疾病的报道。

灵 芝 Língzhī

(《神农本草经》)

为多孔菌科真菌赤芝 *Ganoderma lucidum*(Leyss. ex Fr.)Karst. 或紫芝 *Ganoderma sinense* Zhao,Xu et Zhang 的干燥子实体。主产于四川、浙江、江西、湖南等地。除野生外,现多为人工培育品种。全年可采收,除去杂质,剪除附有朽木,泥沙或培养基的下端菌柄,阴干或在40～50℃烘干。

【性味归经】甘,平。归心、肺、肝、肾经。

【功效】补气安神,止咳平喘。

【应用】

1. **心神不宁,失眠,惊悸**　可单用研末吞服,或与当归、白芍、酸枣仁、柏子仁、龙眼肉等同用。

2. **咳喘痰多**　治痰饮证,见形寒咳嗽、痰多气喘者,尤其对痰湿型或虚寒型疗效较好。可单用或与党参、五味子、干姜、半夏等益气敛肺,温阳化饮药同用。

3. **虚劳证**　治虚劳短气、不思饮食、手足逆冷、或烦躁口干等症,常与山茱萸、人参、地黄等补虚药配伍,如紫芝丸(《圣济总录》)。

【按语】本品甘平,入心肾肺经。具补虚安神之功,治心气虚、心脾两虚、气血不足等心神失养之心神不宁。为虚劳、久病虚弱、老年体衰等患者常用。并能祛痰止咳,治痰多咳嗽、喘促。

【用法用量】煎服,6～12g;研末吞服1.5～3g。

【参考资料】

1. 文献摘要

《神农本草经》:"紫芝味甘温,主耳聋,利关节,保神益精,坚筋骨,好颜色,久服轻身不老延年。"

《药性论》:"保神益寿。"

《本草纲目》:"疗虚劳。"

2. 化学成分及药理作用　本品含多糖、核苷类、呋喃类、甾醇类、生物碱、三萜类、油脂类、多种氨基酸及蛋白质类、酶类、有机锗及多种微量元素等。灵芝多糖具有免疫调节、降血糖、降血脂、抗氧化、抗衰老及抗肿瘤作用;三萜类化合物能净化血液,保护肝功能;灵芝多种制剂分别具有镇静、抗惊厥、强心、抗心律失常、降压、镇咳平喘作用;此外,灵芝还有抗凝血、抑制血小板聚集及抗过敏作用。

3. 现代应用　据报道,口服灵芝糖浆,治疗更年期综合征31例,总有效率为90.4%;用紫灵芝6g,切片,文火久煎取浓汁,晨起空腹服或午饭前1小时服,治疗阳痿36例,总有效率达93.94%;用人工培养的灵芝制成子实体糖浆和孢子糖浆,治疗潜在型及慢性克山病100例,有效率为90%。另有用灵芝治疗冠心病、心律失常、慢性气管炎、病毒性肝炎、白细胞减少症等。

第二节　补阳药

凡能补助人体阳气,以治疗各种阳虚病证为主的药物,称为补阳药。

本类药物味多甘辛咸,药性多温热,主入肾经。咸以补肾,辛甘化阳,能补助一身之元阳,肾阳之虚得补,其他脏腑得以温煦,从而消除或改善全身阳虚诸证。

本类药物主要适应于肾阳不足,畏寒肢冷,腰膝酸软,性欲淡漠,阳痿早泄,精寒不育或宫冷不孕,尿频遗尿;脾肾阳虚,脘腹冷痛或阳虚水泛之水肿;肝肾不足,精血亏虚之眩晕耳鸣,须发早白,筋骨痿软或小儿发育不良,囟门不合,齿迟行迟;肺肾两虚,肾不纳气之虚喘以及肾阳亏虚,下元虚冷,崩漏带下等证。

使用本类药物,若以其助心阳、温脾阳,多配伍温里药;若兼见气虚,多配伍补脾益肺之品;精血亏虚者,多与养阴补血益精药配伍,使"阳得阴助,生化无穷"。

补阳药性多燥烈,易助火伤阴,故阴虚火旺者忌用。

鹿　茸 Lùróng
（《神农本草经》）

为脊椎动物鹿科梅花鹿 Cervus nippon Temminck 或马鹿 Crvus elaphus L. 等雄鹿头上尚未骨化而带茸毛的幼角。主产于吉林、黑龙江、辽宁等地。其它地区也有人工饲养。夏秋两季雄鹿长出的新角尚未骨化时,将角锯下或用刀砍下,用时燎去毛,切片后阴干或烘干入药。

【性味归经】甘、咸,温。归肾、肝经。

【功效】补肾阳,益精血,强筋骨,调冲任,托疮毒。

【应用】

1.肾阳虚衰,精血不足证 若肾阳虚,精血不足,而见畏寒肢冷、阳痿早泄、宫冷不孕、小便频数、腰膝酸痛、头晕耳鸣、精神疲乏等,均可以本品单用或配入复方。如鹿茸酒,与山药浸酒服,治阳痿不举,小便频数;或与当归、乌梅膏为丸,治精血耗竭,面色黧黑,耳聋目昏等(《济生方》);亦常与人参、黄芪、当归同用治疗诸虚百损,五劳七伤,元气不足,畏寒肢冷、阳痿早泄、宫冷不孕、小便频数等证,如参茸固本丸(《中国医学大辞典》)。

2.肾虚骨弱,腰膝无力或小儿五迟 常以本品补肾阳,益精血,强筋骨多与五加皮、熟地、山萸肉等同用,如加味地黄丸(《医宗金鉴》);亦可与骨碎补、川断、自然铜等同用,治骨折后期,愈合不良。

3.妇女冲任虚寒,崩漏带下 与乌贼骨、龙骨、川断等同用,可治崩漏不止,虚损赢瘦,如鹿茸散(《证治准绳》)。若配狗脊、白蔹,可治白带过多,如白敛丸(《济生方》)。

4.疮疡久溃不敛,阴疽疮肿内陷不起 治疗疮疡久溃不敛,阴疽疮肿内陷不起,常与当归、肉桂等配伍,如阳和汤(《外科全生集》)。

【按语】本品甘咸温,入肾、肝经。肾藏精主骨,肝藏血主筋,本品乃血肉有情之品,禀纯阳之质,含生发之气,既善补肾阳而温养督脉,又擅补肝肾、益精血而健骨强筋,为治元阳不足,精血亏虚之要药。督脉为阳气之总督,鹿茸为血肉之精所结,督得茸补,则元气升举,故用治冲任虚寒、带脉不固的崩漏不止、带下过多,有调冲任、固崩止带之良效;用治疮疡久溃不敛、阴疽内陷不起,有温补内托之殊功。

【用法用量】研末吞服,1~2g,或入丸、散。

【使用注意】服用本品宜从小量开始,缓缓增加,不可骤用用大量,以免阳升风动,头晕目赤,或伤阴动血。凡发热者均当忌服。

【参考资料】

1.文献摘要

《神农本草经》:"主漏下恶血,寒热惊痫,益气强志,生齿不老。"

《别录》:"疗虚劳洒洒如疟,赢瘦,四肢酸痛,腰脊痛,小便利,泄精溺血。"

《本草纲目》:"生精补髓,养血益阳,强筋健骨。治一切虚损,耳聋目暗,眩晕虚痢。"

2.化学成分及药理作用 从鹿茸的脂溶性成分中分离出雌二醇、胆固醇等,其中雌二醇及其在体内的代谢产物雌酮为鹿茸雌激素样作用的主要成分。鹿茸中的氨基酸,以甘氨酸含量最丰富,还含有中性糖、葡萄糖胺,鹿茸灰分中含有钙、磷、镁等,水浸出物中含多量胶质。大剂量鹿茸精使心缩幅度缩小,心率减慢,并使外周血管扩张,血压降低。中等剂量鹿茸精引起离体心脏活动明显增强,心缩幅度增大,心率加快,结果使心脉搏输出量和百分输出量都增加。鹿茸具有明显的抗脂质过氧化作用及抗应激作用。

3.现代应用 鹿茸精穴位注射治疗阳痿有效;鹿茸精注射液肌内注射可治疗肾虚泄泻;海龙、鹿茸等口服对人体有氧功能和无氧功能具有明显的促进作用,可以加快大强度运动后疲劳的恢复,有很强的抗疲劳作用。

【附药】

1.鹿角 为梅花鹿和各种雄鹿已成长骨化的角。味咸,性温。归肝、肾经。功能补肾助阳,强筋健骨。可做鹿茸之代用品,惟效力较弱。兼活血散瘀消肿。临床多用于疮疡肿毒、乳痛、产后瘀血腹痛、腰痛、胞衣不下等。内服或外敷均可。用量5～15g,水煎服或研末服。外用磨汁涂或锉末敷。阴虚火旺者忌服。

2.鹿角胶 为鹿角煎熬浓缩而成的胶状物。味甘咸,性温。归肝、肾经。功能补肝肾,益精血。功效虽不如鹿茸之峻猛,但比鹿角为佳,并有良好的止血作用。适用于肾阳不足,精血亏虚,虚劳羸瘦,吐衄便血、崩漏之偏于虚寒者,以及阴疽内陷等。用量5～15g。用开水或黄酒加温烊化服,或入丸、散膏剂。阴虚火旺者忌服。

3.鹿角霜 为鹿角熬膏所存残渣。味咸性温,归肝、肾经。功能补肾助阳,似鹿角而力较弱,但具收敛之性,而有涩精、止血、敛疮之功。内服治崩漏、遗精,外用治创伤出血及疮疡久溃不敛。用量10～25g。外用适量。阴虚火旺者忌服。

淫羊藿 Yínyánghuò
《神农本草经》

为小檗科植物淫羊藿 *Epimedium brevicornum* Maxim.、箭叶淫羊藿 *E. sagittatum*(S. et Z.) Maxim. 或柔毛淫羊藿 *E. Pubescens* Maxim. 等的全草。主产于陕西、辽宁、山西、湖北、四川等地。夏秋茎叶茂盛时采收,割取地上部分,晒干,切碎。生用或以羊脂油炙用。

【性味归经】辛、甘,温。归肾、肝经。

【功效】补肾壮阳,祛风除湿。

【应用】

1.肾阳虚衰,阳痿尿频,腰膝无力 单用本品浸酒服,以益丈夫兴阳,理腰膝冷痛,如淫羊藿酒(《食医心镜》);与肉苁蓉、巴戟天、杜仲等同用,治肾虚阳痿遗精等,如填精补髓丹(《丹溪心法》)。

2.风寒湿痹,肢体麻木 用于风湿痹痛,筋骨不利及肢体麻木,常与威灵仙、苍耳子、川芎、肉桂同用,即仙灵脾散(《太平圣惠方》)。

此外,现代用于肾阳虚之喘咳及妇女更年期高血压,有较好疗效。

【按语】本品辛甘温,入肝、肾经。既善补肾阳,益精起痿,强筋健骨;又能祛风除湿,散寒通痹。常用于肾虚之阳痿、不孕及肝肾不足之筋骨痿软、风湿拘挛麻木等证。

【用法用量】煎服,3～15g。

【使用注意】阴虚火旺者不宜服。

【参考资料】

1.文献摘要

《神农本草经》:"主阴痿绝伤,茎中痛,利小便,益气力,强志。"

《日华子本草》:"治一切冷风劳气,补腰膝,强心力,丈夫绝阳不起,女子绝阴无子,筋骨挛急,四肢不任,老人昏耄,中年健忘。"

《分类草药性》:"治咳嗽,去风,补肾而壮元阳。"

2.化学成分及药理作用 淫羊藿类植物的化学成分主要是黄酮类化合物,还含有木脂素,生物碱和挥发油等。淫羊藿能增强下丘脑-垂体-性腺轴及肾上腺皮质轴、胸腺轴等内分泌系统的分泌功能,淫羊藿提取液能影响"阳痿"模型小鼠DNA合成,并促进蛋白质的合成,调节细胞代谢,明显增强动物体重及耐冻时间,淫羊藿醇浸出液能显著增强离体兔心冠脉流量,淫羊藿煎剂及水煎乙醇侵出液给兔、猫、大鼠静注,均呈降压作用。

3.现代应用   现代以淫羊藿浸膏片口服,治冠心病、血脂异常、高血压病、病毒性心肌炎、慢性支气管炎;以本品制成冲剂,治白细胞减少症;以淫羊藿注射液肌注,治心绞痛等,均有良好疗效。

巴戟天 Bājítiān
(《神农本草经》)

为茜草科植物巴戟天Morinda officinalis How.的根。主产于广东、广西、福建等地。全年均可采挖。去须根略晒,压扁晒干。用时润透或蒸过,除去木质心,切片或盐水炒用。

【性味归经】辛、甘、微温。归肾、肝经。

【功效】补肾助阳,祛风除湿

【应用】

1.肾阳虚阳痿,宫冷不孕,小便频数   治虚羸阳道不举,以巴戟天、牛膝浸酒服(《千金方》);也可配淫羊藿、仙茅、枸杞子,用治肾阳虚弱,命门火衰所致阳痿不育,如赞育丸(《景岳全书》);若配肉桂、吴茱萸、高良姜,可用治下元虚冷,宫冷不孕,月经不调少腹冷痛,如巴戟丸(《太平惠民和剂局方》);又常与桑螵蛸、益智仁、菟丝子等同用,治疗小便不禁(《奇效良方》)。

2.风湿,腰膝疼痛及肾虚腰膝酸软   常与肉苁蓉、杜仲、菟丝子等同用,治肾虚骨痿,腰膝酸软,如金刚丸(《张氏医通》);或配羌活、杜仲、五加皮等同用治风冷腰胯疼痛、行步不利,如巴戟丸(《太平圣惠方》)。

【按语】本品甘辛微温,入肾、肝经。为补肾阳、益精血、强筋骨、祛风湿之常品,而以补肾阳、强筋骨为主,兼可祛风湿。故主入下焦,多用于男子肾阳精血不足之阳痿不育,女子宫冷不孕、月经不调、少腹冷痛,以及肝肾不足之筋骨痿软、腰膝疼痛,或风湿久痹,累及肝肾之步履艰难,而一般风湿痹痛少用。

【用法用量】水煎服,5~15g。

【使用注意】阴虚火旺及有热者不宜服。

【参考资料】

1.文献摘要

《神农本草经》:"主大风邪气,阳痿不起,强筋骨,安五脏,补中,增志,益气。"

《本草纲目》:"治脚气,去风疾,补血海。"

《本草备要》:"补肾益精,治五劳七伤,辛温散风湿,治风湿脚气水肿。"

2.化学成分及药理作用   主要为糖类及苷黄酮氨基酸,另外尚含有小量的蒽醌类及维生素C。能显著增加小鼠体重,延长小鼠游泳时间;乙醇提取物及水煎剂有明显的促肾上腺皮质激素样作用。

3.现代应用   以其与山茱萸配伍治疗肾病综合征有效;与黄芪配伍治疗特发性水肿有显效。

仙 茅 Xiānmáo
(《海药本草》)

为石蒜科植物仙茅 Curculigo orchioides Gaertn.的根茎。产于西南及长江以南各省,四川产量甚大。春初发芽前及秋末地上部分枯萎时采挖,除去须根,晒干,防蛀。切片生用,或经米泔水浸泡切片。

【性味归经】辛,热;有毒。归肾、肝经。

【功效】温肾壮阳,祛寒除湿。

【应用】

1.肾阳不足,命门火衰之阳痿精冷,小便频数　治疗命门火衰,阳痿早泄及精寒不育,常与淫羊藿、巴戟天、金樱子等同用,如仙茅酒(《万氏家抄方》)。

2.腰膝冷痛,筋骨痿软无力　常与杜仲、独活、附子等同用。

此外,本品培补肝肾,用治肝肾亏虚,须发早白,目昏目暗,常与枸杞子、车前子、生熟地等同用,如仙茅丸(《圣济总录》)。

【按语】本品辛热燥烈,入肾、肝、脾经。既善温肾壮阳、补命门火而兴阳道、强筋骨,又善祛寒湿、温脾阳而止冷泻。故可用治阳痿精冷、冷泻腹痛及腰膝冷痹等证。但药性燥烈有毒,久服易致唇焦口燥,有伤阴之弊,用当宜慎。

【用法用量】煎服,5~15g。或酒浸服,亦入丸、散。

【使用注意】阴虚火旺者忌服。燥烈有毒,不宜久服。

【参考资料】

1.文献摘要

《海药本草》:"主风,补暖腰脚,清安五脏,强筋骨,消食。"

《开宝本草》:"主心腹冷气,不能食,腰脚风冷挛痹不能行,丈夫虚劳,老人失溺,无子,益阳道……强记,助筋骨,益肌肤,长精神,明目。"

《本草纲目》:"仙茅性热,补三焦、命门之药也。惟阳弱精寒,禀赋素怯者宜之。若体壮相火炽盛者,服之反能动火。"

2.化学成分及药理作用　仙茅主要为多种环木菠萝烷型三萜及其糖、甲基苯酚及氯代甲基苯酚等多糖类,其它尚含有含氮类化合物、醇、脂肪类化合物及黄酮醇等。仙茅可延长实验动物的平均存活时间。仙茅醇浸剂可明显提高小鼠腹腔巨噬细胞吞噬百分数和吞噬指数;仙茅水煎液可明显增加大鼠垂体前叶、卵巢和子宫重量,卵巢HCG/LH受体特异结合力明显提高;仙茅醇浸剂可明显延长小鼠睡眠时间,对抗印防己毒素所致小鼠惊厥,具镇定、抗惊厥作用。

3.现代应用　仙茅、威灵仙配伍治疗命门火衰、经络阻滞之痹证疗效较好;用八珍二仙汤治疗席汉综合征有效。

4.不良反应　每日用量超过15g,可能全身出冷汗、四肢觉你、麻木、烦躁,继而昏迷等中毒反应。

杜　仲　Dùzhòng
(《神农本草经》)

为杜仲科植物杜仲 *Eucommia ulmoides* Oliv. 的树皮。主产于四川、云南、贵州、湖北等地。4~6月采收,去粗皮堆置"发汗"至内皮呈紫褐色,晒干。生用或盐水炒用。

【性味归经】甘,温。归肝、肾经。

【功效】补肝肾,强筋骨,安胎。

【应用】

1.肾虚腰痛及各种腰痛　常与胡桃肉、补骨脂同用治肾虚腰痛或足膝痿弱,如青娥丸(《太平惠民和剂局方》);与独活、寄生、细辛等同用,治风湿腰痛冷重,如独活寄生汤(《千金方》);与川芎、桂心、丹参等同用,治疗外伤腰痛,如杜仲散(《太平圣惠方》);与当归、川芎、芍药等同用治疗妇女经期腰痛;与鹿茸、山萸肉、菟丝子等同用,治疗肾虚阳痿,精冷不固,小便频数,如十补丸(《鲍氏验方》)。

2.胎动不安或习惯堕胎 单用有效,亦可与桑寄生、续断、阿胶、菟丝子等同用。如《圣济总录》杜仲丸,单用本品为末,枣肉为丸,治胎动不安;《简便单方》以之与川断、山药同用,治习惯性堕胎。

此外,近年来单用或配入复方治高血压病有较好效果,多与夏枯草、桑寄生、菊花等同用。

【按语】本品甘温,入肝、肾经。善补肝肾而强筋骨。盖肝主筋,肾主骨,肾充则骨强,肝充则筋健;肝主冲任二脉,冲主血海,任主胞胎,肝肾不足,可致胎元不固,胎漏下血,本品又善补肝肾而调冲任,固经安胎。为治肝肾不足之腰脊疼痛、筋骨痿软,以及胎动不安,胎漏下血之良药。

【用法用量】煎服,10～15g。

【使用注意】炒用破坏其胶质有利于有效成分煎出,故比生用效果好。本品为温补之品,阴虚火旺者慎用。

【参考资料】

1.文献摘要

《神农本草经》:"主腰脊痛,补中,益精气,坚筋骨,强志,除阴下痒湿,小便余沥。久服轻身耐老。"

《别录》:"治脚中酸痛,不欲践地。"

《本草正》:"暖子宫,安胎气。"

2.化学成分及药理作用 本品含杜仲胶、杜仲苷、松脂醇二葡萄糖苷、桃叶珊瑚苷、鞣质、黄酮类化合物等。杜仲皮煎剂可显著减少小鼠活动次数。杜仲煎剂能延长戊巴比妥钠的睡眠时间,并能使实验动物反应迟钝,嗜睡等。杜仲皮能抑制DNCB所致小鼠迟发型超敏反应;能对抗氧化可的松的免疫抑制作用,具有调节细胞免疫平衡的功能,且能增强荷瘤小鼠肝糖原含量增加的作用,并能使血糖增高。生杜仲、炒杜仲和砂烫杜仲的水煎剂对家兔和狗都有明显的降压作用,但生杜仲降压作用较弱,炒杜仲和砂烫杜仲的作用几乎完全相同,其降压的绝对值相当于生杜仲的两倍。均能对抗垂体后叶素对离体子宫的作用,显著抑制大白鼠离体子宫自主收缩的抑制作用增强。

3.现代应用 用补肾安胎饮治疗习惯性流产。用杜仲叶和皮片剂治疗高血压,对高血压的主要症状均有一定程度改善。

续 断 Xùduàn
(《神农本草经》)

为川续断科植物川续断 *Dipsacus aspercides* C. Y. Cheng et T. M. Ai 的干燥根。主产于四川、湖北、湖南、贵州等地。云南、陕西等地亦产。以四川、湖北产的质量较佳。野生栽培均有。秋季采挖,除去根头及须根,用微火烘至半干堆置"发汗"后再烘干,切片用。

【性味归经】苦、辛,微温。归肝、肾经。

【功效】补益肝肾,强筋健骨,止血安胎,疗伤续折。

【应用】

1. 阳痿不举,遗精遗尿 常与鹿茸、肉苁蓉、菟丝子等壮阳起痿之品配伍,如鹿茸续断散（《鸡峰普济方》）；或与远志、蛇床子、山药等壮阳益阴,交通心肾之品同用,如远志丸（《外台秘要》）；亦可与龙骨、茯苓等同用,用治滑泄不禁之症,如锁精丸（《瑞竹堂经验方》）。

2. 腰膝酸痛,寒湿痹痛 可与萆薢、杜仲、牛膝等同用,用治肝肾不足,腰膝酸痛,如续断丹（《证治准绳》）；亦可与防风、川乌等配伍,用治肝肾不足兼寒湿痹痛,如续断丸（《太平惠民和剂局方》）。

3. 崩漏下血,胎动不安 配伍侧柏炭、当归、艾叶等止血活血,温经养血之品,用治崩中下血久不止者（《永类钤方》）；或以本品与桑寄生、阿胶等配伍,用治滑胎证,如寿胎丸（《医学衷中参西录》）。

4. 跌打损伤,筋伤骨折 用治跌打损伤,瘀血肿痛,筋伤骨折,常与桃仁、红花、穿山甲、苏木等配伍同用；或与当归、木瓜、黄芪等同用,治疗脚膝折损愈后失补,筋缩疼痛,如邱祖伸筋丹（《赛金丹》）。

此外,本品活血祛瘀止痛,常配伍清热解毒之品,用治痈肿疮疡,血瘀肿痛。如《本草汇言》以之与蒲公英配伍,治疗乳痈肿痛。

【按语】本品苦甘辛微温,入肝、肾经。既善补肝肾而强筋骨,又能行血脉、消肿止痛、疗伤续折,还能调冲任、止血安胎。且补而不滞,行而不泄故既善治肝肾不足之腰膝酸痛、筋骨痿软,风湿痹痛,以及胎动欲坠、崩漏经多；又善治跌扑损伤、骨折肿痛等。

【用法用量】煎服,9～15g,或入丸、散。外用适量研末敷。崩漏下血宜炒用。

【使用注意】风湿热痹者忌服。

【参考资料】

1. 文献摘要

《神农本草经》:"主伤寒,补不足,金疮痈伤。折跌,续筋骨,妇人乳难。"

《名医别录》:"妇人崩中漏血,金疮血内漏,止痛生肌肉,及腕伤恶血腰痛,关节缓急。"

《本草经疏》:"为治胎产、续绝伤、补不足、疗金疮、理腰肾之要药也。"

2. 化学成分及药理作用 本品含三萜皂苷类、挥发油。续断有抗维生素 E 缺乏症的作用。对疮疡有排脓、止血、镇痛、促进组织再生作用。可促进去卵巢小鼠子宫的生长发育。

3. 现代应用 川断、菟丝子等治疗先兆流产有效；固冲汤加减治疗功能性失调性子宫出血有效。

肉苁蓉 Ròucóngróng

（《神农本草经》）

为列当科植物肉苁蓉 *Cistanche deserticola* Y. C. Ma 的带鳞叶的肉质茎。主产于内蒙古、甘肃、新疆、青海等地。春季苗未出土或刚出土时采挖,除去花序。切片生用,或酒炙用。

【性味归经】甘、咸,温。归肾、大肠经。

【功效】补肾助阳,润肠通便。

【应用】

1. 肾阳亏虚,精血不足之阳痿早泄,宫冷不孕,腰膝酸痛,痿软无力 常配伍菟丝子、川断、杜仲同用,治男子五劳七伤,阳痿不起,小便余沥,如肉苁蓉丸（《医心方》）；亦可与杜仲、巴戟肉、紫河车等同用,治肾虚骨痿,不能起动,如金刚丸（《张氏医通》）。

2. 肠燥津枯便秘 常与沉香、麻子仁同用,治发汗、津液耗伤而致大便秘结,如润肠丸(《济生方》);或与当归、牛膝、泽泻等同用,治肾气虚弱,大便不通,小便清长,腰酸背冷,如济川煎《景岳全书》。

【按语】本品甘咸温质润,入肾、大肠经。为性质温和的补肾阳、益精血、润肠通便之良药,因补力和缓,故名苁蓉(从容)。主治肾阳不足,精血亏虚之阳痿、不孕、腰膝酸软、筋骨无力及肠燥便秘。

【用法用量】煎服,10~15g。

【使用注意】本品能助阳、滑肠,故阴虚火旺及大便泄泻者不宜服。肠胃实热、大便秘结亦不宜服。

【参考资料】

1. 文献摘要

《神农本草经》:"主五劳七伤,补中,除茎中寒热痛,养五脏,强阴,益精气,多子,妇人,久服轻身。"

《日华子本草》:"治男绝阳不兴,女绝阴不产,润五脏,长肌肉,暖腰膝,男子泄精,尿血,遗沥,带下阴痛。"

《本草经疏》:"白酒煮烂顿食,治老人便燥闭结。"

2. 化学成分及药理作用 肉苁蓉脂溶性成分经气质联用鉴定出6-甲基吲哚,3-甲基-3-乙基己烷。从肉苁蓉中得到水溶性的N,N-二甲基甘氨酸甲脂和甜菜碱等。肉苁蓉水提液小鼠灌胃,能显著增加脾脏和胸腺重量,增强腹腔巨噬细胞吞噬能力,提高淋巴细胞转化率和迟发性超敏反应指数。肉苁蓉对阳虚和阴虚动物的肝脾核酸含量下降和升高有调整作用。有激活肾上腺、释放皮质激素的作用,可增强下丘脑-垂体-卵巢的促黄体功能,提高垂体对LRH的反应性及卵巢对LH的反应性,而不影响自然生殖周期的内分泌平衡。肉苁蓉乙醇提取物在体外温育体系中能显著抑制大鼠脑、肝、心、肾、睾丸组织匀浆过氧化脂质的生成,并呈良好的量效关系。

3. 现代应用 治疗子宫肌瘤显效。

补骨脂 Bǔgǔzhī
(《药性论》)

为豆科植物补骨脂 *Psoralea corylifolia* L. 的成熟果实。主产于陕西、河南、山西、江西、安徽、广东、四川、云南等地。栽培或野生,以河南、四川等地较多。秋季果实成熟时采收,晒干。生用,炒或盐水炒用。

【性味归经】苦、辛,温。归肾、脾经。

【功效】补肾壮阳,固精缩尿,温脾止泻,纳气平喘。

【应用】

1. 肾虚阳痿,腰膝冷痛 常与菟丝子、胡桃肉、沉香等同用,治肾虚阳痿,如补骨脂丸(《太平惠民和剂局方》);与杜仲、胡桃肉同用,治肾虚阳衰,风冷侵袭之腰膝冷痛等,如青娥丸。

2. 肾虚遗精,遗尿,尿频 治滑精,以补骨脂、青盐等分同炒为末服(《三因方》);单用本品炒,为末服,治小儿遗尿,如破故纸散(《补要袖珍小儿方论》);与小茴香等分为丸,治肾气虚冷,小便无度,如破故纸丸(《魏氏家藏方》)。

3.脾肾阳虚五更泄泻 本品能壮肾阳、暖脾阳、收涩以止泻,与肉豆蔻、生姜、大枣为丸,如二神丸(《普济本事方》);或上方加吴茱萸、五味子,均治五更泄如四神丸(《证治准绳》)。

4.肾不纳气,虚寒喘咳 配伍胡桃肉、蜂蜜等,可治虚寒性喘咳,如治喘方(《医方论》);或配人参、木香等治疗虚喘痨嗽(《是斋医方》)。

【按语】本品辛苦温,入肾、脾经。功擅补火壮阳,兼具收涩之性,为治脾肾阳虚、下元不固之要药。治肾阳不足、下元虚冷之阳痿、腰膝冷痛,用之能补火壮阳,强腰健膝;治下元不固之滑精、遗精、遗尿、尿频,用之能固精缩尿;治脾肾阳虚之泄泻,用之能补火温脾而止泻;治虚寒咳喘,用之能温肾纳气而平咳喘。

【用法用量】煎服,5～15g。

【使用注意】本品性质温燥,能伤阴助火,故阴虚火旺及大便秘结者忌服。

【参考资料】

1.文献摘要

《药性论》:"治男子腰疼膝冷囊湿,逐诸冷顽痹,止小便利,腹中冷。"

《开宝本草》:"治五劳七伤,风虚冷,骨髓伤败,肾冷精流及妇人血气堕胎。"

《本草经疏》:"补骨脂,能暖水脏,阴中生阳,壮火益土之要药也。"

2.化学成分及药理作用 本品含香豆素类、黄酮类及单萜酚类。复方补骨脂冲剂对垂体后叶素引起的小鼠急性心肌缺血有明显的保护作用,补骨脂对由组胺引起的气管收缩有明显扩张作用,补骨脂酚有雌激素样作用,能增强阴道角化,增强子宫重量,补骨脂是通过调节神经和血液系统,促进骨髓造血,增强免疫和内分泌功能,从而发挥抗衰老作用。

3.现代应用 将复方补骨脂软膏涂于患处,治疗外阴白斑有效;补骨脂、益智仁研末分包,晨起以米汤送服,用治疗遗尿。

益智仁 Yìzhìrén

(《本草拾遗》)

为姜科植物益智 *Alpinia oxyphylla* Miq. 的成熟果实。主产于广东、广西、云南、福建等地。夏、秋季间果实由绿转红时采收,晒干。砂炒后去壳取仁,生用或盐水微炒用。用时捣碎。

【性味归经】辛,温。归肾、脾经。

【功效】暖肾固精缩尿,温脾开胃摄唾。

【应用】

1.下元虚寒遗精,遗尿,小便频数 常与乌药、山药等同用,治疗梦遗,如三仙丸(《世医得效方》);以益智仁、乌药等分为末,山药糊丸,治下焦虚寒,小便频数,如缩泉丸(《校注妇人大全良方》)。

2.脾胃虚寒,腹痛吐泻及口涎自流 常以本品暖肾温脾开胃摄唾,常配川乌、干姜、青皮等同用,治脘腹冷痛,呕吐泄利,如益智散(《太平惠民和剂局方》);若中气虚寒,食少,多涎唾,可单用本品含之,或与理中丸、六君子汤等同用。

【按语】本品辛温气香,入肾、脾经。善温脾肾而兼收涩之性,为温脾止泻摄唾,暖肾固精缩尿之常用药。尤以脾肾虚寒,口多涎唾为必用,盖脾主涎,肾主唾,脾肾虚寒得除,则唾涎自然可摄。

【用法用量】煎服,3～10g。

【使用注意】阴虚火旺或因热而患遗精、尿频、崩漏等病证者均忌服。

【参考资料】

1. 文献摘要

《本草拾遗》:"止呕哕……含之摄涎秽。"

《本草经疏》:"益智子仁,以其敛摄,故治遗精虚漏,及小便余沥,此皆肾气不固之证也。肾主纳气,虚则不能纳矣。又主五液,涎乃脾之所统,脾肾气虚,二脏失职,是肾不能纳,脾不能摄,故主气逆上浮,涎秽泛滥而上溢也,敛摄脾肾之气,则逆气归元;涎秽下行。"

2. 化学成分及药理作用 本品含二苯庚体类、类倍半萜类及挥发油类。益智仁的甲醇提取物对豚鼠左心房收缩力有明显增强作用。益智仁的水提取物对移植于小鼠腹腔中的腹水型肉瘤细胞的增长有中等强度的抑制作用。

3. 现代应用 益智仁、制川乌、炮姜、青皮,共为散剂,治疗寒盛吐泻,效佳;益智仁、乌药等份研末,山药糊丸,米粥送服,治疗遗尿尿频。

菟丝子 Tùsīzǐ
《神农本草经》

为旋花科植物菟丝子 *Cuscuta chinensis* Lam. 或大菟丝子 *C. japonica* Choisy 的成熟种子。我国大部分地区均有分布。秋季果实成熟时割取地上部分,晒干,打下种子。生用,或煮熟捣烂作饼用。

【性味归经】辛、甘,平。归肾、肝、脾经。

【功效】补肾益精,养肝明目,止泻安胎。

【应用】

1. **肾虚腰痛,阳痿遗精,尿频及宫冷不孕** 菟丝子、炒杜仲等分,合山药为丸,治腰痛(《百一选方》);与枸杞子、覆盆子、车前子同用,治阳痿遗精,如五子衍宗丸(《丹溪心法》);与桑螵蛸、肉苁蓉、鹿茸等同用,治小便过多或失禁,如菟丝子丸(《世医得效方》);与茯苓、石莲子同用,治遗精、白浊、尿有余沥,如茯苓丸(《太平惠民和剂局方》)。

2. **肝肾不足,目暗不明** 本品滋补肝肾益精养血而明目,常与熟地、车前子同用,如驻景丸(《太平惠民和剂局方》);又《千金方》明目益精长志倍力,久服长生耐老方,配远志、茯苓、人参、当归等。

3. **脾肾阳虚,便溏泄泻** 治脾虚便溏,与人参、白术、补骨脂为丸服(《方脉正宗》);与枸杞子、山药、茯苓、莲子同用,治脾肾虚泄泻,如菟丝子丸(《沈氏尊生书》)。

4. **用于肾虚胎动不安** 常以本品与续断、桑寄生、阿胶同用,治肾虚胎元不固,胎动不安、滑胎,如寿胎丸(《医学衷中参西录》)。

此外,本品亦可治肾虚消渴,如《全生指迷方》单用本品研末蜜丸服,治消渴。

【按语】本品甘温,入肝、肾、脾经。既能补肾阳,又能益阴精,不燥不滞,为平补肝、肾、脾三经之良药。且有固精、缩尿、止泻、明目、安胎等作用。既适用于肾虚之腰痛、阳痿、遗精、尿频、带下;又适用于肝肾不足之目暗不明、胎动不安、消渴。尚可用治脾肾虚弱之泄泻。

【用法用量】煎服,10～20g。

【使用注意】本品为平补之药,但偏补阳,阴虚火旺,大便燥结、小便短赤者不宜服。

【参考资料】

1.文献摘要

《神农本草经》:"主续绝伤,补不足,益气力肥健。""久服明目,轻身延年。"

《本草经疏》:"五味之中,唯辛通四气,复兼四味,《经》曰肾苦燥,急食辛以润之。菟丝子之属是也,与辛香燥热之辛,迥乎不同矣,学者不以辞害义可也。"

《本经逢原》:"菟丝子,祛风明目,肝肾气分也。其性味辛温质黏,与杜仲之壮筋暖腰膝无异。其功专于益精髓,坚筋骨,止遗泄,主茎寒精出,溺有余沥,去膝胫酸软,老人肝肾气虚,腰痛膝冷,合补骨脂、杜仲用之,诸筋膜皆属之肝也。气虚瞳子无神者,以麦门冬佐之,蜜丸服,效。凡阳强不痿,大便燥结,小水赤涩者勿用,以其性偏助阳也。"

2.化学成分及药理作用 菟丝子含槲皮素、胆甾醇、皂苷类、淀粉。菟丝子水煎剂能明显增强黑腹果蝇交配次数;菟丝子灌胃对大鼠半乳糖性白内障有治疗作用;菟丝子水煎剂连续灌胃1个月,能明显增强小鼠心肌组织匀浆乳酸脱氢酶的活性,对心肌过氧化氢酶及脑组织的乳酸脱氢酶和过氧化氢酶活性有增强趋势。

3.现代应用 用五子青春丸治疗男性不育症,效果显著;菟丝子、当归为主方,治疗不孕症有效;菟丝子全草捣碎与醋研磨外涂,治疗白癜风有效。

沙苑子 Shāyuànzǐ
《本草衍义》

为豆科植物扁茎黄芪 *Astragalus complanatus* R. Br. 的成熟种子。主产内蒙古和东北、西北地区。秋末冬初果实成熟尚未开裂时割取或连根拔出,晒干,打下种子,除去杂质。生用或盐水炒用。

【性味归经】甘,温。归肝、肾经。

【功效】补肾固精,养肝明目。

【应用】

1.**肾虚腰痛,阳痿遗精,遗尿尿频,白带过多** 常以本品补肾固精缩尿,单用有效,如《外台秘要》即单以本品治肾虚腰痛;也可与莲子、莲须、芡实等同用,治遗精遗尿带下,如金锁固精丸(《医方集解》)。

2.**目暗不明,头昏目花** 常以本品养肝肾明目,与枸杞子、菟丝子、菊花等同用。

【按语】本品甘温不燥,入肝、肾经。补肾固精之中,尤长于固涩,多用于肾虚腰痛、阳痿、遗精等;且益肾精、养肝阴而明目,治肝肾不足之眼目昏花。

【用法用量】煎服,10～20g。

【使用注意】本品为温补固涩之品,阴虚火旺及小便不利者忌服。

【参考资料】

1.文献摘要

《本草纲目》:"补肾,治腰痛泄精,虚损劳乏。""古方补肾祛风,皆用刺蒺藜。后世补肾多山沙苑蒺藜,或以熬膏和药,恐其功亦不甚相远也。"

《本草汇言》:"沙苑蒺藜,补肾涩精之药也。……能养肝明目,润泽瞳人,能补肾固精,强阳有子,不烈不燥,兼止小便遗沥,乃和平柔润之剂也。"

2.化学成分及药理作用 本品含有氨基酸、多肽、蛋白质、酚类、鞣质、甾醇和三萜类成分、生物碱、黄酮类成分。沙苑子能显著延长小鼠游泳时间,显示沙苑子有抗疲劳作用。沙苑子总黄酮有降压作用和明显降低血清胆固醇、甘油三酯及增加脑血流量的作用,并能改善血液流变学指标。

3.现代应用 沙苑蒺藜、五味子等,炼蜜为丸,治疗小儿遗尿症有效。

蛤 蚧 Géjiè
《雷公炮炙论》

为脊椎动物壁虎科动物蛤蚧 *Gekko gecko* L. 除去内脏的干燥体。主产于广西,广东、云南等省亦产。全年均可捕捉。剖开除去内脏,或去血液(不可用水洗),以竹片先从横面撑开,再用长竹一条撑着下腭延至尾末端,用微火焙干,两支合成一对。用时去头(有小毒)、足和鳞片,也有单取其尾,或炒酥研末。

【性味归经】咸,平。归肺、肾经。

【功效】补肺益肾,纳气平喘,助阳益精。

【应用】

1.肺虚咳嗽,肾虚作喘,虚劳喘咳 常与贝母、紫菀、杏仁等同用,治虚劳咳嗽,如蛤蚧丸(《太平圣惠方》);或与人参、贝母、杏仁等同用,治肺肾虚喘,如人参蛤蚧散(《卫生宝鉴》)。

2.肾虚阳痿 可单用浸酒服即效;或与益智仁、巴戟天、补骨脂等同用,如养真丹(《御院药方》)。

【按语】本品咸平,入肺、肾经。功能助肾阳,益精血,补肺气,定喘嗽。为治肺虚咳嗽、肾虚作喘之良药,尤对肾不纳气之虚喘尤为有效。亦可用治肾阳不足,精血亏虚之阳痿、消渴等症。

【用法用量】煎服,5～10g;研末每次 1～2g,每日三次;浸酒服用 1～2 对。

【使用注意】风寒或实热咳喘忌服。

【参考资料】

1.文献摘要

《海药本草》:"疗折伤,主肺痿上气,咯血咳嗽。"

《本草纲目》:"补肺气,益精血,定喘止嗽,疗肺痈,消渴,助阳道。"

《本草经疏》:"蛤蚧,其主久肺劳咳嗽、淋沥者,皆肺肾为病,劳极则肺肾虚而生热,故外邪易侵,内证兼发也。蛤蚧属阴,能补水之上源,则肺肾皆得所养,而劳热咳嗽自除。肺朝百脉,通调水道,下输膀胱;肺气清,故淋沥水道自通也。"

2.化学成分及药理作用 本品含有胆固醇、脂肪酸、磷脂酸,还含有 18 种游离氨基酸及 12 种其他元素。蛤蚧的水溶性部分能使雄性小鼠睾丸增重,表现出雄性激素样作用,可使动物阴道开放时间提前,认为具有双向性激素作用。提取物小鼠腹腔注射能明显增强脾重,能对抗强的松龙和环磷酰胺的免疫抑制作用,提取物对小鼠遭受低温、高温、缺氧等应激刺激有明显保护作用,认为有"适应原"样作用。

3.现代应用 用复方蛤蚧散治疗老年性慢性喘息性支气管炎有效;蛤蚧粉患处敷贴治疗宫颈糜烂有效;海马蛤蚧散治疗男性不育症,疗效满意。

紫河车 Zǐhéchē

（《雷公炮炙论》）

为健康产妇的胎盘。将取得的新鲜胎盘，割开血管，用清水反复洗净，蒸或置沸水中略煮后，烘干，研粉用。亦可鲜用。

【性味归经】甘、咸，温。归肺、肝、肾经。

【功效】补肾益精，养血益气。

【应用】

1.阳痿遗精，腰酸头晕耳鸣　与龟板、杜仲、牛膝等同用，可用治肾阳虚衰，精血不足之足膝无力、目昏耳鸣、男子遗精、女子不孕等，如大造丸（《诸证辨疑》）。

2.气血不足诸证　补益气血，可单用本品研粉服。或用鲜品煮烂食之，或随证与人参、黄芪、当归、熟地等同用。

3.肺肾两虚之咳喘　单用有效，亦可与补肺益肾，止咳平喘药配人参、蛤蚧、冬虫夏草、胡桃肉、五味子等同用。

【按语】本品甘咸温，入心、肺、肾经，为血肉有情之品。既能温肾补精，又能益气养血。凡气血不足、肾精亏损之证，皆可应用。但药力和缓，温而不燥，需久服方能凑效。

【用法用量】研末装胶囊服，1.5～3g，也可入丸、散。如用鲜胎盘，每次半个至一个，水煮服食。

【使用注意】阴虚火旺不宜单独应用。

【参考资料】

1.文献摘要

《海药本草》："疗折伤，主肺痿上气，咯血咳嗽。"

《本草纲目》："补肺气，益精血，定喘止嗽，疗肺痈，消渴，助阳道。"

《本草经疏》："蛤蚧，其主久肺劳咳嗽、淋沥者，皆肺肾为病，劳极则肺肾虚而生热，故外邪易侵，内证兼发也。蛤蚧属阴，能补水之上源，则肺肾皆得所养，而劳热咳嗽自除。肺朝百脉，通调水道，下输膀胱；肺气清，故淋沥水道自通也。"

2.化学成分及药理作用　胎盘球蛋白质制品中含有多种抗体，在临床上长期采用以被动免疫。人胎盘中还含有干扰素，有抑制多种病毒对人细胞的作用，以及含有能抑制流感病毒的巨球蛋白，称 β-抑制因子。人胎盘中含有的激素有：促性腺激素 A 和 B，催乳素，促甲状腺激素，催产素样物质，多种甾体激素等。人胎盘中含有多种有应用价值的酶，如溶菌酶、激肽酶等。胎盘含绒毛膜促性腺激素，有促进乳腺和女性生殖器官发育的功能，尚含多种酶系统，参与甾体激素如雌激素及黄体酮的代谢，影响月经周期，胎盘球蛋白由胎儿胎盘及产后血液中提取而得，主要成分是丙种球蛋白，含有抗某些传染病的抗体，因此是一种免疫制剂，胎盘中含有多种酶系统，增强机体抵抗力，具免疫及抗过敏作用。

3.现代应用　应用缩尿止遗散治疗少儿遗尿症有效；河车大造丸加减方可治疗咳喘；用仙灵脾、紫河车为主治疗更年期综合征结果满意；单用紫河车治疗顽固性胃及十二指肠球部溃疡有显效。

【附药】脐带　即胎儿脐带。系将新鲜脐带洗净，用金银花、甘草及黄酒同煮，烘干入药。性味甘、咸，温。归肾经。功能补肾，纳气，敛汗。常与人参、熟地黄等同用，治疗肾虚喘咳、盗汗等症。可单用炖服,或研末冲服。煎服用量1~2条,研末用量1.5~3g。

核桃仁 Hétáorén

(《开宝本草》)

为胡桃科植物胡桃 *Juglans regia* L. 果实的核仁。我国各地广泛栽培,华北、西北、东北地区尤多。9~10月果熟时采收,除去肉质果皮,晒干敲破,取出种仁。生用或炒用。

【性味归经】甘,温。归肾、肺、大肠经。

【功效】补肾温肺,润肠通便。

【应用】

1.**肾阳虚衰,腰痛脚弱,小便频数**　常与杜仲、补骨脂、大蒜等同用,治肾亏腰酸,头晕耳鸣,尿有余沥,如青娥丸(《太平惠民和剂局方》);或与杜仲、补骨脂、草薢等同用,治肾虚腰膝酸痛,两足痿弱,如胡桃汤(《御院药方》)。

2.**肺肾不足之虚寒喘咳及肺虚久咳,气喘**　常与人参、生姜同用,治疗肺肾不足,肾不纳气所致的虚喘证,如人参胡桃汤(《济生方》);《本草纲目》治久嗽不止,以人参、胡桃、杏仁同用为丸服。

3.**肠燥便秘**　可单独服用,亦可与火麻仁、肉苁蓉、当归等同用,如大便不通方(《医方择要》)。

【按语】本品甘温质润,入肾、肺、大肠经。既能温补肺肾、润肺敛肺而纳气平喘,为肺肾两虚之虚寒咳喘所常用;又能温补肾阳而强腰膝。

【用法用量】研末装胶囊服,1.5~3g,也可入丸、散。如用鲜胎盘,每次半个至一个,水煮服食。

【使用注意】阴虚火旺不宜单独应用。

【参考资料】

1.文献摘要

《海药本草》:"疗折伤,主肺痿上气,咯血咳嗽。"

《本草纲目》:"补肺气,益精血,定喘止嗽,疗肺痈,消渴,助阳道。"

《本草经疏》:"蛤蚧,其主久肺劳咳嗽、淋沥者,皆肺肾为病,劳极则肺肾虚而生热,故外邪易侵,内证兼发也。蛤蚧属阴,能补水之上源,则肺肾皆得所养,而劳热咳嗽自除。肺朝百脉,通调水道,下输膀胱;肺气清,故淋沥水道自通也。"

2.化学成分及药理作用　胎盘球蛋白质制品中含有多种抗体,在临床上长期采用以被动免疫。人胎盘中还含有干扰素,有抑制多种病毒对人细胞的作用,以及含有能抑制流感病毒的巨球蛋白,称β-抑制因子。人胎盘中含有的激素有:促性腺激素 A 和 B,催乳素,促甲状腺激素,催产素样物质,多种甾体激素等。人胎盘中含有多种有应用价值的酶,如溶菌酶、激肽酶等。胎盘含绒毛膜促性腺激素,有促进乳腺和女性生殖器官发育的功能,尚含多种酶系统,参与甾体激素如雌激素及黄体酮的代谢,影响月经周期,胎盘球蛋白由胎儿胎盘及产后血液中提取而得,主要成分是丙种球蛋白,含有抗某些传染病的抗体,因此是一种免疫制剂,胎盘中含有多种酶系统,增强机体抵抗力,具免疫及抗过敏作用。

3.现代应用　应用缩尿止遗散治疗少儿遗尿症有效;河车大造丸加减方可治疗咳喘;用仙灵脾、紫河车为主治疗更年期综合症结果满意;单用紫河车治疗顽固性胃及十二指肠球部溃疡有显效。

冬虫夏草 Dōngchóngxiàcǎo

《本草从新》

为麦角菌科植物冬虫夏草菌 *Cordyeps sinensis* (Berk.) Sacc 的子座及其寄生蝙蝠蛾科昆虫绿蝙蝠蛾幼虫的尸体的复合体。主产于四川、青海,云南等地。夏至前后,在积雪尚未溶化时入山采集,挖出后,在虫体潮湿未干时,除去外层泥土及膜皮,晒干;或黄酒喷使之软,整理平直,微火烘干。生用。

【性味归经】甘,温。归肾、肺经。

【功效】补肾益肺,止血化痰。

【应用】

1. 阳痿遗精,腰膝酸痛　治肾阳不足,精血亏虚之阳痿遗精、腰膝酸痛可单用浸酒服,或与淫羊藿、杜仲、巴朝天等补阳药配成复方用。

2. 久咳虚喘,劳嗽痰血　可单用,或与沙参、川贝母、阿胶、生地、麦冬等同用。若肺肾两虚,摄纳无权,气虚作喘者,可与人参、黄芪、胡桃肉等同用。

此外,还可用于病后体虚不复或自汗畏寒,可以本品与鸡、鸭、猪肉等炖服,有补肾固本,补肺益卫之功。

【按语】本品甘平,入肾、肺经。功善补肾阳,益精血,补肺气,益肺气,益肺阴,兼能止血化痰,为平补肺肾之品。既可治肾虚精亏之腰痛、阳痿等;又善治肺肾两虚之虚喘或劳嗽痰血;且可用于病后体虚、自汗畏寒等,为补虚扶弱的平和食疗佳品。

【用法用量】煎服,5～15g。也可入丸、散。

【使用注意】有表邪者不宜用。

【参考资料】

1. 文献摘要

《本草从新》:"甘平保肺益肾,止血化痰,已劳嗽。"

《药性考》:"味甘性温,秘精益气,专补命门。"

2. 化学成分及药理作用　本品含蛋白质氨基酸的游离氨基酸,其中多为人体必需氨基酸,还含有糖、维生素及钙、钾、铬、镍、锰、铁、铜、锌等元素。对中枢神经系统有镇静、抗惊厥、降温等作用,对体液免疫功能有增强作用,虫草的水或醇提取物可明显抑制小白鼠肉瘤等肿瘤的成长,虫草菌发酵液可对抗家兔心肌缺血的 ST－T 改变,虫草菌对大鼠应激性心梗也有一定的保护作用,虫草水提液对大鼠急性肾衰有明显的保护作用。

3. 现代应用　以冬虫夏草煎汤连渣服用,治疗慢性肾衰患者,结果部分患者肾功能改善,尿素氮下降,血红蛋白升高;用益肾降脂片(冬虫夏草、黄芪等)治疗慢性肾衰合并血脂异常有效;用人参、蛤蚧、冬虫夏草等比例配方治疗老年慢性支气管炎并发阻塞性肺气肿有效;人工虫草粉、金水宝胶囊可提高癌症患者的细胞免疫功能,改善临床症状。冬虫夏草配伍沙参、太子参等对肺结核有辅助治疗作用。

锁阳 Suǒyáng

《本草衍义补遗》

为锁阳科植物锁阳 *Cynomorium songaricum* Rupr. 的肉质茎。主产于内蒙古、甘肃、青海、新疆等省。春季采收。除去花序,置沙土中半埋半露,连晒带烫,使之干燥,防霉。切片生用。

【性味归经】 甘,温。归肝、肾、大肠经。

【功效】 补肾助阳,润肠通便。

【应用】

1.肾阳亏虚,精血不足之阳痿,不孕,下肢痿软,筋骨无力等 常与肉苁蓉、鹿茸、菟丝子等同用,如《丹溪心法》虎潜丸;用于肾虚骨瘦,筋骨缀弱,行步艰难,与熟地、牛膝等同用。

2.血虚津亏肠燥便秘 可单用熬膏服,或与肉苁蓉、火麻仁、生地等同用。如《本草切要》治阳弱精虚,阴衰血竭,大肠燥涸,便秘不通,即单用本品煎浓汁加蜜收膏服。

【按语】 本品甘温质润,入肝、肾、大肠经。既能补肾阳、益精血、强筋骨,治肾阳虚衰之阳痿、不孕及肝肾不足之腰膝酸软、筋骨无力;又能润肠通便,治精血津液亏耗的肠燥便秘。

【用法用量】 煎服,10～15g。

【使用注意】 阴虚阳亢、脾虚泄泻、实热便秘均忌服。

【参考资料】

1.文献摘要

《本草衍义补遗》:"大补阴气,益精血,利大便。虚人大便燥结者。啖之可代从蓉,煮粥弥佳;不燥结者勿用。"

《本草从新》:"益精兴阳,润燥养筋,治痿弱。滑大肠。泄泻及阳易举而精不固者忌之。"

2.化学成分及药理作用 本品含黄酮类有花色苷等;萜类有熊果酸、乙酰熊果酸等;醇类有 β-谷甾醇、菜油甾醇等;有机类有棕榈酸、油酸、亚麻酸等。灌胃锁阳醇提物,可使吞噬功能低下小鼠的巨噬细胞吞噬鸡红细胞能力有所恢复。静脉点滴锁阳醇提物可使幼年大鼠血浆睾酮含量显著提高,提示锁阳有促进动物性成熟作用。锁阳水浸液对实验动物有降低血压、促进唾液分泌作用,能使细胞内 DNA 和 RNA 合成率增加。

3.现代应用 与巴戟天等配伍治疗性功障碍显效。

韭菜子 Jiǔcàizǐ
(《名医别录》)

为百合科植物韭菜 *Allium tuberosum* Rottl. 的干燥成熟种子。全国各地均产,以河北、山西、吉林等地产量较大。野生与栽培均有。秋季采集成熟果序,晒干,搓出种子,生用或盐水炙用。

【性味归经】 辛、甘,温。归肾、肝经。

【功效】 温补肝肾,壮阳固精。

【应用】

1.阳痿遗精,白带白淫 治肾阳虚衰,下元虚冷之阳痿不举,遗精遗尿,单用本品(《本草纲目》);或与麦冬、车前子、菟丝子等配伍应用,如尿精梦泄露方(《外台秘要》);亦可与补骨脂、龙骨、益智仁等温补肝肾、涩精止遗之品同用(《魏氏家藏方》)。用治肾阳不足,带脉失约,白带白淫,可单用本品,如《千金方》以本品醋煮,焙干,研末,炼蜜为丸,空心温酒送服。

2.肝肾不足,腰膝痿软 可以单用,也可以配伍仙茅、巴戟天、枸杞子等壮阳益精药同用。

【按语】 本品辛甘温,入肝、肾经。既能温肾壮阳而固精缩尿止带,治肾虚阳痿、遗精、遗尿、带下等证；又能补肝肾而暖腰膝，治肝肾不足之腰膝酸软冷痛。

【用法用量】煎服，3～9g；或入丸、散服。

【使用注意】阴虚火旺者忌服。

【参考资料】

1. 文献摘要

《本草经集注》："主梦泄精、溺白。"

《滇南本草》："补肝肾，暖腰膝，兴阳道，治阳痿。"

《本草纲目》："补肝及命门。治小便频数、遗尿，女人白淫白带。"

2. 化学成分及药理作用　韭菜子含生物碱及皂苷。韭菜子中含皂苷，口服大量可引起红细胞溶解，且皂苷能刺激胃黏膜反射引起呼吸道黏膜纤毛运动，显示祛痰作用，本品所含大蒜氨酸受大蒜脂的作用转化成大蒜素后有强大抗菌作用。

3. 现代应用　韭菜子小火炒黄，研末，治疗肿瘤病人伴发呃逆有效。与牛鞭、韭菜等配伍。治疗遗精阳痿患者有效。

海狗肾 Hǎigǒushèn

（《药性论》）

为海狗科动海狗 *Callorhinus ursins* Lin-naeus 或海豹科动物海豹 *Phoce vitulina* Linnaeus 的雄性外生殖器。又名腽肭脐。主产于我国渤海及黄海沿岸，如辽宁的锦西、兴城、大连等地。均为野生。

【性味归经】咸，热。归肾经。

【功效】暖肾壮阳，益精补髓。

【应用】

1. 阳痿精冷，精少不育　用治肾阳亏虚，腰膝痿弱，阳痿不举，精寒不育，尿频便溏，腹中冷痛等症，常与人参、鹿茸、附子等药同用，以增强壮阳散寒，暖肾益精之效，如腽肭脐丸（《济生方》）。或用本品配伍鹿茸、紫河车、人参同用，治疗精少不育之症。

2. 肾阳衰微，心腹冷痛　本品配伍吴茱萸、甘松、高良姜等温里散寒，温肾助阳之品同用，共收补阳散寒之功，如腽肭脐散（《圣济总录》）。

【按语】本品咸热，入肾经，为血肉有情之品，功擅温肾壮阳、益精补髓，为治肾阳衰惫所致阳痿精冷、精少不育之药食两用佳品。

【用法用量】研末服，每次 1～3g，每日 2～3 次；入丸、散或泡酒服。

【使用注意】阴虚火旺及骨蒸劳嗽等忌用。

【参考资料】

1. 文献摘要

《药性论》："治积冷，劳气羸瘦，肾精衰损。"

《海药本草》："主五劳七伤，阴痿少力，肾气衰弱，虚损，背膊劳闷，面黑精冷。"

《日华子本草》："益肾气，暖腰膝，助肾阳。"

2. 化学成分及药理作用　本品含有雄性激素、蛋白质及脂肪等。有雄性激素样作用。

3. 现代应用　用海狗鞭丸治疗阳痿、遗精、早泄及性欲减退有效。

【附药】黄狗肾　为哺乳动物犬科黄狗 *Canis familiaris* L. 的阴茎和睾丸。又名狗鞭。

味咸性温,归肾经。功能壮阳益精,温而不燥,补而不峻,用治肾阳不足,阴精亏虚所致阳痿宫冷,健忘耳鸣,神思恍惚,腰酸足软等症,每与鹿茸、肉苁蓉、淫羊藿等药同用,亦多单用泡酒或炖服,为壮阳补肾常用之品。本品入药研粉冲服或入丸、散剂服务,用量1～3g。鲜品可加调料煮熟服食。因本品温热助阳,故阴虚火旺者不宜单用本品。

海 马 Hǎimǎ

《本草拾遗》

为海龙科动物线纹海马 *Hippocampus kelloggi* Jordan et Snyder、刺海马 *H. histrix* Kaup、大海马 *H. kuda* Bleeker 三斑海马 *H. trimaculatus* Leach 或小海马（海蛆）*H. japomicus* Kaup 的干燥体。主产于广东沿海的阳江、潮汕一带,山东烟台、青岛等地。其次辽宁、福建等沿海地区亦产。野生与养殖均有。夏秋季捕捞,洗净,晒干,或除去内脏晒干。捣碎或研粉用。

【性味归经】甘,温。归肝、肾经。

【功效】补肾壮阳,调气活血。

【应用】

1. 阳痿,遗精遗尿　治肾阳亏虚,阳痿不举,肾关不固,遗精遗尿等症,常与鹿茸、人参、熟地黄等配伍应用,如海马保肾丸（《北京市中药成方选集》）；若治疗夜尿频繁,可与鱼鳔、枸杞子、红枣等同用,如海马汤（《中药临床应用》）。

2. 肾虚作喘　治肾阳不足,摄纳无权之虚喘,常与蛤蚧、胡桃肉、人参、熟地黄等配伍,以增强药力。

3. 癥瘕积聚,跌打损伤　治气滞血瘀,聚而成形之癥瘕积聚,每与木香、大黄、巴豆等同用,如木香汤（《圣济总录》）；用治气血不畅,跌打瘀肿,可与血竭、当归、川芎、乳香、没药等配伍。

4. 疗疮肿毒　治气血凝滞,荣卫不和,经络阻塞,肌肉腐溃之疮疡肿毒,恶疮发背,可与穿山甲、水银、朱砂等配伍,如海马拔毒散（《急救仙方》）。

【按语】本品甘咸温,入肝、肾经。既善补肾壮阳,为治肾虚阳痿之佳品；又擅活血散结、消肿止痛,为治癥瘕积聚及跌扑损伤等证之常药。

【用法用量】煎服,3～9g。外用适量,研末敷患处。

【使用注意】孕妇及阴虚火旺者忌服。

【参考资料】

1. 文献摘要

《本草纲目》:"暖水道,壮阳道,消瘕块,治疗疮肿毒。""入肾经命门,专善兴阳,功不亚于海狗。更善堕胎,故能催生也。"

《本草品汇精要》:"调气和血。"

《本经逢原》:"阳虚多用之,可代蛤蚧。"

2. 化学成分及药理作用　海马含有大量的镁和钙,其次为锌、铁、锶、锰,以及少量的钴、镍和镉。海马的乙醇提取物,可延长正常雌小鼠的动情期,并使子宫及卵巢（正常小鼠）重量增加。海马能延长小鼠缺氧下的存活时间,延长小鼠的游泳时间,显示了较好的抗应激能力。

3. 现代应用　海马、人参等配伍组成无价丹口服治疗阳痿有效；海马蛤蚧散治疗男性不育效显。

阳起石 Yángqǐshí

《《神农本草经》》

为硅酸盐类矿物阳起石 *Actinolite* 或阳起石石棉 *A. asbestus* 的矿石。主产于河北、河南、山东、湖北、山西等地。全年均可采挖。去净泥土、杂质。黄酒淬过,碾细末用。

【性味归经】咸,温。归肾经。

【功效】温肾壮阳。

【应用】**阳痿不举,宫冷不孕**　单用本品煅后研末,空心盐汤送服,用治阳痿阴汗(《普济方》);用本品煅后,与钟乳石等分为细末,加酒煮附子末,面糊为丸,空腹米汤送下,治下元虚冷,精滑不禁,便溏足冷(《杂病源流犀烛》);或与鹿茸、菟丝子、肉苁蓉等配伍,用治精清精冷无子,如阳起石丸(《妇科玉尺》);若与吴茱萸、干姜、熟地黄等配伍,用治子宫虚寒不孕,如阳起石丸(《太平惠民和剂局方》)。

【按语】本品咸温入肾,有温肾壮阳,除下元积冷之效。可用治肾阳虚之阳痿、宫冷及腰膝冷痹。但不宜久服。

【用法用量】煎服,3～6g,或入丸、散服。

【使用注意】阴虚火旺者忌用。不宜久服。

【参考资料】

1. 文献摘要

《神农本草经》:"主崩中漏下,破子脏中血,微瘕结气,寒热,腹痛无子,阴痿不起,补不足。"

《名医别录》:"疗男子茎头寒,阴下湿痒,去臭汗,消水肿。久服不饥,令人有子。"

《药性论》:"补肾气精乏,腰痛膝冷,温痹,能暖女子子宫久冷,冷微寒瘕,止月水不定。"

2. 化学成分及药理作用　本品成分是 $Ca_2(Mg、Fe)[Si_4O_{11}][OH]_2$。

3. 现代应用　用阳起石、淫羊藿、熟地黄等配伍治疗阳痿有效。

紫石英 Zǐshíyīng

《《神农本草经》》

为卤化物类矿石紫石英 *Fluoritea* 的矿石。主产于浙江、辽宁、河北、甘肃等省。全年均可采挖,挑选紫色者入药。捣成小块,生用或煅用。

【性味归经】甘,温。归心、肺、肾经。

【功效】温肾助阳,镇心安神,温肺平喘。

【应用】

1. **肾阳亏虚,宫冷不孕,崩漏带下**　多以本品与当归、熟地、川芎、香附、白术等配伍(《青囊秘方》)。

2. **心悸怔忡,虚烦不眠**　治心悸怔忡,虚烦失眠,常与酸枣仁、柏子仁、当归等养血补心之品同用(《郑子来家秘方》);用治心经痰热,惊痫抽搐,常与龙骨、寒水石、大黄等重镇清热之品同用,如风引汤(《金匮要略》)。

3. **肺寒气逆,痰多咳喘**　可单用火煅,花椒泡汤,用治肺寒气逆,痰多喘咳症(《青囊秘方》);或与五味子、款冬花、桑白皮、人参等配伍,用治肺气不足,短气喘乏,口出如含冰雪,语言不出者,如钟乳补肺汤(《御药院方》)。

【按语】本品甘温，入心、肺、肾经，能温肾助阳，治疗多种肾阳虚证。质重能镇，镇心安神，下气平喘，治疗心神不宁，咳喘痰多。

【用法用量】煎服，9～15g。打碎先煎。

【使用注意】阴虚火旺而不能摄精之不孕证及肺热气喘者忌用。

【参考资料】

1. 文献摘要

《神农本草经》："主心腹咳逆邪气，补不足，女子风寒在子宫，绝孕下年无子。久服温中，轻身延年。"

《名医别录》："疗上气心腹痛，寒热邪气结气，补心气不足，定惊悸，安魂魄，填下焦，止消渴，除胃中久寒，散痈肿，令人悦泽。"

《药性论》："虚而惊悸不安者，加而用之。"

《本草纲目》："上能镇心，重以去怯也；下能益肝，湿以去枯也。"

2. 化学成分及药理作用　本品主含氟化钙（CaF_2），纯品含钙51.2%，氟48.8%及氧化铁等。紫石英有兴奋中枢神经，促进卵巢分泌的作用。

3. 现代应用　紫石英与紫河车、淫羊藿等配伍，治疗不孕症；紫石英与附子、肉桂等配伍，治疗原发性痛经；紫石英与柴胡、白芍等配伍，治疗闭经溢乳综合征；紫石英与当归、菟丝子等配伍，治疗月经过少；紫石英与锁阳、覆盆子、菟丝子、山萸肉、地龙、三七、泽泻、泽兰等配伍，治疗多囊卵巢综合征，均取得了良好疗效。

第三节　补血药

补血药性甘温或甘平，质地滋润，主入心肝血分，均具有补血的功效。主要适用于各种血虚证。血虚证常见面色苍白或萎黄，唇甲色淡，眩晕耳鸣，心悸怔忡，失眠健忘；月经延后，量少色淡，甚或经闭不行。补血药性多滋腻，有碍脾胃，故对湿阻中焦，脘腹胀满，食少便溏者不宜应用。必要时可与健脾胃、助消化的药物配伍应用，以助运化。

当　归 Dāngguī
《神农本草经》

为伞形科植物当归 *Angelica sinensis* (Oliv.) Diels 的干燥根。主产于甘肃、陕西、四川、云南等地，以甘肃岷县产量最多，质量优，称之为"岷当归"，为道地药材。秋末采挖，烘干。切片生用或酒炙、土炒或炒炭用。

【性味归经】甘、辛，温。归肝、心、脾经。

【功效】补血活血，调经止痛，润肠通便。

【应用】

1. **血虚诸证**　气血两虚，常配黄芪、人参补气生血，如当归补血汤、人参养荣汤；若血虚萎黄、心悸失眠，常与熟地黄、白芍、川芎配伍，如四物汤。

2. **血虚血瘀之月经不调，经闭，痛经等**　常与补血调经药同用，如《太平惠民和剂局方》四物汤，既为补血之要剂，亦为妇科调经的基础方；若兼气虚者，可配人参、黄芪；若兼气滞者，可配香附、延胡索；若兼血热者，可配黄芩、黄连，或牡丹皮、地骨皮；若血瘀经闭不通者，可配桃仁、红花;若血虚寒滞者,可配阿胶、艾叶等。

3.虚寒性腹痛,跌打损伤,痈疽疮疡,风寒痹痛等 本品补血活血、散寒止痛,配桂枝、芍药、生姜等同用,治疗血虚血瘀寒凝之腹痛,如当归生姜羊肉汤、当归建中汤;本品活血止痛,与乳香、没药、桃仁、红花等同用,治疗跌打损伤瘀血作痛,如复元活血汤、活络效灵丹;与银花、赤芍、天花粉等解毒消痈药同用,以活血消肿止痛,治疗疮疡初起肿胀疼痛,如仙方活命饮;与黄芪、人参、肉桂等同用,治疗痈疽溃后不敛,如十全大补汤;亦可与金银花、玄参、甘草同用,治疗脱疽溃烂,阴血伤败,如四妙勇安汤;若风寒痹痛、肢体麻木,可活血、散寒、止痛,常与羌活、防风、黄芪等同用,如蠲痹汤。

4.血虚肠燥便秘 常以本品与肉苁蓉、牛膝、升麻等同用,如济川煎。

【按语】本品甘辛温质润,入肝、心、脾经。具有良好的补血、活血、止痛作用。其味甘而重,故专能补血,其气轻而辛,故又能行血,补中有动,行中有补,诚血中之气药,亦血中圣药也,适用于血虚诸证。并善调经,又擅止痛,尚能散寒,故为治血虚或血滞的月经不调、经闭、痛经等证要药,而虚寒腹痛、风湿痹痛、跌打损伤、痈疽疮疡等证,亦因其活血、止痛、温散寒滞之功而可获良效。此外,既补血,又质地油润,故又常治血虚肠燥便秘。

【常用配伍】

1.当归配伍白芍 当归补血活血而止痛;白芍补血敛阴而柔肝止痛。二者相须为用,有敛阴补血、活血柔肝止痛之功效,用于治疗血虚诸症及肝血虚、血脉不和所致之胸胁隐痛、腹中挛急作痛、痛经及头晕耳鸣等。

2.当归配伍川芎 当归甘辛苦温,质润而腻,养血调经、活血止痛,功擅养血;川芎辛温而燥,活血行气,祛风止痛,长于行气。二者合用,川芎得当归,祛瘀而不耗伤气血;当归得川芎,养血而不壅滞。共奏养血调经、活血行气、散瘀止痛之功效,用于治疗头痛、痛经、闭经、月经不调以及妇人胎前产后诸证因血虚血瘀所致者。

【用法用量】煎服,5～15g。

【使用注意】湿盛中满、大便泄泻者忌服。

【参考资料】

1.文献摘要

《神农本草经》:"主咳逆上气,温疟寒热洗洗在皮肤中。妇人漏下绝子,诸恶疮疡,金疮。"

《日华子本草》:"主治一切风,一切血,补一切劳,破恶血,养新血及主癥癖。"

《医学启源》:"当归,气温味甘,能和血补血,尾破血,身和血。"

《本草纲目》:"治头痛,心腹诸痛,润肠胃、筋骨、皮肤,治痈疽,排脓止痛,和血补血。"

《本草备要》:"润燥滑肠。"

2.化学成分及药理作用 本品中含 β-蒎烯、α-蒎烯、莰烯等中性油成分。含对甲基苯甲醇、5-甲氧基-2,3-二甲苯酚等酸性油成分、有机酸、糖类、维生素、氨基酸等。当归挥发油能对抗肾上腺素-脑垂体后液素或组织胺对子宫的兴奋作用。当归水或醇溶性非挥发性物质对离体子宫有兴奋作用,使子宫收缩加强,大量或多次给药时,甚至可出现强直性收缩,醇溶性物质作用比水溶性物质作用强。离体蟾蜍心脏灌流实验,本品煎剂含挥发油可使收缩幅度及收缩频率皆明显抑制。当归浸膏有显著扩张离体豚鼠冠脉作用,增加冠脉血流量。麻醉犬静注本品心率无明显改变,冠脉阻力和总外周阻力下降,冠脉血流量显著增加,心肌氧耗量显著下降,心排出量和心搏指数有增加趋势。当归中性油对实验性心肌缺血亦有明显保护作用。当归及其阿魏酸钠有明显的抗血栓作用。当归水浸液给小鼠口服能显著促进血红蛋白及红细胞的生成。

3.现代应用 以25%当归静脉注射液静脉滴注治疗缺血性中风。当归液于敏感点或神经结注入;或加大剂量,静推或静滴治疗血栓闭塞性脉管炎,对患肢有止痛,促进血液循环,提高皮肤温度,阻止坏死发生、发展,促进创面愈合等作用。复方当归注射液于两侧曲池及足三里穴交替注射,使血压有不同程度的下降,并能改善头晕、耳鸣、眼花、失眠等症状。

熟地黄 Shúdìhuáng
《本草图经》

为玄参科植物地黄 *Rehmannia glutinosa* Libosch. 的块根经加工炮制而成。通常以酒、砂仁、陈皮为辅料经反复蒸晒,至内外色黑油润,质地柔软粘腻。切片用,或炒炭用。

【性味归经】甘,微温。归肝、肾经。

【功效】补血滋阴,益精填髓。

【应用】

1.血虚诸证 常与当归、白芍、川芎同用,治疗血虚萎黄,眩晕,心悸,失眠及月经不调、崩中漏下等,如四物汤;若心血虚心悸怔忡,可与远志、酸枣仁等安神药同用;若崩漏下血而致血虚血寒、少腹冷痛者,可与阿胶、艾叶等补血止血、温经散寒药同用,如胶艾汤。

2.肝肾阴虚诸证 常与山药、山茱萸等同用,治疗肝肾阴虚,腰膝酸软、遗精、盗汗、耳鸣、耳聋及消渴等,可补肝肾,益精髓,如六味地黄丸;亦可与知母、黄柏、龟甲等同用治疗阴虚骨蒸潮热,如大补阴丸。本品益精血、乌须发,常与何首乌、牛膝、菟丝子等配伍,治精血亏虚须发早白,如七宝美髯丹;本品补精益髓、强筋壮骨,也可配龟甲、锁阳、狗脊等,治疗肝肾不足,五迟五软,如虎潜丸。

此外,熟地黄炭能止血,可用于崩漏等血虚出血证。

【按语】本品味甘厚,性微温,质地柔润,入肝、肾经。功擅补血滋阴,益精填髓,为滋补肝肾阴血之要药。故凡血虚、肾阴虚以及肝肾精血亏虚所致的各种证候,用之皆宜。

【常用配伍】

1.熟地配龟板 熟地滋阴养血;龟板滋阴潜阳。二者合用,可增强其育阴潜阳之功效,用于治疗阴虚阳亢之头晕、耳鸣、少寐、健忘、潮热盗汗等症。

2.熟地配何首乌 熟地养血滋阴;何首乌补益精血、乌须发。二者伍用,有益精血、乌须发之作用,用于治疗精血不足之须发早白等症。

【用法用量】煎服,9~15g。

【使用注意】本品性质黏腻,较生地黄更甚,有碍消化,凡气滞痰多、脘腹胀痛、食少便溏者忌服。重用久服宜与陈皮、砂仁等同用,防止粘腻碍胃。

【参考资料】

1.文献摘要

《医学启源》:"熟地黄……补血虚不足,虚损血衰之人须用,善黑须发。"

《本草纲目》:"填骨髓,长肌肉,生精血,补五脏内伤不足,通血脉,利耳目,黑须发,男子五劳七伤,女子伤中胞漏,经候不调,胎产百病。"

《药品化义》:"熟地,藉酒蒸熟,味苦化甘,性凉变温,专入肝脏补血。因肝苦急,用甘缓之,兼主温胆,能益心血,更补肾水。凡内伤不足,苦志劳神,忧患伤血,纵欲耗精,调经胎产,皆宜用此。安五脏,和血脉,润肌肤,养心神,宁魂魄,滋补真阴,封填骨髓,为圣药也。"

2. 化学成分及药理作用　本品含梓醇、地黄素、甘露醇、维生素 A 类物质、糖类及氨基酸等。地黄能对抗连续服用地塞米松后血浆皮质酮浓度的下降,并能防止肾上腺皮质萎缩。地黄煎剂灌胃能显著降低大白鼠肾上腺维生素 C 的含量。可见地黄具有对抗地塞米松对垂体-肾上腺皮质系统的抑制作用,并能促进肾上腺皮质激素的合成。六味地黄汤对大鼠实验性肾性高血压有明显的降压作用、并能改善实验大鼠肾功能、降低病死亡率。六味地黄汤明显对抗 N-亚硝基氨酸乙脂诱发小鼠前胃鳞状上皮细胞癌的作用。

3. 现代应用　熟地黄煎剂治疗高血压,使血压、血清胆固醇和甘油三酯均有下降,且脑血流图和心电图也有所改善。用复方五子地黄口服液治疗男性不育症总有效率为 84%。

白 芍 Báisháo
(《神农本草经》)

为毛茛科植物芍药 *Raeonia lactiflora* pall. 的根。主产于浙江、安徽、四川等地。夏秋季采挖,去净泥土和支根,去皮,沸水浸或略煮至受热均匀,晒干。用时润透切片。一般生用或酒炒或清炒用。

【性味归经】苦、酸,微寒。归肝、脾经。

【功效】养血调经,平抑肝阳,柔肝止痛,敛阴止汗。

【应用】

1. **肝血亏虚及血虚月经不调**　常与熟地、当归等同用,用治肝血亏虚,面色苍白,眩晕心悸,或月经不调,崩中漏下,如四物汤。若血虚有热,月经不调,可配伍黄芩、黄柏、续断等药,如保阴煎;若崩漏,可与阿胶、艾叶等同用。

2. **肝脾不和之胸胁脘腹疼痛或四肢挛急疼痛**　常配柴胡、当归等,治疗血虚肝郁,胁肋疼痛,如逍遥散;也可以本品调肝理脾,柔肝止痛,与白术、防风、陈皮同用;治疗脾虚肝旺,腹痛泄泻,如痛泻要方;若与木香、黄连同用,可治疗痢疾腹痛,如芍药汤;若阴血虚筋脉失养而致手足挛急作痛,常配甘草缓急止痛,即芍药甘草汤。

3. **肝阳上亢之头痛眩晕**　以本品养血敛阴、平抑肝阳,常配牛膝、代赭石、龙骨、牡蛎等,如镇肝息风汤、建瓴汤。

此外,本品敛阴,有止汗之功。若外感风寒,营卫不和之汗出恶风,可敛阴和营,与温经通阳的桂枝等用,以调和营卫,如桂枝汤;至于阴虚盗汗,则须与龙骨、牡蛎、浮小麦等同用,可收敛阴止汗的功效。

【按语】本品苦酸微寒,主入肝、脾经,能养血敛阴,调经止痛,尤宜于血虚萎黄,月经不调;其味酸收敛,敛阴而止汗,为止汗之佳品;"肝为刚脏",体阴而用阳,依赖阴血滋养而柔和,其能补肝血,敛肝阴,能柔肝止痛,平抑肝阳,常用于肝脾不和所致的胁痛,腹痛,四肢挛痛以及肝阴不足,肝阳上亢之头痛眩晕等。

【常用配伍】

1. **白芍配柴胡**　白芍养血柔肝止痛清解虚热;柴胡疏肝解郁理气,和解退热。二者合用,一散一敛,一补一泻,共奏养血柔肝、解郁止痛之功效,用于治疗肝郁血虚之头晕、目眩、胸胁苦满、两肋胀痛、乳房胀痛、月经不调等症。

2.白芍配熟地 白芍养血敛阴;熟地滋阴补血。二者合用,可加强其补血滋阴之功效,用于治疗精血亏虚之头晕目眩、心悸怔忡、月经不调、月经后期、闭经等症。

【用法用量】煎服,5~15g,大剂量15~30g。

【使用注意】阳衰虚寒之证不宜单独使用。反藜芦。

【参考资料】

1.文献摘要

《神农本草经》:"主邪气腹痛,……止痛,利小便,益气。"

《本草求真》:"赤芍药与白芍药主治略同,但白则有敛阴益营之力,赤则止有散邪行血之意;白则能于土中泻木,赤则能于血中活滞。"

2.化学成分及药理作用 白芍含有芍药苷、牡丹酚芍药花苷,芍药内酯、苯甲酸等。此外,还含挥发油、脂肪油、树脂糖、淀粉、黏液质、蛋白质和三萜类成分。白芍水煎剂给小鼠喂饲腹腔巨噬百分率和吞噬指数均较对照组有明显提高。白芍能促进小鼠腹腔巨噬细胞的吞噬功能。白芍水煎剂可拮抗环磷酰胺对小鼠外周T淋巴细胞的抑制作用,使之恢复正常水平,表明白芍可使处于低下状态的细胞免疫功能恢复正常。白芍提取物对大鼠蛋清性急性炎症水肿有明显抑制作用,对棉球肉芽肿有抑制增生作用。白芍对醋酸引起的扭体反应有明显的镇痛效果,与甘草的甲醇复合物合用,二者对醋酸扭体反应有协同镇痛作用。芍药中的主要成分芍药苷具有较好的解痉作用。

3.现代应用 杭芍、炙甘草水煎服。上肢肌痛加桂枝、伸筋草;下肢肌痛加续断、牛膝;肩背颈项肌痛加葛根、川芎;胸胁肌痛加柴胡、桔梗;腹部肌痛加佛手、白术治疗肌肉性痉挛综合征;白芍、炙甘草治疗面肌抽搐有效。

阿 胶 Ējiāo
(《神农本草经》)

为马科动物驴 *Equus asinus* L. 的皮,经漂泡去毛后熬制而成的胶块。古时以产于山东省东阿县而得名。以山东、浙江、江苏等地产量较多。以原胶块用,或将胶块打碎,用蛤粉炒或蒲黄炒成阿胶珠用。

【性味归经】甘,平。归肺、肝、肾经。

【功效】补血滋阴,润燥,止血。

【应用】

1.**血虚证** 单用本品即效。亦常配熟地、当归、芍药等同用,如阿胶四物汤;若与桂枝、甘草、人参等同用,可治气虚血少之心动悸、脉结代,如炙甘草汤。

2.**出血证** 单味炒黄为末服,治疗妊娠尿血;治阴虚血热吐衄,常配伍蒲黄、生地黄等药;治肺破嗽血,配人参、天冬、白及等药,如阿胶散;也可与熟地、当归、芍药等同用,治血虚血寒妇人崩漏下血等,如胶艾汤;若配白术、灶心土、附子等同用,可治脾气虚寒便血或吐血等证,如黄土汤。

3.**肺阴虚燥咳** 常配马兜铃、牛蒡子、杏仁等同用治疗肺热阴虚,燥咳痰少,咽喉干燥,痰中带血,如补肺阿胶汤;也可与桑叶、杏仁、麦冬等同用,治疗燥邪伤肺,干咳无痰,心烦口渴,鼻燥咽干等,如清燥救肺汤。

4.**热病伤阴之心烦失眠及阴虚风动,手足瘈疭等** 常与黄连、白芍等同用,治疗热病伤阴,肾水亏而心火亢,心烦不得眠,如黄连阿胶汤;也可与龟甲、鸡子黄等养液息风药同用,用治温热病后期,真阴欲竭,阴虚风动,手足瘛疭,如大、小定风珠。

【按语】本品甘平,质地滋润,入肺、肝、肾经。为补血、止血、滋阴要药,且具清肺润燥之功。治血虚眩晕、心悸,或阴虚心烦、失眠,用之能补血滋阴;治咯血、吐血、衄血、便血、尿血、崩漏等多种出血证,用之有良好的止血作用,特别对失血而兼见阴虚、血虚者尤宜,用蛤粉烫制成珠后,其止血作用尤佳;治虚劳咳喘,或阴虚燥咳,用之能滋阴清肺润燥而平咳喘。

【常用配伍】

1.阿胶配白芍、生地　阿胶养血止血;白芍养阴敛血;生地凉血止血。三者合用,有滋阴养血止血之功效,用于治疗阴虚血少之吐衄出血、崩漏下血兼有热邪者。

2.阿胶配麦冬　阿胶养血润肺止血;麦冬养阴润肺生津。二者伍用,有养阴润燥、止咳止血之功效,用于治疗虚劳咳嗽、咯痰不爽或痰中带血者。

【用法用量】煎服,5～15g。烊化兑服。

【使用注意】其性滋腻,有碍消化,凡脾胃虚弱,消化不良等均不宜用。

【参考资料】

1. 文献摘要

《神农本草经》:"主心腹内崩,劳极洒洒如疟状,腰腹痛,四肢酸痛,女子下血,安胎。"

《别录》:"主丈夫小腹痛,虚劳羸瘦,阴气不足,脚酸不能久立,养肝气。"

2. 化学成分及药理作用　阿胶多由骨胶原组成,经水解后得到多种氨基酸:赖氨酸、精氨酸、组氨酸、胱氨酸、色氨酸、羟脯氨酸、天门冬氨酸、苏氨酸、丝氨酸、谷氨酸、脯氨酸、甘氨酸、丙氨酸等。用放血法,使犬血红蛋白、红细胞下降,结果证明阿胶有强大的补血作用,疗效优于铁剂。服阿胶者血钙浓度有轻度增高,但凝血时间没有明显变化。以 Vassili 改良法造成家兔慢性肾炎模型,服用阿胶后 2 周即获正氮平衡,而对照组仍为负平衡。

3. 现代应用　阿胶补浆对失血性贫血和白细胞减少症有明显效果,并能增强骨髓造血功能,保护干细胞免受毒害。运用阿胶升白灵冲剂治疗肿瘤患者放疗后白细胞减少症有效。运用单味阿胶治疗因膀胱癌引起的恶性尿血疗效满意。

何首乌 Héshǒuwū

(《日华子本草》)

为蓼科缠绕草本何首乌 *Polygonum multiflorum* Thunb. 的干燥声根。主产于河南、湖北等地。生用或制用。

【性味归经】苦、甘、涩,微温。归肝、肾经。

【功效】制用:补益精血。生用:解毒,截疟,润肠通便。

【应用】

1. **精血亏虚,头晕眼花,须发早白,腰膝酸软,遗精,崩带**　制首乌功善补肝肾、益精血、乌须发,治血虚萎黄,失眠健忘,常与熟地黄、当归、酸枣仁等同用。与当归、枸杞子、菟丝子等同用,治精血亏虚,腰酸脚弱、头晕眼花、须发早白及肾虚无子如七宝美髯丹;亦常配伍桑椹子、黑芝麻、杜仲等,用治肝肾亏虚,腰膝酸软,头晕目花,耳鸣耳聋,如首延寿丹。

2. **久疟,痈疽,瘰疬,肠燥便秘等**　生首乌有截疟、解毒、润肠通便之效,若疟疾日久,气血虚弱,可用生首乌与人参、当归、陈皮、煨姜同用,如何人饮;若瘰疬痈疮、皮肤瘙痒,可配伍夏枯草、土贝母、当归等药；也可与防风、苦参、薄荷同用煎汤洗，治遍身疮肿痒痛，如何首乌散；若年老体弱之人血虚肠燥便秘，可润肠通便，与肉苁蓉、当归、火麻仁等同用。

【按语】本品制用，长于补肝肾，益精血，且微温不燥，补而不腻，实为滋补之良药，尤善乌须发，常用治血虚萎黄及肝肾不足，精血亏虚，眩晕耳鸣，须发早白，腰膝酸软，肢体麻木，崩漏带下等证。本品生用，苦泄甘润，长于解毒，消痈，截疟，润肠。

【常用配伍】

1. 何首乌配枸杞　何首乌补肝肾、益精血、乌须发；枸杞子温补肝肾阴阳。二者合用，可使其补肝肾、益精血之功效增强，用于治疗肝肾不足之腰膝酸痛、发白无华等症。

2. 何首乌配怀牛膝　何首乌补肝肾、益精血；怀牛膝补肝肾、强筋骨，且引血下行。二者伍用，其补肝肾、强筋骨之功效大增，且能行血，使之补而不滞。用于治疗肝血不足之肢体麻木、腰膝酸软等症。

【用法用量】煎服，10～30g。

【使用注意】大便溏泄及湿痰较重者不宜用。

【参考资料】

1. 文献摘要

《日华子本草》："味甘久服令人有子，治腹藏宿疾，一切冷气及肠风。"

《开宝本草》："主瘰疬，消痈肿，疗头面风疮，五痔，止心痛，益血气，黑髭鬓，悦颜色，久服长筋骨，益精髓，延年不老；亦治妇人产后及带下诸疾。"

《本草纲目》："能养血益肝，固精益肾，健筋骨，乌髭发，为滋补良药，不寒不燥，功在地黄、天冬诸药之上。"

2. 化学成分及药理作用　主要含蒽醌类化合物，主要成分为大黄酚和大黄素，还含卵磷脂、粗脂肪等。用含有0.4%、2%首乌粉的饲料给老年鹌鹑喂饲，能明显延长其平均生存时间，延长寿命。何首乌水煎液给老年小鼠和青年小鼠喂服，能显著增加脑和肝中蛋白质含量；对脑和肝组织中的B型单胺氧化酶活性有显著抑制作用，并能使老年小鼠的胸腺不致萎缩，甚至保持年轻的水平。能显著增加小鼠胸腺、腹腔淋巴结、肾上腺的重量，使脾脏有增重趋势。同时还能增加正常白细胞总数、对抗强的松龙免疫抑制作用及所致白细胞下降作用。家兔急性血脂异常模型实验表明，首乌能使其血中的高胆固醇较快下降至正常水平。首乌中提出的大黄酚能促进肠管运动。

3. 现代应用　首乌片治疗高胆固醇血症有较好疗效。首乌冲剂治疗早期肾脏损害血瘀型高血压有效。制首乌、熟地黄、当归浸于粮食白酒中治疗白发有效。

龙眼肉 Lóngyǎnròu
（《神农本草经》）

为无患子科植物龙眼 *Dimocarpus longan* Lour. 的干燥假种皮。主产于广东、福建、台湾、广西等地。于夏秋果实成熟时采摘，烘干或晒干，除去壳、核，晒至干爽不粘，贮存备用。

【性味归经】甘，温。归心、脾经。

【功效】补益心脾，养血安神。

【应用】**心脾两虚证**　本品能补心脾、益气血、安神，与人参、当归、酸枣仁等同用，如归脾汤；用于气血亏虚，可单服本品，如《随息居饮食谱》玉灵膏（一名代参膏），即单用本品加白糖蒸熟,开水冲服。

【按语】本品甘温,入心、脾经,善补益心脾,养血安神,既不滋腻,又不壅滞,为药食两用之滋补佳品,适用于思虑过度,劳伤心脾所致的气血不足,心悸怔忡,健忘失眠,血虚萎黄之证。

【用法用量】煎服,10～25g;大剂量30～60g。

【使用注意】湿盛中满或有停饮、痰、火者忌服。

【参考资料】

1. 文献摘要

《神农本草经》:"主安志,厌食,久服强魂,聪明轻身不老,通神明。"

《本草求真》:"龙眼气味甘温,多有似于大枣,但此甘味更重,润气尤多,于补气之中,又更存有补血之力,故书载能益脾长智,养心保血,为心脾要药。是以心思劳伤而见健忘怔忡惊悸,及肠风下血,俱可用此为治。"

2. 化学成分及药理作用　龙眼肉含水溶性物质,不溶性物质,灰分,可溶性物质含葡萄糖、蛋白质,脂肪以及维生素 B_1、B_2、P、C 等。龙眼肉和蛤蚧提取液可促进生长,增强体质。可明显延长小鼠常压耐缺氧存活时间,减少低温下死亡率。

3. 现代应用　龙眼肉、淫羊藿等,米酒泡服,治疗男性不育症,疗效满意;龙眼肉、菖蒲等,治疗冠心病心绞痛有效。

第四节　补阴药

补阴药性味以甘寒为主,能清热者,可有苦味。其中能补肺胃之阴者,主要归肺胃经;能滋养肝肾之阴者,主要归肝肾经;少数药能养心阴,可归心经。本类药均可补阴,并多兼润燥和清热之效。补阴包括补肺阴、补胃、(脾)阴、补肝阴、补肾阴、补心阴等具体功效,分别主治肺阴虚、胃(脾)阴虚、肝阴虚、肾阴虚、心阴虚证。本类药大多寒凉滋腻,故脾虚便溏、痰浊内阻者慎用。

南沙参 Nánshāshēn
(《神农本草经》)

为桔梗科植物轮叶沙参 *Adenophora tetraphylla*(Thunb.)Fisch. 或沙参 *Adenophora stricta* Miq. 的根。主产于安徽、江苏、浙江等地。春秋二季采挖,除去须根,趁鲜刮去粗皮洗后干燥,切厚片或短段生用。

【性味归经】甘,微寒。归肺、胃经。

【功效】养阴清肺,益胃生津,祛痰,益气。

【应用】

1. 肺阴虚证　其润肺清肺之力均略逊于北沙参。但对肺燥痰粘,咯痰不利者,因兼有一定的祛痰的作用,可促进排痰;对气阴两伤者,还略能补脾肺之气,可气阴两补。常与北沙参、麦冬、杏仁等润肺清肺及对症之品配伍。

2. 胃阴虚证　本品养胃阴、清胃热之力亦不及北沙参。但本品兼能补益脾气,对于胃阴脾气俱虚之证,有气阴双补之效,对热病后期,气阴两虚两余热未清不受温补者,尤为适宜。多与玉竹、麦冬、生地等养胃阴、清胃热之品配伍,如益胃汤。

【按语】本品味甘性微寒,入肺经,功似北沙参,也能清肺热养肺阴,养阴清热之力虽力不及北沙参,但还能益肺气、化痰,用于治疗气阴两伤的干咳痰黏,气短喘促等;又入胃经,能清胃热、养胃阴,用于温热病邪热耗伤气阴,症见咽干口渴、乏力等。

【常用配伍】

1. **南沙参配麦冬** 二者皆味甘性寒,均有滋阴清热之功。但南沙参体轻质松,多入上焦,清肺热、养肺阴;麦冬甘寒柔润,善入中焦,清胃热、益胃阴。相须为用,其功效更著,用于治疗肺胃燥热之干咳少痰、口渴咽干等症。

2. **南沙参配伍浙贝母** 南沙参润燥止咳;浙贝母清热化痰。二者合用,有清热、润燥、化痰之功效,用于治疗咳嗽、痰稠咳吐不爽、舌红而干证属肺燥者。

【用法用量】煎服,9～15g。

【使用注意】反藜芦。

【参考资料】

1. 文献摘要

《神农本草经》:"补中,益肺气。"

《本草纲目》:"清肺火,治久咳肺痿。"

《饮片新参》:"清肺养阴,治虚劳咳呛痰血。"

2. 化学成分及药理作用 轮叶沙参含三萜类皂苷、黄酮类化合物、多种萜类和烃类混合物、蒲公英萜酮、β-谷甾醇、胡萝卜苷、饱和脂肪酸、沙参酸甲酯和沙参醇。沙参中含呋喃香豆精类。杏叶沙参可提高细胞免疫和非特异性免疫,且可抑制体液免疫,具有调节免疫平衡的功能;轮叶沙参有祛痰作用,其祛痰作用较紫菀差;1%沙参浸剂对离体蟾蜍心脏有明显强心作用;体外试验,沙参水浸剂(1:2)有抗真菌作用。

3. 现代应用 据报道,以本品配伍麦冬、金银花等药,制成蜜丸,空腹时含化、缓咽,1日3～5次,治疗食管炎12例,治愈8例,好转3例,无效1例。

北沙参 Běishāshēn

(《本草汇言》)

为伞形科植物珊瑚菜 *Glehnia littoralis* Fr. Schmidt ex Miq. 的根。主产于山东、江苏,福建等地亦产。夏秋两季采挖,洗净,置沸水中烫后,除去外皮,干燥,或洗净后直接干燥。

【性味归经】甘,微苦,微寒。归肺、胃经。

【功效】养阴清肺,益胃生津。

【应用】

1. **肺阴虚证** 常与相似的养阴、润肺、清肺及止咳、平喘、利咽之麦冬、南沙参、杏仁、桑叶、玄参等药同用。

2. **胃阴虚证** 常与石斛、玉竹、乌梅等养阴生津之品同用。胃阴脾气俱虚者,宜与山药、太子参、黄精等养阴、益气健脾之品同用。

【按语】本品甘微苦微寒,入肺、胃经。既能养肺胃之阴,又能清肺胃之热。为治疗肺阴虚或有燥热之干咳少痰及胃阴虚或热伤胃阴、津液不足之口渴咽干等证之良药,又为食疗之清补佳品。

【用法用量】煎服,5～12g。

【使用注意】肺寒咳嗽、中寒便溏均忌用。反藜芦。

【参考资料】

1. 文献摘要

《本草汇言》引林仲先医案:"治一切阴虚火炎,似虚似实,逆气不降,清气不升,为烦,为渴,为胀,为满,不食,用真北沙参五钱水煎服。"

《本草从新》:"专补肺阴,清肺火,治久咳肺痿。"

2. 化学成分及药理作用　本品主含生物碱、淀粉、多糖、多种香豆素类成分,微量挥发油及佛手柑内酯等成分。北沙参的乙醇提取物有降低体温和镇痛作用;北沙参多糖对免疫功能有抑制作用,可用于体内免疫功能异常亢进的疾病;北沙参水浸液在低浓度时,能加强离体蟾蜍心脏收缩,浓度增高,则出现抑制直至心室停跳,但可以恢复;静脉注射北沙参可使麻醉兔的血压略升,呼吸加强。

3. 现代应用　据报道,以北沙参、川芎各 30g,蔓荆 26g,细辛 1.5g,加黄酒煎服,治疗头痛有效;以北沙参、山药各 15g,水煎服,治疗小儿迁延性肺炎 24 例,12 例主要症状及体征消失无反复,5 例无效。

麦　冬 Màidōng
(《神农本草经》)

为百合科植物麦冬 *Ophiopogon japonicus* (Thunb.) Ker-Gawl. 的块根。主产于四川、浙江、江苏等地。夏季采挖,反复暴晒,堆置,至七八成干,除去须根,干燥,打破生用。

【性味归经】甘、微苦,微寒。归心、肺、胃经。

【功效】养阴润肺,益胃,清心。

【应用】

1. 胃阴虚证　治热伤胃阴,口干舌燥,常与生地、玉竹、沙参等品同用。治消渴,可与天花粉、乌梅等品同用。与半夏、人参等同用,治胃阴不足之气逆呕吐,如麦门冬汤。与生地、玄参同用,治热邪伤津之便秘,如增液汤。

2. 肺阴虚证　适用于阴虚肺燥有热的鼻燥咽干,干咳痰少、咳血,咽痛音哑等症常与阿胶、石膏、桑叶、枇杷叶等品同用,如清燥救肺汤。

3. 心阴虚证　宜与养阴安神之品配伍,如天王补心丹以之与生地、酸枣仁、柏子仁等品同用。热伤心营,神烦少寐者,宜与清心凉血养阴之品配伍,如清营汤以之与黄连、生地、玄参等品同用。

【按语】本品甘微苦微寒,质地滋润,入心、肺、胃经。既能养肺胃之阴而生津润燥,又能清心而除烦热;对此三经,无论是阴虚有热,或温病热邪伤及其阴所致之证,皆为常用要药,尤以养胃阴、生津液之功殊长。此外,还可用于热病伤阴之肠燥便秘,有滋阴润肠通便之功。

【常用配伍】

1. **麦冬配半夏**　麦冬甘寒质润,能益胃生津、润肺清心;半夏性温,可燥湿化痰、降逆止呕。二者合用,半夏得麦冬之清润而制其温燥,但麦冬用量须大一倍以上,方能取得益胃生津、降逆止呕之作用,用于治疗热病伤津之咳嗽、呕逆、咽干唇燥、烦热口渴、舌红少苔者。

2. **麦冬配川贝母**　麦冬滋肺阴而清热;川贝母润肺而化痰。二者合用,有润肺、清热、止咳之功效,用于治疗肺阴不足之燥咳痰黏难咯者。

3. **麦冬配五味子**　麦冬滋阴生津润肺;五味子敛气止咳。二者合用,有滋阴敛气止咳之作用,用于治疗肺阴虚所引起之久咳不止、口渴等症。

【用法用量】煎服,6～12g。

【使用注意】外感风寒或痰饮湿浊所致的咳嗽,及脾胃虚寒泄泻者均当忌用。

【参考资料】

1. 文献摘要

《神农本草经》:"主心腹结气……胃络脉绝,羸瘦短气。"

《本草汇言》:"清心润肺之药。主心气不足,惊悸怔忡,健忘恍惚,精神失守;或肺热肺燥,咳声连发,肺痿叶焦,短气虚喘,火伏肺中,咯血咳血;或虚劳客热,津液干少;或脾胃燥涸,虚秘便难。"

2. 化学成分及药理作用 本品含多种甾体皂苷、β-谷甾醇、豆甾醇、高异黄酮类化合物、多种氨基酸、各种类型的多聚糖、维生素 A 样物质、铜、锌、铁、钾等成分。家兔用麦冬煎剂肌内注射,能升高血糖;正常兔口服麦冬的水、醇提取物则有降血糖作用;麦冬能增强网状内皮系统吞噬能力,升高外周白细胞,提高免疫功能;能增强垂体肾上腺皮质系统作用,提高机体适应性;能显著提高实验动物耐缺氧能力,增加冠脉流量,对心肌缺血有明显保护作用,并能抗心律失常及改善心肌收缩力;有改善左心室功能与抗休克作用;还有一定镇静和抗菌作用。

3. 现代应用 据报道,以麦门冬汤(麦冬、人参、半夏、甘草、大枣、粳米)治疗虚热证梅核气、便血、经行鼻衄患者有较好疗效。以人参、北五味子各 6g,红参 3g,煎水代茶饮,1 日 1 剂,2 个月为 1 疗程,治疗脑功能轻微障碍综合征 36 例,治愈 8 例,显效 12 例,好转 15 例;用参麦注射液治疗急性病毒性心肌炎 76 例,并合用适当的抗心律失常药,显效 54 例,有效 14 例,无效 8 例;本品还有用于失眠、肺炎、慢性咽炎、小儿支气管哮喘、肺原性心脏病等疾病的报道。

天 冬 Tiāndōng
《神农本草经》

为百合科植物天冬 Asparagus cochinchinensis (Lour.) Merr. 的块根。主产于贵州、四川、广西等地。秋冬二季采挖,洗净,除去茎基和须根,置沸水中煮或蒸至透心,趁热除去外皮,洗净,干燥,切片或段,生用。

【性味归经】甘、苦,寒。归肺、肾经。

【功效】养阴润燥,清肺生津。

【应用】

1. 肺阴虚证 治肺阴不足,燥热内盛之证,常与麦冬、沙参、川贝母等药同用。

2. 肾阴虚证 肾阴亏虚,眩晕耳鸣,腰膝酸痛者,常与熟地、枸杞子、牛膝等滋肾益精、强筋健骨之品同用。阴虚火旺,骨蒸潮热者,宜与滋阴降火之生地黄、麦冬、知母、黄柏等品同用。治肾阴久亏,内热消渴证,可与生地黄、山药、女贞子等滋阴补肾之品同用。肺肾阴虚之咳嗽咯血,可与生地、玄参、川贝母等滋阴清肺、凉血止咳药同用。

3. 热病伤津之食欲不振,口渴及肠燥便秘等证 气阴两伤,食欲不振,口渴者,宜与生地黄、人参等养阴生津益气之品配伍。津亏肠燥便秘者,宜与生地、当归、生首乌等养阴生津,润肠通便之品同用。

【按语】本品甘苦寒而质润,入肺、肾经。能清热养阴生津、润肺滋肾润肠,为治肺、肾阴虚有热之证的良品,劳热咳嗽、咯血吐血,肾阴不足、阴虚火旺之潮热盗汗、遗精或内热消渴,热伤津液之肠燥便秘等,皆可用之。

【用法用量】煎服,6～12g。

【使用注意】本品苦寒滑肠,滋腻性强,脾虚便溏者不宜应用。咳嗽暴起,阴液未伤者不宜过早应用,否则易恋邪生变。

【参考资料】

1. 文献摘要

《药性论》:"主肺气咳逆,喘息促急,除热,通肾气,疗肺痿生痈吐脓……止消渴,去热中风,宜久服。"

《本草汇言》:"润燥滋阴,降火清肺之药也。统理肺肾火燥为病,如肺热叶焦,发为痿躄,吐血咳嗽,烦渴传为肾消,骨蒸热劳诸证,在所必需者也。"

2. 化学成分及药理作用　本品含天门冬素(天冬酰胺)、黏液质、β-谷甾醇及 5-甲氧基甲基糖醛、甾体皂苷、多种氨基酸、新酮糖、寡糖及多糖等成分。天冬酰胺有一定平喘镇咳祛痰作用;可使外周血管扩张、血压下降、心收缩力增强、心率减慢和尿量增加;煎剂体外试验对甲型及乙型溶血性链球菌、白喉杆菌、肺炎双球菌、金黄色葡萄球菌等均有不同程度的抑制作用;天冬具有升高外周白细胞,增强网状内皮系统吞噬能力及体液免疫功能的作用;煎剂或醇提取液可促进抗体生成,延长抗体生存时间;对实验动物有非常显著的抗细胞突变作用,可升高肿瘤细胞 cAMP 水平,抑制肿瘤细胞增殖。

3. 现代应用　据报道,以天冬剥去外皮,每日 63g,隔水蒸 0.5～1 小时,于早、中、晚 3 次分服;或制成片剂、糖浆剂等。治疗乳腺小叶增生及乳腺癌,前者 42 例,临床治愈 16 例,显效 8 例,有效 11 例;后者可见局部肿块及转移淋巴结有一定缩小。用天冬 15～30g,水煎服,每日 1 次,红糖为引,治疗功能性子宫出血,有一定疗效。本品还有用于治疗百日咳、心律失常、病毒性肝炎、肿瘤等疾病的报道。

百　合 Bǎihé
《神农本草经》

为百合科植物百合 *Lilium brownii* F. E. Brown var. *Viridulium* Baker 或细叶百合 *L. Pumilum* DC. 的肉质鳞叶。全国各地均产。以湖南、浙江产者为多。秋季采挖。洗净,剥取鳞叶,置沸水中略烫,干燥,生用或蜜炙用。

【性味归经】甘,寒。归肺、心经。

【功效】养阴润肺,清心安神。

【应用】

1. **肺阴虚证**　用于阴虚肺燥有热之干咳少痰、咳血或咽干音哑等症,常与生地、玄参、桔梗、川贝母等清肺、祛痰药同用,如百合固金汤。

2. **阴虚有热之失眠心悸及百合病心肺阴虚内热证**　治虚热上扰,失眠,心悸,可与麦冬、酸枣仁、丹参等清心安神药同用。治疗神志恍惚,情绪不能自主,口苦、小便赤、脉微数等为主的百合病心肺阴虚内热证,用本品既能养心肺之阴,又能清心肺之热,还有一定的安神作用。常与生地黄、知母等养阴清热之品同用。

此外,本品还能养胃阴、清胃热,对胃阴虚有热之胃脘疼痛亦宜选用。

【按语】本品甘寒而质润,入肺、心经,既能养阴润肺止咳,又善清心安神,适用于肺燥或阴虚之久咳,痰中带血等,尤以治热病余热未清之心烦失眠为常用。

【用法用量】煎服,6～12g。

【使用注意】本品为寒润之品,风寒咳嗽或中寒便溏者忌用。

【参考资料】

1. 文献摘要

《日华子本草》:"安心,定胆,益志,养五脏。"

《本草纲目拾遗》:"清痰火,补虚损。"

2. 化学成分及药理作用 本品含酚酸甘油脂、丙酸酯衍生物、酚酸的糖苷、酚酸甘油酯糖苷、甾体糖苷、甾体生物碱、微量元素、淀粉、蛋白质、脂肪等成分。百合水提液对实验动物有止咳、祛痰作用;可对抗组织胺引起的蟾蜍哮喘;百合水提液还有强壮、镇静、抗过敏作用;百合水煎醇沉液有耐缺氧作用;还可防止环磷酰胺所致白细胞减少症。

3. 现代应用 据报道,以百合、蒲公英各30g,乌药、青皮、五灵脂各10g,水煎,于晚饭后顿服,治疗消化性溃疡,有一定疗效。

石 斛 Shíhú
(《神农本草经》)

为兰科植物环草石斛 *Dendrobium loddigesii* Rolfe.、马鞭石斛 *D. fimbriatum hook.* var. *oculatum* Hook.、黄草石斛 *D. Chrysanthum* wall.、铁皮石斛 *D. candidum* wall. ex Lindl. 或金钗石斛 *D. nobile* Lindl. 的茎。主产于四川、贵州、云南等地。全年均可采取,以秋季采收为佳。烘干或晒干,切段,生用。鲜者可栽于砂石内,以备随时取用。

【性味归经】甘,微寒。归胃、肾经。

【功效】养阴清热,益胃生津。

【应用】

1. **胃阴虚及热病伤津证** 主治热病伤津,烦渴、舌干苔黑之证,常与天花粉、鲜生地、麦冬等品同用,如《时病论》清热保津法。治胃热阴虚之胃脘疼痛、牙龈肿痛、口舌生疮可与生地、麦冬、黄芩等品同用。

2. **肾阴虚证** 肾阴亏虚,目暗不明者,常与枸杞子、熟地黄、菟丝子等品同用,如石斛夜光丸。肾阴亏虚,筋骨痿软者,常与熟地、山茱萸、杜仲、牛膝等补肝肾、强筋骨之品同用。肾虚火旺,骨蒸劳热者,宜与生地黄、枸杞子、黄柏、胡黄连等滋肾阴、退虚热之品同用。

【按语】本品甘而微寒,质滋润,入胃、肾经,功善养胃阴、生津液、退虚热,鲜品作用强,为治疗胃阴不足之佳品,兼虚热证尤宜。且能滋肾阴而养肝明目、强筋骨,常用治疗肾虚目暗、视力减退,或腰膝软弱之证。

【常用配伍】

1. **石斛配枸杞** 二药皆可补肾阴而明目,且枸杞子尚能补肝阴。二者伍用,共奏补肝肾之阴、明目之功效,用于治疗肝肾不足所致之目暗、视物昏花、视力减退等症。

2. **石斛配麦冬** 二者均有益胃生津之功。相须为用,其效更著,用于治疗胃阴不足之胃脘灼痛、口渴食少之症。

【用法用量】煎服,6～12g。鲜用,15～30g。

【使用注意】能助湿恋邪,故湿热病不宜早用,湿温尚未化燥者忌用。

【参考资料】

1. 文献摘要

《神农本草经》:"主伤中,除痹,下气,补五脏虚劳羸瘦,强阴,久服厚肠胃。"

《本草纲目拾遗》:"清胃,除虚热,生津,已劳损。"

《本草再新》:"清胃火,除心中烦渴,疗肾经虚热。"

2. 化学成分及药理作用 本品含石斛碱、石斛胺、石斛次胺、石斛星碱、石斛因碱等生物碱,及黏液质、淀粉等。石斛能促进胃液的分泌而助消化,使其蠕动亢进而通便;但若用量增大,反使肠肌麻痹。有一定镇痛解热作用,其作用与非那西汀相似而较弱;可提高小鼠巨噬细胞吞噬作用,用氢化可的松抑制小鼠的免疫功能之后,石斛多糖能恢复小鼠免疫功能;石斛水煎对晶状体中的异化变化有阻止及纠正作用;对半乳糖性白内障不仅有延缓作用,而且有一定的治疗作用。

3. 现代应用 据报道,以石斛、玄参、天花粉、蚤休各 10g,将其煎液经蒸馏提纯,用超声雾化器使患者吸入咽部,治疗慢性咽炎 172 例,显效 62 例,好转 87 例。本品还有用于血栓闭塞性脉管炎、关节炎、皮肤化脓性感染等疾病的报道。

玉 竹 Yùzhú
(《神农本草经》)

为百合科植物玉竹 *Polygonatum odoratum*(Mill.)Druce 的根茎。主产于湖南、河南、江苏等地。秋季采挖,洗净,晒至柔软后,反复揉搓,晾晒至无硬心,晒干;或蒸透后,揉至半透明,晒干,切厚片或段用。

【性味归经】甘,微寒。归肺、胃经。

【功效】养阴润燥,生津止渴。

【应用】

1. 肺阴虚证 适用于阴虚肺燥有热的干咳少痰、咳血、声音嘶哑等症,常与沙参、麦冬、桑叶等品同用,如沙参麦冬汤。治阴虚火炎,咳血,咽干,失音,可与麦冬、地黄、贝母等品同用。

又因本品滋阴而不碍邪,与疏散风热之薄荷、淡豆豉等品同用,治阴虚之体感受风温及冬温咳嗽,咽干痰结等症,可使发汗而不伤阴,滋阴而不留邪,如加减葳蕤汤。

2. 胃阴虚证 治燥伤胃阴,口干舌燥,食欲不振,常与麦冬、沙参等品同用;治胃热津伤之消渴,可与石膏、知母、麦冬、天花粉等品同用,可共收清胃生津之效。

此外,本品还能养心阴,亦略能清心热,还可用于热伤心阴之烦热多汗、惊悸等证,宜与麦冬、酸枣仁等清热养阴安神之品配伍。

【按语】本品甘微寒质润,入肺、胃经,养肺胃之阴而不滋腻,清热而不甚寒凉,为治肺胃阴虚之燥咳、烦热口渴等的缓和清润之品;又治阴虚外感,配解表药同用,有养阴而不恋邪的特点。

【用法用量】煎服,6～12g。

【使用注意】脾虚有痰者忌用。

【参考资料】

1. 文献摘要

《神农本草经》:"主中风暴热,不能动摇,跌筋结肉,诸不足。"

《日华子本草》:"除烦闷,止渴,润心肺,补五劳七伤虚损。"

《本草正义》:"治肺胃燥热,津液枯涸,口渴嗌干等症,而胃火炽盛,燥渴消谷,多食易饥者,尤有捷效。"

2.化学成分及药理作用　本品含甾体皂苷(铃兰苦苷、铃兰苷等)、黄酮及其糖苷(槲皮素苷等)、微量元系、氨基酸及其他含氮化合物,尚含黏液质,白屈菜酸、维生素A样物质。本品具有促进实验动物抗体生成,提高巨噬细胞的吞噬百分数和吞噬指数,促进干扰素合成,抑制结核杆菌生长,降血糖,降血脂,缓解动脉粥样斑块形成,使外周血管和冠脉扩张,延长耐缺氧时间,强心,抗氧化,抗衰老等作用。还有类似肾上腺皮质激素样作用。

3.现代应用　据报道,以玉竹25g,水煎服,治疗风心病、冠心病或肺心病引起的心力衰竭5例,均在用药5～10日内心衰得到控制;以玉竹、党参等量,共制为丸剂,治疗血脂异常症,有一定疗效。本品还有用于高血压病、萎缩性胃炎、黄褐斑等疾病的报道。

黄　精　Huángjīng
《名医别录》

为百合科植物黄精 *Polygonatum sibiricum* Red.、滇黄精 *P. kingianum* Coll. et Hemsl. 或多花黄精 *P. cyrtonema* Hua 的根茎。黄精主产于河北、内蒙古、陕西;滇黄精主产于云南、贵州、广西;多花黄精主产于贵州、湖南、云南等地。春秋二季采挖,洗净,置沸水中略烫或蒸至透心,干燥切厚片。生用、蒸熟或酒制用。

【性味归经】甘,平。归脾、肺、肾经。

【功效】益气养阴,健脾,润肺,益肾。

【应用】

1.**阴虚肺燥,干咳少痰及肺肾阴虚的劳咳久咳**　治疗肺肾气阴两伤之干咳少痰,多与沙参、川贝母等药同用。亦宜用于肺肾阴虚之劳嗽久咳。因作用缓和,可单用熬膏久服。亦可与熟地、百部等滋养肺肾、化痰止咳之品同用。

2.**脾虚阴伤证**　主治脾脏气阴两虚之面色萎黄、困倦乏力、口干食少、大便干燥。本品能气阴双补,单用或与补气健脾药同用。

3.**肾精亏虚**　如黄精膏单用本品熬膏服。亦可与枸杞、何首乌等补益肾精之品同用。

【按语】本品甘平质滋润,入脾、肺、肾经。既能滋肾阴、润肺燥,又能补脾阴,益脾气。治阴虚燥咳、劳嗽久咳,用之能滋肾阴、润肺燥而止咳;治脾胃虚弱之证,能补气而益阴;治肾精亏虚,腰膝酸软,头晕之证,用之能补肾而益精;治肾精亏虚,阴液不足之消渴证,用之又有补虚而止渴之效。因性质平和,作用缓慢,故多作久服滋补之品。

【常用配伍】

1.**黄精配枸杞**　黄精味甘性平,入脾、肺、肾经。补中益气、养阴润肺、补肾益精,为气阴双补之品,多入脾补后天;枸杞子味甘性平,入肝、肾、肺经,滋肾润肺、补肝明目,长于滋肾补肝,多入肾助先天。二者合用,共奏补肾健脾、益气养阴之功效,用于治疗诸虚劳损、肝肾不足、精气两衰之头晕目眩、食少体弱、月经不调、闭经等症。

2.**黄精配续断**　黄精补脾益气、滋阴润肺,功偏补阴;续断补益肝肾、强壮筋骨,补而不滞,偏于补阳。二者合用,共奏补肝益肾、强壮筋骨、健脾和胃、益气养阴之功效,用于治疗肝肾不足、精血虚损之腰膝酸软、体倦无力等症。

【用法用量】煎服,9～15g。

【使用注意】脾虚有湿、咳嗽痰多及中寒便溏者忌服。

【参考资料】

1. 文献摘要

《日华子本草》："补五劳七伤，助筋骨，生肌，耐寒暑，益脾胃，润心肺。"

《本草纲目》："补诸虚……填精髓。"

2. 化学成分及药理作用　本品含黄精多糖、低聚糖、黏液质、淀粉及多种氨基酸（囊丝黄精还含多种蒽醌类化合物）等成分。黄精能提高机体免疫功能和促进 DNA、RNA 及蛋白质的合成，促进淋巴细胞转化作用；具有显著的抗结核杆菌作用；对多种致病性真菌有抑制作用；对伤寒杆菌、金黄色葡萄球菌也有抑制作用；有增加冠脉流量及降压作用，并能降血脂及减轻冠状动脉粥样硬化程度；对肾上腺素引起的血糖过高呈显著抑制作用；还有抑制肾上腺皮质的作用和抗衰老作用。

3. 现代应用　据报道，以黄精配伍加味建中汤、治疗慢性胃炎 86 例，治愈 35 例，有效 42 例。以黄精、党参各 30g，炙甘草 10g，水煎顿服，治疗低血压 10 例，有近期疗效；本品还有用于治疗冠心病、糖尿病、白细胞减少症、血脂异常、肺结核、药物中毒性耳聋、失眠等疾病的报道。

龟 甲 Guījiǎ
《神农本草经》

为龟科动物乌龟 *Chinemys reevesii*（Gray）的腹甲及背甲。主产地浙江、湖北、湖南等。全年均可捕捉。杀死，或用沸水烫死，剥取甲壳，除去残肉，晒干，以砂炒后醋淬用。

【性味归经】咸、甘，微寒。归肝、肾、心经。

【功效】滋阴潜阳，益肾健骨，固经止崩，养血补心。

【应用】

1. **肝肾阴虚所至的阴虚阳亢，阴虚内热，阴虚风动证**　治阴虚阳亢头目眩晕之证，兼能潜阳，常与天冬、白芍、牡蛎等品同用，如镇肝息风汤。治阴虚内热，骨蒸潮热，盗汗遗精者，常与滋阴降火之熟地、知母、黄柏等品同用，如大补阴丸。本品性寒，兼退虚热，治阴虚风动，神倦瘛疭者，宜与阿胶、鳖甲、生地等品同用，如大定风珠。

2. **肾虚筋骨痿弱**　治肾虚之筋骨不健，腰膝酸软，步履乏力及小儿鸡胸、龟背、囟门不合诸症，常与熟地、知母、黄柏、锁阳等品同用，如虎潜丸。小儿脾肾不足，阴血亏虚，发育不良，出现鸡胸、龟背者，宜与紫河车、鹿茸、山药、当归等补脾益肾、益精养血之品同用。

3. **阴血亏虚之惊悸，失眠，健忘**　用于阴血不足，心肾失养之惊悸、失眠、健忘，常与石菖蒲、远志、龙骨等品同用，如孔子大圣知枕中方（现简称枕中丹）。

此外，本品还能止血。因其长于滋养肝肾，性偏寒凉，故尤宜于阴虚血热，冲任不固之崩漏、月经过多。常与生地、黄芩、地榆等滋阴清热、凉血止血之品同用。

【按语】本品甘咸微寒，入肝、肾、心经。为滋阴益肾、养血补心之佳品。治阴虚内热，用之能滋补肝肾而退虚热；治热病伤阴、虚风内动，用之能滋肾阴，潜降肝阳而息风；治肾虚骨痿、小儿囟门不合，用之能益肾滋阴养血而强壮筋骨；治心虚惊悸、失眠健忘，用之能养血补心而安神益智。且性寒清热，还能补肾阴而固经止血，故对阴虚血热的崩漏或月经过多尤为多用。

【用法用量】煎服，9～24g。宜先煎。

【使用注意】凡阳虚、脾胃虚寒、表邪未解者，均不宜应用。孕妇慎用。

【参考资料】

1. 文献摘要

《神农本草经》:"主……小儿囟不合。"

《本草纲目》:"补心、补肾、补血,皆以养阴也……观龟甲所主诸病,皆属阴虚血弱。"

《本草通玄》:"大有补水制火之功,故能强筋骨,益心智……止新血。"

2. 化学成分及药理作用　本品含动物胶、角蛋白、脂肪、骨胶原、18 种氨基酸,及钙、磷、锶、锌、铜等多种常量及微量元素。龟上甲与下甲所含成分相似。龟甲能改善动物"阴虚"证病理动物机能状态,使之恢复正常;能增强免疫功能;具有双向调节 DNA 合成率的效应;对离体和在体子宫均有兴奋作用;有解热、补血、镇静作用;尚有抗凝血、增加冠脉流量和提高耐缺氧能力等作用;龟甲胶有一定提升白细胞数量的作用。

3. 现代应用　据报道,以龟板、猪肚各 500g,洗净切成小块,置砂锅内加水文火炖成糊状,不放或少放盐,早晚各服 1 次,2 日服完;隔日再用 1 剂,3 剂为 1 疗程;治疗慢性肾炎蛋白尿,有一定疗效;用全龟丸治疗肿瘤患者的胃肠道反应,对症状有改善,患者精神好转,体力有明显增强。本品还有用于治疗腰椎肥大症、皮肤瘙痒症、小儿消化不良等疾病的报道。

鳖　甲 Biējiǎ
《神农本草经》

为鳖科动物鳖 *Trionyx sinensis* Wiegmann 的背甲。主产于湖北、湖南、安徽等地。全年均可捕捉,杀死后置沸水中烫至背甲上硬皮能剥落时取出,除去残肉,晒干,以砂炒后醋淬用。

【性味归经】 咸,微寒。归肝、肾经。

【功效】 滋阴潜阳,退热除蒸,软坚散结。

【应用】

1. **肝肾阴虚证**　治疗温病后期,阴液耗伤,邪伏阴分,夜热早凉,热退无汗者,常与丹皮、生地、青蒿等品同用,如青蒿鳖甲汤。治疗阴血亏虚,骨蒸潮热者,常与秦艽、地骨皮等品同用。主治阴虚风动,手足瘛疭者,常与阿胶、生地、麦冬等品同用。

2. **癥瘕积聚**　治疟疾日久不愈,胁下痞硬成块,常与活血化瘀、行气化痰药配伍,如鳖甲煎丸之与柴胡、桃仁等品同用。

【按语】 本品咸寒质重,入肝、肾经。既善滋阴清热、潜阳息风,为治阴虚发热、阴虚阳亢、阴虚动风之要药;又擅软坚散结,为治癥瘕积聚、久疟疟母之常品。

【常用配伍】

1. **鳖甲配地骨皮**　鳖甲滋阴以除骨蒸;地骨皮凉血退虚热。二者合用,有滋阴凉血、除蒸退虚热之功效,用于治疗邪伏阴分之夜热早凉、或阴虚血热之骨蒸潮热。

2. **鳖甲配三棱**　鳖甲软坚散结;三棱破血行气。二者伍用,有破血散结、行气消积之功效,用于治疗气滞血瘀之癥瘕痞块或肝脾肿大等。

3. **鳖甲配桃仁**　鳖甲活血软坚散结;桃仁破血祛瘀。二者合用,有破血消瘀之功效,用于治疗血瘀经闭及胁下癥块等。

【用法用量】 煎服,9～24g。宜先煎。

【参考资料】

1. 文献摘要

《神农本草经》:"主心腹癥瘕坚积,寒热,去痞息肉……。"

《本草汇言》:"除阴虚热疟,解劳热骨蒸之药也。厥阴血闭邪结,渐至寒热,为癥瘕,为痞胀,为疟疾,为淋沥,为骨蒸者,咸得主之。"

2.化学成分及药理作用 本品含动物胶、骨胶原、角蛋白、17种氨基酸、碳酸钙、磷酸钙、碘、维生素 D 及锌、铜、锰等微量元素。鳖甲能降低实验性甲亢动物血浆 CAMP 含量;能提高淋巴母细胞转化率,延长抗体存在时间,增强免疫功能;能保护肾上腺皮质功能;能促进造血功能,提高血红蛋白含量;能抑制结缔组织增生,故可消散肿块;有防止细胞突变作用;还有一定镇静作用。

3.现代应用 据报道,以鳖甲、穿山甲各等份共研细末,每服 4g,以饭后蜂蜜调服更佳,2个月为 1 疗程,治疗肝脾肿大患者 100 例,其中 78 例肝脾明显回缩或至正常,血小板上升至10 万/mm³ 以上;以醋炙鳖甲、炮甲珠 3:2 用量共研细末,每服 6g,1 日 2 次,治疗肝病血清蛋白比例倒置,服药 24 天~107 天后,有一定疗效。

枸杞子 Gǒuqǐzǐ

(《神农本草经》)

为茄科植物宁夏枸杞 *Lycium barbarum* L. 的成熟果实。主产于宁夏、甘肃、新疆等地,宁夏中宁县、银川市栽培者质量最佳,为道地药材。夏秋二秋果实呈橙红色时采收,晾至皮皱后,再晒至外皮干硬,果肉柔软,生用。

【性味归经】甘,平。归肝、肾经。

【功效】滋补肝肾,益精明目。

【应用】

1.**肝肾阴虚及早衰证** 可单用,如枸杞膏、枸杞酒,即单用本品熬膏或浸酒服;亦可与补肝肾,益精血之品配伍。治肝肾阴虚,腰膝酸软,遗精等,与天冬、干地黄同用,如枸杞丸;治真阴不足,腰酸腿软,耳聋失眠,自汗盗汗,配熟地黄、山茱萸等,如左归丸;治消渴,常与生地黄、麦冬等同用。

2.**肝肾亏虚之眼目昏花,云翳遮睛** 本品能补肝肾,益精血,明目,常配熟地黄、菊花等,如杞菊地黄丸。

此外,本品能润肺,常配麦冬、知母等治阴虚劳嗽;因其能补肾精,养肝血而明目,故可用治早期老年性白内障。

【按语】本品甘平质滋润,入肝、肾经。为滋补肝肾、养血补精、明目之良药,善肝肾不足之头晕目眩、腰膝酸软、视力减退、遗精及消渴等证;且能滋阴润肺而止咳,用治肺肾阴虚之虚劳咳嗽。

【用法用量】煎服,6~12g。

【使用注意】外有表邪,内有实热及脾虚便溏者不宜用。

【参考资料】

1.文献摘要

《本草经集注》:"补益精气,强盛阴道。"

《药性论》:"补益精,诸不足,易颜色,变白,明目……令人长寿。"

《本草经疏》:"为肝肾真阴不足,劳乏内热补益之要药……故服食家为益精明目之上品。"

2. 化学成分及药理作用 本品含甜菜碱、多糖、粗脂肪、粗蛋白、硫胺素、核黄素、烟酸、胡萝卜素、抗坏血酸、尼克酸、β-谷甾醇、亚油酸、微量元素及氨基酸等成分。枸杞子对免疫有促进作用，同时具有免疫调节作用；可提高血睾酮水平，起强壮作用；对造血功能有促进作用；对正常健康人也有显著升白细胞作用；还有抗衰老、抗突变、抗肿瘤、降血脂、保肝及抗脂肪肝、降血糖、降血压作用。

3. 现代应用 据报道，取枸杞子洗净，烘干，打碎；每日 20g，分 2 次空腹嚼服，2 个月为 1 疗程，治疗慢性萎缩性胃炎，有一定疗效；以枸杞子、女贞子、红糖制成冲剂，于饭后 30 分钟口服，1 日 2 次，4～6 周为 1 疗程，治疗血脂异常症有一定效果；本品还有用于治疗男性不育、慢性肝炎、肥胖病、斑秃等疾病的报道。

墨旱莲 Mòhànlián

《新修本草》

为菊科植物鳢肠 *Eclipta prostrata* L. 的地上部分。主产于江苏、江西、浙江等地。花开时采割，晒干，切段生用。

【性味归经】甘、酸，寒。归肝、肾经。

【功效】滋补肝肾，凉血止血。

【应用】

1. 肝肾阴虚证 单用或与滋养肝肾之品配伍。如旱莲膏单用本品熬膏服；二至丸以之与女贞子同用；亦常与熟地、枸杞子等配伍。

2. 阴虚血热的失血证 可单用或与生地黄、阿胶等滋阴凉血止血之品同用。

【按语】本品甘酸滋润，长于滋补肝肾之阴，常用于肝肾阴虚所致头晕目眩，视物昏花，须发早白，腰膝酸软等。甘寒能凉血止血，故又可用治阴虚火旺，血热妄行的多种出血证。

【常用配伍】

1. 墨旱莲配侧柏叶 二者皆能清热凉血止血，且旱莲草尚能滋阴。二药伍用，有清热滋阴、凉血止血之功效，用于治疗血热妄行之出血或阴虚血热之须发早白等症。

2. 墨旱莲配生地 旱莲草滋阴凉血止血，重在滋阴；生地清热凉血养阴，但重在凉血清热。二者合用，其滋阴清热、凉血止血之功效更著，用于治疗吐血、尿血等证属血热者。

【用法用量】煎服，6～12g。

【参考资料】

1. 文献摘要

《新修本草》："洪血不可止者，傅之立已。汁涂发眉，生速而繁。"

《本草正义》："入肾补阴而生长毛发，又能入血，为凉血止血之品。"

2. 化学成分及药理作用 本品含皂苷、鞣质、维生素 A 样物质、鳢肠素、三噻嗯甲醇、三噻嗯甲醛、蟛蜞菊内酯、去甲蟛蜞菊内酯、去甲蟛蜞菊内酯苷及烟碱等成分。本品具有提高机体非特异性免疫功能，消除氧自由基以抑制 5-脂氧酶，保护染色体，保肝，促进肝细胞的再生，增加冠状动脉流量，延长小鼠在常压缺氧下的生命，提高在减压缺氧情况下小鼠的存活率，并有镇静、镇痛、促进毛发生长、使头发变黑、止血、抗菌、抗阿米巴原虫、抗癌等作用。

3. 现代应用 据报道，以墨旱莲水煎口服，治疗血小板减少症 53 例，服药平均 53.5 天后，血小板计数平均由 5.6 万上升至 13.14 万，临床症状消失或基本消失；以墨旱莲 60～90g，水煎服,每日 1 剂;或用鲜品 500g,凉开水洗净,捣烂取汁,加冷开水 100ml,分 2 次服,治疗药物引起的溶血患者 11 例,疗效满意。

女贞子 Nǚzhēnzǐ

(《神农本草经》)

为木犀科植物女贞 *Ligustrum lucidum* Ait. 的成熟果实。主产于浙江、江苏、湖南等地。冬季果实成熟时采收,稍蒸或置沸水中略烫后,干燥,生用或酒炙用。

【性味归经】甘、苦,凉。归肝、肾经。

【功效】滋补肝肾,乌发明目。

【应用】肝肾阴虚证 常与墨旱莲配伍,即二至丸。阴虚有热,目微红羞明,眼珠作痛者,宜与生地黄、石决明、谷精草等滋阴清肝明目之品同用。肾阴亏虚消渴者,宜与生地、天冬、山药等滋阴补肾之品同用。阴虚内热之潮热心烦者,宜与生地、知母、地骨皮等养阴、清虚热之品同用。

【按语】本品甘苦性凉质润,药性缓和,能补肝肾,乌须发,可常用于久病虚损,肝肾阴虚之目暗不明、须发早白及阴虚发热等证,有标本兼治之功。

【常用配伍】

1. 女贞子配墨旱莲 女贞子甘苦性平,补肝肾、强腰膝、清热明目、乌须黑发;墨旱莲甘酸性寒,凉血止血、补肾益阴、乌须黑发。二者皆入肝、肾经,相伍为用,共奏补肝益肾、强壮筋骨、凉血止血、乌须黑发之功效,用于治疗肝肾不足之头晕目眩、失眠健忘、须发早白、目暗不明、腰膝酸软以及阴虚火旺、迫血妄行引起之鼻衄、齿衄、咯血、吐血、尿血、便血、崩漏等出血症状。

2. 女贞子配沙苑子 女贞子滋补肝肾而明目;沙苑子益阴补阳而明目。二者合用,有滋肝补肾明目之功效,用于治疗肝肾不足之头晕耳鸣、视物昏花等。

3. 女贞子配熟地 女贞子滋阴补肾;熟地养血滋阴。二者合用,有滋肝补肾养阴之功效,用于治疗肝肾阴血不足之头晕头痛、腰膝酸软等。

【用法用量】煎服,10～15g。

【使用注意】脾胃虚寒及阳虚者忌用。因主要成分齐墩果酸不易溶于水,故以入丸剂为佳。本品以黄酒拌后蒸制,可增强滋补肝肾作用,并使苦寒之性减弱,避免滑肠。

【参考资料】

1. 文献摘要

《本草纲目》:"强阴,健腰膝,变白发,明目。"

《本草备要》:"益肝肾,安五脏,强腰膝,明耳目,乌须发,补风虚,除百病。"

2. 化学成分及药理作用 本品含齐墩果酸、乙酰齐墩果酸、熊果酸、甘露醇、葡萄糖、棕榈酸、硬脂酸、油酸、亚油酸等成分。女贞子可增强非特异性免疫功能,对异常的免疫功能具有双向调节作用;对化疗和放疗所致的白细胞减少有升高作用;可降低实验动物的血清胆固醇,有预防和消减动脉粥样硬化斑块和减轻斑块厚度的作用,能减少冠状动脉粥样硬化病变数并减轻其阻塞程度;能明显降低高龄鼠脑、肝中丙二醛含量,提高超氧化物歧化酶(SOD)活性,具一定抗衰老应用价值;有强心、利尿、降血糖及保肝作用;并有止咳、缓泻、抗菌、抗肿瘤作用。

3. 现代应用 据报道,以女贞子注射液(每毫升含乙酸乙酯总提取物 10mg),治疗冠心病,效果良好,对心绞痛的有效率为 86.3%,显效率为 23.5%;以贞芪扶正冲剂治疗慢性萎缩性胃炎 336 例,服药 3 月后胃镜检查及症状疗效的总有效率分别为 74.1% 及 95.0%。本品还有用于治疗肝炎、慢性气管炎、血脂异常症、消化吸收不良症等疾病的报道。

桑 椹 Sāngshèn
（《新修本草》）

为桑科植物桑 *Morus alba* L. 的果穗。主产于江苏、浙江、湖南等地。4～6 月果实变红时采收，晒干，或略蒸后晒干用。

【性味归经】甘、酸，寒。归心、肝、肾经。

【功效】滋阴补血，生津润燥。

【应用】

1.肝肾阴虚证 作用平和，宜熬膏常服；或与熟地黄、何首乌等滋阴、补血之品同用。

2.津伤口渴，消渴及肠燥便秘等证 兼阴血亏虚者，又能补养阴血。治津伤口渴，内热消渴及肠燥便秘等证，鲜品食用有效。亦可随证配伍。

【按语】本品甘寒质润，入肝、肾经，既能滋阴补血，又能生津止渴、润肠通便，用治阴血亏虚之眩晕、目暗耳鸣、须发早白、肠燥便秘及津伤口渴、消渴等证。

【用法用量】煎服，9～15g。

【使用注意】脾虚便溏者忌用。桑椹含糖量高，糖尿病人应忌食。

【参考资料】

1. 文献摘要

《新修本草》："主消渴。"

《滇南本草》："益肾脏而固精，久服黑发明目。"

《本草经疏》："为凉血补血益阴之药。"

2. 化学成分及药理作用 本品含糖、鞣酸，苹果酸，维生素 B_1、B_2、C，胡萝卜素，蛋白质，芸香苷等组分。桑椹有中度促进淋巴细胞转化的作用；能促进 T 细胞成熟，从而使衰老的 T 细胞功能得到恢复；对青年小鼠体液免疫功能有促进作用；对粒系粗细胞的生长有促进作用；其降低红细胞膜 NA^+-K^+-ATP 酶的活性，可能是其滋阴的作用原理之一；其有防止环磷酰胺所致白细胞减少的作用。

3. 现代应用 以干桑椹 50g 的水提浸膏制成糖水剂 250ml，口服，每日一剂，五天为一疗程，治疗便秘证 60 例，显效率为 72%。

黑芝麻 Hēizhīma
（《神农本草经》）

为胡麻科、胡麻属植物脂麻 *Sesamum indicum* L. 的干燥成熟种子。除去杂质，洗净，晒干。用时捣碎。取净黑芝麻，照清炒法炒至有爆声。用时捣碎。秋季果实成熟时采割植株，晒干，打下种子，除去杂质，再晒干。

【性味归经】甘，平。归肝、肾、大肠经。

【功效】补肝肾，润肠燥。

【应用】

1.肾精肝血亏虚所致的早衰诸证 古方多用于精亏血虚，肝肾不足引起的头晕眼花、须发早白、四肢无力等症，如《寿世保元》扶桑至宝丹（又名桑麻丸）以之配伍桑叶为丸服。亦常与巴戟天、熟地黄等补肾益精养血之品配伍,用以延年益寿。

2.肠燥便秘 可单用,或与肉苁蓉、苏子、火麻仁等润肠通便之品配伍。

【按语】本品甘平,补肝肾,益精血,有乌发明目之功,故常用于肝肾不足,精血亏虚引起的须发早白,腰膝酸软,头晕耳鸣及视物昏花,目暗不明。且药性平和,味香可口,为食疗佳品。

【常用配伍】黑芝麻配桑叶 黑芝麻甘平走肝肾,养肝血、滋肾阴,乌发明目,有滋水涵木之功,兼能润肠通便;桑叶甘苦性寒入肝,有清肝、平肝、明目之效。二者伍用,有滋补肝肾、养血明目、乌须黑发、清肝平肝之功效,用于治疗肝肾不足、阴虚血燥之头晕目眩、视物昏花、目赤、须发早白、脱发、腰膝酸软、皮肤干燥、大便干结等症。

【用法用量】煎服,9～15g。或入丸、散剂。

【参考资料】

1.文献摘要

《神农本草经》:"主伤中虚羸,补五内,益气力,长肌肉,填脑髓。"

《本草备要》:"补肝肾、润五脏,滑肠。"

《玉楸药解》:"补益精液,润肝脏,养血舒筋。"

2.化学成分及药理作用 本品含脂肪油(油中含油酸、亚油酸等)、植物蛋白、氨基酸、木脂素、植物甾醇、糖类,磷脂及十余种微量元素,还含烟酸、核黄素、维生素 B_6、维生素 E、细胞色素 C、胡麻苷等。黑芝麻有抗衰老作用,可使实验动物的衰老现象推迟发生;所含亚油酸可降低血中胆固醇含量,有防治动脉硬化作用;可使实验动物的肾上腺皮质功能受到某种程度的抑制;可降低血糖,并增加肝脏及肌肉中糖元含量,但大剂量下可使糖元含量下降;所含脂肪油能滑肠通便。

3.现代应用 据报道,以黑芝麻、生首乌、胡桃仁等量,首乌水煎取汁,另二味研细末,再以适量蜂蜜调成膏状,日服 3 次,每次 10～20g,治疗便秘有效。

 学习小结

1.学习内容

(1)学习层次分类表

学习层次	具体药物	学习要求
掌握	人参、西洋参、党参、黄芪、白术、山药、甘草、鹿茸、淫羊藿、杜仲、续断、菟丝子、当归、熟地黄、白芍、阿胶、南沙参、北沙参、麦冬、枸杞子	学习药物的性能、功效、主治病证、特殊的用量用法和使用注意
熟悉	山药、大枣、巴戟天、补骨脂、紫河车、何首乌、天冬、百合、石斛、龟甲、鳖甲、黑芝麻	学习药物的功效、主治病证、特殊的用量用法和使用注意
了解	太子参、白扁豆、蜂蜜、饴糖、仙茅、肉苁蓉、益智仁、沙苑子、蛤蚧、核桃仁、冬虫夏草、锁阳、韭菜子、海狗肾、海马、阳起石、紫石英、龙眼肉、玉竹、黄精、墨旱莲、女贞子、桑椹	学习药物的功效、特殊的用量用法和使用注意

(2)相似药物功用比较

◎人参、党参、黄芪　均具温性,皆有补气及补气生津、补气生血之功效,且常相须为用,能相互增强疗效。但人参作用较强,被誉为补气第一要药,并具有益气救脱、安神增智、补气助阳之功。党参补气之力较为平和,专于补益脾肺之气,兼能补血。黄芪补益元气之力不及人参,但长于补气升阳、益卫固表、托疮生肌、利水退肿,尤宜于脾虚气陷及表虚自汗等证。

◎白术、苍术　均具温性,皆有健脾与燥湿两种主要功效。然白术以健脾益气为主,宜用于脾虚湿困而偏于虚证者;苍术以苦温燥湿为主,宜用于湿浊内阻而偏于实证者。此外,白术还有利尿、止汗、安胎之功,苍术还有发汗解表、祛风湿及明目作用,分别还有其相应的主治病证。

◎淫羊藿、巴戟天、仙茅　性味均辛、甘、温,归肝、肾经。皆有补肾阳、强筋骨、及祛风湿的功效。可用于肾阳虚之腰膝酸软、阳痿、不孕、尿频等证,以及风湿诸痹证。巴戟天质较柔润,温而不燥,补而不滞,尚有益精作用,其强壮筋骨功效较佳,一般风湿痹痛少用;而淫羊藿温燥之性较强,其补命火、温散风湿而通痹作用较为突出,还有祛痰止咳的作用,可治疗咳嗽有痰之证;仙茅最为燥烈,是补肾阳之峻剂,其补命火、壮肾阳、暖腰膝、除寒湿功效尤为明显。但仙茅是小毒之品,只可暂用,不可久服。

◎杜仲、续断　均具温性,归肝、肾经。皆有补肝肾、强筋骨、安胎的功效。可用于肾虚之腰膝酸软、阳痿、遗精遗尿,以及胎动不安、习惯性堕胎。杜仲力强,为治疗肾虚腰痛要药,续断力弱,兼能疗伤续折,治疗跌打损伤、筋伤骨折;兼能止血,治疗冲任不固,崩漏下血。

◎补骨脂、益智仁　味辛性温热,归脾肾经,均能补肾助阳,固精缩尿,温脾止泻,都可用治肾阳不足的遗精滑精,遗尿尿频,以及脾肾阳虚的泄泻不止等证。二者常相须为用。但补骨脂助阳的力量强,作用偏于肾,长于补肾壮阳,肾阳不足,命门火衰的腰膝冷痛,阳痿等症,补骨脂多用。也可用治肾不纳气的虚喘,能补肾阳而纳气平喘。益智仁则助阳之力较补骨脂为弱,作用偏于脾,长于温脾开胃摄唾,中气虚寒,食少多唾,小儿流涎不止,腹中冷痛者,益智仁多用。

◎冬虫夏草、蛤蚧　皆入肺肾善补肺益肾而定喘咳,用于肺肾两虚之喘咳。蛤蚧补益力强,偏补肺气,尤善纳气定喘,为肺肾虚喘之要药,兼益精血;冬虫夏草平补肺肾阴阳,兼止血化痰,用于久咳虚喘,劳嗽痰血,为诸痨虚损调补之要药。

生地黄、熟地黄　均能滋阴生津,治阴虚津亏诸证。生地黄性寒质润,偏于清热凉血、养阴生津,凡血热伤津及阴虚内热皆宜,用治热病伤阴舌绛、血热妄行之出血、骨蒸劳热及消渴等证;熟地黄性微温而滋腻,偏于补血滋阴、益精填髓,能大补五脏真阴,用治血虚津亏及肝肾阴虚之腰膝酸软、潮热盗汗等证。

◎白芍、赤芍　《神农本草经》不分,通称芍药,唐末宋初,始将二者区分。二者虽同出一物而性微寒,但前人谓"白补赤泻,白收赤散",一语而道破二者的主要区别。一般认为,在功效方面,白芍长于养血调经,敛阴止汗,平抑肝阳;赤芍则长于清热凉血,活血散瘀,清泄肝火。在应用方面,白芍主治血虚阴亏,肝阳偏亢诸证;赤芍主治血热、血瘀、肝火所致诸证。又白芍、赤芍皆能止痛,均可用治疼痛的病证。但白芍长于养血柔肝,缓急止痛,主治肝阴不足,血虚肝旺,肝气不舒所致的胁肋疼痛、脘腹四肢拘挛作痛;而赤芍则长于活血祛瘀止痛,主治血滞诸痛证,因能清热凉血,故血热瘀滞者尤为适宜。

◎南沙参、北沙参　两种不同的植物。均有养阴清肺、益胃生津的功效,均用于肺热燥咳、阴虚劳嗽及胃阴虚有热、口干咽燥等证。南沙参能祛痰益气,较宜于气阴两伤及燥痰咳嗽,北沙参清养肺胃作用较强,多用于肺胃阴虚有热之证。

◎麦冬、天冬　均为甘寒清润之品,均能润肺养阴,用治阴虚燥咳咯血等,可相须为用。但麦冬滋阴清热力弱,能益胃生津,清心除烦,用于胃阴不足,心烦躁渴及温热病热入心营等症;天冬滋阴降火力强,更能滋肾阴,可用肾阴亏虚之潮热盗汗遗精等症。

◎黄精、山药　均为性味甘平,主归肺、脾、肾三脏,气阴双补之品。然黄精滋肾之力强于山药,而山药长于健脾,并兼有涩性,较宜于脾胃气阴两伤,食少便溏及带下等证。

◎龟甲、鳖甲　均能滋养肝肾之阴、平肝潜阳。均宜用于肾阴不足,虚火亢旺之骨蒸潮热、盗汗、遗精及肝阴不足,肝阳上亢之头痛、眩晕等症。但龟甲长于滋肾,鳖甲长于退虚热。此外,龟甲还兼有健骨、补血、养心等功效,还常用肝肾不足,筋骨痿弱,腰膝酸软,妇女崩漏、月经过多及心血不足,失眠、健忘等证。鳖甲还兼软坚散结作用,还常于腹内癥瘕积聚。

2.学习方法　结合本类药物性味特点,理解药物的性能功用;对于相似药物,如人参、党参与黄芪、苍术与白术、淫羊藿、巴戟天与仙茅、生地黄与熟地黄、白芍与赤芍、南沙参与北沙参、麦冬与天冬、黄精与山药、龟甲与鳖甲等,采用对比、归纳的方法,学会鉴别应用,并指导临床辨证选药;对有特殊用法和使用注意的药物,如人参、甘草、鹿茸、仙茅、阿胶、龟甲、鳖甲等,应加以注意。

 目标检测

1.试述补虚药的含义、药性特点、功效、主治及使用时注意事项。

2.哪些药能补脾气? 哪些药能补肺气? 哪些药能补心气?

3.试比较人参、党参与黄芪、白术与苍术、淫羊藿、巴戟天与仙茅、杜仲与续断、生地黄与熟地黄、白芍与赤芍、南沙参与北沙参的药性、功效、主治病证有何异同?

4.简述人参、甘草、鹿茸、仙茅、阿胶、龟甲、鳖甲的用量用法。

第十八章　收涩药

凡以收敛固涩为主要作用,治疗因正气不固所致之气血精津滑脱病证的药物,称为收涩药,又称固涩药。

收涩药大多味酸、涩,性温或平,主入肺、脾、肾、大肠经。分别具有固表止汗、敛肺止咳、涩肠止泻、涩精止遗、固崩止带、收敛止血等作用。

收涩药适用于久病体虚,正气不固,脏腑功能减退所致的自汗盗汗、久咳虚喘、久泻久痢、遗精滑精、遗尿尿频、崩漏带下等滑脱不禁之证。

根据收涩药物的特点,分为固表止汗药、敛肺涩肠药、固精缩尿止带药三类。

收涩药多属治标之品,临床应用时需根据具体情况,与相应的补益药配伍,辨证施治,标本兼顾,才能获取较好的疗效。如气虚自汗应配补气药;阴虚盗汗应配滋阴药;脾肾虚弱的久泻久痢及带下不止,应配健脾温肾药;肾虚遗精滑精、遗尿尿频,应配补肾药;冲任不固,崩漏下血,应配补肝肾、固冲任药;肺肾虚损,久咳虚喘,应配补益肺肾、纳气平喘药。

使用收涩药时,凡外感表邪未解,湿热内蕴所致的泻痢、带下、血热出血,以及郁热未尽者,治当祛邪为主,不宜使用收涩药,以免"闭门留寇";虚极欲脱之证,则当固本救脱为主,非收涩药独能奏效。

第一节　固表止汗药

本类药物大多味甘平、性敛,有固表敛汗之功。主要用于气虚卫表不固,腠理疏松,津液外泄而致之自汗及阴虚内热,迫津外泄所致之盗汗。气虚自汗者,常须配以益气固表之品;阴虚盗汗者,常伍以养阴除蒸之品;亡阳虚脱之厥逆汗出,则以治本为主,非本类药物所能奏效。

麻黄根 Máhuánggēn
(《名医别录》)

为麻黄科植物草麻黄 *Ephedra sinica* Stapf 或中麻黄 *Ephedra intermedia* Schrenk et C. A. Mey. 的干燥根及根茎。主产于河北、内蒙古、甘肃、山西等地,习惯以山西产者质量最佳。立秋后采收,干燥。切断生用。

【性味归经】甘、微涩,平。归肺经。

【功效】收敛止汗。

【应用】用于自汗、盗汗　治气虚自汗,常与黄芪、牡蛎等相配,如牡蛎散;治阴虚盗汗,常与生地黄、牡蛎等同用;治产后虚汗不止,多配当归、黄芪等,如麻黄根散。

本品外用亦可治虚汗,常与牡蛎研末外扑;治脚汗,与滑石、牡蛎研末撒在脚上即可。

【按语】麻黄根甘平微涩,主入肺经,功专敛肺止汗,为固表止汗之专药,既可用于自汗,亦可用于盗汗;可煎汤内服,亦可研末外用,皆有良好地止汗作用。

【常用配伍】

1. 麻黄根配浮小麦　麻黄根味甘、微涩，性平，专入肺经，能实表，为敛肺固表止汗之专药；浮小麦味甘性凉，入心经，能益气除热，养心止汗。二药参合，收敛止汗之力增强，且兼有益气除热、养心之功。

2. 麻黄根配龙骨　麻黄根功专收敛止汗；龙骨煅后善于收敛固涩。二药合用，具有收敛津液，止汗之功。常用于气虚自汗、阴虚盗汗以及产后虚汗等证。

【用法用量】煎服，3～10g；或入丸、散。外用适量，研末扑粉。

【使用注意】有表邪者忌用。

【参考资料】

1. 文献摘要

《滇南本草》："止汗，实表气，固虚，消肺气、梅核气。"

《本草经集注》："止汗，夏日杂粉用之。"

2. 化学成分及药理作用　麻黄根的主要成为麻黄根素、麻黄根碱 A、B、C、D 及阿魏酰组胺及酪氨酸甜菜碱等，尚含少量麻黄酚及麻黄宁 A、B、C、D 等黄酮类物质。酪氨酸甜菜碱对大鼠有升高血压作用，而麻黄根碱 A、B、C、D 却均能降低大鼠血压和减低心率，其中以麻黄根碱 B 的作用最强；麻黄酚 A 和麻黄宁 A、B、C、D 也都具有降压活性。麻黄根浸膏可使蛙心收缩减弱，对肠管、子宫等平滑肌呈收缩作用。麻黄根提取物还具有兴奋呼吸、抑制离体蛙心、扩张蛙后肢血管等作用。对于麻黄根止汗作用的物质基础与机理目前尚不明确。

3. 现代应用　现代常单用本品或入复方治疗多汗症。

浮小麦 Fúxiǎomài
《本草蒙筌》

为乔本科植物小麦 *Triticum aestivum* L. 干燥的未成熟颖果。全国各地均产。成熟果实采收时，扬起其轻浮干瘪与未脱净皮者，或以水淘之，浮起者为佳。晒干，生用或炒用。

【性味归经】甘，凉。归心经。

【功效】止汗，益气，除热。

【应用】

1. 自汗，盗汗　治自汗、盗汗，可单用本品炒焦研末，米汤调服；治气虚自汗，常与黄芪、煅牡蛎、麻黄根等配伍，如牡蛎散；治阴虚盗汗，常与麦冬、五味子、地骨皮等同用。

2. 骨蒸劳热　用于阴虚发热，骨蒸劳热等证，常配生地黄、玄参、麦冬等。

【按语】浮小麦甘凉，专入心经，能补心气、敛心液而止汗，质轻浮走表，又能固表止汗，善于治疗自汗、盗汗；兼能清退虚热，可用于治疗阴虚发热、骨蒸痨热等。

【常用配伍】

1. 浮小麦配黄芪　浮小麦甘凉，入心经，能收敛心液而止汗，质轻浮，又能固表止汗；黄芪甘温，补中益气，入表固卫而止汗。二药相辅相助，标本兼顾，长于益气固表，敛液止汗。多用于气虚自汗。

2. 浮小麦配甘草　浮小麦甘、凉，归心经，善于养心清心除热；炙甘草甘平，归心、肝、脾、胃经，具有益气宁心之功。二药相配，益气养心除烦。若加大枣，名为甘麦大枣汤，有甘缓益气、补养心脾之功，可治心血不足、肝气郁结的脏躁，症见心神不宁，精神恍惚，悲忧善哭，喜怒无常等症。

3.浮小麦配白芍 浮小麦能益气阴、敛浮火、退虚热,治疗阴虚发热,骨蒸劳热;白芍味酸苦微寒,苦能补阴,酸能收敛,寒能退热,有益阴养血、退热除蒸、滋养肝脾之功。二药参合,相辅相成,治疗阴虚发热。

【用法用量】煎服,15～30g;研末服3～5g。止汗,以炒用为好。

【参考资料】

1.文献摘要

《本草纲目》:"益气除热,止自汗、盗汗,骨蒸虚热,妇人劳热。"

《本经逢原》:"浮麦,能敛盗汗,取其散皮腠之热也。"

2.化学成分及药理作用 本品主要含淀粉及酶类蛋白质、脂肪及维生素等,参与体内三大物质代谢,有抑制汗腺分泌的作用。

3.现代应用 现代常单用本品或入复方治疗多汗症。

【附药】小麦 为小麦成熟的颖果。甘,微寒,归心经。功效:养心除烦。治疗心神不宁,烦躁失眠,妇女脏躁证,如甘麦大枣汤。煎服,30～60g。

糯稻根须 Nuòdàogēnxū
(《本草再新》)

为禾本科植物糯稻 *Oryza sativa* L. var. *glutinosa* Matsum. 的干燥根及根茎。产于水稻产区。9～10月采收。晒干,生用。

【性味归经】甘,平。归心、肝经。

【功效】固表止汗,益胃生津,退虚热。

【应用】

1.自汗,盗汗 治气虚自汗,可单味煎服,或与黄芪、白术等同用;阴虚盗汗,配伍生地黄、麻黄根等。

2.虚热不退,骨蒸痨热 常与沙参、地骨皮等配伍。

【按语】糯稻根甘、平,归心、肝经。既能固表敛汗,治疗自汗与盗汗;同时,又能益胃生津、清退虚热,用于病后阴虚发热、口渴及骨蒸痨热。唯单用力薄,常须随证配伍。

【用法用量】煎服,15～20g,大剂量可用至 60～120g。

【参考资料】

1.文献摘要

《本草再新》:"补气化痰,滋阴壮胃,除风湿。治阴寒,安胎和血,疗冻疮、金疮。"

2.化学成分及药理作用 本品含氨基酸、糖类与黄酮类成分。糯稻根须中含有 12 种氨基酸,可用于治疗肝炎,对改善患者的蛋白质营养状况,促进肝脏的修补和恢复具有重要作用。

3.现代应用 现代常单用本品或入复方治疗传染性肝炎、乳糜尿、马来丝虫病、神经性腹痛等。

第二节 敛肺涩肠药

本类药物味多酸涩,主归肺或大肠经。分别具有敛肺止咳和涩肠止泻的功效。主要用于治疗肺虚咳喘,久治不愈或肺肾两虚,摄纳无权之虚喘,以及脾肾阳虚,肠滑不禁所致之久泻、久痢。

本类药物对咳嗽初期或痰多壅盛所致的咳喘,以及泻痢初期或食积腹泻等邪气亢盛者均不宜使用。

五味子 Wǔwèizǐ
(《神农本草经》)

为木兰科植物五味子 *Schisandra chinensis* (Turcz.) Baill. 或华中五味子 *Schisandra sphenanthera* Rehd. etWils. 的干燥成熟果实。前者习称"北五味子",主产于东北及河北等地,以产于东北者为道地药材。后者习称"南五味子"主产于西南以及长江流域以南各省。秋季采收,晒干或蒸后晒干。生用或经醋、酒蒸后晒干用,或蜜炙用,用时捣碎。

【性味归经】酸、甘,温。归肺、心、肾经。

【功效】敛肺滋肾,生津敛汗,涩精止泻,宁心安神。

【应用】

1.久咳虚喘 治肺虚久咳,常与罂粟壳同用,如五味子丸;治肺肾两虚之喘咳,常与熟地黄、山茱萸等相配,如都气丸;治寒饮喘咳,常配干姜、细辛等,如小青龙汤。

2.津伤口渴,消渴 治热伤气阴,汗多口渴,常与人参、麦门冬配伍,如生脉散;阴虚内热之消渴者,常配山药、天花粉等,如玉液汤。

3.自汗,盗汗 气虚自汗,常配黄芪、白术等;阴虚盗汗,常配麦冬、玄参、山茱萸等。

4.遗精,滑精 常与桑螵蛸、金樱子、龙骨等配伍。

5.久泻 治脾肾虚寒之鸡鸣泻,常配吴茱萸、补骨脂、肉豆蔻,如四神丸。

6.心悸,失眠,多梦 治疗阴血亏损,心神不安之心悸、失眠、多梦,常配生地黄、酸枣仁等,如天王补心丹。

【按语】本品酸涩甘温,主入心肺肾经,主收敛补益。能上敛肺气,中宁心神,下滋肾阴,具有广泛的收敛固涩作用,为治疗自汗盗汗、久咳虚喘、遗精滑精之要药;同时,又能酸甘化阴,生津止渴,为治消渴病之常用药;还能宁心安神,可治疗阴血亏虚,心神不安所致之心悸,失眠,多梦。

【常用配伍】

1.五味子配酸枣仁 五味子酸涩收敛,能敛肺滋肾,敛汗止汗,宁心安神;酸枣仁酸甘而平,善于内补营血而安神志,外敛营阴而治虚汗,为宁心安神、收敛虚汗之要药。二药伍用,一入肝经,一入肾经,内收外敛,止汗安神之力颇佳。常用于阴血不足之心神不安、惊悸失眠、烦躁多汗。

2.五味子配黄芪 二药皆能止汗,治疗汗证。然五味子重在敛阴生津,黄芪重在益气固表。二药合用,有敛阴固表之功,常用治阳虚自汗。

【用法用量】煎服,1.5～6g;研末服,每次 1～3g。五味子生用,以敛肺止咳止汗为主;醋炙酸涩收敛之性增强;酒炙益肾固精作用增强;蜜炙补益肺肾作用增强。

【参考资料】

1.文献摘要

《本草纲目》:"五味子,入补药熟用,入嗽药生用。五味子酸咸入肝而补肾,辛苦入心而补肺,甘入中宫益脾胃。"

2.化学成分及药理作用 本品主要成分为挥发油和木脂素类,尚含少量有机酸、鞣质、树脂等。本品对大脑皮层的兴奋和抑制均有影响,并能使其趋于平衡;有类似人参的适应原样作用,能增强机体防御能力;煎剂有呼吸兴奋作用;酸性成分有明显祛痰镇咳作用,挥发油及五味子素则有镇咳作用;乙醇浸液在体外对多种革兰阴性或阳性菌均有抑制作用;五味子仁提取物对 ccl$_4$ 引起的动物肝脏损害有保护作用;此外,还有强心、抗氧化、抗溃疡、抗肾病变和抗癌等作用。

3.现代应用 现代常单用本品或入复方治疗盗汗、病毒性肝炎、神经衰弱、支气管哮喘、慢性支气管炎、复发性口腔溃疡、糖尿病、高血压病、神经官能症、美尼尔氏综合征等。

乌 梅 Wūméi
(《神农本草经》)

为蔷薇科植物梅 *Prunus mume* Sieb. et Zucc. 的干燥近成熟果实。主产于浙江、福建、四川、云南等地,以产于浙江者为道地药材。夏季果实近成熟时采收,低温烘干。生用、去核生用或炒炭用。

【性味归经】酸、涩,平。归肝、脾、肺、大肠经。

【功效】敛肺止咳,涩肠止泻,生津止渴,安蛔止痛。

【应用】

1.肺虚久咳 适用于肺虚久咳,痰少或干咳无痰者,常配罂粟壳、杏仁等,如一服散。

2.久泻久痢 常与党参、肉豆蔻、诃子等配伍,如固肠丸。

3.虚热消渴 善化津液,止烦渴,常配伍天花粉、麦冬等,如玉泉丸。

4.蛔厥证 治疗蛔厥证蛔虫腹痛,呕吐,四肢厥逆,常配干姜、黄连等,如乌梅丸。

此外,本品内服还能止血,用于崩漏下血;外用能消疮毒,并治胬肉外突。

【按语】本品酸涩性平,入肝、脾、肺、大肠经。长于敛肺涩肠,为治疗肺虚久咳、阴虚干咳以及久泻久痢的佳药。且味极酸,善于生津止渴,安蛔止痛,能治疗虚热消渴及蛔厥证,为安蛔之良药。炒炭尚能止血,治疗崩漏及便血。

【常用配伍】

1.乌梅配诃子 乌梅、诃子均能敛肺涩肠,相伍则共奏涩肠止泻、敛肺止咳之功,用治久咳不止,久泻脱肛,纯虚无邪之证。

2.乌梅配黄连 乌梅酸敛生津,黄连苦寒泻火,二药相配有酸苦涌泄之功,可用治内热烦渴及湿热下痢。且苦酸并用,能安蛔止痛,治疗蛔虫引起的腹痛、泛恶呕吐、心下灼热等证。

3.乌梅配麦冬 乌梅敛肺、生津、涩肠固脱;麦冬养阴润燥、清热生津。二者合用,共奏养阴润燥、生津止渴、涩肠固脱之功,用于肺胃火盛,或久泻久痢引起的津伤口渴等证。

【用法用量】煎服,6～12g,大剂量可用到30g。外用适量,捣烂或炒炭研末外敷。生乌梅长于生津止渴,敛肺止咳,安蛔;乌梅肉功效与适应范围与乌梅同,而作用更强;乌梅炭长于涩肠止泻、止血。

【使用注意】外有表邪或内有实热积滞者,均不宜使用。

【参考资料】

1.文献摘要

《神农本草经》:"主下气,除热烦满,安心,肢体痛,偏枯不仁,死肌,去青黑痣,恶肉。"

《本草纲目》:"敛肺涩肠,治久嗽,泻痢,反胃噎膈,蛔厥吐利,消肿,涌痰,杀虫,解鱼毒、马汗毒、硫黄毒。"

2.化学成分及药理作用 本品主要含柠檬酸、苹果酸、琥珀酸等有机酸,花生四烯酸酯及苦杏仁苷等。其水煎剂在体外对多种致病性细菌及皮肤真菌有抑制作用;煎剂对离体兔的肠管有抑制作用;有轻度收缩胆囊作用,能促进胆汁分泌;灌服乌梅汤的狗的胆汁有刺激蛔虫后退的作用。乌梅煎剂(1:1)及其合剂能减少豚鼠的蛋白性休克的动物死亡数,起到抗过敏的作用。此外,还有抗突变、抗过敏、抗肿瘤、抗衰老、抑杀精子、增加食欲,促进消化以及整肠等作用。

3.现代应用 现代常单用本品或入复方治疗过敏性哮喘、慢性支气管炎、慢性非特异性结肠炎、急性胃肠出血、肠易激综合征、慢性痢疾、胆道蛔虫症、妊娠剧吐、急慢性咽炎、糖尿病、慢性荨麻疹、神经衰弱、尖锐湿疣、霉菌性阴道炎、足跟痛、功能性子宫出血、鸡眼、老年真菌感染、白喉、复发性口腔溃疡、鼻息肉、顽固性疥疮、红斑狼疮、头痛、偏头痛、过敏性腹痛、神经性烦渴、口腔扁平苔藓、肝硬化腹水、蛇串疮、慢性角膜炎、角膜溃疡、慢性前列腺炎、干燥综合征、反流性食管炎等。

肉豆蔻 Ròudòukòu
(《药性论》)

为肉豆蔻科植物肉豆蔻 *Myristica fragrans* Houtt. 的干燥成熟种仁。主产于马来西亚、印度尼西亚、斯里兰卡等国,我国广东、云南亦有栽培。每年冬春季果实成熟时采收。低温烘干,生用或煨制去油用。

【性味归经】辛,温。归脾、胃、大肠经。

【功效】涩肠止泻,温中行气。

【应用】

1.**脾肾虚寒,久泻久痢** 治脾肾虚寒之久泻久痢,常配诃子、人参、肉桂等,如真人养脏汤;治脾肾阳虚,五更泄泻,常与补骨脂、吴茱萸等同用,如四神丸。

2.**胃寒胀痛,食少呕吐** 治脾胃虚寒气滞之脘腹胀痛、纳呆、呕吐等证,常配木香、干姜等。

【按语】肉豆蔻辛、温,归脾、胃、大肠经。能温中行气,涩肠止泻,治疗脾肾虚寒,久泻久痢以及虚寒气滞引起之脘腹胀痛、吐泻等。一般煨用。

【常用配伍】

1.**肉豆蔻配木香** 肉豆蔻调中行气,木香温中理气。合用则温脾胃、行气滞,可用于脾胃虚寒、脘腹冷痛、食欲不振及小儿食滞腹泻等证。

2.**肉豆蔻配干姜** 二药均能温中祛寒。唯肉豆蔻能调中行气止痛,干姜能散寒降逆止泻。相配伍可治脾胃虚寒气滞之吐泻,脘腹胀痛等证。

【用法用量】煎服,3~9g;入丸、散剂,每次0.5~1g。内服煨熟去油用。生肉豆蔻长于暖胃消食,下气止呕,但有滑肠及刺激性;煨肉豆蔻增强涩肠止泻之功。

【使用注意】湿热泻痢者忌用。

【参考资料】

1.文献摘要

《药性论》:"能主小儿吐逆,不下乳,腹痛;治宿食不消,痰饮。"

《本草纲目》:"暖脾胃,固大肠。"

2.化学成分及药理作用 本品含挥发油和少量肉豆蔻木脂素等。其挥发油有驱风健胃作用,能增加胃液分泌,刺激胃肠蠕动;挥发油的萜类成分对细菌和霉菌有抑制作用;大量对胃肠道有抑制作用;服用过量可致中毒,呆滞昏迷等。此外,尚有镇静、抗肿瘤、抗炎作用。

3.现代应用 现代常单用本品或入复方治疗慢性腹泻、慢性胃炎等。

赤石脂 Chìshízhī
(《神农本草经》)

为硅酸盐类矿物多水高岭石族多水高岭石。主含含水硅酸铝[$Al_4(Si_4O_{10})(OH)_8 \cdot 4H_2O$]。主产于福建、山东、河南、江苏等地。全年均可采挖。研细粉或煅后捣碎用。

【性味归经】甘、酸、涩,温。归大肠、胃经。

【功效】涩肠止泻,收敛止血;外用:生肌敛疮。

【应用】

1.久泻久痢 治虚寒下利,多与干姜、粳米配伍,如桃花汤。泻痢不止,常与禹余粮相须为用,即赤石脂禹余粮汤。

2.崩漏,便血,带下 治崩漏,常配乌贼骨、侧柏叶等,如滋血汤;治便血,常配伍地榆、禹余粮等;治肾虚赤白带下,可与鹿角霜、芡实等同用。

3.疮疡不敛,湿疮,湿疹 本品煅后外用有收湿敛疮生肌作用。治疮疡不敛,湿疮湿疹,可与炉甘石、龙骨、血竭等研细末撒敷患处。

【按语】赤石脂甘、酸、涩、温,归大肠、胃经。质重性涩,内服生用长于涩肠止泻,为治久泻久痢之常用药;兼能收敛止血、固崩止带,可治疗崩漏带下。煅后外用具有生肌敛疮之功,可治疗疮疡不敛、湿疮、湿疹等。

【常用配伍】

1.赤石脂配干姜 赤石脂涩肠固脱、收敛止血;干姜温中散寒。二药合用,有温中散寒、涩肠止泻之功效,用于治疗脾胃虚寒、肠失固摄所致之便下脓血、久痢不愈、腹痛绵绵、喜温喜按者。

2.赤石脂配禹余粮 禹余粮质重收涩,功效与赤石脂相似。二药相合,名为赤石脂禹余粮汤,收敛之力较强。常用治下痢不止,滑脱不禁。

3.赤石脂配乌贼骨 赤石脂酸涩收敛,善于止血;乌贼骨亦能收敛止血,二药功效相似。参合应用,可治崩漏下血及外伤出血。

【用法用量】煎服,10～20g;外用适量。赤石脂生用长于止泻止血,煅用长于敛疮生肌。

【参考资料】

1.文献摘要

《神农本草经》:"主黄疸,泄痢,肠澼脓血,阴蚀下血赤白,邪气痈肿,疽痔恶疮,头疡疥瘙。"

2.化学成分及药理作用 本品主要含水硅酸铝,尚含少量氧化铁、镁、钙等。本品内服能吸附消化道内的有毒物质及食物异常发酵的产物等,对有炎症的胃肠黏膜有局部保护作用;赤石脂合剂能使凝血时间和出血时间明显缩短,起到止血作用。

3.现代应用 现代常单用本品或入复方治疗功能性子宫出血、直肠脱垂、慢性腹泻、溃疡性结肠炎、烧烫伤、冠心病心绞痛等。

罂粟壳 Yīngsùké

《宝庆本草折衷》

为罂粟科植物罂粟 *Papaver somniferum* L. 的干燥成熟果壳。由国家有关部门指定专门的种植场栽培，以供药用。秋季采摘成熟果实，破开，除去种子。晒干，醋炒或蜜炙用。

【性味归经】酸、涩，平；有毒。归肺、大肠、肾经。

【功效】涩肠止泻，敛肺止咳，止痛。

【应用】

1.久泻久痢　尤宜于脾肾虚寒之久泻久痢，常与肉豆蔻、肉桂、白术等配伍，如真人养脏汤。

2.肺虚久咳　治肺虚久咳，可单用本品蜜炙研末服，也可与乌梅同用，如小百劳散。

3.心腹及筋骨疼痛　可单用，或入复方中使用。

【按语】罂粟壳酸、涩而平，归肺、大肠、肾经。善于涩肠敛肺，对脾肾虚寒之久泻久痢及肺虚久咳具有佳效；且有良好的止痛作用，可治疗各种痛证。

【常用配伍】

1.罂粟壳配乌梅　乌梅入肺则能敛虚咳，入肠则能治久泻，入气则能敛虚火、生津液，入血则能摄阴血、止血，此皆取其酸收敛涩之功；罂粟壳为收敛之品，入肺可收敛肺气，入肾可固敛肾气，入肠则可治久泻久痢。两药性味功用相似，相须配对，则可加强固涩作用。

2.罂粟壳配诃子　本品生用敛肺止咳，煨用涩肠止泻；罂粟壳收敛肺气、涩肠止泻、止痛效果显著。两药合用，固涩止泻加强，用治肺肾两虚、久泻不止，以及因久泻而引起的脱肛，肺气虚散之咳喘、久嗽等证。

【用法用量】煎服 3～6g；或入丸、散。蜜罂粟壳偏于敛肺止咳；醋罂粟壳偏于涩肠止泻、止痛。

【使用注意】极易成瘾，不宜长期或过量服用。咳嗽及泻痢初起忌用。

【参考资料】

1.文献摘要　《滇南本草图说》："止泻痢及脱肛，治遗精久咳，敛肺涩肠，止心腹筋骨诸痛。"

2.化学成分及药理作用　本品主要含吗啡、可待因、那可汀、罂粟碱、罂粟壳碱等生物碱。本品有镇痛、催眠、镇咳和呼吸抑制作用；能提高胃肠道及其括约肌的张力，使消化液分泌减少而有止泻作用。

3.现代应用　现代常单用本品或入复方治疗支气管炎、慢性腹泻、菌痢等。

4.不良反应　罂粟壳超量应用或误服极易发生急性和慢性中毒反应。其不良反应作用于中枢神经系统，抑制大脑皮层的感觉区，以及延髓呼吸中枢及咳嗽中枢，刺激延髓的催吐化学感受区，兴奋动眼神经，引起瞳孔缩小，兴奋胃肠道平滑肌，提高平滑肌及括约肌的张力，减弱胃肠蠕动。并能使胆道口括约肌痉挛，阻止胆汁外流，使胆内压上升。对心血管系统，能使外周血管扩张，血压下降；大脑血管扩张，颅内压升高。此外，还可引起尿潴留，对抗催产素对子宫的兴奋作用，以及引起支气管平滑肌收缩及血糖升高，严重中毒时，可因抑制延髓呼吸中枢而死亡。罂粟壳常见中毒反应表现为典型的吗啡中毒症状，如出现瞳孔缩小、嗜睡、呼吸抑制、呕吐,严重者抽搐等。婴幼儿由于呼吸中枢发育未稳定,药酶系统发育不完善,对吗啡尤其敏感。因此必须严格按照规定的用法用量使用,以保证用药安全。罂粟壳中毒抢救的方法包括保温、洗胃、导泻。吸氧、人工呼吸,应用呼吸中枢兴奋剂,静脉补液以及对症治疗等综合治疗措施。早期静脉注射阿片受体拮抗剂纳络酮可有效地对抗吗啡的呼吸抑制作用。

诃 子 Hēzǐ

《药性论》

为使君子科植物诃子 *Terminalia chebula* Retz. 或绒毛诃子 *Terminalia chebula* Retz. var. *tomentella* Kurt. 的干燥成熟果实。主产于云南、广东、广西等地,以产于云南者质量最佳。秋、冬二季采收。晒干,生用或煨用。

【性味归经】苦、酸、涩,平。归肺、大肠经。

【功效】涩肠止泻,敛肺止咳,利咽开音。

【应用】

1.**久泻,久痢,脱肛** 可单用,如诃黎勒散;治虚寒性久泻久痢,可配干姜、罂粟壳、陈皮等,如诃子皮散。

2.**肺虚久咳,失音** 治肺虚久咳,可与人参、五味子同用;治肺虚久咳失音,常与甘草、桔梗配伍,如诃子汤。

【按语】诃子味苦酸涩性平,归肺、大肠经。善于涩肠敛肺,为治疗久泻,久痢,脱肛及肺虚久咳的常用药物;兼能利咽开音,为肺虚久咳失音之良药。

【常用配伍】

1.**诃子配罂粟壳** 诃子、罂粟壳皆涩肠止泻、收敛固脱,且诃子下气消胀:二药伍用,有涩肠止泻、理气之功效,用于治疗脾胃虚寒、泻痢日久不愈之脘腹冷痛,便下脓血白多赤少,甚或脱肛者。

2.**诃子配桔梗** 诃子敛肺利咽;桔梗宣肺祛痰利咽。诃子以收敛肺气,降火开音为主,桔梗以开宣肺气散邪为主。二药伍用,一宣一敛,有利咽开音之功效,用于治疗久咳失音,常与甘草同用,如诃子汤。

【用法用量】煎服,3～9g。生诃子、生诃子肉长于清金敛肺,利咽开音;煨诃子长于涩肠止泻。

【参考资料】

1.文献摘要 《本草通玄》:"生用则能清金行气,煨用则能暖胃固肠。"

2.化学成分及药理作用 本品含鞣质约30%～40%,尚含少量诃子素等。本品所含的鞣质有收敛止泻作用;煎剂对痢疾杆菌、白喉杆菌、伤寒杆菌、绿脓杆菌、金黄色葡萄球菌等有抑制作用;诃子素对平滑肌有解痉作用。

3.现代应用 现代常单用本品或入复方治疗腹泻、菌痢、肠易激综合症、慢性溃疡性结肠炎、痔疮、阴道炎、宫颈炎、宫颈糜烂、胃痉挛、咽喉炎、烧烫伤等。

五倍子 Wǔbèizǐ

《本草拾遗》

为漆树科植物盐肤木 *Rhus chinensis* Mill.、红麸杨 *Rhus punjabensis* Stem. var. *sinica*

(Diels) Rehd. et Wils 或青麸杨 *Rhus potaninii* Maxim. 叶上的虫瘿，主要由五倍子蚜 *Melaphis chinensis* (Bell) Baker 寄生而形成。主产于贵州、四川等地，以产于贵州者为道地药材。秋季采摘，置沸水中微煮，蒸至表面呈灰色，杀死蚜虫，干燥。生用。

【性味归经】酸、涩，寒。归肺、大肠、肾经。

【功效】敛肺降火，涩肠止泻，固精止遗，敛汗止血。

【应用】

1. **肺虚久咳，肺热咳嗽，咯血**　治肺虚久咳，配五味子、罂粟壳等；治肺热咳嗽，常与瓜蒌、黄芩等同用；治肺热灼肺，咯血，多与藕节、白及相配。

2. **久泻，久痢**　治久泻久痢，配五味子、诃子等。

3. **遗精，滑精**　治肾虚之遗精滑精，常配茯苓、龙骨等，如玉锁丹。

4. **自汗，盗汗**　单用本品研末，与荞麦面等份作饼，煨熟食之；或研末水调敷脐。

5. **崩漏下血，便血，痔血等**　治崩漏，可单用，或与棕榈炭、血余炭等同用；治便血、痔血，常配伍地榆、槐花等，亦可煎汤熏洗患处。

此外，本品有收湿敛疮的功效，可用治疮疡肿毒、湿疮流水、溃疡不敛等，其收敛之功又可用治肛脱不收、子宫脱垂等，可单用或配伍枯矾研末外敷或煎汤外洗。

【按语】五倍子味酸涩，性寒，入肺、大肠、肾经。既能敛肺，又能降火，肺虚久咳和肺热咳嗽均可应用；同时，能涩肠止泻、涩精止遗、敛汗止血，可治疗久泻久痢、遗精滑精、自汗盗汗、崩漏下血，便血，痔血等。

【常用配伍】**五倍子配五味子**　五倍子敛肺降火、敛汗止汗、固精涩肠；五味子敛肺益肾、敛汗止汗、生津止渴。二药伍用，共奏敛肺止咳、止泻固脱之功效，用于治疗肺肾两虚之久咳、气喘、自汗、盗汗；脾肾两虚之久泻久痢；肾虚不摄之遗精滑精，对脱肛及各种内脏下垂亦有作用。

【用法用量】煎服，3～6g；入丸、散，每次 1～1.5g；外用适量。

【参考资料】

1. 文献摘要　《本草纲目》："敛肺降火，化痰饮，止咳嗽、消渴、盗汗、呕吐、失血、久痢、黄病、心腹痛、小儿夜啼，治眼赤湿烂，消肿毒、喉痹，敛溃疮、金疮，收脱肛、子肠坠下。"

2. 化学成分及药理作用　本品主要含五倍子鞣质及没食子酸，尚含可可莫平等生物碱以及糖酯、淀粉等。本品所含的没食子酸对蛋白质有沉淀作用，可使皮肤、黏膜溃疡面的组织蛋白凝固，形成一层被膜而呈收敛作用，可收缩小血管而有止血功效；对小肠有收敛作用，可减轻肠道炎症，制止腹泻；煎剂有抑菌或杀菌作用。

3. 现代应用　现代常单用本品或入复方治疗多汗症、宫颈糜烂、枕部疖肿、睫毛倒卷、消化道出血、痔疮、直肠脱垂、毛囊炎、蜂窝织炎、真菌性口腔炎、小儿盯耳、足癣等。

禹余粮 Yǔyúliáng
《神农本草经》

禹余粮为氢氧化物类矿物褐铁矿 *Limonite*。主要含碱式氧化铁[$FeO \cdot (OH)$]。主产于广东、浙江等地。全年皆可采挖。干燥，醋煅用。

【性味归经】甘、涩，微寒。归胃、大肠经。

【功效】涩肠止泻，收敛止血，收涩止带。

【应用】

1.**久泻,久痢** 涩肠止泻功似赤石脂,但力较之为弱。两者常相许为用,如赤石脂禹余粮汤。

2.**崩漏,便血** 治崩漏,常与赤石脂、龙骨等相配,如治妇人漏下方;治便血,多与人参、棕榈炭同用。

3.**带下** 配伍鹿角霜、芡实等药,可用于肾虚带脉失约而致之赤白带下。

【按语】禹余粮味甘涩,性微寒,归胃、大肠经。本品质体重坠,功专涩下固脱,能涩肠止泻,收敛止血,收涩止带,用于治疗久泻久痢、崩漏、便血及带下等。

【常用配伍】禹余粮配赤石脂 二者皆入胃与大肠,均有涩肠、止泻、止血之功。但禹余粮甘涩性平,偏入气分;赤石脂甘酸性温,善走血分。二药相须为用,气血兼顾,其效更著。用于治疗慢性肠炎、慢性痢疾之泻痢不止、滑脱不禁、甚至脱肛以及便血、崩漏带下、月经过多等证属虚寒者。

【用法用量】煎服,10~15g,或入丸、散剂。

【使用注意】孕妇慎用。

【参考资料】

1.**文献摘要** 《本草纲目》:"禹余粮,手、足阳明血分重剂也。其性涩,故主下焦前后诸病。"

2.**化学成分及药理作用** 本品主要成分为氧化铁(含水三氧化二铁),且含铝、镁、钾、钠、磷酸等杂质。用100%禹粮石的生品、煅品、醋淬品水煎液0.25ml分别给小鼠灌胃,观察小鼠胃肠道推进运动,发现三者均能抑制肠蠕动,禹余粮不同炮制品的水煎液对大肠杆菌、伤寒杆菌、痢疾杆菌、金黄色葡萄球菌、乙型链球菌、绿脓杆菌均无抑制作用。其生品水煎液具有明显缩短小鼠凝血、出血时间的作用;但经煅制、醋制后则不明显。

3.**现代应用** 现代常用本品入复方治疗慢性结肠炎、腹泻、功能性子宫出血、子宫肌瘤、直肠脱垂、痛经等。

石榴皮 Shíliùpí
《名医别录》

为石榴科植物石榴 *Punica granatum* L. 的干燥果皮。我国大部分地区有栽培。秋季采收,晒干。生用或炒炭用。

【性味归经】酸、涩,温。归大肠经。

【功效】涩肠止泻,杀虫止血。

【应用】

1.**久泻,久痢,脱肛** 治脾胃虚弱之久泻,可与人参、白术、茯苓等同用;下痢日久,湿热未尽者,可配黄柏、阿胶、干姜等;治肠滑脱肛,可配伍党参、黄芪、升麻等同用。治上述诸证,亦可单味煎服,或研末冲服。

2.**虫积腹痛** 治蛔虫、钩虫、绦虫等,可与槟榔同用,如石榴皮散。

3.**崩漏,便血** 治崩漏、妊娠下血,常配伍阿胶、艾叶炭等;治便血,可单味煎服,亦可与地榆、槐花同用。

【按语】石榴皮酸涩而温,专入大肠经。功专涩肠止泻,收敛止血,为治疗久泻久痢、崩漏、便血之常用药；还能安蛔杀虫，可治疗虫积腹痛。

【常用配伍】

1.石榴皮配黄连　黄连燥湿清热，善治湿热蕴结大肠之泻痢诸疾；石榴皮酸敛涩肠，善疗赤白痢，久泻不止。二药相伍，一清一敛，共奏清热燥湿、涩肠止泻之功，常用治疗下痢、泄泻。

2.石榴皮配槟榔　槟榔苦辛性温，石榴皮酸涩而温，二药皆入大肠经，合用能使蛔得温而安，得酸则静，得辛则伏，得苦则下，故药力专强，为驱蛔杀虫的最佳对药之一，用于治疗肠道寄生虫。

【用法用量】煎服，3～9g，或入散剂。生石榴皮长于驱虫、涩精、止带；石榴皮炭长于止血。

【参考资料】

1. 文献摘要

《本草纲目》："止泻痢，下血，脱肛，崩中带下。"

《本草拾遗》："主蛔虫。煎服。"

2. 化学成分及药理作用　本品主要含没食子酸、苹果酸、熊果酸等，尚含少量鞣质、树脂、糖类等。所含的鞣质有收敛作用；煎剂对白喉杆菌、金黄色葡萄球菌、史氏菌和福氏菌以及变形杆菌等有抑制作用；石榴皮煎剂有驱肠虫作用；水浸剂对皮肤真菌有抑制作用。

3. 现代应用　现代常单用本品或入复方治疗细菌性痢疾、阿米巴痢疾、肠炎、胆道感染、急慢性气管炎、肺部感染、慢性阑尾炎、淋巴结炎、多发性疖肿、外伤感染、化脓性中耳炎等。

第三节　固精缩尿止带药

本类药物酸涩收敛，主归肾、膀胱经。有固精、缩尿、止带作用，有的还兼能补肾。主要用于肾虚不固、膀胱失约所致的遗精、滑精、遗尿、尿频以及崩漏、带下等证。

本类药物性酸涩收敛，外邪内侵、湿热下注之遗精、带下、尿频者不宜使用。

山茱萸 Shānzhūyú
(《神农本草经》)

为山茱萸科植物山茱萸Cornus officinalis Sieb. et Zucc. 的干燥成熟果肉。主产于浙江、安徽、河南、陕西、山西等地，以产于浙江者为道地药材。秋末冬初时采收，文火烘或置沸水中略烫后，及时挤出果核。干燥，生用或酒炙用。

【性味归经】酸、涩，微温。归肝、肾经。

【功效】补益肝肾，收敛固涩。

【应用】

1.肝肾亏虚之头晕目眩，腰膝酸软，阳痿等证　治肝肾阴虚之腰膝酸软、头晕耳鸣，常与熟地、山药等合用，如六味地黄丸；治肾阳不足之腰膝酸软、小便不利，常与肉桂、附子等相配，如金匮肾气丸；治肾阳虚之阳痿，常与淫羊藿、补骨脂等同用。

2.遗精滑精，遗尿尿频　治元阳不足之遗精、滑精，常配补骨脂、当归等，如草还丹；治真阴不足之遗精、梦遗，常与熟地、山药、枸杞子等同用，如左归丸；治肾气亏虚所致的尿频、遗尿，可与益智仁、人参、白术等配用。

3.崩漏下血，月经过多　治脾气虚弱，冲任失固之漏下不止，常与龙骨、黄芪等同用，如固冲汤；治肝肾亏虚、冲任不固之崩漏下血、月经过多，常配熟地黄、白芍、当归等，如加味四物汤。

4. 大汗不止，体虚欲脱证　治大汗虚脱，常与人参、附子、龙骨等同用。

【按语】山茱萸味酸涩性微温，入肝、肾经。既善补肝肾之阳，又善益肝肾之阴，平补阴阳，补益作用确切，为治疗肝肾亏损证之要药；既能补益，又酸涩收敛，能敛精止遗、收敛止血、敛汗固脱，用于治疗遗精滑精，遗尿尿频，崩漏下血，月经过多及大汗不止，体虚欲脱证，为防止元气虚脱之要药。林佩琴在《类证治裁》中言："肾主五液，肾虚则玄府不闭。"本品在漏汗、汗出不止方面有奇效。

【常用配伍】

1. 山茱萸配牡蛎　山茱萸酸涩微温，入肝、肾经，长于补益肝肾，收敛固涩；牡蛎咸涩性凉，入肝、肾经，功擅敛阴潜阳、止汗涩精。二者合用，有敛阴止汗、收涩固脱之功，用治气阴不足之自汗、盗汗，肝肾不足之遗精滑泄、崩漏带下等。

2. 山茱萸配桑螵蛸　山茱萸补益肝肾，收敛固涩；桑螵蛸补肾助阳、固精缩尿。二药伍用，一可补阴、一能补阳，有补肾助阳、固精缩尿止遗之功效，用于治疗肾虚膀胱失约，或精关不固所致之小便频数、失禁、遗尿、遗精、滑泄等证。

3. 山茱萸配补骨脂　二药均有温助肾阳、敛肾固精之功效，参合应用，则效果更佳，常用治肝肾亏损之阳痿遗精、遗尿尿频、头晕耳鸣等证。

【用法用量】煎服，6～12g；急救固脱 20～30g。生用敛阴止汗力强；酒制，补肾涩精、固精缩尿力胜。

【使用注意】素有湿热，小便淋涩者不宜用。

【参考资料】

1. 文献摘要　《名医别录》："主肠胃风邪，寒热，疝瘕，头风，风气去来，鼻塞，目黄，耳聋，面疱，温中下气，出汗，强阴益精，安五脏，通九窍，止小便利，明目，强力长年。"

2. 化学成分及药理作用　本品主要成分为山茱萸苷、莫罗忍冬苷等苷类，尚含少量鞣质、挥发油等。本品有抗失血性休克作用，抗血栓形成；能增强心肌收缩性，提高心脏效率，扩张外周血管，明显增强心脏泵血功能，使血压升高；尚有升高白细胞、降低血糖、抑菌等作用。

3. 现代应用　现代常单用本品或入复方治疗功能性子宫出血、糖尿病、骨质疏松症、脑萎缩、多汗症、胃下垂、帕金森氏病、高血压、冠心病、心律失常、肩周炎、产后身痛、乳糜尿等。

莲 子 Liánzǐ
（《神农本草经》）

为睡莲科植物莲 *Nelumbo nucifera* Gaertn. 的干燥成熟种子。主产于湖南、福建、江苏、浙江等地，以湖南产者质量最佳。秋季采收。晒干，生用或炒用。

【性味归经】甘、涩，平。归脾、肾、心经。

【功效】补脾止泻，益肾固精，固涩止带，养心安神。

【应用】

1. 脾虚久泻，食欲不振　治脾虚久泻，食欲不振，常配党参、白术、茯苓等，如参苓白术散。

2. 肾虚遗精，滑精　治肾虚遗精、滑泄，常配芡实、龙骨、沙苑子等，如金锁固精丸。

3. 带下证　治脾虚带下，常与茯苓、白术等同用；治脾肾两虚之带下，常配党参、山药、芡实等。

4.虚烦,失眠,惊悸　治心肾不交之虚烦、失眠、惊悸,常与茯神、远志、酸枣仁等同用。

【按语】莲子味甘涩性平,入脾、肾、心经。既健脾,又涩肠,可治疗脾虚久泻;既补脾涩肠,又益肾固精,用治肾虚遗精,滑精及妇女带下证。此外,还能养心安神,为养心益肾,交通心肾之代表药,治疗心肾不交之虚烦、失眠、惊悸等证。

【常用配伍】

1.莲子配芡实　莲子养心健脾、涩肠止泻;芡实补脾固肾、涩精止遗。二药相须为用,共奏益肾固精、健脾止泻之功。用于治疗心肾不交之遗精、早泄、遗尿;或脾肾两虚之久泻久痢、带下清稀、小便频数、白浊等证。

2.莲子配酸枣仁　莲子补益心脾,酸枣仁则养心安神。二药合参,有养心健脾安神之妙,用于治疗心脾不足之心悸失眠、怔忡健忘。常与茯苓、远志等药同用。

【用法用量】煎服,6～15g。生用偏于养心安神;炒用偏于补脾止泻,益肾固精,固涩止带。

【参考资料】

1.文献摘要

《神农本草经》:"主补中、养神、益气力。久服轻身耐老,不饥延年。"

《本草纲目》:"交心肾,厚肠胃,固精气,强筋骨,补虚损,利耳目,除寒湿,止脾泄久痢,赤白浊,女人带下崩中诸血病。"

2.化学成分及药理作用　本品主要成分为淀粉及荷叶碱等多种生物碱,尚含少量蛋白质、脂肪、多糖等。本品有收敛、镇静作用。

3.现代应用　现代常单用本品或入复方治疗腹泻、泌尿系感染、慢性肾小球肾炎蛋白尿、糖尿病、心肌炎、失眠症、小儿功能性遗尿症、精神焦虑症、糖尿病、阳痿早泄、慢性前列腺炎、感染性多发性神经炎、痤疮、痛经、小儿迁延性腹泻等。

【附药】

1.莲须　为莲花的雄蕊。甘、涩,平。功能固肾涩精。用于遗精、滑精、带下、尿频等。煎服,3～6g。

2.莲房　为莲的成熟花托。苦、涩,温。功能化瘀止血。用于崩漏、尿血、痔疮出血、产后恶露不尽等。煎服,5～10g。

3.莲子心　为莲的成熟种子中的干燥幼叶及胚根。苦,寒。功能清心安神、交通心肾、涩精止血。用于热入心包之神昏谵语、心肾不交之失眠遗精、血热吐血等证。煎服,2～5g。

4.荷叶　为莲的叶片。苦,平。功能清暑利湿,升阳止血。用于暑热病证、脾虚泄泻和多种出血证。煎服,3～10g。

5.荷梗　为莲的叶柄及花柄。苦,平。功能力气宽胸,和胃安胎。用于外感暑湿、胸闷不适、妊娠呕吐及胎动不安等。煎服,10～15g。

覆盆子 Fùpénzi
(《名医别录》)

为蔷薇科植物华东覆盆子 *Rubus chingii* Hu 的干燥果实。主产于浙江、福建、四川、陕西、安徽等地。夏初果实由绿变黄绿时采收,置沸水中略烫或略蒸。干燥,生用。

【性味归经】甘、酸,微温。归肝、肾经。

【功效】固精缩尿,益肾养肝。

【应用】

1. 肾虚遗精滑精,遗尿尿频 治肾虚遗精、滑精、早泄、阳痿,常与枸杞子、菟丝子、五味子、车前子如五子衍宗丸;治遗尿尿频,常与桑螵蛸、益智仁等同用。

2. 肝肾不足,目暗不明 常与枸杞子、菟丝子等同用。

【按语】 覆盆子甘补酸涩,入肝、肾二经。固精缩尿之中兼能补益肝肾,为治疗肾虚遗精滑精,遗尿尿频及肝肾不足,目暗不明之常用药。

【常用配伍】覆盆子配沙苑子 覆盆子涩精缩尿,沙苑子补肾固精。二者合用,有补肾固精缩尿之功效,用于治疗肾阳不足、下元虚冷之遗精、早泄、寒湿带下等证。

【用法用量】 煎服,6～12g。

【参考资料】

1. 文献摘要

《开宝本草》:"补虚续绝,强阴建阳,悦泽肌肤,安和脏腑,温中益力,疗劳损风虚,补肝明目。"

《本草衍义》:"益肾脏,缩小便。"

2. 化学成分及药理作用 覆盆子的主要成分为枸橼酸、没食子酸等有机酸,尚含少量糖类、维生素 A 样物质等。覆盆子水提取液能降低下丘脑 LHRH,垂体 FSH,LH 及性腺 Fed 水平,升高睾酮水平。覆盆子水提取液对性腺轴的调控作用可能是其"补肾涩精"的药理基础。本品煎剂对葡萄球菌、霍乱弧菌、人型结核杆菌有抑制作用。此外还有抗衰老、抗诱变、促进淋巴细胞增殖、减少血清胆固醇、改善学习记忆、增强免疫以及对抗雷公藤多苷毒性等多种药理作用。

3. 现代应用 现代常单用本品或入复方治疗男性不育症、遗尿症、痤疮等。

桑螵蛸 Sāngpiāoxiāo

(《神农本草经》)

为螳螂科昆虫大刀螂 *Tenodera sinensis* Saussure、小刀螂 *Statilia maculata*（Thunberg）或巨斧螳螂 *Hierodula patellifera*（Serville)的干燥卵鞘。以上三种分别习称"团螵蛸"、"长螵蛸"及"黑螵蛸"。全国大部分地区均产,以产于东北者质量最佳。深秋至次春采收,蒸至虫卵死后,干燥。生用或盐制用。

【性味归经】 甘、咸,平。归肝、肾经。

【功效】 固精缩尿,补肾助阳。

【应用】

1. 遗精滑精,遗尿尿频 治肾虚遗精滑精,常与山茱萸、菟丝子、沙苑子、覆盆子等同用;治遗尿尿频,可单用或与龙骨、远志、石菖蒲等配伍,如桑螵蛸散。

2. 肾虚阳痿 常与鹿茸、肉苁蓉等同用治疗肾虚阳痿。

【按语】 桑螵蛸甘咸入肾,为血肉有情之品。既能固精缩尿,又兼补肾助阳,既治疗遗精滑精,遗尿尿频,又可治疗肾虚阳痿,为治疗肾虚不固滑脱诸证之要药。

【常用配伍】

1. 桑螵蛸配菟丝子 二药均能补益肝肾,固精止带。相伍则其效更著。可用治下元亏损之腰膝酸软、带下。

2. 桑螵蛸配煅龙骨 桑螵蛸长于补助肾阳,固精缩尿;煅龙骨则善于收摄固脱。二药合用,则益肾涩精功效加强。可用治肾虚阳痿、遗精、早泄、心悸失眠等证。

【用法用量】煎服,5～9g。

【使用注意】阴虚多火,膀胱有热而小便频数者忌用。

【参考资料】

1. 文献摘要　《名医别录》:"疗男子虚损,五藏气微,梦寐失精,遗溺。久服益气养神。"

2. 化学成分及药理作用　桑螵蛸的主要成分为蛋白质、粗纤维、脂肪、胡萝卜素样色素。桑螵蛸可延长小鼠常压缺氧及游泳时间,增加小鼠胸腺、脾脏指数、睾丸指数和阳虚小鼠的体温,具有抗利尿和降低高脂大鼠肝中 LPO 的作用;所含的纤维有降血糖、降血脂作用;能抑制癌症的发生和发展;还有收敛作用;还能增加食物在胃中排空的时间,促进消化液的分泌,有助于食物的消化。

3. 现代应用　现代常单用本品或入复方治疗老年糖尿病性便秘、小儿遗尿症、张力性尿失禁、尿道综合征、精神性多尿症、狼疮性肾炎、少弱精症、前列腺增生症等。

海螵蛸 Hǎipiāoxiāo
《神农本草经》

为乌鲗科动物无针乌贼 *Sepiella maindroni de* Rochebrune 或金乌贼 *Sepia esculenta* Hoyle 的干燥内壳。主产于浙江、广东、山东、江苏、辽宁等地,以产于浙江者为道地药材。收集其骨状内壳。洗净,干燥,生用或炒用。

【性味归经】咸、涩,温。归肝、肾经。

【功效】固精止带,收敛止血,制酸止痛;外用:收湿敛疮。

【应用】

1. 遗精,带下　治肾虚遗精滑精,常配山茱萸、菟丝子等;治妇女赤白带下,配白芷、血余炭等,如白芷散;带下清稀者,配伍山药、芡实等。

2. 崩漏下血,肺胃出血,创伤出血　治崩漏下血,常与茜草、棕榈炭等同用,如固冲汤;治肺胃出血,常与白及或浙贝母同用,如乌及散、乌贝散;治外伤出血,可单用研末外敷。

3. 胃痛,吐酸　常与白及、延胡索、煅瓦楞子等同用。

4. 湿疮,湿疹,溃疡不敛　治湿疮湿疹,常与黄柏、煅石膏、青黛等研末外敷;治溃疡多脓,久不愈合,可单用研末外敷,或配枯矾、冰片、煅石膏等研末外敷。

【按语】海螵蛸咸涩而温,功专收敛,即可内服,又可外用。内服能固精止带,收敛止血,制酸止痛,用治遗精带下,崩漏下血,肺胃出血,创伤出血,及胃痛吐酸;外用具收湿敛疮之功,治疗湿疮,湿疹,溃疡不敛等。

【常用配伍】

1. 海螵蛸配贝母　乌贼骨制酸、止痛、敛疮;贝母散结消肿。二者合用,有制酸、消肿、止痛之功效,用治胃及十二指肠溃疡、黏膜水肿所引起之胃痛、吞酸等证。

2. 乌贼骨配茜草　乌贼骨味咸微温,具收敛止血、固精止带、制酸止痛、收湿敛疮之功,以收为主;茜草味苦性寒,能凉血止血、通经祛淤、止咳祛痰,以行为要。二者相伍,活血而不伤正,止血而不留淤,共奏止血祛淤之功效,用于治疗妇人崩漏、带下等证。

【用法用量】煎服,5～9g;散剂,每次 1.5～3g;外用适量,研末撒敷或调敷。生用制酸止痛,收湿敛疮;炒用收敛止血,固精止带。

【使用注意】阴虚内热者不宜用。

【参考资料】

1. 文献摘要 《神农本草经》:"主女子漏下赤白经汁,血闭,阴蚀肿痛,寒热,症瘕,无子。"

2. 化学成分及药理作用 本品主要含碳酸钙、壳角质、黏液质,水解氨基酸中含蛋氨酸等17种氨基酸。所含碳酸钙能中和胃酸,促进溃疡面愈合,改变胃内容物 pH 值,降低胃蛋白酶活性;所含的胶质与胃中的有机质和胃液作用后,可在溃疡面上形成保护膜,使出血趋于凝结而有止血作用。此外,还有骨缺损修复作用、抗辐射作用以及抗肿瘤等作用。

3. 现代应用 现代常单用本品或入复方治疗胆汁反流性食道炎、胆汁反流性胃炎,胃、十二指肠溃疡及出血、功能性子宫出血、慢性糜烂性胃炎、褥疮、疟疾、下肢溃疡、哮喘、拔牙及鼻部手术止血、肛裂、男性不育、肝纤维化、腹膜透析患者高磷血症、手足多汗症、宫颈糜烂等。

金樱子 Jīnyīngzǐ
(《雷公炮炙论》)

为蔷薇科植物金樱子 *Rosa laevigata* Michx. 的干燥成熟果实。主产于广东、广西、浙江、江苏、江西等地。10~11 月果实成熟变红采收。除去毛刺,洗净晒干,生用或蜜炙用。

【性味归经】酸、涩,平。归肾、膀胱、大肠经。

【功效】固精缩尿,涩肠止泻。

【应用】

1. 遗精滑精,尿频遗尿,带下过多 本品酸涩收敛,有固精缩尿止带之功,可治疗肾虚不固所致之上述诸证。可单用熬膏服,如金樱子膏;或与芡实同用,如水陆二仙丹。

2. 久泻,久痢 本品入大肠,能涩肠止泻。治脾虚久泻、久痢,常与党参、白术、罂粟壳等同用。

【按语】金樱子味酸涩性平,入肾、膀胱、大肠诸经。既善于固精缩尿,又能涩肠止泻,为治疗肾虚不固所致的遗精滑精,尿频遗尿,带下过多及脾虚久泻、久痢之常用药。

【常用配伍】金樱子配覆盆子 金樱子偏于涩精止遗;覆盆子偏于补肾固精。二药相伍,则固精止遗之力较强,可治疗肾虚不固之遗精、早泄。

【用法用量】煎服,6~12g。

【使用注意】有火热者慎服。

【参考资料】

1. 文献摘要

《蜀本草》:"疗脾泄下痢,止小便利,涩精气。久服,令人耐寒轻身。"

《滇南本草》载"治日久下痢,血崩带下,涩精遗泄。"

2. 化学成分及药理作用 本品主要含皂苷,尚含鞣质、树脂、维生素 C 等。本品煎剂对金黄色葡萄球菌、大肠杆菌、绿脓杆菌、流感病毒等有抑制作用;所含鞣质有收敛止泻作用。

3. 现代应用 现代常单用本品或入复方治疗遗精早泄、小儿遗尿、尿失禁、慢性支气管炎、腹泻、慢性肠炎、肠易激综合征、慢性肾炎、慢性前列腺炎、慢性肾小球疾病、糖尿病肾病等。

芡 实 Qiànshí
(《神农本草经》)

为睡莲科植物芡 *Euryale ferox* Salisb. 的干燥成熟种仁。主产于湖南、山东、江苏、安徽等地。秋末冬初采收。晒干,生用或炒用。

【性味归经】甘、涩,平。归脾、肾经。

【功效】补脾止泻,益肾固精,除湿止带。

【应用】

1. 脾虚久泻 常配党参、白术、茯苓、扁豆等。

2. 肾虚遗精,滑精 常与金樱子同用,如水陆二仙丹;或配莲子、沙苑子、龙骨等,如金锁固精丸。

3. 带下证 治湿热带下,配伍黄柏、车前子等,如易黄汤;治脾肾两虚之带下绵绵,与山茱萸、山药等同用。

【按语】芡实味甘涩性平,入脾、肾二经。补脾之中兼能益肾,且能除脾肾之湿,对脾虚久泻、肾虚遗精以及妇女带下证具有良好的疗效,为治疗上述诸证之常用药。

【常用配伍】芡实配金樱子 芡实甘涩性平,入脾、肾经,功擅固肾涩精、补脾止泄,偏于健脾;金樱子酸涩性平,入肾、膀胱、大肠经,长于固精涩肠、缩尿止泻,重在收涩。二者同用,有补脾止泻、益肾固精、缩尿止带之功,用治脾肾亏虚、精关不固、膀胱失约、湿浊下注所致之遗精、尿频、白浊、白带过多以及脾肾虚弱之久泻、久痢等证。

【用法用量】煎服,15～30g。或入丸、散。

【使用注意】大小便不利者禁服;食滞不化者慎服。生用偏于补脾益肾,祛湿;炒用补脾固涩力强。

【参考资料】

1. 文献摘要 《神农本草经》:"主湿痹腰脊膝痛,补中除暴疾,益精气,强志,令耳目聪明,久服轻身不饥,耐老神仙。"

2. 化学成分及药理作用 本品主要含淀粉、蛋白质、脂肪等。能增加小肠吸收功能,提高尿木糖排泄率,增加血清胡萝卜素浓度。

3. 现代应用 现代常单用本品或入复方治疗慢性肾小球肾炎、慢性肠炎、慢性前列腺炎、中风后遗症等。

鸡冠花 Jīguānhuā
《滇南本草》

为苋科植物鸡冠花 *Celosia cristata* L. 的干燥花序。全国大部分地区均产。秋季花盛开时采收,晒干。生用或炒炭用。

【性味归经】甘、涩,凉。归肝、大肠经。

【功效】收敛止血,止带,止痢。

【应用】

1. 带下 治脾虚带下,常与白术、茯苓、芡实等药配伍;治湿热带下,常与黄柏、车前子、苍术等药同用。

2. 崩漏,便血痔血 治血热妄行之崩漏,常与丹皮、赤芍、茜草、苎麻根等同用;治冲任虚寒之崩漏,常与党参、黄芪、炮姜、山茱萸等配伍;治血热便血、痔血,常与地榆、槐花、黄芩炭等药同用。

3. 赤白下痢,久痢不止 治赤白下痢可单用酒煎服,或与黄连、黄柏、秦皮、白头翁等药同用;治久痢不止者,常与椿皮、石榴皮、罂粟壳等药配伍。

【按语】鸡冠花味甘涩性凉,归肝、大肠经。本品善于收敛,能收敛止血、止带、止痢,对带下量多、崩漏、便血、痔血、下痢等具有良好的疗效,为常用药物。

【常用配伍】

1.鸡冠花配海螵蛸　鸡冠花甘涩性凉,主入肝经血分,具收敛凉血止血之功;海螵蛸咸,微温而涩,归肝、肾经,有收敛止血之效。两药配伍,收敛止血作用增强,用治崩漏下血等。

2.鸡冠花配防风炭　鸡冠花甘涩性凉,主入大肠经,能收敛凉血;防风味辛甘,性微温,炒炭后有很好的止血止泻作用。两药参合,止血止泻作用增强,适用于痔疮出血等证。

【用法用量】煎服,9～15g。

【使用注意】瘀血阻滞崩漏及湿热下痢初起兼有寒热表证者不宜使用。

【参考资料】

1.文献摘要

《滇南本草》:"止肠风下血,妇人崩中带下,赤痢。"

《本草纲目》:"治痔漏下血,赤白下痢,崩中,赤白带下,分赤白用。"

2.化学成分及药理作用　本品主要化学成分为甜菜花青苷类、甾醇类、黄酮类化合物等,主要活性成分为甜菜花青苷类成分,如鸡冠花素、甜菜红素、甜菜黄素、苋菜红素(amaranthin)、异苋菜红素及黄酮类化合物山柰苷等。鸡冠花注射液有明显引产作用,水浸液能增强子宫收缩力,鸡冠花煎剂对人阴道滴虫有良好杀灭作用。鸡冠花黄酮类化合物可调节去卵巢大鼠无机盐代谢表达,增加骨形成蛋白表达,提高巨噬细胞吞噬能力,预防骨质疏松症。此外,尚有降脂、抗凝、抗肿瘤、增强免疫等作用。

3.现代应用　现代常单用本品或入复方治疗上消化道出血、功能性子宫出血、痔疮、肠炎、细菌性痢疾、阴道炎、宫颈糜烂、尖锐湿疣、泌尿系感染、乳糜尿、青光眼、玫瑰糠疹、卵巢囊肿、肠易激综合征、脱发、皮脂溢出性皮肤病、老年性皮肤瘙痒症、面部色素斑、急性牙髓炎、牙周炎等。

 学习小结

1.学习内容

(1)学习层次分类表

学习层次	具体药物	学习要求
掌握	五味子、乌梅、山茱萸、莲子	学习药物的性能、功效、主治病证、特殊的用量用法和使用注意
熟悉	罂粟壳、诃子、肉豆蔻、赤石脂、芡实、覆盆子、海螵蛸、金樱子	学习药物的功效、主治病证、特殊的用量用法和使用注意
了解	麻黄根、浮小麦、糯稻根须、五倍子、石榴皮、禹余粮	学习药物的功效、特殊的用量用法和使用注意

(2)相似药物功用比较

◎麻黄根、浮小麦、糯稻根　须均具有收敛止汗的功效,皆可治疗自汗及盗汗。然麻黄根味甘涩性平,主入肺经,为敛肺固表止汗之专药。浮小麦甘凉,归心经,善于益心气、敛心阴,为养心敛汗、固表止汗之佳品,且能清虚热,可治疗骨蒸劳热。糯稻根须味甘性平,归心、肝经,既善于固表敛汗,又兼益胃生津,对虚汗兼口渴者尤为适宜;此外,兼具清退虚热之效,可治疗虚热不退,骨蒸痨热。

◎五味子、乌梅、诃子、罂粟壳 均能敛肺止咳、涩肠止泻,用治肺虚久咳、久泻久痢。但五味子甘酸收敛,又能止汗生津,治疗气虚自汗与阴虚盗汗,且能宁心安神,治疗阴血不足之心悸失眠等证。而乌梅兼能生津止渴,安蛔止痛,可治疗虚热消渴及蛔厥腹痛。诃子兼可清肺利咽开音,善治咽痛失音。罂粟壳兼具良好的止痛作用,善于治疗心腹及筋骨疼痛。

◎肉豆蔻、赤石脂、禹余粮、石榴皮 均能涩肠止泻,治疗久泻久痢。其中,赤石脂、禹余粮、石榴皮三药又能收敛止血,治疗崩漏便血。然肉豆蔻辛温,善于温中行气,可治疗胃寒胀痛,食少呕吐等症。赤石脂还可外用,有生肌敛疮之功,治疗疮疡不敛、湿疮及湿疹等;石榴皮兼能杀虫止血,可治疗蛔虫、钩虫、绦虫等虫积腹痛。

◎芡实、莲子 二药均能益肾涩精,补脾止泻,治疗肾虚遗精、尿频、崩漏、带下及脾虚久泻等证。但莲子健脾益肾力强,兼能养心安神,治疗心肾不交之虚烦失眠。而芡实固涩力强,兼能除湿止带,善于治疗脾虚带下。

◎山茱萸、覆盆子、海螵蛸、金樱子、五倍子 皆能固精缩尿,治疗肾虚遗精滑精、遗尿尿频。其中,山茱萸、海螵蛸、五倍子等药还能收敛止血,治疗崩漏下血。但山茱萸酸涩而性温,归肝、肾经,长于补益肝肾,善于治疗肝肾亏虚之头晕目眩、腰膝酸软、阳痿等证;除治疗遗精滑精、遗尿尿频外,对大汗不止、体虚欲脱证也具有良好的作用。覆盆子兼具益肾养肝功效,可治疗肝肾不足之目暗不明。桑螵蛸还具有补肾助阳之功,可治疗肾虚阳痿。而海螵蛸还具有除湿止带、制酸止痛等功效,可用治肾虚带下、胃痛吐酸等症;对肺胃出血、创伤出血也具有良好的作用;外用还能收湿敛疮,治疗湿疮、湿疹等溃疡不敛。金樱子对带下也具有较好的收敛作用,同时能涩肠止泻,治疗久泻、久痢。五倍子除治疗遗精、滑精外,且能敛肺降火,涩肠止泻,敛汗,用于肺虚久咳、久泻久痢、自汗盗汗等症,对便血、痔血也有一定作用。

2.学习方法 结合"滑脱不禁证"的概念来分析收涩药的性能功效及主治证。对于相似药物,如五味子与乌梅、桑螵蛸与海螵蛸、芡实与莲子等,采用比较归纳的方法,学会鉴别应用,并指导临床辨证选药。通过参观中药标本、野外采药等方式,进一步加深对本类药物性能功效、应用与用法用量的理解,并激发学习的兴趣。

 目标检测

1.试述收涩药的含义、药性特点、功效、主治及使用时注意事项。

2.试比较五味子与乌梅、桑螵蛸与海螵蛸、芡实与莲子功效、主治病证有何异同?

3.简述乌梅、五味子、山茱萸、莲子的功效、应用及用法用量。

第十九章　涌吐药

凡以促使呕吐为主要作用的药物,称为涌吐药,又称催吐药。

本类药物多为酸苦,具有涌吐毒物、宿食、痰涎的作用。

涌吐药适用于误食毒物,停留胃中,未被吸收;或宿食停滞不化,尚未入肠,脘部胀痛;或痰涎壅盛,阻于胸膈或咽喉,呼吸喘促;以及癫痫发狂等证,用之以达祛邪治病的目的。此即《内经》:"其高者,因而越之。""在上者涌之"之意。

因涌吐药药力峻猛,奏效迅速,所服药物大部分会随呕吐吐出,而不能被机体吸收,故本类药物用于涌吐时,其他对证药物与涌吐药共剂服用意义不大。本类药物用于涌吐,主要与以下两类药物配伍:一是能增强其涌吐作用的药物,目的是为了在保证涌吐效果的前提下,降低单味涌吐药的用量,以避免因单味药用量过大,导致中毒;二是配伍药物作为赋型剂,用以降低涌吐药在药剂中的浓度,以降低其烈性。

涌吐药作用强烈,大都具有毒性,易损伤正气,使用不当,会产生不良后果。故本类药物只适用于体壮邪实者,对体质虚弱者及老人、小儿、妇女胎前产后,以及素患失血、头晕、心悸、劳嗽喘咳等证者,均应慎用或忌用。

使用涌吐药时,应注意用量用法。一般涌吐药,宜小量渐增的方法,防其中毒或涌吐太过;且服药后宜多饮热开水,以助药力,或用翎毛探喉以助涌吐;若呕吐不止,应及时采取解救措施。张子和在《儒门事亲》中说:"吐至昏眩,慎勿惊疑……如发头眩,可饮冰立解,如无冰时,新汲水亦可。"

涌吐药只可暂投,不可久服,服药应中病即止。呕吐后宜适当休息,切勿立即进食,以免因食物刺激再导致呕吐,重伤胃气。待胃肠功能恢复后方可进食少量流质或半流质等容易消化的食物,以养胃气。

因本类药物作用峻猛,药后患者反映强烈而痛苦不堪,故临床已很少应用。

常　山　Chángshān
《神农本草经》

为虎耳草科落叶小灌木植物黄常山 *Dichroa febrifuga* Lour. 的根。主产于长江以南各省及甘肃、陕西、四川等地。秋季采收,除去茎苗及须根,洗净,晒干。切片生用或酒炒用。

【性味归经】苦、辛,微寒;有毒。归肺、心、肝经。

【功效】涌吐痰涎,截疟。

【应用】

1.**胸中痰饮证**　常以本品配甘草,水煎和蜜温服。然此法今以少用。

2.**疟疾**　适用于各种疟疾,尤以间日疟、三日疟为佳。常与草果、厚朴、槟榔等同用,如截疟七宝饮。因本品有致吐的副作用,故应用时宜酒炒,并配伍半夏、陈皮等,以减少胃肠道反应。

【按语】本品辛开苦泄,善开泄痰结,其性上行,能引吐胸中痰饮,适用于痰饮停聚,胸膈壅塞,不欲饮食,欲吐而不能吐者;且善祛痰而截疟,为治疟之要药。

【用法用量】煎服,4.5~9g;入丸、散酌减。涌吐可生用,截疟宜酒制用。治疗疟疾宜在寒热发作前半天或 2 小时服用。

【使用注意】因能催吐,用量不宜过大,体虚及孕妇不宜使用。

【参考资料】

1. 文献摘要

《神农本草经》:"主伤寒寒热,热发温疟……胸中痰结,吐逆。"

《药性论》:"治诸疟,吐痰涎。"

2. 化学成分及药理作用　本品主要含黄常山碱甲、乙、丙,三者为互变异构体,是抗疟的有效成分,总称为常山碱。另含常山次碱、4-喹唑酮及伞形花内酯等。常山的水煎剂及醇提取液对疟疾有显著的疗效,其中常山碱甲的疗效相当于奎宁,常山碱丙抗疟作用最强,约为奎宁的 100 倍,常山碱乙次之;常山碱甲、乙、丙还能通过刺激胃肠的迷走与交感神经末梢而反射性的引起呕吐,此外,本品尚能降压、兴奋子宫、抗肿瘤、抗流感病毒、抗阿米巴原虫等。

3. 现代应用　现代常单用本品或入复方治疗胸腔积液、中风、癫狂、疟疾等。

4. 不良反应　大剂量常山碱对胃肠道有较强的刺激性,并可抑制心脏功能,最终因循环麻痹死亡。中毒时主要表现:恶心呕吐、腹痛腹泻、便血、心率减慢、血压下降、口唇紫绀等。常山中毒的主要原因:服法不当或服用过量。常山中毒救治的方法:①用法半夏、生姜煎水服。②静脉输葡萄糖及葡萄糖盐水。③不宜用甘草解毒,以免加重呕吐。

瓜　蒂 Guādì
(《神农本草经》)

为葫芦科植物甜瓜 *Cucumis melo* L. 的果蒂。全国各地均产。夏季瓜尚未老熟时,切取果蒂。生用或炒黄用。

【性味归经】苦,寒;有毒。归胃经。

【功效】涌吐痰食,祛湿退黄。

【应用】

1. **痰热壅滞,宿食停聚证**　治痰热郁于胸中之癫痫发狂或喉痹喘息,以及宿食停滞于胃脘而致胸脘胀痛者,可单用本品研末服以取吐;亦可与赤小豆研末,香豉煮汁,温服以催吐。

2. **湿热黄疸**　治湿热黄疸,可单用研末吹鼻,待鼻中黄水出,引去湿热之邪,而达退黄之效;或单用本品煎汤内服,或研末送服,均能退黄。

【按语】本品味苦涌泄,性寒泄热,有涌吐热痰、宿食作用,为临床较常用的涌吐药;另有祛湿退黄之功,可用于治湿热黄疸等证。

【用法用量】煎服,2.5~5g;入丸、散,每次 0.3~1g。外用适量。研末吹鼻,待鼻中流出黄水即停药。

【使用注意】体虚、失血及上部无实邪者忌服。若剧烈呕吐不止,用麝香0.01~0.015g,开水冲服以解之。

【参考资料】

1. 文献摘要

《神农本草经》："咳逆上气,及食诸果,病在胸腹中,皆吐下之。"

《别录》："疗黄疸。"

《本草纲目》："吐风热痰涎,治风眩头痛,癫痫喉痹,头目有湿气。"

2. 化学成分及药理作用　本品主含葫芦素 B、E(即甜瓜素或甜瓜毒素)、D、异葫芦素 B 及葫芦素 B 苷,尚含喷瓜素。其中以葫芦素 B 的含量最高(1.4%),其次为葫芦素 B 苷。甜瓜素能刺激胃感觉神经,反射性地兴奋呕吐中枢而致吐;能明显降低血清 ALT,对肝脏的病理损害有一定的保护作用,能增强细胞免疫功能;尚能抗肿瘤、降压、抑制心肌收缩力、减慢心率等。

3. 现代应用　现代常单用本品或入复方治疗癫痫、喉痹、哮喘、腹痛、黄疸、头晕、头痛等。

4. 不良反应　瓜蒂含毒成分为甜瓜毒素,内服能刺激胃黏膜而反射性引起呕吐中枢兴奋导致剧烈呕吐,最后可使呼吸中枢完全麻痹而致死。中毒时主要表现:胃部灼痛、剧烈呕吐、并可见腹泻、腹部不适、纳呆、头晕、粪便呈水样,甚者脉搏细弱、血压下降、昏迷等。瓜蒂中毒的主要原因:内服过量。瓜蒂中毒救治的方法:①大量呕吐时,用半夏 9g,甘草 6g,煎水服。②用 1:2000 高锰酸钾溶液洗胃,并可给与活性碳口服。③静脉补液,纠正水电解质平衡。

胆 矾 Dǎnfán
(《神农本草经》)

为天然的硫酸盐类矿物胆矾 *Chalcanthie* 的晶体,或为人工制成的含水硫酸铜(CuSO$_4$ · 5H$_2$O)。主产于云南、山西、江西等地。全年均可采收。研末或煅后研末用。

【性味归经】酸、涩、辛,寒;有毒。归肝、胆经。

【功效】涌吐痰涎,解毒收湿,祛腐蚀疮。

【应用】

1. **风痰壅塞,喉痹,癫痫,误食毒物**　治风痰所致的癫痫惊狂,单用本品研末,温醋汤送服,立吐出涎;治风热痰涎壅盛所致喉痹阻塞,与僵蚕同用,研末少许吹喉以吐涎,如《济生方》二圣散;治误食毒物,可单用本品,温水化服,以催吐排毒。

2. **风眼赤烂,口疮,牙疳**　治风眼赤烂,以之煅研,水溶洗目,如《沈氏尊生书》胆矾散;治口舌生疮,配干蟾(炙),研末敷患处,良久洗去;治牙疳,配儿茶、胡黄连研末外敷患处。

3. **肿毒不溃,胬肉**　用治上述诸证,可以本品研末外敷患处。

【按语】本品内服有强烈的涌吐作用,可用于风痰壅塞,喉痹,癫痫,误食毒物等;外用能解毒收湿、祛腐蚀疮常用于风眼赤烂、口疮、牙疳,肿毒不溃、胬肉等。

【用法用量】温水化服,每次 0.3~0.6g。外用适量,研末撒或调敷,或水溶化后外洗。

【使用注意】体虚者禁服。

【参考资料】

1. 文献摘要

《神农本草经》："主明目,目痛,金疮,诸痫痉,女子阴蚀痛,石淋,寒热,崩中下血,诸邪毒气。"

《别录》："散癥积、咳逆上气及鼠瘘恶疮。"

《本草纲目》："石胆,其性收敛上行,能涌风热痰涎,发散风木相火,又能杀虫,故治咽喉口齿疮毒有奇功也。"

2. 化学成分及药理作用　本品主要为含水硫酸铜(CuSO$_4$ · 5H$_2$O)。本品内服后能刺激胃壁神经,引起反射性呕吐,并能促进胆汁分泌;外用与蛋白质结合,生成不溶性蛋白质化合物而沉淀,故胆矾浓溶液对局部黏膜具有腐蚀作用,可退翳。另对化脓性球菌、肠道伤寒、副伤寒、痢疾杆菌和沙门氏菌等均有较强的抑制作用。

3.现代应用 现代常单用本品或入复方治疗喉痹、癫痫、风眼、乳蛾、口疮、牙疳、痔疮、梅核气、中风等。

4.不良反应 胆矾主要经过消化道进入体内,铜进入体内后主要分布于肝、肾、中枢神经、肠、骨髓及红细胞中。在血浆中约90%的铜与$\alpha 2$球蛋白结合。铜吸收后可损伤肝、肾和神经系统,中毒延长者可发生溶血性贫血。胆矾中毒时的主要表现:头痛、头晕、全身乏力、口腔黏膜蓝染、口内金属味、恶心呕吐、剧烈腹痛和腹泻,较重者多在次日出现发热、心动过速、血压下降、昏迷、痉挛等;部分患者有肝脏肿大、黄疸,心肌损害,心电异常,血尿、尿少等;中毒时间延长,则出现溶血现象。胆矾中毒的主要原因为内服或外用过量。胆矾中毒救治的一般疗法:①呕吐不止,予甘草9g、贯众15g煎液。②吐后气逆时,予半夏泻心汤、旋覆代赭汤等。③用清水或1‰亚铁氯化钾600ml洗胃,洗胃后予蛋清、牛奶、米汤等以保护胃黏膜,不可予脂肪或油类。④静脉滴注10%葡萄糖溶液或5%葡萄糖生理盐水,有尿后适当加钾。⑤有溶血现象时,可用氢化可的松、碳酸氢钠,必要时输新鲜血液。

 学习小结

1.学习内容

(1)学习层次分类表

学习层次	具体药物	学习要求
熟悉	胆矾	学习药物的功效、主治病证、特殊的用量用法和使用注意
了解	常山、瓜蒂	学习药物的功效、特殊的用量用法和使用注意

(2)相似药物功用比较

◎瓜蒂、常山、胆矾 均有涌吐痰涎、宿食、毒物的作用,皆可用于中风、癫痫、喉痹症见风痰壅盛、呼吸困难,宿食堵塞、胃脘胀痛及误食毒物停留胃脘等证。然瓜蒂兼能祛湿退黄,可治疗黄疸及湿郁头痛等;常山兼截疟之功,用于治疗疟疾;胆矾涌吐作用最强,外用兼能解毒收湿,可用于口疮、牙疳、风眼赤烂、疔疮肿毒等。

2.学习方法 结合本类药物大多有毒、毒副作用较大的特点,理解药物的性能功用;对于相似药物,如瓜蒂、常山与胆矾,采用对比、归纳的方法,学会鉴别应用,并指导临床辨证选药。

 目标检测

1.试述涌吐药的含义、药性特点、功效、主治及使用时注意事项。

2.试比较瓜蒂、常山、胆矾药性、功效、主治病证有何异同?

第二十章　攻毒杀虫止痒药

凡以攻毒疗疮,杀虫止痒为主要作用的药物,分别称为攻毒药或杀虫止痒药。

本类药物具有解毒疗疮、攻毒杀虫、燥湿止痒等作用。

主要适用于疥癣、湿疹、痈疮疔毒、麻风、梅毒、毒蛇咬伤等病证。

本类药物,以外用为主,兼可内服。其外用方法因病因药而异,如研末外撒,或煎汤洗渍及热敷、浴泡、含漱,或用油脂及水调敷,或制成软膏涂抹,或作成药捻、栓剂栓塞等。本类药物内服使用时,宜作丸、散剂用,使其缓慢溶解吸收,且便于掌握剂量。

本类药物多具有不同程度的毒性,所谓"攻毒"即有以毒制毒之意,无论外用或内服,均应严格掌握剂量及用法,不可过量或持续使用,以防发生毒副反应。制剂时应严格遵守炮制和制剂法度,以减轻毒性而确保临床用药安全。

雄 黄 Xiónghuáng
《神农本草经》

为硫化物类矿物雄黄族雄黄,主含二硫化二砷(As_2S_2)。主产于湖南、湖北、贵州、四川等地。随时可采。研细或水飞用。

【性味归经】辛,温;有毒。归心、肝、胃经。

【功效】解毒,杀虫。

【应用】

1. 痈肿疔疮,湿疹疥癣,虫蛇咬伤 治痈肿疔疮,常与乳香、没药等活血消痈药同用,如《外科全生集》醒消丸;治湿疹疥癣,配等量白矾为散,清茶调涂患处,以增强收湿止痒功效,如《医宗金鉴》二味拔毒散;治虫蛇咬伤,可单用雄黄粉,香油调涂患处或用黄酒冲服。

2. 虫积腹痛 可用于蛔虫等肠道寄生虫引起的虫积腹痛,常与苦楝根皮、槟榔、牵牛子、大黄等同用。另亦治蛲虫引起的肛门瘙痒,可用本品与铜绿为末撒于肛门处,或用雄黄粉、凡士林制成的纱布条塞于肛门内。

此外,本品亦有燥湿祛痰、截疟作用,还可用于哮喘、疟疾、惊痫等证;另用本品与艾叶、苍术、白芷等药作烟熏剂,可作房舍、畜厩的消毒剂。

【按语】本品有良好的解毒作用,常用于痈肿疔疮,湿疹疥癣,虫蛇咬伤等;又可杀虫用于蛔虫等引起的虫积腹痛。此外,本品亦有燥湿祛痰、截疟作用,还可用于哮喘、疟疾、惊痫等证;亦可用本品与艾叶等药作烟熏剂、消毒剂等。

【常用配伍】**雄黄配白矾** 雄黄温燥有毒,外用或内服均可以以毒攻毒而解毒杀虫疗疮,白矾外用解毒杀虫,燥湿止痒,两药合用解毒杀虫,燥湿止痒,常用于湿疹疥癣、痈肿疔疮等。

【用法用量】外用适量,研末撒敷,或香油调敷。入丸、散服,每次0.05~0.1g。不入汤剂。

【使用注意】本品毒性较强,内服宜慎,不可过量久服。孕妇忌用。本品亦能从皮肤吸收,外用时不宜大面积涂擦及长期持续使用,以免蓄积中毒。切忌火煅,烧煅后即分解三氧化二砷

（As_2O_3），即砒霜，有剧毒。

【参考资料】

1. 文献摘要

《神农本草经》："主寒热鼠瘘恶疮，疽痔死肌，杀百虫毒。"

《别录》："疗疥虫匿疮，目痛，鼻中息肉。"

《日华子本草》："主疥癣，风邪癫痫，岚瘴，一切蛇虫兽伤。"

2. 化学成分及药理作用　本品主要含二硫化二砷（As_2S_2）。约含砷 70％，硫 24.5％，尚含少量铝、铁、钙、镁、硅等元素。0.12％雄黄体外对金黄色葡萄球菌有 100％的杀灭作用，提高浓度也能杀灭大肠杆菌，以及抑制结核杆菌；其水浸液（1∶2）在试管内对堇色毛癣菌等多种致病性皮肤真菌有不同程度的抑制作用。雄黄可通过诱导肿瘤细胞凋亡，抑制细胞 DNA 合成，增强机体的细胞免疫功能等多种因素发挥其抗肿瘤作用；又可抗血吸虫及疟原虫。

3. 现代应用　现代常单用本品或入复方治疗慢性支气管炎、支气管哮喘、白血病、带状疱疹、腋臭、蛲虫病、蛔虫病、鹅掌风、流行性腮腺炎、疟疾、热带性嗜红细胞增多症等。

4. 不良反应　雄黄的毒性成分主要为三氧化二砷，其对中枢神经系统、心血管系统、消化系统、泌尿系统等均有毒性，终可致低血容量休克、循环衰竭等。雄黄中毒时的主要表现：恶心呕吐、腹痛、腹泻，重则尿血、血水便、发热、烦躁、甚则呼吸、循环衰竭死亡。雄黄中毒的主要原因为误服、内服过量或用法不当。雄黄中毒分为急性中毒和慢性中毒。急性中毒者解救宜①应尽早用 1∶2000～1∶5000 高锰酸钾洗胃，洗胃后予蛋清、牛乳，然后给予硫酸镁 30g 导泻，必要时可用肥皂水或温水高位灌肠。②予二巯基苯磺酸钠肌注。③静脉滴注 5％葡萄糖生理盐水 2000～3000ml，并加入维生素 C3g 等。④纠正水电解质平衡。慢性中毒者解救宜予二巯基苯磺酸钠肌注，多发性周围神经病，每日可肌注维生素 B_1 100mg、维生素 B_{12} 500～1000μg、654～2100mg、口服烟酸、维生素 C、复合维生素 B、地八唑等，也可用防风 30g、大青叶 30g、甘草 60g、绿豆 30g 煎汤服等。

硫　黄 Liúhuáng
《神农本草经》

本品为自然元素类矿物硫族自然硫或含硫矿物加工制得。主产于山西、河南、山东等地。全年可采。除去杂质，敲成碎块或研末，仅供外用。取净硫磺块，与豆腐同煮，至豆腐呈黑绿色为度，取出，漂净，阴干。供内服。

【性味归经】酸，温；有毒。归肾、大肠经。

【功效】外用解毒杀虫止痒，内服补火助阳通便。

【应用】

1. 疥癣，湿疹，阴疽疮疡　治疥疮，可以本品为末，麻油调涂患处；治顽癣瘙痒，可与冰片、轻粉等为末，同香油、面粉为膏，涂敷患处；治一切干湿疹，可配石灰、铅丹、等共研细粉外撒；治阴部湿疮瘙痒，既可单用硫磺粉外撒，或与蛇床子、明矾同用，以增强祛湿止痒之功。

2. 肾虚寒喘，阳痿，虚冷便秘　治肾阳不足，下元虚冷而致寒喘者，常与附子、肉桂、黑锡等配合应用，如《太平惠民和剂局方》黑锡丹；治肾阳虚阳痿、小便频数者，可与鹿茸、补骨脂同用；治虚寒便秘，常与半夏配伍，如半硫丸。

【按语】本品内服有补火助阳、温阳通便之功，用于肾虚寒喘，阳痿，虚冷便秘等；外用能解毒杀虫、收湿止痒,尤为疥疮要药,常配它药用于癣,湿疹,阴疽疮疡等。

【常用配伍】硫黄配白矾 硫黄、白矾外用均能解毒杀虫,收湿止痒,且硫黄为疥疮要药,两药合用燥湿杀虫之力更强,常用于湿疹、疥癣等。

【用法用量】外用适量研末撒敷或香油调涂。入丸、散服,1～3g。

【使用注意】孕妇忌用。畏朴硝。

【参考资料】

1. 文献摘要

《神农本草经》:"主妇人阴蚀,疽痔,恶血,坚筋骨,除头秃。"

《药性本草》:"能下气,治脚弱腰肾久冷,除冷风顽痹。"又云:"生用治疥癣,及疗寒热咳逆。"

《本草图解》:"主命门火衰,阳气暴绝,阴证伤寒,阳道痿弱,老人虚秘,妇入血结,虚寒久痢,心腹积聚。"

2. 化学成分及药理作用 本品主要含硫(S),另杂有砷、硒、铁等成分。硫与皮肤接触,产生硫化氢及五硫磺酸,从而有溶解角质、杀虫、细菌、真菌作用;对动物实验性炎症有治疗作用,能使支气管慢性炎症细胞浸润减轻,并可促进支气管分泌增加而祛痰;一部分硫磺在肠内形成硫化氢,刺激肠壁增加蠕动,而引起缓泻作用。

3. 现代应用 现代常单用本品或入复方治疗疥疮、慢性腹泻、蛲虫病、红皮病、阴囊或阴唇湿疹、小儿遗尿、高血压、慢性支气管炎、脂溢性皮炎、头部黄水疮、婴儿湿疹等。

4. 不良反应 硫磺内服或外用时生成硫化氢,硫化氢可刺激肠壁引起腹泻,亦可入血与血红蛋白结合,造成脑组织缺氧,影响中枢神经系统,导致突然死亡。硫磺中毒时的主要表现:头痛、头晕、全身乏力、恶心呕吐、腹痛、腹泻、便血、体温升高、意识模糊、瞳孔缩小、对光反射迟钝、血压下降,继则出现昏迷、甚至休克而死亡。硫磺中毒的主要原因为内服、外用过量或误服。硫磺中毒救治的一般疗法:①洗胃,洗胃后予硫酸镁导泻。②静脉注射1‰美兰10ml,加入50％葡萄糖溶液40ml中。③予抗菌素、青霉素、氯霉素等控制感染。④补充维生素B、C、K等。⑤甘草15g、黑豆30g,水煎服;生绿豆粉15g,温开水送服等。

白 矾 Báifán
(《神农本草经》)

为硫酸盐类明矾族矿物明矾石经加工提炼而成的结晶。主含硫酸铝钾($KAL(SO_4)_2 \cdot 12H_2O$)。主产于浙江、安徽、山西、湖北等地。生用或煅用。煅后称枯矾。

【性味归经】酸、涩,寒。归肺、脾、肝、大肠经。

【功效】外用解毒杀虫,燥湿止痒;内服止血、止泻、化痰。

【应用】

1. 疥癣,湿疹,湿疮 治疥癣、湿疮,常配硫黄、雄黄等,研末外用;治湿疹,可配伍冰片、煅石膏等研末外撒;治小儿鹅口疮,配朱砂研末外敷。

2. 久泻久痢 常与五倍子、诃子等同用。

3. 便血,崩漏及创伤出血 治便血、崩漏下血,常合五倍子、地榆等同服;治创伤出血,可单用研末外敷,或配松香研末外敷伤处。

4. 风痰所致之昏厥,癫痫,癫狂等证 治风痰及痰热所致之昏厥、癫痫、癫狂等。治癫痫,常合细茶研末,制蜜丸服。治癫狂,常合郁金为丸服。治昏厥,常与半夏、猪牙皂等同用。

【按语】本品内服能清化痰涎、涩肠止泻、收敛止血,可用治风痰及痰热所致之昏厥、癫痫、癫狂,久泻久痢、便血、崩漏及创伤出血等证;外用解毒杀虫、燥湿止痒,可用治疥癣、湿疹、湿疮等。

【常用配伍】白矾配郁金 白矾内服能清化痰涎,郁金辛散苦泄,能解郁开窍,且性寒入心经,又能清心热,两药合用清心化痰,解郁开窍,常用于癫痫痰闭之证。

【用法用量】外用适量,研末撒,或吹喉,或调敷,或化水洗患处。内服 0.6~1.5g,或入丸、散。

【使用注意】体虚胃弱者及无湿热痰火者忌服。

【参考资料】

1. 文献摘要

《神农本草经》:"主寒热泄痢,白沃,阴蚀恶疮,目痛,坚骨齿。"

《本草纲目》:"矾石之用有四:吐利风热之痰涎,取其酸苦涌泄也;治诸血痛,脱肛,阴挺,疮疡,取其酸涩而收也;治痰饮,泄痢,崩带,风眼,取其收而燥湿也;治喉痹、痈疽、蛇虫伤螫,取其解毒也。"

2. 化学成分及药理作用 白矾为含水硫酸铝钾($KAL(SO_4)_2 \cdot 12H_2O$),枯矾为脱水硫酸铝钾。白矾能强力凝固蛋白质,临床用又可消炎、止血、止汗、止泻和用作硬化剂;可广谱抗菌,对多种革兰阳性球菌和阴性杆菌、某些厌氧菌、皮肤癣菌、白色念珠菌均有不同程度的抑菌作用,对绿脓杆菌、大肠杆菌、金黄色葡萄球菌抑制明显;在体外有明显抗滴虫作用;白矾经尿道灌注有止血作用;还能促进溃疡愈合;净化浑浊生水。

3. 现代应用 现代常单用本品或入复方治疗疥癣、湿疹、湿疮、便血、崩漏、外伤出血、痔疮、脱肛、子宫脱垂、烧烫伤、慢性中耳炎、头癣、睾丸鞘膜水肿、传染性肝炎、慢性细菌性痢疾、肺结核咯血、胃及十二指肠溃疡、狂躁型精神病、癫痫、口腔溃疡、慢性肥厚型鼻炎及稻田性皮炎的预防等。

蛇床子 Shéchuángzǐ
(《神农本草经》)

为伞形科植物蛇床 Cnidium monnieri (L.) Cuss. 的干燥成熟果实。全国各地均产,以河北、山东、浙江、四川等地产量较大。均为野生,夏、秋二季果实成熟时采收,除去杂质,晒干。生用。

【性味归经】辛、苦,温。归肾经。

【功效】杀虫止痒,燥湿祛风,温肾壮阳。

【应用】

1. **阴部湿痒,湿疹,疥癣** 治妇女阴痒,男子阴囊湿痒,可单用或配明矾、苦参、黄柏等煎汤外洗;治湿疹、疥癣,可单用煎汤外洗,或研末外掺或制成油膏搽敷,亦可配枯矾、苦参、黄柏、硼砂等研末,油调外涂。

2. **肾虚阳痿,宫冷不孕** 本品有温肾壮阳之功,治男子肾虚阳痿,女子宫冷不孕,常与熟地、菟丝子、五味子、肉桂等同用,以温肾益精。

3. **寒湿带下,湿痹腰痛** 治带下、腰痛,尤宜于寒湿兼肾虚所致者,常与山药、杜仲、牛膝等同用。

【按语】本品性味辛苦温,能燥湿杀虫止痒,用于阴部湿痒、湿疹、疥癣等;其性温热可助阳散寒,辛苦又具燥湿祛风之功,常用于寒湿带下,湿痹腰痛等;另本品本品有温肾壮阳之功,治男子肾虚阳痿,女子宫冷不孕等。

【常用配伍】蛇床子配苦参、黄柏 蛇床子燥湿杀虫止痒,苦参既能清热燥湿,又能杀虫止痒,黄柏长于清下焦湿热,三药合用共奏清热燥湿,杀虫止痒之功,常用于湿疹、疥癣,妇女带下阴痒,男子阴囊湿痒等。

【用法用量】煎服,3~10g;外用15~30g,煎汤熏洗;或研末调敷;或制成坐药、栓剂、油膏、软膏外用。

【使用注意】阴虚火旺或下焦有湿热者不宜服用。

【参考资料】

1. 文献摘要

《神农本草经》:"蛇床子,味苦平。主治妇人阴中肿痛,男子阴痿,湿痒,除痹气,利关节,癫痫恶疮。久服轻身。"

《日华子本草》:"去阴汗,湿癣,齿痛,赤白带下。煎汤浴大风身痒。"

2. 化学成分及药理作用 本品果实含挥发油1.3%,已从油中分离出27种成分;还含有香豆精类等成分,如蛇床明素、花椒素等。本品能延长小鼠交尾期,增加子宫及卵巢重量;其提取物也有雄激素样作用,可增加小鼠前列腺、精囊、肛提肌重量。对耐药性金黄色葡萄球菌、绿脓杆菌及皮肤癣菌有抑制作用;可延长新城鸡瘟病毒鸡胚的生命;杀灭阴道滴虫。其所含的花椒素酚有较强的抗炎和镇痛作用。另外,还有抗心律失常、降压、祛痰平喘、延缓衰老、促进记忆、局麻、抗诱变、抗骨质疏松、杀精子等作用。

3. 现代应用 现代常单用本品或入复方治疗阳痿、宫冷不孕、妇女带下、腰痛、湿疹、疥癣妇人阴痒、滴虫性阴道炎、哮喘、心律失常、过敏性皮炎等。

樟 脑 Zhāngnǎo
《本草品汇精要》

为樟科植物樟 Cinnamomum camphor (L.) Presl 的枝、干、叶及根部,经蒸馏精制而成的颗粒状结晶。主产于台湾、长江以南及西南等地。尤以台湾为多。易挥发,应密封保存。

【性味归经】辛,热;有毒。归心、脾经。

【功效】外用除湿杀虫,散肿止痛;内服开窍辟秽。

【应用】

1. 疥癣瘙痒,湿疮溃烂 治癣可与土荆皮、川椒、白矾等配伍应用;治臁疮,可与枯矾、轻粉共为细末以油调敷;治疥癣疮痒,可与硫黄、枯矾、苦参、黄柏等配合外用;治瘰疬溃烂,可与雄黄等份为末,用时先以荆芥煎汤洗患处,再用麻油调涂。

2. 跌扑伤痛,牙痛 治龋齿牙痛,可配黄丹、皂角(去皮、核)各等份为末,蜜丸,塞孔中;治跌打损伤,肌肤完好者,可酒精配成酊剂外擦。

3. 痧胀腹痛,吐泻神昏 本品与没药、乳香(1:2:3)共为细末,每次以茶水调服0.1g,可治感受秽浊疫疠或暑湿之邪而致腹痛闷乱、吐泻昏厥诸证,如《本草衍义》樟脑。

【按语】本品辛香走窜,内服有芳香开窍、辟秽化浊、温散止痛作用,用于痧胀腹痛,吐泻神昏等;外用能祛湿杀虫、祛风止痒,又能温经通脉,散肿止痛,常用于疥癣瘙痒、湿疮溃烂、跌扑伤痛、牙痛等。

【用法用量】内服0.1～0.2g,入散剂或用酒溶化服(不入煎剂)。外用适量,研末撒布或调敷。

【参考资料】

1.文献摘要

《本草品汇精要》:"主杀虫,除疥癣,疗汤火疮,敌秽气。"

《本草纲目》:"通关窍,利滞气,治中恶邪气,霍乱心腹痛,寒湿脚气,疥癣风瘙,龋齿,杀虫辟蠹。"

2.化学成分及药理作用 本品为一种双环萜酮($C_{10}H_{16}O$)物质。樟脑涂擦皮肤有温和的刺激和防腐作用,并有局部麻醉作用,临床用樟脑擦剂有止痒和镇痛作用。口服有祛风和轻微祛痰作用;对高级中枢神经兴奋作用明显,大剂量可引起癫痫样惊厥。在体内水溶性代谢产物氧化樟脑,有明显的强心、升压和兴奋呼吸作用。

3.现代应用 现代常单用本品或入复方治疗疥癣、小儿秃疮、臁疮、冻疮、跌打伤痛、牙痛、风湿病、脚气、腹痛、冠心病心绞痛、龋齿等。

4.不良反应 樟脑过量服用对高级中枢神经兴奋作用明显,大剂量可引起癫痫样惊厥,最后可因呼吸衰竭死亡。樟脑中毒时的主要表现:内服0.5～1g可引起眩晕、头痛、温热感,乃至兴奋、谵妄等;2.0g以上在暂时性的镇静状态后,即可引起大脑皮层的兴奋,导致癫痫样痉挛,最后可因呼吸衰竭死亡。樟脑中毒的主要原因为误服樟脑制剂。樟脑中毒救治的一般疗法:①可口服蛋清、鞣酸、浓茶等以保护胃黏膜,吸附毒素和沉淀毒素。②腹痛不止,可口服颠茄酊。③对症治疗,处理中毒时忌用食油、乳汁、酒类。

土荆皮 Tǔjīngpí

(《本草拾遗》)

为锦葵科落叶灌木植物木槿 *Hibiscus syriacus* L. 的干燥根皮或近根树皮。主产于江苏、浙江、安徽、江西等地。夏、秋二季剥取,晒干。生用。又名土槿皮。

【性味归经】辛,温;有毒。归肺、脾经。

【功效】杀虫,止痒。

【应用】

1.体癣,手足癣,头癣等多种癣病 以外用治癣为主,可单用浸酒涂擦或研末加醋调敷。现多制成10%～50%土槿皮酊,或配合水杨酸、苯甲酸等制成复方土槿皮酊外用,如鹅掌风药水(《中国药物大全》)。

2.湿疹,皮炎,皮肤瘙痒 可单用浸酒外擦,或配大黄、苦参、黄柏等同用。

【按语】本品有较好杀虫疗癣,祛湿止痒作用,单用或配用常用于体癣、手足癣、头癣等多种癣病及湿疹,皮炎,皮肤瘙痒等。

【常用配伍】土荆皮配苦参、黄柏 土荆皮外用祛湿杀虫止痒,苦参既能清热燥湿,又能杀虫止痒,黄柏长于清下焦湿热,三药合用共奏清热燥湿,杀虫止痒之功,常用于湿疹,妇女带下阴痒,男子阴囊湿痒等。

【用法用量】外用适量,酒或醋浸涂擦,或研末调涂患处。

【使用注意】只供外用，不可内服。

【参考资料】

1. 文献摘要　《本草纲目拾遗》："其皮治一切血，杀虫癣癣，合芦荟香油调搽。"

2. 化学成分及药理作用　本品根皮含土荆皮酸、β-谷甾醇、鞣质、挥发油、多糖等。其有机酸、乙醇浸膏及苯浸膏，对我国常见的 10 种致病性皮肤真菌和白色念珠菌均有一定抗菌作用；其水浸液，体外无抗真菌作用。土荆皮酸能抗癌细胞，还能抗早孕，抑制卵子受精；尚可抗中孕，但抗着床作用不明显。其提取物和制成的止血粉，实验均有良好止血作用。

3. 现代应用　现代常单用本品或入复方治疗体癣、牛皮癣、手足癣、头癣、湿癣、脚癣、鹅掌风、灰指甲、湿疹、疥疮、阴囊湿疹、白带、各种瘙痒性皮肤病、局限性神经性皮炎、痢疾、脱肛等。

4. 不良反应　过量的土荆皮甲酸和乙酸对呼吸系统、消化系统等有不同程度的毒性，可引起消化道以及听视觉等感觉障碍，严重者可因呼吸衰竭死亡。土荆皮中毒时的主要表现：恶心呕吐、便秘、耳鸣、耳聋、视觉障碍，甚则昏迷、呼吸迟缓、惊厥等。土荆皮中毒的主要原因为内服或外用过量。土荆皮中毒救治的一般疗法：①甘草 90g，水煎，顿服。②天名精 60g、大黄 18g、玄明粉 12g（冲），水煎服。③用 1∶5000 的高锰酸钾洗胃，洗胃后服解毒剂。④视力或听力障碍者，口服维生素 B_1、维生素 B_6。

大　蒜　Dàsuàn
《名医别录》

为百合科植物大蒜 *Allium sativum* L. 的鳞茎。全国各地均有栽培。5 月叶枯时采挖，晾干。生用。

【性味归经】辛，温。归脾、胃、肺经。

【功效】解毒杀虫，消肿，止痢。

【应用】

1. 痈肿疔毒，疥癣　治疮疖初发，可用独头蒜切片贴肿处（《外科精要》）。民间亦常用大蒜切片外擦或捣烂外敷，治疗皮肤或头癣瘙痒。

2. 痢疾，泄泻，肺痨，顿咳　治百日咳，可将本品捣烂，凉开水浸泡 12 小时后，取液加白糖调服；治肺痨咯血，可以大蒜煮粥送服白芨粉；治泻痢，单用或以 10% 大蒜浸液保留灌肠。另大蒜还可防治流感、流脑、乙脑等流行性传染病。

3. 钩虫病，蛲虫病　可将大蒜捣烂，加茶油少许，睡前涂于肛门周围。

此外，大蒜还能健脾温胃而用治脘腹冷痛，食欲减退或饮食不消。

【按语】本品不论外用或内服，均有良好的解毒作用、杀虫、消肿作用，常用于痈肿疔毒、疥癣、痢疾、泄泻、肺痨、顿咳、钩虫病、蛲虫病等证。此外，大蒜还能健脾温胃而用治脘腹冷痛等。

【用法用量】外用适量，捣敷，切片擦或隔蒜灸。内服 5～10g，或生食，或制成糖浆服。

【使用注意】外服可引起皮肤发红、灼热甚至起泡，故不可敷之过久。阴虚火旺及有目、舌、喉、口齿诸疾不宜服用。孕妇忌灌肠用。

【参考资料】

1. 文献摘要

《名医别录》："散痈肿匿疮，除风邪，杀毒气。"

《本草纲目》："其气薰烈，能通五脏，达诸窍，去寒湿，辟邪恶，消痈肿，化癥积肉食，此其功也。"

2.化学成分及药理作用　本品主要含大蒜油、大蒜素，硫化亚磺酸酯类，S－烷(烯)－L－半光氨酸衍生物，γ－L－谷氨酸多肽，苷类，多糖，脂类及多种酶等。大蒜有较强的广谱抗菌作用，如对金黄色葡萄球菌、痢疾杆菌、多种致病性浅部真菌、白色念珠菌、恙虫热立克次体、流感病毒B、疱疹病毒以及阴道滴虫、阿米巴原虫等，均有不同程度的抑杀作用。抗菌作用紫皮蒜优于白皮蒜，鲜品强于干品。又可降低胆固醇和甘油三酯，防治动脉粥样硬化，降血脂可能与减少内源性胆固醇合成有关。大蒜油能抑制血小板凝集增加纤维蛋白的溶解活性。本品又可抗肿瘤、抗突变和阻断亚硝酸胺合成。另外，还有不同程度的抗炎、增强免疫、抗氧化、延缓衰老、降压、护肝、降血糖、杀精子、兴奋子宫、驱铅等作用。

3.现代应用　现代常单用本品或入复方治疗消化性溃疡、慢性结肠炎、脂肪肝、反复发作的口腔溃疡、牙根尖炎、急性脑梗死、冠心病心绞痛、高血压、白血病、恶性淋巴瘤、前列腺癌、膀胱癌、乳腺癌、肝癌、糖尿病及结肠癌、膀胱癌的防治等。

 学习小结

1.学习内容

(1)学习层次分类表

学习层次	具体药物	学习要求
掌握	雄黄、硫黄、白矾、蛇床子	学习药物的性能、功效、主治病证、特殊的用量用法和使用注意
了解	大蒜、樟脑、土荆皮	学习药物的功效、特殊的用量用法和使用注意

(2)相似药物功用比较

◎硫黄、雄黄　均能解毒杀虫，用于疥癣、湿疹等证。然硫黄内服又可补火助阳通便，用于肾阳不足之寒喘、阳痿、虚寒便秘等；雄黄还有燥湿祛痰、截疟之功，用于哮喘、疟疾、惊痫等证。

2.学习方法　结合本类药物大多有毒、毒副作用较大的特点，理解药物的性能功用；对于相似药物，如硫黄、雄黄等，采用对比、归纳的方法，学会鉴别应用，并指导临床辨证选药；对有毒性或有特殊用法和使用注意的药物，如雄黄、硫黄、土荆皮等，应加以注意。

 目标检测

1.试述攻毒杀虫止痒药的含义、药性特点、功效、主治及使用时注意事项。

2.既能杀虫止痒又能温肾壮阳的药物有哪些？各自的药性特点与功能是什么？

3.试比较硫黄与雄黄药性、功效、主治病证有何异同？

4.本节的有毒药物有哪些？各自的用法用量及使用注意是什么？

第二十一章 拔毒化腐生肌药

凡以外用拔毒化腐，生肌敛疮为主要作用的药物，称为拔毒化腐生肌药。

本类药物多为矿石重金属类药物，具有拔毒化腐、生肌敛疮之功，某些药物还有解毒明目、退翳的作用。

本类药物主要适用于痈疽疮疡溃后脓出不畅，或溃后腐肉不去，新肉难生，伤口难以生肌愈合之证，以及癌肿，梅毒；有些还常用于皮肤湿疹瘙痒，五官科的口疮、喉证、目赤翳障等。

本类药物的外用方法，可根据病情和用途而定，如研末外撒，加油调敷，或制成药捻，或外用膏药敷贴，或点眼、吹喉、口畜鼻、滴耳等。

本类药物多具剧烈毒性或强大刺激性，使用时应严格控制剂量和用法。外用也不可过量或过久应用；特别是重金属类剧毒药物，如升药、轻粉、砒石等，不宜在头面及黏膜上使用，以防发生毒副反应而确保用药安全。其中含砷、汞、铅类的药物毒副作用甚强，更应严加注意。

轻 粉 Qīngfěn
《《本草拾遗》》

为水银、白矾（或胆矾）、食盐等用升华法制成的氯化亚汞（Hg_2Cl_2）结晶性粉末。主产于湖北、湖南、山西等地。避光保存，研细末用。又名汞粉、水银粉、腻粉。

【性味归经】 辛，寒；有毒。归大肠、小肠经。

【功效】 外用攻毒杀虫，敛疮。内服逐水通便。

【应用】

1. 外用治疮疡溃烂，疥癣瘙痒，湿疹，酒齄鼻，梅毒下疳 治黄水疮痒痛，配黄柏、蛤粉、煅石膏共为细末，凉水或麻油调涂，如蛤粉散（《外科正宗》）；如治臁疮不合，常配黄连末，猪胆汁调涂，如（《永类钤方》）；治干湿癣，常配风化石灰、铅丹、硫黄为细末，生油调涂，如如圣散（《圣济总录》）；治酒齄鼻、痤疮，又可配大黄、硫黄加凉水调涂，如加味颠倒散（《疮疡外用本草》）。

2. 内服治水肿胀满，二便不利 治水肿便秘实证，常配伍大黄、甘遂、大戟等同用，如舟车丸（《丹溪心法》）。

【按语】 本品辛寒燥烈，有较强的攻毒杀虫止痒及生肌敛疮作用，外用治疮疡溃烂，疥癣瘙痒，湿疹，酒齄鼻，梅毒下疳等；内服能通利二便、逐水退肿用治水肿胀满，二便不利等。

【常用配伍】轻粉配硫黄 轻粉辛寒燥烈，有较强的攻毒杀虫止痒及生肌敛疮作用，硫黄外用能解毒杀虫，收湿止痒，两药合用攻毒杀虫、祛湿止痒，并可生肌敛疮，常用于臁疮不合、干湿癣等。

【用法用量】 外用适量，研末调涂或干掺，制膏外贴。内服每次 0.1～0.2g，入丸、散服。

【使用注意】 本品有毒（可致汞中毒），内服宜慎，且服后应漱口。体虚及孕妇忌服。

【参考资料】

1. 文献摘要

《本草拾遗》："通大肠,转小儿疳并瘰疬,杀疮疥癣虫及鼻上酒齄、风疮瘙痒。"

《本草图经》："服之过剂及用之失宜,则毒气被逼窜入经络筋骨莫之能出,变为筋挛骨痛,发为痈肿疳漏,经年累月,遂成废疾。因而夭枉,用者慎之。"

2.化学成分及药理作用　本品主要含氯化亚汞(Hg_2Cl_2),化学上又名甘汞。轻粉有广谱抑菌作用,对多种革兰阳性与阴性菌及致病性皮肤真菌均有良好的抑菌效果,口服有一定的泻下和利尿作用。

3.现代应用　现代常单用本品或入复方治疗疥疮、头疮、湿疹、湿癣、臁疮、酒齄鼻、牙疳、梅毒下疳、腹水、便秘、痢疾、小儿涎喘等。

4.不良反应　轻粉内服后生成可溶性汞盐,其对消化系统、泌尿系统、周围循环系统均有不同程度的损伤,甚者可呼吸衰竭或中毒性肾病等致死。轻粉中毒时的主要表现:主要为急性腐蚀性胃肠炎、坏死性肾病、周围循环衰竭等,如口有金属及辛辣感、黏膜红肿、口渴呕吐、尿少、呼吸困难、虚脱或中毒性肾病等,甚者死亡。轻粉中毒的主要原因为内服或外用过量。轻粉中毒救治的一般方法:①口服中毒者,给予2%碳酸氢钠溶液或温开水洗胃。②予牛奶、蛋清等,使与汞形成络合物,减少消化道对汞的吸收,并保护消化道黏膜。③金银花、甘草、绿豆、土茯苓等煎汤内服。④应用对抗剂,如磷酸钠和醋酸钠。⑤其他对症治疗,禁食盐。

砒 石 Pīshí
（《日华子本草》）

为矿物砷华 Arsenolite 的矿石,或由毒砂(硫砷铁矿)、雄黄等含砷矿物的加工品。主产于江西、湖南、广东、贵州等地。药材分白砒与红砒,二者三氧化二砷(As_2O_3)的含量均在96%以上,但前者更纯,后者尚含少量硫化砷等红色矿物质。药用以红砒为主。砒石升华的精制品即砒霜。砒石又名信石、人言。

【性味归经】辛,大热;有大毒。归肺、肝经。

【功效】外用攻毒杀虫,蚀疮去腐;内服劫痰平喘,截疟。

【应用】

1.腐肉不脱之恶疮,瘰疬,顽癣,牙疳,痔疮　若治恶疮日久,可配硫黄、苦参、附子、蜡同用,调油为膏,柳枝煎汤洗疮后外涂,如砒霜膏(《太平圣惠方》)。若治瘰疬、疔疮等,常配明矾、雄黄、乳香为细末,如三品一条枪(《外科正宗》)。

2.寒痰哮喘　主治寒痰喘咳,久治不愈,可配淡豆豉为丸服,如紫金丹(《普济本事方》)。

此外,古方还用治疟疾,现已少用。

【按语】本品味辛大热,内服能祛寒劫痰平喘,治寒痰喘咳,久治不愈;外用具攻毒杀虫、蚀死肌、腐肉之功,单用或配用治腐肉不脱之恶疮,瘰疬,顽癣,牙疳,痔疮等证。

【用法用量】外用适量,研末撒敷,宜作复方散剂或入膏药、药捻用。内服一次0.002～0.004g,入丸、散服。

【使用注意】本品剧毒,内服宜慎;外用亦应注意,以防局部吸收中毒。孕妇忌服。不可作酒剂服。忌火煅。

【参考资料】

1.文献摘要

《日华子本草》："治疟疾、肾气。带辟蚤虱。"

《本草纲目》："除齁喘积痢,烂肉,蚀瘀腐瘰疬。"又"蚀痈疽败肉,枯痔杀虫。"

2.化学成分及药理作用 白砒和砒霜主要成分为三氧化二砷(As_2O_3),红砒尚含少量硫化砷(As_2S)等。砒石有杀灭微生物、疟原虫及阿米巴原虫作用。对癌细胞有特定的毒性,主要通过诱导细胞凋亡杀伤白血病细胞,对急性早幼粒性白血病细胞有诱导分化作用,三氧化二砷还能诱导人肝癌细胞凋亡和明显抑制肝癌细胞增殖,也可诱导多发性骨髓癌细胞凋亡。小量砒石可促进蛋白质合成,活跃骨髓造血机能,促使红细胞及血色素新生。另外,还有抗组胺及平喘作用。

3.现代应用 现代常单用本品或入复方治疗顽癣、痔漏、瘰疬、疔疮、发背、痢疾、哮喘、白血病、牙齿失活牙髓、阴茎癌、原发性肝癌等。

4.不良反应 砒石的毒性成分主要为三氧化二砷,其对中枢神经系统、心血管系统、消化系统、泌尿系统等均有毒性,终可致低血容量休克、循环衰竭等引起死亡。砒石中毒时的主要表现:恶心呕吐,腹痛、腹泻,重则尿血、血水便、发热、烦躁、甚则呼吸、循环衰竭死亡。砒石中毒的主要原因为误服、内服过量或用法不当。砒石中毒分为急性中毒和慢性中毒。急性中毒者解救宜①应尽早用 1:2000～1:5000 高锰酸钾洗胃,洗胃后予蛋清、牛乳,然后给予硫酸镁 30g 导泻,必要时可用肥皂水或温水高位灌肠。②予二巯基苯磺酸钠肌注。③静脉滴注 5% 葡萄糖生理盐水 2000～3000ml,并加入维生素 C3g 等。④纠正水电解质平衡。慢性中毒者解救宜予二巯基苯磺酸钠肌注,多发性周围神经病,每日可肌注维生素 $B_1$100mg、维生素 B_{12}500～1000μg、654～2100mg、口服烟酸、维生素 C、复合维生素 B、地八唑等,也可用防风 30g、大青叶 30g、甘草 60g、绿豆 30g 煎汤服等。

铅 丹 Qiāndān
(《神农本草经》)

为纯铅加工制成的铅的氧化物(Pb_3O_4)。主产于河南、广东、福建、云南等地。生用或炒用。又名广丹、黄丹。

【性味归经】辛,微寒;有毒。归心、肝经。

【功效】拔毒生肌,杀虫止痒。

【应用】外用治疮疡溃烂,皮肤湿疮 常与煅石膏研末外用,如《百一选方》桃花散。本品亦为制备外用膏药的原料,常与植物油熬制成膏药,供外贴之用;或以此为基础,配入解毒、活血、止痛、生肌作用的药物,制成各种不同的膏药,供外用。

此外,本品内服,可治惊痫癫狂,疟疾,但因其有毒,现已很少应用。

【按语】本品辛寒,具拔毒化腐生肌、收湿杀虫止痒之功,为外科常用药,用治疮疡溃烂,皮肤湿疮等。本品亦为制备外用膏药的原料,常与植物油熬制成膏药,供外贴之用等。

【常用配伍】铅丹配煅石膏 铅丹辛寒,具拔毒、化腐生肌、收湿之功,煅石膏清热收湿、敛疮生肌,二者合用清热拔毒、化腐敛疮生肌,常用于痈疽、疮疡溃后不敛等。

【用法用量】外用适量,研末撒布或熬膏贴敷。内服每次 0.3～0.6g,入丸、散服。

【使用注意】本品有毒,用之不当可引起铅中毒,宜慎用;不可持续使用以防蓄积中毒。

【参考资料】

1.文献摘要

《神农本草经》："主吐逆胃反,惊痫癫疾,除热下气。"

《药性论》:"煎膏药用,止痛生肌。"

《本草纲目》:"能解热拔毒,长肉去瘀,故治恶疮肿毒,及入膏药,为外科必用之物也。"

2.化学成分及药理作用 本品主要含四氧化三铅(Pb_3O_4)。轻粉能直接杀灭细菌、寄生虫,并有抑制黏膜分泌作用。

3.现代应用 现代常单用本品或入复方治疗疮疡、湿疹、疥癣、足癣、狐臭、酒齄鼻、癫狂、疟疾、毒蛇咬伤、肩关节周围炎、慢性溃疡、冻疮、痔疮、外阴溃疡等。

4.不良反应 铅为多亲和性毒物,作用于全身各系统,主要损害神经、造血、消化及心血管系统。体内的铅绝大部分(95%)以三铅磷酸盐形式沉积于骨中,并随着血液酸度升高而重新溶解,再由血液进入肝、肺、神经系统,引起急性中毒。铅丹中毒时的主要表现:①急性中毒:首先是局部刺激现象,口腔、咽喉干燥,口渴,上消化道灼痛,口有金属味,流涎,恶心呕吐,吐出物常含氯化铅,呈白色奶块状,阵发性肠绞痛,可有便秘或腹泻,粪便中可有黑色硫化铅,重者休克死亡;如拖延日久,可引起排肠肌疼痛、痉挛、麻木瘫痪,血红蛋白尿等。②慢性中毒:早期可无明显症状,慢性中毒的典型症状表现以多发性神经炎、腹绞痛、贫血、严重的铅中毒性脑病为特点。神经系统症状:早期均表现为神纤衰弱症候群,以后可有多发性神经炎,症见四肢及关节疼痛痉挛,继而肌肉瘫痪,日常活动较多的肌肉最易受累,表现为腕垂或足垂症。消化系统症状:早期牙龈出现蓝色铅线,食欲不振,腹胀、腹痛等,继而由于肠道平滑肌受铅化物的刺激,出现典型中毒性腹纹痛。疼痛位于脐附近,呈阵发性,可甚剧烈;用手按压,痛可减轻。伴有呕吐、出汗,但不发烧。血液系统症状轻度中毒者,可无明显贫血;中度及重度中毒者,常有贫血。患者呈铅容(面色呈灰色),伴有心悸、气短、乏力等。周围血内可发现网织红细胞、嗜碱性点彩红细胞。其它可见肝稍大,轻度压痛。少数可见蛋白尿、月经不调。铅丹中毒的主要原因为内服或外用过量。铅丹中毒救治的一般方法:①急性口服中毒者,以1%硫酸钠或硫酸镁溶液内服,以形成不溶性硫化铅,再以清水洗胃,导泻。②静注10%葡萄糖酸钙溶液10ml,每日1～2次,或口服乳酸钙1g,1日3次持续2～3天。③急慢性中毒者均可用依地酸钙钠、二巯基丁二酸钠(二巯琥珀)、促排灵等行驱铅疗法。④对症处理及支持疗法,注意营养,给予维生素B_1。⑤中药解毒可用昆布、海藻煎汤频服,或用金银花30g,菊花15g,甘草15g共煎汤内服,或大量选服生蛋清、牛奶、豆浆、绿豆等。

炉甘石 Lúgānshí
(《外丹本草》)

本品为碳酸盐类矿物方解石族菱锌矿,主含碳酸锌($ZnCO_3$)。主产于河南、广东、福建、云南等地。采挖后,洗净,晒干,除去泥土、杂石。生用或炒用。

【性味归经】甘,平。归肝、胃经。

【功效】解毒明目去翳,收湿止痒敛疮。

【应用】

1.目赤翳障 治目赤暴肿,常以本品与玄明粉各等份为末点眼,如神应散(《御药院方》);若治风眼流泪,常与海螵蛸、冰片为细末制成眼点眼,如止泪散(《证治准绳》)。

2.疮疡不敛,湿疮,湿疹眼睑溃烂 常配煅石膏、龙骨、青黛、黄连等同用,以增强疗效。如治疮疡不敛,配龙骨同用,研极细末,干掺患处。若配黄连、冰片,可治眼眶溃烂,畏光羞明,如黄连炉甘石散。

【按语】本品甘平无毒,可解毒明目退翳、生肌敛疮、收湿止痒,为眼科外用要药,常用于目赤翳障、疮疡不敛、湿疮、湿疹眼睑溃烂等。

【常用配伍】炉甘石配冰片 硼砂外用能清热解毒、消肿,冰片苦寒,有清热止痛、泻火解毒、明目退翳、消肿之功,两药配伍为清热解毒、消肿止痛、明目退翳的常用要对,用于治疗目赤肿痛,目生翳障等多种目疾。

【用法用量】外用适量,研末撒布或调敷;水飞点眼、吹喉。一般不做内服。

【参考资料】

1. 文献摘要

《品汇精要》:"主风热赤眼,或痒或痛,渐生翳膜,及治下部湿疮,调敷。"

《本草纲目》:"止血,消肿毒,生肌,明目,去翳退赤,收湿除烂。同龙脑点治目中一切诸病。"

2. 化学成分及药理作用 本品主要成分为碳酸锌,尚含钙、镁、铁、锰的碳酸盐。煅炉甘石主要成分为氧化锌。本品所含的碳酸锌不溶于水,外用能部分吸收疮面的分泌液,有防腐、收敛、消炎、止痒及保护创面作用,并能抑制局部葡萄球菌的生长。

3. 现代应用 现代常单用本品或入复方治疗湿疮、目赤肿痛、皮肤瘙痒症、乳头皲裂、阴道炎、痔疮、肛门瘙痒症等。

硼 砂 Péngshā
(《日华子本草》)

为天然矿物硼砂的矿石,经提炼精制而成的结晶体。主产于青海、西藏等地。需置于密闭容器中防止风化。生用或煅用。

【性味归经】甘、咸,凉。归肺、胃经。

【功效】外用清热解毒,内服清肺化痰。

【应用】

1. **咽喉肿痛,口舌生疮,目赤翳障** 治咽喉肿痛,口舌生疮,配冰片、朱砂、元明粉等共研末吹敷患处,以解毒消肿止痛,如冰硼散;治鹅口疮,配雄黄、甘草等掺之或蜜水调敷,以清热解毒,如《疡医大全》四宝丹;治目赤肿痛,目生翳障,可单用本品水溶液洗眼,或配炉甘石、冰片、元明粉等制成点眼剂点眼。

2. **痰热壅滞,痰黄粘稠,咳吐不利** 可与清热化痰药配伍同用。

【按语】本品内服有清肺化痰功效,可与清热化痰药配伍用于痰热壅滞,痰黄黏稠,咳吐不利等;外用能清热解毒、消肿防腐,为喉科、眼科常用要药,用于咽喉肿痛,口舌生疮,目赤翳障等证。

【常用配伍】硼砂配冰片 硼砂外用能清热解毒、消肿,冰片苦寒,有清热止痛、泻火解毒、明目退翳、消肿之功,两药配伍为清热解毒、消肿止痛的常用药对,用于治疗咽喉肿痛,口舌生疮,目赤肿痛,目生翳障等。

【用法用量】外用适量。研细末撒布或调敷患处,或配制眼剂外用。入丸、散服,每次1.5～3g。

【使用注意】多作外用,内服宜慎。化痰可生用,外敷宜煅用。

【参考资料】

1.文献摘要

《日华子本草》:"消痰止嗽,破癥结喉痹。"

《本草纲目》:"治上焦痰热,生津液,去口气,消障翳,除噎嗝反胃,积块结瘀肉,阴溃,骨鲠,恶疮及口齿诸病。"

2.化学成分及药理作用　本品主要含四硼酸钠($Na_2B_4O_7 \cdot 10H_2O$),另含少量铅、铝、铜、钙、铁、镁、硅等杂质。硼砂对多种革兰氏阳性与阴性菌、浅部皮肤真菌及白色念珠菌有不同程度抑制作用,并略有防腐作用。对皮肤和黏膜还有收敛和保护作用。实验表明,硼砂能抗电惊厥和戊四氮阵挛性惊厥;减轻机体氟负荷,调整体内微量元素平衡,增加尿氟排出,但不能动员骨氟的移出。

3.现代应用　现代常单用本品或入复方治疗咽痛、口舌生疮、目赤翳障、尿潴留、癫痫、脂溢性皮炎、百日咳、皮肤汗斑、霉菌性阴道炎、腰部扭伤及腰痛、复发性口疮等。

蟾　酥 Chánsū

(《药性论》)

为蟾蜍科动物中华大蟾蜍 *Bufo bufo gargarizans* Cantor 或黑眶蟾蜍 *Bufo melanostictus* Schneider 的耳后腺所分泌的白色浆液,经收集干燥而成。蟾蜍为野生动物,主产于河北、山东、江苏等地。多于夏季捕捉蟾蜍,洗净,用角质刀具挤压采取其耳后腺的白色浆液,涂于玻璃上并拌以适量面粉然后晒干贮存。用时以碎块置酒或牛奶中溶化,然后风干或晒干研细。入丸、散剂。

【性味归经】甘、辛,温;有毒。归心、胃经。

【功效】解毒消肿,止痛,开窍辟秽。

【应用】

1.痈疽疔疮,瘰疬,咽喉肿痛,牙痛　治痈疽及恶疮,常配伍麝香、朱砂等,用葱白汤送服取汗,如蟾酥丸。治咽喉肿痛及痈疖,与牛黄、冰片等配用,如雷氏六神丸。治牙痛,单用本品研细少许点患处。本品亦用于五官科手术的黏膜麻醉,配川乌、生南星、生半夏为末,烧酒调敷患处,如外敷麻药方(《医宗金鉴》)。

2.痧胀腹痛,神昏吐泻　用治夏伤于暑湿秽浊不正之气或饮食不洁而致痧胀腹痛,吐泻不止,甚则昏厥之证,常与苍术、麝香、丁香、雄黄等药同用为丸,用时研末吹入鼻中取嚏收效,如《集验简易良方》卷一蟾酥丸。

此外,《药性本草》以之与麝香、朱砂为丸服,治小儿疳积羸瘦。

【按语】本品辛温走窜、嗅之催嚏,又有辟秽化浊、开窍醒神之功,用治痧胀腹痛、神昏吐泻等;尚有良好解毒消肿、麻醉止痛作用,可外用或内服用于痈疽疔疮、瘰疬、咽喉肿痛、牙痛等。

【用法用量】内服 0.015～0.03g,研细,多入丸、散用。外用适量。

【使用注意】本品有毒,内服慎勿过量。外用不可入目。孕妇忌用。

【参考资料】

1.文献摘要

《药性论》:"治脑疳,以奶汁调,滴鼻中。"

《本草汇言》:"疗疔积,消臌胀,解疔毒之药也。能化解一切瘀郁壅滞诸疾,如积毒、积块、积脓、内疗痈肿之证,有攻毒拔毒之功。"

2.化学成分及药理作用 本品主要有蟾酥毒素类：如蟾毒、蟾毒配基脂肪酸酯、蟾毒配基硫酸酯等，蟾毒配基类，蟾毒色胺类，以及其他化合物如多糖类、有机酸、氨基酸、肽类、肾上腺素等。蟾毒配基类和蟾蜍毒素类均有强心作用，又有抗心肌缺血、抗凝血、升压、抗休克、兴奋大脑皮层及呼吸中枢、抗炎、镇痛及局部麻醉作用。蟾毒内酯类和华蟾素均有抗肿瘤作用，并能升高白细胞、抗放射线；还有镇咳、增加免疫力、抗疲劳、兴奋肠管和子宫平滑肌等作用。

3.现代应用 现代常单用本品或入复方治疗痈疽疔疮、瘰疬、咽痛、牙痛、阴茎癌、子宫颈癌、肝癌、白血病、卵巢癌、胃癌、白血病、周围性面神经麻痹、心力衰竭、期前收缩、肺结核、结核性及慢性骨髓炎瘘管、化脓性感染、外耳道炎等。

4.不良反应 大剂量的蟾蜍毒素对心脏的作用类似洋地黄，通过兴奋迷走神经及直接作用于心肌。蟾酥对胃肠道有刺激作用。另外，有催吐、局部麻醉及引起惊厥的作用。有报道因含吲哚类生物碱，有致幻的作用，对外周神经有类似烟碱样的作用。蟾酥中毒的主要表现：上腹不适，继则恶心、呕吐、腹痛、腹泻、口唇和四肢麻木、口腔黏膜有白色斑块、头昏、流涎、嗜睡、心悸、心率缓慢、窦性心动过速、心律不齐，重者窦房阻滞、房室分离、心房颤动和室性心动过速等，严重的传导阻滞可导致阿斯综合征，表现为烦躁不安、抽搐、昏迷、面色苍白、四肢厥冷、体温不升、出汗、脉搏细弱、口唇发绀、血压下降，最后死于呼吸、循环衰竭；蟾蜍浆液对黏膜有较强的刺激作用，溅入眼内可致眼损伤，立即感到剧痛难忍、流泪不止、眼睑肿胀、失明、眼球结合膜充血，并可致角膜溃疡。外用可引起荨麻疹样皮疹、剥脱性皮炎等多种病证。蟾酥中毒的主要原因为服用过量或用法不当。蟾酥中毒的救治方法：①早期先行催吐，之后用 1：4000 高锰酸钾溶液洗胃，用硫酸镁导泻。必要时高压灌肠，也可用蛋清、牛奶保护胃黏膜，并大量饮水及浓茶。②静脉滴注 5% 葡萄糖生理盐水，并补充大量维生素 B_1、B_6 和 C，见尿后可于输液中加入适量氯化钾，缓慢静脉滴入。同时可给予口服。③鲜芦根 12g，捣汁内服。④对症治疗。⑤蟾酥误入眼中，应先用大量冷开水冲洗，再用紫草汁洗涤和点眼，也可以用生理盐水或 3% 硼酸水冲洗，并酌情滴用抗生素眼液或可的松类激素。口服维生素 B_1、B_2、C 及 A、D 等。

【附药】蟾皮 为蟾蜍科动物中华大蟾蜍或黑眶蟾蜍等的皮。其味辛，性凉，有小毒。功能清热解毒，利水消胀。适用于痈疽疮毒、疳积腹胀、瘰疬肿瘤等证。煎服，用 3～6g。研末入丸、散，每次 0.3～0.9g。外用适量，可研末调敷患处，或以新鲜蟾皮外贴患处。

木鳖子 Mùbiēzi
《开宝本草》

为葫芦科植物木鳖 Momordica cochinchinensis (Lour.) Spreng. 的成熟种子。主产湖北、广西、四川等地。多为野生，也有栽培。9～11 月采收成熟果实，剖开，晒至半干，取出种子，干燥。用时去壳取仁，捣碎，或制霜用。

【性味归经】苦、微甘，凉；有毒。归肝、脾、胃经。

【功效】攻毒疗疮，消肿散结。

【应用】

1.疮疡肿毒，瘰疬，乳痈，痔疮肿痛，干癣，秃疮 单用本品，则以本品蘸醋磨汁外涂或研末醋调敷于患处。可与草乌、半夏等炒焦研细，水调外敷，治痈肿诸毒，如乌龙膏（《医宗金鉴》）。《普济方》以本品配伍荆芥、朴硝等煎汤，熏洗，治痔疮肿痛。可以本品研碎入鸡蛋内蒸熟食之，治瘰疬痰核，如木鳖膏（《仁斋直指方》）。可配肉桂、丁香等研末，生姜汁煮米粥调糊外敷，治跌打损伤，瘀肿疼痛，如木鳖裹方（《圣济总录》）。

2.筋脉拘挛　可配乳香为末，清油、黄腊为膏，取少许搓擦患处，至局部以极热为度。

【按语】本品能散结消肿、攻毒疗疮，并有生肌、止痛作用，可内服或外用治疮疡肿毒，瘰疬，乳痈，痔疮肿痛，干癣，秃疮等；亦能疏通经络外用而治痹痛、瘫痪等。

【用法用量】外用适量，研末，用油或醋调涂患处。内服 0.9～1.2g，多入丸、散用。

【使用注意】孕妇及体虚者忌服。

【参考资料】

1.文献摘要

《开宝本草》："主折伤，消结肿，恶疮，生肌，止腰痛，除粉刺黚黯，妇人乳痈，肛门肿痛。"

《本草纲目》："治疳积痞块，利大肠泻痢，痔瘘瘰疬。"

2.化学成分及药理作用　本品含木鳖子皂苷、木鳖子酸、木鳖子素、齐墩果酸、甾醇、氨基酸，以及油 35.72％、蛋白质 30.59％、海藻糖等。木鳖子皂苷有抗炎及降血压作用，并能抑制离体蛙心和离体兔十二指肠。

3.现代应用　现代常单用本品或入复方治疗牛皮癣、干癣、秃疮、丹毒、疔毒、臁疮、痔疮、瘰疬、疝气、面神经麻痹、三叉神经痛、中耳炎、脱肛等。

4.不良反应　大剂量的木鳖子皂苷可引起消化系统、呼吸系统、中枢系统等损伤，严重可因呼吸、循环衰竭死亡。木鳖子的中毒的主要表现：内服中毒为头晕、恶心、呕吐、烦躁不安、胸闷气急、呼吸困难、咳嗽并咯血痰、血压下降，继之出现腹痛、头部及四肢发麻，全身抽搐，不能言语，但患者神志清楚；外用木鳖子则可引起过敏性休克，局部外用木鳖子十余分钟后开始皮肤瘙痒，喉痒，面部皮肤潮红并出现弥漫性粟粒状皮疹，继之皮肤糜烂、头晕、恶心、血压下降，迅速发生休克。木鳖子中毒的主要原因：内服或外用过量。木鳖子中毒救治的一般疗法：①先行人工催吐，然后予 1:4000 高锰酸钾溶液洗胃，并予 50％硫酸钠 50ml 导泻。②5％葡萄糖盐液 1500ml、维生素 C1.5g 静脉滴注。③对症治疗：烦躁不安者可给人工冬眠或其他镇静药。积极抢救休克及呼吸、循环衰竭。

蜂　房 Fēngfáng

（《神农本草经》）

为胡蜂科昆虫果马蜂 *Polistes olivaceous* (DeGeer)日本长脚胡蜂 P. japonicus Saussure 或异腹胡蜂 *Parapolybia varia* Fabricius 的巢。全国均有，南方较多，均为野生。全年可采，但常以秋、冬二季采收。晒干或蒸，除去死蜂死蛹后再晒干，剪块生用或炒用。又名露蜂房。

【性味归经】甘，平。归胃经。

【功效】攻毒杀虫，祛风止痛。

【应用】

1.疮疡肿毒，乳痈，瘰疬，顽癣瘙痒，癌肿　可单用，但更常与解毒消肿生肌药配伍应用。治疮肿初发，与生南星、生草乌、白矾、赤小豆共为细末，淡醋调涂。治瘰疬，与蛇蜕、黄芪、黄丹、玄参等为膏外用，如蜂房膏（《太平圣惠方》）。《太平圣惠方》又以此为末，调猪脂涂擦，治头上癣疮。治癌肿，可与莪术、全蝎、僵蚕等配用。

2.风湿痹痛，牙痛，风疹瘙痒　治风湿痹痛，常与川乌、草乌同用，乙醇浸泡外涂痛处；治关节炎、骨髓炎，常配全蝎、蜈蚣、土鳖虫各等份，研末为丸服；治牙痛，可配细辛水煎漱口用，《普济方》内即载有十数个以蜂房为主的治牙痛方。治风疹瘙痒,常与蝉衣等同用。

此外,蜂房还可用治阳痿、喉痹、以及蛔虫、绦虫病等。

【按语】本品质轻且性善走窜,能祛风止痛、止痒,常用于风湿痹痛、牙痛、风疹瘙痒等;另本品能攻毒杀虫,攻坚破积,为外科常用之品,可单用,但更常与解毒消肿生肌药配伍应用于疮疡肿毒,乳痈,瘰疬,顽癣瘙痒,癌肿等。此外,蜂房还可用治阳痿、喉痹以及蛔虫、绦虫病等。

【常用配伍】蜂房配川乌、草乌　蜂房质轻且性善走窜,能祛风止痛,川草乌辛热升散苦燥,"疏利迅速,开通关腠,驱逐寒湿",善于祛风除湿、温经散寒,有明显的止痛作用,为治风寒湿痹证之佳品,三药以乙醇浸泡外用常用于治疗风湿痹痛等。

【用法用量】外用适量,研末用油调敷或煎水漱口,或熏洗患处。内服,3～5g。

【参考资料】

1.文献摘要

《神农本草经》:"主惊痫瘈疭,寒热邪气,癫疾,肠痔。"

《日华子本草》:"治牙齿疼,痢疾,乳痈,蜂叮,恶疮。"

2.化学成分及药理作用　大黄蜂巢含挥发油(露蜂房油)、蜂蜡、树脂、蛋白质、铁、钙等。实验证明,露蜂房水提取液对急性和慢性炎症均能抑制,镇痛作用则主要对慢性疼痛有效;其丙醇和醇、醚提取物均有显著促凝血作用;水提取物能明显促进大鼠体外血栓形成,并能增加血小板的粘附率;蜂房油可驱蛔虫、绦虫;提取物有降压、扩张血管及强心作用,并可抗癌、抗菌和降温。

3.现代应用　现代常单用本品或入复方治疗风湿病、顽癣、癫痫、痔疮、痢疾、蛔虫病、蛲虫病、喉痹、龋齿牙痛、阳痿、遗尿、瘰疬、红斑狼疮、疣状皮肤结核、血疹坏死性结核疹、淋巴结核、急性乳腺炎、食道癌、胃癌、肝癌、肺癌、乳腺癌等。

4.不良反应　大剂量的蜂房油对消化系统有较强的刺激性,亦可引起泌尿系统损伤,引起急性肾炎等。蜂房中毒时的主要表现:头痛、腰痛、面目及四肢浮肿、尿少、乏力倦怠、食欲不振、恶心呕吐。蜂房中毒的主要原因为内服或外用过量。蜂房中毒救治的一般疗法:①早期静脉滴注低分子右旋糖酐。②罂粟碱 20～30mg,肌注。③对症治疗。

 ## 学习小结

1.学习内容

(1)学习层次分类表

学习层次	具体药物	学习要求
掌握	硼砂	学习药物的性能、功效、主治病证、特殊的用量用法和使用注意
熟悉	轻粉、炉甘石	学习药物的功效、主治病证、特殊的用量用法和使用注意
了解	砒石、铅丹、蟾酥、木鳖子、蜂房	学习药物的功效、特殊的用量用法和使用注意

（2）相似药物功用比较

◎雄黄、砒石　均能攻毒杀虫、祛痰截疟，用于疥癣、哮喘、疟疾等证。然雄黄还可驱杀肠道寄生虫，用于蛔虫等引起的虫积腹痛等；砒石善蚀疮去腐，还可用于瘰疬、牙疳、溃疡腐肉不脱等。

2.学习方法　结合本类药物大多有毒、毒副作用较大的特点，理解药物的性能功用；对于相似药物，如雄黄与砒石等，采用对比、归纳的方法，学会鉴别应用，并指导临床辨证选药；对有毒性或有特殊用法和使用注意的药物，如砒石等，应加以注意。

 目标检测

1.试述拔毒化腐生肌药的含义、药性特点、功效、主治及使用时注意事项。

2.试比较硫黄与砒石药性、功效、主治病证有何异同？

主要参考文献

[1] 国家药典委员会.中华人民共和国药典 [S].一部.北京:中国医药科技出版社,2010.

[2] 国家药典委员会.临床用药须知 [S].中药饮片卷.北京:中国医药科技出版社,2011.

[3] 国家药典委员会.临床用药须知 [S].中药成方制剂卷.北京:中国医药科技出版社,2011.

[4] 国家中医药管理局《中华本草》编委会.中华本草 [M].上海:上海科学技术出版社,1999.

[5] 陈蔚文.中药学 [M].2版.北京:人民卫生出版社,2012.

[6] 张廷模.临床中药学 [M].2版.上海:上海科学技术出版社,2012.

[7] 姚丽梅,黄丽萍.实用中药 [M].2版.北京:人民卫生出版社,2013.